ハリソン内科学問題集

日本語版第4版完全準拠

日本語版監修

福井 次矢
聖路加国際病院 院長 / 京都大学 名誉教授

黒川　清
政策研究大学院大学 アカデミックフェロー / 東京大学 名誉教授

Harrison's PRINCIPLES OF INTERNAL MEDICINE 18TH EDITION

SELF-ASSESSMENT AND BOARD REVIEW

Charles M. Wiener
Cynthia D. Brown
Anna R. Hemnes

メディカル・サイエンス・インターナショナル

Authorized translation of the original English edition,
"Harrison's Principles of Internal Medicine: Self-Assessment and Board Review",
Eighteenth Edition
Edited by Charles M. Wiener, MD et al.

Japanese translation rights arranged with The McGraw-Hill Companies, Inc.
through Japan UNI Agency, Inc., Tokyo

Printed and bound in Japan

ハリソン内科学問題集 日本語版第 4 版完全準拠

監修者・監訳者・訳者

［監修］

福井　次矢
聖路加国際病院 院長
京都大学 名誉教授

黒川　　清
政策研究大学院大学 アカデミックフェロー
東京大学 名誉教授

［監訳者・訳者］（担当 Section 順）

佐地　　勉
東邦大学医療センター大森病院小児科 教授

有岡　宏子
聖路加国際病院一般内科 部長

門傳　昌己
聖路加国際病院内分泌代謝科 医長

森　慎一郎
聖路加国際病院血液腫瘍科 部長

古川　恵一
聖路加国際病院内科感染症科 部長

西　裕太郎
聖路加国際病院循環器内科 医長

蝶名林直彦
聖路加国際病院呼吸器内科 部長

小松　康宏
聖路加国際病院 副院長

藤田　善幸
聖路加国際病院消化器内科 部長

岸本　暢将
聖路加国際病院アレルギー膠原病科 医長

本多　一文
聖路加メディローカス 副所長

木村　哲也
聖路加国際病院神経内科 部長

衛藤　　光
聖路加国際病院皮膚科 部長

髙橋　　理
聖路加国際病院一般内科 医長

坂元　晴香
聖路加国際病院一般内科

木村　武志
聖路加国際病院附属クリニック・予防医療センター

上田　亜紀
聖路加国際病院一般内科

細谷　　工
聖路加国際病院一般内科

今野健一郎
聖路加国際病院救急部

名取洋一郎
聖路加国際病院内科感染症科

横田　和久
聖路加国際病院内科感染症科

横田　恭子
香川大学医学部感染症講座 客員准教授

森　　信好
テキサス大学 MD アンダーソンがんセンター感染症科

石金　正裕
国立国際医療研究センターエイズ治療・研究開発センター

川口　慧子
聖路加国際病院内科

冨島　　裕
聖路加国際病院呼吸器内科

北村　淳史
聖路加国際病院呼吸器内科

岡藤　浩平
聖路加国際病院呼吸器内科

荻野　広和
徳島大学大学院ヘルスバイオサイエンス研究部呼吸器・膠原病内科学分野

福田　勝之
聖路加国際病院消化器内科 医長

石井　直樹
聖路加国際病院消化器内科 医長

中村　健二
聖路加国際病院消化器内科 副医長

髙木　浩一
聖路加国際病院消化器内科 副医長

池谷　　敬
聖路加国際病院消化器内科

島村　勇人
聖路加国際病院消化器内科

中野　　薫
聖路加国際病院消化器内科

六反田　諒
聖路加国際病院アレルギー膠原病科

吉田　和樹
亀田総合病院リウマチ膠原病内科

新井　　達
聖路加国際病院皮膚科 医長

中野　敏明
聖路加国際病院皮膚科

原著序文

本書は『Harrison's Self-Assessment and Board Review』の第3版であり，本書の制作に携われたことを誇りに思う。また，『Harrison's Principles of Internal Medicine』第18版の編集スタッフに対して，ここに感謝の意を表したい。彼らとの長きにわたる信頼関係があったからこそ，『ハリソン内科学』という比類なき教科書に対して遜色ない問題集を生み出すことができた。今回の制作過程で，内科学という分野，広くは医学全般を愛する理由を常に実感できたことは真に素晴らしい体験であった。

患者をケアすることはひとつの名誉である。我々が臨床家として賢明な判断ができ，この時代を生き，好奇心を忘れないでいられることはすべて患者のおかげである。さまざまな教育の機会や形があるなかで，我々は知的なシミュレーション学習やQ & A形式の課題に対して楽しいと感じることが多い。まさにそのような思いのもと，学生や医療スタッフ，医師たちに対して，我々は今版の『Harrison's Self-Assessment and Board Review』をささげる。読者がこの本から学び，読み取り，調べ，新たな疑問が生まれることを願っている。本書に記載された数々のQ & Aは特に同僚と連携したり議論するうえで助けとなってくれる。今版には1,100を超えるQUESTIONSが収載されており，現実にありそうな患者のシナリオを画像や病理学所見をまじえながら好きなときにいつでも活用できるようにしてある。また，ANSWERSでは，シミュレーション学習の補助として『Harrison's Principles of Internal Medicine』第18版から図を流用しながら，正解となる選択肢について解説している。

本書の著者陣は，Johns Hopkins HospitalのOsler Medical Servideという場所から物理的には遠ざかっている。しかし，同僚や患者たちと過ごしたJohns Hopkins Hospitalでの日々は，その後の我々の職業人生を明確に方向づけてくれた。William Oslerの言葉を借りると，次のようになる。「人生から何を得ることができるかではなく，人生に対して何を与えることができるか，そのために我々は今ここにある。」

もちろん，家族の愛情深いサポートがなければ，なにひとつなし得なかったであろう。ここに深く感謝の意を表したい。山のような校正刷りから(紆余曲折を経て)本書が生み出されるまで，彼らは忍耐強く鼓舞し続けてくれたのだから。

原著の編者

CHARLES M. WIENER, MD
Dean/CEO
Perdana University Graduate School of Medicine
Selangor, Malaysia
Professor of Medicine and Physiology
Johns Hopkins University School of Medicine
Baltimore, Maryland

ANNA R. HEMNES, MD
Assistant Professor, Division of Allergy, Pulmonary, and Critical Care Medicine
Vanderbilt University Medical Center
Nashville, Tennessee

CYNTHIA D. BROWN, MD
Assistant Professor of Medicine
Division of Pulmonary and Critical Care Medicine
University of Virginia
Charlottesville, Virginia

編集委員会

DAN L. LONGO, MD
Lecturer, Department of Medicine, Harvard Medical School; Senior Physician, Brigham and Women's Hospital; Deputy Editor, New England Journal of Medicine, Boston, Massachusetts; Adjunct Investigator, National Institute on Aging, National Institutes of Health, Baltimore, Maryland

DENNIS L. KASPER, MD
William Ellery Channing Professor of Medicine, Professor of Microbiology and Molecular Genetics, Harvard Medical School; Director, Channing Laboratory, Department of Medicine, Brigham and Women's Hospital, Boston, Massachusetts

J. LARRY JAMESON, MD, PhD
Robert G. Dunlop Professor of Medicine; Dean, University of Pennsylvania School of Medicine; Executive Vice-President of the University of Pennsylvania for the Health System, Philadelphia, Pennsylvania

ANTHONY S. FAUCI, MD
Chief, Laboratory of Immunoregulation; Director, National Institute of Allergy and Infectious Diseases, National Institutes of Health, Bethesda, Maryland

STEPHEN L. HAUSER, MD
Robert A. Fishman Distinguished Professor and Chairman, Department of Neurology, University of California, San Francisco, San Francisco, California

JOSEPH LOSCALZO, MD, PhD
Hersey Professor of the Theory and Practice of Medicine, Harvard Medical School; Chairman, Department of Medicine; Physician-in-Chief, Brigham and Women's Hospital, Boston, Massachusetts

目　次

注　　意

医学は，とどまることのない科学である。新しい研究や臨床経験によってわれわれの知識が広がれば，治療や薬物療法の変更が必要になる。本書の著者ならびに発行者は，完全で，なおかつ，出版の時点で受け入れられている標準に基本的に合致した情報を提供すべく，信頼しうる情報源を参照しながら作業を進めてきた。しかしながら，人間にありがちな間違いの可能性や，医学の変化の早さを考慮すると，著者にも発行者にも，また本書の準備と出版にかかわったすべての者にも，本書の中の情報があらゆる点で正確であるとも，完全であるとも保証することはできないし，また，こうした情報の利用がもたらす過誤，遺漏，結果などに対して責任を負うこともできない。読者には，本書にある情報を，別の情報源によって確認されることをすすめる。読者には，たとえば投与を考えている薬物に同封されている添付文書を参照し，本書の情報が正確であり，本書で推奨される投与量や禁忌に変更がないことを確認するよう特にすすめたい。このことは，新薬や使用頻度が低い薬物に関しては特に重要である。

日本語版凡例

日本語版『ハリソン内科学』の記述は，専門性の異なる幅広い領域の医師あるいは教官・臨床医・医学生を含む広い層の読者が購読することを念頭に，volume 1・2 および付録 DVD に収録した e チャプターを通じて下記の事項を基本として編集されている。

・医学用語の翻訳は原則的に『日本医学会 医学用語辞典(英和) 第 3 版』そして『内科学用語集 第 5 版』に準じた。ただし，極力用語間の整合性をとりつつ，各専門学会での用語の変更を反映するなど，現在幅広い領域で用いられている用語も多く取り入れた。一部の領域の記述については，専門領域の用語集・辞典の用語に準じたものもある(生化学，分子細胞生物学など)。したがって，各領域の学会用語とは異なる用語が使われている場合もある。
・疾患名，重要な概念，また訳語だけでは正確な意味やニュアンスが伝わりにくいと考えられる用語には，さまざまな方法での検索がなされることも考慮し，できるだけ欧文を並記した。
・略語は，専門領域の相違により異なる内容を示すことがあるため，通常ほとんど略語で表されているもの(BUN，CT など)はそれを使用した。一般的に略語で表記され略語のほうが通じやすい用語(COPD，AIDS など)や各章内に頻出する用語は，必要に応じて初出に「日本語(略語)」とし，以後略語を用いた。
・薬物の表記については，薬物群や内因性物質としては日本語，一般名・商品名は英語を原則とした。
・微生物の学名は原則として欧文表記とした。ただし一般的なものについては，日本語表記も使用した(結核菌，大腸菌など)。
・人名・施設名などの固有名詞は原則的に欧文とし，疾患名・器具名などの表記に固有名詞が含まれる場合にはその部分を欧文とした，また，地名はカタカナとした(例：Alzheimer 病，ライム病)。

SECTION I
臨床医学総論

QUESTIONS

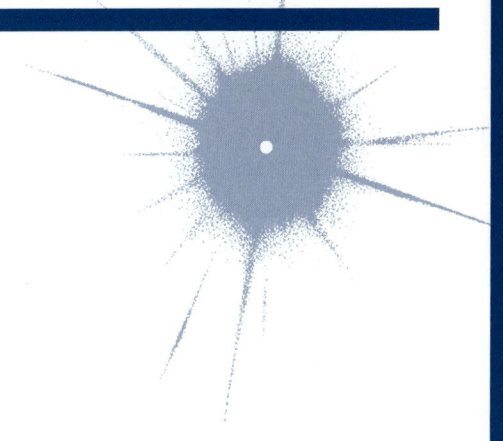

各設問に対する，最もふさわしい解答を選べ。

I-1. 根拠にもとづく医療（EBM）の定義として最も適切なのはどれか。
- A. 重要な方法論上の考察と累積データの統計分析を用いた，既存の臨床試験からの既存のデータの要約
- B. ある疾患を治療するために，ある方法による結果と別の方法とを比較する研究の1タイプ
- C. 専門家の意見や臨床試験のデータを含む，専門機関によって開発された臨床上の意思決定支援ツール
- D. できるだけ無作為化された臨床試験から得られたデータによって裏づけられる，臨床上の意思決定
- E. 長年にわたり，特定の障害をもつ複数の患者を治療してきた1人の医師による臨床経験

I-2. インフォームドコンセントに関する記述でないのはどれか。
- A. 治療方法の代替案とそこから期待される結果
- B. 患者による理解の確認
- C. 治療方法の詳細についての議論
- D. 意思決定できなくなった患者の希望をまとめたもの
- E. 治療方法のリスクと利益

I-3. 健康状態が人々に及ぼす影響を決定するうえで標準的な尺度はどれか。
- A. 障害調整生命年
- B. 乳児死亡率
- C. 平均余命
- D. 標準化死亡比
- E. 生存年数

I-4. 高所得国において，障害調整生命年による損失の最大の割合を占めている疾患カテゴリーはどれか。
- A. アルコールによる障害
- B. 慢性閉塞性肺疾患
- C. 糖尿病
- D. 虚血性心疾患
- E. 単極性うつ

I-5. 低所得国における死因の第1位はどれか。
- A. 下痢性疾患
- B. HIV
- C. 虚血性心疾患
- D. 下気道感染症
- E. マラリア

I-6. あなたは5歳未満の小児のマラリアによる死亡を減らすべく，マラウイの公衆衛生大臣と協力してプロジェクトを行っている。WHOのマラリア撃退キャンペーンの一部でないのはどれか。
- A. artemisinin 誘導体多剤併用療法
- B. chloroquine 単独早期治療
- C. 室内残留性散布
- D. 殺虫剤処理蚊帳
- E. 妊娠中の断続的な予防治療

I-7. 38歳の女性。胸痛の精査を受けたところ，冠動脈疾患の危険因子はないが，救急外来の医師は負荷試験を指示した。トレッドミル運動負荷試験が陽性となり，あなたは循環器科コンサルトのために呼ばれた。冠動脈疾患の検査前確率が10％であると推測して検査後確率が低いため，偽陽性らしいと判断する。これはつぎの医療上の意

思決定における原則のうち，どれをさすか。

A. Bayesの定理
B. 高い陽性予測値
C. 高い特異度
D. 低い陰性予測値
E. 低い感度

I-8. 潜在性結核を予測するための新しい診断検査が臨床診療に導入される。臨床試験では，90％の感度と80％の特異度を有すると判明している。1,000人のある集団では結核の有病率が10％ある。この集団で，潜在性結核の診断が正しくつけられるのは何人か。

A. 10人
B. 80人
C. 90人
D. 100人
E. 180人

I-9. I-8の状況では，何人が誤って潜在性結核と診断されてしまうか。

A. 10人
B. 90人
C. 180人
D. 270人
E. 900人

I-10. 受信者操作特性曲線（ROC曲線）が，疾患Xに対する新しい検査として作成される。ROC曲線について正しくない記述はどれか。

A. ROC曲線に対する批判の1つとして，1つの臨床パラメータのみを検査するために開発されており，関連している可能性がある他のデータを排除してしまうおそれがあるという点があげられる。
B. ROC曲線では，偽陽性の検査結果を最小限にし，かつ最高の感度が得られる検査の閾値を選択することが可能である。
C. ROC曲線の軸はそれぞれ，感度と1－特異度である。
D. 理想的なROC曲線は，0.5の値をもっている。
E. ROC曲線の値は，偽陽性率に対する真陽性率から作成された曲線下の面積として算出される。

I-11. ある集団の有病率の影響を受けるのはどれか。

A. 治療必要数
B. 陽性尤度比
C. 陽性適中率
D. 感度
E. 特異度

I-12. 薬物Xが，心筋梗塞後の死亡率に及ぼす効果をメタ分析で検討する。この薬物が投与されたとき，死亡率が10％から2％低下することが判明した。薬物Xによりもたらされる絶対リスク減少率はどれか。

A. 2％
B. 8％
C. 20％
D. 200％
E. 上記のどれでもない

I-13. 1人の死亡を防ぐために何人の患者を薬物Xで治療しなくてはならないか。

A. 2人
B. 8人
C. 12.5人
D. 50人
E. 93人

I-14. 実施する価値のあるスクリーニング検査を検討する場合，提案された治療から得られる潜在的な利益を評価するために，どのようなエンドポイントを設定すればよいか。

A. 疾患の転帰に対するスクリーニング検査の絶対的および相対的効果
B. 1人/年あたりの節約されたコスト
C. 全人口における平均余命の増加
D. 個人における転帰を変化させるための被検者数
E. 上記のすべて

I-15. 55歳の喫煙者の男性。5年にわたるCT検査（年に1回実施）による肺癌スクリーニング試験に登録。2年目に右肺の下葉に2cmの結節が発見され，外科切除によって非小細胞癌であることが判明した。リンパ節転移はない。その後，癌が再発し，最初の診断から6年目に死亡した。この男性と同様の喫煙歴をもち，試験に参加していない者に3cmの結節（非小細胞癌）が発見された。外科切除によって，リンパ節転移が1つみられた。この患者もまた，3年目に肺癌で死亡。この2人の患者において，肺癌スクリーニング目的でCT検査を行うことの是非について，どのような結論が導き出されるか。

A. CTを用いた肺癌スクリーニングは喫煙者の死亡率を改善する
B. CTを用いた肺癌スクリーニングはラグタイム（時間差）バイアスがあるかどうか明らかではないため，生存にどのような差をもたらすものかについて断定できない
C. CTを用いた肺癌スクリーニングはその時間差バイアスがあるかどうか明らかではないため，生存にそのような差をもたらすものかについて断定できない
D. セレクションバイアスは，この試験において生存率

に顕著な差をもたらす原因となりうるため，CT を用いた肺癌スクリーニングに関して結論をだす際には注意が必要である

E. CT によるスクリーニングで受けた被爆が肺癌をもたらし，最初の患者の全死亡率に影響を与えた

I-16. U.S. Preventive Services Task Force (USPSTF) によって推奨される，30 歳以上の女性を対象とした甲状腺疾患スクリーニングの間隔はどれか。

A. 30 歳から 5 年ごと
B. 30 歳時に 1 度
C. 30 歳時に 1 度，正常な場合は 10 年目に再度
D. 定期的に実施
E. 特に推奨されていない

I-17. 対象となる集団の平均余命を最も延長するのはどの予防医療か。

A. 40 歳を対象とした通常の運動療法
B. 35 歳の喫煙者を禁煙させること
C. 50～70 歳の女性を対象としたマンモグラフィ
D. 18～65 歳の女性を対象とした Papanicolaou 塗抹試験
E. 50 歳以上の男性を対象とした PSA 測定と直腸診

I-18. 脂質の値についてスクリーニングを受ける必要のない患者はどれか。

A. 1 型糖尿病をもつ 16 歳の少年
B. 最近喫煙をはじめた 17 歳の女性
C. 仕事に就いたばかりの 23 歳の健康な男性
D. 更年期初期の 48 歳の女性
E. 既往歴のない 62 歳の女性

I-19. 43 歳の女性。肺 *Blastomyces* 症と診断され，itraconazole による経口治療が開始。この薬物の生物学的活性に影響を及ぼさないのはどれか。

A. コーラとの併用
B. 経口避妊薬との併用
C. 剤形（液体 vs. カプセル）
D. 胃内の pH
E. 胃内に残留した食物残渣の存在

I-20. 24 歳の女性。嚢胞性線維症の急性増悪で入院中。緑膿菌（*Pseudomonas aeruginosa*）のコロナイゼーションがあり，cefepime 1 g 静注を 8 時間ごとと，tobramycin 10 mg/kg の 1 日 1 回投与が開始された。腎毒性のリスクを低くしたい場合，tobramycin の血中濃度はいつチェックすべきか。

A. 初回投与の 30 分後
B. 初回投与の 2 時間後
C. 2 回目投与の 2 時間前
D. 4 回目投与の直前
E. 患者の腎機能が正常であれば，血中濃度を確認する必要はない

I-21. 虚血性心疾患をもつ 68 歳の男性。digoxin 250 μg/日で過去 1 年間治療を受けた。彼は，通常のクレアチニン値が 2.1 mg/dL という安定した慢性腎臓病（CKD）を有している。新規に発症した頻脈性の心房細動に対して，amiodarone 経口投与が追加された。1 週間後，悪心，嘔吐と倦怠感が悪化。救急部へ運ばれた際，血圧 88/50 mmHg，脈拍数 45/min で昏睡状態に陥り，覚醒は困難であった。検査所見では，K 5.2 mEq/L，クレアチニン 3.0 mg/dL，そして digoxin の血中濃度が 13 ng/mL だった。心電図所見は完全房室ブロックを示している。この患者に最も適切な治療はどれか。

A. digoxin 特異的抗体フラグメント単剤
B. digoxin 特異的抗体フラグメントと透析
C. digoxin 特異的抗体フラグメントと血液灌流
D. 血漿交換のみ
E. 輸液負荷と観察

I-22. 48 歳の女性。全般てんかんがあり，過去 10 年間 phenytoin の内服を継続，良好にコントロールされている。10 歳代のときに自動車事故にあい，輸血を受け，その後 C 型肝炎に罹患した既往がある。最近では，phenytoin 100 mg を 1 日 3 回と lactulose 30 g を 1 日 3 回，spironolactone 25 mg を毎日服用していた。夫によって救急室に運ばれてきたが，この 1 週間で倦怠感が増悪していたとのことであった。身体所見は血圧 100/60 mmHg，心拍数 88/min，呼吸数 20/min で，酸素飽和度は室内気で 98 % だった。発熱はなく，声かけには軽度の反応があるが，それ以上の指示には従えない。項部の硬直はなく，腹部は腹水のために膨満しているが，圧痛はない。くも状血管腫，メデューサの頭と呼ばれる腹壁静脈の怒張，手掌紅斑を認める。羽ばたき振戦はない。水平方向への眼振がみられる。検査データでは，Na 134 mEq/L，K 3.9 mEq/L，Cl 104 mEq/L，HCO_3 20 mEq/L，クレアチニン 1.0 mg/dL であった。白血球数は 10,000/μL で，分画は正常である。肝機能は，Alb 2.1 g/dL で，3 カ月前の 2.9 g/dL と比較して低下している以外は普段と変わらなかった。アンモニア血中濃度は 15 μmol/L，phenytoin 濃度は 17 mg/L であった。脳脊髄液穿刺では白血球数は 100/μL，80 % が好中球であった。患者の精神状態の変化の原因を示す検査所見として，最も考えられるものはどれか。

A. 頭部 CT
B. 脳波
C. 遊離 phenytoin 濃度
D. 腹水の Gram 染色
E. 髄液の Gram 染色

I-23. 55歳の日本人女性。右肺下葉に3 cm径の結節が発見された。生涯を通じて喫煙歴はない。PET検査の結果，結節と同側および対側縦隔のリンパ節に異常取り込みがあり，生検では結節が中等度分化型腺癌，左肺門リンパ節も同様に腺癌であった。臨床上，stage ⅢBの非小細胞癌で，主治医と相談のうえ，化学療法による治療を行うことになった。分子学的検査では上皮増殖因子受容体(EGFR)チロシンキナーゼ領域のエキソン19欠損でKRASの変異はなかった。この患者に最初に選択される化学療法はどれか。

A. carboplatin＋paclitaxel

B. carboplatin＋paclitaxel＋erlotinib

C. docetaxel単剤

D. erlotinib単剤

E. gemcitabine＋docetaxel

I-24. 26歳の女性。急性骨髄性白血病のため，9カ月前に同種骨髄移植を受けた。移植後は，下痢，体重減少，発疹などを伴う移植片対宿主病を合併した。tacrolimus 1 mgを1日2回と，prednisone 7.5 mgを毎日内服。38.6℃の発熱と呼吸困難を訴えて入院。CT所見では結節影状の肺炎がみられ，経気管支肺生検では真菌が認められた。培養では*Aspergillus fumigatus*が検出され，ガラクトマンナン値が高かった。初日はvoriconazole 6 mg/kgを12時間ごとに静注し，2日目以降は4 mg/kgを12時間ごとに静注。voriconazole静注を開始して2日目に解熱したが，頭痛と振戦を訴えた。血圧は入院時の108/60 mmHgから150/92 mmHgまで上昇。身体所見上，下肢に1＋の陥凹性浮腫を認めた。クレアチニン値は入院時の0.8 mg/dLから1.7 mg/dLに上昇。この患者における現在の臨床像の原因として，最も考えられるのはどれか。

A. *Aspergillus*髄膜炎

B. うっ血性心不全

C. 再発性移植片対宿主病

D. tacrolimus中毒

E. voriconazoleによる血栓性血小板減少性紫斑病

I-25. 45歳の男性。陰茎潰瘍のあと，第1期梅毒の診断を受けた。急速血漿レアギン試験と蛍光トレポネーマ抗体吸収検査の結果はともに陽性である。1回の投与量として，240万Uのbenzathine penicillin Gを筋注。10日後，患者は発熱，発疹，びまん性の筋肉痛と関節痛を訴えて救急外来を受診した。身体所見上，体温38.3℃，心拍数110/min，血圧112/76 mmHgであった。HEENT(頭部，眼，耳，鼻，口腔・咽頭)，胸部，心血管系，腹部に異常なし。体幹，背部，四肢に瘙痒を伴った皮疹があった。両側の膝，手首と中手指節関節に腫脹と熱感がある。また腱挿入による触診時，両側アキレス腱と膝蓋腱に痛みがあった。陰茎の潰瘍は乾燥しており，以前よりサイズが縮小していた。検査値では白血球数10,100/μL(好中球80%，リンパ球15%，単球3%，好酸球2%)。赤血球沈降速度は55 mm/h。抗核抗体およびリウマトイド因子は陰性。尿道スワブ検体の*Chlamydia trachomatis*および淋菌(*Neisseria gonorrhoeae*)は陰性である。最も考えられる診断はどれか。

A. 播種性淋菌感染症

B. 第2期梅毒の不適切な治療

C. Jarisch-Herxheimer反応

D. 血清反応陰性関節リウマチ

E. benzathine penicillin Gによる血清病

I-26. 高齢者の股関節部骨折の発生に関係している薬物はどれか。

A. ベンゾジアゼピン系

B. オピオイド系

C. アンジオテンシン変換酵素(ACE)阻害薬

D. β遮断薬系

E. 非定型抗精神病薬

I-27. 服用中はグレープフルーツジュースを一緒に飲まないように指導するべき薬物はどれか。

A. amoxicillin

B. aspirin

C. atorvastatin

D. lansoprazole

E. sildenafil

I-28. 男性より女性のほうが死亡率の高い疾患はどれか。

A. Alzheimer病

B. 脳血管疾患

C. 慢性閉塞性肺疾患

D. 敗血症

E. 上記のすべて

I-29. 男性と比較した場合，女性の冠動脈疾患に関する記載で正しいものはどれか。

A. 狭心症は冠動脈疾患の女性患者ではまれな症状である

B. 冠動脈疾患の診断時，男性に比べて女性は一般的に合併疾患が少ない

C. 女性では冠動脈疾患になる可能性が低いため，診断や治療を女性にすすめる機会が少ない

D. 冠動脈疾患の女性と男性はともに同年齢時に発症する

E. 女性のほうが心室頻拍の頻度が高く，反対に男性では心停止または心原性ショックの頻度が高い

I-30. 冠動脈疾患に対する危険因子のうち，男性にはなく女

性にのみあてはまる因子はどれか。
A. トリグリセリド高値
B. 高血圧
C. LDL 高値
D. 肥満
E. 喫煙

I-31. 男性より女性に多い疾患でないのはどれか。
A. うつ病
B. 高血圧症
C. 肥満
D. 関節リウマチ
E. 1 型糖尿病

I-32. Alzheimer 病と性差に関する記述で正しいのはどれか。
A. Alzheimer 病は男女同程度の割合で発症する
B. Alzheimer 病は通常女性より男性で 2 倍多く発症する
C. 最近のプラセボ対照試験によると，閉経後ホルモン療法は女性の Alzheimer 病患者の進行を改善することはない
D. Alzheimer 病による死亡率に性別間で差がみられることは，平均寿命の男女差でほとんど説明がつく
E. Alzheimer 病の女性患者は Alzheimer 病でない女性よりも血清エストロゲンが高値である

I-33. 妊娠時にみられる変化として適当でないのはどれか。
A. 血圧低下
B. 心拍出量の増加
C. 心拍数の増加
D. 血漿量の増加
E. 体血管抵抗の増加

I-34. 36 歳の女性。高血圧の既往あり。妊娠を希望中。最近，血圧管理のために lisinopril 10 mg/日の内服を開始。経口避妊薬を中止したいと考えている。血圧は 128/83 mmHg。今後の降圧治療について，どんなアドバイスをすればよいか。
A. 妊娠中の心血管系の変化によって血圧が低下するため，経口避妊薬を中止する場合は lisinopril を問題なく中止できる
B. lisinopril の服用を継続しながら，hydrochlorothiazide を開始する
C. lisinopril の服用を継続しながら，irbesartan を開始する
D. lisinopril の服用を中止し，labetalol を開始する
E. 合併症のリスクが高いため，妊娠はやめるべきである

I-35. 妊娠時に禁忌となる心血管系疾患はどれか。
A. Eisenmenger 症候群を伴わない心房中隔欠損症
B. 特発性肺動脈性肺高血圧症
C. Marfan 症候群
D. 僧帽弁閉鎖不全症
E. 駆出率 65％の周産期心筋症

I-36. 糖尿病と高血圧を有する 33 歳の女性。妊娠 37 週に痙攣を起こして病院を受診。血圧は 156/92 mmHg，蛋白尿は 4＋。この場合の管理として適当でないものはどれか。
A. 救急搬送
B. labetalol 静注
C. magnesium sulfate 静注
D. phenytoin 静注

I-37. 27 歳の女性。妊娠 20 週で左足の浮腫が出現。左下肢超音波検査を行ったところ，左腸骨での深部静脈血栓症が判明。管理として適切なのはどれか。
A. ベッド上での安静
B. カテーテルによる血栓溶解
C. enoxaparin
D. 下大静脈フィルターの設置
E. warfarin

I-38. 通常，妊娠糖尿病のスクリーニングを受けたほうがよいカテゴリはどれか。
A. 25 歳以上
B. 肥満指数（BMI）が 25 kg/m² 以上
C. 第 1 度近親者に糖尿病の既往がある
D. アフリカ系米国人
E. 上記のすべて

I-39. 術後合併症のリスクが最も高いのはどの手術か。
A. 頸動脈内膜切除術
B. 胸部動脈瘤の非緊急的修復
C. 5 cm サイズの肺癌切除
D. 大腸癌による結腸全摘術
E. 人工股関節置換術

I-40. 64 歳の男性。胆石疝痛と胆石症のため，選択的胆嚢切除術を予定。前壁梗塞のため，51 歳のとき冠動脈バイパス術を経験。最近計測した心駆出率は 2 年前のもので 35％。45 箱 / 年の喫煙歴があり，13 年前の心臓手術後に禁煙。バイパス術以降，身体機能能力は完全には回復していない。最近の運動能力について質問をしたい。患者の運動耐性が不良であることを示唆し，周術期の合併症リスクが高いことを示す記述はどれか。
A. 運動テスト中に 4 MET（代謝当量）に到達しない
B. 6.8〜9.0 kg のものが運べない
C. 通常のペースで階段を 2 階分のぼれない

D. 通常のペースで4区画の距離を歩けない

E. 上記のすべて

I-41. 74歳の男性。再発性の重篤な憩室出血がみられるため，結腸全摘手術を予定。労作時の胸痛はないが，変形性膝関節炎により身体活動に制限がある。冠動脈疾患やうっ血性心不全の既往はなく，糖尿病と高血圧がある。現在の処方は，aspirin 81 mg/日，atorvastatin 10 mg/日，enalapril 20 mg/日，insulin glargine 25 U/日，そして insulin lispro をスライディングスケールで使用中。血圧は128/86 mmHg，身体所見には異常がない。HbA_{1c} は6.3％，クレアチニンは1.5 mg/dL。術前に心電図を選択したところ，II，III，aVF 誘導でQ波がみられる。これらの情報から，主要な心臓イベントの術後リスクはどのくらいと予測できるか。

A. 0.5％

B. 1％

C. 5％

D. 10％

E. 20％

I-42. 術後肺関連合併症の危険因子にならないのはどれか。

A. 60歳以上

B. 最大呼気速度 220 L/min の喘息

C. 慢性閉塞性肺疾患

D. うっ血性心不全

E. 1秒率 1.5 L

I-43. 精神状態の変容をきたして入院した56歳の女性の診察中。ステージIIIBの乳腺癌に対して右側乳房全摘術と腋窩リンパ節切開を3年前に経験。血清カルシウム値は15.3 mg/dL に上昇。胸部X線で無数の肺結節がみられ，頭部CTでは周辺に浮腫を伴った脳腫瘍が右前頭葉にみられる。カルシウム値を補正して脳浮腫を治療したにもかかわらず，彼女は錯乱したままである。広範な転移の診断と患者の予後悪化について相談するため，家族に連絡をしたい。悪い知らせを伝える手順として，7つの領域の要素に含まれないものはどれか(P-SPIKES アプローチ)。

A. 患者の現在の病状についてと癌診断の現状に関する家族の認識を評価する

B. 家族の感情に共感し，精神的サポートを提供する

C. 相談のために心の準備をする

D. 相談のための適切な環境を提供する

E. 追加すべき情報や精神的要求がないか，再評価をするためのフォローアップミーティングを1日以内に予定する

I-44. リビングウィルの要素ではないのはどれか。

A. ある状態の患者が受けたいと希望する特別な介入の概要説明

B. 終末期医療について議論するべき価値観の記述

C. 医療代理人の指名

D. 人工呼吸器などの生命維持装置を望むか否かについての一般的な記述

I-45. 72歳の女性。びまん性多発性腹膜腫瘤を伴うステージIVの卵巣癌がみられる。腹部の痛みが悪化し，疼痛コントロールのために入院。必要に応じて，oxycodone 10 mg を6時間ごとに経口投与する治療を受けていた。入院時に，自己調節鎮痛で morphine 静注を開始。入院後，最初の48時間で平均して morphine 90 mg/日を投与され，歩かない限り疼痛コントロールは十分であった。この患者が経口による疼痛管理に移行するために最も適切な麻薬の処方はどれか。

	徐放性 morphine	速効性 morphine
A.	なし	必要に応じて4時間ごとに 15 mg
B.	45 mg，1日2回	必要に応じて4時間ごとに 5 mg
C.	45 mg，1日2回	必要に応じて4時間ごとに 15 mg
D.	90 mg，1日2回	必要に応じて4時間ごとに 15 mg
E.	90 mg，1日3回	必要に応じて4時間ごとに 15 mg

I-46. 最近新しく転移性病変がみつかった62歳の男性について照会。5年前に前立腺癌と診断され，背部痛と筋力低下を訴えて入院。MRIでは腰椎のL2とL5に骨転移がみられ，L2レベルにのみ脊髄圧迫があった。骨スキャン画像から，広範囲にわたる骨転移と判明。放射線治療とホルモン療法を開始し，若干の反応がみられた。しかし，転移性病変がみつかって以来，すっかり抑うつ傾向となっている。家族は，彼が毎日18時間以上眠っており，食事をとらないと報告している。体重は4週間で約5.5 kg減少。深い疲労と絶望があり，悲しそうである。日常活動には関心がないといっており，もはや孫との交流もない。この患者の抑うつ状態を治療するうえで最もよいアプローチはどれか。

A. 新たに診断された転移性疾患に対する十分な反応がみられなかったので，薬物治療を開始しない

B. doxepin 75 mg の夜間服用を開始する

C. fluoxetine 10 mg/日の服用を開始する

D. fluoxetine 10 mg/日と methylphenidate 2.5 mg の朝昼2回の服用を開始する

E. methylphenidate 2.5 mg の朝昼2回の服用を開始する

I-47. Alzheimer病の76歳の女性を治療中。誤嚥性肺炎を起こしてICUに入院。人工呼吸器を装着して7日後に，彼女の家族からケアを中止するよう要求された。fentanyl 25 μg/h 静注と midazolam 2 mg/h 静注で緩和されている。

抜管して 15 分後に，患者の娘がやってきて，母親が混乱しているとのことでベッドサイドに緊急に呼ばれた。母親の呼吸が苦しそうにみえ，あなたが「おぼれさせている」のではないかといって娘は気が動転している。部屋に入ったとき，患者の中咽頭に溜まった分泌物によってゴボゴボという雑音が聞こえてきた。大量の薄い唾液分泌物を吸引し，母親をできるだけ快適にするからといって娘を安心づける。患者の口腔内にある分泌物処理の対処として役立つ処置はどれか。

A. phenytoin の投与速度をあげる
B. *N*-acetylcysteine を吸入する
C. pilocarpine を滴下する
D. 経鼻呼吸チューブや口腔内エアウェイを挿入し，積極的な吸引を行いやすくする
E. scopolamine パッチ

I-48. 入院患者で最もよくみられる有害事象で予防可能なのはどれか。

A. 薬物関連有害事象
B. 診断ミス
C. 転倒
D. 手技による合併症
E. 創感染

I-49. 米国の補完代替医療使用についてあてはまらない記述はどれか。

A. 鍼療法は，米国で最も利用頻度の高い補完代替医療である
B. 米国の補完代替医療利用度は自己負担医療費のうち約 10％を占める
C. 背部痛または筋骨格系の疼痛管理が，米国での補完代替医療使用時のおもな理由である
D. 最近では，米国人のうち 30～40％が補完代替医療を利用していると推定される
E. 米国の患者が補完代替医療を求める最も大きな理由は，通常の医療ではコントロールできない症状を管理するためである

I-50. 保険，年収，年齢，併存疾病などの要因とは別に，アフリカ系米国人が白色人種と同レベルのケアが受けにくいのはどの場合か。

A. 疼痛管理としての鎮痛薬の処方
B. 腎移植への照会
C. 肺癌の外科手術
D. 心疾患の診断および治療手技の利用
E. 上記のすべて

I-51. 妊婦と妊婦以外の乳癌での相違点について，適切ではない記述はどれか。

A. エストロゲン陽性腫瘍は妊婦に多い
B. HER2 陽性腫瘍は妊婦に多い
C. ステージの高い腫瘍は妊婦に多い
D. リンパ節転移は妊婦に多い
E. 診断時，腫瘍のサイズがより大きいケースは妊婦に多い

I-52. 32 歳の女性。4 カ月続いている咳の評価のために来院。咳は 1 日中続くとのこと。咳のため，夜も眠れず，早朝に増悪する。寒い季節や運動後に咳が増悪するという。咳は乾性で，呼吸苦や喘鳴を伴わない。咳の発生以前に上気道感染症の既往はない。6 年前に産後肺塞栓の既往あり。内服薬は norgestimate と ethinyl estradiol のみ。小学校教師の仕事をしている。システマティックレビューにより，春と秋に増悪する間欠的な眼の痒みと鼻水を認めた。後鼻漏と胸焼けはみられない。身体所見上，口呼吸時の咳以外は正常である。胸部 X 線でも異常はない。スパイロメトリーで 1 秒量（FEV_1）は 3.0 L（85％予想）。努力肺活量（FVC）は 3.75 L（88％予想）。1 秒率（FEV_1/FVC）は 80％。この患者の治療と評価について推奨されるのはどれか。

A. 点鼻ステロイドを開始する
B. プロトンポンプ阻害薬を開始する
C. methacholine チャレンジテストを施行する
D. 百日咳菌（*Bordetella pertussis*）の鼻咽頭培養を施行する
E. 肺の異常がないことについて患者を安心させて，支持療法を継続する

I-53. 56 歳の男性。咳による血痰を訴えてかかりつけ医を受診。微熱と咳が 4 週間続き，体調がすぐれない。最初の段階では，黄緑色の粘性痰を伴っていたが，現在は血性痰である。タバコを 1 日 1 箱，15 歳から吸っている。軽度の慢性閉塞性肺疾患と冠動脈疾患を罹患。aspirin, metoprolol, lisinopril, tiotropium, そして必要に応じて albuterol を服用中。身体所見では 37.8℃の発熱がみられる。呼気時に両側の喘鳴と連続性ラ音を聴取。胸部 X 線上は異常なし。この患者の血痰の原因として最も考えられるのはどれか。

A. 急性気管支炎
B. 結核感染症
C. 肺膿瘍
D. 肺癌
E. 薬物

I-54. 65 歳の男性。右上葉気管支近くに扁平上皮癌がみられる。鮮赤色の血を 100 mL 以上吐血し，ICU に入院。酸素飽和度は室内気で 78％，著明な呼吸困難がみられる。継続的な血痰を伴った激しい咳が続いている。肺塞栓の

既往があり，warfarin で治療中。最後の INR（国際標準化比）は 3 日前の 2.5 で治療域である。この患者の緊急管理として有効でないのはどれか。
A．二腔気管チューブを装着するため，麻酔科に相談する
B．塞栓術のため放射線治療部に相談する
C．保存的治療が失敗した場合，緊急外科手術のため呼吸器外科に相談する
D．患者の凝固異常を補正する
E．患者を左側臥位にする

I-55. 病原性微生物は古代より生物兵器として利用されている。生物兵器として利用される微生物のおもな特徴でないのはどれか。
A．環境的安定性
B．高い罹患率と致死率
C．迅速な診断手段の欠如
D．速やかに利用できる抗菌薬治療の欠如
E．世界的に利用できる効果的なワクチン普及の欠如

I-56. アリゾナ州で，4 週間続く発熱および急速に腫大し痛みを伴うリンパ節により，10 人が入院。そのうち 7 人が重篤な敗血症となり，3 人が死亡。疫学的特徴をまとめてみると，彼らはすべて非合法の移民で，最近同じ移民キャンプに滞在していたことが判明。血液培養から，Gram 陰性桿菌が増殖し，ペスト菌（*Yersinia pestis*）が同定。この結果を受けて，地域の公衆衛生局と CDC センターに報告。つぎのうち，生物テロではない可能性が高いと指摘できるのはどれか。
A．汚染された地域が小さい移民キャンプに限られている
B．患者には，肺ペストよりむしろ腺ペストの症状がみられる
C．患者らは互いに密着した状態で接触しており，ヒトからヒトへの感染が考えられる
D．死亡率は 50％以下である
E．ペスト菌は 1 時間以上は環境的に安定しない

I-57. 生物兵器としてボツリヌス毒素が使われる散布ルートはどれか。
A．エアロゾル
B．食物に混入
C．飲料水に混入
D．A と B
E．上記のすべて

I-58. 炭疽菌芽胞はどのくらいの期間，気道内に潜伏する可能性があるか。
A．1 週間
B．6 週間
C．6 カ月間
D．1 年間
E．3 年間

I-59. 全米フットボールリーグの試合を観戦した 20 人の観客が呼吸困難と発熱，倦怠感を訴えて救急外来を受診。胸部 X 線では数名に縦隔の拡大がみられ，生物兵器として炭疽菌の吸入が危惧される。抗菌薬治療を開始し，CDC に報告。これらの入院患者に対してどのような隔離策を行うべきか。
A．空気
B．接触
C．飛沫
D．なし

I-60. CDC はいくつかの生物剤を，生物兵器として利用される能力にもとづいてカテゴリー A と指定した。カテゴリー A の生物剤は拡散あるいは伝播しやすいため高い殺傷能力をもち，社会にパニックを引き起こすため，公衆衛生上，特別な防衛策が必要となる。カテゴリー A に含まれない生物剤はどれか。
A．炭疽菌（*Bacillus anthracis*）
B．野兎病菌（*Francisella tularensis*）
C．トウゴマのリシン毒素
D．天然痘
E．ペスト菌（*Yersinia pestis*）

I-61. 生物テロの化学剤は損傷を引き起こすメカニズムによって分類されるが，適切でない分類はどれか。
A．アルシン――窒息剤
B．塩素――肺傷害剤
C．塩化シアン――神経剤
D．マスタードガス――糜爛剤 / 発疱剤
E．サリン――神経剤

I-62. この 12 時間で，24 名の患者が大きな水疱形成と日焼け様の症状を訴えて救急外来を受診。患者の大半は眼，鼻および咽頭の刺激を訴えている。患者のうち 2 人は進行性の呼吸困難，重度の咳，喘鳴がみられ，気管挿管を必要としている。身体所見では，すべての患者で結膜炎と鼻閉を認めた。腋下，頸部および肘窩を中心とした皮膚紅斑もみられる。ほとんどの患者で四肢に薄壁の巨大水疱がみられ，内部は透明または淡黄色の液体で満たされている。さらなる問診から，すべての患者が 24 時間以内に地元のショッピングモールで買い物をしていたり，フードコートで食事をしていたことが判明。患者の大半が，そのときフードコートでニンニクが焼けるような強い臭いを感じたという。化学テロが疑われる。これらの

症状を生じさせた化学剤に関する記述のうち，最も適切なのはどれか。

A. 曝露した患者すべてに 2-PAM chloride を投与するべきである
B. この物質曝露による死亡率は 50％を超える
C. 負傷者の呼吸困難は直接的な肺損傷と急性呼吸促迫症候群に関係する
D. 紅斑の出現は曝露から最大 2 日遅れて生じ，気温や湿度を含めたいくつかの要因によって左右される
E. 水疱内の液体は曝露によって曝露部位での局所反応を引き起こし，水疱形成を起こすため，有害物質として取り扱われるべきである

I-63. 24 歳の男性。化学テロのために塩素ガスに曝露し，その直後に外来を受診。現時点では呼吸困難の症状はないという。呼吸数は 16/min で，酸素飽和度は室内気で 97％。この患者に対してすぐに行う治療として適切でないのはどれか。

A. 曝露した体表を入念に洗浄する
B. 水道水または生理食塩液で眼を洗う
C. 強制的安静と新鮮な空気を与える
D. 凍傷がなければすぐに着衣を除去する
E. 半起座位を保持する

I-64. 都会の救急外来で勤務中。ある日，演奏会の最中に詳細不明のガスがまかれたとのことで，患者が搬送されてきた。52 歳の女性を診察中。「直後に視界を失ったような気がした」と訴えてはいるものの，過剰の唾液分泌と鼻漏のためにはっきりと話をすることができない。受診時，悪心，嘔吐，下痢および筋攣縮がみられた。身体所見では，血圧 156/92 mmHg，呼吸数 30/min，体温 37.4℃。針先大瞳孔と大量の鼻漏および唾液分泌がみられる。また，多量の透明な分泌物を伴う咳を頻繁にしていた。胸部聴診では両側肺野で呼気時に喘鳴を認めた。脈拍数は正常で，心音も整であり，雑音も聴取されない。腸蠕動音は亢進しているが，腹部に圧痛はない。びまん性に線維束性攣縮がみられる。診察の最後に突然，強直性間代性発作を起こした。この患者の症状を引き起こすものとして，最も考えられるのはどれか。

A. アルシン
B. 塩化シアン
C. ナイトロジェンマスタード
D. サリン
E. VX

I-65. I-64 の患者に対する治療法として適切でないのはどれか。

A. atropine
B. 除染
C. diazepam
D. phenytoin
E. 2-PAM chloride

I-66. テロリストグループによる小型核爆弾の爆発に関して，正しい記述はどれか。

A. 初回曝露から回復後でも，患者には 6 週間にわたって全身性疾患を発症するリスクがある
B. 約 4.8 Gy の被曝を受けた場合，適切な治療が行われれば LD_{50}（50％死亡する放射線量）を改善することができる
C. 初期の死因は爆風による衝撃および熱損傷である
D. 死亡の大半は α 線および β 線の放出と関係している
E. 急性放射線障害では造血器系，消化器系および神経系が最も影響を受ける

I-67. 放射線をまき散らす爆弾がボストン街中で爆発した。爆弾はセシウム 137 とトリニトロトルエンから構成されていた。爆発の直後，爆風によりおよそ 30 名が死亡。放射性降下物の範囲は約 800 m で，放射線被曝量は約 1.8 Gy。推定 5,000 人が β 線および γ 線に曝露した可能性がある。このうち大半は何の症状もみられないが，約 60 人で熱傷が認められる。怪我をした犠牲者に対する対応として最も適切なのはどれか。

A. 曝露した人すべてにヨウ化カリウムを投与する
B. 曝露した人すべてにプルシアンブルーを投与する
C. 医療従事者への曝露を避けるため，最寄りの治療センターへ移送する前にすべての患者を除染する
D. 医療従事者への被曝リスクは低いため，重症患者については衣服除去後に病院の救急外来に移送する
E. 放射線曝露量から考えると，これ以上の検査や治療は不要である

I-68. 37 歳の女性。待期的腹腔鏡下胆囊切除術を受け，体温 40.5℃，頻拍および低血圧のため，ICU に搬送。身体所見ではびまん性の筋強直がみられる。すぐに投与すべき薬物はどれか。

A. acetaminophen
B. dantrolene
C. haloperidol
D. hydrocortisone
E. ibuprofen

I-69. 高体温の定義はどれか。

A. 核心体温（深部体温）が 40.0℃以上
B. 核心体温が 41.5℃以上
C. 視床下部の正常な温度環境にもかかわらず生じる，調整不能な体温上昇
D. 解熱薬によって正常化する体温上昇

E. 体温が 40.0℃以上で生じる，筋強直および自律神経失調症

I-70. 高齢者の熱射病に最も関係するのはどれか。

A. 熱波
B. 抗 Parkinson 病薬
C. 寝たきりの状態
D. 利尿薬治療
E. 上記のすべて

I-71. 最近ケニアから移住した 18 歳の患者。熱，鼻閉，重度の疲労感，発疹を訴えて大学のクリニックを受診。発疹は最初，頭髪の生え際の孤発病変だったが，その後拡大するにつれて一部が融合している。手掌や足底にはあまりみられない。口蓋内には周辺に発赤を伴う小さい白斑がある。この患者が将来的に発症するリスクが高いのはどれか。

A. 脳炎
B. 喉頭蓋炎
C. 日和見感染症
D. 帯状疱疹後神経痛
E. 脾破裂

I-72. 23 歳の女性。以前の外傷によって下肢に慢性潰瘍がみられる。発疹，低血圧，発熱を訴えて受診。最近の渡航歴や屋外での曝露歴はなく，必要な予防接種はすべて接種済。静注麻薬の使用歴はない。身体所見上，潰瘍は粒状で，紅斑や熱感，膿性の排液などはみられない。ただし，びまん性の紅斑が特に手掌や結膜，口腔粘膜によくみられる。低血圧と頻拍がある以外は正常所見。血液検査ではクレアチニン 3.8 mg/dL，AST 250 U/L，ALT 328 U/L，総ビリルビン 3.2 mg/dL，直接ビリルビン 0.5 mg/dL，国際標準化比(INR) 1.5，活性化部分トロンボプラスチン時間(aPTT)は 1.6 倍にコントロール，血小板数 94,000/μL，フェリチン 1,300 μg/mL。血液培養採取後，広域スペクトルの抗菌薬投与が行われ，補液と昇圧薬による蘇生が行われた。血液培養は 72 時間時点で陰性。また同時点で，指先からは落屑がみられた。最も考えられる診断はどれか。

A. 若年性特発性関節炎
B. *Leptospira* 症
C. ブドウ球菌性毒素性ショック症候群
D. レンサ球菌性毒素性ショック症候群
E. 腸チフス

I-73. 75 歳の男性。慢性心不全のため，高用量の lisinopril と利尿薬を内服している。突然発症した右母趾の痛み，腫脹，発赤を訴えてかかりつけ医を受診。症状がみられる方の足で体を支えることができない。身体所見では発熱はなく，その他のバイタルサインも正常。患者の訴え通りの所見が右母趾にみられた。その他の関節は正常。prednisone と allopurinol が処方された。5 日後，患者は 38.3℃の発熱と全身および口腔内の発疹を訴えて救急外来を受診。身体所見ではびまん性の紅斑，落屑，口唇および眼瞼に浮腫がみられた。粘膜は正常。血液検査では，アミノトランスフェラーゼの軽度上昇，末梢での好酸球増加がみられた。患者の状態を最もよく表している症状はどれか。

A. 急性細菌性心内膜炎
B. lisinopril による血管性浮腫
C. allopurinol による薬物誘発性過敏症症候群
D. methicillin 耐性黄色ブドウ球菌(MRSA)蜂巣炎
E. 化膿性関節炎によるブドウ球菌性毒素性ショック症候群

I-74. 50 歳の男性。原因不明の発熱と体重減少を訴えて受診。症状は 3 カ月前からはじまったという。毎日の体温を記録しているが，高いときは夜で 39.4℃になり，寝汗と倦怠感を伴うという。同時期に食欲は減退，最後に行った定期健診と比べて約 23 kg 減少している。かかりつけ医を受診したとき，体温は 38.7℃であった。感染者や病人との接触はない。既往歴としては，重度の糖尿病，肥満，閉塞性睡眠時無呼吸がある。insulin glargine 50 U/日の注射を行っている。倉庫でフォークリフト運転の仕事に就いている。バージニア州の地方に住んでいるが，それ以外の地域への旅行歴はない。輸血歴はなく，25 年前に結婚以来，性交渉相手は妻のみである。身体所見上，特記すべき所見はない。生化学所見では，カルシウム値が 11.2 g/dL と上昇している以外は特に異常はみられない。全血球計算では，白血球数が 15,700/μL，分画は好中球 80％，リンパ球 15％，好酸球 3％，単球 2％。末梢血塗抹標本は正常。ヘマトクリット値は 34.7％。赤血球沈降速度は 57 mm/h に上昇。リウマトイド因子は正常，フェリチンは 521 ng/mL。肝機能および腎機能は正常。血清蛋白電気泳動では多クローン性免疫グロブリン血症を示した。HIV，EBV，CMV は陰性。尿中 *Histoplasma* 抗原は陰性。血液培養，胸部 X 線，精製ツベルクリン蛋白体(PPD)は正常。胸部，腹部，骨盤の CT では正常上限のリンパ節腫脹が腹部および後腹膜にみられ，大きさは 1.2 cm であった。この患者の熱源同定のため，つぎに行うべきことはどれか。

A. 副腎皮質ステロイドによる経験的治療
B. 結核菌(*Mycobacterium tuberculosis*)に対する経験的治療
C. 腫大したリンパ節の生検
D. PET-CT
E. 血清 ACE 濃度

I-75. 48 歳の男性。1 月のある日，街の公園で発見され，呼びかけに反応しなかったため，救急外来に搬入。彼はアルコール依存症で，搬入の約 12 時間前，娘に姿を確認されたのが最後である。そのとき，彼は酔って興奮した状態で自宅をでている。治療を受けてくれることを願って，彼の娘が最後のウォッカを捨ててしまったため，酒を求めて外に出かけたのだ。搬入時，核心体温は 31.4℃，心拍数 48/min，呼吸数 28/min，血圧 88/44 mmHg，酸素飽和度は測定不能。動脈血液ガス分析は，pH 7.05，動脈血二酸化炭素分圧（Pa_{CO_2}）32 mmHg，動脈血酸素分圧（Pa_{O_2}）56 mmHg。最初の生化学所見は，Na 135 mEq/L，K 5.2 mEq/L，Cl 94 mEq/L，HCO_3 10 mEq/L，BUN 56 mg/dL，クレアチニン 1.8 mg/dL。血糖値 63 mg/dL。血清エタノール濃度は 65 mg/dL。血清浸透圧は 328 mOsm/kg。心電図では洞徐脈，長い 1 度房室ブロック，J 波を認めた。初期の加温プロトコルに加え，この患者につぎに行うべき検査はどれか。

A. 挿管し，Pa_{CO_2} 20 mmHg 以下をめざして過換気を行う
B. 加温した乳酸 Ringer 液 1～2 L を静注する
C. この程度の低体温では，酸塩基状態はあてにならないので，さらなる測定の必要はない
D. エチレングリコールとメタノール濃度を測定する
E. 心臓ペースメーカを経静脈的に挿入する

I-76. ホームレスの男性を救急外来で評価中。特に寒い夜間に戸外で寝て，左足が寒さでかじかみ，「死んだ」ように感じるようになってきたという。身体所見上，足には遠位部から足関節にかけて，全周性に出血性小水疱が分布。足は冷たく，温痛覚が消失している。右足は充血しているが，水疱は認められず，感覚も正常。その他の身体所見にも異常はない。この疾患の管理として，正しい記述はどれか。

A. 積極的な足の再加温を試みるべきではない
B. 再加温中，強い痛みを生じることが予測される
C. heparin は，この疾患の予後を改善することがわかっている
D. 早期の下肢切断の適応である
E. 再加温により，正常な感覚は回復しうる

I-77. 25 歳の女性。コレステロール検査のため採血を受けている最中，ふらつきを自覚し，失神発作を起こした。治療歴はなく，常用薬もない。ごく短時間の意識消失で，持続時間は約 20 秒であった。てんかん様の動きは認められず，直ちに普段通りの機能レベルへと回復。彼女は血管迷走神経性失神と診断され，それ以上のフォローアップ検査はすすめられなかった。神経調節性失神について，正しい記述はどれか。

A. 神経調節性失神は，自律神経系の異常があるときに起こる
B. 近位や遠位のミオクローヌスは神経調節性失神が起きている間には生じず，てんかんの可能性を高める所見である
C. 神経調節性失神の最終経路は，副交感神経系の抑制と交感神経系の興奮である
D. 神経調節性失神の初期管理は，安心させること，トリガーの回避，血漿量の補充である
E. 心血管モニタリングで一般的に認められる所見は，低血圧と頻拍である

I-78. 76 歳の女性。教会の聖歌隊で歌っている間に失神症状を起こし，救急室に搬送。高血圧，糖尿病と慢性腎臓病（CKD stage Ⅲ）の病歴がある。過去に少なくとも 2 回，今回に似た失神症状の経験がある。処方されている内容は，insulin glargine を 40 U/日，insulin lispro のスライディングスケール，lisinopril 20 mg/日，hydrochlorothiazide 25 mg/日である。救急室に到着したときには，普段の感覚を回復したという。失神症状の前にいくらか頭がふらふらする感じがしたことを思い出したが，症状そのものを思い出すことができないという。目撃者の報告によれば，上肢を痙攣したように動かしていたという。彼女は 2 分経たないうちに完全に意識を回復した。現在のバイタルサインは，血圧 110/62 mmHg，心拍数 84/min，呼吸数 16/min，酸素飽和度は室内気で 95％。発熱はみられない。身体所見には明らかな異常はなく，神経学的所見は正常である。失神の原因の診断において，最も有用でないのはどれか。

A. 頭部 CT スキャン
B. 心電図
C. 指先穿刺による簡易血糖値測定
D. 起立試験
E. ヘッドアップティルト試験

I-79. 48 歳の男性。めまいの症状を訴えて救急外来を受診。症状については「部屋がまわっている感覚」と表現している。回転性めまいの原因として，一致しないのはどれか。

A. 耳鳴がみられないこと
B. 注視により引き起こされる眼振
C. 吃逆
D. 注視による眼振の抑制
E. 垂直方向のみの眼振

I-80. 62 歳の女性。重度のめまいを訴えて来院。特にベッド上で寝返りをうったときと立ちあがった直後に症状を自覚するという。最初の身体所見は正常。さらなる診察として，患者に頭を右に 45℃向けて座るよう指示した。この患者を仰臥位にし，頭部を 20℃後屈させる。この手技

により患者の症状が直ちに再現され，回旋性の眼振が出現。この患者の診断と治療において最も適切なつぎの段階はどれか。

A. 脳幹 MRI 検査
B. methylprednisolone 100 mg/日から開始し漸減
C. Epley 法
D. rizatriptan 10 mg 1 回経口
E. valacyclovir 1,000 mg 1 日 3 回，7 日間

I-81. 42 歳の男性。数カ月間にわたる進行性の筋力低下を訴えて来院。歩行時につまずいたり，ときとして筋力低下のためコーヒーカップを持ち続けることができず，落としてしまうという。下位運動ニューロン障害が疑われる。原発性の下位運動ニューロン疾患をもつ患者にみられない所見はどれか。

A. 筋緊張の低下
B. 遠位の筋力低下
C. 線維束性収縮
D. 腱反射の亢進
E. 重度の筋萎縮

I-82. 78 歳の男性。最近転倒を繰り返したため，クリニックを受診。ときにバランスを失うような感覚を伴う歩行障害を訴えている。最近の転倒では，肩回旋腱板裂傷の修復術を要するような肩の負傷を引き起こした。疫学的な症例のうち，最もよくみられる歩行障害はどれか。

A. 小脳変性症
B. 多発性脳梗塞を伴う脳血管障害
C. ミエロパチー
D. Parkinson 病
E. 感覚障害

I-83. 65 歳の男性。頻回の転倒と歩行障害のために来院。6 カ月前にはじめて歩行困難に気づいたという。高血圧，甲状腺機能低下症，脂質異常症の既往があり，最近は amlodipine 10 mg/日，simvastatin 20 mg/日，levothyroxine 75 μg/日を内服。神経学的所見では広い歩行，短い歩幅，引きずり足歩行が認められる。イスからの立ちあがりや歩きはじめが困難である。方向転換時には多くの歩数を要し，不安定にみえる。ただし，踵膝試験，Romberg 徴候を含め，小脳試験の結果は正常。下肢に明らかな感覚障害は認められず，徒手筋力テストの結果はすべての筋肉群で 5/5。受動運動で筋痙性はみられない。この患者の神経学的所見はどの原因によるものか。

A. アルコール性小脳変性
B. 交通性水頭症
C. 神経梅毒
D. 多系統萎縮症
E. 腰髄のミエロパチー

I-84. 74 歳の女性。意識不鮮明と尿路感染症由来の敗血症により ICU に入院。血圧 70/40 mmHg，心拍数 130/min。輸液による蘇生が行われたが，十分な血圧を維持するために dopamin が必要になった。精神状態については最初は改善したが，現在は混乱し，静脈カテーテルを引っ張っている。彼女は「閉じ込められている」と叫び，現在の場所や日にちが理解できていない。患者の状態に関する記述で正しくないのはどれか。

A. 譫妄を起こした場合の院内死亡率は 25〜33％である
B. 入院中に譫妄のエピソードをもつ患者は退院後にナーシングホームへ入居する可能性が高い
C. 譫妄は，退院後少なくとも 1 年間のあらゆる死因のリスク増加と関連している
D. 譫妄は通常長続きすることはなく，数日間以上持続することはない
E. 譫妄をきたす患者は入院が長引きやすい

I-85. 地域の病院での夜勤中，精神状態の変容を評価するため，62 歳の男性のベッドサイドに突然呼びだされた。彼は 36 時間前に市中肺炎の治療を受けるために入院。levofloxacin 500 mg/日と，2 L/min の酸素投与によって治療中。喫煙，糖尿病，高血圧の既往があり，1 日 2〜4 杯のビールを飲む。午後 10 時の時点で，血圧 138/85 mmHg，心拍数 92/min，呼吸数 20/min，体温 37.4℃，酸素 2 L/min の投与下での酸素飽和度は 92％。現在，彼は混乱し部屋の中をうろついている。会議を中座してすぐに家に帰る必要があるのだといっている。そうしなければ，誰かがきて家と車を盗んでいってしまうという。点滴と酸素チューブを自分でとりはずしてしまった。30 分前に最後に測定されたバイタルサインは，血圧 156/92 mmHg，心拍数 118/min，呼吸数 26/min，体温 38.3℃，酸素飽和度は室内気で 87％。汗をかき，震えている。診断検査としてあてはまらないのはどれか。

A. 動脈血液ガス測定
B. 頭部 MRI または CT
C. 指先穿刺による血糖値測定
D. 患者飲酒量に関する妻からのくわしい聴取
E. 最近の投薬に関する患者からの聴取

I-86. 譫妄は急性の錯乱状態であり，米国における罹患率，死亡率のおもな原因としてよくみられる疾患である。譫妄に発展するリスクが最も高い患者はどれか。

A. 深部静脈血栓症で内科病棟に入院した 36 歳の男性
B. 大腸全摘術後 2 日が経過した 55 歳の男性
C. 食道破裂で ICU に入院した 68 歳の女性
D. クリニックに通う股関節術前の 74 歳の女性
E. 生活支援施設に住む 84 歳の男性

I-87. 失語症患者で最もよくみられる状態はどれか。

A. 失読
B. 失明辞
C. 言語理解
D. 流暢性
E. 復唱

I-88. 65 歳の男性。右前大脳動脈領域に影響を与える脳血管障害に罹患している。脳卒中後の評価は図 I-88 に示す通りである。図から示される診断はどれか。

A. 構成失行
B. 半盲
C. 片側無視
D. 物体失認
E. 同時失認

I-89. 42 歳の男性。仕事に支障が生じるほどの強い眠気があり来院。ガラス工場に勤め，交替制の勤務についている。通常，日勤（午前 7 時から午後 3 時），準夜勤（午後 3 時から午後 11 時），深夜勤（午後 11 時から午前 7 時）を 4 週間で一巡することになっている。強い眠気は深夜勤のときに最も強く感じ，これまでに 2 回ほど，勤務中に眠ってしまったことがある。事故は特になかったものの，また勤務中に眠ってしまったら仕事を失ってしまうのではないかと心配している。好きな睡眠のパターンは午後 10 時に寝て午前 6 時に起きることだが，日勤であってもたいてい午後 10 時 30 分に寝て午前 5 時 30 分には起きている。このリズムで，日勤と準夜勤では十分に仕事ができると感じている。深夜勤を終えて帰宅してもすぐに眠ることはできず，午前 10 時かもう少し先まで眠れないことがよくあるという。子どもが学校から帰ってくる午後 3 時には目を覚ましてしまうという。コーヒーは毎日 2 杯飲むが，それ以上は飲まないように注意している。いびきもかかず，肥満指数（BMI）は 21.3 kg/m^2 である。この男性に対する不適切な治療を選べ。

A. 深夜勤後に朝の明るい日光に曝露されることを避ける
B. 夕方，仕事にでかける前に運動する
C. 深夜勤後，朝，寝る前に melatonin 3 mg を服用する
D. modafinil 200 mg を勤務の 30～60 分前に服用する
E. 20 分以内と決めて休憩時間に計画的なうたた寝をする

I-90. 45 歳の女性。下肢に異常な感覚があり，夜間の睡眠が妨げられると訴えて来院。静かに座ってテレビをみていた夜 8 時頃，その症状に気がついたという。本人の表現によれば，「血管の中をアリがはい回る感じ」とのことである。痛みこそないものの，とても不愉快な感覚で，夜に眠ろうと横になるときに増悪する。そのため，週に 4 回ほどは入眠が困難となっている。ベッドから起きて歩いたり足をさすると，症状は直ちに消失するものの，安静にしているとすぐに再発してしまう。症状を緩和するため，非常に熱い風呂に入ることもたまにある。夫は就眠中に一晩中，彼女に蹴られたと訴えている。神経疾患や腎疾患の既往はない。現在，閉経周辺期で，ここ数カ月間なかなか終わらずに重い月経周期を経験している。身体所見は神経学的所見を含めて正常。ヘモグロビンは

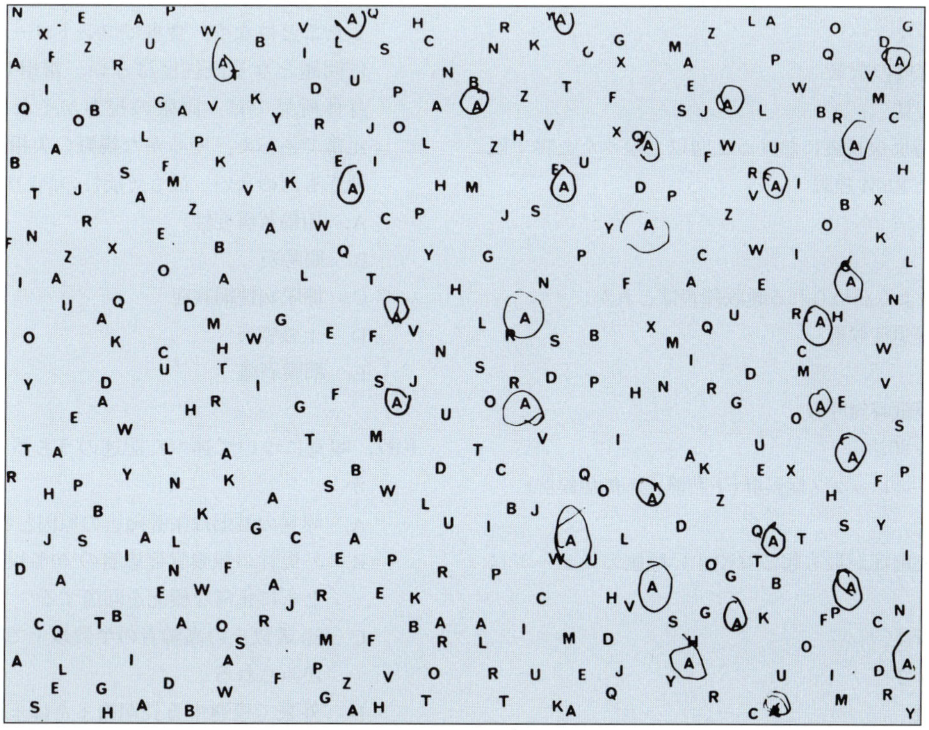

図 I-88

9.8 g/dL，ヘマトクリットは 30.1％。平均赤血球容積は 68 fL，血清フェリチン 12 ng/mL。この患者に対する最初の治療として最も適切な治療はどれか。

A. carbidopa/levodopa
B. ホルモン補充療法
C. 鉄補給
D. oxycodone
E. pramipexole

I-91. 20 歳の男性。日中の強い傾眠を訴えて来院。授業中に起きていられなくなっている状態に気がついている。最近，彼は進級できなかった。というのも，本を読もうとしても常にウトウトしてしまうからである。本人によれば，しっかりと起きていられるのは運動した後か，10〜30 分の短いうたた寝の後だという。そのため，毎日 5〜10 回はところ構わずうたた寝をしてしまうそうだ。1 日平均 9 時間寝ていても，眠気は持続している。強い眠気に加えて，入眠時に幻覚を感じることがあるという。彼を眠りに誘うがごとく，彼の名前を呼ぶ声が聞こえるそうである。週に 1 回ほど，睡眠中に突然目覚め，30 秒ほど体を動かせなくなることがある。明らかな意識消失は経験したことがないものの，笑うときはいつでも首と腕が重く感じるという。あるときなどは，崩れ落ちないように壁にもたれて体を支えなければならないこともあった。彼はポリソムノグラフィと反復睡眠潜時検査を受けた。睡眠時無呼吸はみられなかった。5 回のうたた寝における平均睡眠潜時は 2.3 分であった。5 回のうたた寝のうち 3 回で REM 睡眠がみられた。この患者の症状のうち，ナルコレプシーの診断に最も特異的なのはどれか。

A. カタプレキシー
B. 日中の過度の眠気
C. 入眠時幻覚
D. 睡眠潜時反復検査における 2 回以上のうたた寝で観察された REM 睡眠
E. 睡眠麻痺

I-92. 米国で最もよく認められる睡眠障害はどれか。

A. 睡眠相後退症候群
B. 不眠
C. 閉塞性睡眠時無呼吸
D. ナルコレプシー
E. レストレスレッグス症候群(下肢静止不能症候群)

I-93. 夢遊病と夜驚症が最も起こりやすい睡眠のステージはどれか。

A. ステージ 1
B. ステージ 2
C. 徐波睡眠
D. REM 睡眠

I-94. 44 歳の男性。オートバイ事故を起こし，救急外来を受診。本人は「右側から来る車がまったくみえなかった」という。身体所見では，瞳孔は左右同大で，対光反応がみられた。視力は正常だが，両眼の視野の外側が欠損している(両耳側半盲)。さらなる検査を行い，診断される可能性が最も高いのはどの疾患か。

A. 網膜剥離
B. 後頭葉の神経膠腫
C. 視神経損傷
D. 頭頂葉の梗塞
E. 下垂体腺腫

I-95. 42 歳の建築労働者。朝，左眼の充血と痛みで目を覚まし，来院。彼女は建築現場でゴーグルをつけずに仕事をすることがあるという。おもな病歴としては高血圧，炎症性腸疾患，糖尿病，静注薬物の使用歴である。現在服薬中の薬物は ACE 阻害薬の lisinopril のみである。身体所見では，左眼のびまん性の充血と光線過敏を認める。つぎの診断のうち，患者の症状を説明できないのはどれか。

A. 急性閉塞隅角緑内障
B. 前部ブドウ膜炎
C. 角膜擦過傷(上皮剥離)
D. 後部ブドウ膜炎
E. 一過性脳虚血発作

I-96. 75 歳のトライアスロン選手。最近 1 年間で徐々に視力が低下したため，来院。近見視力，遠見視力の両方に問題があるように感じている。患者は補正レンズを必要としたことはなく，食事でコントロール可能な高血圧以外に問題となる既往歴はない。常用している薬物もない。身体所見では，両眼の視力がそれぞれ 0.2 である以外，正常であった。明らかな視野の欠損，眼球や眼瞼の充血，発赤も認めない。最も可能性の高い疾患はどれか。

A. 加齢黄斑変性
B. 眼瞼炎
C. 糖尿病性網膜症
D. 上強膜炎
E. 網膜剥離

I-97. 嗅覚について述べた記述のうち誤っているものはどれか。

A. 嗅覚の減弱は栄養障害の原因となりうる
B. 外傷性の無嗅覚症患者の 40％以上が，時間の経過とともに正常な機能を回復する
C. 80 歳以上の高齢者の半数以上で嗅覚の明らかな低下がみられる
D. 外来で遭遇する長期的または永続的な嗅覚障害で最もよくみられる原因として特定できるのは，重度の

呼吸器感染症である

E. すべての年齢において，女性は男性よりも臭気物質をよく認識できる

I-98. 64歳の男性。左耳の聴力低下を自覚して来院。妻や子どもたちによるとここ数年，彼の耳が遠くなったと話しているそうである。最近，腕時計のアラームが聞こえないことがあったという。また，他人の話している言葉が聞き取れないため，話しかけている人の唇の動きを注視することがあるという。また彼は，左耳で強く感じる持続的な耳鳴りを訴えている。めまい，頭痛，平衡感覚障害の自覚症状はない。彼は航空機部品をつくる工場で長年働いてきた。担当していた機械はおもに彼の左側にあった。難聴の家族歴はないが，彼の父親は年齢相応に聞こえにくくなっていたそうである。彼には高血圧，脂質異常症，冠血管疾患の既往がある。何十年にもわたって，工場で大きな騒音に曝露されていたことが原因で生じた感音性難聴の可能性をあなたは疑っている。どの診察所見が予想できるか。

A. 鼓膜弛緩部上方に認められる内陥
B. 外耳道の耳垢塞栓
C. 純音聴力検査における低音域の聴力低下
D. 音叉を外耳道においたときと比べて，乳様突起においたほうが大きく聞こえる
E. 音叉を頭の正中においたとき，右耳のほうが大きく聞こえる

I-99. 32歳の女性。鼻閉や鼻漏，頭痛を訴えてかかりつけ医を受診。症状は鼻漏と咽頭痛で7日前からはじまっている。ここ5日間は，頭痛の原因となっている上顎の閉塞と圧迫感が強くなっているように感じている。圧迫感は前傾姿勢になったときに増悪し，夜ベッドで横になったときにも感じられる。彼女は元来健康で，熱をだしたこともない。身体所見では，膿性の鼻漏と両側の上顎洞に圧痛がある。この患者の治療として，最も適しているものはどれか。

A. amoxicillin 500 mg 内服を1日3回，10日間投与を開始する
B. levofloxacin 500 mg 内服を1日1回，10日間投与を開始する
C. 培養と感受性検査のために副鼻腔穿刺を行う
D. 副鼻腔CTを行う
E. うっ血除去薬の経口投与，生理食塩液による鼻腔洗浄を行う

I-100. 28歳の男性。2日間継続する咽頭痛を訴えて来院。咳や鼻汁の自覚症状はない。現病歴，既往歴ともに特記すべきことはなく，介護の仕事をしている。身体所見では，膜状の滲出を伴う扁桃肥大がみられた。この患者に対して，つぎに行うべき処置はどれか。

A. 経験的治療として amoxicillin 500 mg 内服を1日2回，10日間投与する
B. 化膿レンサ球菌(*Streptococcus pyogenes*)に対する迅速抗原検査のみ行う
C. 化膿レンサ球菌に対する迅速抗原検査，および検査が陰性であった場合，咽頭培養を行う
D. 化膿レンサ球菌に対する迅速抗原検査，および検査の結果にかかわらず咽頭培養を行う
E. 咽頭培養のみ行う

I-101. 62歳の男性。息切れを訴えて受診。この患者の呼吸困難の原因となる左室不全について，該当しない所見はどれか。

A. 胸が詰まる感覚
B. 夜間呼吸困難
C. 起座呼吸
D. 奇脈(10 mmHg 以上)
E. 空気飢餓感

I-102. 42歳の女性。ほぼ3カ月間持続する咳の精査のため，来院。咳のほとんどは乾性で，ときどき黄色い痰がでる。夜間に増悪し，睡眠中に起きてしまうことがあるという。上気道感染，アレルギー性鼻炎，発熱，悪寒，咳について最近の既往はない。子どもの頃に喘息だったと母親にいわれたことを思い出したが，成人になってからは自覚症状として喘鳴を感じたことはない。定期的な運動習慣はある。禁煙したいと思っているが，タバコを毎日1箱吸っている。現在，服薬していない。身体所見にも特記すべきものはない。この時点でつぎに行うべき検査はどれか。

A. 胸部PET-CT
B. 胸部X線
C. 血清中ACEの測定
D. 血清IgE測定
E. 副鼻腔CT

I-103. I-102の患者の胸部X線所見は正常であった。さらに詳細な病歴を聴取すると，胃食道逆流症(GERD)を疑わせる症状が長期間にわたって継続していた。咳は大量に摂取したあと，または夜遅い食事のあとに増悪していた。咳がはじまると口の中に嫌な味を感じることがある。以上の情報から，最も妥当な経験的治療はどれか。

A. 吸入ステロイド薬
B. 長時間作用型β刺激薬
C. 点鼻ステロイド薬
D. プロトンポンプ阻害薬経口投与
E. *Helicobacter pylori* 除菌(抗菌薬経口投与)

I-104. 48歳の男性。原因不明の低酸素症のため，来院。最近，労作時や立位で増悪する息切れに気がついたという。この症状は横になると改善する。身体所見では，わずかな労作でも明らかな呼吸苦がみられた。安静時の酸素飽和度は室内気で89％，横になると酸素飽和度は93％にまで上昇した。肺の診察所見では喘鳴や断続性ラ音は聴取されなかった。心臓聴診上も正常な心音で，雑音はない。胸部X線検査では，右下肺野に1cm程度の結節影を認めた。100％酸素投与下，立位での酸素飽和度は90％だった。この患者の低酸素症の原因として最も考えられるのはどれか。

A. 循環性低酸素症
B. 低換気
C. 心臓内の右-左シャント
D. 肺内の右-左シャント
E. 換気血流不均衡

I-105. ある患者が末梢型チアノーゼを訴えて救急外来を受診。原因として考えにくいのはどれか。

A. 寒冷曝露
B. 深部静脈血栓症
C. メトヘモグロビン血症
D. 末梢血管疾患
E. Raynaud現象

I-106. 18歳の女性。大学1年生。検診で心雑音を指摘され，精査のために来院。彼女の日常生活は活動的で，過去に疾患の既往もなく，心臓に関する症状もない。聴診では非駆出性の収縮中期雑音が聴かれ，II音に向かって漸増する。持続時間は仰臥位から立位に変化したときに増加し，しゃがんだときに減少する。胸骨左縁下部と心尖部で最もよく聴取される。心電図は正常。選択肢のうち，心雑音の原因となるのはどれか。

A. 大動脈弁狭窄症
B. 閉塞性肥大型心筋症
C. 僧帽弁逸脱
D. 肺動脈弁狭窄症
E. 三尖弁閉鎖不全症

I-107. 僧帽弁閉鎖不全症よりも三尖弁閉鎖不全症でよく認められる特徴はどれか。

A. amyl nitrateによる減弱
B. 心尖部でII$_A$が聴取できない
C. 頸動脈波でのc-v波
D. 収縮中期駆出音（クリック）で開始
E. II音の幅広い分裂

I-108. 定期健診で来院した25歳の男性を診察中。心臓の聴診では呼吸性変動のないII音の分裂を認める。同時に，胸骨中部で収縮中期雑音が2～3度聴取された。最も考えられる病態はどれか。

A. 心房中隔欠損症
B. 閉塞性肥大型心筋症
C. 左脚ブロック
D. 正常
E. 肺高血圧

I-109. 32歳の女性。脱毛を訴えて来院。健康な女児を出産し，産後10週目である。児に疝痛があるため心労が重なり，眠れないとも訴えている。また母乳の出が悪く，母乳哺育が今までできなかった。身体所見では頭髪の密度に減少は認められない。そっとひっぱると10本以上の頭髪が抜けるが，頭髪の性状に問題はない。明らかな頭皮病変は認められない。この患者に推奨できる治療はどれか。

A. 原因を明らかにするために，患者の使用している頭髪用化粧品や装飾品を調査する
B. 問題ないと励ます
C. 抜毛癖についてのカウンセリングを紹介する
D. minoxidilで治療する
E. 局所ステロイドで治療する

I-110. 26歳の男性。経静脈的腎盂造影を行うため，造影剤を静脈内投与したところ，全身の瘙痒感，喘鳴，喉頭浮腫を発症した。記憶のある限り，以前に造影剤の投与を受けた経験はないという。対症療法を行い，それ以上の合併症は発症せずに改善した。この患者で起きた造影剤への反応機序に関する説明で，最も適切なのはどれか。

A. 特定の薬物-蛋白結合体存在下で感作された細胞上IgE分子の架橋結合
B. 循環血中の免疫複合体の沈着
C. 薬物特異的T細胞の出現
D. 肥満細胞の直接的な脱顆粒
E. 肝臓での薬物代謝による毒性中間体の生成

I-111. 44歳の女性。意識障害を伴う焦点発作のため，phenytoinを処方された。服用開始の1カ月後に，38.5℃の発熱を伴う広範囲の紅斑性皮疹を発症し，受診。頸部，腋窩，鼠径部のリンパ節腫脹と顔面の浮腫も自覚している。白血球数14,500/μL（好中球75％，リンパ球12％，異型リンパ球5％，好酸球8％）。生化学検査の大部分は正常だが，肝機能検査値が上昇していた。AST 124 U/L，ALT 148 U/L，ALP 114 U/L，総ビリルビン2.2 mg/dL。つぎのうち推奨されない治療はどれか。

A. carbamazepine 200 mgを1日2回投与
B. prednisone 1.5～2 mg/kgを毎日投与
C. グルココルチコイドの局所（経皮的）投与
D. phenytoinの中止
E. 今後6カ月間にわたり，甲状腺炎の発症の有無を経

過観察

I-112. 光毒性と光アレルギーの両方の発症に関連がある薬物はどれか。

A. amiodarone

B. diclofenac

C. doxycycline

D. hydrochlorothiazide

E. levofloxacin

I-113. ヘマトクリット高値について精査するため，患者を再診察中。水性瘙痒症の既往と脾腫が根拠となり，真性多血症が疑われる。真性多血症の診断に最も当てはまる検査結果はどれか。

A. 赤血球容積増加，血清エリスロポエチン濃度高値，酸素飽和度正常

B. 赤血球容積増加，血清エリスロポエチン濃度低値，酸素飽和度正常

C. 赤血球容積正常，血清エリスロポエチン濃度高値，動脈血酸素飽和度低下

D. 赤血球容積正常，血清エリスロポエチン濃度低値，動脈血酸素飽和度低下

I-114. von Willebrand 病が原因で生じる出血症状のうち，不適切なのはどれか。

A. 小腸の血管形成異常

B. 鼻出血

C. 月経過多

D. 分娩後出血

E. 誘因のない関節血症

I-115. 68 歳の男性。特発性の後腹膜出血と低血圧で ICU に入院。高血圧，糖尿病，慢性腎臓病(CKD)ステージ Ⅲ である。lisinopril，amlodipine，sitagliptin，glimepiride を服用中。初期症状として，疼痛，心拍数 132/min の頻拍を伴う血圧低下(70/40 mmHg)がみられる。入院時の血中ヘモグロビン濃度は 5.3 g/dL，ヘマトクリットは 16.0 %。凝固検査の結果は，活性化部分トロンボプラスチン時間(aPTT) 64 秒，プロトロンビン時間(PT) 12.1 秒(INR 1.0)。混合試験(正常血漿と患者血漿の比は 1：1)が施行され，aPTT は直後に 42 秒，1 時間後に 56 秒，2 時間後に 68 秒となった。トロンビン時間，レプチラーゼ時間は正常。フィブリノーゲン濃度も正常。この患者の血液凝固異常の原因として最も考えられるのはどれか。

A. 後天性の第 Ⅷ 因子欠乏症

B. 後天性の第 Ⅷ 因子に対するインヒビター

C. ヘパリン

D. ループスアンチコアグラント

E. ビタミン K 欠乏症

I-116. 54 歳の男性。頸部リンパ節の無痛性の腫脹を訴えて受診。彼は今まで大きな病気をしたことはなく，発熱，悪寒，体重減少，疲労感もないという。10 年前に肺結核の既往があり，直接監視下療法で治療を受けている。現在は特に服薬していない。彼は異性愛者で，25 年間 1 人の女性以外との性的関係はない。違法な薬物使用の経験もない。16 歳から毎日 1 箱程度の喫煙をしている。木材伐採の仕事に就いている。身体所見上，やせてはいるものの，病気を疑わせるような印象ではない。熱感もなく，正常なバイタルサインであった。歯肉炎を伴ったう歯もみられる。右鎖骨上に 2.5×2.0 cm の硬く，固定されたリンパ節を触知した。前頸部に 1 cm 未満のリンパ節を複数触知。腋窩，鼠径部のリンパ節腫脹はない。肝脾腫もみられない。病歴上や身体所見上で，リンパ節腫脹の原因としての癌の可能性を高めることになる項目はどれか。

A. 年齢が 50 歳以上

B. 鎖骨上領域に存在する

C. 硬く，固定されたリンパ節がみられる

D. 大きさが 2.25 cm^2 (1.5×1.5 cm)である

E. 上記のすべて

I-117. 24 歳の女性。定期検診のため受診した際，鼠径部に小さな腫瘤を触れると訴えた。この腫瘤に，少なくとも 3 年前から気づいていたという。発熱，倦怠感，体重減少，食欲不振はない。彼女はヨットのインストラクターで，トライアスロンに出場している。身体所見上，鼠径部に径 1 cm 大のリンパ節が数個触知でき，可動性があり，軟らかく，孤発性であった。その他の部位にリンパ節腫脹や異常所見はみられない。つぎに行うべきはどれか。

A. 骨髄穿刺

B. 胸部，腹部，骨盤 CT

C. 切除生検

D. 培養と病理組織のための針生検

E. 骨盤超音波検査

F. 再診察

I-118. つぎの疾患ではすべて巨大脾腫がみられるが，例外はどれか(肋骨縁より 8 cm 下まで存在，あるいは重量 1,000 g 未満)。

A. 自己免疫性溶血性貧血

B. 慢性リンパ性白血病

C. 門脈圧亢進を伴う肝硬変

D. 辺縁帯リンパ腫

E. 骨髄様化生を伴う骨髄線維症

I-119. 有毛細胞白血病の治療介入前の患者に Howell-Jolly 小体，Heinz 小体，好塩基性斑点，有核赤血球が認められた場合，意味するのはどれか。

A. 腫瘍による脾臓のびまん性浸潤

B. 播種性血管内凝固(DIC)
C. 溶血性貧血
D. 汎血球減少
E. 急性白血病への転化

I-120. 選択的脾摘後の感染リスクについて，正しいのはどれか。

A. 脾摘後に，ウイルス感染リスクは上昇しない
B. 脾摘の2週間後にワクチン接種を受けるべきである
C. 50歳以上の脾摘患者は，脾摘後敗血症のリスクが最も高い
D. 脾摘後敗血症の原因として最もよくみられる微生物は，黄色ブドウ球菌(*Staphylococcus aureus*)である
E. 脾摘後の感染リスクは時間経過とともに増加する

I-121. 18歳の男性。黄色ブドウ球菌(*Staphylococcus aureus*)感染による肺膿瘍がみられ，コンサルテーション受診。1週間前に発熱と咳をきたすまで，何もなく，健康体だったという。傷病者との接触はなく，夏の受診である。病歴で重要なのは，腋窩および肛門周囲膿瘍に対する切開排膿歴である。このエピソードが何度起きたのか正確には思い出せないが，思い出せる範囲内でも5回以上繰り返しているという。リンパ節が徐々に大きくなり，破裂して自然排膿したこともあるという。また，頻繁にアフタ性潰瘍が生じ，湿疹として治療された経験もある。身体所見上，身長は160 cm，体調が優れない感じで，39.6℃の発熱がある。頭皮と眼窩周囲に湿疹性皮膚炎を認める。左肺底部に断続性ラ音を聴取する。腋窩リンパ節腫脹は両側性で圧痛がある。また，脾腫がみられる。血液所見は白血球数が12,500/μL(好中球94%)，ヘモグロビンが11.3 g/dL，ヘマトクリットが34.2%，血小板数が32万/μL。リンパ節生検で，肉芽腫性炎症が認められた。この患者でみつかる可能性が最も高い検査結果はどれか。

A. ACE上昇
B. 好酸球増加
C. 好中球胞体内巨大顆粒
D. TNF-α受容体変異
E. ニトロブルーテトラゾリウム(NBT)色素試験陽性

I-122. 72歳の男性。慢性閉塞性肺疾患と安定冠動脈疾患の持病がある。数日のうちに増悪した湿性咳嗽，発熱，倦怠感，全身筋肉痛を訴えて救急外来を受診。胸部X線で，新たな肺葉浸潤影を認めた。検査所見は，白血球数12,100/μL(好中球優位86%，桿状核球8%)。市中肺炎の診断を下し，抗菌薬治療が開始された。正常またはストレスのない状態における，体内循環中の全好中球の割合は何%か。

A. 2%
B. 10%
C. 25%
D. 40%
E. 90%

I-123. HIV感染，アルコール依存症，気管支喘息の長期罹患患者が，1〜2日続く重度の喘鳴を訴えて救急外来を受診。この数カ月間，何も服用していないという。入院のうえ，ネブライザー吸入と全身グルココルチコイド投与による治療が行われた。$CD4^{+}$T細胞数は8/μL，ウイルス量は75万を超える。白血球数は3,200/μLで，好中球は90%。入院患者のための依存症リハビリテーションプログラムに参加し，退院前には日和見感染の予防薬と気管支拡張薬として，prednisone(2週間かけて漸減)，ranitidine，効果的な抗レトロウイルス療法が開始された。リハビリテーションセンターが2週間後に外来を予約してきた。通常時の血液検査で，この患者の白血球数は900/μL，好中球5%であった。この患者の好中球減少の原因となった可能性が最も高いと考えられる薬物はどれか。

A. darunavir
B. efavirenz
C. ranitidine
D. prednisone
E. trimethoprim/sulfamethoxazole(ST合剤)

I-124. 水銀への曝露または中毒について，正しくないのはどれか。

A. 慢性的な水銀中毒は，毛髪を用いて評価する
B. エチル水銀保存剤を含有するワクチンは，自閉症の原因とはならない
C. ジメチル水銀への曝露はほんの数滴であっても，致死的となりうる
D. 水銀に汚染された魚を摂取していた母親から生まれた子どもは，神経行動学的障害のリスクが高い
E. 妊娠女性は，イワシやサバの摂取を控えるべきである

I-125. 39歳の男性。カリブ海で休暇を過ごしている間に起こった4日間にわたる体調不良を主訴に受診。ビュッフェで大量のシーフードを食べた数時間後から，腹痛，寒気，悪心，下痢症状がはじまった。その後まもなく，びまん性の異常感覚，咽喉のしびれ感，倦怠感を自覚。2日間かけて症状は徐々に改善し，受診日の前日に休暇先から戻ってきたという。受診日は，手を洗うときに冷水を熱いと感じ，温水を冷たいと感じている。患者はこの新しく出現した症状を心配している。この患者の症状について正しくないのはどれか。

A. 患者の症状は，数週間から数カ月かけて改善する
B. 汚染されたスナッパーやグルーパーといった魚の摂

取が原因となりうる

C. 調理されていないカキや2枚貝の摂取が原因となりうる

D. つぎにより重篤な症状が出現するおそれがある

E. 診断確定のための検体検査は存在しない

I-126. 中毒による死亡を最も生じやすいのはどれか。

A. acetaminophen

B. 一酸化炭素

C. 塩素ガス

D. 殺虫剤

E. 三環系抗うつ薬

I-127. acetaminophenの過量摂取と，他の薬物の過量摂取や離脱による交感神経系過剰刺激症状を区別する特徴はどれか。

A. 幻覚

B. 熱感・乾燥・紅潮を伴う皮膚および尿閉

C. ベンゾジアゼピン系薬乱用の既往

D. 著しく上昇した血圧や，脈拍および幻覚症状を伴わない末梢臓器障害

E. 眼振

I-128. アニオンギャップが低下し，浸透圧ギャップが上昇した代謝性アシドーシスがみられる患者では，どの毒性物質を摂取した可能性が最も高いか。

A. リチウム

B. メタノール

C. oxycodone

D. プロピレングリコール

E. サリチル酸

I-129. 通常用量と比べて過量摂取した場合の薬効について，正しいのはどれか。

A. 薬効はより早く現れ，早くピークに達し，より長く作用する

B. 薬効はより早く現れ，遅れてピークに達し，より長く作用する

C. 薬効はより早く現れ，遅れてピークに達し，より短期作用となる

D. 薬効は遅れて現れ，早くピークに達し，より短期作用となる

E. 薬効は遅れて現れ，遅れてピークに達し，より長く作用する

I-130. 中毒物質の胃からの除去について，正しい記述はどれか。

A. 活性炭で最もよくみられる副作用は誤嚥である

B. 治療的内視鏡が必要な場合，活性炭を使用せずに，経鼻胃管から胃の洗浄のみ行うことが望ましい

C. 病院でトコンシロップが治療に用いられることはない

D. 中毒物質の胃洗浄を摂取後1時間以上経過してから実施する場合の利点を，支持または支持しないデータは十分に蓄積されていない

E. 上記はすべて正しい

I-131. 患者の1人が，標高2,500〜3,000 mのトレッキング旅行にネパールへ出かける予定を立てている。5年前，彼女は標高2,650 mのテルライドへスキーに出かけた際，到着1日目に頭痛，悪心，倦怠感を自覚し，症状が2〜3日続いたことがあったという。この患者が急性の高山病を発症する可能性について正しくないのはどれか。

A. 登山の1日前にacetazolamide服用を開始することで，リスクが減少する

B. イチョウはリスク減少に有効ではない

C. 徐々に高度を上げることが予防につながる

D. 前回のエピソードによって，今回のリスクも上昇する

E. 旅行前に体調が整っていることによって，リスクが減少する

I-132. 36歳の男性。ヘリスノーボードをするため，ブリティッシュコロンビア州のバガブー山群(標高3,000 m)を訪れた3日後，息切れ，呼吸困難，乾性咳嗽を発症した。つぎの12時間で息切れはさらに悪化し，ピンク色の泡沫痰がでるようになった。救命トレーニングを受けたガイドが胸部聴診を行ったところ，断続性ラ音を聴取した。患者の病態について正しくないのはどれか。

A. 下山と酸素投与が治療効果を最もよく発揮する

B. 運動はリスクを増加させる

C. 発熱と白血球増加が起きる

D. 回復後も高所へは二度と登ってはならない

E. nifedipineとtadalafilの予防投与がリスクを減少させる

I-133. 高気圧酸素治療の絶対禁忌はどれか。

A. 一酸化炭素中毒

B. 慢性閉塞性肺疾患(COPD)の病歴

C. 高地肺水腫の既往

D. 放射線直腸炎

E. 未治療の気胸

I-134. 35歳の女性。マレーシアでスキューバ・ダイビングをして休暇を過ごしていた。ある日の最終ダイビング中，レギュレーターが作動せず，水深20 mから急速上昇することを余儀なくされた。ボートに戻ったとき，気分は悪くなかったが，6時間後に岸に戻ったときにびまん性の

瘙痒感，筋肉痛，下肢痛，目のかすみ，発語不明瞭，悪心の症状が現われた。この状態に関する記述で正しいのはどれか。

A. 水深 20 m で減圧症は生じにくい
B. 100％酸素の吸入は禁忌である
C. 彼女は今後 6 m 以上潜水することはできない
D. 彼女は再圧縮と高気圧酸素治療を受ける必要がある
E. 彼女は可能な限り立位を保たなければならない

I-135. 急性肺傷害（ALI）と急性呼吸促迫症候群（ARDS）の鑑別に関する記述のうち正しいのはどれか。

A. ALI と ARDS は X 線所見によって鑑別できる
B. ALI と ARDS は，Pa_{O_2}/F_{IO_2}（動脈血酸素分圧／吸入酸素濃度）比率の大きさによって鑑別できる
C. ALI は高い左房圧によって診断することができるが，ARDS ではできない
D. ALI は直接的な肺損傷に起因するが，ARDS は二次的な肺損傷の結果として生じる
E. ARDS ではなく，ALI のリスクは素因が複数存在している状態で高まる

I-136. 急性呼吸促迫症候群（ARDS）患者で死亡率を減らすために行われている治療はどれか。

A. 発症 48 時間以内の高用量グルココルチコイド投与
B. 高頻度人工換気
C. 一酸化窒素吸入
D. 低 1 回換気量による機械換気
E. サーファクタント補充

I-137. 38 歳の男性。自動車事故後，長幹骨を複数カ所骨折し，多量の出血と低血圧を伴う急性呼吸促迫症候群（ARDS）を発症し，ICU に入室。入院して 2 日目に，昇圧薬は中止されているが，十分な酸素化を維持するために高い吸入酸素濃度（F_{IO_2}）と呼気終末陽圧（PEEP）が必要である。彼の家族は，回復までの短期的かつ長期的予後について知りたがっている。患者の予後について適切でない記述はどれか。

A. 患者は似たような病態をもつ 70 歳以上の患者よりも生存の可能性が大きい
B. ARDS による全死亡率は，この患者の場合，およそ 25～45％である
C. 生存した場合，患者はいくらかの抑うつ状態あるいは心的外傷後ストレス障害にかかる可能性が高い
D. 生存した場合，患者は正常あるいはほぼ正常の肺機能を得られる
E. 死亡率の可能性が最も高い原因は低酸素血症性呼吸不全である

I-138. 臨床試験の結果から，どのような患者について非侵襲的換気の使用が支持されているか。

A. 自動車事故から救出された 33 歳の男性。内臓損傷の可能性があり，覚醒していない。室内気での血液ガスは，pH 7.30，動脈血二酸化炭素分圧（Pa_{CO_2}）50 mmHg，動脈血酸素分圧（Pa_{O_2}）60 mmHg
B. 末期腎臓病の 49 歳の女性。血液透析カテーテルによるブドウ球菌性敗血症が疑われて入院。眠気があり，血圧 80/50 mmHg，心拍数 105/min，室内気での酸素飽和度は 95％
C. 肝硬変の既往がある 58 歳の女性。食道静脈瘤からの出血が疑われて入院。血圧 75/55 mmHg，心拍数 110/min。覚醒しており，意識清明
D. 慢性閉塞性肺疾患（COPD）の長い病歴をもつ 62 歳の男性。上気道感染症が悪化して入院。著しい呼吸困難を訴えているが，覚醒しており，意識清明。胸部 X 線所見では，過膨張のみ認められる。室内気での動脈血液ガスは，pH 7.28，Pa_{CO_2} 75 mmHg，Pa_{O_2} 46 mmHg
E. 心原性ショックと急性の ST 上昇を伴う心筋梗塞がみられる 74 歳の男性。血圧 84/65 mmHg，心拍数 110/min，呼吸数 24/min。室内気での酸素飽和度は 85％

I-139. ICU で機械換気管理下の患者を治療中。彼女が呼吸を開始するときはいつも，自発的な呼吸数とは無関係に，一定した換気量を人工呼吸器から得ている。鎮静薬の投与後，まだ呼吸を開始しないが，呼吸器はその間も同じ換気量を周期的に送り続けている。この患者が受けている機械換気の方法はどれか。

A. 補助調節換気（ACMV）
B. 持続気道陽圧（CPAP）
C. 圧規定式換気（PCV）
D. 圧補助換気（PSV）
E. 同期式間欠的強制換気モード（SIMV）

I-140. 68 歳の女性。市中肺炎のために機械換気を 10 日間受けている。患者の自発呼吸を試すことが適切かどうか，あなたは判断しようとしている。患者の抜管成功の指標として正しくないのはどれか。

A. 意識状態が清明
B. 5 cmH_2O の呼気終末陽圧（PEEP）
C. pH 7.35 以上
D. 浅速換気指数（呼吸回数/1 回換気量）が 105 以上
E. 動脈血酸素飽和度（Sa_{O_2}）が 90％以上で吸入酸素濃度（F_{IO_2}）が 0.5 未満

I-141. HIV に感染した 45 歳の女性。二次感染の *Pneumocystis jirovecii* による肺炎と気胸で ICU に入院中。機械換気管理と胸腔チューブ留置，中心静脈アクセスを要する。人

工呼吸器の設定は圧規定式換気モードで，吸気圧 30 cmH_2O，1.0，呼気終末陽圧（PEEP）10 cmH_2O である。この設定下で，動脈血液ガス分析は，以下を示している（pH 7.32，46 mmHg，62 mmHg）。重要な処置として正しくないのはどれか。

A. 安静のための鎮痛
B. 毎日の人工呼吸器回路の交換
C. 胃酸の抑制
D. 栄養上の管理
E. 深部静脈血栓症の予防

I-142. 機械換気の生理学について，正しくない記述はどれか。

A. 呼気終末陽圧（PEEP）の適用は，左室の前負荷と後負荷を減少させる
B. 多量の 1 回換気量は結果として肺胞性損傷を生じさせるとともに，肺胞の過膨張による急性肺傷害発現の一因となる
C. 吸気流速を上昇させることは，吸気時間呼気時間比（I：E 比）を低下させ，呼気時間を長くする
D. 人工呼吸は呼気と吸気を補助する
E. PEEP は呼気終末での肺胞虚脱を防ぐ

I-143. 64 歳の男性。慢性閉塞性肺疾患（COPD）のため，気管挿管と機械換気を要している。挿管時に rocuronium による筋弛緩を受けていた。人工呼吸器の最初の設定は補助調節換気モードであった〔呼吸数 10/min，吸入酸素濃度（F_{IO_2}）1.0，1 回換気量 550 mL，呼気終末陽圧（PEEP）0 cmH_2O〕。ICU への入室時，患者は筋弛緩状態である。動脈血液ガス分析では，pH 7.22，二酸化炭素分圧（Pa_{CO_2}）78 mmHg，動脈血酸素分圧（Pa_{O_2}）394 mmHg である。F_{IO_2} を 0.6 に下げた。30 分後，患者が低血圧になったため，ベッドサイドに呼びだされた。現在のバイタルサインは血圧 80/40 mmHg，心拍数 133/min，呼吸数 24/min，酸素飽和度 92％である。身体所見上，患者は興奮し，四肢すべてを動かしており，つぎの呼吸開始時まで続く喘鳴を伴う呼気の延長がみられる。呼吸音は両側の肺野で聴取され，人工呼吸器の高圧アラームが作動している。この患者の低血圧を治療する際，最初に行うべき処置はどれか。

A. 500 mL の急速補液
B. 患者の人工呼吸器からの離脱
C. midazolam の持続点滴開始
D. noradrenaline の持続点滴開始
E. 右胸郭への胸腔チューブ挿入

I-144. 気管挿管時に筋弛緩として suxamethonium を使用する際，相対禁忌として正しくないものはどれか。

A. acetaminophen の過量服薬
B. 急性腎不全
C. 挫滅傷
D. 筋ジストロフィ
E. 腫瘍溶解症候群

I-145. 昇圧薬（1～4）とその心血管系への作用（A～D）を最もよく表す記述を正しく組み合わせよ。

1. dobutamine
2. 低用量 dopamin（2.4 μg/kg/min）
3. noradrenaline
4. phenylephrine

A. α アドレナリン受容体のみに作用し，血管収縮を起こす
B. β アドレナリン受容体の β_1 受容体とドパミン作動性受容体に作用し，心収縮と心拍数を増加させるとともに血管拡張も起こし，内臓および腎血流を増加させる
C. β_1 および小さな範囲で β_2 受容体に作用し，心収縮，心拍数，血管拡張を増加させる
D. α および β_1 受容体に作用し，心拍数，心収縮，血管収縮を増加させる

I-146. 86 歳のナーシングホーム入所者。地元の救急室に救急車で搬送。ベッド上で黒色便を失禁し，意識が混濁した状態のところを発見される。ここ 1～2 日間は気分がすぐれず，漠然とした腹痛を訴えている。経口摂取を受けつけなくなっている。施設の職員からはこれ以上の病歴聴取はできない。おもな病歴は Alzheimer 型認知症と治療済みの前立腺癌である。救急隊員は脈が微弱で，血圧 91/49 mmHg，心拍数 120/min であることを確認。救急室での血圧は 88/51 mmHg，心拍数は 131/min であった。呻吟と意識の混濁があり，局部に疼痛があり，頸静脈は虚脱。腹壁の皮膚の緊張度は低下している。中心静脈カテーテルを留置したところ，中心静脈圧は 5 mmHg 未満だった。最初の検体が検査室に送られ，心電図と胸部 X 線撮影が行われた。膀胱カテーテルからの尿の流出はない。麻酔科医がベッドサイドに呼ばれ，患者の気道を評価している。管理上すぐに行うこととして最も適切なものはどれか。

A. 血管内容量を増やすため，高張食塩液点滴
B. 等張晶質液の静脈内投与
C. 膠質液の急速投与
D. 心収縮の補助として dobutamine 投与開始
E. noradrenaline の昇圧薬投与開始

I-147. I-146 の患者の臨床症状について，適切な説明はどれか。

A. 循環血液量の 20～40％の喪失は，ショック症状につながる
B. 循環血液量の 20％未満の喪失は，起立性低血圧の症状として現れる

C. 乏尿は，血管虚脱が切迫していることを示す前兆として重要である

D. 循環血液量減少性ショックの徴候は，出血性ショックの徴候とは異なる

E. 循環血液量減少性ショックで最初に現われる所見は，意識の混濁である

I-148. 52歳の男性。激しい胸骨下の胸痛を訴えている。冠動脈疾患の既往があり，過去5年間にST上昇を伴わない心筋梗塞を2回経験しており，いずれもステント留置を用いた経皮的冠動脈インターベンションが施されている。心電図が前胸部誘導全体のST上昇を示していたため，直ちにカテーテル検査室へ搬送。血管形成術とステント配置後，冠動脈疾患集中治療室(CCU)へ移された。移送時のバイタルサインは安定していたが，到着の20分後に意識が混濁していることが判明。橈骨動脈の脈は微弱で，四肢に冷感がある。血圧測定が困難なため，手動カフで測定したところ65/40 mmHgであった。看護師がつぎに何をすべきかたずねてきた。この患者の病態生理を正確に表しているのはどれか。

	中心静脈圧	心拍出量	体血管抵抗
A.	低下している	低下している	低下している
B.	低下している	上昇している	低下している
C.	上昇している	上昇している	低下している
D.	上昇している	低下している	上昇している
E.	低下している	低下している	上昇している

I-149. 米国において，敗血症の発症率増加の関連因子として適切でないのはどれか。

A. 人口の高齢化

B. 慢性疾患患者の高齢化

C. 併存疾患のない人における敗血症の増加リスク

D. AIDSに罹患した患者の敗血症の増加リスク

E. 免疫抑制薬使用の増加

I-150. 68歳の女性。発熱と脱力感のために救急室に搬送。前日にはじめて体調に異変を感じ，全身に疼痛があったという。一晩中39.6℃の発熱があり，悪寒戦慄があった。今朝までに，強い倦怠感が感じられたという。彼女の息子は，彼女の精神状態の変動を感じている。本人は，咳，悪心，嘔吐，下痢と腹痛はないという。関節リウマチの既往がある。prednisone 10 mg/日とmethotrexate 15 mg/週を服用中。診察したところ，脱力感はあるが，意識は清明である。バイタルサインは，血圧85/50 mmHg，心拍数122/min，体温39.1℃，呼吸数24/min，酸素飽和度は室内気で97%。身体所見では，肺野の呼吸音は清で，頻拍で不整なし，心雑音は聴取されない。腹部に圧痛や腫瘤は認めない。便潜血は陰性。発疹もない。血液検査は，白血球数24,200/μL(多形核白血球82%，桿状核球8%，リンパ球6%，単球3%)，ヘモグロビンは8.2 g/dL。尿検査では，Gram染色でGram陰性菌とともに多数の白血球がみられる。生化学検査は，炭酸水素ナトリウム16 mEq/L，BUN 60 mg/dL，クレアチニン2.4 mg/dLであった。2 Lの輸液管理を行った後，血圧88/54 mmHg，中心静脈圧18 cmH_2O，心拍数112/minとなった。最初の1時間の尿量は25 mL。cefepimeによる抗菌薬治療が開始された。この患者の低血圧に対して，つぎに行わなければならないのはどれか。

A. dopamin 3 μg/kg/min静注

B. hydrocortisone 50 mgの6時間ごとの静注

C. noradrenaline 2 μg/min静注

D. 膠質液500〜1,000 mL/hによる持続管理

E. 赤血球濃厚液2 U輸血

I-151. 敗血症と敗血症性ショックの病因論について，正しくない記述はどれか。

A. 血液培養は，重症敗血症の20〜40%のみで陽性となる

B. 血流への微生物の侵入は，重症敗血症の発症条件として必須ではない

C. TNF-αの血中濃度は，重症敗血症または敗血症性ショックの患者では減少していることが多い

D. 敗血症性ショックの特徴は，カテコールアミンの血中濃度増加にもかかわらず起こる末梢血管抵抗の著しい減少である

E. 重症敗血症では血管内皮障害が広範囲に存在し，血管内血栓を促進するサイトカインと凝固因子を介して起こる

I-152. 敗血症性ショックの死亡率を改善するために推奨される治療はどれか。

A. 活性化プロテインC(drotrecogin alfa)

B. 1時間以内の抗菌薬投与の開始

C. 重篤なアシドーシスに対する炭酸水素ナトリウム投与

D. erythropoietin

E. vasopressin注射

I-153. 心原性ショックに関する説明として正しくないのはどれか。

A. 急性心筋梗塞から心原性ショックとなる患者のうち約80%は，急性の重症僧帽弁逆流をきたす

B. 心原性ショックは非ST上昇型心筋梗塞(NSTEMI)よりもST上昇型心筋梗塞(STEMI)の患者に多い

C. 心原性ショックは下壁心筋梗塞の場合，あまり起こらない

D. 心原性ショックは有意な冠動脈狭窄がなくても起こ

ることがある
E. 肺動脈楔入圧は心原性ショックで上昇する

I-154. ST上昇型心筋梗塞(STEMI)により心原性ショックをきたしている患者に対して大動脈バルーンによる機械的補助を行うことは，血管収縮薬や強心薬の血管内投与に比べてどのような利点があるか。
A. 心拍数を増加させる
B. 左室後負荷を増加させる
C. 拡張期血圧を低下させる
D. 急性の大動脈弁閉鎖不全でも禁忌ではない
E. 心筋の酸素需要を減少させる

I-155. 心臓性突然死を説明する電気的機序として最も頻度が多いのはどれか。
A. 心静止
B. 徐脈
C. 無脈性電気活動
D. 無脈性心室頻拍
E. 心室細動

I-156. 心臓性突然死に対する蘇生に関して正しくない記述はどれか。
A. 高齢であることは蘇生率には影響せず，退院率にのみ影響する
B. 院外での心停止に対して，除細動までに5分以上を要した場合，蘇生率は25%である
C. 院外での心停止において初期波形が無脈性心室頻拍を示した場合，初期波形が心静止を示す患者に比べて蘇生率は高い
D. 適切な心肺蘇生と適切な除細動は，いかなる状況においても予後を改善する
E. 心停止からの蘇生率を比べた場合，自宅よりも公共の場所で起こった心停止患者のほうが蘇生率がよい

I-157. 28歳の女性。交通外傷により重篤な頭部外傷を負っている。事故の1年後，勝手に目が開くことがあり，目の前の物体を追視している。話すことはできず，指示にも応じられない。自発呼吸はあるが，経鼻胃管から栄養を投与されている。自分で四肢を動かしているが，目的をもった動作はできていない。この患者の状態を最もよく示す症状はどれか。
A. 昏睡
B. 閉じ込め症候群
C. 最小限の意識状態
D. 遷延性植物状態
E. 植物状態

I-158. 52歳の男性。脳動脈瘤破裂によるくも膜下出血と診断された。脳死の可能性が考えられる。この状況で脳死の診断に最もよく使用されるものはどれか。
A. 無呼吸テスト
B. 脳血管造影
C. 脳神経反射消失
D. 散大し固定した瞳孔
E. 経頭蓋的Doppler超音波

I-159. 大孔ヘルニアに関連した典型的な神経学的所見はどれか。
A. 第Ⅲ脳神経の圧迫と片側瞳孔の散大
B. カタトニー
C. 閉じ込め症候群
D. 縮瞳
E. 呼吸停止

I-160. 72歳の女性。自宅で心停止となりICUに入院。心停止状態のところを家族に目撃され，家族によって心肺蘇生処置が直ちに行われた。救急隊は心停止から10分以内に現場に到着しており，初期波形は心室細動であった。除細動が行われた後に，自己心拍が再開し，推定心停止時間は15〜20分程度と推定される。患者は病院へ搬送され，挿管，鎮静，筋弛緩の処置を施され，冠動脈疾患集中治療室(CCU)に入院。低体温療法が行われ，心停止から12時間内は完全に鎮静されることになっている。瞳孔は両側とも3mmであり，対光反射も緩慢である。咳反射や咽頭反射は認めない。ミオクローヌスが間欠的に認められる。家族は心停止が続いたため，患者の神経学的予後について心配している。このような状況下で，予後についてどのように家族に説明すべきか。
A. 「神経学的な予後を判断するためには脳MRIが必要です」
B. 「脳死かどうかを決めるためには，まず無呼吸テストを行う必要があります」
C. 「家族が心肺蘇生を直ちに行っているので，脳神経学的には50%以上の確立で回復が見込めます」
D. 「鎮静と低体温療法のために神経学的診察が十分に行えないため，現段階で脳神経学的予後を予測するのは困難です」
E. 「72時間が経過しないと，予後については何ともいえません」

I-161. 52歳の男性。人生最悪の頭痛があり，改善しないため救急室を受診。3日前に突然頭痛は発症し，前傾の姿勢で増悪する。発症後，痛みは30分かけて急激に強まったが，そのときは医療機関を受診しなかった。72時間ほど経過後も，やや程度は弱くなったものの頭痛は持続していた。意識を消失することはなく，その他の神経学的異常も生じていない。視力は正常だが，光刺激は煩わしく

感じるという。高血圧の既往があったが，内服薬を規則正しく服用していない。救急室に到着時の血圧は232/128 mmHg，心拍数112/min。項部硬直はみられない。頭部CTでは急性の出血はなく，腫瘍による圧迫なども認めなかった。この患者を管理するうえで，つぎに行うべきはどれか。

A. 脳動脈造影
B. CT血管造影
C. 腰椎穿刺
D. MRI
E. sumatriptanによる治療

I-162. 56歳の男性。くも膜下出血のためICUに入院。入院時，反応がみられず，頭部CTでは正中偏位を伴う第3脳室内の出血が認められた。前大脳動脈動脈瘤については無事にコイル塞栓を施された。この患者の管理として誤っているのはどれか。

A. ステロイド製剤
B. 高ナトリウム血症
C. nimodipine
D. 脳室シャント術
E. 容量負荷

I-163. 56歳の男性。コカイン使用後に高血圧性緊急症がみられてICUに入室。救急室でのバイタルサインは血圧が245/132 mmHgであった。身体所見上は，痛み刺激にのみ反応があった。気道確保のために挿管され，人工呼吸器管理となり，呼吸数の設定は14/minであった。瞳孔では対光反射がみられ，角膜反射，咳嗽反射，咽頭反射は正常である。極度の左麻痺がみられる。痛み刺激を加えると，右半身が屈曲位となる。CT検査では右前頭頭頂葉に広範囲の脳出血がみられた。その後，数時間にわたり，患者の容態はより悪化した。直近の血圧は189/100 mmHg。右瞳孔は散大し，角膜反射は保たれていた。脳出血後の頭蓋内圧亢進が疑われるが，この患者の頭蓋内圧を低下させるうえで適切ではない処置はどれか。

A. mannitol 1 g/kgを静注する
B. 血清Na濃度が155〜160 mEq/Lになるように高張食塩液を投与する
C. 脳外科に脳室シャント術を依頼する
D. 平均動脈圧が100 mmHgになるようにnitroprussideを静注する
E. 呼吸数を30/minに増やす

I-164. 64歳の男性。息切れと顔面浮腫を訴えて救急室を受診。彼は喫煙者で，16歳のときからタバコを毎日1箱吸っている。身体所見では，座位で背もたれを45度以下の角度にすると呼吸苦が生じる。バイタルサインは血圧164/98 mmHg，心拍数124/min，呼吸数28/min，体温37.6℃，酸素飽和度は室内気で89％である。奇脈はみられない。頸静脈は怒張し，吸気でも虚脱しない。胸部での側副路の静脈拡張はない。顔面浮腫と1＋の両上肢の浮腫がみられ，チアノーゼもある。右胸郭の下位2分の1で，打診上の濁音と呼吸音の低下がある。この患者の胸部CT所見として，最も考えられるのはどれか。

A. 右主気管支を閉塞する位置に存在する中枢部腫瘍性病変
B. 胸壁と腕神経叢を巻き込む肺尖部の巨大な腫瘍性病変
C. 大量の心膜液
D. 右胸腔が混濁するほどの大量の胸水貯留
E. 上大静脈を閉塞するほどの縦隔リンパ節腫脹

I-165. I-164の患者の初期管理として誤っているのはどれか。

A. 利尿を促すためのfurosemide投与
B. 頭部の45°挙上
C. 緊急放射線照射
D. 低塩分食
E. 酸素投与

I-166. ステージⅣの乳癌を患っている58歳の女性。下肢を動かせないという症状を訴えて救急室を受診。受診4日前から腰背部痛があり，仰臥位になるのが難しいという。放散痛はない。今回の受診前にも，両下肢とも動かせないことに気がついたという。さらに，最近になり，尿失禁がみられるという。以前，乳癌が肺と胸膜へ転移していると診断されていたが，脳や脊髄への転移を指摘されたことはない。身体所見では，両下腿の運動が不可能であり，臍よりも下位での感覚が減弱していた。筋緊張は亢進しており，下腿の腱反射は3＋と亢進し，交叉性内転筋反射も陽性である。この患者の初期管理として最も重要なのはどれか。

A. dexamethasone 10 mgを静注投与する
B. 緊急の脊髄減圧術目的に脳神経外科へコンサルトする
C. 緊急の脊髄照射について放射線腫瘍科医へコンサルトする
D. 脳のMRI検査を行う
E. 全脊髄のMRI検査を行う

I-167. 21歳の男性。急性リンパ性白血病の導入化学療法中。治療前の白血球数は156,000/μL。この患者の治療中の合併症としてみられないのはどれか。

A. 急性腎障害
B. 高カルシウム血症
C. 高カリウム血症
D. 高リン酸血症
E. 高尿酸血症

I-168. I-167 の合併症の予防として重要でないのはどれか。

A. allopurinol 300 mg/m^2 を毎日投与する

B. 毎日最低 3,000 mL/m^2 の輸液を行う

C. 炭酸水素ナトリウムを用いて，pH 7.0 以上になるよう尿をアルカリ化する

D. 血清生化学のモニタリングを 4 時間ごとに行う

E. 化学療法開始前に予防的な血液透析を行う

ANSWERS

I-1. **正解は D** 第 1 章(vol.1 p.2〜)

根拠にもとづく医療(EBM)とは，内科学を効果的かつ効率的に実践する際，重要な基礎となるものである。EBM は，臨床上の意思決定は無作為化臨床試験から収集された有力な証拠を伴ったデータによって支持されるべきである，という考え方にもとづいている。ある状況においては，無作為化臨床試験を行うことは明らかに不可能であったり非倫理的な場合もあり，コホート研究や症例対照研究などといった観察研究からのデータが疾患に関する重要な情報を提供してくれる。専門学会や政府機関は，診療ガイドラインを開発するための助けとして，EBM を用いている。これらのガイドラインは，臨床上の意思決定の支援ツール(選択肢 C)を開発すべく，専門家の意見や臨床試験および観察研究から利用可能な最良のエビデンスを組み合わせて作成されている。臨床診断ガイドラインの目的とは，費用効果的かつ効率的な方法で，特定の臨床問題を診断したり治療のための枠組みを提供することである。複数の臨床試験が発表されている場合には，データが蓄積されているため，システマティックレビュー(選択肢 A)として要約することができる。システマティックレビューでは，研究者は過去に発表された臨床試験を審査に含めるかどうか，その方法を慎重に精査し，臨床所見に説得力を加えるために統計分析を用いる。比較効果研究と呼ばれる新しい研究分野(選択肢 B)は，病気を治療するうえで異なる方法を比較し，臨床および費用効果双方の観点から，その有効性について判断しようと試みるものである。さまざまな方法が使用できるが，システマティックレビューは有効性を比較する研究における重要なツールであるといえる。証拠として最も弱いタイプのものは事例(選択肢 E)である。事例は個別の臨床経験であるため，その人物の事前の経験によってバイアスを受ける。

I-2. **正解は D** 第 1 章(vol.1 p.2〜)

どんな治療法を実行する前であっても，医師は患者とその詳細について議論し，治療を進める前に患者がそれを理解していることかどうか確認する倫理上の義務をもつ。このプロセスには，患者が同意するうえでの精神的な能力を有していることを確認し，治療のリスクと利益について概要を示し，代替案とそれが有する潜在的な結果について議論することが含まれている。インフォームドコンセントでは，患者が意思決定を行うことができなくなった場合に備えて，彼らの希望をあらかじめ概説しておくことを求めてはいない。そのようなケースでは，治療の目標を概説し，また治療上の意思決定を行う人を他に任命することができるという，より一歩進んだ指示文書によって遂行される。

I-3. **正解は A** 第 2 章(vol.1 p.8〜)

障害調整生命年(DALY)は，世界疾病負担(GBD)を決定するための WHO の標準的な尺度である。この尺度は障害によって損なわれた生産年数のみならず，疾病によって失われる生存年数(早死)が加味されている。障害をもつ者は社会貢献が十分にできないため，障害調整生命年ではある集団内の疾病がもたらす真の影響をより正確に反映していると考えられている。平均余命，損失生存年数，標準化死亡比，乳児死亡率はその集団の一般的な健康に関して重要な情報を提供してくれるが，疾病による真の負担をとらえてはいない。

I-4. **正解は E** 第 2 章(vol.1 p.8〜)

ある集団における疾病の原因と疾病負担は，死亡原因とはまた異なるものである。高所得国において，単極性うつによる障害調整生命年(DALY)による疾病負担は 1,000 万を占める。うつ病は先進国の一般大衆において非常によくみられる。しかし，うつ病による死亡率は低く，死亡率はおもに自殺として表れる。したがって，うつ病は障害を生みだし，損失生存年数には大きな影響を与えることはないが生産性を奪う。うつ病はしばしば若い世代で起こり，持続し，生涯繰り返すため，長期にわたって罹患率はかなり高くなる。単極性うつに続いて，高所得国における障害調整生命年喪失のおもな原因となるのは，虚血性心疾患，脳血管障害，Alzheimer病やその他の認知症，およびアルコールによる障害である。しかし，世界規模でみると，障害調整生命年喪失のおもな原因となるのは低所得国での疾病負担が大きいことによる下気道感染症であり，低所得国では推定7,690万の障害調整生命年喪失を伴っている。さらに，低所得国では障害調整生命年喪失の5大原因は，下痢性疾患，HIV，マラリアなどの感染症や早産に関連している。

I-5. **正解は D** 第2章(vol.1 p.8〜)
虚血性心疾患は，世界規模では主要な死亡原因であるが，低所得国では下気道感染症による死亡が非常に多い。これはおもに，低所得国でみられる結核やその他の肺炎で死亡した人数が多く反映されている。虚血性心疾患は低所得国においては，死亡原因の第2位である。

I-6. **正解は B** 第2章(vol.1 p.8〜)
世界の医療専門家らはWHOと連携し，健康問題を改善するための優先事項を定めている。これらの取り組みの多くは，世界中の途上国と発展途上地域における感染症の予防，早期発見，治療に焦点をあてている。感染性疾患のうち，マラリアは死因の第3位である。2001年アフリカ諸国の首脳たちは，マラリアの予防と治療のために考案された計画を協力して進める取り組みとして，WHOのマラリア撃退(RBM)キャンペーンに対して支持を表明した。マラリア撃退キャンペーンのおもな目標は，ある国における疾病予防の成果が近隣諸国の協調不足のために損なわれることのないよう，組織的に疾病予防を行うことであった。この取り組みには，ベクターコントロール法，感染予防，早期発見と治療を含む多面的なアプローチが含まれている。殺虫剤処理蚊帳は，この蚊帳の中で眠ることによってマラリア伝播を削減して発生率を50％減少させた，簡単で費用効果の高い方法である。室外のベクターコントロールの使用単独では，マラリア感染を減少させるために効果的でないため，室内残留性散布も重要な因子である。ただし，疾患の伝播を弱めるために，地域内の構造物の実に80％に散布しなければならないことが判明した。疾病伝播を弱めるための重要な要素としてはその他，妊娠中に胎盤を介した疾病感染を減少させるために少なくとも2倍の用量の抗マラリア薬を投与することである。疾患を防ぐことができない場合，早期に疾患を発見して治療を行うことが重要である。chloroquine耐性は世界中，特にサハラ以南のアフリカ，中東，インド，東南アジア，南米の一部地域で出現している。chloroquine耐性の拡大を念頭におき，現在WHOは，熱帯熱マラリア感染の治療法として唯一，artemisinin誘導体多剤併用療法を推奨している。

I-7. **正解は A** 第3章(vol.1 p.17〜)
Bayesの定理は統計的モデルで，医療上の意思決定において有用な条件付き確率にもとづいた方法である。Bayesの定理の3つのコンポーネントは医療上の意思決定と関連しており，疾患の検査前確率，検査の感度，検査の特異度からなる。これらの要素は，つぎの式に組み込まれている。

$$\text{検査後確率} = \frac{\text{検査前確率} \times \text{検査の感度}}{(\text{検査前確率} \times \text{検査の感度}) + [(1 - \text{検査前確率}) \times \text{偽陽性率}]}$$

多くの場面で，検査前確率は，母集団や臨床上のある状況における疾患の有病率にもとづいて推定される値である。偽陽性率は1－特異度で表される。本症例では，疾患の検査前確率を10％と推定し，トレッドミル運動負荷試験は66％の平均感度および84％の特異度を示している。上の式にもとづいた場合，検査後確率はわずか31％と低いことが考えられる。

$$\text{検査後確率} = (0.10)(0.66) / [(0.10)(0.66) + (0.90)(0.16)] = 0.31$$

I-8, I-9. **正解はそれぞれ C，C** 第 3 章（vol.1 p.17〜）

検査の有用性を評価する場合，その検査の感度および特異度の臨床的意義を理解することが欠かせない。簡単にいえば，感度とは検査によって正しく診断された疾病をもつ人の割合，つまり真陽性率である。一方，特異度とは真陰性率とみなすことができ，検査で陰性と結果がでた疾病をもたない人の割合である。完璧な検査とは，感度と特異度がともに 100％であるが，これは臨床診療においては達成不可能である。感度と特異度は検査固有のものであり，有病率の影響を受けない。しかし，母集団での疾患の有病率に関する情報を収集することによって，以下のような 2×2 の表を作成することができる。この表は，母集団の各グループの患者総数を算出するために用いられる。検査の感度は *TP*/（*TP*＋*FN*），特異度は *TN*/（*TN*＋*FP*）である。この場合，有病率は 10％である。1,000 人の集団のうち，100 人は本当に潜在性結核をもっていると考えられるため，以下のように示すことができる。

		潜在性結核	
		あり	なし
検査	陽性	90	180
	陰性	10	720

I-10. **正解は D** 第 3 章（vol.1 p.17〜）

受信者操作特性曲線（ROC 曲線）とは，*y* 軸上に感度（真陽性率）を，*x* 軸上に 1－特異度（偽陽性率）をプロットしたものである。曲線上の点はそれぞれ，感度と 1－特異度のカットオフポイントを表しており，これらの点は診断検査上の閾値を選択するために用いられ，真陽性と偽陽性との間に最適な妥協点をもたらしてくれる。曲線より下にある領域の面積（ROC 領域）は，検査から得られる情報の定量的な指標として用いることができる。理想的には，診断的価値のない 0.5（45°線）から 1.0 の範囲内に値が存在する。医学文献上，ROC 曲線は多くの場合，複数の代替の診断検査を比較するために使用されるが，特定の検査や ROC 曲線の解釈は，臨床診療においてはそれほど単純ではない。ROC 曲線に対する批判の 1 つに，1 つのみの臨床パラメータを検査するために開発されており，関連している可能性のある他のデータを排除してしまうおそれがあるという点がある。また，ROC 曲線として検証された基礎集団が，疾患をもつ集団全体としていかに一般化できるかを考慮しなければならない。

I-11. **正解は C** 第 3 章（vol.1 p.17〜）

検査の陽性および陰性予測値（適中率）は，特定の集団における有病率によって強い影響を受ける。陽性適中率は，真の陽性結果の総数を陽性結果すべての数で割った値として算出される。一方，陰性適中率は，真の陰性の結果の総数を陰性結果すべての数で割った値として算出される。例えば，5％の罹患率をもった 1,000 人の集団において，ある検査では 95％の感度と 80％の特異度が示されている。この場合，以下に示す 2×2 の表のように示すことができる。

		疾患	
		あり	なし
検査	陽性	48	190
	陰性	2	760

したがって，この検査の陽性適中率は，［48/（48＋190）］×100＝20.2％，負の予測値は，［760/（760＋2）］×100＝99.7％。

しかし，検査の感度と特異度は試験そのものの特性であり，有病率の影響を受けることはない。陽性および陰性尤度比は感度および特異度から計算できる。陽性尤度比は，疾患のある人のうち検査結果が「陽性」となる確率と，疾患のない人のうちで検査結果が「陽性」となる確率の比である（一方，陰性尤度比は，疾患のある人のうち検査結果が「陰性」となる確率と，疾患のない人のうちで検査結果が「陰性」となる確率の比である)。陽性尤度比が高いほど，疾患をもつ患者をより正確に検査できる。陰性尤度比が低いほど，よりよく疾患を除外できる。治療必要数(NNT)は，治療の有効性の指標として用いられる。これは，1を治療に関連する絶対リスク減少率(ARR)で単純に割った値として表される。

I-12，I-13.　正解はそれぞれB，C　第3章(vol.1 p.17〜)

メタ分析の目標は，複数の臨床試験から利用可能なデータを組み合わせて集約することにより，治療効果を要約してみせることである。メタ分析では多くの場合，相対リスクまたはオッズ比として表されるリスク減少の相対的な指標に焦点をあてるが，臨床医は，治療に関連する絶対リスク減少率についても理解しておく必要がある。絶対リスク減少率は，治療群とプラセボ群との間の死亡率(または他のエンドポイント)の差である。今回の場合，絶対リスク減少率は10％−2％＝8％である。この数字から，治療必要数(1/絶対リスク減少率)を計算することができる。治療必要数は，1人の死亡(または臨床試験において評価される他の結果)を防ぐために治療を受けなければならない患者の数である。この場合，治療必要数は1/8＝12.5人である。

I-14.　正解はE　第4章(vol.1 p.27〜)

ある集団内において存在するさまざまな疾患を診断するため，実施する価値のあるスクリーニング検査をすべて行うことは現実的ではない。そのような検査を実際に行おうとすれば，医学界にとっては著しく手間ひまのかかることであり，また費用効果も悪い。実際，偽陽性結果を追求することにより発生する経済的かつ心理的ストレスは，その母集団にとってかなりの負担となる。スクリーニング検査としてどの検査を行うかを決定する際，さまざまなエンドポイントが用いられる。そのうちの1つとして，疾患をもつ個人の転帰を避けたり変更を加えるために全部で何人が検査を受けなければならないかの決定があげられる。これは統計的に決定することができるが，閾値をどう設定するべきかについては提言はなく，検査の侵襲性やコスト，または避けるべき転帰が起こる可能性にもとづいて変更が加えられる。さらに，疾患の転帰に関して，スクリーニングがもたらす絶対的および相対的効果の双方を考慮する必要がある。スクリーニング検査の有用性を考えるうえで用いられる指標尺度としては他に，1生存年あたりのコストがある。1生存年あたりのコストが30,000〜50,000ドルに満たない場合，多くの検査は費用効果がよいとみなされる。また，しばしばQOLによって調整された質調整生存年数(quality-adjusted life year)として示される。スクリーニング検査の有用性を決定するうえでの究極の指標として，スクリーニング検査が母集団全体の平均余命に与える効果があげられる。母集団全体にわたって検査を適用する場合，この数は驚くほど小さく，集団ベースのスクリーニング方法としては，約1カ月間という短期の目標設定が望ましいものである。

I-15.　正解はC　第4章(vol.1 p.27〜)

スクリーニング検査の有用性について評価する際，スクリーニング試験から得られたデータを解釈するときに存在しうるバイアスについて理解していることが必要である。明らかにするのが最も困難であり，おそらく最も複合的な解釈を要するものの1つに，リードタイムバイアスがある。簡単にいえば，リードタイムバイアスは，ある癌が通常の医療から予測されるよりも早期に発見されたが，最終的な全体の転帰に何も変更をもたらさなかった場合に起こるバイアスを指している。本症例の場合，診断または死亡までの時間の明らかな差はリードタイムバイアスを示している。これを確実に判断するためには，試験全体のデータを知っている必要があるかもしれない。リードタイムバイアスの場合には，早期に診断された癌の数が増加しても，全体の死亡率は同じであることが明らかになる。最近発表されたNational Lung Cancer Screening Trial (*N Engl J Med,* August 4, 2011)は，低線量ヘリカルCTスキャンを高リスク患者で実施した場合，胸部X線検査と比べて肺癌による死亡リスクを20％減少させることがわかっている。これは放射線介入が肺癌による死亡率を減少させることを示した最初の臨床試験であったが，この結果をいかにして臨床実践と費用効果につなげるかは現在のところ不明である。

I-16. **正解は E** 第 4 章(vol.1 p.27～)

U.S. Preventive Services Task Force (USPSTF)は，疾患の予防とスクリーニングのため，エビデンスにもとづくガイドラインを提供すべく，連邦政府により選ばれた専門家集団の委員会である。委員会は通常，内科，家庭医学，小児科，産婦人科出身のプライマリケア医療従事者から構成されている。USPSTF は，血圧，身長，体重，コレステロール，Papanicolaou 塗抹試験，マンモグラフィ，大腸癌検診，成人の予防接種を含むさまざまな施策上のガイドラインを作成している。ただし，USPSTF によって示された直近のエビデンスレビューでは，成人の甲状腺疾患スクリーニングを推奨するには十分な証拠がないと結論づけている。とりわけ USPSTF は，75 歳を超える男性での前立腺癌スクリーニングに対して異議を唱えており，若年者を対象としても十分な証拠がないという見解をだしている。

I-17. **正解は B** 第 4 章(vol.1 p.27～)

平均余命延長の予測とは，個人ではなく，集団に対して適用される平均的な数字をいう。多くの場合，疾患リスクの本質が理解されていないために，スクリーニングとライフスタイルに介入しても通常，総人口のうちのごく一部に利益をもたらすにすぎない。スクリーニング検査では，偽陽性の検査結果であっても，診断検査を実施するリスクを高めることになる。Papanicolaou 塗抹試験は，子宮頸癌リスクがある個人に関しては 2～3 カ月しか平均余命を増やさない一方，Papanicolaou 塗抹試験のスクリーニングでは余命を長年延長させることがある。平均余命はマンモグラフィ(1 カ月)，前立腺特異抗原(PSA)検査(2 週間)，運動(1～2 年)によって延長されるが，禁煙(3～5 年)に比べると劣る。

I-18. **正解は B** 第 4 章(vol.1 p.27～)，第 235 章(vol.2 p.*1668*～)

National Cholesterol Education Program, Adult Treatment Panel Ⅲ (NCEP: ATP Ⅲ)の現行のガイドラインでは，20 歳を超える成人すべてにスクリーニングを推奨している。検査には空腹時総コレステロール，トリグリセリド，LDL コレステロール，HDL コレステロールが含まれ，スクリーニングは 5 年ごとに繰り返すことが推奨されている。1 型糖尿病を有する患者ではすべて，心血管リスク減少のために脂質を厳密にフォローすべきであり，他の危険因子と脂質スクリーニングの結果を組み合わせることによって，リスク分類と推奨される治療の強度が決定される。

I-19. **正解は D** 第 5 章(vol.1 p.*30*～)

生物学的利用率とは，静脈内以外の経路で投与された薬物が，全身循環に入る割合のことをいう。この状況下では，生物学的利用率は 100％よりもはるかに小さいこともある。生物学的利用率に影響するおもな要因は，吸収される薬物の量と全身循環(初回通過効果)に入る前の薬物の代謝である。経口 itraconazole は軽症の *Blastomyces* 症に推奨される治療法であるが，itraconazole 使用に伴う問題はその生物学的利用率であり，約 55％と推定されている。経口 itraconazole は初回通過効果の影響をそれほど受けないが，胃からの吸収が状況によって非常に異なる。第 1 に考慮されるべきは，薬物の剤形である。液体製剤は空腹時に摂取すべきであるのに対し，カプセルは食事の後に摂取すべきである。また，酸性の条件下では生物学的利用率は改善するため，H_2 受容体拮抗薬またはプロトンポンプ阻害薬のような胃酸抑制薬と itraconazole との併用は避けるべきである。胃酸抑制薬の使用が避けられない場合，臨床試験で吸収を増強することが示されているコーラ飲料と itraconazole を同時に服用することが推奨されている。経口避妊薬は，itraconazole の生物学的利用率に影響を与えないが，アゾール系抗真菌薬は(itraconazole を含む) CYP3A4 を阻害し，血清中のエストロゲンとプロゲスチンの値を高める可能性がある。

I-20. **正解は D** 第 5 章(vol.1 p.*30*〜)

アミノグリコシド系抗菌薬(tobramycin，gentamicin，amikacin)は緑膿菌(*Pseudomonas aeruginosa*)に対して効果を発揮し，βラクタム系抗菌薬との併用によって囊胞性線維症増悪時の治療薬として推奨されている。囊胞性線維症では分布容積が増加し，薬物代謝が変化し，通常よりも高い用量が必要とされる場合が多い。tobramycin の治療濃度を確認するために，ピーク値を静注完了後約 30 分内にチェックする必要がある。腎毒性のリスクを軽減するためには，薬物が適切に代謝されていることを確認すべく，投与直前にトラフ値をチェックする。定常状態の血漿中濃度に達したことを確認するために，3〜5 回投与後にチェックすることが推奨されている。

I-21. **正解は A** 第 5 章(vol.1 p.*30*〜)

digitalis は Na^+,K^+-ATPase ポンプの可逆性の阻害を介して，その効果を発揮する強心配糖体である。この細胞内阻害効果は，細胞内のナトリウムを増加させ，細胞外カリウムを減少させることにある。細胞内ナトリウムの増加は細胞の膜電位の変化をもたらし，カルシウムの流入を促す。カルシウムの流入は心臓の変力作用を改善させ，迷走神経緊張を生じさせ，洞房と房室結節での作用を通じて，結果的に心拍数の減少をきたす。digoxin は治療域の範囲がせまい薬物で，有効用量と毒性用量が近い。digoxin は，腎臓の近位尿細管に薬物を排泄する排出ポンプ(P 糖蛋白)の基質として作用する。P 糖蛋白の阻害薬である新しい薬物を導入する場合は digoxin の血漿中濃度を高める可能性があるので，注意が必要である。P 糖蛋白の阻害薬としては，amiodarone，clarithromycin，verapamil および diltiazem があげられる。本症例では，腎不全の存在がしられていたにもかかわらず，amiodarone 経口投与が開始されたことは，digoxin 毒性を引き起こすのに十分であった。本症例において亜急性に発症した digoxin 中毒の典型的な症状としては，無気力，全身脱力，譫妄である。消化器症状がみられることもあるが，急性中毒時よりは顕著ではない。digoxin 中毒時における心臓の症状には最も考慮すべきで，心電図では徐脈，心房頻脈性不整脈，房室ブロック，心室頻拍や細動など，幅広い異常がみられる。心電図所見は時間の経過とともに変化するため，心臓モニタリングを継続して行うことがよい。電解質異常はよくみられ，特に Na^+,K^+-ATPase ポンプの影響による高カリウム血症が一般的である。しかし，慢性毒性時には低カリウム血症もみられることがある。腎機能の悪化もよくみられるが，digoxin 濃度の上昇による場合が多い。digoxin の治療域は，0.8〜2 ng/mL であるが，薬物濃度は毒性の進行とあまり相関していない場合がある。10 ng/mL を超える薬物濃度ではしばしば，digoxin 特異的抗体フラグメント(Fab)による治療が必要となる。この患者には，心電図上の完全心ブロック以外にも，Fab フラグメント使用の適応となる理由がある。経過観察だけでは，この患者に対する適切な選択肢とはいえない。Fab フラグメントは心臓の不整脈治療においてきわめて有効であり，単回静脈内投与として投与される。分子量が大きく，容量分布も大きいため，血液透析も血液浄化も，digoxin 除去には有効ではない。Fab フラグメントと血漿交換を重篤な腎不全患者に併用した症例報告があるが，標準的な選択肢ではない。

I-22. **正解は C** 第 5 章(vol.1 p.*30*〜)

薬物のなかには，一部が血漿蛋白に結合した形で血漿中を循環するものもある。結合されていない(遊離型の)薬物のみが，薬理学的効果を発揮する作用部位に分布する。血漿蛋白に結合している薬物としては，phenytoin，warfarin，valproate，amiodarone などがある。低アルブミン血症では，遊離した薬物の濃度が上昇してより蛋白に結合しやすくなり，通常では中毒が起こるとは考えられないような薬物の総量で薬物中毒となる。今回のケースでは，低アルブミン値を伴った肝疾患の増悪がみられ，それが phenytoin 毒性の徴候や症状につながった。この状態を確認するために，遊離型薬物濃度をチェックする必要がある。phenytoin は，軽度の肝疾患患者でも安心して使用できるが，この患者のように肝硬変が顕著にみられる患者では中止すべきである。phenytoin 毒性の徴候と症状には，ろれつがまわらない，水平眼振，および知覚鈍麻や昏睡に進行するような精神状態の変化が含まれる。総 phenytoin 濃度が30 μg/mLを超えなければ，通常は重度のphenytoin毒性は起こらない。しかし低アルブミン血症の場合，総薬物濃度は遊離型薬物濃度を実質上不正確に示すことになる。今回のケースでは，遊離型phenytoin濃度をチェックすると，5 μg/mL（治療域は1.0〜2.5 μg/mL）へと上昇していた。この患者の鑑別診断としてはその他に，可能性は低いが，非痙攣性てんかん重積状態，肝性脳症などがあるが，水平眼振がみられることによってphenytoin中毒がさらに示唆される。また感染症は，肝硬変患者における精神状態変化の原因としてよくみられる。ただし腹水は，腹水のGram染色陽性と関連のある特発性細菌性腹膜炎の診断を示唆してはいない。また，病歴と身体所見が細菌性髄膜炎の診断とは一致していないうえに，この症例の場合，頭部CTが追加情報を提供してくれる可能性はない。

I-23. **正解はD** 第5章（vol.1 p.*30*〜），VD Cataldo et al: *N Engl J Med* 364:947, 2011

ここ数十年間，特に癌化学療法の分野において，遺伝子変異の領域に対する薬効について関心が高まり，その研究が進んできた。個々の腫瘍はさまざまな生物学的利点を示す複数の変異をもち，腫瘍細胞の増殖を促進し，宿主による免疫攻撃から逃れている。これらの変異機能が研究者らによって次第に明らかになってくると同時に，薬物についても，特定の変異に対する特異的な治療法が開発されるようになった。分子標的薬による化学療法成功の具体例としては，慢性骨髄性白血病および消化管間質腫瘍におけるimatinibがあげられる。非小細胞肺癌（NSCLC，腺癌と扁平上皮癌）における分子標的薬には，小分子上皮増殖因子受容体（EGFR）チロシンキナーゼ阻害薬，血管内皮増殖因子（VEGF）に対するモノクローナル抗体，EGFRと結合するモノクローナル抗体がある。現在の研究では，非小細胞肺癌治療では上記薬物が治療上，引き続き最も適切な役割を担うと定義している。近年，National Comprehensive Cancer Network（NCCN）は，EGFRチロシンキナーゼ阻害薬のerlotinibを，良好なパフォーマンスステータスをもつ進行期患者治療薬として2番手または3番手に位置づけている。ただし，EGFRの活性化変異をもつ患者においては，erlotinib単剤療法が推奨されている。最もよくみられる2つの変異は，エキソン19欠損およびエキソン21のL858R変異（ロイシンからアルギニンへの変異）である。臨床試験では，これらの変異をもつ患者に対するerlotinibやgefitinibによる治療では，初回に55〜90％の奏効率を示した。さらに，EGFRの活性化変異をもつ患者がerlotinibやgefitinibで治療された場合，無増悪生存期間が改善された。一方，変異のない患者では，これらの薬物治療によって悪化することが示されている。したがって，これらの薬物のいずれかを使用する前に，EGFR変異の検査を行うことが重要である。EGFRチロシンキナーゼ阻害薬への反応を予測する因子としては他に，女性，喫煙歴がないこと，病理上の腺癌，東アジアの家系などがある。

I-24. **正解はD** 第5章（vol.1 p.*30*〜）

tacrolimusやcyclosporineなどのカルシニューリン阻害薬は，骨髄移植患者の移植片対宿主病（GVHD）治療と同様，実質臓器移植後に用いられる免疫抑制薬である。これらの薬物はおもにシトクロムP450経路を介して代謝され，胆汁中に排泄される。多くの薬物や食品がこの経路の阻害薬や誘導薬として作用するため，tacrolimusやcyclosporineを使用中に薬物投与を新たに開始するときには，薬物相互作用の可能性を慎重に考慮する必要がある。今回のケースでは，voriconazoleがtacrolimusの代謝を阻害し，血漿薬物濃度の増加につながった。tacrolimus毒性でみられる臨床徴候や症状は，高血圧，浮腫，頭痛，不眠，振戦である。また，tacrolimusの濃度上昇により，腎機能の悪化と電解質異常が起こり，高カリウム血症，低マグネシウム血症，低リン酸血症，高血糖などが出現する。tacrolimusとvoriconazoleの同時投与が必要な場合には，tacrolimusの用量を通常の3分の1に減らすことが推奨される。*Aspergillus*髄膜炎は通常，副鼻腔炎からの直接浸潤が原因で生じる珍しい感染症である。本症例は心臓病の既往のない若年女性であり，神経症状もその診断と合致しないため，うっ血性心不全の可能性は考えにくい。移植された免疫細胞が宿主細胞を異物と認識して免疫応答を開始したとき，移植片対宿主病が発症する。移植片対宿主病は同種造血幹細胞移植後に発症し，移植片と宿主間のヒト白血球抗原の差異が大きい場合に発症リスクが高まる。移植片対宿主病では，びまん性の斑状丘疹，発熱，ビリルビンやアルカリホスファターゼの上昇，激しい腹痛を伴う下痢が急に出現する。移植片対宿主病に関連した腎炎症候群の症例報告はあるが，腎病変は一般的ではない。また，神経症状，頭痛，高血圧，振戦も考えにくい。腎疾患，精神状態の変化，高血圧症状のある患者で血管内溶血所見がみられた場合には，血栓性血小板減少性紫斑病（TTP）の可能性も考えられるが，voriconazole とは関連しない。

I-25. **正解は E** 第 5 章（vol.1 p.*30*〜）

薬物有害反応は，疾患の治療において重大な病的状態を起こす。有害事象を引き起こす薬物で最も一般的なものは，抗菌薬，非ステロイド性抗炎症薬（NSAID）および aspirin，鎮痛薬，抗凝固薬，グルココルチコイド，抗癌薬，利尿薬，digoxin，および血糖降下薬である。これらの薬物は薬物有害事象全体のうち，約 90％を占める。薬物有害事象は，意図された薬理作用と関係しているものまたは無関係のものとして大きく分類できる。今回のケースの場合，患者は benzathine penicillin G 投与後に血清病（選択肢 E）を発症した。血清病は，期待される薬理作用には含まれないペニシリンに対する免疫反応である。血清病はⅢ型免疫複合体関連反応で，薬物とその抗体による複合体が血管内皮細胞上に沈着した場合に起こる。初回の薬物投与後，免疫反応が起こるまでに約 1〜2 週間かかるが，その後はさらに迅速に起こる。免疫複合体の沈着は，好中球性炎症を伴った補体の活性化を生じさせる。臨床上，血清病は，発熱，蕁麻疹，リンパ節腫脹，炎症性関節炎，および糸球体腎炎を呈する。通常は 7〜28 日で回復する。頻度の高い血清病の原因となるのは抗菌薬とストレプトキナーゼ，ワクチン，および治療抗体などの外来蛋白である。第 2 期梅毒は通常，初感染後 4〜10 週間は起こらない。発疹は通常，手掌と足底にみられる紅斑性丘疹である。第 1 期梅毒後 1 年以内に発症している第 2 期梅毒については，benzathine penicillin G の単回投与を行うべきである。梅毒菌殺菌治療に対する全身反応がある場合，Jarisch-Herxheimer 反応が起こる。これは，治療後最初の 24 時間ではじまり，発熱，筋肉痛，頭痛，頻拍を伴う。播種性淋菌感染症では，発熱を伴う非対称性の移動性多発性関節炎，丘疹性または膿疱性の発疹をきたす。化膿性関節炎が発生することもある。尿道スワブ検体の検査結果が陰性であっても，この疾患の可能性を除外できないが，臨床症状は播種性淋菌感染症とは一致していない。関節リウマチ患者の約 10〜20％がリウマトイド因子陰性である。比較的大きい関節で対称性の炎症性関節炎の症状がみられることが多いが，この患者の緊急の症状からは，関節リウマチの可能性は低い。

I-26. **正解は A** 第 5 章（vol.1 p.*30*〜）

入院していない高齢者に関する調査によると，高齢者のうち 10％が過去 1 年間に薬物の副作用を少なくとも 1 つ経験していた。薬物による副作用は高齢者ではよくみられ，変更薬物の感受性，腎機能および肝機能のクリアランス低下，恒常性機能障害，他の薬物との相互作用と関係がある。長時間作用型ベンゾジアゼピン系は高齢者の股関節骨折の発生増加と関連している。骨粗鬆症が多くみられる集団では（鎮静と関係する）転倒リスクが上昇するからかもしれない。この関係性はオピオイドや抗精神病薬など他の鎮静薬にもあてはまるだろう。アンジオテンシン変換酵素（ACE）阻害薬のような心血管系薬に対する過剰反応は，血管収縮反応や変時性が鈍って，血圧が下がるために生じていると考えられる。反対に，高齢者では β 遮断薬への反応性が一般的に鈍い。

I-27. **正解は C** 第 5 章（vol.1 p.*30*〜）

グレープフルーツジュースは特に大量に摂取した場合，肝臓の CYP3A を抑制する。これは肝臓の代謝を通して薬物の排出を遅らせ，薬物毒性の可能性を高めるためである。atorvastatin はこの経路を通して代謝される。この代謝を通して atorvastatin 毒性を促進する可能性のある薬物は phenytoin，ritonavir，clarithromycin，アゾール系抗真菌薬などである。aspirin は腎代謝により排出される。lansoprazole は胃 pH に効果的に作用することで，他の薬物吸収を抑制する。sildenafil はホスホジエステラーゼ（PDE）阻害薬であり，硝酸薬の効果を促進して血圧を下げる。

I-28. **正解は E** 第 6 章(vol.1 p.45〜)

男性と女性の死亡原因の 1 位と 2 位はともに心疾患と悪性腫瘍である。これら 2 つは広い疾患領域にまたがっており，男性の半数以上および女性の 47％が死亡する。同様に悪性腫瘍の死亡率で最も多いものは男女ともに肺癌である。その他は男女間で死亡原因となる疾患が大きく異なる。脳血管系疾患は女性では死亡原因としては 3 番目で，全体の 6.7％を占める。一方，男性では 5 番目で全体の 4.5％にすぎない。慢性下気道呼吸器疾患は男女とも死亡原因の 4 番目であるが，その死亡率は異なり，女性で 5.3％，男性では 4.9％である。女性の死亡原因に関与している疾患としてはその他に Alzheimer 病，敗血症，肺炎，高血圧がある。

I-29. **正解は C** 第 6 章(vol.1 p.45〜)

冠動脈疾患(CHD)は男女ともに死亡原因として最も多い。しかし，その症状と治療には重要な男女差がある。冠動脈疾患の発症時期は，女性のほうが男性より 10〜15 年遅い。加えて，女性では診断時の合併症が多く，高血圧，心不全，糖尿病などがみられる。狭心症は女性の冠動脈疾患としては最も一般的な症状で，悪心，消化不良，上部背部痛などの非典型的な特徴を備えている。心筋梗塞を発症した女性では心原性ショックまたは心停止が男性よりも多くみられ，男性患者では心室頻拍のリスクがより高い。以前は，女性では若年期発症の心筋梗塞の死亡率がより高かったが，現在，その差は狭まっている。ただし，女性では診断や治療としての心血管系手技に際して医師からの紹介がまだ少なく，偽陽性や偽陰性の診断検査が多い。また，女性では血管形成術，血栓溶解術，冠動脈バイパス術，aspirin や β 遮断薬の処方が少ない。それにもかかわらず，冠動脈バイパス術後 5 年および 10 年生存率は男女間で同等である。

I-30. **正解は A** 第 6 章(vol.1 p.45〜)

一般的に，冠動脈疾患の危険因子は男女とも同等である。しかし，トリグリセリド高値は女性だけにみられる危険因子である。LDL コレステロールや糖尿病などの危険因子も女性でより強く，男性でも冠動脈疾患に影響を与える因子となる。その他の危険因子としては総コレステロール値，高血圧，肥満，喫煙，運動不足などがある。

I-31. **正解は E** 第 6 章(vol.1 p.45〜)

一般的な疾患の有病率には，その多くに性差がある。高血圧症は特に 60 歳上の女性に多い。さらにほとんどの自己免疫疾患は女性に多く，関節リウマチ，全身性エリテマトーデス(SLE)，自己免疫性甲状腺疾患などである。大うつ病は男性よりも女性で 2 倍頻度が高く，これは途上国でさえあてはまる。女性のほうで多くみられる精神疾患はその他に，摂食障害や不安障害がある。肥満や骨粗鬆症などの内分泌疾患は女性に多く，肥満手術で紹介される患者の 8 割は女性である。ただし，1 型および 2 型糖尿病の頻度については性差がみられない。

I-32. **正解は C** 第 6 章(vol.1 p.45〜)

Alzheimer 病は，男性に比べて女性で 2 倍多く発症する。この性差は男女間の寿命の違いだけでは十分に説明できない。女性の脳は男性に比べて，サイズ，構造，機能が異なる。さらに，エストロゲンが Alzheimer 病の発症に重要な役割を果たしている可能性が考えられている。Alzheimer 病の女性患者では，年齢で調整された健常人と比べて内因性エストロゲン濃度が低い。観察研究により，エストロゲン補充療法の Alzheimer 病抑制効果が示唆されたが，ランダム化盲検プラセボ対照試験では認められなかった。実際に，現在の大規模研究では，エストロゲンや混合ホルモン補充療法を受けた患者で認知症，中等度認知障害が多くなっていることが報告されている。

I-33. **正解は E** 第 7 章(vol.1 p.*49*〜)

胎児の成長に合わせて，妊婦の心血管系は大きく変化する。血漿量は妊娠初期から増えはじめ，最終的には約 40〜50％増加する。血漿量の増加に伴い，心拍出量も 40％程度増加する。はじめは 1 回拍出量の上昇として現れるが，心拍数も妊娠中に約 10/min 増加する。妊娠第 2 三半期では体血管抵抗が低下するため，結果的に血圧も低下する。したがって，血圧が 140/90 mmHg より上昇した場合は異常であり，母体や胎児の罹患率や死亡率を高めることにつながる。

I-34. **正解は D** 第 7 章(vol.1 p.*49*〜)

慢性本態性高血圧症は，妊婦全体のうち 5％でみられる。高血圧は妊娠の禁忌とはならないが，子宮内胎児発育不全，妊娠高血圧腎症，常位胎盤早期剥離や周産期胎児死亡のリスク上昇と関連している。妊娠中の心血管系変化は典型的には体血管抵抗を下げ，妊娠第 2 三半期に血圧を低下させる。ただし，第 1 三半期に血圧が 120/80 mmHg を超えており高血圧の診断がすでについている場合，降圧薬を中止することは危険である。妊娠中に降圧薬を選択する場合，ACE 阻害薬とアンジオテンシン II 受容体拮抗薬(ARB)は避けるべきである。特に妊娠第 2 三半期や第 3 三半期では，先天性奇形，子宮内死亡などの先天異常の原因になるといわれているためである。妊娠中に最も一般的に使用される降圧薬は，α-methyldopa, labetalol, nifedipine である。ランダム化比較試験からの限られたデータだが，これらの薬物には長く蓄積された安全な使用歴がある。妊娠中に起こる容量拡張の効果を損なうことに注意する必要はあるものの，hydrochlorothiazide などの利尿薬も妊娠中に安全に使用できる。

I-35. **正解は B** 第 7 章(vol.1 p.*49*〜)，第 150 章(vol.1 p.*1094*〜)

多くの場合，これらの症状を伴う妊娠はリスクが高いと考えられるが，妊娠中，ほとんどの心血管系の病態は安全に管理できる。妊娠が禁忌と考えられる病態は，特発性肺動脈性肺高血圧症(IPAH)と Eisenmenger 症候群(先天性心疾患により右-左シャントを伴う肺高血圧症を生じる)である。これらの症例では母体や胎児死亡のリスクが高いため，一般的には妊娠は禁忌である。周産期心筋症が妊娠中に再発することがあり，駆出率が異常な場合はその後の妊娠は避けるよう，推奨されている。Marfan 症候群患者のうち 15％が妊娠中に主要な心血管合併症を発症するが，妊娠の禁忌となる状況とはみなされていない。大動脈起始部の直径が 40 mm 未満の場合，一般的に妊娠の結果は良好である。心臓弁膜症のうち，妊娠中のリスクが最も高いのは僧帽弁狭窄症である。肺水腫のリスクが上昇している状態がみられたり，僧帽弁狭窄症が通常長期化した結果として肺高血圧症が出現する。ただし，大動脈弁狭窄症や大動脈弁閉鎖不全症，僧帽弁閉鎖不全症は通常はよく安定している。母体の先天性心疾患は児の先天性心疾患のリスクと関係しているが，心房中核欠損症や心室中核欠損症は Eisenmenger 症候群の徴候がない限り，一般的には安定している。

I-36. **正解は D** 第 7 章(vol.1 p.*49*〜)

この患者は重症子癇前症(妊娠高血圧腎症)であり，なるべく早く出産する必要がある。中等度の妊娠高血圧腎症では妊娠 20 週の妊婦で高血圧を新規に発症し，蛋白尿がみられる。重症妊娠高血圧腎症では，中枢神経症状(痙攣を含む)，高度の高血圧，重度の蛋白尿，腎不全，肺水腫，血小板減少，播種性血管内凝固症候群を合併する。妊娠 37 週前の妊婦で重症妊娠高血圧症候群を有する場合の出産では母体死亡率が低下するが，未熟児合併症のリスクは上昇する。積極的な血圧管理として，通常 labetalol または hydralazine 静注が行われ，母体における脳卒中のリスクを軽減する。しかし，高血圧クリーゼと同様に降圧はゆっくりと行い，胎児への血流低下のリスクを避けるべきである。妊娠高血圧症候群による痙攣は magnesium sulfate で管理すべきであり，phenytoin や diazepam よりも優れているという結果が大規模ランダム化比較試験で報告されている。

I-37. **正解は C** 第 7 章(vol.1 p.49～)

妊娠中は凝固亢進状態にあり，2,000 人に約 1 人の割合で深部静脈血栓症(DVT)が生じる。妊娠中の深部静脈血栓症は，妊娠子宮によって左の腸骨静脈が圧迫されるため，右下肢よりも左下肢に起こることが多い。さらに，妊娠中は第Ｖ因子やⅦ因子などの凝固因子が増加し，プロテインＣとＳが減少して凝固促進状態を示す。深部静脈血栓症がみられる妊婦のうち，第Ｖ因子ライデン変異があるのは約 25％で，この変異によって妊娠高血圧腎症が生じやすくなる。warfarin には胎児異常のリスクがあるため，絶対禁忌である。低分子ヘパリン(LMWH)製剤は妊娠時点では適切であるが，出産前 4 週間では未分画ヘパリン(UFH)に通常変更される。LMWH 製剤の使用は硬膜外血腫のリスク上昇に関与するおそれがあるためである。また深部静脈血栓症の患者には，ベッド上安静よりもむしろ歩行が推奨される。局所血栓溶解または下大静脈フィルターについては，妊婦に対する効果はまだ証明されていない。後者は抗凝固療法が不可能なときのみ考慮される。

I-38. **正解は E** 第 7 章(vol.1 p.49～)

妊娠中に糖尿病を合併した場合，妊娠中と周産期の罹患率および死亡率上昇が全体の 4％で起こる。妊娠糖尿病の女性では，妊娠高血圧腎症，在胎月齢に比べて大きな児，出産裂傷のリスクが上昇する。妊娠糖尿病の母体から生まれる児には低血糖，分娩外傷のリスクがある。適切な治療を行えば，リスクを減少させることができる。妊娠糖尿病のリスクが低い場合以外，妊婦はすべてスクリーニングを受けるべきである。低リスク群としては，25 歳未満，肥満指数(BMI) 25 kg/m^2 未満，母体の巨人症や妊娠糖尿病の既往がないこと，第 1 度近親者に糖尿病の既往がないこと，高リスク人種群(アフリカ系米国人，ヒスパニック，アメリカ先住民)でないこと，などがあげられる。

I-39. **正解は B** 第 8 章(vol.1 p.55～)

医療提供者は非心臓手術後の合併症リスクについて説明を求められる機会が多い。合併症リスクを評価する際，外科手技を低リスク，中等度リスク，高リスクに分類することが有用である。合併症リスクが最も高い手術は，緊急性の高い大手術，特に高齢者の場合の手術である。高リスクの手術はその他に，大動脈や頸動脈以外の大血管手術，手術時間が長く大出血が予想されたり体液の移動(膵頭十二指腸切除術，Whipple 手技など)を伴うような手術である。中等度リスクと考えられる手術は，胸部や腹部大手術，頸動脈内膜切除術，頭頸部手術，整形外科手術や前立腺手術である。低リスクの手術は眼，皮膚，体表の手術や内視鏡による手術などである。

I-40. **正解は E** 第 8 章(vol.1 p.55～)

運動不耐性は術後合併症の重要な予測因子である。運動機能評価を標準化するため，一般的なガイドラインでは機能状態に沿って合併症のリスクを分類しようと試みており，現在利用可能である(表 I-40)。術後合併症のリスクは，MET (代謝当量)が 4 未満のときに高くなる。4 MET を満たす活動レベルには，6.8～9.0 kg のものを運ぶ，ゴルフをする，テニスのダブルスを行う，などがある。さらに，4 区画の距離を歩けない，通常のペースで階段を 2 階分の

表 I-40　**運動機能評価**

リスク	高い ↑	• 成人としての日常生活活動に支障がある
		• 4 区画の距離を歩けない，2 階分の階段をのぼれない，または 4 MET の活動ができない
		• 活動的ではないが，制限はない
		• 活動的：容易に激しい作業ができる
	低い ↓	• 定期的に激しい運動ができる

MET：代謝当量

出典：Fleisher LA et al: ACC/AHA guideline for perioperative cardiovascular evaluation for noncardiac surgery: A report of the American College of Cardiology/American Heart Association Task Force on Practice Guidelines (Writing Committee to Revise the 2002 Guidelines on Perioperative Cardiovascular Evaluation for Noncardiac Surgery). Circulation 116:1971, 2007 より

ぼれない場合，術後合併症のリスクが高くなる。運動能力に関連して術後合併症のリスクが高い患者とは，呼吸困難や狭心痛があり，疲労感が強いために日常生活が容易ではない患者をいう。

I-41. **正解は D** 第 8 章(vol.1 p.55〜)

心血管イベントは依然として術後の罹患率および死亡率のおもな原因であり，心血管イベントの高リスク患者に対する術前予測は大きな研究領域の 1 つとなっている。ここ数年間，術前検査または術前予防管理が有効であるのはどの患者なのか，医師が決定をくだす際の支援となるリスク分類ツールが数多く開発されている。その中で最も簡便でよく利用されているツールは改訂心臓リスク指数(RCRI)で，患者のリスクを 0〜6 にスコア化する。RCRI(表 I-41)における 6 つの構成要素は高リスク外科手術，虚血性心疾患の既往，うっ血性心不全，脳血管疾患，インスリンが必要な糖尿病，クレアチニンが 2.0 mg/dL より高い慢性腎臓病，である。狭心痛，心筋梗塞の既往，血管形成術やバイパス術の既往がある場合，その患者は虚血性心疾患であるとみなされる。さらに，nitroglycerin 舌下投与が必要になった場合や，運動負荷試験が陽性で，診断図上で病的 Q 波が認められた場合も同様である。そのため，この患者の RCRI スコアは 3(高リスク外科手術，心電図による虚血性変化，インスリンが必要な糖尿病)である。

スコア 3 以上の患者は RCRI の高リスクに分類される。これらの患者で術後に主要な心血管イベントが発生するリスクは 9〜11％であると推定される。スコア 2 の場合は 4.6〜6％，1 の場合は 1％，0 の場合は 0.5％となる。このツールではリスクが 20％を超える患者群は存在しない。

表 I-41　改訂心臓リスク指数(RCRI)の臨床指標

高リスク外科手術
血管手術
腹腔内または胸腔内の大手術
虚血性心疾患
心筋梗塞の既往
心筋虚血によると考えられる狭心症がある
nitroglycerin の舌下を要する
運動負荷試験陽性
心電図上，異常 Q 波を認める
PTCA や CABG の既往があり，心筋虚血によると考えられる狭心症がある
うっ血性心不全
診察時に左心不全の徴候が認められる
夜間発作性呼吸困難の既往
肺水腫の既往
心臓聴診上 S_3 奔馬性リズムを認める
呼吸音聴診上，両側にラ音を認める
胸部 X 線上，肺水腫を認める
脳血管疾患
一過性脳虚血発作の既往
脳血管疾患の既往
糖尿病
インスリン治療
慢性腎不全
血清クレアチニン 2 mg/dL 超

PTCA：経皮経管的冠動脈形成，CABG：冠動脈バイパス術
出典：Lee TH et al: Derivation and prospective validation of a simple index for prediction of cardiac risk of major noncardiac surgery. Circulation 100:1043, 1999 より許可を得て引用

I-42. **正解は B** 第 8 章(vol.1 p.55〜)

肺合併症や心血管系合併症は術後の罹患率および死亡率のおもな原因となる。プライマリケア医は術後の肺合併症のリスクについて患者からよく質問を受けることがある。American

College of Physicians（ACP）によって特定された肺合併症の危険因子を表I-42に示す。これらの因子の多くは肺機能に直接関連しているが，そうでないものもある。特にうっ血性心不全と血清アルブミン値が3.5 mg/dL以下の場合，術後合併症の高リスクが予想される。喘息は十分に管理されている限り，肺合併症の予測因子とはならない。表からわかるように，喘息管理を決めるうえで有用な因子は，最大呼気速度（PEF）が100 L未満か予測値の50％未満と1秒量（FEV_1）が2 L未満である。

表I-42　肺合併症の誘発危険因子

1. 上気道炎，咳，呼吸困難
2. 年齢が60歳を超える
3. 慢性閉塞性肺疾患
4. 米国麻酔学会クラス≧2
5. 機能依存
6. うっ血性心不全
7. 血清アルブミン＜3.5 g/dL
8. 1秒量（FEV_1）＜2 L
9. 最大換気量（MVV）＜50％予測値
10. 最大呼気速度が＜100 Lか＜50％予測値
11. 二酸化炭素分圧（P_{CO_2}）≧45 mmHg
12. 酸素分圧（P_{O_2}）≦50 mmHg

出典：Smetana GW et al: Preoperative pulmonary risk stratification for noncardiothoracic surgery: Systematic review for the American College of Physicians. Ann Intern Med 144:581, 2006 and Mohr DN et al: Postgrad Med 100:247, 1996より許可を得て改変

I-43.　**正解はE**　第9章（vol.1 p.59～）

悪い知らせを伝えることは医師-患者関係における根本的な要素の1つである。これらの話し合いは病院で行われることが多いが，治療者はプライマリケア担当医ではない。明確かつ効果的に重篤患者やその家族に話を伝えようとする際，苦労する医師は多い。今回の症例では精神状態が依然としてよくないため，患者不在の状態で患者の悪い予後について家族と話し合い，今後のケアのゴールを決定する必要がある。適切な環境を設定して明確な話し合いが行われなければ，医師-患者間は緊張関係となり，過度に積極的な治療が施されてしまうかもしれない。P-SPIKESアプローチ（表I-43）は，医師が悪い知らせについて患者と効果的に話し合えるよう支援するための簡単な枠組みとして推奨される。このツールの要素はつぎのとおりである。

- P（準備）。伝えるべき情報を再確認し，いかにして患者の心の支えになっていくかについて計画を立てる。
- S（環境の設定）。多くの場合，見逃されてしまう段階であるが，静かでプライバシーが保たれる環境を用意し，邪魔や中断が最小限に抑えられるようにする。
- P（患者の認識と準備）。患者や家族がどこまで理解しているかを確認する。自由な形式で相手が答えられるような質問を行う。
- I（質問の奨励と情報のニーズの確認）。患者や家族がどこまで知りたいと思っており，悪い知らせについてはどの程度知りたいのかを確認する。
- K（病状についての知識）。悪い知らせを患者と家族に伝え，その理解度を確認する。
- E（共感と反応を引き出すこと）。患者と家族の気持ちに共感し，心の支えとなるようサポートする。質問できるように十分な時間をとり，患者が家族が感情を吐き出せるようにする。
- S（要約と計画）。患者や家族につぎの段階について概要を伝える。達成目標を設定したスケジュールを提示する。

次の話し合いの場を設定することはP-SPIKESの枠組みの主要な要素ではないが，患者やその家族が今後のケアプランを話し合うために十分な感情の準備ができていない場合にはそれも必要になってくるであろう。

表 I-43　悪い知らせを告げる手順（P-SPIKES）

	ステップ	やりとりの目的	準備，質問，かけるべき言葉
P	準備（preparation）	患者や家族と話し合うための心の準備	伝えるべき情報を再確認する いかにして患者の心の支えになっていくかを計画する 話し合いの鍵となるステップや言葉がけをリハーサルする
S	環境の設定（setting）	深刻で激しい感情を引き起こす可能性のある話し合いに適した環境を確保する	患者，家族，社会的な支えとなるべき人の出席を確認する 十分時間をかける プライバシーを確保し，部外者の立ち入りや呼びだしによる中断を防ぐ ティッシュボックスを用意する
P	患者（patient）の認識（perception）と準備（preparation）	患者や家族がどこまで理解しており，情報を理解できるかどうかをみきわめることから話し合いをはじめる 患者や家族にも貢献させることで緊張を緩和する	自由な形式で答えられる質問からはじめることで参加を促す 有用な言葉： 「ご自身の病気についてどのように理解されていますか？」 「この症状が最初に現れたときに，何だと思いましたか？」 「あなたをここに紹介した医師からは，どのような説明を受けましたか？」 「これからどうなっていくと思いますか？」
I	質問の奨励（invitation）と情報（information）のニーズの確認	患者や家族がどのような情報を必要とし，悪い知らせについてはどの程度まで知りたいのかを確認する	有用な言葉： 「病状が深刻であることが明らかになったとしたら，あなたは知りたいですか？」 「あなたの状態について詳しく説明してほしいですか？　そうでない場合には，どなたにお話しすればよいですか？」
K	病状についての知識（knowledge）	悪い知らせやその他の情報を，患者や家族に思いやりをもって伝える	すべての情報を一度に話してはならない 患者と家族の理解を確認する 有用な言葉： 「このことをお話ししなければならないのはつらいのですが…」 「残念ながら，検査の結果は…」 「残念ですが，よくない知らせです」
E	共感（empathy）と反応の引き出し（exploration）	患者や家族の感情の原因を明らかにする（例えば，予後の短かさなど） 患者や家族の気持ちに共感する 自由な形式で答えられる質問により気持ちを探る	悪い知らせに対して強い感情が生じるのはふつうのことである 患者や家族の気持ちを認める 恐ろしいものであったとしても，そのような感情を抱くのは正常であることを伝える 患者や家族が反応を返すまで，十分な時間を与える これからも患者や家族の力になっていくことを伝える 有用な言葉： 「お聞きになるのはとてもつらいことだとお察しします」 「だいぶ動揺なさっているようですが，ご気分はいかがですか？」 「違うお知らせができればよかったのですが」 「あなたのためにできる限りのことをします」
S	要約（summary）と計画	患者や家族につぎの段階（追加の検査や介入など）について説明する	知らないことや不確かなことは不安を増大させる 目標のあるスケジュールを提示する。患者や家族がスケジュールを受け入れる（または拒否する）ための理論的根拠も同時に示す 患者や家族がつぎのステップについて話し合える状態にない場合には，次回の話し合いの日取りを決める

出　典：Buckman R: How to Break Bad News: A Guide for Health Care Professionals. Baltimore, Johns Hopkins University Press, 1992 より

I-44. **正解は C** 第 9 章(vol.1 p.59〜)

事前指示書は診療において増加している分野の 1 つである。2006 年時点で，米国では 48 の州とコロンビア特別区で事前指示書に関する法案を制定している。事前指示書は大きく分けて 2 つのタイプ，すなわちリビングウィルと医療代理人を指名する指示書がある(選択肢 C)。これら 2 つの文書はまとめて 1 つの文書になっていることが多いが，医療代理人の指名はリビングウィルの基本的な要素の 1 つではない。リビングウィル(またはケアの方針に関する指示書)には，さまざまな状況(現状が終末期と認識されているかどうかなど)における治療に関する患者の希望が記載されている(選択肢 A)。これらの文書は癌のような特別な状況だけでなく，終末期を迎えてはいないが想像しなかったような健康危機が今後生じたときに自分の望むケアを文書として残しておきたいような高齢者の場合にも広く利用される。例としては，生命維持治療を受けるかどうかについての希望や終末期医療について議論すべき価値観を表明した文書などである。

I-45. **正解は C** 第 9 章(vol.1 p.59〜)

緩和ケアの第 1 の目的は，末期状態の患者の疼痛をコントロールすることである。調査によれば，進行癌の 36〜90％では相当な疼痛があることが明らかとなり，個別的な管理計画が必要となる。持続する疼痛をもつ患者には，オピオイド鎮痛薬を選択された薬物の半減期に則った間隔で投与するのが原則である。徐放性製剤はより長い半減期を有するため，しばしば用いられる。ただし，徐放性製剤の処方を直ちに開始することは適切ではない。今回の症例では，自己調節鎮痛(PCA)によって 48 時間持続静注で治療を受けており，オピオイド必要量のベースラインを測定している。モルヒネの 1 日平均必要量は 90 mg だった。この 1 日量を毎日 2〜3 回に分けて投与する(45 mg を 1 日 2 回か，30 mg を 1 日 3 回)。また，速効性製剤は急激に増悪する疼痛を管理する際に利用すべきである。速効性製剤の推奨量はベースライン量の 20％である。今回の症例では，服用量として 18 mg を 1 日 4 回，必要に応じて 15〜20 mg とすることが可能である。

I-46. **正解は D** 第 9 章(vol.1 p.59〜)

抑うつは終末期患者で診断するのは困難であり，しばしば見逃されてしまう。多くの人が終末期疾患では抑うつがみられるのは当たり前だと信じているからである。さらに，不眠や食欲不振などの抑うつと関連した症状は，重篤な疾患でもみられることが多く，薬物の副作用としても生じる。終末期患者の約 75％で何らかのうつ症状が認められるが，大うつ病は 25％以下のみである。終末期患者の抑うつを評価する場合，無力感，絶望，性快感消失などの不快な気分と関連した症状に注目する。大うつ病が起こっていると考えられる場合，治療介入を行わないのは不適切である(選択肢 A)。治療へのアプローチとしては，非薬物治療と薬物治療の両方を行うべきである。終末期患者の抑うつに対する薬物的アプローチは，非終末期患者の場合と同様に行う。患者の予後が少なくとも数カ月以上あるならば，選択的セロトニン再取り込み阻害薬(SSRI)の fluoxetine，paroxetine，またはセロトニン-ノルアドレナリン再取り込み阻害薬(SNRI)の venlafaxine が，その有効性と副作用の面からみて好ましい処置である。しかし，これらの薬物は効果が発現するまでに数週間かかる。したがって，fluoxetine 単剤投与を開始すること(選択肢 C)は推奨されない。大うつ病，疲労またはオピオイド誘発性の傾眠がみられる患者においては，伝統的な抗うつ薬と精神刺激薬の併用が適切な治療である(選択肢 D)。伝統的な抗うつ薬治療による効果が待てるほど長くは生存できないような予後の悪い患者では，精神刺激薬が処方される。methylphenidate，modafinil，dextroamphetamine，pemoline など，さまざまな精神刺激薬が利用可能である。この患者では少なくとも数カ月以上の予後が見込めるため，methylphenidate の単独処方は推奨されない(選択肢 E)。副作用があるため，慢性疼痛のための補助的治療として用いられるのではない限り，三環系抗うつ薬(選択肢 A)は終末期患者の抑うつ治療では用いられない。

I-47. **正解は E** 第 9 章(vol.1 p.59〜)

ケアの中止はICUではよく起こることである。米国人の90%は心肺蘇生の処置が行われずに死亡している。患者家族がケアの中止を決定した場合，医師，看護師，呼吸療法士からなる治療チームは，患者と家族にとって死にゆく過程が心地よいものと感じられるよう確認すべく，協力して取り組む必要がある。一般的に，抗不安薬とオピオイドの併用が行われる。これらの薬物は終末期患者の呼吸困難の緩和にも役立つ。ただし，口腔咽頭の分泌物に対しては効果がない(選択肢A)。口腔咽頭の分泌物貯留は患者をイライラさせ，呼吸が苦しくなり，呼吸時の雑音として「死前喘鳴」を生じさせる。家族にとって，これはとてもつらいことである。過剰な口腔咽頭分泌物がある場合には，scopolamineなどの抗コリン薬をまずは経皮的に投与するか(選択肢E)，atropineやglycopyrrolateなどを静注する。経鼻呼吸チューブや口腔内エアウェイの挿入(選択肢D)は分泌物吸引にはより適した方法かもしれないが，これは緩和ケアを妨げる典型的な処置であり，患者にとっては不快で痛みを伴う介入となる。*N*-acetylcysteine(選択肢B)は下気道分泌物を減らす粘液溶解薬としての利用が可能である。pilocarpine(選択肢C)はコリン刺激薬であり，唾液分泌を増加させる作用がある。

I-48. **正解は A** 第 10 章(vol.1 p.75〜)

近年，提供される医療の質と安全の両面が，世界中でますます注目を浴びている。Institute of Medicine(IOM)の報告によると，安全は医療の質を決めるうえで重要な要素であると認識されている。医療の安全と質を改善するためには，医療システムで生じる有害事象の頻度やタイプについて理解しておく必要がある。有害事象とは，患者の有する疾患ではなく，むしろ医療管理によって引き起こされる損害であると定義される。入院患者における有害事象の頻度を調査した最も大きな研究の1つとして，Harvard Medical Practice Studyがある。この研究によると，最も頻度の多い有害事象は薬物関連有害事象で，入院患者の19%に発生していることがわかっている。他の合併症として頻度が高いのは，手術創感染(14%)，手技による技術的な合併症(13%)，診断ミス(15%)，転倒(5%)であった。

I-49. **正解は A** e2 章

1993年以降，大規模調査により米国成人の30〜40%が少なくとも1つの補完代替医療(CAM)を調べるか利用していることが報告されている。最も利用頻度が高いのは，非ミネラル・非ビタミンの栄養補助食品，リラクセーション，瞑想，マッサージ，カイロプラクティックである。鍼療法は米国人の約1%で利用されていた。補完代替医療利用時の最も大きな理由は，背部痛や筋骨格系の疼痛など，通常の医療で十分コントロールできない症状の管理である。補完代替医療にかかる費用は年間340億ドルと試算され，健康に関する総支出の1.5%，自己負担医療費(個人支出)の11%と報告されている。

I-50. **正解は E** e4 章

少数民族の患者は，心血管疾患，喘息，糖尿病，癌などの予防や治療が可能な疾患の予後が悪い。この格差についてはさまざまな理由があり，社会的な決定因子(学歴，経済状況，環境)やケアへのアクセス(ケアを探している間にしばしばさらに重症化してしまう)が含まれる。患者が医療制度に加入している場合でも，ケアの質には明らかに人種差がみられる。この格差は，心血管疾患，癌，腎疾患，糖尿病，緩和ケアなどでみられる。この格差をなくすには，医療制度による要因，提供者レベルの要因，患者レベルの要因といった構造的変化が必要である。

I-51. **正解は A** e6 章

妊娠期の乳癌は，妊娠中または出産後1年以内に診断された腫瘍と定義される。全乳癌患者のうち約5%のみが40歳以下で発生しており，そのうち約25%が妊娠関連腫瘍である。妊婦の乳癌腫瘍に対して施行される針生検はしばしば診断に至らず，偽陽性結果が起こることもある。妊娠中に診断された乳癌は他の乳癌よりも予後が悪い。妊娠期の腫瘍はステージが遅い段階で診断されることが多く(癌を示す所見がしばしば妊娠関連のものと見間違われる)，さらに悪い転帰を起こす傾向がある。妊娠時の乳癌のうち約30％がエストロゲン受容体陽性であり，乳癌全体の約60〜70％が陽性であるのとは対照的である。妊娠期の乳癌は一般的にサイズが大きく，腋窩リンパ節転移陽性，HER2陽性，高ステージで発見されることが多い。

I-52. **正解は C** 第34章(vol.1 p.*238*〜)

慢性咳嗽は呼吸器科，アレルギー科，耳鼻咽喉科へと照会する最も一般的な原因の1つであり，プライマリケアで遭遇することが多い。咳が8週間以上続いた場合は慢性咳嗽と定義され，心疾患，肺，上気道，消化器疾患などさまざまな鑑別診断が考えられる。特に胸部X線所見と診察で異常がみつからない場合，病因を考えるうえで初期の病歴と身体所見が重要となる。とりたてて異常のない人でみられる慢性咳嗽では，咳喘息，胃食道逆流症，後鼻漏，薬物などが原因として可能性が高い。この患者には，病因として咳喘息が疑われるような手がかりがいくつかある。咳のみが出現する喘息の症状は小児ではより一般的だが，成人でもみられることがある。この患者には冷気や運動などの誘因があり，いずれも気管支収縮を高める要因となる。さらに，副交感神経と交感神経のバランスが原因で気管支収縮が生じ，早朝に増悪し，夜間に咳が出現している。気道閉塞が時間とともに変化するスパイロメトリー所見は喘息ではよく認められるが，喘息には数多くの臨床像があり，肺機能も時間の経過とともに変化する。この患者ではスパイロメトリーの結果に異常はみられず，FEV_1かFVCが少なくとも12％上昇したり200 mL上昇していることが診断確定には必要となるため，気管支拡張薬の反応をみても可逆性の診断をつけるには根拠が不十分である。この患者の場合，診断をより確実にするためには，methacholineによる気管支狭窄誘発試験を行ってFEV_1の低下が少なくとも20％みられれば，喘息の診断としては十分であり，ベースライン時の正常な肺機能検査を実施するうえで安全であろう。代替アプローチとしては，病歴に応じて副腎皮質ステロイド低用量吸入を経験的に行う。

多くの場合，慢性咳嗽には複合的な要因がある。この患者は軽いアレルギー性鼻炎があるため，それが寄与因子となっている可能性がある。ステロイド点鼻薬も必要かもしれないが，報告されている誘因を考えた場合，これが唯一の選択肢とはならないであろう。患者には逆流性食道炎を示すような病歴はないが，臨床的に無症状だった可能性もある。喘息治療として咳が改善されない場合は，制酸薬が適応となるかもしれない。また，百日咳菌(*Bordetella pertussis*)に感染する成人が増えている。成人では免疫が衰え，両親の多くが小児期の予防接種を受けずに済ましているからである。今回の症例は，疾患発症時に強い咳を伴う上気道感染症の典型的な病歴である。回復期に入ると，診断は血清学的につけられるため，培養は有効な手段ではない。

I-53. **正解は A** 第34章(vol.1 p.*238*〜)

血痰・喀血は，患者の状態を著しく悪化させる原因として比較的よくみられる症状である。ほとんどの患者の場合，血痰は不安を引き起こすものの，軽症で自然治癒する。世界的にみて，結核は依然として血痰・喀血の最も一般的な原因である。しかし，米国では最も多い原因として，ウイルス性か細菌性の急性気管支炎があげられる。急性発症であり，かつ血痰・喀血の程度が軽症であることから，この患者の症状は急性気管支炎の診断に最もよく一致すると考えられる。抗血小板薬または抗凝固薬は出血リスクを高めるが，血痰を起こすような基礎疾患がない場合には原因としては十分ではない。さらに，これらの薬物は気道障害というより，むしろ肺胞に関連するケースが多い。血痰・喀血を経験したほとんどの患者は肺癌を恐れる。というのも，肺癌では急性の血痰・喀血を伴うことがあるためである。しかし，この患者の血痰の報告からは基本的に肺癌の可能性は低く，特に胸部X線所見が正常な場合は可能性が低い。肺膿瘍によって血痰がみられることはまれであり，典型的な症状としては遷延する病状の疾患が出現する。

I-54. **正解は E** 第 34 章(vol.1 p.*238*～)

生命を脅かすような血痰・喀血は医学的緊急事態である。大量喀血の定義は難しいが，一般的に気道閉塞を起こすような血痰量がある場合と考えるべきである。なぜなら，血痰・喀血によって患者が亡くなる場合は，そのほとんどが窒息か気道閉塞が原因だからである。血痰・喀血に対する緊急管理としては，気道確保と出血部位の確定を行う。最初のステップは，出血部位側に患者の体位を変更することである。この患者は右上葉部が出血部位であるため，右側(左側ではない)に患者の体位を動かすべきである。また，十分に吸引できるようにできるだけ大きな気管チューブを挿入する。すぐに利用できるなら，二腔気管チューブを装着することで，病巣部位を吸引しながら出血していない肺での選択的換気が可能となる。この患者の管理として，基礎にある凝固障害を補正することは確実に重要であろう。保存的治療によって止血に失敗した場合の最初のステップは出血血管の塞栓を試みることであり，まれに緊急外科手術が必要になる場合がある。

I-55. **正解は D** 第 221 章(vol.1 p.*1544*～)

病原性微生物が生物兵器として利用されたのは，さかのぼること紀元前 6 世紀のはるか昔にアッシリア人が真菌の一種である麦角菌(*Claviceps purpurea*)を用いて上水道の供給路を汚染させたということがある。現代では，科学が政府によって支援を受ける機会が多く，微生物による生物兵器を増強して拡散するといった新しい方法が開発されてきている。生物テロは生物兵器とは区別されるべきである。生物テロは大規模に使われた場合，大量の死者がでる可能性があるが，1 番のインパクトは攻撃によって生み出される恐怖である。一方，生物兵器は特に大量虐殺を目的とし，敵を弱体化させようとする。民間人の生物テロ対策のための作業部会は最も効果的な生物兵器を特徴づけ，その性質についてリストをまとめている。10 の性質は以下のとおりである。

1. 高い罹患率と致死率
2. ヒトからヒトへ広がる可能性
3. 少量で感染可能で，エアロゾルでの感染力が強い
4. 迅速な診断手段がない
5. 効果のあるワクチンが普及していない
6. 不安を引き起こす可能性がある
7. 病原体が入手可能で製造が容易である
8. 自然環境で安定している
9. これまでの研究や開発に関するデータベースが存在する
10. 兵器化が可能である

効果的で利用可能な治療がないということは，生物兵器の効果的な特徴の 1 つとはならない。炭疽菌(*Bacillus anthracis*)は炭疽の病原菌であり，最も典型的な細菌性生物兵器の 1 つであるが，炭疽に効果的な抗菌薬は多くあり，迅速に投与されれば命を救うことができる。

I-56. **正解は B** 第 221 章(vol.1 p.*1544*～)

ペスト菌(*Yersinia pestis*)は Gram 陰性桿菌で，致死的なペストを生じさせるため，数世紀にかけて生物兵器として最も広く利用されてきた。ペスト菌には環境的安定性はないが，その高い感染力と死亡率から，生物テロの効果的な生物剤である。感染様式を反映して，ペストにはおもに 2 つの疾患群があり，今回の患者は腺ペストの典型的な症状を示している。腺ペストはまだ自然界に広く存在している。米国で腺ペストが最も多く自然発症する地域は南西部で，感染した動物やノミへの接触を通して運搬された結果，発症する。今回のケースは，衛生状態の悪い移民キャンプの密集した集団で動物やノミが感染したことによって発症している。感染した媒体に刺されたり咬まれたりした後，菌はリンパを通って局所リンパ節に到達する。菌は貪食された状態ではあるが，死滅してはいない。菌は細胞内で増殖して感染し，著明に腫大した痛みを伴ったリンパ節となり，発熱する。侵されたリンパ節は壊死するが，これを特徴的に腺ペストと呼ぶ。感染は重篤な敗血症や死に至る可能性がある。治療された

場合の死亡率は1～15%，治療されてない場合は40～60%である。ペスト菌が生物テロの兵器として利用される場合は，エアロゾル状にされて広範囲に散布され，感染患者はおもに肺ペストを発症する。肺ペストは発熱，咳，血痰・喀血，胃腸症状を感染の1～6日後に発症する。治療されない場合，肺ペストは2～6日以内に急激に死に至り，死亡率は85%である。ペスト菌の治療はアミノグリコシド系薬またはdoxycyclineでなされる。

I-57.　**正解は D**　第221章(vol.1 p.*1544*～)

生物テロ攻撃時，ボツリヌス毒素はエアロゾルか食物に混入されるかのどちらかの方法で散布されると考えられる。飲料水への混入の可能性もあるが，生物テロとしては最適な方法ではない。ボツリヌス毒素は塩素で不活性化されるが，塩素は多くの飲料水精製のために使用されてためである。さらに，85℃以上で5分より長く食物や水溶液を加熱すると毒素は不活性化される。また，自然環境での減衰率は1分間で1%である。そのため，散布から接種までの時間をとても短くする必要があり，都市全土の飲料水供給システムではそれは難しい。

I-58.　**正解は B**　第221章(vol.1 p.*1544*～)

炭疽は，Gram陽性芽胞形成桿菌の炭疽菌(*Bacillus anthracis*)によって引き起こされる。炭疽菌芽胞は生物テロの典型であるかもしれない。ヒトからヒトへ伝染しないが，吸入炭疽は高い死亡率をもち，少量で感染し(5芽胞)，生物工学によってエアロゾル化されて拡大する可能性がある。炭疽芽胞は製造され，潜在的生物兵器として保存されることがよく知られている。2001年，米国では手紙内に炭疽芽胞が粉として配達され，危険にさらされた。吸入炭疽と診断された11人のうち，5人が亡くなっている。皮膚炭疽と診断された11人はすべて生存している。炭疽芽胞は休眠状態で気道に6週間潜伏するため，潜伏期が非常に長く，曝露後の抗菌薬治療としては60日間が推奨されている。組換え防御抗原ワクチンの有効性については臨床試験が進行中である。

I-59.　**正解は D**　第221章(vol.1 p.*1544*～)

炭疽の3つのおもな臨床像は消化管症状，皮膚症状，吸入で起こる症状である。腸炭疽は汚染された肉を食べることにより起こるため，おそらく生物兵器ではない。皮膚炭疽は芽胞に接触し，黒色の痂皮病変になる。皮膚炭疽による死亡率は抗菌薬が利用できない場合，20%である。吸入炭疽は最も殺傷能力が高く，生物兵器として最も適している。芽胞は肺胞マクロファージによって貪食され，縦隔に運ばれる。その後発芽して毒素を産生し，血行性に拡散して敗血症性ショックの原因となる。胸部X線所見では縦隔拡大と胸水が特徴的にみられる。抗菌薬の早急な投与が重要であり，特別な治療が行われない限り，ほぼ100%が死亡する。吸入炭疽については接触感染することはしられていない。天然痘のような感染能の高い生物剤が放出されるおそれのない場合は，通常の予防策で対応できる。

I-60.　**正解は C**　第221章(vol.1 p.*1544*～)

設問にリストアップした特徴にもとづいて，CDCは生物兵器として利用される可能性の頻度によって生物剤を分類している。カテゴリーAとして指定されているのは6つである。すなわち，炭疽菌(*Bacillus anthracis*)，ボツリヌス毒素，ペスト菌(*Yersinia pestis*)，天然痘，野兎病菌(*Francisella tularensis*)，ウイルス性出血熱の原因となる多くのウイルスである。これらのウイルスは，ラッサウイルス，リフトバレー熱ウイルス，エボラウイルス，黄熱症ウイルスなどである。

I-61.　**正解は C**　第222章(vol.1 p.*1553*～)

化学剤の使用は第一次世界大戦にまでさかのぼるが，その当時は130万人が化学剤によって死亡している。それ以来，化学剤は戦争やテロに用いられているが，実際には死亡率はほとんど高くない。化学剤は5つに分類できる。神経剤，窒息剤，肺傷害剤，糜爛/発疱剤，無能力化/行動変容剤である。神経剤にはシクロサリン，サリン，ソマン，タブン，VXが含まれ，アセチルコリンエステラーゼを阻害することによって効果が発現する。最も一般的な窒息剤はシアン化物で，塩化シアンやシアン化水素の形で遊離される。塩素ガス，塩化水素，酸化窒素およびホスゲンは肺損傷や急性呼吸促迫症候群を引き起こす。糜爛 / 発疱剤にはマスタードガスやホスゲンオキシムが含まれ，無能力化 / 行動変容剤はおもに Agent 15/BZ によって生じる。

I-62.　正解は D　第 222 章（vol.1 p.*1553*～）

サルファマスタードは，第一次世界大戦ではじめて用いられた。これは糜爛 / 発疱剤に分類され，ニンニクや西洋ワサビの焼けるような臭いが特徴である。曝露した上皮表面のすべてに損傷をもたらすが，最も影響を受ける臓器は眼球，皮膚および気道である。大量曝露は骨髄抑制を引き起こす。日焼けに似た紅斑はサルファマスタード曝露後，最も初期にみられる特徴の 1 つで，曝露後 2 時間から 2 日以内に出現する。紅斑が出現するまでの時間は，曝露量，周囲の温度と湿度などによって曝露してから最大 2 日後まで遅れることもある。最も感受性が高いのは暖かく湿った部位で，腋窩，会陰，外性器，頸部，肘窩が含まれる。皮膚の水疱形成がしばしばみられ，小水疱から大きな水疱までさまざまである。水疱はドーム型で緊満していない。透明または淡黄色の液体で満たされていているが，この液体には水疱形成を起こすような物質は含まれていないため，水疱そのものが有害になることはない。気道もまた影響を受ける。曝露量が少ない場合は，刺激や閉塞感程度である。喉頭痙攣がみられることもある。重篤な例では，偽膜形成を伴う気道粘膜壊死が生じることがある。サルファマスタード曝露後にはおもに気道が損傷され，肺胞に損傷が生じることはまれである。眼は特にサルファマスタードに感受性が高く，潜伏期間は皮膚の場合よりも短い。曝露した患者のほぼ全員で眼の発赤がみられる。曝露量が増えるほど，より重篤な結膜炎や角膜損傷が起きる。マスタードガス曝露による死因には敗血症と呼吸不全があるが，死亡率は一般的に低い。第一次世界大戦中，抗菌薬および気管挿管がまだ利用できなかった時代でも，死亡率はわずか 1.9％だった。サルファマスタードに対する解毒薬はない。2 分以内に完全除染すれば臨床症状の発現を抑えることができ，5 分以内に除染した場合には皮膚損傷を半分にすることができる。治療は支持療法が主体である。

I-63.　正解は A　第 222 章（vol.1 p.*1553*～）

塩素曝露は，急性呼吸促迫症候群を伴う肺損傷と浮腫を起こす。塩素曝露患者に対する初期除染としては，凍傷がみられなければ全例に対して着衣除去を行う。犠牲者の皮膚を石鹸や水で優しく洗浄し，重度の表皮剥離を起こさないように入念な洗浄は避ける。眼球は水または生理食塩液で洗浄する。支持療法には，強制的安静，新鮮な空気，半起座位の保持が含まれる。この患者は低酸素状態になく，呼吸困難もみられないため，酸素投与は不要である。最初は無症状であっても，遅発性肺水腫が生じることがある。そのため，曝露後も観察期間が必要である。

I-64，I-65.　正解はそれぞれ D，D　第 222 章（vol.1 p.*1553*～）

この患者は，有機リン化合物中毒の際にみられるコリン作動性クリーゼを起こしている。有機リン化合物は古典的な神経剤で，サリン，タブン，ソマン，シクロサリンなどが含まれる。VX を除き，すべての有機リン化合物は常温常圧下で存在し，高い揮発性を有しているため，曝露後数分から数時間で症状が出現する。VX は低い蒸気圧を有する油性の液体である。そのため，急激には強い症状は引き起こさない。ただし，環境中にはるかに長く残存するため，環境に対してより大きなリスクをもたらす可能性もある。有機リン化合物は組織中でシナプスのアセチルコリンエステラーゼを抑制することで作用する。有機リン化合物は接触時に組織に作用するため，蒸気曝露と液体曝露で症状は異なる。蒸気曝露の場合，最初に曝露する臓器は眼で，縮瞳を引き起こす。1994 年の松本および 1995 年の東京の地下鉄で発生したサリン事件で，被害者はその状態を「目の前が暗くなっていった」と表現した。続いて，鼻漏や過剰の唾液分泌，流涙がみられる。気道では気管支漏および気管支痙攣を引き起こす。被害者が有機リン化合物を吸入した場合，有機リン化合物は肺胞を通じて血流に入る。有機リン化合物が血液中に流入することで，悪心，嘔吐，下痢，筋攣縮といった症状もみられるようになる。有機リン化合物が中枢神経系に侵入すると，中枢性無呼吸やてんかん重積状態を引き起こして死に至ることがある。心拍数と血圧の変化を予測することは不可能である。

治療を行う際は，複数のアプローチを必要とする。まず，着衣や汚染した損傷組織の除染を行うことが被害者および救護者双方にとって重要である。救護者が患者と接触する前に着衣を除去する。東京の地下鉄サリン事件では，救護者の 10％が患者衣服に接触したことによって縮瞳を生じた。有機リン化合物中毒の治療には 3 種類の解毒薬が重要であり，抗コリン薬，オキシム剤，抗痙攣薬があげられる。最初に atropine 2〜6 mg を静注または筋注し，ムスカリン受容体に対する有機リン化合物の作用を正常化させる。ニチコン受容体には効果はみられない。atropine 投与によって神経剤による致死的な呼吸障害は速やかに改善できるが，神経筋系や交感神経系の症状に対する効果はないと考えられる。つぎにオキシム剤を投与すべきだが，オキシム剤は求核性があり，神経剤と結合して活性部位が占拠されたコリンエステラーゼを再活性化する作用をもつ。酵素と結合した神経剤から特異的な速度で側鎖が離脱していく「エージング(aging)」という反応があり，エージングをきたした神経剤と酵素の複合体は負に帯電する。オキシム剤はこうした複合体を再活性化することができないため，神経剤によってはオキシム剤による治療ができない。ソマンは 2 分でエージングをきたすため，ソマン中毒ではオキシム剤は無効である。最近米国で認可されたオキシム剤には 2-pralidoxime chloride (2-PAM Cl) がある。また，有機リン化合物によって誘発された痙攣発作に対して唯一効果がある抗痙攣薬はベンゾジアゼピン系薬のみである。必要な投与量は通常の痙攣発作で使用される量よりも多く，ジアゼパム換算で 40 mg が必要となる。phenytoin, phenobarbital, carbamazepine, valproic acid を含むその他の抗痙攣薬はすべて，有機リン化合物中毒に由来する痙攣には効果がない。

I-66.　**正解は D**　第 223 章 (vol.1 p.*1561*〜)

核兵器爆発は放射線テロで起こりうるシナリオとしては最も考えやすい。急性期に発生する死者は，最初の爆発による衝撃波や熱損傷が原因である。ついで死因としてあげられるものとしては急性期の放射線曝露と放射線降下物による曝露があり，より広範囲の人に影響を及ぼし，天候によっても大きく影響を受ける。最初の爆発で，最も強力な γ 線と中性子線が放出される。α 線と β 線は，この場合はそれほど有毒ではない。α 線は粒子サイズが大きく通過力が高くないため，衣服やヒトの表皮で止まる。β 線は小さいものの，組織内での通過距離が短いため(数 mm 程度)，ほとんどの場合，熱傷を起こす程度である。放射性ヨウ素は β 線を放出する。急性放射線障害(ARS)は骨髄抑制や骨髄無形成を引き起こし，死亡することもある。吸収障害や細菌の移行を伴う消化器系障害や重症例では，神経系への障害がみられることもある。適切な治療を行うことで死亡率を下げることができ，重度の曝露であっても生存期間を延長させることができる。放射線は容量に応じて骨髄抑制を起こすが，これは容量が大きい場合は不可逆的である。骨髄抑制の回復不能例に対する骨髄移植の効果については明らかではない。熱傷や呼吸器障害，消化器症状などの急性期にみられる症状は数日以内に改善する。ただし，骨髄抑制は 2 週間以内に発症することが多く，6 週間程度経過してから発現することもある。

I-67.　**正解は D**　第 223 章 (vol.1 p.*1561*〜)

放射線をまき散らす爆弾に関係する最初の被害の多くは，放射線よりも爆風によるものである。テロ攻撃を受けた後，すべての患者に放射線曝露のリスクがあると考えることが重要である。こうした患者に対する初期管理としては，安全な場所におき，最も重症の患者をまず治療することである。重症患者を病院へ移送する際にはその前に着衣を除去するべきであるが，医療従事者に対する曝露リスクが低いからといって，それ以上の除染行為を省略すべきではない。大きな怪我を負っていないために合併症を新たに発症するおそれがなく，自分で安全に着衣の除去ができる人については，除染場所にまとまって搬送する。放射線曝露後の治療については，その人が曝露したと推定される放射線量総量によって判断される。2 Gy以下の場合には重大な副作用を起こすことはなく，症状がない限り，さらなる治療は不要である。インフルエンザ様症状を示す人は多い。骨髄抑制は放射線曝露が 0.7 Gy 程度でも起こることがあるため，最初の 24 時間は 6 時間ごとに血液検査を行うべきである。骨髄抑制で最初にみられる所見は，リンパ球数の 50％以上の減少である。放射線曝露に対する治療法としては G-SCF（コロニー刺激因子）の投与や支持的な輸液の検討などが考えられる。幹細胞移植や骨髄移植については，回復不能な重症の汎血球減少症例で考慮することができる。ただし，この適応については症例が不足しており，治療成果は明らかではない。チェルノブイリ原子力発電所事故後も，骨髄移植で効果がみられたという事例はない。

I-68. **正解は B** 第 16 章（vol.1 p.*123*〜）

患者には古典的な悪性高熱症の症状がみられ，麻酔の一部として用いられた suxamethonium や他の吸入麻酔薬によって誘発されたと考えられる。この症状は，骨格筋の筋小胞体に先天異常がある人で起こり，suxamethonium や他の吸入麻酔薬に反応して細胞内カルシウム濃度が急激に上昇する。この疾患では高体温または調整が効かない体温上昇がみられ，体からの熱放出ができなくなる。その他，筋硬直，アシドーシス，横紋筋融解症がみられ，循環動態が不安定になる。体温の調節障害は視床下部の基準値異常に起因するわけではないため，acetaminophen や ibuprofen，副腎皮質ステロイドなどの解熱薬は有効ではない。haloperidol は神経遮断薬悪性症候群に関係しているため，この状況では用いるべきではない。dantrolene 投与に加えて全身を冷やす処置も行われる。dantrolene は骨格筋の興奮収縮連関を阻害し，それによって熱産生を抑える。dantrolene は神経遮断薬悪性症候群やセロトニン症候群に用いられることもある。

I-69. **正解は C** 第 16 章（vol.1 p.*123*〜）

高体温は外界の高熱への曝露や内因性の熱産生（悪性高熱症，神経遮断薬悪性症候群など）によって生じる。その場合，視床下部における体温調節中枢は正常であるにもかかわらず，体温上昇がみられる。細菌毒素や細菌そのものなど，発熱物質やサイトカインが視床下部の設定値を上昇させることによって，発熱は生じる。高体温を定義する明確な温度設定はない。筋強直および自律神経失調症は，高体温症の一種である悪性高熱症の特徴である。高体温でなく発熱の場合には，解熱薬に反応する。

I-70. **正解は E** 第 16 章（vol.1 p.*123*〜）

高齢者や小児では，非労作性の熱射病のリスクが最も高い。環境ストレス（熱波）が最も一般的な増悪因子で，とりわけ長期臥床者，換気の悪いところやエアコンのない場所にいる人でよくみられる。抗 Parkinson 病薬や利尿薬，抗コリン薬も熱射病のリスクを高める。

I-71. **正解は A** 第 17 章（vol.1 p.*127*〜）

皮疹の特徴および Koplik 斑から，この患者は麻疹を発症していると考えられる。まれだが重篤な麻疹の合併症として，亜急性硬化性全脳炎がある。身体所見上，流涎や嚥下困難はなく，喉頭蓋炎は考えにくい。この患者の発疹の特徴は HIV による皮疹の特徴とは異なっており，HIV 診断時によくみられる咽頭炎や関節痛もみられない。皮疹は帯状疱疹の症状とは一致せず，また帯状疱疹に罹患するには年齢が若すぎる。脾破裂は伝染性単核球症に罹患している場合にみられることがあるが，この患者では咽頭炎，リンパ節腫脹，脾腫がないため，伝染性単核球症に罹患している可能性は低い。予防接種が義務化されているため，米国では麻疹患者は非常にまれである（中米および南米も同様）。ほぼ全例が輸入例である。ただし，予防接種率が低い国では依然として麻疹が蔓延している。

I-72. **正解は C** 第 17 章（vol.1 p.*127*〜）

この症例では，敗血症性ショックの臨床症状がみられるにもかかわらず，血液培養が陰性であることから，毒素性ショック症候群が疑われる。びまん性の発疹，初期の感染部位が不明であることから，ブドウ球菌による感染症が最も考えやすい。レンサ球菌性毒素性ショック症候群では初期の感染部位があることが一般的であり，また，びまん性に出現する発疹も今回の症例よりずっと軽症であることが多い。ブドウ球菌性毒素性ショック症候群は，免疫抑制状態や外傷，タンポンの長時間使用などと関連していると考えられる。CDC ガイドラインでは診断を確定するために，麻疹，ロッキー山紅斑熱，*Leptospira* 症を血清学的に除外する必要性について述べている。ただし，この患者では予防接種歴および渡航歴から，上記に罹患している可能性はきわめて低いと考えられる。発熱がより持続し，肝脾腫やリンパ節腫脹などがみられた際に，若年性特発性関節炎を考慮すべきである。

I-73. **正解は C** 第 17 章(vol.1 p.*127*～)

関節液の検査は行われていないものの，利尿薬服用患者に発生した右母趾の単関節炎から，痛風の可能性が最も高い。allopurinol は高尿酸血症の治療薬としては有効であるが，しばしば薬物誘発性過敏症症候群の原因となる。この症候群では皮疹，好酸球増加，腎および肝機能障害を含めた全身性の過敏性亢進が一般的にみられる。落屑性紅皮症や中毒性表皮壊死剥離症も allopurinol の使用でみられることがあるが，粘膜が正常であることから中毒性表皮壊死剥離症の可能性は考えにくい。また先行する関節炎症状がなかったことからも，毒素性ショック症候群は考えにくい。血管性浮腫の場合，びまん性の紅皮症はみられない。細菌性心内膜炎では，びまん性紅斑よりも Osler 結節や Janeway 斑などの皮膚病変がみられる。また，局所の感染徴候がないことから，methicillin 耐性黄色ブドウ球菌(MRSA)蜂巣炎の可能性は考えにくい。

I-74. **正解は C** 第 18 章(vol.1 p.*135*～)

不明熱(FUO)は 3 週間以上にわたり 38.3℃以上の発熱が何度もみられる場合で，適切な検査を行っても原因がわからず，診断がつかないものをいう。不明熱に対する最初の検査としては，全血球計算，末梢血塗抹標本，赤血球沈降速度(ESR)，C 反応性蛋白(CRP)，電解質，クレアチニン，Ca，肝機能検査，尿検査，筋酵素が含まれる。加えて，特定の感染症の診断検査も行うべきであり，梅毒診断のための Venereal Disease Research Laboratory (VDRL)や HIV，サイトメガロウイルス(CMV)，Epstein-Barr ウイルス(EBV)，精製ツベルクリン蛋白体(PPD)などが含まれ，必要であれば，血液，喀痰，尿の培養も行う。また，炎症性疾患の評価を行うべきである。炎症性疾患の検査には，抗核抗体，リウマトイド因子，フェリチン，鉄，トランスフェリンが含まれる。この患者では ESR 亢進，フェリチン上昇，複数のリンパ節腫脹という所見がみられるが，特異的な所見ではない。今後，さらにどのような検査を行うかを考える手がかりが唯一あるとすれば，血清 Ca 値の上昇である。臨床症状やリンパ節腫脹と合わせて考えると，結核や真菌感染，サルコイドーシスを含めた肉芽種性疾患が考えやすい。つぎのステップとしては培養や病理診断のために腫大したリンパ節組織を採取することで，肉芽種性疾患の確定および微生物検査を行うための追加検体とする。最近の研究では，不明熱患者のうち 30％は原因が同定されず，感染症に由来した原因は 25％になるという。原因として最も一般的な感染症は肺外結核で，こうした患者では PPD が陰性になることが多いため，診断が難しい。針生検など既存の手法を通じて確定診断が得られる可能性がある場合には，経験的治療を検討すべきではない。こうした追加検査を通じて確定診断が得られることに加えて，治療に対する組織の感受性といった追加情報も得ることができるからである。肉芽種性感染症がある場合でもサルコイドーシスの除外を検討すべきであり，副腎皮質ステロイド治療を開始する前には *Mycobacterium* が陰性かどうかを確認する必要がある。血清アンジオテンシン変換酵素(ACE)濃度は感度，特異度ともにサルコイドーシスの診断としては適切ではなく，治療の必要性に対する評価のためにも用いるべきではない。PET-CT もこの場合，有用ではない。肉芽種性炎症は偽陽性になりうること，またすでに同定されている腹部リンパ節腫脹をみつけるだけになるからである。

I-75. **正解は D** 第 19 章(vol.1 p.*140*〜)

低体温症の患者を評価するうえで大切なのは，低体温に寄与した可能性のあるすべての要因について検討することである。根本的原因の治療なしに低体温の症状のみを治療することは，診断を遅らせ，予後を悪化させるからである。低体温は，単に適切に衣服を身につけないままで長時間寒冷環境に曝されたことにより起こる場合もある。ただし，本症例の場合，低体温患者では予期されないような所見を探す必要がある。この患者は，中等度の低体温(28〜32.2℃)である。この範囲内の低体温で予測される臨床所見は，代謝の全般的な緩慢化である。臨床上，瞳孔散大を伴う意識レベルの低下が含まれる。このような患者ではしばしば，衣服を脱いでしまうといった異常な本能行動がみられる。加えて，心拍数，血圧，呼吸数の低下も予測される。組織における二酸化炭素産生は，体温が 8℃下がるごとに約 50％低下する。低体温患者の治療にあたりよくみられる誤りは，二酸化炭素産生低下があるにもかかわらず，過剰な補助換気を行ってしまうことである。

この患者では，低体温にもかかわらず，代謝性アシドーシスの存在下で呼吸数の増加が認められる。この所見は，代謝性アシドーシスをきたしうる中枢神経系の病変，あるいはアルコール摂取状態を示唆している。飲酒は，著明に上昇した浸透圧ギャップと，アニオンギャップ(28)によって確定される。血清浸透圧は，(Na×2)＋(BUN/2.8)＋(血糖/18)＋(血中アルコール/4.6)で計算できる。この患者における浸透圧は 301.6 であると算出される。したがって，浸透圧ギャップは 26 となり，その他の浸透圧物質の存在を示唆する。本症例では，メタノールやエチレングリコールといったアルコール濃度が中毒レベルに達していないかを測定するのが賢明である。

低体温症の管理として，加温した輸液の静注が必要である。ただし，肝臓が乳酸を代謝できずに代謝性アシドーシスを助長させるため，乳酸 Ringer 液は避けるべきである。低体温の心臓合併症は徐脈性不整脈であるが，心臓ペースメーカの適応となることはまれである。必要な場合でも，心臓内に留置するリードは難治性の心室不整脈をきたす可能性があるため，経胸腔的挿入のほうが望ましい。

I-76. **正解は B** 第 19 章(vol.1 p.*140*〜)

この患者は，左足の凍傷で受診した。この疾患で最もよく認められる症状は，温痛覚障害である。診察上，組織の損傷度に応じて多彩な所見がみられる。軽度の凍傷では，紅斑と感覚脱失を認める。障害がさらに進むと，水疱形成が進む。出血性小水疱は，細小血管系の障害によって生じるものである。患部が温かく正常な色であれば，予後は最も良好である。直ちに患部を 37〜40℃の湯に浸して再加温する治療を行う。再加温中，患者は強い痛みを感じることがあり，しばしば麻酔性鎮痛薬が必要となる。痛みに耐えられない場合，湯浴の温度を少し下げる。再加温によってコンパートメント症候群をきたすことがあり，チアノーゼが持続していないか調べる必要がある。heparin，ステロイド，カルシウム拮抗薬，高気圧酸素治療を含め，予後を改善する薬物治療はない。湿潤した壊疽や，緊急に外科的介入の適応がない限り，下肢切断やデブリードマンを行うかどうかの決定は組織損傷部位の範囲が明瞭になるまで延期したほうがよい。最初の損傷から回復した後も，四肢の異常な交感神経興奮を伴う神経細胞の損傷は認められる。合併症としてはその他に，皮膚癌，爪の変形，そして小児においては骨端損傷がある。

I-77. **正解は D** 第 20 章(vol.1 p.*145*〜)

失神は，脳の全般的な循環血液量低下によって起こる医学的愁訴である。失神は救急外来受診のうち 3％を占め，全入院患者の 1％を占める。加えて，全人口の 35％は，生涯のうち少なくとも 1 度は失神発作を経験すると推測される。若年成人で認められる失神で最も多い原因は，神経調節性失神である。神経調節性失神は女性で多く，家族素因が認められる。神経調節性失神は自律神経系反射弓の存在を示す症候であり，本質的に正常な自律神経の働きのもとで生じる。神経調節性失神の最終経路は，交感神経系の抑制と副交感神経系の興奮である。その結果，徐脈を伴う血圧低下が生じる。失神は，脳への血流が急激に減少した場合に起こる。反射経路のトリガーは多岐にわたる。血管迷走神経性失神は，はっきりしたトリガーのないカテゴリーだが，激しい感情や，強い匂い，起立性ストレスによって起こりうる。血を目にして気絶する場合，このタイプの失神を起こしている。神経調節性失神は，咳，排尿，嚥下，頸動脈の敏感性など，特殊な状況下でも引き起こされることがある。初期症状には浮遊感（ふらつき），めまいといった前駆症状，また発汗，蒼白，過換気，動悸といった副交感神経系の症状が含まれる。四肢のミオクローヌス発作も起こるため，てんかん発作との区別が難しい。まれなケースとして尿失禁をきたす例があるが，便失禁は伴わない。神経調節性失神の患者は，意識レベルの清明化も含め，迅速に回復する。患者を安心させることと，トリガーの回避が初期治療である。血漿量を増加させる塩分と水分をしっかり摂取することは，失神発作の再発予防になる。ランダム化比較試験において，等尺性昇圧手技（足を組んだり手を握ったりすること）も，予防に役立つことがわかっている。再発性の失神がみられる患者には，fludrocortisone，β遮断薬，血管収縮薬が臨床的に使用され，症状改善に役立っているが，これらの使用を支持する臨床試験のデータはない。

I-78. **正解は A** 第 20 章（vol.1 p.*145*～）

失神の評価の基礎は，綿密な病歴聴取と診察を行うことにある。失神の原因を探る手がかりとして，前駆症状の存在，外傷の存在と目撃者による報告が含まれる。神経調節性失神は失神の最も一般的な原因の 1 つで，しばしば浮遊感や動揺性めまいが先行して現れる。起立性低血圧においても浮遊感が先行することが多く，高齢者でより多くみられる。同様に，高齢は心原性失神のより大きなリスクである。心原性失神とは，器質的心疾患が原因となっていたり，突然死のリスク増加に関係する一次性不整脈に起因した失神とみなされる。心原性失神は警告症状を伴わずに起こることが多く，重度の外傷を伴っている可能性が高い。低血糖も同様に失神を呈することがあるため，今回のケースでは考慮すべきである。失神の神経学的な原因には，てんかん発作と椎骨脳底動脈不全がある。意識消失が生じるには両側脳半球における血流の途絶が必要であるため，脳血管障害による発作では一般的には失神は生じない。

この患者の評価では，指先穿刺による簡易血糖測定，起立試験と心電図が必要である。特に，患者が失神の症状を過去に繰り返していることから，ヘッドアップティルト試験が考慮される。しかし，失神の結果として頭部外傷が起こっていると考えられない限り，頭部 CT スキャンは失神の評価で常に実施される検査とはならない。

I-79. **正解は D** 第 21 章（vol.1 p.*150*～）

浮動性めまいは，年間におよそ人口の 20％の人が体験する，ありふれた症状である。大部分の浮動性めまいは良性で，自然軽快し，回転性めまいとは区別される必要がある。浮動性めまいはしばしばふらつく感じ（浮遊感）と表現されるが，回転性めまいの場合は部屋がまわっている感じと表現されることが多い。回転性めまいは，最も一般的には内耳の迷路または前庭神経に影響を及ぼす末梢性の原因による。しかし，脳幹や小脳の中枢性の病変でも回転性めまいを引き起こすことがある。病歴と身体所見の特徴は，回転性めまいの原因が中枢性なのか末梢性なのかを決定する際に有用である。病歴上では，難聴または耳鳴は中枢神経系病変では通常はみられない。身体所見上，多くの場合，自然発生する眼振が中枢性の回転性めまいの所見としてみられるが，急性前庭神経炎でみられることもある。小脳の障害に特徴的な回転性めまいのパターンとしては，下方向への速い垂直性眼振（下向性眼振）と，注視方向で変化する水平性眼振（注視誘発性眼振）である。それに対して，末梢性の回転性めまいでは，眼振は一般的に視覚の移動により引き起こされ，視覚の固定によって抑制される。しかし，中枢性の障害では注視によって眼振は抑制されない。また，眼振の中枢性の原因は，中枢性の異常を疑わせる他の症状を伴いやすい（吃逆，複視，脳神経障害と構音障害など）。

I-80. **正解は C** 第 21 章（vol.1 p.*150*～）

この患者の症候と身体所見は，良性発作性頭位性めまい（BPPV）に特徴的である。BPPV の症状は典型的にはきわめて短く，1 分未満しか持続せず，重力に対する頭位の変化によって生じる。回転性めまいを誘発する動作としては，横になる，ベッド上で寝返りをうつ，背臥位から起きあがる，見上げるために頭を後ろに傾けることなどがよくみられる。内耳の迷路は，位置と運動に関する情報の過程と関係している。3 つの半規管（三半規管）からなる。すなわち前半規管，後半規管と外側半規管である。耳石と呼ばれる炭酸カルシウムの結晶が卵形嚢から半規管に移動するときに，BPPV は起こる。明らかに，最もよく影響を受ける半規管は後半規管である。このとき，めまいは患側へ向かう上方への回旋性眼振を伴う。これは設問で説明されている Dix-Hallpike テストにより再現される。より頻度は低いが，外側半規管が影響を受けることもあり，その場合は水平性眼振が誘発される。BPPV における最初の処置は，影響を受けた半規管から耳石を取り去るための重力を利用した再配置法である。Epley 法が最も一般的な再配置法である。

病歴と身体所見は，回転性めまいの中枢性の原因とは一致しない。したがって，頭部 MRI は適応とはならない。症状出現から 3 日以内に使われる場合，methylprednisolone は急性前庭神経炎の最初の治療となる。前庭神経炎では，頭部を動かさない場合でも持続する，より長い症状がみられる。ほとんどの患者は自然軽快するが，methylprednisolone は早期に投与されれば症状の持続期間を短縮させる。明らかな水痘帯状疱疹ウイルスの感染がみられない限り，抗ウイルス薬使用の適応はない。同様に，症状は片頭痛による回転性めまいとも一致しない。片頭痛の場合，症状は数時間にわたって持続し，頭位変化の影響を受けない。したがって，rizatriptan の使用は有用ではない。

I-81. **正解は D** 第 22 章（vol.1 p.*153*～）

筋力低下の訴えには多くの原因が考えられ，詳細な病歴の聴取や身体所見をとることが筋力低下の部位を特定するうえで非常に重要である。下位運動ニューロン疾患は脳幹または脊髄前角における下位運動ニューロンの細胞体の障害によって発症する。また，軸索の直接的な機能障害，脱髄によっても起こる。初期に出現する症状は，つまずくこと，握力の低下など，遠位の筋力低下である。運動ニューロンが障害されると自発的に放電し，上位運動ニューロン疾患やミオパチーでは認められない筋の線維束性収縮を引き起こす。さらに，下位運動ニューロン疾患の身体所見では，筋緊張の低下，腱反射の減弱あるいは消失を認める。時間がたつにつれ，重度の筋萎縮が起こる可能性がある。Babinski 反射はみられない。下位運動ニューロン疾患で Babinski 反射がみられる場合，筋萎縮性側索硬化症のような上位と下位両方の運動ニューロンの障害を疑うべきである。

I-82. **正解は E** 第 24 章（vol.1 p.*162*～）

65 歳以上では，約 15％で歩行障害がみられることが報告されており，80 歳までに 25％の人が歩行時に補助具を要するようになる。適切な歩行の維持には姿勢の制御と移動運動を中心とした中枢神経系間の複雑な相互作用が必要となる。小脳，脳幹，運動皮質では適切な歩行をして転倒を回避するため，周囲の環境と動きの目的について同時に情報を処理している。状況に対する感覚の入力の障害，または中枢神経系の出力に対するいかなる障害も，歩行に影響を及ぼす可能性がある。多くの症例における歩行障害で最もよくみられる原因は感覚障害である。感覚障害の原因は非常に多岐にわたっており，糖尿病，末梢性血管疾患，ビタミン B_{12} 欠乏などを含むさまざまな原因による末梢性の感覚神経障害が含まれる。よくみられる歩行障害としてはその他に，ミエロパチーや多発性脳梗塞などが含まれる。Parkinson 病の歩行障害は特徴的であるが，一般的には前述の疾患よりも発症率は低い。小脳変性症では歩行障害を伴うことが多いが，一般的にはあまりよくある障害ではない。

I-83. **正解は B** 第 24 章（vol.1 p.*162*～）

神経学的検査を行って得られた特徴は，歩行障害における疾患の局在診断の手助けとなる。今回の症例の場合，前頭葉性歩行障害，あるいは Parkinson 症候を示唆している。前頭葉性歩行障害にみられる典型的な特徴は，ゆっくりで広い歩隔と，小刻みで引きずるような歩行である。患者はイスからの立ちあがりが困難な場合があり，かつ歩行開始がゆっくりで躊躇する点に特徴がある。同様に，方向転換する際には多数の歩数が必要となり，ひどい困難を伴う。患者には著しい姿勢の不安定さがみられる。しかし，小脳症状は通常存在しない。Romberg徴候はある場合もない場合もある。小脳試験は踵膝試験，反復拮抗運動を含めて正常である。さらに筋肉量は正常で，筋緊張も正常，感覚障害や筋力低下は認められない。前頭葉性歩行障害で最もよくみられる原因（時として歩行失行としてもしられる）は脳血管性疾患であり，特に皮質下小血管疾患である。交通性水頭症でもこのタイプの歩行障害がみられる。歩行障害が失禁や意識変容などの典型的な症状に先行してみられる場合もある。

アルコール性小脳変性や多系統萎縮症では小脳性歩行失調の症状がみられる。小脳性歩行失調は，速度がさまざまで，広い歩幅の歩行が特徴的である。歩行開始は正常であるが，方向転換時に躊躇する。歩幅はふらふらとして不規則である。転倒は後期にみられる症状である。踵膝試験は異常であり，Romberg徴候の結果もさまざまである。

神経梅毒と腰髄症については感覚性運動失調でみられる。感覚性運動失調では頻回の転倒を認めるが，歩行時の歩幅は狭い。しばしば歩行時に下を向いていることが特徴的である。また，ゆっくりと歩くが，道からそれる傾向がある。歩行開始は正常であるが，方向転換時にいくらか困難がみられる。Romberg徴候は典型的には不安定で，転倒の原因となることがある。

I-84.　**正解は D**　第25章（vol.1 p.*166*〜）

譫妄は急性の錯乱状態をいい，急性の内科的疾患をもつ患者に最もよく発生する。注意力の部分的な欠如と変動する認知機能レベルがおもな臨床的特徴である。認知機能レベルとして，記憶，言語，遂行機能などが含まれる。その他の頻度の高い症状としては，睡眠覚醒周期の変動，幻覚や妄想，情動の変化，心拍数や血圧の変化である。譫妄はあくまでもベッドサイドで臨床的に診断される症状で，入院患者のうち約半数にみられると考えられる。特にICUの高齢者においては，その発生率は70〜87％にものぼる。譫妄患者のうち3分の1は見逃されていると推定されている。譫妄を急性期の良性の状態と考え，認知および機能に持続的な影響を与えることを証明する研究が増えてきている。譫妄は一般的には長くは続かないが，数週間，数カ月，さらには数年続くこともある。譫妄が長く続く場合，譫妄の原因に対する治療が適当でなかったり，神経損傷が持続していることが考えられる。また，譫妄は罹患率や死亡率と密接な関係がある。入院中の患者において，譫妄エピソードが1回みられた場合，25〜33％の死亡率につながる。死亡率の増加は入院中だけにはとどまらない。入院中に譫妄を経験した患者では，その後数カ月から数年にわたって死亡率が増加する。さらに，それらの患者は長期入院を経験しているため，機能的自立が回復しにくい。退院してナーシングホームへ入居となるケースが多く，再入院のリスクも高まることになる。

I-85.　**正解は B**　第25章（vol.1 p.*166*〜）

この患者には，入院患者においてさまざまな原因で引き起こされる急性の譫妄の症状がみられる。譫妄原因のカテゴリーは広範に及んでおり，中毒，薬物反応，代謝異常，感染症，内分泌疾患，脳血管障害（特に高血圧性脳症），自己免疫疾患，てんかん，腫瘍性疾患，および入院などが含まれる。原因はさまざまだが，初期の病歴と身体所見は，譫妄の潜在的な病因を明確にし，さらに精密検査へと導くために重要である。譫妄患者では多くの場合，正確な病歴の聴取が困難であるため，より詳細な病歴を説明してくれる配偶者を探しだすことが重要である。今回の症例では，高血圧，頻拍，発熱，振戦など，アルコール離脱の可能性を示唆しており，患者のアルコール摂取量を妻から明確に聴取する必要がある。譫妄エピソードの病因を決定するうえでもう1つ大切なものは，その時間経過と現在服薬中の薬物に関する事項である。特に高齢の入院患者で，diphenhydramineなど睡眠補助薬として使用される一般的な薬物から，譫妄や混乱といった逆説的な効果が生じることがある。入院患者における譫妄のエピソードのうち3分の1は，薬物の副作用であると推定されている。高血圧は例外であるが，患者のバイタルサインの変化が感染を示す場合があり，感染の悪化もまた考慮する必要がある。この患者には酸素投与が必要であったが，急性低酸素血症や高二酸化炭素血症が譫妄を進行させることがあるため，酸素飽和度や動脈血液ガスをチェックすることが重要である。同様に，今回の糖尿病患者の病歴を考えると，低血糖でも頻拍，振戦，および発汗を伴った精神状態の変容につながる可能性があるため，指先穿刺による血糖値測定が必要である。初期に行うべき検査としてはその他に，電解質と肝臓や腎臓の基本的な機能検査がある。一般的にオーダーされるが，脳画像は譫妄の評価としてそれほど有用ではない。

I-86. **正解は C** 第 25 章(vol.1 p.*166*～)

錯乱とは，理解力，一貫性，判断能力の低下を伴った精神状態および行動の変化と定義される。譫妄は急性の錯乱状態という意味で使用される。譫妄は多くの内科疾患や神経疾患における認知的徴候であるという明確な証拠にもかかわらず，見逃されることが多い。また，過活動状態(アルコール離脱など)や低活動状態(鎮静薬中毒など)といった臨床診断がつけられ，しばしば状態の劇的な変動がみられる。また相当数の死亡率と関連しており，推定 25～33％の院内死亡率を伴う。入院患者における譫妄の総推定数は 15～55％に及ぶとされ，高齢者ほど高率であると予想される。ICU に入院中の患者は特に高率に発症し，70～87％に及ぶとされる。クリニックでは発症リスクはきわめて低いとされる。術後，特に股関節術では内科病棟に入院中の患者と比較して発症率が若干高いとされる。

I-87. **正解は B** 第 26 章(vol.1 p.*170*～)

言語障害の患者を評価する際には，自発言語，言語理解，復唱，呼称，読み書きといった複数の異なる分野での言語能力を評価することが重要である。失名辞は，一般的な対象の名前をあげることができないことをさし，失語症の患者で最もよくみられる所見である。実際，失名辞は純粋語聾または失書を伴わない失読を除くすべてのタイプの失語症で共通してみられる所見である。失名辞は，名前をあげることができない，関連する言語をあげる(ペンを鉛筆という)，言語を説明する(「書くためのもの」などのように)，誤った言語をいうなどといった，さまざまな形で現れる。流暢性については，自発言語を聞くことによって評価される。Broca 失語または全失語で障害されるが，他のタイプの失語症では比較的保たれる。言語理解については，患者に会話をつなげて簡単な答え(はい/いいえ，適当な対象を指すなど)をするように要求することで評価される。言語理解の障害を呈する最も一般的な失語は，流暢であるのに無意味な自発言語(言葉のサラダ)が特徴的な Wernicke 失語である。復唱については一連の単語や文，単一言語を繰り返すように要求すれば評価することが可能で，さまざまな失語症で障害されている。さらに，早口言葉の復唱も構音障害や同語反復の評価に有用である。失読は，書かれた言葉を声にだして読んだり，理解することができないことを指す。

I-88. **正解は C** 第 26 章(vol.1 p.*170*～)

脳の頭頂前頭領域は，空間見当識を担当している。ネットワークの主要構成要素には，帯状皮質，頭頂皮質後部，および前頭部眼野が含まれている。さらに線条体と視床の皮質下領域も重要である。これらのシステムは，空間認知を維持するために情報を統合しており，これらの領域のいずれかに病変があると，半側空間無視につながる。無視症候群では 3 つの行動症状がみられる。すなわち，無視側の半球では意識全般に対する影響が減少すること，無視側へ働きかける意識活動が不足すること，そして患者は無視側の半球の価値を低く評価しているかのように行動すること，である。図 I-88 では，図の左半分にあるほぼすべての A(目標)が認識されていない。これは目標探索課題の例の 1 つである。目標を認識するために頭を左右に振ることもできるため，同名半盲だけではこの結果を引き起こすには不十分である。

両側の頭頂前頭領域が障害されると，Bálint 症候群として知られている重度の空間見当識障害を引き起こす。Bálint 症候群には，秩序だって環境を見渡す能力の障害(眼球運動失行)，目標に向かって正確に手をのばすことができない障害(視覚失行)がある。3 つめの所見として，同時失認がある。同時失認とは，視野の中心と周辺の情報を統合する能力が欠如していることをいう。例として目標探索課題で，図内の外側部分のA（目標）のみ存在するように示す場合に評価できる［訳注：『ハリソン内科学 日本語版第4版』vol.1 p.176, 図26-3Bを参照］。この所見をもつ患者は図中の小さな目標にこだわって大きな目標を見失いがちであり，さらにその目標が周辺の目標よりはるかに大きな場合でも正確に認知できない。構成失行は，家や星といった単純な線画を書きうつすことができないことを指し，頭頂領域の病変と関連して起こることが最も多い。物体失認は，名前をあげられなくてもその用途を説明できる失明辞とは対照的に，名前をあげられない，または用途を説明できないことをいう。物体失認における障害は通常，両側の後大脳動脈の支配領域にある。

I-89. **正解はC** 第27章（vol.1 p.*179*〜）

交替勤務睡眠障害は，夜勤を行う人であれば誰にでも起こりうる概日リズムの障害である。米国では現在，700万人が継続的な夜間勤務についているか，交替制の夜勤を行っている。夜間常勤労働者の睡眠障害に関する最近の研究から，概日リズムは夜間に完全な覚醒が可能になるほどずれないことがわかってきた。さまざまな要因が考えられるが，その1つの理由として夜間勤務者は夜間勤務でないときにはできるだけ通常の睡眠パターンに近づけるよう努力することがあげられる。そのため結果として，概日リズムの移動が妨げられるのではないかと考えられる。その結果，夜間勤務者ではしばしば慢性的な睡眠不足，勤務前の覚醒時間の増加，および本来の概日リズムからのずれが生じることとなる。これらは夜間勤務中の注意力低下や過誤の増加につながる。夜間交替制勤務者の5〜10％で，臨床的に問題となる程度の夜間の強い眠気や日中の不眠がみられると推定されている。交替勤務睡眠障害に対する治療は，行動面と薬効の双方から検討される。カフェインは覚醒を促進はするものの長時間の持続は期待できず，長期間の使用により耐性が生じる。短時間の運動は覚醒を強めるため，夜勤前か夜勤中でも眠気が強くなったときに行うと効果的である。睡眠専門家の多くは，勤務中，最も眠いときに20分間以内のうたた寝をすることを推奨している。うたた寝が20分を超えてしまうと，頭が朦朧としてぼーっとしてしまう睡眠慣性を生じさせたり，睡眠の突然の中断に伴う運動技能の低下につながってしまう。夜間勤務に入る前や勤務中の強い光線への曝露は覚醒を促すが，夜間勤務後の光線への曝露は注意深く避けるべきである。光による同調は体内時計に対して強い刺激を与えてしまうからである。朝に強い光線に曝露された場合，日中の睡眠が妨げられてしまう可能性がある。夜間交替制勤務者は，朝帰宅時に色の濃いサングラスの着用が奨励される。夜間勤務者にとって，日中の睡眠を妨げられてしまうことは多い。静かで暗く，快適な環境の整備が大切であり，日中の睡眠を生活の中で優先するべきである。交替勤務睡眠障害の治療薬としてFDAで認可された唯一の薬物はmodafinilで，200 mgを夜間勤務20〜30分前に服用する。modafinilでは夜間勤務中の睡眠潜時の増加と注意力低下の改善が報告されているが，過剰な眠気を緩和する効果は認められていない。melatoninは交替勤務睡眠障害の治療薬としては推奨されていない。使用するとすれば，メラトニン分泌の正常なピーク値とトラフ値を促すよう，就寝直前よりも就寝2〜3時間前に服用するべきである。

I-90. **正解はC** 第27章（vol.1 p.*179*〜）

この患者の症状はレストレスレッグス症候群（RLS）すなわち下肢静止不能症候群に一致している。この疾患は若年から中年成人の1〜5％，高齢者では20％にみられる。症状としては，安静時に下肢に起きる非特異的で不愉快な感覚がみられることからはじまり，「体を動かしたい」という抑えがたい衝動を伴う。患者は自分の症状をうまく表現できないことがよくあるが，患肢の奥に感じる感覚として表現することが多い。背景にニューロパチーを伴わない場合，明確な痛みとして表現することはまれである。増悪と寛解を繰り返すが，睡眠不足，カフェイン摂取，妊娠，アルコール摂取で増悪する傾向がある。腎疾患，ニューロパチー，鉄欠乏が二次性の原因として知られている。この患者の初期治療としては，鉄欠乏の補正が最良の選択である。これにより，症状が完全に緩和される可能性が高い。一次性の（他の疾患と関係のない）下肢静止不能症候群患者ではドパミン作動薬が選択され，pramipexoleと

ropinirole が第 1 選択である。carbidopa/levodopa は非常に有効だが，症状が徐々に増悪するリスクが高く，症状のコントロールのために投与量を増やして対応しなければならない場合がある。その他の治療としては麻薬，ベンゾジアゼピン系薬，gabapentin がある。ホルモン補充療法は下肢静止不能症候群の治療には役立たない。

I-91. **正解は A** 第 27 章(vol.1 p.*179*〜)

ナルコレプシーは，覚醒時に急速眼球運動睡眠(REM 睡眠)が入り込んでくることのある，過度の眠気が特徴的な睡眠障害である。米国ではおよそ 4,000 人に 1 人がナルコレプシーで，遺伝的素因を伴う。最近の研究によれば，カタプレキシー(脱力発作)を伴うナルコレプシーは脳脊髄液中の神経伝達物質であるヒポクレチン(オレキシン)の濃度低下と関連があることが報告されている。この神経伝達物質は視床下部の少数のニューロンから放出される。ナルコレプシーに関する HLA 抗原 DQB1*0602 の関与は，視床下部に存在するヒポクレチン分泌ニューロンの破壊につながる自己免疫反応とナルコレプシーが関係していることを示唆している。古典的なナルコレプシーの四徴としては，(1) カタプレキシー，(2) 入眠時幻覚あるいは覚醒時幻覚，(3) 睡眠麻痺，(4) 日中の過度の眠気，である。これらの症状の中では，カタプレキシーがナルコレプシーの診断に最も特異的である。カタプレキシーは，強い感情の動きに反応して起こる突然の筋緊張低下をいう。笑ったり驚いたりしたときに起こることが多いが，怒りとも関連がみられる。カタプレキシーの程度としては，数秒間続く一時的な顎のたるみから数分間続く完全な筋緊張の消失まで，幅広い。この間，患者は周囲の状況を把握しており，意識消失はない。この症状はナルコレプシーと診断された患者の 76％でみられ，診断に最も特異的である。入眠時幻覚(あるいは覚醒時幻覚)や睡眠麻痺は，睡眠時無呼吸や慢性の睡眠不足などを含む慢性的な睡眠遮断状態がある場合はいつでも，発症する可能性がある。日中の過度の眠気はナルコレプシー患者すべてに認められる症状だが，診断に特異的というわけではない。日中の過度の眠気は，慢性の睡眠不足だけでなく，いかなる睡眠障害でも起こる可能性があるためである。日中の反復睡眠潜時検査(MSLT)で 2 回以上 REM 睡眠がみられる場合はナルコレプシーを示唆するが，診断的意義に乏しい。日中の短いうたた寝で REM 睡眠が認められる障害としてはその他に，睡眠時無呼吸，睡眠相後退障害(睡眠相後退症候群)，睡眠不足がある。

I-92. **正解は B** 第 27 章(vol.1 p.*179*〜)，http://www.sleepfoundation.org/site/c.huIXKjM0IxF/b.2417355/k.143E/2002_Sleep_in_America_Poll_htm, accessed May 12, 2011

不眠(症)は米国で最もよく認められる睡眠障害である。2002 年に米国で行われた睡眠調査(Sleep in America Poll)では，58％の回答者が週 1 回は不眠の症状を少なくとも 1 つ経験しており，3 分の 1 の回答者では毎晩これらの症状を経験していることが報告されている。不眠症は，臨床的には入眠，または睡眠の維持が困難なことと定義され，日中の眠気や日常活動の低下につながる。これらの症状は，睡眠にとって適切な時間や状況と関係なく起きる。不眠症は原発性と二次性とに分類される。原発性不眠症は特に不眠の原因となる要因がない患者に発症し，診断までに長い時間がかかるケースが多い。原発性不眠症の分類には，適応障害性不眠症も含まれる。これは明確なストレス因子によって誘発され，短期間しか持続しないことが多い。二次性不眠の原因には内科疾患や精神疾患の合併が含まれ，カフェイン，違法薬物や処方薬と関連している可能性がある。閉塞性睡眠時無呼吸は米国人口の 10〜15％程度が罹患していると考えられ，現在のところ，過少に診断されていると考えられている。肥満の増加に伴い，閉塞性睡眠時無呼吸も将来増えることが予想されている。閉塞性睡眠時無呼吸は，睡眠中に，閉塞した中咽頭から空気を吸い込む継続的な努力の結果として生じる。肥満と直接に関連し，男性や高齢者で増加している。ナルコレプシーは 4,000 人に 1 人が罹患しており，脳内のヒポクレチン(オレキシン)欠損によって引き起こされる。ナルコレプシーの症状は，感情の刺激に反応して起きる突然の筋緊張の消失(カタプレキシー)，過度の眠気，睡眠麻痺，入眠時または起床時の幻覚があげられる。生理学的には入眠時に生じる異常な REM 睡眠の出現と持続がみられるが，これは古典的なナルコレプシー症状の原因である。レストレスレッグス症候群(RLS)，すなわち下肢静止不能症候群は若年から中年成人の1〜5%，高齢者の10〜20%が罹患していると推定されている。下肢静止不能症候群は表現することが難しいような下肢の不愉快な感覚が特徴的である。症状は安静時，特に夜間に発症し，体を動かすことで緩和される。睡眠相後退症候群は概日リズムの異常であり，不眠を訴えることが多く，睡眠外来に不眠を訴えて来院する患者の10%程度を占める。睡眠相後退症候群では内因性概日リズムの後退がみられ，正常よりもかなり遅い時間に入眠することとなる。内因性概日リズムとともに睡眠することができれば，この症候群の患者は正常な睡眠ができ，過度の眠気を訴えることもない。この障害は青年期から若年期によく認められる。

I-93. **正解は C** 第27章(vol.1 p.*179*〜)

パラソムニア(睡眠時随伴症)は，徐波睡眠で起こる異常な行動や経験である。錯乱性覚醒として知られるように，パラソムニアが起こっているときの脳波では徐波(δ波)がよく観察される。非急速眼球運動睡眠(NREM睡眠)でみられるパラソムニアでは，食事や性的行動を含むより複雑な行動がみられることもある。NREM睡眠パラソムニアの治療は必要ではないことが多いが，患者にとって安全が保たれる環境の整備が望ましい。身体への傷害が起きる可能性がある場合には，徐波睡眠を減らすような薬物が投与される。典型的な治療薬としてはベンゾジアゼピン系薬がある。ステージ1とステージ2に起きるパラソムニアは知られていない。REM睡眠でみられるパラソムニアには，悪夢障害とREM睡眠行動異常症(RBD)がある。REM睡眠行動異常症は，Parkinson病との関連で知られるようになってきた病名である。この障害はREM睡眠時に筋緊張の低下が欠如していることに特徴があり，夢の内容にもとづいて行動し，ときには暴力や傷害をまねくこともある。

I-94. **正解は E** 第28章(vol.1 p.*190*〜)

図I-94参照。両耳側半盲は，視交叉における病変が原因で生じる。視交叉の神経線維は，交差して対側の視索に入る性質があるからである。交差線維は非交差線維よりも圧迫に弱い。下垂体腺腫，髄膜腫，頭蓋咽頭腫，神経膠腫，動脈瘤などが，トルコ鞍での対称性の圧迫によって生じる場合が多い。これらの病変はゆっくりと進行することが多いため，患者が気づかないことがある。診察しても，片眼ずつ検査をしないかぎり，見逃される可能性がある。視交叉より前方の病変(網膜損傷，視神経損傷)では，片側の障害と異常な瞳孔反射がみられる。視交叉より後方の病変(頭頂葉，側頭葉，後頭葉)では，同名(同側)半盲を認め(両眼で同側の視野欠損)，原因となる病変部位により範囲は異なる。後頭葉を灌流している後大脳動脈の閉塞は，完全同名半盲の原因としてよくみられる。

I-95. **正解は E** 第28章(vol.1 p.*190*〜)

充血し，疼痛を伴う眼に関する鑑別診断としてあげられる疾患は，数多くある。角膜擦過傷(上皮剥離)，結膜下出血，感染性またはアレルギー性結膜炎(充血，疼痛を伴う眼の症状で最も多い原因)，乾性角結膜炎(薬物，Sjögren症候群，サルコイドーシス)，角膜炎(コンタクトレンズ使用，トラコーマ，ビタミンA欠乏)，ヘルペス感染，上強膜炎(自己免疫性，特発性)，強膜炎(自己免疫)，ブドウ膜炎，眼内炎，そして急性閉塞隅角緑内障などがあげられる。ブドウ膜炎の診断には細隙灯顕微鏡検査が必要である。光彩炎を含む前部ブドウ膜炎は通常は特発性であるが，サルコイドーシス，強直性脊椎炎，若年性特発性関節炎，炎症性腸疾患，乾癬，炎症性関節炎，Behçet病，その他にも多くの感染症に伴うことがある。硝子体，網膜，脈絡膜で発症する後部ブドウ膜炎は前部ブドウ膜炎と比べて，全身疾患，感染症との強い関連が推測されている。急性閉塞隅角緑内障はまれではあるが，眼圧を測定しない場合に誤診されることが多い。本症が誘発されるのを恐れ，患者の散瞳を避ける内科医は多い。実際はそのリスクはほとんどなく，永久的な視力消失を起こすこともほとんどない。散瞳を行ったうえでの眼底検査は行う価値があり，ごくまれに生じてしまうリスクを上回る。網膜に入る血流の一過性の遮断(数秒以上におよぶ)によって生じる一過性脳虚血発作(TIA)は，一時的な失明状態を起こす(一過性黒内障)。一過性脳虚血発作は通常，動脈硬化と関連

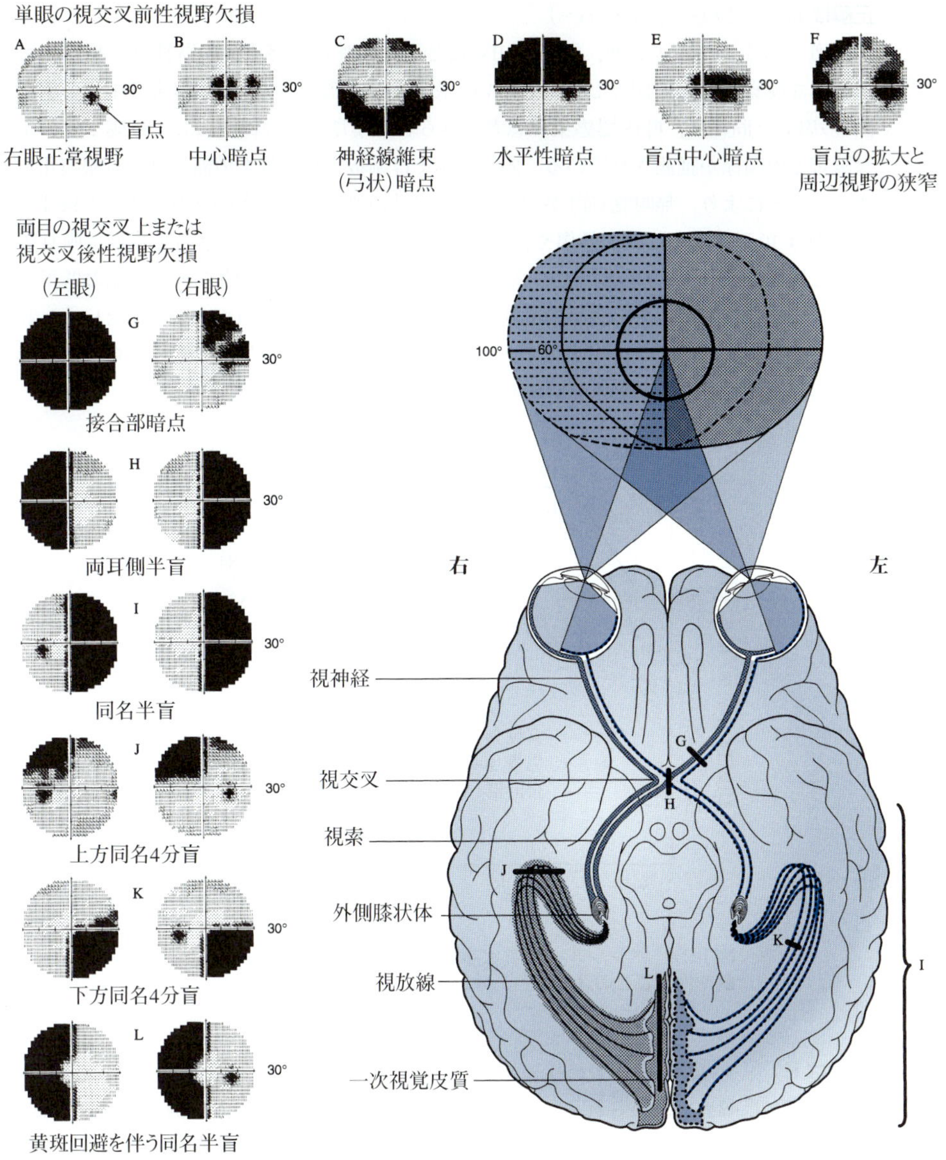

図 I-94

がある。血流が回復すれば，視力は直ちに正常に回復する。

I-96. **正解は A** 第 28 章（vol.1 p.*190*～）

加齢黄斑変性は，無痛性で徐々に進行する両眼性の中心視力低下のおもな原因となる。非滲出型と滲出型がある。最近の遺伝学的研究によれば，補体 H 因子に関する補体の副経路遺伝子との関連が指摘されている。この関連が病態に関与する機序は不明である。非滲出型は網膜萎縮を起こすドルーゼンが関与している。ビタミン C，ビタミン E，βカロテン，亜鉛の投与によって，視力低下の進行を遅らせる可能性がある。滲出型はあまり一般的ではないが［訳注：日本人では滲出型のほうが多い］，脈絡膜由来の血管新生と新生血管からの漏出によって生じる。急性の視力低下は，出血が原因となって起こる場合もある。滲出型は血管内皮増殖因子阻害薬（bevacizumab または ranibizumab）を眼内に注入することにより治療される。眼瞼炎は眼瞼の炎症であり，酒皶性痤瘡，脂漏性皮膚炎，ブドウ球菌感染と関連がある。糖尿病性網膜症は，米国における失明の主要な原因となっている。糖尿病性網膜症は，糖尿病に長期罹患した患者でゆっくりと進行する両側性の視力低下である。網膜剥離は通常片側性で，視力低下，求心性瞳孔障害の原因となる。

I-97. **正解は B** 第 29 章(vol.1 p.*205*〜)

上気道炎，インフルエンザ，肺炎，HIV など重度の呼吸器感染症の既往は，長期的または永続的な嗅覚障害の原因として最も多い。慢性鼻副鼻腔炎(嗅覚障害のもう 1 つの重要な原因)の患者と同様に，呼吸器感染症患者でみられる嗅覚障害の機序としては嗅上皮の永久的な障害との関係が推測されている。頭部外傷では篩板で嗅神経を剪断させたり瘢痕化を生じさせることにより，無嗅覚(症)が起こる。外傷性の無嗅覚症患者のうち，正常な機能を回復するのは 10％に満たない。外傷や慢性鼻副鼻腔炎などの疾患における重症度は嗅覚障害の程度と関連している。65 歳以上の高齢者では，その半数以上に明らかな嗅覚の低下がみられる。この症状によって，食品の風味が感じられなくなり栄養障害が現れるという，高齢者でよく認められる所見の説明がつく。どの年齢においても，男性よりも女性のほうが臭気物質をよく認識できるといわれている(図 I-97)。

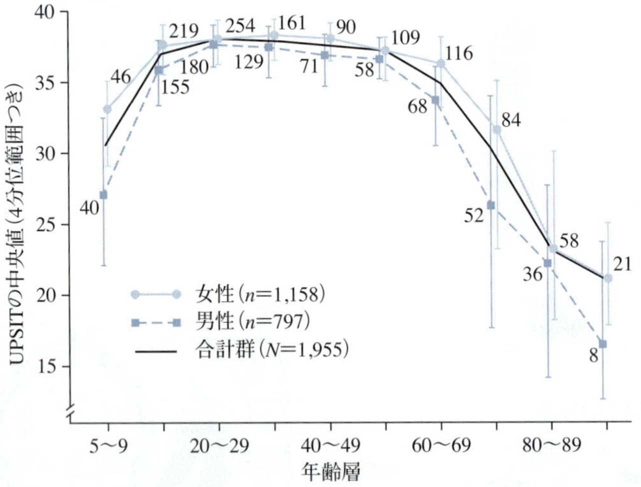

図 I-97　ペンシルベニア大学嗅覚同定能力テスト(UPSIT)の対象年齢や性別ごとのスコア

I-98. **正解は E** 第 30 章(vol.1 p.*211*〜)

難聴は特に高齢者で認められる，ありふれた症状の 1 つである。本症例の男性の年齢層では，そのうちの 33％に聴力の補助が必要な程度の聴力障害が認められる。難聴の診断を行う場合，医師はその原因が伝音性難聴，感音性難聴，混合性難聴のどれであるかを明らかにする必要がある。感音性難聴は蝸牛の損傷，または内耳から脳へ至る神経経路の障害によって引き起こされる。傷害の原発部位は内有毛細胞である。有毛細胞を傷害する原因として，大音量の騒音への長期間の曝露，ウイルス感染，耳毒性の薬物，蝸牛性耳硬化症，Ménière 病，加齢がある。一方，伝音性難聴は外耳または中耳から蝸牛へ音を伝達して増幅する外耳道が障害されることによって生じる。伝音性難聴の原因は耳垢塞栓，鼓膜穿孔，耳硬化症，真珠腫，滲出性中耳炎，外耳道や中耳の腫瘍がある。基本的な診察によって，伝音性難聴と感音性難聴を鑑別できることが多い。外耳道の観察では，耳垢や異物の塞栓を評価できる。耳鏡検査では，対光反射の確認よりも鼓膜の形状を確認するほうがより重要である。特に，鼓膜の上部 3 分の 1 に存在する弛緩部に注意を払う必要がある。この部位は，耳管の機能異常として，角化した扁平上皮からなる良性腫瘍である真珠腫を示唆する慢性の内陥が形成される場所である。音叉を用いた診察も，伝音性難聴と感音性難聴の鑑別に有用である。Rinne 試験では，音の気導によって聞こえる能力と骨導によって聞こえる能力とを比較することが目的である。音叉をまず乳状突起に押しあて，つぎに外耳の開口部に近いところにおく。伝音性難聴では骨導のほうが大きく聞こえるが，感音性難聴では気導で最も大きく聞こえる。Weber 試験では，振動している音叉を頭の正中におく。片側性伝音性難聴の場合は患側の耳のほうが大きく聞こえる。一方，片側性感音性難聴の場合，健側の耳でより大きく聞こえる。今回の患者の場合，病歴から感音性難聴を疑わせる聴力障害が右耳よりも左耳で強い。したがって，Weber 試験では音は右耳で大きく聞こえることが予想される。より正式な聴力検査としては，周波数に対する聴取閾値を測定する純音聴力検査がある。純音聴力検査では，聴力障害の重症度とタイプ，片側性か両側性かを明らかにできる。この患者の場合，デジタル時計のアラームが聞こえなかったという訴えから，高周波数（高音域）での聴力障害が予想される。

I-99. **正解は E** 第 31 章（vol.1 p.*217*〜）

急性副鼻腔炎は上気道感染症でよくみられる合併症で，4 週間以内の経過の副鼻腔炎と定義されている。症状としては鼻汁，鼻閉，顔面の疼痛および圧迫感，横になったり前かがみになったときに増悪する頭痛がよくみられる。膿性鼻汁の存在は細菌性とウイルス性の鑑別には役立たない。急性副鼻腔炎の大部分はウイルス感染による。ただし，急性副鼻腔炎の患者が医療機関を受診した際に抗菌薬を処方される割合は 85％以上にものぼる。これは決して望ましい治療ではなく，抗菌薬を投与せずに回復する患者がほとんどである。そのため初期治療としては，うっ血除去薬の点鼻投与と生理食塩液による鼻腔洗浄といった対症療法を行うべきである。患者にアレルギー性鼻炎や慢性副鼻腔炎の既往がある場合は，点鼻ステロイド薬の処方も可能である。抗菌薬治療が推奨されるのは，成人では 7〜10 日間，小児では 10〜14 日間の症状の継続が認められる場合である。片側性または限局性の顔面疼痛や腫脹がみられる患者には，抗菌薬を投与するべきである。急性副鼻腔炎への初期治療としては，amoxicillin 500 mg 内服を 1 日 3 回，または 875 mg 内服を 1 日 2 回である。30 日以内の抗菌薬治療歴があったり，治療が成功しなかった場合には，フルオロキノロン系薬の投与を検討する。患者のうち 10％は，抗菌薬の初期治療に反応を示さない。このような患者の場合は耳鼻咽喉科専門医へ紹介し，培養と感受性検査のため，副鼻腔穿刺の依頼を検討してもよい。副鼻腔炎が院内発症でない場合，急性副鼻腔炎の評価として画像診断（CT，副鼻腔 X 線）を行うことは，細菌性とウイルス性の鑑別には役立たないため，推奨されない。

I-100. **正解は B** 第 31 章（vol.1 p.*217*〜）

成人における急性咽頭炎の約 5〜15％は化膿レンサ球菌（*Streptococcus pyogenes*）が原因である。化膿レンサ球菌に対して適切な診断と治療を行うことは，急性リウマチ熱発症のリスクを減らすためにも必要である。発症後 48 時間以内に抗菌薬の治療を開始することにより，有病期間を短縮させることができる。さらに重要なことは，レンサ球菌性咽頭炎の感染を減少させることである。成人の場合，CDC，Infectious Disease Society of America が推奨する診断手順は，A 群レンサ球菌に対する迅速抗原検査のみである。一方，小児の場合には疾患の伝播と合併症を極力少なくする必要があり，迅速抗原検査が陰性であった場合，確定診断として咽頭培養の利用が推奨される。一般的に咽頭培養は最も適切な診断手法であるとみなされているが，菌の定着と感染の区別ができない。また，結果が得られるまでには 24〜48 時間かかる。すべての年齢層における咽頭炎の原因はウイルス性であるため，経験的な抗菌薬治療は推奨されない。

I-101. **正解は D** 第 33 章（vol.1 p.*235*〜）

息切れ，または呼吸困難はプライマリケアの現場ではよくみられる主訴の 1 つである。呼吸困難は複雑な症状で，身体的な要因だけでなく心理的な要因も含まれており，呼吸が不快だという主観的な体験として定義されている。患者が呼吸困難を表現する場合には，ある特定の病状を言い表す際に何度も登場する表現が用いられるが，その類似点に着目した研究が数多く行われてきた。例えば，気管支喘息，慢性閉塞性肺疾患（COPD）などの気道疾患がみられる患者では多くの場合，空気飢餓感，呼吸仕事量の増加，肺の過膨張のために深く息を吸うことができない感覚を訴える。これに加えて，気管支喘息の患者では胸が詰まる感覚を訴える場合がある。心疾患が原因で起きる呼吸困難の患者では，胸が詰まる感覚や空気飢餓感を訴えることはあるが，深く息を吸い込むことができない感覚や呼吸仕事量の増加を訴えることはない。注意深い病歴聴取を行うことで，呼吸困難の原因についてさらなる手がかりを与えてくれる。夜間呼吸困難はうっ血性心不全や気管支喘息で認められ，起座呼吸は心不全，横隔膜の筋力低下，食道逆流で誘発された気管支喘息で報告されている。労作性呼吸困難について検討する場合は，呼吸困難が慢性か，進行性か，または一過性かを評価することが重要である。一過性の呼吸困難は心筋梗塞や気管支喘息でよくみられるのに対し，COPD や間質性肺疾患では持続的な呼吸困難がみられる。横臥呼吸は比較的まれな呼吸困難で，立位で呼吸困難を感じ，仰臥位で改善する。呼吸困難の患者を診察するにあたって，担当医は患者の話し方［訳注：一息で話せるか］，呼吸補助筋の使用，膝に両手をついて座っている三脚体位を注意深く観察することが必要である。バイタルサインの一部として，吸気時の収縮期血圧が 10 mmHg 以上低下する奇脈は気管支喘息や COPD で認められる。奇脈は心膜タンポナーデでも認められることがある。肺の診察では呼吸困難の原因を推定できる症状として，横隔膜運動の減弱，断続性ラ音，喘鳴に注意する。呼吸困難を診断するための検査としては，さらに呼吸機能検査，胸部 X 線検査，胸部 CT 検査，心電図，心エコー検査，運動負荷試験がある。

I-102. **正解は B** 第 34 章（vol.1 p.*238*～）

慢性咳嗽と診断するためには，2 カ月間より長く持続する咳嗽がみられる必要がある。咳嗽の持続期間は咳嗽の原因によって異なる。急性咳嗽（3 週間未満）は呼吸器感染症，誤嚥，毒性化学物質や煙の吸入によって起きることが多い。亜急性咳嗽（3～8 週間）は百日咳やウイルス感染症後などに発症する気管気管支炎が影響していることが多い。慢性咳嗽（8 週間を超える）は多様な心肺疾患が原因となっており，炎症性，感染性，悪性腫瘍，心血管疾患などが含まれる。基本的にすべての場合において，慢性咳嗽の評価には胸部 X 線検査が役立つ。他に症状を伴わなかったり，身体所見でも明らかな異常が認められないような，持続性の咳嗽の原因となる疾患は数多く存在する。若年者の Hodgkin リンパ腫から高齢者の肺癌のような重篤な疾患までが含まれる。胸部 X 線で異常が認められた場合は，咳嗽の原因がさらに明らかとなるような放射線学的評価につながる。胸部 X 線検査が正常であれば，咳嗽の原因を心配している患者やその家族に安心を与えることができる。胸部 PET-CT 検査は肺の固形腫瘍や悪性腫瘍が疑われる病変の評価に役立つ。副鼻腔 CT は副鼻腔疾患や感染を疑わせる病歴上および身体所見上の明らかな所見がない限り，慢性咳嗽の診断として最初に行う検査ではない。ACE 阻害薬は慢性咳嗽のよくある原因の 1 つではあるが，血清中アンジオテンシン変換酵素（ACE）の測定は臨床上有用ではない。血清 IgE の測定は難治性喘息，アレルギー性気管支肺 *Aspergillus* 症診断時の 1 項目ではあるが，アレルギー既往のない患者に対して最初に行う評価としては有用ではない。

I-103. **正解は D** 第 34 章（vol.1 p.*238*～）

薬物（特に ACE 阻害薬），後鼻漏，胃食道逆流，気管支喘息のうち 1 つまたは複数を組み合わせることにより，胸部 X 線検査が正常であったり有意な所見がみられない慢性咳嗽のうちの 90％以上が説明できるといわれている。しかし，臨床経験に即してみると，この見解を支持できるとはいえなくなり，この考えにこだわってしまうと，臨床家と研究者の双方にとって，異なる別の原因の精査を怠ってしまうことになる。炎症性の肺疾患，慢性炎症，悪性新生物など重篤な肺疾患は，胸部 X 線所見ではみつからないことがあり，診断のためにさらなる検査が必要になる場合がある。ACE 阻害薬を服用中で，慢性かつ説明のつかない咳嗽がみられる患者には，服用開始時期と咳嗽の発症時期の関連がどうあれ，ACE 阻害薬の休薬を試みるべきである。たいていの場合，アンジオテンシン II 受容体拮抗薬（ARB）が安全な代替薬となり，咳嗽は起こさない。後鼻漏はその原因にかかわらず，下咽頭の咳嗽反射回路の感覚受容体に対する刺激への反応として，または気管への分泌物の誤嚥が原因となって咳嗽を誘発する。後鼻漏の患者の多くは慢性咳嗽を起こさない。胃食道逆流症による慢性咳嗽も，後鼻漏と同様の反応をもたらす。胃内容物の下部食道への逆流は，食道粘膜にある反射経路を介して咳嗽を誘発すると考えられている。咽頭への逆流は胃内容物の誤嚥を誘発し，誤嚥後数日間続く咳嗽の原因となるような化学性気管支炎および間質性肺炎が誘発される。逆流は無症状か，あったとしてもわずかな症状しかない場合もある。咳嗽の原因として胃食道逆流症の存在を考慮する場合，慢性の逆流(妊娠中によくみられる)をもつ多くの人が慢性咳嗽を伴うわけではないことに留意する必要がある。喘鳴，息切れ，胸が詰まる感覚を伴わない気管支喘息が原因の咳嗽は咳喘息と呼ばれる。これは成人より小児でより多く認められる。慢性好酸球増加性気管支炎は慢性咳嗽の原因となり，胸部X線所見は正常である。この場合，喀痰中に好酸球が3%以上みられ，気道閉塞や気道過敏性も認められない点に特徴があり，吸入ステロイド薬が奏効する。胸部X線所見が正常な場合の慢性咳嗽に対する治療は，病歴，身体所見，そして必要があれば呼吸機能検査などから判断された咳嗽の原因をもとに経験的に行われることが多い。後鼻漏に対する治療は推定できる原因(感染，アレルギー，血管運動性鼻炎)を根拠に行われ，抗ヒスタミン薬，抗菌薬の内服，生理食塩液による鼻洗浄，副腎皮質ステロイドや抗ヒスタミン薬，あるいは抗コリン薬を含む点鼻薬(ポンプスプレー)を使用する。制酸薬，H_2受容体拮抗薬，プロトンポンプ阻害薬は胃食道逆流症における胃酸の中和，産生の減少を目的に投与される。食事の変更，睡眠時の頭部や上半身の挙上，そして胃内容物の排出を促進する薬物が追加治療として用いられる。咳喘息は吸入ステロイド薬，気管支拡張薬としての吸入β刺激薬を間欠的に使用することで，治療に良好に反応する。今回の患者では胸焼けと食事によって咳嗽の症状がみられるため，酸逆流減少を目的とした経験的治療実施の裏づけとなる。*Helicobacter pylori* に対する除菌療法は，この患者の場合，適応とはならない。

I-104. **正解は D** 第35章(vol.1 p.*243*〜)

低酸素症の患者を評価する場合，原因確定のために発生機序を考慮に入れて診察することが大切である。低酸素症はおもに呼吸器疾患が原因となって生じており，換気血流($\dot{V}/\dot{Q}$)不均衡，低換気，肺内右-左シャントが含まれる。肺外にある低酸素症の原因としては心臓内の右-左シャント，高山病，貧血性低酸素症，循環性低酸素症，一酸化炭素中毒があげられる。今回の患者では，低酸素症の機序は心臓内，または肺内の右-左シャントの2つに絞ることができる。というのも，この患者に100%酸素を投与しても低酸素症が改善しなかったからである。横臥呼吸と直立時の低酸素症の病歴は，心臓内のシャントよりも肺内のシャントの可能性が高いことを示している。胸部X線所見で右下肺の肺結節影がみられる場合も肺内シャントが疑われ，動静脈奇形のような肺内腫瘤として認められる。心臓の右-左シャントは先天性心疾患，Eisenmenger症候群が原因で生じるが，心雑音を聴取し，肺高血圧の徴候を認めるために診察を行うことが望ましい。

換気血流不均衡は低酸素症において最もよく認められる原因で，制限された換気のもと，不釣り合いな肺血流で灌流されることによって生じる。換気血流不均衡の例としては，気管支喘息，慢性閉塞性肺疾患，肺塞栓がある。換気血流不均衡が原因の低酸素症は酸素の投与により改善することが多い。低換気は，急性の呼吸抑制，動脈血二酸化炭素分圧($Paco_2$)が上昇した慢性の呼吸不全など，さまざまな原因で起こる。低換気が原因で生じる低酸素症は酸素投与により改善されうるが，多くの場合，正常な肺胞気-動脈血酸素分圧較差を認める。

呼吸器系以外の低酸素症の原因はあまり一般的ではない。高山病(高地で生じる低酸素症)は高度3,000 m以上の高地まで登ったときに起きる。貧血性低酸素症は動脈血酸素分圧(Pao_2)の低下とは関連しないものの，ヘモグロビンの低下は酸素運搬能の低下につながり，重篤な場合には組織における低酸素症につながる。循環性低酸素症は心拍出量の低下に伴い，組織灌流が低下して組織の酸素取り込みが増加するために生じる。結果として，静脈血の酸素分圧は低下し，動脈血-混合静脈血酸素較差が大きくなる。

I-105. **正解は C** 第35章(vol.1 p.*243*〜)

チアノーゼの評価に際しては，第1段階として末梢型と中枢型の鑑別が重要である。中枢型チアノーゼでは原因が酸素飽和度の減少や異常ヘモグロビンということもあり，粘膜と皮膚の両方で青みがかった変色が認められる。反対に末梢型チアノーゼでは酸素飽和度は正常であるものの，血流が減速して動脈血から酸素が過剰に放出される。結果として，身体所見としては，皮膚または四肢末端にのみ認められ，粘膜には症状は現れない。末梢型チアノーゼは通常，指の血管攣縮を伴う寒冷曝露が原因となる。同様の機序は Raynaud 現象でも認められる。末梢血管疾患と静脈血栓塞栓症（VTE）では血流の低下と酸素の放出の結果，チアノーゼが起きる。メトヘモグロビン血症では異常なヘモグロビンが全身を循環する。結果としてこれに関連するチアノーゼは全身性である。中枢型チアノーゼの，その他のよくある原因としては低酸素血症を伴う重篤な肺疾患，心臓内の右-左シャント，肺動静脈奇形がある。

I-106. **正解は C** e13 章

僧帽弁逸脱の心雑音は，収縮中期の非駆出性心音（クリック）で，それに続いて II 音へと漸増する収縮後期雑音を伴う。立位により静脈還流が減少すると，非駆出性心音は I 音へ近接し，雑音の持続時間が増加する。蹲踞では静脈還流は増加して，雑音の持続時間は減少する。閉塞性肥大型心筋症の雑音は体位の変化に同様に反応するが，非駆出性心音（クリック）は聴取されず，心電図で左室肥大の所見がみられる可能性がある。大動脈弁狭窄症の雑音は頸動脈に放散し，第 2 肋間胸骨右縁で最もよく聴取され，漸増-漸減型である。先天性の肺動脈狭窄症の雑音は漸増-漸減型で，左第 2〜3 肋間で最もよく聴取される。重篤な場合，右室負荷を示す心電図所見がみられるようになる。三尖弁閉鎖不全症（三尖弁逆流）では全収縮期雑音が聴取され，吸気で増強する。

I-107. **正解は C** e13 章

心室中隔欠損症に加えて，三尖弁閉鎖不全症（三尖弁逆流）と僧帽弁閉鎖不全症（僧帽弁逆流）では，全収縮期雑音が聴取される。全収縮期雑音は I 音（S_1）とともにはじまり II 音（S_2）で終わる。三尖弁閉鎖不全症は胸骨左縁で最もよく聴取されるのに対して，僧帽弁閉鎖不全症では心尖部で最もよく聴取され，心基部から腋窩に放散する。I 音の後にはじまる非駆出性心音（クリック）は僧帽弁逸脱に特徴的な心音である。amyl nitrate を投与することにより，僧帽弁閉鎖不全症と心室中隔欠損症の心雑音が改善される。三尖弁閉鎖不全症の雑音は吸気時に増悪する。II 音の幅広い分裂は心室中隔欠損症で特徴的である。心尖部で IIA が聴取されない場合，僧帽弁閉鎖不全症の特徴を示している。三尖弁閉鎖不全により，その雑音は頸静脈波で延長した y 下降を伴う c-v 波と関連がある。

I-108. **正解は A** e13 章

聴診で，II 音の大動脈成分（IIA）と肺動脈成分（IIP）を評価することは診断的価値がある。正常の状態では，IIP は IIA の後に聴取され，吸気時には間隔が広くなる。呼気時に IIP が IIA に先行する（吸気時には先行はするものの間隔が狭くなる）II 音の逆分裂（奇異性分裂）は IIA の遅延によって生じ，重篤な大動脈弁狭窄症，閉塞性肥大型心筋症，左脚ブロック，右心の心尖部ペーシング，急性心筋梗塞で特徴的である。呼吸周期での生理的だが幅広い II 音の分裂は通常，肺動脈弁の閉鎖遅延（右脚ブロック，肺動脈弁狭窄症，肺高血圧症）または大動脈弁の早期閉鎖（重篤な僧帽弁閉鎖不全症）で起きる。呼吸による変動のない固定性の分裂は，心房中隔欠損症で特徴的である。これは重要な所見である。心房中隔欠損症は通常，30〜40 歳代までは無症状で，診断されずに放置されていた場合，重篤な肺高血圧症や Eisenmenger 症候群を発症する可能性がある。

I-109. **正解は B** 第 53 章（vol.1 p.*344*〜）

この患者は，ストレスや産後のホルモン変化と関連があるびまん性の脱毛を訴えている。身体所見では頭皮病変や瘢痕化を伴わないびまん性の頭髪の脱落で，休止期脱毛に一致する所見である。休止期脱毛は，通常時は非同期である毛髪の成長がストレスによって同期してしまうために起きる。休止期脱毛は肉体的，精神的ストレス（高熱，重篤な感染症），ホルモンによる変化で起きる。毛髪の成長が同期すればするほど，より多数の毛髪が休止期（telogen）に同時に入るようになる。患者は顕著な脱毛を訴えるようになるが，診察する側からみれば毛髪の密度は正常である。傷んだ毛髪は認められず，穏やかに毛髪を引っ張ると 4 本以上抜ける。休止期脱毛は治療せずに回復する。この患者では，原因となる明らかなストレスが存在する。問題ないと励ますことや経過観察が，対処法として行いうるすべてである。休止期脱毛を生じる薬物もなかにはあるため，投与されていたことが判明した場合は中止する。甲状腺機能亢進症および低下症ともに本症の原因となりうる。症状が改善しなかったり，他の症状がさらにでてきた場合には，これらの甲状腺機能異常やその他の代謝性疾患を検討する必要がある。

非瘢痕性脱毛症のその他の原因としては，アンドロゲン性脱毛症，円形脱毛症，頭部白癬，外傷性脱毛症がある。アンドロゲン性脱毛症は男性型脱毛症，女性型脱毛症の原因となる。これは，アンドロゲン分泌過剰そのものよりも，アンドロゲンの影響を受ける毛髪のアンドロゲン感受性が亢進した際に起きる。本症に対しては minoxidil，finasteride，または毛髪移植が治療となる。円形脱毛症は直径約 2～5 cm 程度の局所的な脱毛である。毛包周囲に T リンパ球の浸潤がみられる。治療としては，グルココルチコイドの局注を行うか，または anthralin，tazarotene を局所に塗布する。頭部白癬は，表在性の真菌感染が原因である局所の脱毛である。重篤な患者では，大きな斑や膿疱を伴う場合もある。griseofulvin，terbinafine の内服，2.5% selenium sulfide，または ketoconazole シャンプーが通常は有効である。外傷性脱毛症では，輪ゴムやカーラーなどの使用や，化学物質などへの曝露により刺激を受けた部位で損傷した頭髪が多数みられる。抜毛癖でも起こる。原因となる習慣や物質を中断することが回復につながる。カウンセリングは抜毛癖の患者で必要になる。

I-110. **正解は D** 第 55 章（vol.1 p.367～）

即時型反応は肥満細胞や好塩基球からの炎症メディエータの放出によって生じ，薬物は直接的に，またはこれらの細胞の IgE 依存性の活性化によって惹起される。アナフィラキシー様反応は薬物による肥満細胞の直接的な脱顆粒の結果として起きるため，本症例のように薬物に対する前感作を必要としない。アナフィラキシー様反応のおもな原因は，非ステロイド性抗炎症薬（NSAID）と造影剤である。IgE 依存性反応では，抗体生成のため，薬物に対する事前曝露が必要であり，抗体は感作された細胞の表面に発現する。薬物に対する再曝露により，薬物-蛋白結合体は IgE 分子を架橋結合して細胞の活性化を惹起し，炎症性のメディエータを放出する。この反応を起こすおもな原因薬物はペニシリン系薬，筋弛緩薬である。即時型反応は直接的な脱顆粒であれ，IgE を介した機序であれ，同様の症状を示し，薬物へ曝露された数分以内にはじまる。症状としては掻痒感，蕁麻疹，悪心，嘔吐，下痢，腹部痙攣，気管支痙攣，喉頭浮腫，心血管虚脱がある。

薬物に対する反応としてはその他，免疫複合体を介した反応と薬物特異的 T 細胞による遅延型過敏反応がある。両者とも，遅延型反応である。免疫複合体の沈着が関与する病状は血清病と呼ばれ，薬物への曝露から 6 日以上経って発症することが多い。しかし，患者があらかじめその薬物に曝露されていた場合には，症状はより早い経過で起きる場合もある。血清病の症状としては発熱，関節炎，腎炎，神経炎，浮腫，蕁麻疹様皮疹がある。遅延型過敏反応は，アレルギー性薬疹の原因として最も頻度が高く，麻疹様発疹，中毒性表皮壊死剥離症，Stevens-Johnson 症候群が含まれる。薬物特異性 T 細胞は薬物の代謝産物というよりも，薬物そのものに反応することが明らかになってきている。肝臓の代謝によって産生される中間代謝産物は毒性をもつ場合がある。この現象の原型としては，acetaminophen 毒性と肝不全がある。

I-111. **正解は A** 第 55 章（vol.1 p.367～）

過敏症症候群は多くの薬物で発症し，原因薬物としては phenytoin，carbamazepine，バルビツレート，lamotrigine，minocycline，dapsone，allopurinol，サルファ薬などが含まれる。好酸球増加と全身徴候を伴う薬物反応（DRESS）としても知られており，紫斑や苔癬化を伴う。また，発熱，顔面や眼囲の浮腫，全身性のリンパ節腫脹，白血球増加，肝炎，ときに腎炎や肺炎を伴う。好酸球増加や異型リンパ球増加を認める場合もある。反応は薬物服用後 2～8 週後に発症し，服用中止後も数週間持続する場合があり，特に肝炎が合併した場合にその傾向が強い。DRESSによる死亡率は10%にのぼる。この死亡率の高さは，原因薬物を直ちに中止すべき必要があることを強く認識させる。死亡率は急性肝炎の場合に最も高くなる。薬物の中止に加えて，prednisone 1.5〜2 mg/kgを毎日全身投与し，8〜12週間かけてゆっくりと減量することが治療上推奨される。ステロイドの局所投与（外用ステロイド薬の投与）も有効である。症状が消失するまで慎重に経過観察を行うべきである。遅発性の自己免疫性甲状腺炎の発症についても慎重に経過観察すべきである。これは，過敏症症候群の発症後6カ月以内に発症する可能性がある。痙攣の治療は大切ではあるものの，他の芳香族抗痙攣薬との交差反応が起こる場合があり，carbamazepineやバルビツレートは本症候群を発症するおそれがある。

I-112. **正解はE** 第56章（vol.1 p.375〜）

光毒性，光アレルギーという2つの光線過敏症は，薬物の局所投与と全身投与の両方に関連がある。また，光感作物質を産生する薬物によるエネルギーの吸収が必要である。産生された光感作物質は活性酸素種を生成する。光毒性は日焼けに似た紅斑を生じさせる非免疫反応である。光アレルギーでは，強烈な痒みを伴う湿疹性皮膚炎の症状が特徴的であり，過敏性反応を起こす比較的まれな免疫反応である。光アレルギーでは，露光部位で苔癬化へ増悪することもある。光毒性と光アレルギーの両方を発症する薬物はフルオロキノロン系薬，サルファ薬，およびスルホニル尿素である。

I-113. **正解はB** 第57章（vol.1 p.382〜）

真性多血症（真性赤血球増加症）診断の第1段階は赤血球容積の増加を証明することである。赤血球容積が正常な場合，みかけ上の多血症が示唆される。つぎに血清エリスロポエチン（EPO）濃度を測定する必要がある。血清エリスロポエチン濃度が低値を示せば，真性多血症と診断できる。確認検査としてはJAK2の変異，白血球増加，血小板増加がある。血清エリスロポエチン濃度上昇の原因としては，低酸素症による生理的な反応，エリスロポエチンの自律的な産生があげられる。多血症の診断検査としてはさらに，動脈血液ガス分析による低酸素の評価，喫煙者の多血症（カルボキシヘモグロビン濃度の上昇），酸素高親和性異常ヘモグロビン症があげられる。酸素飽和度低下を伴う血清エリスロポエチン濃度の低下がみられる場合，腎不全が原因となっている腎臓からの産生低下が疑われる。酸素飽和度正常時に赤血球容積の増加や血清エリスロポエチン濃度の上昇がみられる場合，腎細胞癌で認められるような自律的なエリスロポエチン産生が示唆される。

I-114. **正解はE** 第58章（vol.1 p.390〜）

von Willebrand病（vWD）は血小板粘着異常を示す遺伝性疾患で，いくつかのタイプからなる。最もよく認められる型の特徴は，常染色体優性で，正常なvon Willebrand因子（vWF）の量的な減少である。血小板血栓に関連する一次止血栓の形成異常として，von Willebrand病はおもに粘膜出血と関連がある。von Willebrand病でよくみられる出血の全身症状としては，外科手術・歯科治療後の遷延性出血，月経過多，分娩後出血，大きな紫斑がある。ただし，紫斑ができやすい，月経過多などは通常よく認められる症状であり，von Willebrand病に特異的な症状というわけではない。女性でvon Willebrand病を疑わせる月経関連症状としては，鉄欠乏性貧血，輸血の必要性，生理用ナプキンに直径3 cm以上の凝血塊が付着すること，1時間に1回以上生理用ナプキン・タンポンを交換する必要性があること，などがあげられる。鼻出血も一般的によくみられる症状ではあるが，男性のvon Willebrand病患者の症状としても最もよくみられる。出血性素因を強く疑わせる鼻出血の特徴としては，季節に関係なく頻発する場合や治療が必要なほど出血している場合である。von Willebrand病でみられる消化管出血は出血性素因とは関連がないものがほとんどだが，2型，3型のvon Willebrand病では腸管の血管形成異常や消化管出血に関連している場合がある。誘因のない関節血症や筋肉内血腫は凝固因子欠乏症でみられるが，von Willebrand病ではみられないことが多い。例外的に，第Ⅷ因子が5%未満に減少した重篤なvon Willebrand病でみられる場合がある。

I-115. **正解は B** 第 58 章 (vol.1 p.*390*〜)

活性化部分トロンボプラスチン時間(aPTT)は内因性経路(および共通経路)の機能を評価する検査であり，第 VII 因子を除いたすべての凝固因子の影響を受ける。aPTT 検査試薬は動物または野菜由来のリン脂質が含まれ，エラグ酸やカオリンなどの内因性経路を活性化する物質が含まれている。試薬に含まれているリン脂質の構成は，施設によって異なる。したがって，ある施設で測定された aPTT の結果は，同じ検体であっても，別の施設で測定された aPTT と同一結果であるとは限らない。aPTT 延長の原因としては，凝固因子欠乏症，ヘパリン，または直接トロンビン阻害薬，ループスアンチコアグラント，ある特定の凝固因子に対するインヒビターの存在などがある。aPTT 延長の原因が凝固因子の欠乏なのか凝固因子に対するインヒビターなのかを鑑別するため，混合試験が行われる必要がある。混合試験は正常血漿と患者血漿を 1：1 の割合で混合し，直後に aPTT とプロトロンビン時間(PT)を測定，さらに混合した血漿を 37℃でインキュベーションし，2 時間後まで順次測定する。原因が凝固因子欠乏の場合，aPTT は補正され，インキュベーション後も補正されたままである。後天性の原因によるインヒビターが存在している場合，aPTT は混合直後では補正されることもされないこともあるが，インキュベーション後ではインヒビターがより活性化して aPTT はより延長される。反対にループスアンチコアグラントが存在している場合，aPTT は混合直後でもインキュベーション後でも改善されず，延長したままである。重篤な出血症例で凝固因子に対するインヒビターの存在を疑わせる混合試験の結果がでた場合，ループスアンチコアグラントの有無を確認する必要がある。というのも，ループスアンチコアグラントは特に症状を伴わないか，血栓性疾患として発症するためである。混合試験では，aPTT 延長の原因としてヘパリンを除外することはできない。ヘパリンの存在下ではトロンビン時間の延長がみられ，レプチラーゼ時間は正常である。今回の症例ではトロンビン時間，レプチラーゼ時間はともに正常であるため，ヘパリンや直接トロンビン阻害薬は除外される。同様に播種性血管内凝固(DIC)も，フィブリノーゲン濃度が正常であるために除外される。重篤なビタミン K 欠乏症では，PT と aPTT の両方が延長する。

I-116. **正解は E** 第 59 章 (vol.1 p.*396*〜)

リンパ節腫脹には感染症，免疫疾患，悪性疾患などさまざまな原因がある。リンパ節腫脹を示す患者では，リンパ節腫大が良性である場合が多い。プライマリケアの現場では，悪性疾患を示唆するリンパ節腫脹をもつ患者の割合は 1％に満たず，リンパ節腫脹の精査目的で紹介された患者でも悪性疾患の割合は 16％程度である。リンパ節腫脹の原因として悪性疾患の可能性が考えられる病歴や身体所見も，いくつか存在する。悪性疾患は 50 歳を超えるとより多くみられるようになる。発熱や悪寒は良性の呼吸器疾患で認められることが多いものの，悪性疾患でも認められないわけではない。したがって，発熱は非特異的な症状である。同じように，リンパ節腫脹が限局性か全身性かの区別も，特異的な所見とはいえない。むしろリンパ節腫脹が存在する部位のほうが大切であり，部位によって悪性疾患の可能性が類推できる。鎖骨上のリンパ節腫大は正常であるケースはない。鎖骨上のリンパ節へは胸郭，後腹膜腔のリンパが流入し，悪性疾患では腫大する確率が最も高い。ただし，感染性の原因であっても，鎖骨上リンパ節の原因となることがある。大きさと性状も大切な情報をもたらしてくれる。1.0 cm×1.0 cm 未満の大きさでは良性である場合が多く，最大径 2 cm 以上または 2.25 cm^2 (1.5×1.5 cm)では悪性疾患の可能性が高くなる。転移性腫瘍によるリンパ節腫大は，硬い，固定された，圧痛を伴わないなどとよく表現される。一方，リンパ腫は，リンパ節の急速な拡大に伴う被膜の進展で，圧痛を伴いがちである。リンパ腫に侵されたリンパ節は堅固で，弾性や可動性がある，などとよく表現される。

I-117. **正解は F** 第 59 章 (vol.1 p.*396*〜)

この患者のリンパ節腫脹は良性である。2 cm 以下の鼠径リンパ節は大多数の人で認められるため，播種性の感染や腫瘍の根拠がなく，またリンパ節が腫瘍を示唆する質(硬いか多発性)でなければ，さらなる精査を行う必要はない。現実的なアプローチとしては，リンパ節の大きさを測定し，可能であれば画像を撮影し，経過を追って観察することが望ましい。鼠径リンパ節は性感染症(STI)を伴っているケースもある。ただし，通常は同側性で圧痛があり，双手診や培養検査が行われるが，骨盤超音波検査は必ずしも必要ではない。他部位のリンパ節で病理組織上リンパ腫や肉芽腫性疾患が示唆されたら，全身のCTスキャンが適応となる場合がある。最初にリンパ腫の診断がついた場合にのみ，骨髄生検が適応となる。

I-118. **正解は C** 第59章(vol.1 p.*396*〜)

門脈圧亢進症は，脾臓の受動的なうっ血を介して脾腫を引き起こす。拡張した静脈瘤が門脈圧の上昇をいくぶん低下させるため，軽度の脾腫にとどまることが多い。骨髄線維症では，脾臓や肝臓，その他腹膜などにおいて髄外造血が行われるため，骨髄性過産生による巨大脾腫を生じさせる。自己免疫性溶血性貧血では，脾臓で大量の融解赤血球を処理する必要があるために網内細胞の過形成が起こり，極度の脾腫となることが多い。慢性骨髄性白血病とその他の白血病やリンパ腫では，異常クローン細胞の浸潤により，巨大脾腫となる。辺縁帯リンパ腫は通常，脾腫で発見される。肝硬変または右心不全の患者で巨大脾腫がみられれば，受動的なうっ血以外の原因を考慮すべきである。

I-119. **正解は A** 第59章(vol.1 p.*396*〜)

Howell-Jolly小体(核遺残物)，Heinz小体(変性ヘモグロビン)，好塩基性斑点，有核赤血球が末梢血内に認められるということは，老化あるいは損傷した赤血球を脾臓が適切に処理していないことを意味する。外科的な脾摘でもよく起こるが，悪性細胞のびまん性脾臓浸潤でも起こることがある。溶血性貧血では，貧血の病因に応じて多彩な末梢血塗抹標本像を示す。球状赤血球や分裂赤血球は損傷された赤血球の例であるが，それぞれ自己免疫性溶血性貧血，酸化損傷によって生じる。播種性血管内凝固(DIC)では，末梢血塗抹標本で分裂赤血球と血小板減少が認められること，PT-INR，aPTTの上昇が特徴である。ただし，この状態で損傷赤血球は脾臓において効率的に処理されている。急性白血病への転化は，脾臓の損傷を引き起こさない。

I-120. **正解は A** 第59章(vol.1 p.*396*〜)

脾摘はその後の敗血症リスクを増加させ，敗血症は不可抗力的に高い致死率をもたらす。原因微生物は一般的に莢膜を有している。最も検出頻度が高いのは，肺炎球菌(*Streptococcus pneumoniae*)，インフルエンザ菌(*Haemophilus influenzae*)，ときにグラム陰性腸内細菌である。ウイルス感染のリスクが上昇することはない。脾摘を受けた患者は，肺炎球菌，インフルエンザ菌，髄膜炎菌(*Neisseria meningitidis*)に対するワクチン接種の適応となる。少なくとも脾摘の2週間前までにワクチン接種すべきである。脾摘後敗血症のリスクが最も高いのは20歳以下の患者である。というのも，脾臓が初回免疫獲得の役割を果たし，若い患者ほど原因微生物にはじめてて感染するケースが多いためである。脾摘後の3年間が最もリスクが高く，その後低下するものの，生涯にわたってリスクは存続する。

I-121. **正解は E** 第60章(vol.1 p.*402*〜)

慢性肉芽腫症(CGD)は，食細胞機能異常による遺伝性疾患で，70％はX連鎖性劣性遺伝，残りの30％は常染色体劣性遺伝である。罹患した患者は，カタラーゼ活性陽性微生物として，特に黄色ブドウ球菌(*Staphylococcus aureus*)による感染を起こしやすい。他に，*Burkholderia cepacia*，*Aspergillus*属菌，*Chromobacterium violaceum*なども感染源となりうる。ほとんどの患者は小児期に発症し，皮膚，耳，肺，肝臓，骨がおもな感染部となる。過剰な免疫反応は化膿性リンパ節炎を引き起こし，リンパ節生検で肉芽腫性炎症が認められる。肉芽腫は消化管や尿路でもみられる。アフタ性潰瘍や皮膚の湿疹も認められる。慢性肉芽腫症の基礎にある遺伝子異常は，好中球・単球が感染微生物貪食時に活性酸素を産生できないことによる機能障害である。この疾患を引き起こす変異はいくつかあるが，これらの変異がニコチンアミドアデニンジヌクレオチドリン酸(NADPH)オキシダーゼの5つのサブユニット中の1つに影響を与える。慢性肉芽腫症の診断検査として，ニトロブルーテトラゾリウム(NBT)色素試験がある。この検査は，適切な刺激を与えてもスーパーオキシドと過酸化水素が産生されないことを証明する目的で行われる。

I-122. **正解は A** 第60章(vol.1 p.*402*〜)

正常あるいはストレスのない状態では，好中球プールのおよそ90%は骨髄に存在し，2〜3%は血液中を循環し，残りは組織中に存在する。好中球その他を含む循環血液中のプールは血流内を自由に漂い，血管内皮にごく近い辺縁に集まっている。辺縁プールはほとんどの場合，肺の血管内皮細胞の表面エリアに存在している。後毛細血管小静脈における辺縁化は，セレクチンの介在により，好中球-内皮細胞の低親和性相互作用を引き起こし，内皮細胞に沿って好中球が「転がる(ローリングする)」ようになる。IL-1，TNF-αや他のケモカインを含む多彩なシグナルによって，白血球の増殖，骨髄内から循環血液中への移動を生じさせる。好中球のインテグリンは，好中球を内皮細胞へ接着させ，ケモカインによる細胞活性化に重要な役割を果たしている。感染により，骨髄では好中球産生が著しく増加し，辺縁集積して組織へ移行する。急性期のグルココルチコイド投与は骨髄と辺縁プールの好中球を放出させ，好中球数の増加をもたらす。

I-123. **正解は E** 第60章(vol.1 p.*402*〜)

おもに骨髄内で好中球産生を抑制することにより，好中球減少を生じさせる薬物は多い。選択肢の薬物のうち，原因として最も妥当なのは，trimethoprim/sulfamethoxazole (ST合剤)である。好中球減少をきたす薬物はその他，cyclophosphamideやbusulfanなどのアルキル化薬，methotrexateや5-flucytosineなどの代謝拮抗薬，ペニシリン系薬やサルファ薬系抗菌薬，抗甲状腺薬，抗精神病薬，抗炎症薬などがある。prednisoneが全身投与されると，辺縁から好中球が遊離して骨髄が刺激されるため，循環血液中の好中球が増加する。H_2受容体拮抗薬のranitidineは血小板減少の原因としてはよく知られているが，好中球減少の原因とはならない。非核酸系逆転写酵素阻害薬のefavirenzではおもな副作用として，麻疹状の皮疹，悪夢や錯乱などの中枢神経症状がみられる。これらの症状が存在しても薬物を中止する必要はない。darunavirは新しいプロテアーゼ阻害薬で，忍容性が良好である。おもな副作用は，斑状丘疹状の皮疹，リポジストロフィなど，すべてのプロテアーゼ阻害薬に共通するものである。

I-124. **正解は E** e49章

水銀は，環境中や職業上の低レベル曝露でも，重大な健康被害を引き起こす金属の1つである。低レベルの有機水銀曝露(神経行動学的障害が出現)については，水銀に汚染された魚を摂取した母親から生まれた子どもの研究にもとづいて，懸念が増加している。妊娠中の女性が魚を摂取することが児の神経発達によいか否かについては，魚に含まれるω3脂肪酸の利点と魚の水銀汚染による悪影響という相反する要因のバランスで考える必要があり，そのことが公衆衛生にかかわる推奨上の混乱と不一致をまねいている。全般的にいえば，水銀汚染率が低くω3脂肪酸を多く含む魚(イワシ類やサバ類など)の摂取にとどめるか，あるいは魚の摂取を控えてサプリメントや他の食材からω3脂肪酸を摂取するかのいずれかが，妊婦にとって最もよいとされている。乳児期に接種されるワクチンに保存剤として含まれるエチル水銀が自閉症などの神経発達上の重大な問題を引き起こすという論争が近年あるが，これは科学的根拠の観点から現在支持されていない。実験室にのみ存在する化合物であるジメチル水銀は「最強毒」であり，数滴を皮膚から吸収したり蒸気吸入しただけで，重篤な小脳変性をきたし，死をもたらす。急性水銀中毒は血清中の濃度で評価されるが，慢性曝露については毛髪のサンプルで評価するのが最もよい。

I-125. **正解は C** 第396章(vol.2 p.*3088*〜)

この患者は，スナッパー，グルーパー，バラクーダ摂取による典型的なシガテラ中毒の症状を呈している。シガテラ中毒は非細菌性食中毒として米国では最も一般的であり，フロリダかハワイで生じることがほとんどである。中毒の原因は，おもにインド洋，南太平洋，カリブ海のサンゴ礁に生息する熱帯および亜熱帯魚である。報告例のうち，75%(ハワイを除く)に，バラクーダ，スナッパー，ジャック，あるいはグルーパーが関与していた。すべてではないが，ほとんどのシガトキシンは，フリーズドライ，加熱，冷却，胃酸のいずれの影響も受けない。また，どの毒素も，魚の匂い，色，味を変化させることはない。摂取後15～30分で症状がはじまることもあるが，2～6時間で症状が出現してくることが多い。続く4～6時間で症状が重くなっていく。ほとんどの場合，摂取から12時間以内に症状が生じ，24時間以内にほぼすべての人に症状が現れる。腹痛，悪心，嘔吐，下痢，悪寒，異常感覚，瘙痒感，舌や咽喉のしびれ感や灼熱感，歯痛や歯の異常感覚，多彩な神経症状など，150を超える症状が報告されている。徐脈，血圧低下，呼吸中枢不全，昏睡も起こることがある。死亡はまれである。症状は48時間持続し，徐々に改善される。特徴的な症状は温覚と冷覚の逆転で，3～5日後に生じ，数カ月持続することがある。最も重篤な反応は，以前にも罹患したことのある人で起こりやすい。各人の症状に応じて対症療法を行う。シガテラが多く発生する地域での魚類摂取は控えるべきである。サンゴ礁に生息する捕食性の魚で特大サイズのものは，シガトキシンを宿していると疑ったほうがよい。ウツボや，熱帯海水魚の内臓も絶対に摂取すべきでない。

I-126. **正解は B** e50章

米国では，毎年500万件を超える中毒曝露が生じている。ほとんどの場合，急性かつ事故性で(意図的でない)，単一の物質によるものであり，自宅で起こっているケースが多い。そのほとんどは毒性はないか，あってもわずかであり，好発年齢は6歳以下の子どもである。医薬品が原因となるものは，全曝露件数の47%で，重篤または致死的な中毒の84%を占める。非意図的な曝露は，職場や遊戯場における不適切な化学物質使用の結果起こる。ラベルを読み違えたり，ラベルが誤っていたり，ラベルの貼られていない化学物質を誤って認識してしまったり，自己投薬をしたり，看護師や薬物師，医師，子どもの両親や高齢者による投薬量ミスなどが原因となる。気晴らしの飲酒を除いては，自殺企図(故意の自傷行為)が意図的な中毒の原因として最も多い。向精神的効果があったり多幸感をもたらすような処方薬や市販薬を気晴らしに用いたり，過量の自己投薬を行うことが増加しつつあり，非意図的な自己中毒の原因となってきている。そのうち20～25%が医療機関での診察を受け，全体の5%で入院が必要となる。中毒は，すべての救急搬送と救急外来受診，ICU入院のうち5～10%を占める。精神科救急入院の約30%は，薬物過量摂取による自殺企図が原因である。全般的に死亡率は低く，すべての曝露例のうち1%に満たない。一方，薬物による自殺企図で入院した患者では重篤な中毒をきたしているため，致死率は1～2%と高くなる。acetaminophenは，最も致死的な中毒を引き起こしやすい薬物である。総じて，一酸化炭素は中毒死をまねくが，これは病院や中毒センターの統計に反映されない。一酸化炭素中毒患者の多くは死亡した状態で発見され，直接監察医へ報告されるためである。

I-127. **正解は D** e50章

交感神経系の中毒症候群は，頻拍，血圧上昇，神経筋活動の活発化，振戦，譫妄，不穏など，多岐にわたる。これらの症状は，他の特徴や相対的な症状の強度によって分類されることが多い。コカインやacetaminophenなどの交感神経作用薬は，末梢血管の収縮によってバイタルサインの極度の上昇や，臓器障害を引き起こす。通常，幻覚症状はない。ベンゾジアゼピン系薬やアルコール離脱症状も似たような症状をきたすが，通常は幻覚を伴い，痙攣も伴うことが多い。熱感・乾燥・潮紅を伴う皮膚，尿閉，腸蠕動音の欠如は抗コリン作用の特徴的な症状で，抗ヒスタミン薬，抗精神病薬，抗Parkinson病薬，筋弛緩薬，三環系抗うつ薬服用時に認められる。眼振は，ketamine，フェンシクリジン過剰服用時に特有の症状である。

I-128. **正解は A** e50 章

リチウムは細胞膜の鉄輸送を障害し，腎性尿崩症，偽性高クロール血症を引き起こす。これによって，アニオンギャップの低下を伴う代謝性アシドーシスとなり，悪心，嘔吐，失調，脳症，昏睡，てんかん，不整脈，高熱症，恒久的な運動障害などが生じうる。重症例では，経口腸管洗浄，長時間作用型ならば内視鏡的除去，補液，ときに血液透析が必要となる。慢性中毒では，急性中毒に比べて低濃度で毒性を引き起こしうるので，注意が必要である。サリチル酸中毒では，正常浸透圧ギャップ，アニオンギャップ代謝性アシドーシス，呼吸性アルカローシスが生じ，ときにアニオンギャップ正常の代謝性アシドーシスも生じうる。メタノール中毒は失明の原因となり，アニオンギャップ代謝性アシドーシスがみられ，正常な乳酸およびケトン濃度，浸透圧ギャップの上昇が特徴的である。プロピレングリコール毒性は，乳酸濃度および浸透圧ギャップの上昇を伴った，アニオンギャップ代謝性アシドーシスを引き起こす。オピオイド過量摂取時に電解質のみの異常がみられるが，これは呼吸性アシドーシスの代償作用である。

I-129. **正解は B** e50 章

治療用量遵守時と過量摂取時のそれぞれがもたらす臨床的な結果の違いを理解しておくことは，重要である。治療用量を投与した場合に比べて，過量摂取した場合の薬効はより早期に現れ，ピークを迎えるのが遅く，より長時間作用する。そのため，危険物質を中毒量摂取した患者でまだ症状が現れていない場合，間もなく症状が出現すると予測されるため，直ちに積極的腸管洗浄を行うべきである。ピークが遅い作用と長時間持続する作用も，同様に重要である。オピオイド製剤やベンゾジアゼピン系薬を過量摂取した患者について，毒性を取り除いた後すぐに帰宅させたり，注意深い観察を行わないというのは，よくある臨床上の誤りである。多くの場合，中毒物質の作用時間は naloxone や flumazenil といった拮抗薬の半減期を超えるため，中枢神経系や生理反応抑制を予防するため，数時間後の再投与が必要となる。

I-130. **正解は E** e50 章

中毒物質の胃からの除去を摂取後 1 時間以上経過してから行うか否かについては，その賛否を判断するデータがほとんど存在しないため，議論はあるものの，現在のところ多くの病院で行われている治療法である。吐根(トコン)シロップは病院で使用されることはもはやなく，家庭での使用にも議論がある。ただし，その安全性については確立されているため，病歴がはっきりしていて十分な適応がある場合に服用することにはほとんど害がない。活性炭は，最も害が少なく侵襲性も低いことから，胃洗浄に最もよく用いられる。中毒物質摂取後の 1 時間以内に活性炭による胃洗浄を行った場合，全身性の吸収を抑制できる。著明な抗コリン作用を示す薬物(三環系抗うつ薬など)を過量摂取した後にも効果が期待できる。活性炭使用後は内視鏡検査を行っても視野が悪く十分な観察が行えないこと，経口薬の吸収率が低下することを考慮しなければならない。胃洗浄は最も侵襲的かつ効果的な方法であるが，気管挿管と腸管破裂のリスクがある。また，患者にとっては苦痛の大きい処置である。そのうえ，胃洗浄は誤嚥リスクが最も高い。中毒物質除去の方法として最も一般的なこの 3 つの選択肢は，少なくとも 1%の誤嚥リスクがあるため，意識レベルの変容が認められる患者では特別な配慮を要する。

I-131. **正解は E** e51 章

急性高山病は，高山病のうちでも予後のよい状態であるが，一方，高地脳浮腫，高地肺水腫は致死的な病態である。高山病は標高 2,500 m を超えたあたりから生じるが，1,500〜2,000 m でも起こることがある。高度順化では，まず吸気中の酸素分圧減少に反応して過換気となり，つぎにエリスロポエチンと 2,3-ビスホスホグリセリン酸が増加する。急性高山病の症状は，高所に登った 6〜12 時間後に特異的に現れ(頭痛，悪心，倦怠感，めまい)，身体所見が少ないことに特徴がある。急性高山病は，疲労，脱水，低体温，二日酔い，低ナトリウム血症とは区別すべきである。高山病を引き起こす最も重要な危険因子は，高所への上昇速度と高山病の既往である。疲労も危険因子となりうるが，体力の不足は危険因子とはならない。急性高山病の予防因子の 1 つとしては，登山前 2 カ月間に標高の高い場所へ行くことである。子どもから大人まで，どの年代も同程度に高山病を発症するが，50 歳以上では若年者に比べて急性高山病を発症しにくい。また，急性高山病の発生には性差が存在しないことがほとんどの研究からわかってきている。睡眠中の酸素飽和度減少は高所でよく認められる現象であるが，急性高山病に伴って生じてくる。段階的に標高を上げることが，急性高山病予防に最適な方法である。速度を早めて高所に到達する必要があるときは，登山 1 日前から acetazolamide か dexamethasone を 2〜3 日間内服しておくと効果的である。二重盲検プラセボ対照試験では，急性高山病に対するイチョウの効果は証明されていない。軽症の急性高山病は休息するだけで改善するが，より重症なケースでは acetazolamide と酸素による治療が必要になる。高地脳浮腫，高地肺水腫を含む重症例では，下山(高度低下)することが有効な治療となる。軽症の急性高山病から回復した患者は，回復後に慎重に高度を上げてもよいが，高地肺水腫患者では禁忌である。

I-132. **正解は D** e51 章

高地肺水腫は，低酸素環境に対する肺血管系の異常反応である。必ずしも高山病に引き続いて起こるとは限らない。高地肺水腫は高地に到達した 2〜4 日後に起こる。同じ標高に 4〜5 日滞在した後に発症することはまれである。高所への移動速度が速いこと，運動，高地肺水腫の既往，呼吸器感染，寒冷環境が危険因子となる。男性のほうが，女性よりも罹患しやすい。心肺循環器系に異常のある患者(卵円孔開存，僧帽弁狭窄，原発性肺高血圧症，片側性肺動脈欠損など)では，中等度の標高においても高地肺水腫のリスクが高い。比較的低い標高(3,000 m 未満)で発症した場合や，心肺循環器系異常の素因が疑われる場合は，心エコー検査を行うことが推奨される。高地肺水腫の初発症状は，その標高において予想される以上に運動耐容能が低下することである。持続性の乾性咳嗽が高地肺水腫の初期症状で，続いて血性の痰がみられる場合もある。安静時でも認められる頻呼吸と頻拍が，疾患の進行度を示す指標である。聴診上，断続性ラ音(クラックル)が聴取されることもあるが，診断的ではない。発熱と白血球数の増加も認められることがある。下山(高度低下)と酸素投与(酸素飽和度が 90％超へ上昇するまで)が高地肺水腫のおもな治療である。nifedipine は補助療法として用いられる。安全で携帯に便利な β 作動薬の吸入剤は，高地肺水腫の予防と治療に有用であるが，関連する臨床試験は現在のところ行われていない。一酸化窒素の吸入と呼気陽圧換気も治療法として有効な可能性があるが，高い標高では利用できない。高地肺水腫に対するホスホジエステラーゼ-5 阻害薬を用いた治療についての研究はないが，臨床現場で使用された報告はあがっている。高地肺水腫に罹患して回復した患者は，ふたたび高度を上げることができる。高地脳浮腫がみられた場合，2〜3 日は再登山を避けたほうがよい。

I-133. **正解は E** e52 章

未治療の気胸は，急速に膨張して減圧の際に緊張性気胸となるリスクをもつ。大きな肺胞のみられる患者でも同様のリスクを有するため，注意する必要がある。慢性的な CO_2 貯留がある患者に対する高気圧酸素治療の効果については，まだ研究されていない。また，よく引用される高気圧酸素治療の禁忌として，bleomycin による治療歴があげられる。bleomycin は用量依存性の肺炎を引き起こすため，高気圧酸素治療によってリスクが高まる可能性がある。bleomycin による治療を何年も前に受けた症例であっても，高気圧酸素治療後や高濃度酸素投与後に肺炎を起こしたという報告がいくつかある。放射線直腸炎と一酸化炭素中毒は，臨床的に高気圧酸素治療を適応できる病態である。高気圧酸素治療の適応には，遅発性放射線障害，創傷治療，筋壊死，熱傷があり，その他局所的な低酸素を起こしていたり，酸素供給が不十分な病態に対する治療法にも推奨が拡大している。

I-134. **正解は D** e52 章

海水中では水深 10.13 m ごとに周囲圧力(P_{amb})が 1 気圧ずつ上昇するため，水深 20 m 地点で約3絶対気圧にさらされる。減圧症は，高圧環境の潜水から浮上中や浮上後に，体内の不活性ガス（通常は窒素ガス）が気泡化することにより起きる。長く深い潜水ほど不活性ガスの量が増加し，急速な浮上ほど気泡化を促して，末梢臓器障害をもたらす。さまざまなケースがあるが，減圧症は水深7 m（1.7絶対気圧）未満の潜水では通常起こらない。減圧症は，浮上後8～12時間以内に起こることが多い。多くの患者では軽度の症状として，筋骨格系の痛み，倦怠感，斑状の知覚障害のような軽い神経学的症状などが出現する。危険な合併症は脳動脈ガス塞栓である。ガスの気泡が脳循環に侵入する機会を減らすため，減圧症患者では水平臥位を保たせるようにする。まず，100％酸素を投与し，不活性ガスの排泄（洗い出し）と気泡の溶解を加速させる治療を行う。軽症状では収まらない減圧症患者に対しては，再加圧と高気圧酸素治療の実施が推奨される。空路での移動が可能であれば，患者をヘリコプターで低空飛行で輸送する。完全に回復した後，1カ月以上経過した時点で，ダイビングを再開してもよい。

I-135. **正解は B** 第268章（vol.2 p.*1910*～）

急性肺傷害（ALI）と急性呼吸促迫症候群（ARDS）はともに，左房圧上昇のみられない広範な肺損傷で，胸部X線所見上で両側の浸潤影があり，かつ低酸素血症が存在することによって特徴づけられる。ALIは広範な肺損傷のうちより重症度の低いタイプだと考えられており，ARDSに進展する可能性があるため，進展予防のための集中治療を行う根拠となるかもしれない。動脈血酸素分圧（mmHg）/吸入酸素分画（Pa_{O_2}/F_{IO_2}）がARDSでは200 mmHg以下，ALIでは300 mmHg以下として鑑別可能である。多くの内科的，外科的疾患がALIやARDSを発症する可能性があるが，そのうちの大部分（80％以上）は比較的特定された臨床症候，すなわち重症敗血症と細菌性肺炎（40～50％），外傷，複数回の輸血，胃内容物の誤嚥，薬物の過剰摂取により発症する。外傷患者のうち，肺挫傷，多発骨折，胸郭外傷や胸壁動揺がARDSの外科的ケースとして多く報告されているが，頭部外傷，溺水，毒物吸入，熱傷はまれである。ARDSの進展リスクは，2つ以上の内科的および外科的症候をもつ患者で増加する（例えば，ARDSのリスクは重度外傷患者では25％であるが，外傷と敗血症を合併した患者では56％にまで増加する）。他にもいくつかの臨床的変動要因がARDSの発症に影響を与えており，高齢者，アルコール依存症，代謝性アシドーシス，疾患自体の重症度などが含まれる。

I-136. **正解は D** 第268章（vol.2 p.*1910*～）

今日に至るまで，複数の病態生理学にもとづいた治療法が徹底して研究されてきたにもかかわらず，急性呼吸促迫症候群（ARDS）患者の死亡率を低下させた治療は，低1回換気量（6 mL/kg予想体重）の機械換気のみである。この治療は，ARDS患者で肺胞を正常に過膨張させようとすると肺損傷をさらに促進してしまうという考えにもとづいている。正常または低い左房充満圧を維持することも，ARDS患者に推奨される治療法である。肺水腫を最小限にとどめ，さらなる動脈血の酸素化および肺コンプライアンスの低下を予防することで，肺機能を改善して，ICU入室と機械換気の使用期間を短縮することが目的となる。数多くの研究によって腹臥位での患者管理が酸素化改善につながる可能性が証明されているが，死亡率改善に関する一貫した有効性はみられなかった。その他，「肺保護効果のある」機械換気法〔高頻度換気，高い呼気終末陽圧（PEEP），圧容量曲線の測定〕の有効性については，現在のところ検証中である。炎症メディエータと白血球はARDS患者の肺で豊富にみられる。この潜在的に有害な肺の炎症を減らすため，早期および末期ARDS患者をグルココルチコイドで治療する試みが数多く行われてきた。有効性を示した研究はごくわずかである。現時点でのエビデンスは，ARDS患者治療における高用量グルココルチコイドの使用を支持していない。同様に，ARDSはサーファクタント欠乏によって特徴づけられるが，サーファクタント補充療法については臨床結果が得られていない（新生児肺損傷では顕著な有効性がみられたのとは対照的である）。表I-136参照。

表 I-136　エビデンスにもとづいて推奨される ARDS 治療

治療	推奨度[a]
機械換気	
低 1 回換気量	A
左房充満圧を最小限度に維持	B
高 PEEP または "open lung"	C
腹臥位	C
リクルートメント手技	C
ECMO	C
高頻度換気	D
グルココルチコイド	D
サーファクタント補充療法，NO 吸入療法，その他の抗炎症療法(例えば，ketoconazole，PGE_1，NSAID)	D

[a]A：ランダム化試験による強力な臨床エビデンスにもとづいて推奨できる治療法。B：有望ではあるが限定された臨床データにもとづいて推奨できる治療法。C：どちらともいえないエビデンスで代替療法としてのみ推奨。D：臨床的エビデンスから治療としては好ましくなく，推奨できない治療法。
PEEP：呼気終末陽圧，ECMO：体外膜型肺，PGE_1：プロスタグランジン E_1

I-137.　**正解は E**　第 268 章(vol.2 p.*1910*〜)

近年の急性呼吸促迫症候群(ARDS)による死亡率は，26〜44％と推定されている。ARDS による死亡はおもに肺以外の原因から生じており，敗血症と肺以外の臓器不全による死亡が 80％以上にのぼる。低酸素血症性呼吸不全による死亡は一般的にはみられない。ARDS における低酸素血症の重症度もまた，転帰の有力な予測手段とはならない。ARDS による死亡の危険因子はおもに，年齢，合併している慢性疾患または臓器障害，疾患自体の重篤度(臓器障害の数)である。直接的な肺傷害(肺炎，肺挫傷と誤嚥を含む)による ARDS 患者では，間接的な原因によるものと比べて死亡率が 2 倍となる。一方で，外科的手術や外傷による ARDS 症例でも，特に直接的な肺傷害のない症例では，他の ARDS 患者よりも生存率が高い。大多数の患者は，1 年でほぼ正常の肺機能に回復する。気管チューブ抜管後 1 年を経過した ARDS 生存者の 3 分の 1 以上は正常な肺活量と拡散能を示すようになり，残りの大部分の患者も軽度の肺機能異常を残すのみとなる。死亡リスクとは異なり，肺機能の回復については ARDS の初期肺傷害の程度と強い相関関係がみられる。ARDS 生存者の治療に際しては，心理的かつ呼吸器的機能に相当な負担がかかっている点に注意することが重要である。ARDS 生存者では，うつ病や心的外傷後ストレス障害がかなり高い確率で生じるからである。

I-138.　**正解は D**　第 269 章(vol.2 p.*1914*〜)

非侵襲的換気(NIV)は，急性や慢性の呼吸不全といった特定の状況で効果的であり，肺炎や気管喉頭の損傷などの合併症が少ないため，広く受け入れられてきている。広い適用の妨げとなっていたのは，NIV 時に必要なきつくフィットするマスクが身体的および精神的な不快感を起こしている点である。加えて，急性の低酸素血症性呼吸不全患者に対しては，治療効果が限られている。そのような患者では今でも，気管挿管と従来の機械換気が残された選択肢となる。NIV を試みることにより恩恵を受ける最も重要な患者群の例をあげると，呼吸性アシドーシス(pH 7.35 未満)に至る慢性閉塞性肺疾患(COPD)が急激に増悪している場合である。適切に施行されたランダム化比較試験から，血液 pH 7.25〜7.35 の換気不全患者では，NIV の失敗率が低く(15〜20％)，良好な転帰(挿管率，ICU の入室期間，ある研究においては死亡率)を示すことがわかっている。より重症の pH 7.25 以下の患者では，pH が低下するほど失敗率が上がり，NIV の失敗率は呼吸性アシドーシス重症度と逆関連がみられる。より軽症のアシドーシス患者では(pH 7.35 以上)，COPD 悪化に対する酸素投与調節や薬物療法(副腎皮質ステロイドの全身投与，気管支拡張薬，必要に応じた抗菌薬投与)を含む従来の治療の方が，NIV よりもすぐれている。NIV の禁忌については表 I-139 参照。

表 I-139　非侵襲的換気(NIV)の禁忌

心停止または呼吸停止
重症脳障害
重症消化管出血
血行動態不安定
不安定狭心症と心筋梗塞
顔面手術または顔面外傷
上気道閉塞
誤嚥の高リスクまたは気道防御不能
分泌物排出不能

I-139.　**正解は A**　第 269 章(vol.2 p.*1914*～)

換気モードは，呼吸のトリガーと，サイクル，リミットの方法においてそれぞれ異なる。すべてのモードで，圧リミットか換気量リミットかを決定することができる。補助調節換気(ACMV)と同期式間欠的強制換気モード(SIMV)は換気量サイクルによるモードであり，一定の容量を必要とする吸息圧の呼吸器を用いて患者に送られる。圧補助換気(PSV)と圧規定式換気(PCV)は圧サイクルによるモードであり，既知の圧リミットがかけられ，呼吸器で設定する換気量が変化しうる。持続気道陽圧(CPAP)は圧に変化を加えなかったり，一定の換気量を患者に送らないモードである。ACMV と SIMV は，自発呼吸を開始した患者に対する反応の点でそれぞれ異なる。患者が自発呼吸を開始しない場合，どちらのモードでも一定の換気量をかける。ただし，SIMV では患者が人工呼吸器で設定した呼吸数より頻回に呼吸しているとき，その自発呼吸は完全に患者自身の努力によるものである。一方，ACMV では設定された呼吸数を上回る呼吸を開始した患者に対して設定された呼吸回数が与えられ，人工呼吸器によるサポートを受ける。頻呼吸がみられる患者では，完全な 1 回換気に対するタイミングが不適切となるため，結果的に過換気と内因性 PEEP に陥ることもある。今回の患者では，自発呼吸も人工呼吸器で開始される呼吸も設定された呼吸数かつ一定の容量であるため，これは ACMV と最も一致する。

I-140.　**正解は D**　第 269 章(vol.2 p.*1914*～)

患者の適切な自発呼吸開始時期を決定することは，機械換気管理下の患者治療にとって重要である。抜管に成功できそうかどうかを決定する重要な最初のステップは，患者の精神状態を評価することである。鎮静されている状態では難しくなるため，患者の精神状態を評価できるように毎日短時間鎮静を中断することが推奨される。鎮静を毎日中断することで，機械換気の継続期間を短縮できることが示されている。指示に応じることができなかったり反応が完全に鈍い場合，その患者は誤嚥のリスクが高く，抜管に成功できない可能性が高い。加えて，患者が血行動態的に安定しており，肺損傷が安定または改善されている必要がある。これらの条件が満たされた場合，患者を最小の換気補助下におく。ここには，吸入酸素濃度(F_{IO_2}) 0.5 以下，呼気終末陽圧(PEEP) 5 cmH_2O 以下で，pH 7.35 と動脈血酸素飽和度(Sa_{O_2}) 90％以上を維持できるかという条件が含まれる。自発呼吸を試みたときに浅速呼吸がみられる場合，抜管が困難な患者を特定する根拠となる。

I-141.　**正解は B**　第 269 章(vol.2 p.*1914*～)

機械換気を開始する患者に対しては，さまざまな支持的処置が必要である。ベンゾジアゼピン系薬と麻薬の組み合わせによる鎮静と鎮痛が，機械換気管理中の患者の安静と安全を維持するために通常用いられる。最近の研究からは，重症患者で鎮静を最小限にとどめることの有用性が示されている。しかし，十分な疼痛管理は患者を安静にするうえで重要な要素である。これに加えて，拘束されていることにより，患者には深部静脈血栓症や肺塞栓の発症リスクが高くなる。未分画ヘパリン(UFH)または低分子ヘパリン(LMWH)による予防的な皮下注を行う必要がある。特に神経学的傷害のみられる患者と重篤な呼吸不全および急性呼吸促迫症候群(ARDS)患者については，広範な胃腸粘膜損傷に対する予防効果が示されている。

胃酸の抑制は，H_2 受容体拮抗薬，プロトンポンプ阻害薬と sucralfate によって管理する。72 時間以上挿管される患者では，栄養上の管理も推奨される。運動促進もしばしば必要とされる。頻回の体位変換と皮膚障害の詳細な観察は，褥創の悪化を最小限にするためにあらゆる ICU で行うべきである。過去には，頻繁な人工呼吸器回路の交換が，人工呼吸器関連肺炎（VAP）予防処置としてかつて検証されたが，効果は認められず，人工呼吸器関連肺炎のリスクをかえって高める可能性がある。

I-142.　**正解は D**　第 269 章（vol.2 p.*1914*〜）

機械換気は，低酸素血性および過炭酸性呼吸不全ではともに，呼吸を補助する目的で使用される。人工呼吸器は，あらかじめ決められた設定に従って加温・加湿されたガスを気道へ供給する。人工呼吸器は吸気時のエネルギー源として用いられる一方，呼気は受動的なプロセスであり，肺と胸壁の弾性収縮によって行われる。呼気終末陽圧（PEEP）は，呼気での肺胞虚脱を防ぐ目的で用いられる。PEEP の生理的作用には，前負荷と後負荷の減少も含まれる。PEEP は右房の静脈還流量を減少させ，特に体液量の減少した患者で低血圧が起こることによって，前負荷は減少する。これに加えて，PEEP は心臓と体循環に影響する。この複雑な相互作用は後負荷の軽減へとつながり，心機能の低下した患者で有効に作用する場合がある。機械換気で管理するとき，医師は人工呼吸器の設定に関する他の潜在的な生理的作用も認識しておく必要がある。医師が選択する初期設定には，呼吸のモード，呼吸数，吸気酸素濃度（F_{IO_2}）と，容量サイクル換気ならば 1 回換気量が，圧サイクル換気ならば最大吸気圧が含まれる。人工呼吸器を扱う技師も，選択された設定を実行するために吸気流速や波形を変更することができる。これらを選択することで，患者に重要な生理的作用をもたらすことが可能となる。閉塞性肺疾患の患者では，呼気時間を最大にすることが重要である。これは呼吸数を減らすか，吸気時間（I）を短縮する（I：E 比を減少させて呼気を長くする）ことにより実施可能で，吸気流速を上昇させることによって完了する。1 回換気量を大きくすることで肺胞が過膨張し，急性肺傷害につながるおそれがあるため，容量サイクル式のモードを選択する際には 1 回換気量に注意する必要がある。

I-143.　**正解は B**　第 269 章（vol.2 p.*1914*〜）

喘息または慢性閉塞性肺疾患（COPD）などの閉塞性肺疾患による呼吸不全のために気管挿管された患者では，内因性 PEEP（auto-PEEP）の発症リスクがある。この状況は呼気流速制限によって特徴づけられるため，呼気を完全な状態にするためには長い呼気時間が要求される。呼気が完全でないと，auto-PEEP が発症する。呼吸を繰り返すことで auto-PEEP から発生する圧が上昇し続け，右室への静脈還流を妨げることになる。これが低血圧につながり，気胸のリスクが高まる。この患者を評価するとき，この状況について考慮しなければならない。しかし，呼吸音が両側で聴取できるため，気胸の可能性は低い。そのため，胸腔チューブ挿入は必要ではない。この患者では筋弛緩薬の効果が徐々に失われることで興奮して過呼吸となっているため，auto-PEEP がすでに発症していると考えられる。補助調節換気モードでは，努力呼吸ごとに 550 mL の 1 回換気量が発生し，呼気時間が減少して auto-PEEP が生じる。この患者に対してすぐに行うべき処置のなかには，完全に呼気をさせるために患者を呼吸器から離脱させて auto-PEEP を減少させることも当然含まれてくる。急速補液は一時的に血圧を上昇させるかもしれないが，低血圧の根本的な原因を解決できない。患者を人工呼吸器から離脱させた後，人工呼吸器の設定値まで呼吸数を低下させることによって auto-PEEP のさらなる発生が予防できるため，鎮静が重要である。鎮静は，ベンゾジアゼピン系薬と麻薬または propofol を組み合わせて行うことができる。他の処置で低血圧を治療できないか，敗血症が低血圧の原因として考えられない場合，昇圧薬の投与は推奨されない。

I-144.　**正解は A**　第 5 章（vol.1 p.*30*〜），第 269 章（vol.2 p.*1914*〜）

侵襲的機械換気を行ううえで安定した気道を確保するためには，気管挿管が安全に行われなければならない。ほとんどの患者では，気管挿管のために筋弛緩薬が鎮静薬と組み合わされて使用される。suxamethonium は半減期の短い脱分極性筋弛緩薬で，最もよく用いられる筋弛緩薬の 1 つである。しかし，神経筋接合部を脱分極する作用を有するため，高カリウム血症の患者ではカリウム濃度を上昇させたり潜在的な致死的不整脈をさらに増加させるおそれがあり，suxamethonium の使用は禁忌である。高カリウム血症発症のリスクがあり，suxamethonium が相対禁忌となる状況には，急性腎不全，圧挫傷，筋ジストロフィ，横紋筋融解症と腫瘍溶解症候群が含まれる。腎不全が合併しない限り，acetaminophen の過剰摂取は suxamethonium 使用に対する禁忌とはならない。

I-145.　正解は 1-C，2-B，3-D，4-A　第 270 章（vol.2 p.*1919*～），第 271 章（vol.2 p.*1925*～），第 272 章（vol.2 p.*1933*～）

これらの昇圧薬は血行動態の補助として使用することができる。これらの薬物の作用は，心拍数，心収縮機能，末梢血管抵抗を変化させるための交感神経系作用によって生じる。末梢血管の α_1 アドレナリン受容体を刺激することによって血管収縮が生じ，体血管抵抗を上昇させることによって平均動脈圧（MAP）が改善される。β_1 受容体はおもに心臓に存在し，心収縮能と心拍数を上昇させる。β_2 受容体は末梢循環中にみられ，血管拡張と気道拡張を起こす。phenylephrine は α アドレナリン作動薬としてのみ作用し，感染性ショックの第 2 選択薬とみなされており，麻酔導入後に生じる低血圧の是正目的で用いられる。phenylephrine は脊髄ショックにも有用である。dopamin の作用は用量依存性である。高用量の dopamin は α 受容体への親和性が高いが，低用量（5 μg/kg/min 未満）では高くない。加えて，dopamin は β_1 受容体とドパミン作動性受容体にも作用する。これらの受容体に対する効果は低用量で最も大きくなる。noradrenaline と adrenaline は α と β_1 受容体の両方に作用して，末梢血管抵抗と心拍数，心収縮機能を増加させる。noradrenaline では，adrenaline や dopamin よりも β_1 作用が少なく，頻拍との関連がより少ない。noradrenaline と dopamin は，敗血症性ショックの第 1 選択薬である。adrenaline は，アナフィラキシーショックに適した薬物である。dobutamine はおもに β_1 作動薬であり，β_2 受容体への作用も少ないが備えている。dobutamine は，心収縮機能と心拍数を改善することを通じて心拍出量を増加させる。また，dobutamine は，血管拡張と体血管抵抗減少を引き起こす β_2 受容体への作用により，低血圧の発生と関係してくることがある。

I-146，I-147.　正解はそれぞれ B，C　第 270 章（vol.2 p.*1919*～）

循環血液量減少性ショックは最もよくみられるショックで，消化管，尿路系，または無自覚の喪失による出血，または血漿流量の喪失のいずれかで起こる。出血性および非出血性ショックの徴候は区別できない。軽度の循環血液量減少は血液量の 20％未満の損失であると考えられ，通常は一部の例外を除き軽い頻拍によって代償される。循環血液量が 20～40％喪失すると起立性低血圧が起こることが多い。40％以上減少すると，高度の頻拍，低血圧，乏尿，さらには意識レベルの低下といった古典的なショック徴候につながる。ショックが重症化するまで，中枢神経系の循環は維持される。乏尿は，血管内容量回復の指標として助けとなるきわめて重要な臨床上の要素である。十分な気道と自発呼吸を評価した後，まず血管内容量を補正して，喪失の進行を抑えることを目的とした治療を行う。血管内容量の回復としては，等張食塩液または乳酸 Ringer 液の急速静注から開始する。直接比較試験では，晶質液と比較して膠質液では有効性がみられず，実際には外傷患者の死亡率を上昇させるようであった。進行中の失血による出血性ショックでヘモグロビン濃度が 10 g/dL 以下の場合は，赤血球濃厚液（PRBC）の輸血を行う。出血管理後の PRBC による輸血は，ヘモグロビン濃度が 7 g/dL 以下の場合のみ行う。血管内容量回復後も低血圧である場合，その患者の予後は非常に悪い。これらの患者では循環器系のサポートと集中的なモニタリングを開始する。ショック患者における蘇生のためのアルゴリズムを図 I-146 に示す。

I-148.　正解は D　第 270 章（vol.2 p.*1919*～）

この患者は，ST 上昇を伴う心筋梗塞による心原性ショックをきたした状態である。ショッ

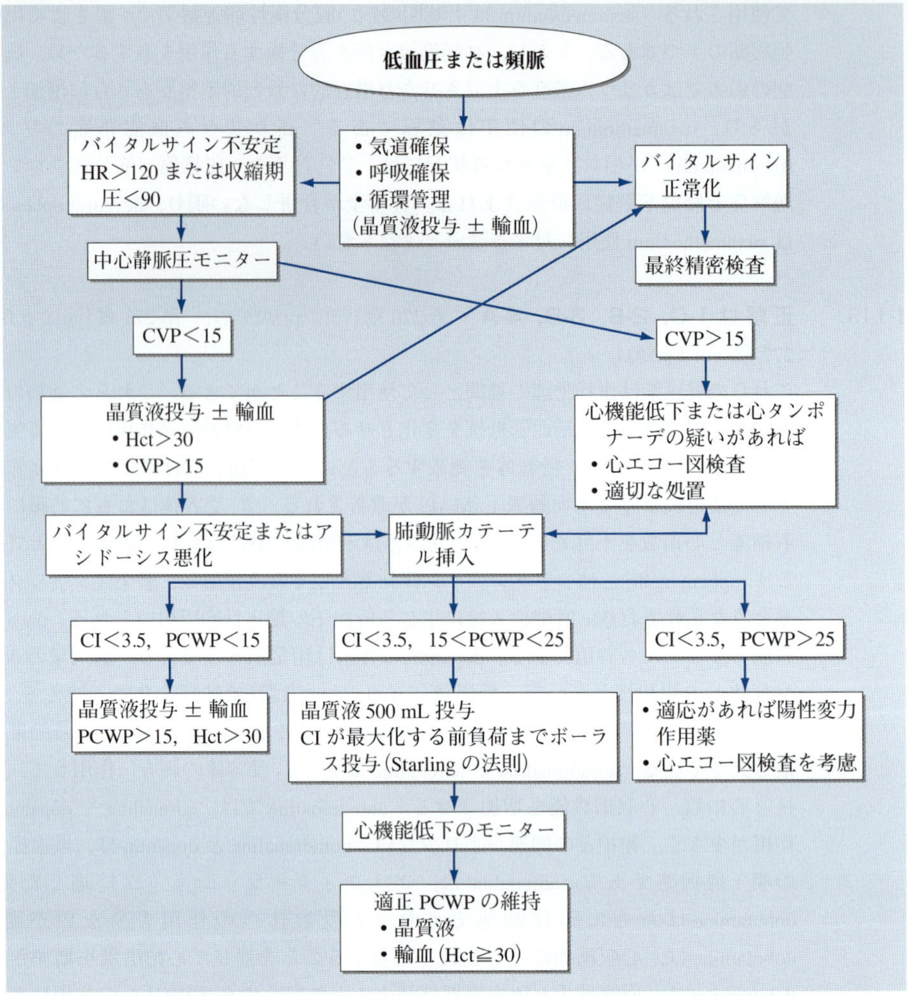

図 I-146　ショック患者の蘇生のためのアルゴリズム。HR：心拍数，CVP：中心静脈圧（mmHg），Hct：ヘマトクリット値（%），CI：心係数（L/min）/m^2，PCWP：肺毛細管楔入圧（mmHg）

クは，重要臓器への循環が十分でないために起こる臨床症候群である。ショックの根底にある病態生理を理解することは，適切な管理を決定するうえで重要である。心拍出量は組織循環の主要な決定要素であり，1 回拍出量と心拍数の積である。1 回拍出量は前負荷（心室充満），後負荷（心室駆出抵抗）と心筋収縮性で決まる。この患者では，虚血で傷害を受けた心筋がその収縮力の多くを突然失い，1 回拍出量が急速に低下し，心拍出量が低下していると考えられる。心臓への還流を改善して 1 回拍出量を増加させるため，体血管抵抗が上昇する。血管抵抗の上昇，心拍出量と前血流の低下，神経内分泌性の血管収縮の結果，中心静脈圧が上昇する。ショックの病態生理を比較できるよう，その他の分類を表 I-148 に示す。

I-149.　**正解は C**　第 271 章（vol.2 p.*1925*～）

米国では，敗血症の年間発症数が 70 万人を上回るまでに増加しており，毎年 20 万人以上が敗血症で死亡している。約 3 分の 2 の症例は他の併存疾患のもとで発症し，敗血症の発症率は高齢および基礎にある併存疾患によって増加する。加えて，敗血症の発病率は要因が他にいくつか存在しているために増加していると考えられている。AIDS を含む慢性疾患をもつ患者の高齢化，AIDS 患者における敗血症リスクの増加などが含まれる。抗菌薬，免疫抑制薬，人工呼吸器や留置カテーテル，その他の医療器具の使用頻度の増加により敗血症リスクが高まったと同時に，医療行為自体も敗血症のリスクに影響を与えている。

表 I-148　さまざまな形態のショックにおける生理的特徴

ショックの型	CVP と PCWP	心拍出量	体血管抵抗	静脈血酸素飽和度
循環血液量減少性	↓	↓	↑	↓
心原性	↑	↓	↑	↓
敗血症性				
高心拍出状態	↓↑	↑	↓	↑
低心拍出状態	↓↑	↓	↑	↓↑
外傷性	↓	↓↑	↑↓	↓
神経原性	↓	↓	↓	↓
副腎不全	↓↑	↓	＝↓	↓

CVP：中心静脈圧，PCWP：肺毛細管楔入圧

I-150.　**正解は B**　第 271 章（vol.2 p.*1925*～）

敗血症は全身性炎症性の反応で，微生物に対する反応として生じる。全身性炎症反応症候群（SIRS）の診断では，以下の条件を 2 つ以上満たすことが必須となる。すなわち，(1) 発熱または低体温，(2) 頻呼吸，(3) 頻拍，または (4) 白血球増加，白血球減少または桿状核球が 10％以上みられること，である。この患者は輸液による蘇生処置にもかかわらず，臓器機能不全と進行性の低血圧によって SIRS の基準を満たしているため，敗血症性ショックを伴う敗血症の基準を満たしているといえる。患者は 2 L の膠質液の静注を受けており，現在，中心静脈圧は 18 cmH_2O である。中心静脈圧が高いため，大量の輸液管理を続けることで肺水腫を起こすおそれがある。このため，輸液管理は低用量で続けなければならない。この患者は背景にある炎症の治療としてグルココルチコイドの長期投与を受けているが，副腎機能抑制によって SIRS に対する通常のストレス反応が生じる妨げとなるため，ステロイドのストレス用量による投与を行うべきである。患者がグルココルチコイドに反応しなければ，昇圧薬の投与を開始する。副腎不全の診断は，重症患者では非常に難しい場合がある。15 μg/mL 未満の血中コルチゾール濃度は副腎不全（コルチゾール産生が不十分な状態）を示唆しているものの，重症患者での軽度の副腎皮質ステロイド欠乏を特定するのに副腎皮質刺激ホルモン刺激試験は有効ではないと感じている専門家は多い。ある小規模研究によって，敗血症性ショック治療には dopamin よりも noradrenaline が好ましい可能性が示唆されたが，このデータは他の研究では確認されていない。敗血症生存キャンペーン（Surviving Sepsis Campaign）によるガイドラインでは，noradrenaline または dopamin のいずれも敗血症性ショック処置の第 1 選択薬であると提唱している。重症患者に対する赤血球濃厚液の輸血は，急性肺傷害，敗血症および死亡リスクの増加と関係していた。ヘモグロビン 7 g/dL の閾値は 10 g/dL と同程度に安全であり，合併症もわずかであることが示されている。この患者において輸血は今のところ必要ではないが，中心静脈酸素飽和度が 70％を下回る場合は，組織への酸素供給改善を考慮する必要がある。この状況で輸血に代わる処置としては，心拍出量を改善する dobutamine の投与がある。

I-151.　**正解は C**　第 271 章（vol.2 p.*1925*～）

敗血症は，感染に対する炎症性反応の結果として起こる。血流への微生物の侵入は，重症敗血症の発症条件として必須ではない。実際に，血液培養の結果をみると，重症敗血症の場合は 20～40％のみ，敗血症性ショックの場合は 40～70％のみで陽性である。感染への全身性の応答は典型的には，リポ多糖類〔エンドトキシン（内毒素）〕への反応として説明されている。リポ多糖類は，単球，マクロファージ，好中球の表面の受容体に結合し，これらの細胞が活性化することによりさまざまな炎症メディエータやサイトカイン，特に腫瘍壊死因子（TNF）α を生産する原因となる。TNF-α は白血球や血管内皮細胞を刺激して他のサイトカイン（およびさらなる TNF-α）を遊離させ，感染部位で好中球-血管内皮の接着力を増強させる細胞表面分子を発現させ，プロスタグランジンとロイコトリエン産生を高める働きをしている。限局性の感染症患者では TNF-α の血中濃度が上昇しないのに対して，大部分の敗血症または敗血症性ショック患者では上昇がみられる。さらに，TNF-α の静注は全身性炎症

反応症候群(SIRS)に特徴的な異常を誘発することがある。TNF-αは主要なメディエータであるが，自然の宿主防御に関係する多くの炎症誘発分子のうちの1つにすぎない。ケモカイン，特にインターロイキン(IL)8とIL-17は，循環血液中の好中球を感染部位に誘導する。これらと他の炎症誘発性サイトカインは相互に作用しながら，追加のメディエータと相補的に作用することで，凝固因子，細胞傷害および血管内血栓の増加を促進する。これらの相互作用の非直線性と多様性によって，個々のメディエータの組織内および血中での役割に対する判断が難しくなってくる。本来，感染が他の組織まで拡大するのを防ぐために微生物の侵入を遮断するはずであるが，重症敗血症の場合は組織の低酸素状態と進行性の細胞傷害に至る。加えて，血中カテコールアミン濃度の増加にもかかわらず，炎症メディエータに対する反応として全身性の低血圧が起こる。生理的にこの症状は，交感神経系がさらに活性化するにもかかわらず，体血管抵抗の著しい減少となって現れる。敗血症における生存率は，ICUでの治療が進歩したことにより，ここ10年で大きく改善されている。

I-152. **正解は B** 第271章(vol.2 p.*1925*〜)

敗血症の死亡率がここ20年間で増加したため，死亡率を抑制する試みとして多くの研究が実施されてきた。血液サンプルおよび関連部位から培養の検体を採取した後，すぐに抗菌薬投与を開始する。敗血症性ショック発症患者に関する大規模後ろ向き研究から，低血圧の発症時期と抗菌薬による適切な管理までに時間差がある場合，予後に大きく影響を与えることがわかっている。わずか1時間の遅れが生存率の低下と関係してくる。抗菌薬の経験的治療としては，Gram陽性菌から陰性菌まで幅広くカバーする必要がある。一般的に併用療法では，幅広いスペクトルをもつ抗菌薬の単剤療法を上回る有効性がみられない。その地域の微生物の感受性と経験的治療に関するガイドラインによって不適切と判断された抗菌薬を使用した場合，培養結果が陰性の患者でも生存率を5分の1に低下させる。敗血症の炎症反応，特に凝固系への炎症反応を標的として特異的な治療が開発されてきた。残念なことに，病態生理学的な治療のいずれも，敗血症治療において一貫した有効性が示されていない。近年では，敗血症性ショック治療のために米国FDAから認可がおりていた活性化プロテインC(drotrecogin alfa)は，欧州のPROWESS-SHOCK試験で生存率上の有効性を示せなかったため，市場から撤退している。重度の代謝性アシドーシス(pH 7.2未満)が敗血症性ショックでみられる場合，炭酸水素ナトリウム治療が一般的に行われる。しかし，炭酸水素ナトリウムが血行動態，昇圧薬への反応，敗血症性ショックによる予後を改善させるというエビデンスはない。敗血症性ショック患者において，血漿vasopressin濃度は一時的に増加するが，その後大きく減少する。早期の研究で，患者によってはvasopressin注射がカテコールアミンによる昇圧の必要性を減らしたり省略することができ，敗血症性ショックを回復できることが明らかとなった。さらに最近では，昇圧薬依存性のある敗血症性ショック患者776人におけるvasopressin＋noradrenaline併用群とnoradrenaline単独投与群とを比較したランダム化比較試験で，一次エンドポイント(28日目の死亡率)で治療群間に差がみられなかった。赤血球輸血によって効果がみられる敗血症患者もなかにはあるかもしれないが，erythropoietinは敗血症における貧血の治療には用いられることはない。

I-153. **正解は A** 第272章(vol.2 p.*1933*〜)

心原性ショックでは，十分な充満圧があるにもかかわらず(肺動脈楔入圧が18 mmHg以上)，心機能における重度の低下(心係数2.2 L/min/m^{2}以下)により全身還流が低下し，収縮期低血圧の持続(90 mmHg未満)がみられる点に特徴がある。心原性ショックの病院内死亡率は50%を超える。左室不全を伴う急性心筋梗塞は，心原性ショックの原因として最もよくみられる。急性心筋梗塞の合併症としてはその他に，僧帽弁逆流や自由壁破裂などもあるが，心原性ショックに比べればかなり頻度は少ない。心原性ショックは心筋梗塞による入院患者の死因として最も頻度が高い。急性心筋梗塞に対する早期灌流療法によって，心原性ショックの発生頻度が低下する。ショックはST上昇型心筋梗塞(STEMI)の患者に多く，非ST上昇型心筋梗塞(NSTEMI)の患者では比較的少ない。急性心筋梗塞の患者では，高齢，女性，心筋梗塞の既往，糖尿病，前壁の梗塞であることが，心原性ショックの発生頻度と正の相関を示す。初回の下壁心筋梗塞によってショックが起きた場合には，機械的な原因がないか迅速に調べるべきである。心筋梗塞後の再梗塞は心原性ショックのリスクを高める。心原性ショック患者の3分の2で3つの主要な冠動脈内に血流が低下する狭窄部位がみられ，そのうちの20％は左主幹動脈部に狭窄がみられる。心原性ショックは有意な狭窄がなければ，めったに起こることはない。例外は左室心尖部の風船様拡大(たこつぼ心筋症)で，その場合には心原性ショックが起こる。

I-154. **正解は E** 第272章(vol.2 p.*1933*～)

急性心筋梗塞および心原性ショックを起こしている患者に対して経皮的冠動脈インターベンションを行うことで，死亡率や予後を改善することができる。心原性ショックを安定化することが，不要治療の第一歩である。初期治療は，全身および冠動脈の血流を十分に維持することを目的に行うが，血管収縮薬を用いて体血圧を上昇させ，左室充満圧が至適になるように循環動態を調節する。拡張期血圧が低下すると冠血流が低下するため，有害である。ただし，血管収縮薬や強心薬は心筋の酸素需要や心拍数あるいは左室後負荷を増加させることによって，虚血プロセスを増悪させるおそれがある。noradrenaline は dopamin と比べて副作用は少ないが，不整脈をきたすことがある。dobutamine は変時作用に比べて変力作用がより強いが，血管拡張作用があるため血圧を下げることがある。大動脈内バルーンパンピング(IABP)は患者の血行動態を一気に安定化させる際に役立つ。拡張期血圧と心拍出量をともに増大させるからである。バルーンは拡張期早期に自動的に膨らむことで，冠血流を増加させる。また，収縮期早期にしぼむことで左室後負荷を軽減する。IABP は心原性ショック患者の血行動態を一時的に改善する効果をもつ。血管収縮薬や強心薬とは異なり，心筋の酸素需要は減少し，虚血も改善される。大動脈弁閉鎖不全が認められる患者，大動脈解離が疑われる患者に対しては IABP は禁忌である。

I-155. **正解は E** 第273章(vol.2 p.*1939*～)

心停止で最も多い電気的機序は心室細動であり，心停止の50～80％を占める。重度かつ持続する徐脈性不整脈，心静止，そして無脈性電気活動(PEA，すなわち心筋の組織的な電気活動は保たれているものの，徐脈であり，機械的な収縮を伴わない状態をいう。かつては伝導収縮解離と呼ばれていた)は，心停止の残り20～30％の原因を占める。無脈性の持続的な心室頻拍(無脈性電気活動とは頻脈性である点で異なる)が原因となることは少ない。急激に発症した急性発症の低心拍出状態は，臨床上は心停止と同様の症状を示す。このような血行動態をきたす原因として，重症肺塞栓，大動脈瘤破裂に伴う大量出血，重度のアナフィラキシー，心筋梗塞後の心破裂によるタンポナーデが考えられる。これらの原因による突然死は，いわゆる心臓性突然死(SCD)のカテゴリーには含まれない。

I-156. **正解は A** 第273章(vol.2 p.*1939*～)

心停止からの蘇生がうまくいくかどうかを左右する因子としては，循環動態が破綻してから蘇生処置が開始されるまでに要した時間，心停止が起こった場所，心停止の原因(心室細動，心室頻拍，無脈性電気活動，心静止)，患者背景があげられる。除細動による循環動態の再開率および生存率は，心停止後1分から10分後まで，ほぼ直線的に減少していく。院外での心停止で，蘇生処置の開始が心停止後5分経過してからの場合，生存率はせいぜい25～30％程度である。心停止後すぐに心肺蘇生(CPR)および除細動を行える環境であれば，より高い生存率が見込まれる。しかし，ICU やその他の病院内で起こった心停止患者の予後は，患者それぞれの心停止前の病状に大きく左右される。ICU で起きた急性心疾患や一過性の代謝障害による心停止患者に関しては，停止直後の自己心拍再開率は良好である。しかし，より長期的に予後をフォローすると，重篤な慢性心疾患患者や心疾患以外に進行した病態にある患者(腎不全，肺炎，敗血症，糖尿病，癌など)では生存率が低く，そのような患者では心停止の発生場所が院外であれ院内であれ，生存率の差はほとんどない。院内であっても，バイタルサインがモニターされていない患者で起こった予期しない心停止の場合，院外で目撃者のある心停止患者と生存率はほとんど変わりがない。というのも，心停止患者に対するシステムが地域社会で構築された結果，院外心停止患者の生存率は改善されたが，多くの状況下では生存率はいまだにほとんど変化していないからである。公共で起きた心停止患者の生存率は，自宅で起きた場合よりも良好である。この原因として，自宅で心停止を起こした患者は重度の心疾患を基礎疾患として有していることが多いことがあげられる。初期蘇生の成功率および院外心停止患者が退院できるかどうかは，心停止の原因により大きく異なる。心室細動による心停止は，持続性または非持続性の心室頻拍からはじまり，心室細動に至ることが多い。心停止の原因が無脈性心室頻拍の場合，最も予後が良好である。つぎに良好な予後がみられるのは心室細動だが，心静止や無脈性電気活動の場合は予後が厳しい。患者が高齢の場合，予後が厳しいだけでなく，蘇生に反応しないことが多い。

I-157. **正解は D** 第 274 章（vol.2 p.*1946*～）

意識変容は入院の原因として最も頻度が高く，重篤な患者で起こることも多い。意識変容を伴っている患者を評価する場合，くわしい覚醒段階について理解しておくことが大切である。昏睡は誤解されることが多い用語であるが，深い睡眠状態にあるような状態であり，患者を覚醒させることができない状態をいう。昏迷は不快な刺激を与えることで患者を短期間覚醒させることができる状態をいう。また傾眠は患者が容易に覚醒でき，短期間であればその状態を維持できる状態をいう。以下に述べるその他の意識状態でも，刺激に対する患者の反応は変化するが，これらは昏睡と混同されることが多い。植物状態は，覚醒しているが反応のない状態をいい，昏睡から回復した患者でみられることがあり，両側大脳半球の広範な障害が原因となる。植物状態の患者では自発開眼がみられ，追視もできることが多い。加えて，植物状態の患者では四肢の自発運動に加えて，呼吸機能や自律神経機能が保たれている。ただし，刺激に対する有意義な反応はみられないため，植物状態は「覚醒した昏睡」と呼ばれることがある。本症例の患者は遷延性植物状態であると考えられる。というのも，遷延した植物状態がすでに 1 年も持続しているからである。現時点では，精神機能が大幅に回復する可能性はほとんどゼロである。最小限の意識状態は，両側大脳半球の植物状態ほど重症ではない障害によって生じる。最小限の意識状態の患者では，未発達な発声を行ったり，少し動いたりすることができる他，外部からの刺激にわずかだが反応することができる。昏睡と間違われやすい状態としてはその他に，無動性無言症，カタトニー，無為，閉じ込め症候群がある。

I-158. **正解は A** 第 274 章（vol.2 p.*1946*～）

脳死は全脳機能が失われているものの，医療機器の助けを借りながら患者の循環動態が保たれている場合をいう。患者が脳死状態であることが判明した場合，延命治療は通常行われない。家族の同意なしに延命治療が中止されることもあるが，家族と良好なコミュニケーションをとり，円滑な関係を保って，治療を続けるかどうかを家族とオープンに議論できる関係作りが大切である。脳死の判定に関するプロトコルを作成している病院は多い。脳死の判定には 3 つの要素が大事である。第 1 に患者は広範な大脳皮質障害を負っており，あらゆる外的刺激に反応しないこと。第 2 に脳幹機能が完全に失われており，前庭眼反射および角膜反射が消失し，対光反射が消失していること。最後に延髄機能が失われ，無呼吸状態になっていることである。脳幹機能に関する試験を実施する際，意識レベルに影響を与えるような薬物は投与すべきではない。ベッドサイドで診察を行い，刺激に対する反応の欠如，脳幹機能が失われていることを確認する。無呼吸テストは脳幹機能の検査として，最後に行うべきである。この試験により，延髄機能が失われているかどうかがわかる。無呼吸テストを正確に実施するためには，二酸化炭素が呼吸刺激となる程度に上昇しうる状態であることが求められる。この検査を行う際には，100％酸素で十分に前酸素化され，酸素化がしっかりと保たれるよう留意する。その後，人工呼吸器を停止する。まったく呼吸が認められなければ，動脈血二酸化炭素分圧（Pa_{CO_2}）を 2～3 mmHg/min ずつ上昇するが，動脈血中の Pa_{CO_2} については 50〜60 mmHg まで高める必要がある。無呼吸テストを開始する前に，患者の Pa_{CO_2} が正常であれば，最低でも 5 分程度無呼吸テストを行う必要がある。患者の呼吸努力に注意し，テストの最後に Pa_{CO_2} 値を測定し，呼吸刺激となるのに十分な水準かどうかを判定することが多い。患者によっては，無呼吸テストにより循環動態が不安定となり，危険な場合がある。無呼吸テストにより循環系が破綻することがあってはならない。脳の電気生理学的活動が認められないことを確認するために脳波検査を行い，補助診断として用いる。さらに新しい検査として，放射性核種を用いた脳スキャン，脳血管造影，経頭蓋的 Doppler 超音波が行われることがあるが，その有用性は以前からある検査と比べるとまだ確立していない。多くの場合，脳死の臨床的な徴候は治療的介入を中止してからも，6〜24 時間程度は継続して認められる。

I-159.　**正解は E**　第 274 章（vol.2 p.*1946*〜）

大孔ヘルニアは，小脳扁桃が大後頭孔に下方偏位した状態であり，結果として延髄を圧迫することによって呼吸停止が起こる。テント切痕ヘルニアでは，視床内側がテント開口部に向けて移動することにより中脳が圧迫される。縮瞳や傾眠傾向が古典的な臨床徴候としてみられる。閉じ込め症候群は橋腹側の梗塞や出血により発症する。その他の原因として，Guillain-Barré 症候群や神経筋接合部遮断薬の使用などがある。カタトニーは半覚醒状態のことであり，統合失調症などの精神疾患の症状としてみられることが多い。第 Ⅲ 脳神経麻痺は鉤ヘルニアで起こり，中側頭回前部（鉤）がテント孔を経て前方から中脳に隣接するように押しつけられる状態で生じる。昏睡は中脳の圧迫により生じることがある。

I-160.　**正解は D**　第 275 章（vol.2 p.*1952*〜）

臨床的に重症な患者の診療にあたる医師は，心停止，ショック，一酸化炭素中毒などによる低酸素性虚血性脳症の予後について質問を受けることがたびたびある。3〜5 分程度脳血流が途絶した状態では，少なくとも部分的には不可逆的な脳障害が起こるが，その障害を予測することは難しい。低酸素や虚血のイベントがあってから早期の段階で，家族が予後についての説明を求めてくるケースは多く，発症から 72 時間以内の臨床的所見はその後の神経学的回復を予測するうえで重要な手がかりを与えてくれる。しかし，そのような診察を行う前に，患者が薬物投与をされておらず，診察を阻害する因子もなく，臨床的に安定した状態であることが必要である。近年の臨床研究結果から，心停止後の神経学的予後を改善する方法として，低体温療法が有効であることが示されている。その結果を受けて，12〜24 時間にわたって体温を 33℃以下に保つ治療が採用されている。患者が低体温療法中に不快感を感じたりシバリングが起こることで体温が上昇するのを防ぐ目的で，深鎮静を行ったり，低体温中と復温中は筋弛緩を行うことが多い。この患者は低体温状態にあり，鎮静され，筋弛緩をかけられているため，現段階では患者家族に対して予後予測の説明を行うための臨床的所見をとることはできない。

低体温，鎮静，筋弛緩の段階が終了したら，脳幹機能を評価し，脳死状態であるかどうか所見をとって評価する。脳幹機能が保たれている場合，発症 1〜3 日以内に脳神経学的な予後不良を示唆する所見としては，てんかん重積状態，頻繁なミオクローヌス，体性感覚誘発電位に対する反応の欠如，血清ニューロン特異的エノラーゼ（NSE）が 33 μg/L 以上であることなどである。72 時間経過後，不快刺激に対する反応，角膜反射や瞳孔反射の有無をみながら，神経学的な再評価を行う。72 時間が経過した時点で，神経学的な反応がなく腱反射の消失が認められた場合，長期的な神経学的回復の可能性は 0〜3％程度である。

I-161.　**正解は C**　第 275 章（vol.2 p.*1952*〜）

重篤な頭痛を訴えて救急室を受診する患者をみた場合，最も緊急性が高く致死的な疾患はくも膜下出血（SAH）である。外傷以外で，くも膜下出血を生じる最も頻度の高い原因は嚢状動脈瘤の破裂である。治療介入が必要になるような重篤な破裂が起きる前に，小さな破裂による警告出血がみられることがある。くも膜下出血で最もよくみられる症状としては，突然発症のひどい頭痛(雷鳴頭痛)である。約半数の症例で，頭蓋内圧の急激な上昇により意識消失が起こり，その後，意識回復後にひどい頭痛を覚える。その他に頻度の高い症状としては，前傾姿勢で増悪する頭痛，項部硬直，嘔吐である。くも膜下腔の出血は，95％の症例で頭部CTスキャンによって確認できる。ただし，この患者のように3日以上前に発症している場合，CTでも出血が確認できないことがある。その場合，腰椎穿刺を行い，髄液中に赤血球が認められるかどうかを確認する。この段階では，赤血球はある程度溶血しており，髄液はキサントクロミーと呼ばれる特徴的な黄色となる。キサントクロミーは発症後48時間あたりでピークとなるが，ピークをすぎても1〜4週間は持続する。腰椎穿刺でキサントクロミーがみられた場合，いわゆる「4血管」の通常の血管撮影で動脈瘤の位置を特定し，必要に応じて血管内治療を行う。CT血管造影は位置を特定するために行われるが，治療目的では行われない。今回の症例では脳炎や髄膜炎の可能性もあり，腰椎穿刺では同時にそれらの疾患を診断することもできる。培養採取とPCRも一連の診断検査に適切に含める必要がある。

I-162. **正解は A** 第275章(vol.2 p.*1952*〜)

この患者は前大脳動脈破裂によるくも膜下出血を起こしており，頭部CT所見で脳の正中偏位がみられたため，頭蓋内圧上昇をきたしていると考えられる。この患者は破裂した動脈瘤の修復術を受けており，今後はくも膜下出血の非観血的治療を行っていくことになる。くも膜下出血に対する非観血的治療の原則は，頭蓋内圧亢進の治療，血圧の管理，血管攣縮予防，そして再出血の予防である。頭蓋内圧亢進により意識レベルの悪化がみられる患者では，脳室シャント術を速やかに実施する。脳室シャント術を行うことにより，頭蓋内圧を測定し，亢進した頭蓋内圧を下げることが可能となる。頭蓋内圧亢進に対する治療戦略としてはその他に，過換気，mannitol，鎮静，そして低ナトリウム血症の管理があげられる。くも膜下出血の患者が初回の出血から生き延び，動脈瘤に対する処置が行われた場合，その後の死亡原因として最も頻度の高いものは脳血管攣縮である。脳血管攣縮はくも膜下出血患者の約30％で起こり，発症後4〜14日目に起こることが多い。発症後7日目にピークを迎える。血管攣縮の予防目的で，nimodipine 60 mgを4時間おきに経口投与する。作用機序は明らかではないが，nimodipineは血管攣縮の程度を軽減するとともに虚血性障害も予防するといわれている。カルシウム拮抗薬を投与する際，低血圧を起こさないように留意すべきである。同時に，昇圧薬の投与が必要となることもある。加えて，多くの患者で輸液負荷が行われる。これらの治療は，高血圧(hypertension)，循環血液量増加(hypervolemia)，血液希釈(hemodilution)の頭文字をとって「triple H療法」と呼ばれている。グルココルチコイドはくも膜下出血の治療には使用されない。ステロイド製剤が脳浮腫を予防し，脳神経保護作用を有するというエビデンスは存在しないためである。

I-163. **正解は D** 第275章(vol.2 p.*1952*〜)

この患者は頭蓋内圧が亢進していると考えられ，緊急の処置が必要である。頭蓋内圧を急激に下げる方法はいくつかある。過換気では血管が収縮するため，脳血流が減少して脳圧が低下する。しかし，脳血流の低下は短期間しか持続しないため，この方法は短期間しか用いることができない。mannitolは浸透圧利尿を起こすため，頭蓋内圧が亢進するような細胞性浮腫の状態を改善するために用いられる。高張食塩液による輸液は通常は行うべきではない。しかし，高張食塩液によりNa濃度を上昇させることで，浮腫の増悪を予防することができる。最も決定的な方法は，脳室シャント術を行い髄液をドレナージすることによって頭蓋内圧を下げる方法である。平均動脈圧の低下は患者の状態を悪化させる。すでにこの患者は，高血圧性緊急症の場合の降圧目標である20％の平均動脈圧低下を達成しているからである。加えて，この患者では頭蓋内圧亢進の症状が認められているため，脳灌流圧(MAP-ICP)は低下していることが予想される。したがって，この患者に対しては昇圧薬を投与して平均動脈圧と脳灌流圧を上昇させることが必要がある。以上から，頭蓋内圧亢進患者に対して，降圧薬のnitroprussideが投与されることはない。血管が拡張することにより脳灌流圧を低下させ，脳神経機能を悪化させる可能性があるからである。

I-164，I-165. **正解はそれぞれ E，C** 第 276 章(vol.2 p.*1963*〜)

この患者は上大静脈症候群(SVCS)の症状を示しており，腫瘍に関連する救急疾患の 1 つである。上大静脈症候群のうち 85%は，肺の小細胞癌または扁平上皮癌が原因となる。その他の原因としては，リンパ腫，大動脈瘤，胸腺肥大，線維性縦隔炎，血栓，*Histoplasma* 症，Behçet 症候群がある。上大静脈症候群では通常，呼吸苦，咳，顔面や頸部の浮腫といった症状がみられる。症状は臥位になったり前傾姿勢になったりすることによって増悪する。浮腫が進行すると，舌や喉頭の浮腫をきたし，嗄声や嚥下困難などの症状をきたす。その他の症状としては，頭痛，鼻閉，疼痛，めまい，失神が起こることがある。まれではあるが，脳浮腫から痙攣発作が起こることもある。ただし，痙攣発作が起こった場合には，脳転移のほうが頻度は高い。身体所見では，頸静脈怒張が起こるとともに，対側前胸壁を走行する側副静脈路の拡張がみられることが多い。チアノーゼを伴う顔面や上肢の浮腫も起こる。上大静脈症候群の診断は臨床所見によってなされる。胸水が約 25%の症例でみられ，より頻度が高いのは右側胸腔である。胸部 CT スキャンでは，閉塞されている側の中心静脈の造影効果が対側に比べて減弱しているか造影されないことによって，病態の原因が明らかになる。一般的には，縦隔リンパ節腫脹や胸郭中心部の腫瘍が静脈還流を阻害することによって，そのような状態が起こる。初期管理としては，酸素投与，頭部挙上，低塩分食および利尿薬の投与を行う。保存的治療を行って症状をしっかり緩和することで，閉塞の原因を突きとめる時間を確保することが大切になる。本症例では腫瘍の組織型を確定することが，つぎの治療へとつながる。放射線治療は保存的治療に患者が反応しない場合に最もよく用いられる治療手段であり，緊急治療の手段となる。

I-166. **正解は A** 第 276 章(vol.2 p.*1963*〜)

この患者は，ステージⅣの乳癌によって脊髄圧迫をきたしている。この患者の症状は腫瘍に関連する救急疾患である。対麻痺をきたした患者のうち，再度歩行可能となるのはたった 10%にすぎないからである。多くの場合，対麻痺をきたす数日または数カ月前から，患者は腰部痛や腰背部の圧痛を訴える。痛みは運動，咳，くしゃみにより増悪する。神経根症状とは異なり，悪性腫瘍の脊髄転移に伴う痛みは仰臥位により増悪する。背部痛だけを訴える患者の場合，注意深く診察し，より重篤な神経学的症状が出現する前に病変部位を特定するべきである。対麻痺をきたしているこの患者では，どのレベルの感覚が消失しているかを特定する。感覚脱失を起こすレベルは，脊髄圧迫部位から 1〜2 椎体分下方であることが多い。対麻痺以外の症状としては，痙縮，筋力低下，腱反射亢進がみられる。自律神経症状としては膀胱直腸障害が起こり，肛門括約筋の筋緊張低下，肛門収縮の欠損，球海綿体反射の欠損，膀胱弛緩が認められる。初期管理として最も重要なのは，高用量の副腎皮質ステロイドを静注し，腫瘍転移部位の浮腫を最小限にとどめ，さらなる検査や評価を行っている最中にも対麻痺を予防することである。MRI を全脊髄長にわたって実施し，治療が必要な転移性病変が他にないかどうかを検索する。脳 MRI は脳転移病変を検索するうえでは確かに有用ではあるが，初期評価としては必ずしも必要ではない。この患者の症状は両側性であり，感覚脱失のレベルから判断しても病変が脊髄にあることは明白だからである。MRI 検査が終了したら，初期治療に続く治療介入をどのように行うかについて検討する。多くの場合，放射線治療を行い，場合によっては手術治療が追加されることがある。

I-167，I-168. **正解はそれぞれ B，E** 第 276 章(vol.2 p.*1963*〜)

腫瘍溶解症候群は多くの場合，急激に増殖している悪性腫瘍に対して化学療法を行っている患者でみられる。そのような悪性腫瘍として，急性白血病や Burkitt リンパ腫があげられる。まれではあるが，慢性リンパ腫や固形腫瘍でも腫瘍溶壊症候群が起こることがある。悪性細胞に化学療法薬が作用することで大規模な腫瘍細胞の破壊が起こり，細胞内に含まれる電解質や核酸が放出される。その結果，高尿酸血症，高リン酸血症，高カリウム血症，低カルシウム血症など，特徴的な代謝症状が起こる。急性腎障害は頻度の高い合併症であり，腎不全に至ることもある。尿酸が尿細管中で結晶化してしまうと血液透析が必要になることもある。乳酸アシドーシスや脱水は急性腎障害のリスクを高める。高リン酸血症は腫瘍細胞内のリン酸イオンが放出されることによって生じるが，反対に血清カルシウムは減少する。低カルシウム血症は重篤になる場合があり，結果として神経筋の不安定性が増し，テタニーをきたす。高カリウム血症が起こると心室細動を伴うことがあり，たちまち致死的な状況となりうる。

腫瘍溶壊症候群の特徴を知っておくことで，発症するおそれのある合併症に対してそなえることができる。化学療法中，頻繁に血清電解質をモニターすることは重要である。毎日最低3回は血液学的検査を行うべきである。allopurinolを予防として高用量で投与する。allopurinolを投与しても尿酸値を8 mg/dL以下にコントロールできない場合，rasburicase（遺伝子組換え尿酸オキシダーゼ）を0.2 mg/kg投与する。化学療法中は尿pH 7.0以下になるようにアルカリ化するとともに，十分な輸液を行う必要がある。生理食塩液または2倍希釈生理食塩液と炭酸水素ナトリウムを用いて，毎日最低でも3,000 mL/m^2の輸液を行う。化学療法開始前に腎不全がみられなければ，予防的な血液透析は行わない。

SECTION II
栄　養

QUESTIONS

各設問に対する，最もふさわしい解答を選べ。

II-1. 1日のカロリー摂取で，最適な糖質の割合はどれか。

A. 25％未満

B. 25〜35％

C. 45〜55％

D. 65〜75％

II-2. 個人別の栄養必要量を検討する場合，定量的推定栄養摂取量を設定するのにどの用語が用いられるか。

A. 適正摂取量（AI）

B. 基準栄養摂取量（DRI）

C. 推定平均栄養必要量（EAR）

D. 推奨栄養所要量（RDA）

E. 栄養摂取量の許容上限量

II-3. 安静時エネルギー消費量（REE）は，エネルギーバランス状態の総熱量必要量の概算である。体重が安定しているこの2例の患者のうち，安静時エネルギー消費量が高いのはどちらか（患者A，体重90 kgであまり動かない40歳の男性。患者B，体重70 kgで非常に活動的な40歳の男性）。

A. 体重90 kgであまり動かない40歳の男性

B. 体重70 kgで非常に活動的な40歳の男性

C. REEは両方の患者で同じである

D. REEを算出するための十分な情報はない

II-4. 新しい研究で，ビタミンXの25 mg/日の有用性を示す成績が発表された。推奨されるビタミンXの推定平均栄養必要量（EAR）は10 mg/日で，この総量は今回発表された標準偏差を2倍下回っている。ビタミンXの許容上限量は知られていない。患者は，ビタミンX 25 mg/日を消費することが安全かどうかについて知りたがっている。最も適切な答えはどれか。

A. EARに標準偏差の2倍を加えたものが，許容上限量として示された

B. ビタミンX 25 mg/日は，1日量としておそらく多すぎる

C. 25 mg/日は，統計学的に推定平均栄養必要量の安全範囲内である

D. 本研究は安全性が評価されていないため，診療に反映してはならない

II-5. 36歳の男性。右下肢の蜂巣炎のため救急室から入院。彼はホームレスで，アルコール依存症者である。毎日ウォッカを半リットルを飲む。他には有意な病歴はない。アルコール以外はほとんど摂取していないので，栄養状態について心配がある。アルコール依存症と粗末な食事の状況から，つぎにあげるあらゆるビタミン不足の可能性があるが，あてはまらないものはどれか。

A. 葉酸

B. チアミン

C. ビタミンB_{12}

D. ビタミンC

E. ビタミンE

II-6. 長年にわたるアルコール依存症の既往歴をもつ62歳の男性。冬にシャツや靴を身につけず，公園でぶらついているところを発見され，救急部につれてこられた。救急室でそうなった状況について質問されたとき，何人かの男性に追いかけられたためと最初は話していた。20分後に部屋に戻ると，彼はあなたに会ったことを覚えておら

ず，娘の家から外へ裸で追い出されたといった。彼の娘は，彼がしばしば混乱するようで，自分の行動に関して常に話をでっちあげると報告している。患者の訴えとしては他に，常に下肢の灼熱痛があることだけである。精神医学的な既往歴はない。アルコール依存症で，仕事を失うまで，大学で教育を受けて会計士として働いていた。彼は毎日約2Lのワインを飲む。しかし，最近はアルコールを摂取していない。診察時，彼は混乱し，名前だけに反応しているようにみえる。バイタルサインは正常。水平性眼振を認め，靴下-手袋型両側対称性の感覚神経障害がある。腱反射は減弱。失調性歩行があり，細かい安静時振戦がみられる。血中アルコール濃度は0.02 g/dL。患者の現在の臨床症状について最も可能性のある原因はどれか。

A. 急性アルコール中毒
B. 振戦譫妄
C. 鉛中毒
D. ナイアシン欠乏症
E. チアミン欠乏症

II-7. 48歳の男性。下痢，潮紅と低血圧を示し，カルチノイド症候群と診断される。治療によって，症状のほとんどは生化学的に正常となった。現在，下痢と口の痛みを訴えている。さらに，食思不振と被刺激性で疲労が続いている。診察で，彼の舌が鮮赤色でいくらか大きくなっており，触ると痛いという。皮膚科学上，日光曝露部位と首の周りに赤い落屑性発疹を呈する。この患者の症状からビタミンまたはミネラル欠乏が考えられるが，最も可能性の高いのはどれか。

A. 銅
B. ナイアシン
C. リボフラビン
D. ビタミンC
E. 亜鉛

II-8. ビタミンA欠乏症はつぎのどのリスク増加に関連するか。

A. 失明
B. 赤痢による死亡率
C. マラリアによる死亡率
D. 呼吸疾患による死亡率
E. 上記のすべて

II-9. アルコール依存症の51歳の男性。上部消化管出血のために病院に入院。病歴と診察から，歯肉膜からの出血が明らかになる。彼は酔っていて，疲労を訴えている。カルテを見直すと，6カ月前に出血性関節症を呈していたが，それ以降経過観察ができていない。現在，薬物を服用していない。検査値は，血小板が250,000/μL，INRが0.9。さらに，毛包を中心に下肢にびまん性出血疹がある。この患者の基礎疾患として推奨される治療はどれか。

A. 葉酸
B. ナイアシン
C. チアミン
D. ビタミンC
E. ビタミンK

II-10. 42歳の男性患者。ビタミンE補助剤に関して，意見を求めてきた。高用量のビタミンEを摂取することで性的能力を改善し，老化現象を遅らせるということを読んだという。彼にはビタミンE欠乏症はみられない。それは妥当な証拠(EBM)にもとづいていない情報だとあなたは彼に説明した。この患者について，その他にどのような潜在的副作用を心配しなければならないか。

A. 深部静脈血栓症
B. 出血
C. 夜盲症
D. 末梢性ニューロパチー
E. 網膜症

II-11. ジブチからのコンサルテーションで，下痢，脱毛，筋肉の消耗，うつ，顔面や四肢と会陰部の発疹といった一連の症状で入院した小児患者を診察中。小児には性腺機能不全と小人症がみられる。あなたは亜鉛欠乏と即座に診断し，臨床検査もそれを裏づける結果がでた(亜鉛70μL/dL未満)。この患者には，他にどのような臨床所見がみられるか。

A. 解離性大動脈瘤
B. 低色素性貧血
C. 低血糖
D. 低色素の毛髪
E. 大赤血球症

II-12. クワシオルコルと比較して，マラスムスあるいは悪液質に関する正しい記述はどれか。

A. マラスムスあるいは悪液質の診断は，クワシオルコルより積極的な栄養状態の改善を必要とする
B. マラスムスあるいは悪液質の患者は飢餓状態の外見を呈するが，クワシオルコルの患者は概して栄養状態がよいようにみえる
C. マラスムスと悪液質は，クワシオルコルと比較して，感染リスクがより高く，癒傷治癒の遅延を伴う
D. マラスムスは数週間かけて発症するが，クワシオルコルの発症には数カ月ないし数年かかる
E. アルブミン値は一般的にマラスムスで2.8 g/dL未満であるが，クワシオルコルではそれを下回ることはない

II-13. 栄養素欠乏のリスクが最も低い患者はどれか。

A. 肥満指数(BMI)が 19.4 kg/m^2，寛解して 1 年の神経性食思不振症の既往歴をもつ 21 歳の女性。喘息の増悪のため入院

B. これまで健康だった 28 歳の男性。体表面積の 85％にわたるⅢ度熱傷で ICU に入院

C. アルコール依存症の 32 歳の男性。急性膵炎で入院し，6 日間の NPO 状態

D. 消化管間質腫瘍のため小腸の摘除後に短腸症候群を発症した 41 歳の女性。脱水で入院

E. 最近意図せずに 91 kg から 79 kg まで体重減少した 55 歳の女性。乳癌の右乳房切除のため入院

II-14. 重度敗血症と肺炎治療のために入院した 54 歳の女性を ICU で診察中。経腸栄養を開始するため，患者の基礎エネルギー消費量(BEE)を算出するところである。患者のエネルギー必要量を算出する際，用いられない因子はどれか。

A. 年齢

B. アルブミン

C. 性別

D. 身長

E. 体重

II-15. 神経性食思不振症の 19 歳の女性。急性虫垂炎の手術を経験。術後経過として急性呼吸促迫症候群を合併し，10 日間挿管されたままである。術後 10 日目に創傷離開を起こした。総蛋白が 5.8 g/dL，トランスフェリンが 54 mg/dL，総鉄結合能が 88 mg/dL。あなたは，入院 11 日目に栄養療法を開始することを検討中。この患者の栄養失調症の病因と治療に関して，正しいものはどれか。

A. 彼女はマラスムスを呈しているため，栄養補給はゆっくり開始する

B. 彼女はクワシオルコルを呈しているため，積極的に栄養補給を行う

C. 彼女にはクワシオルコル優位のマラスムス・クワシオルコルがあるため，栄養補給を積極的に行う

D. 彼女にはマラスムス優位のマラスムス・クワシオルコルがあるため，栄養補給はゆっくりと行う

II-16. 26 歳のハイカー。8 日間山に単独で足止めされた後，右手首の切断の評価のために病院につれてこられた。彼はこの 6 日間，飲まず食わずだった。バイタルサインは正常範囲内。体重は 79.5 kg (6 カ月前の体重より 1.8 kg 少ない)。創傷は清潔で，感染していない。検査値は，クレアチニン 2.5 mg/dL，BUN 52 mg/dL，血糖値 96 mg/dL，アルブミン 4.1 mg/dL，塩素 105 mEq/L，フェリチン 173 ng/mL。彼の栄養失調症のリスクに関して正しい記述はどれか。

A. 彼は，体重減少率が原因による蛋白質-エネルギー栄養失調症である

B. 彼は，フェリチン高値が原因による蛋白質-エネルギー栄養失調症である

C. 彼は危険にさらされてはいるが，健康な人であれば 7 日間の飢餓に耐えられる

D. 飲まず食わずの 6 日後にも低血糖症状がみられないため，彼は栄養失調でない

II-17. 65 歳の男性。Ⅲ期の大腸癌で結腸切除のために入院。術後 2 日目に，出血性合併症により試験開腹が必要となる。現在，患者の最初の手術から 7 日が経過しており，手術の前から栄養をとっていない。術前の肥満指数は 28.7 kg/m^2 であり，正常な栄養状態にあった。現在，臨床的に安定しているが，譫妄状態で誤嚥の高リスク状態にある。腸雑音があり，回腸造瘻の排出は良好である。この患者に対して現時点で推奨されるのはどれか。

A. 栄養補給なしで 5〜7 日間の絶食状態であることは，この患者にとって許容範囲内である

B. 十分な摂取量を維持するため，グルコースの静脈内補液で補充しながら清澄流動食を開始する

C. 中心静脈カテーテルの留置と完全静脈栄養(TPN)を開始する

D. 経鼻胃管の留置と経腸栄養を開始する

E. 経鼻空腸管の留置と経腸栄養を開始する

II-18. 非常に重篤な患者における経腸栄養補給に関する説明で正しくないものはどれか。

A. 経腸栄養補給は内臓血流量を増加させる

B. 経腸栄養補給は栄養の腸活動を助ける消化管ホルモンの分泌を刺激する

C. 経腸栄養補給は IgA 抗体の分泌を刺激する

D. 経腸栄養補給は腸におけるニューロンの活動を減少させる

E. 腸によって利用される栄養分の 70％は，腸管腔内で食物に直接由来する

II-19. 男性で致死的となるのはどの肥満指数(BMI)か。

A. 10 kg/m^2 未満

B. 11 kg/m^2

C. 13 kg/m^2

D. 16 kg/m^2

E. 18.5 kg/m^2

II-20. 43 歳の女性。重篤な全身性炎症反応症候群(SIRS)で出血性膵炎を発症。急性の呼吸促迫症候群，血圧低下，腎機能障害で ICU で挿管，鎮静中。また，毎日 40.3℃の高熱が続いている。経静脈栄養法(PN)が開始され，500 g/dL に達する高血糖が出現。また，毎日 2 L を超えるプラ

スの体液平衡がある。この患者の高血糖と体液貯留の状況から，経静脈栄養の処置に対して最適なアプローチはどれか。

A. 経静脈栄養用の製剤にレギュラーインスリンを追加処方
B. 1日40 mEq未満のナトリウム制限
C. 1日200 g未満のグルコース制限
D. 経静脈栄養用の合剤にグルコースと脂肪を投与
E. 上記のすべて

II-21. 55歳の女性。糖尿病性胃不全麻痺の既往歴あり。脳卒中後に挿管され，人工呼吸器を装着している。その朝吸引されたとき，濃緑色の分泌物とともに，やたらと咳をしていた。彼女の悪化している呼吸状態の原因として，誤嚥の可能性が危惧される。以下の手段は，挿管患者における誤嚥性肺炎の予防に役立つが，役立たないものはどれか。

A. 経腸および経静脈栄養の併用
B. ベッド上で頭部を30°まで持ち上げること
C. 持続性の栄養補給
D. 500 mL以上の胃残留物のための栄養補給を現状維持
E. Treitz靭帯より遠位の栄養補給

II-22. 肥満遺伝学の影響に関する記述で，正しくないものはどれか。

A. 養子は，肥満指数(BMI)に関しては養父母よりも生物学上の両親に類似する
B. レプチンレベルの減少とレプチン抵抗性は肥満の発現と関係している
C. 遺伝形式はMendelの法則に従う
D. 一卵性双生児は二卵性双生児と比べると，より類似した肥満指数を示す
E. 肥満遺伝子の変異をもつヒトにおいて，重度早期発症肥満がみられる

II-23. 肥満を伴わない症候群はどれか。

A. 先端巨大症
B. Cushing症候群
C. 甲状腺機能低下症
D. インスリノーマ
E. Prader-Willi症候群

II-24. 34歳の女性。体重減量に関するカウンセリングを受けるため，かかりつけ医を受診。以前に初回妊娠から6年間で体重が約36 kg増え，そのまま体重が減らないという。それより以前は，身長172 cmで体重70 kg (BMI 23.6 kg/m^2) を維持していた。現在の体重は110 kg (BMI 36.8 kg/m^2)。肥満以外の病歴はない。経口避妊薬を服用中で，喫煙はしていない。この患者の減量のために最も有効な戦略はどれか。

A. 専用のダイエット食による超低カロリー食(800 kcal/日未満)を開始する
B. 肥満手術のため照会する
C. 6カ月以内に妊娠前の体重を達成することを目標とする
D. 食習慣を変えることなく，週に150分の中等度の強度の運動計画を開始する
E. 週に0.5〜1 kgの減量を達成するために，1日あたり500〜1,000 kcalのカロリー摂取を減らす

II-25. 44歳の女性。肥満手術のために評価を求めてきた。これまでいろいろな食事療法を試してみたが，減量の維持に失敗しているという。現在，高血圧と高コレステロール血症の治療を受けており，体重が減らない場合，糖尿病を発症するおそれがある。身長は165 cmで，体重は122 kg (BMI 44.6 kg/m^2)。外科的肥満手術の有益性とリスクに関して，彼女にどんなアドバイスをするか。

A. 胃縮小術は，胃縮小吸収抑制術と同程度に効果的である
B. 垂直遮断胃形成術は，最も有効な胃縮小術である
C. すべての肥満手術は，生涯補給が必要となる微量栄養素欠乏を伴う
D. 肥満手術後の平均減量は30〜35％であり，患者の60％は減量を6年間維持することが可能である
E. 肥満手術と関連した死亡率は約2％である

II-26. 21歳の女性。低体重のため，心配した母親が彼女をクリニックにつれてきた。患者自身は体重について不安を感じておらず，さらに2〜5 kg減るとより幸せだと話している。小児期を問題なく過ごして，成長した。常に高成績の学生で，現在大学で特別教育プログラムに登録されている。各学期には優等生名簿の上位におり，6カ月間で政治学と国際ビジネスの2つの学位で学士号を取得した。大学入学時の身長は162.5 cm，体重は57 kg (BMI 21.5 kg/m^2)。はじめに女子学生クラブに参加したが，今では参加しておらず，学業により集中しているという。現在，恋愛関係はなく，うつ病や不安症状はないという。大学入学以来，身長はのびたが，現在の体重は58 kg (BMI 17.5 kg/m^2)。過度のダイエットを拒み，慎重に食事をコントロールしているという。毎日の運動について報告してくれたが，毎日60〜120分間走るか自転車に乗っており，重要なストレス発散になっているという。食事は通常通りであるが，ストレスを受けたとき，ピザを丸ごとまたはアイスクリームを容器ごと食べるという。浄化行動については否定している。最終の月経がいつだったか思い出すことができず，これまでずっと不規則だったという。診察では，屋外の温度が21℃以上あったにもかかわらず，セーターを着ている。バイタルサインは血

圧 95/60 mmHg，脈拍数 58/min，呼吸数 16/min，室内気での酸素飽和度は 99％。発熱はない。唾液腺腫大があり，腕と胸部に柔らかいうぶ毛がある。この患者で最も可能性の高い診断はどれか。

A. 神経性食欲不振症
B. むちゃ食い障害
C. 神経性過食症
D. 甲状腺機能亢進
E. 患者は健康で，診断可能な病状はない

II-27. II-26 の患者は，治療前に多くの臨床検査を受けている。基本的な代謝パネルの値は，Na 132 mEq/L，K 3.1 mEq/L，Cl 94 mEq/L，炭酸水素ナトリウム 28 mEq/L，BUN 24 mg/dL，クレアチニン 1.2 mg/dL だった。内分泌検査では，TSH 0.4 μIU/mL，T_3 42 ng/mL，T_4 5.0 ng/mL，遊離 T_4 0.8 ng/dL であり，また午前 8 時の血清コルチゾール値は 28 μg/dL であった。骨密度計測は，股関節と腰椎で T スコアが−2.7 である。この患者に最も適した治療はどれか。

A. 複合エストロゲン / プロゲステロン経口避妊薬に加えて，alendronate 70 mg を毎週
B. doxepin を 75 mg/日
C. levothyroxine を 50 μg/日
D. 心理学的な評価と治療を，食事管理と組み合わせて実施
E. 上記のすべて

II-28. 神経性過食症よりむちゃ食い障害でよくみられる特徴はどれか。

A. 食べているとき，短時間に大量の食物を摂取してしまうことを自分でコントロールできない
B. 女性よりも男性の有病率が高い
C. 肥満
D. 月経周期の存在
E. 自己誘発性嘔吐

II-29. クリニックに患者が来院し，神経性食思不振症と診断した。精神科医と治療計画をたてるとき，外来でアセスメントを行うのではなく入院治療をすぐに考慮しなければならない場合はどれか。

A. 無月経
B. 食物摂取を誇張して報告すること
C. 体重増加に対する不合理な心配
D. 浄化行動
E. 標準体重の 75％未満の体重

II-30. 長期にわたる神経性食欲不振症から回復している患者をカウンセリング中。22 歳の女性で，神経性食欲不振症を 8 年間患っていた。その間，肥満指数（BMI）の最低値が 17 kg/m^2 で，検査所見の異常が多くみられた。治療が成功し，順調に回復しているにもかかわらず，最も改善しないのはどれか。

A. 無月経
B. 胃排出の遅延
C. うぶ毛
D. 骨量低下
E. 唾液腺腫大

II-31. 80 歳の女性。不随意体重減少を訴えるため，評価を行った。クリニック受診 6 カ月前のベースラインの体重は 67 kg。食物について以前のような味がもはやしないと気がついた約 2 カ月前から，食欲が減少しはじめたという。受診に同行した娘によると，母親がますます無関心となり，引き込もりになったという。また母親がより物忘れしやすいようであることに気づいており，家はぐちゃぐちゃで混乱しているという。患者には高血圧と末梢血管疾患の既往歴がある。6 年前に一過性脳虚血発作を起こしているが，脳卒中はこれまでに起こしていない。どんな薬物を用いても変化がみられない。クリニック受診時の体重は 60 kg。この患者の体重減少の評価として，適切なアプローチはどれか。

A. 体重の再評価のため，患者に 1 カ月後にクリニックを再受診するように依頼する
B. 甲状腺機能検査をオーダーする
C. Mini-Mental State Examination（MMSE）を行う
D. この程度の体重減少は異常ではないといって，患者と彼女の娘を安心させる
E. B と C は正しい

ANSWERS

II-1. **正解は C** 第 73 章(vol.1 p.*506*〜)

脳や大部分の組織の主要エネルギー源として，糖質は熱量のうち最大の割合を占める。脳は 1 日 100 g のグルコースを必要とし，身体の他の組織も 1 日約 50 g のグルコースが必要である。グルコースが蛋白分解や脂肪から産生されるとしても，身体の主なエネルギーとして，総カロリー摂取量の 45〜55％を糖質から摂取するのがよい。脂質摂取量はカロリー摂取量の 30％以下に，そして蛋白質は約 15％にする。

II-2. **正解は B** 第 73 章(vol.1 p.*506*〜)

基準栄養摂取量(DRI)は，診療の場で栄養摂取量を決める推奨基準とし推奨栄養所要量(RDA)に代わった。推奨栄養所要量は，ある特定の年齢，ライフステージ，性別あるいは生理的状況のほぼすべての健常人の必要な栄養摂取量の平均値である。対照的に，基準栄養摂取量はより広範囲のアプローチをとっており，さらに推定平均必要量，適正摂取量，摂取量の許容上限量が考慮されている。推定平均栄養必要量(EAR)は，ある特定の性別や年齢の健常人の半数にとって十分と考えられる栄養素の摂取量である。これは中央値であるので，定義上，50％の人々はこの値と比較した場合，より多くの特定の栄養素を必要とするため，摂取量の基準として推定平均摂取量を設定するのには通常，受け入れられない。上記のように，推奨栄養所要量はほとんどすべての健常人の必要栄養素を満たしているとされ，推定平均栄養必要量の標準偏差の 2 倍を加えたものと定義されている。適正摂取量(AI)は，例えば推奨栄養所要量の設定ができず，推定平均栄養必要量が設定できないときに推奨栄養所要量の代わりに使われる。適正摂取量は，観察的または実験的に栄養素ニーズのもとに決定され，1 歳未満の乳児に用いられるが，同様にカルシウム，マンガン，クロム，フッ素を含めた多くのミネラルが他の年齢層にも用いられる。栄養摂取量の許容上限は，毎日の摂取でも健康上有害作用を生じるおそれがないとされる最大量である。許容上限を決定するのはデータが不十分である場合が多い。

II-3. **正解は B** 第 73 章(vol.1 p.*506*〜)

体重が安定している患者では，性別，体重，活動レベルから安静時エネルギー消費量(REE)は算出できる。男性は REE＝900＋10 m，そして，女性は REE＝700＋7 m (m は kg 単位の質量である)。また，REE はあまり動かない人は 1.2 を，中等度の活動レベルの人は 1.4 を，きわめて活動的な人は 1.8 を乗じることによって，身体活動レベルにより補正される。患者 A は 2,160 kcal/日の REE。患者 B は 2,880 kcal/日の REE。体重が安定している場合，所定の活動レベルで，体重 20 kg の違いより，より活動度が高いほうが REE を増加させる。

II-4. **正解は C** 第 73 章(vol.1 p.*506*〜)

推定平均栄養必要量(EAR)は，特定の年齢と性別の人間の半数にとって適切であると考えられる栄養素の摂取量である。集団を対象とした必要量の中央値であるため，臨床的に適正な栄養素を評価するには有効ではない。集団の半数にとっては基準が高すぎ，また半数にとっては低すぎる。推定平均栄養必要量にもとづきビタミンを服用している人には，不適正摂取量のリスクが 50％ある。推定栄養所要量(RDA)は，確実に大多数の人々の必要が満たされることになる推定平均栄養必要量の標準偏差に 2 倍を加えたものとして，統計学的に定義されている。今回の場合，本研究では推定平均栄養必要量の標準偏差に 2 倍加えた投薬量を使用しているため，推定栄養所要量であると考えられる。ビタミンの許容上限量に関するデータは通常，許容上限量を設定するには不十分である。許容上限量の表示がないことは，リスクがないということを意味するものではない。

II-5. **正解は E** 第 74 章(vol.1 p.*511*〜)

多くのビタミンやミネラル欠乏症は，アルコール依存症や慢性疾患をもつ人を除いて先進国ではまれである。アルコール依存症は通常，栄養分の摂取量の減少，あるいは吸収不良や貯蔵量の減少と関係している。アルコール依存症者にみられるビタミン欠乏は，一般的にはチアミンと葉酸である。アルコール依存症者に不足している他のビタミンはナイアシン，ビタミン B_6，ビタミン C，ビタミン A である。ビタミンが食品供給で広く入手できるにつれて，ビタミン B_{12} 欠乏症はまれとなった。B_{12} は肉，ナッツ，穀類に含まれており，果物と野菜にも少量含まれている。食事性のビタミン E 欠乏症はない。欠乏症は長期にわたる脂肪吸収不全症またはビタミン E 代謝や輸送の遺伝的異常でみつかる。

II-6. **正解は E** 第 74 章(vol.1 p.*511*〜)

チアミン(ビタミン B_1)は，酵母，臓物，豚肉，豆類，全粒の穀類，牛肉とナッツに含まれる水溶性ビタミンである。米にはほとんどチアミンが含まれていないので，通常，米を主体とした食事の人々に多い。西洋型の食事において，チアミン欠乏症で最も頻度が高い原因はアルコール依存症と慢性疾患である。アルコールは，チアミンの吸収とチアミンピロリン酸の合成を阻害する。チアミン欠乏症の可能性があるとき，糖質を摂取する場合は常にチアミンを補充すべきである。そうしないと乳酸アシドーシスが誘発されてしまう。最も初期のチアミン欠乏症では，食欲不振や不定愁訴が生じる。長期にわたる欠乏症は脚気を引き起こす。脚気はしばしば，湿性と乾性に分類される。湿性脚気では，心肥大，頻拍と高拍出性心不全の循環器症状がおもに現れる。乾性脚気では，症状としてはおもに対称性に末梢感覚神経および末梢運動神経の障害が起こり，反射は低下する。アルコール依存症者は過小診断されることが多く，アルコール依存症に起因する中枢神経系所見がみられる。Wernicke 脳症は，水平性眼振，眼筋麻痺，小脳性運動失調と精神障害を認める。記憶喪失と作話がみられる場合，その症候群は Wernicke-Korsakoff 症候群として知られている。

II-7. **正解は B** 第 74 章(vol.1 p.*511*〜)

生物学的有用性が高いナイアシン(ビタミン B_3)は，豆類，牛乳，肉や卵に含まれる。穀物からの生物学的有用性は低いが，大部分の小麦粉は遊離型ナイアシンが強化されている。したがってナイアシン欠乏症は西洋型の食事ではまれである。ナイアシン欠乏症は中国，アフリカ，インドのトウモロコシを主体とした食事の一部地域，アルコール依存症者，トリプトファンの吸収ができない遺伝性障害でみられる。さらに，カルチノイド症候群ではトリプトファンからセロトニンへの変換が亢進しているので，ナイアシン欠乏症になるリスクが高い。臨床的に，ナイアシン欠乏症の症候群はペラグラとして知られている。ナイアシン欠乏症の初期症状は，食思不振，全身性の筋力低下，腹痛と嘔吐である。舌炎は肥厚した鮮赤色の舌で，ペラグラに特徴的である。ペラグラでは，日光曝露部位に特徴的な皮膚の発疹を含む多くの皮膚病学的症状がみられる。発疹は落屑性かつ紅斑性である。発疹は，頸部の回りに環をしばしば形成する。下痢(diarrhea)，皮膚炎(dermatitis)，認知症(dementia)，そして死(death)を意味する 4 つの D は，最も重篤な症例にみられる。

II-8. **正解は E** 第 74 章(vol.1 p.*511*〜)

ビタミン A(別名レチノール)は生物学的活性代謝物であるレチンアルデヒドとレチノイン酸を含めた脂溶性ビタミンであり，すべて健康にとって重要である。これらの分子はレチノイドという総称で知られており，正常視力，細胞増殖や分化そして免疫にとって重要である。ビタミン A の供給源はレバー，魚，卵で，しばしば色の濃い緑黄色の果物や野菜からカロテノイドとして消費される。途上国においては，慢性的なビタミン A 欠乏は多くの地域では風土病で，予防可能な失明の最もよくみられる原因である。より軽度な段階では，ビタミン A 欠乏によって夜盲症と角膜乾燥が起きる。これは，角膜軟化症と失明へと進行する。ビタミン A には幅広い生物学的機能があるので，いかなる段階の欠乏症でも，下痢，赤痢，はしか，マラリア，呼吸器疾患の死亡率リスクを増加させる。ビタミン A の補充は，小児の死亡率を23～34％著明に低下させている。

II-9. **正解はD** 第74章(vol.1 p.*511*～)

この患者は，壊血病(ビタミンC欠乏)の典型的な毛包周囲出血疹が認められる。米国では，壊血病は主としてアルコール依存症者の疾患として，またはビタミンCを1日10 mg未満しか摂取していない高齢者で認められる。疲労の不定愁訴に加えて，患者では成熟した結合組織を形成できないことにより，皮膚と歯肉を含めたさまざまな部位での出血がみられる。INRが正常な場合，症候性ビタミンK欠乏が除外できる。チアミン，ナイアシンと葉酸欠乏は，アルコール依存症でもみられる。チアミン欠乏によって，末梢性ニューロパチー(脚気)が起こる場合がある。葉酸欠乏では巨赤芽球性貧血と血小板減少が起きる。ナイアシン欠乏ではペラグラが起きるが，舌炎や色素沈着，特に日光曝露部位でめだつ鱗屑性発疹が特徴的である。

II-10. **正解はB** 第74章(vol.1 p.*511*～)

高用量のビタミンE(800 mg/日超)は，血小板凝集能を低下させ，ビタミンK代謝を阻害する。1日400 mgを超える用量では，あらゆる原因による死亡率を増加させる可能性がある。ビタミンE過剰は，静脈血栓症のリスク増加に関連がない。末梢性ニューロパチーと色素沈着網膜症は，ビタミンE欠乏症でみられることがある。ビタミンA欠乏は夜盲症の原因となる。

II-11. **正解はD** 第74章(vol.1 p.*511*～)

低亜鉛血症は一般的に，大部分は亜鉛の経口摂取不足によるが，亜鉛の吸収を阻害する薬物もいくつかある(sodium valproate，penicillamine，ethambutolなど)。中東では重度の慢性亜鉛欠乏によって，小児の性腺機能低下症や低身長症が報告されている。低色素の毛髪も，この症候群の一部である。低色素性貧血は，多くのビタミン欠乏/過剰疾患(亜鉛中毒や銅欠乏)でみられる。銅欠乏症は解離性大動脈瘤を伴う。低血糖は低亜鉛血症と関連はない。大赤血球症は葉酸とビタミンB_{12}欠乏症と関連する。

II-12. **正解はB** 第75章(vol.1 p.*520*～)

マラスムスと悪液質は，エネルギー摂取の減少により遷延性の飢餓状態を示す。マラスムスと悪液質のおもな違いは，マラスムスの飢餓がカロリー摂取量の減少に関係する一方で，悪液質はエネルギー欠乏が関係しており，慢性の炎症状態を伴うことである。栄養失調症の原因以外に，クワシオルコルまたは蛋白質-エネルギー栄養失調症と比較した場合，マラスムスと悪液質には共通した特徴がある。マラスムスと悪液質は数カ月から数年の経過で発症し，標準体重の80％未満の飢餓状態となる。さらに，筋肉や脂肪の減少を反映して，上腕三頭筋部皮下脂肪厚や上腕中央部筋周囲径の減少がみられる。検査所見ではほとんど異常がみられない。アルブミン値は低い場合があるが，複雑ではない症例で2.8 g/dL未満までは低下しない。24時間尿中クレアチニン排泄量の身長別正常値に対する比であるクレアチニン身長係数が唯一低い(60％未満)。その病的な外見にもかかわらず，マラスムスあるいは悪液質の患者は，免疫能や短期ストレスへの耐性は保たれている。慢性病であるため，治療アプローチとして栄養への注意深いサポートを行う必要がある。あまりに強力に栄養サポートを行った場合，再栄養症候群や致死的な低リン酸血症をまねくおそれがある。経口や経腸は栄養を改善する好ましいルートである。

対照的に，クワシオルコルまたは蛋白質-エネルギー栄養失調症は数週間で急激に発症する。先進国では，一般的に蛋白質-エネルギー栄養失調症の大部分は外傷または敗血症のような急性の致死的な疾患として起こる。病態生理学的に，急性疾患によるストレスはしばしば摂取量が制限されたとき，蛋白質とエネルギー量をさらに必要とする。蛋白質-エネルギー栄養失調症の早期段階では，患者は栄養状態のよい外見をしているため，疾患を疑うのに高度な指標が必要とされる。蛋白質-エネルギー栄養失調症の徴候として，浮腫，創傷治癒の遅延，毛髪の抜けやすさ，皮膚の脆弱化がある。さらに，重篤な蛋白質-エネルギー栄養失調症ではアルブミン，トランスフェリンあるいは総鉄結合能が低値となる。細胞性免疫能は低下し，リンパ球減少を認める。積極的な栄養サポートがその疾患をよくするのに必要であるが，死亡率は高いままである。

II-13. **正解は A** 第 75 章（vol.1 p.*520*〜）

入院時に栄養失調のリスクが高い個人を同定するのに助けとなる因子がいくつかある。考えられる第 1 の因子は，肥満指数（BMI）と最近の体重減少である。患者が低体重（BMI は 18.5 kg/m^2 未満）か，10％以上の体重減少が最近みられる場合，栄養上のリスク増加をもたらす。栄養上のリスクを増加させる他の一般な因子には，摂食不良，過剰な栄養喪失，異化亢進状態，アルコール依存症，または代謝亢進薬物が含まれる。他に，経口摂取不良は最近の食欲不振，食物忌避，あるいは 5 日間以上の絶食状態と関連がある。極端な栄養喪失の例は，吸収不良症候群，腸管瘻孔，創部ドレナージ，あるいは腎透析である。よくみられる異化亢進の状態として，外傷，熱傷，敗血症と遷延する発熱性疾患がある。軽快しており正常な BMI 値をもつ摂食障害患者では，極端な栄養素リスクという観点からみると，これらの患者の間でおそらくリスクが最も少ない。

II-14. **正解は B** 第 75 章（vol.1 p.*520*〜）

患者の基礎エネルギー消費量（BEE）は，Harris-Benedict の式を用いて算出することができる。基礎エネルギー消費量を算出するのに用いられる因子は，年齢，性別，身長，体重である。入院患者の基礎エネルギー消費量は，病気の重症度によって 1.1〜1.4 倍の範囲で求められる。外傷や重度敗血症のような著明なストレスのある入院患者には最も高い係数が用いられる。基礎エネルギー消費量は目標値として用いられる。エネルギー消費を正確に評価する必要がある場合，間接熱量測定法により求めることができる。蛋白質必要量は，蛋白異化の推定値として，尿中尿素窒素を用いて，明確に算出することができる。

II-15. **正解は C** 第 75 章（vol.1 p.*520*〜）

蛋白質-エネルギー栄養失調症の 2 つのおもなタイプは，マラスムスとクワシオルコルである。治療の選択に直接影響を及ぼすので，2 つを区別することは栄養失調の患者ではきわめて重要である。この患者は，神経性食欲不振症，手術の急性ストレス要因，そして 10 日間の飢餓によるマラスムス・クワシオルコルがある。この患者には，慢性飢餓（マラスムス）ならびにクワシオルコル（すなわち血清蛋白の低下）を示す主要な必須条件がある。本症例は急性飢餓と高度な血清蛋白低値のため，クワシオルコル優位である。精力的な栄養治療がクワシオルコルに対して必要である。

II-16. **正解は C** 第 75 章（vol.1 p.*520*〜）

健康な 70 kg の男性におけるエネルギー貯蔵量は，脂肪では約 15 kg，蛋白質では 6 kg，グリコーゲンでは 500 mg が含まれる。絶食の第 1 日目は，肝グリコーゲン消費のためにエネルギーは最も多く費やされる。絶食が長引くと，安静時エネルギー消費量（REE）は最高で 25％減少する（進行中の炎症がない場合）。水分を摂取し炎症が認められない場合，健常人では，数カ月間絶食可能である。全身性炎症反応を呈しているとき，栄養状態がよい人では約 7 日間の飢餓に耐えることができる。本症例のハイカーは 6 日間飢餓状態にあり，軽度の急性腎不全を除いて，飢餓に対してうまく代償できている。6 カ月間の 10％を超える体重減少から，有意な蛋白質-エネルギー栄養失調であることがわかる。全身性炎症性反応が組織損失の傾斜率を増加させるにもかかわらず，本症例のフェリチンはわずかに上昇するだけである。さらに，彼が全身性炎症反応症候群（SIRS）を呈しているような徴候はみられない。全身性炎症反応は多くの場合，低血糖でなく高血糖になる。

II-17. **正解は E** 第 76 章(vol.1 p.526〜)

この患者には，手術後の期間で予想できるように，少なくとも中等度の全身性炎症反応がある。こうした状況では，5〜7 日目から適切な栄養補給を行うことが患者の利益となる。適切な栄養サポートの選択は，患者の臨床経過全体に注意を払って行われるべきである。通常，禁忌がない限り，腸管ルートは現在の健康状態を増進させ，腸管の免疫性バリア機能を促進させるために好んで用いられる。一般に，完全静脈栄養(TPN)の単独使用は，遷延するイレウス，閉塞，または出血性膵炎のみに適応がある。この患者は腸雑音と回腸造瘻からの排出があるので，現時点でイレウスはない。そのため，経腸栄養法が使われる。譫妄と誤嚥のリスクを考慮し，経口による食事を開始してはならない。また，より高い誤嚥リスクを伴うので，経鼻胃管栄養補給も禁忌である。好ましい栄養補給方法は，Treitz 靭帯より遠位に留置する経鼻空腸栄養管の使用である。

II-18. **正解は D** 第 76 章(vol.1 p.526〜)

可能ならば，非常に重篤な患者に行われる栄養サポートの少なくとも一部は，経腸栄養の形で行うべきである。経腸の利用は，特に胃腸管全体における健康維持のために重要である。腸とその関連する消化器官によって利用される栄養分の 70％は，腸管腔内で食物に直接由来する。さらに，食物が IgA と腸の栄養活動を促進するホルモン類の分泌を刺激することから，経腸栄養補給は腸の免疫機能維持のために重要である。さらに，経腸栄養補給は内臓血流量を改善し，ニューロン活性を刺激して虚血とイレウスを生じるのを防ぐ。

II-19. **正解は C** 第 76 章(vol.1 p.526〜)

栄養失調を示す肥満指数(BMI)の閾値を理解することは，重要である。正常な BMI は 20〜25 kg/m^2 で，18.5 kg/m^2 の BMI は中等度の栄養失調で，低体重である。重篤な栄養失調は 16 kg/m^2 未満の BMI である。男性において 13 kg/m^2 未満の BMI は致死的である。女性では，致死的な BMI は 11 kg/m^2 未満である。

II-20. **正解は E** 第 76 章(vol.1 p.526〜)

経静脈栄養法(PN)において最も頻度が高い 2 つの問題に，体液貯留と高血糖がある。貯留が大きい液体は，経静脈栄養の量や高血糖と関連がある。経静脈栄養によって提供されるグルコースは高張性で，食事摂取によって生じるよりも多くのインスリン分泌を促進する。インスリン自体は抗ナトリウム利尿および抗利尿の特性があり，液体やナトリウムの貯留を悪化させる。液体とナトリウム貯留を最小限に抑える戦略として，エネルギー源としてのグルコースと脂肪を与え，ナトリウムの摂取量を 40 mEq/日未満に制限することである。さらに，耐糖能を評価するために，200 g/日未満のグルコースから開始することが最良の方法である。レギュラーインスリンは，血糖管理を維持するために経静脈栄養処方に追加される場合がある。経静脈栄養処方にインスリンを追加する他，さらにインスリン皮下注として，その翌日に経静脈栄養処方に追加される 24 時間の全投与量の約 3 分の 2 をスライディングスケールで 6 時間ごとに投与する。より重篤な症例では，インスリンの注入ポンプによる集中的なインスリン・サポートを用いる。患者がインスリン依存型糖尿病とわかった場合，必要インスリン量は通常，通常の外来患者に対する投与量の 2 倍である。

II-21. **正解は D** 第 75 章(vol.1 p.520〜)

経腸サポートの開始は非常に重篤な疾患においても重要であるが，合併症なく実施できるわけではない。チューブの位置異常と誤嚥(嚥下性肺炎)は，ICU での経腸栄養補給で最も頻度の高い 2 つの合併症である。ICU では多くの患者で胃内容排出が遅延し，精神状態に変化をきたし，誤嚥の基本的なリスクが高まる。これは，人工呼吸器で挿管されている患者ではさらに悪化する。気管内吸引は，咳嗽と食道の逆流を誘発する。気管チューブは誤嚥を引き起こしやすく，誤嚥に対する正常な予防的機序の 2 つである声帯と喉頭蓋を通過することによって，誤嚥をより悪化させる可能性がある。ICU 患者の治療では，誤嚥のリスクを最小限にしなければならない。対策としてはまず，ベッドの頭部を30°以上まで上昇させて保つことである。完全な経腸栄養が難しい患者では，経腸および経静脈栄養の併用を考慮する。胃残留物と患者の許容度にもとづき，看護師によるformula advancementのためのアルゴリズムの実施を利用することも重要である。通常，残留物が300 mLより多くない限り，栄養補給は休止してはならない。また，Treitz靭帯より遠位の経鼻空腸栄養管留置の使用は，誤嚥リスクを低下させる戦略として最近用いられている。経鼻胃でもなく経鼻十二指腸でもない管は，誤嚥リスクを低下させる。

II-22. **正解は C** 第77章(vol.1 p.*535*～)

2007～08年の，National Health and Nutrition Examination Survey (NHANES)によれば，米国成人の68％が過体重あるいは肥満である〔肥満指数(BMI) 25 kg/m^{2}超〕。米国における肥満の悪化を理解するには，肥満発現に関与する遺伝子および環境因子を理解することが必要である。米国における肥満の増加は，遺伝的背景の変化が原因だと考えるにしてはあまりに急速であることは明らかである。一方で，特定の遺伝因子は確かに肥満のリスクを増加させることがわかっている。肥満は一般的に身長と同様，メンデルの法則には従わずに遺伝する。養子は，肥満指数に関しては養父母よりも生物学上の両親に類似する。同様に，一卵性双生児の肥満指数は二卵性双生児の肥満指数よりも互いに類似している。肥満発現への関与が知られている遺伝子の一部に，レプチン，プロオピオメラノコルチン(POMC)，そしてメラニン凝集ホルモン(MCH)遺伝子がある。レプチンは肥満の重要なホルモンである。脂肪細胞で生成されるこのホルモンは食欲を減少させて，視床下部でエネルギー消費を増加させる。ヒトにおいて，肥満遺伝子(*ob*)の変異はレプチン産生を減少させ，レプチン受容体遺伝子(*db*)の変異によってレプチン抵抗性が起きる。これらの変異の結果，レプチン産生が減少したりレプチン抵抗性が生じ，脳における満腹の認識が障害される原因になる。これらの変異は通常，出生直後にはじまっている重篤な肥満と関係している。

II-23. **正解は A** 第77章(vol.1 p.*535*～)

症候群のうちいくつかは，肥満の発現を伴うことがわかっている。Prader-Willi症候群は，精神発達遅滞を伴う肥満症候群のカテゴリーに分類される。Prader-Willi症候群の特徴は，小さい手足と低身長である。また，低ゴナドトロピン性性機能低下症に関連した過食症，肥満と神経発達遅滞を示す。内分泌異常あるいは視床下部障害は通常，肥満も伴う。Cushing症候群の患者では，中心性肥満，高血圧と耐糖能異常がみられる。甲状腺機能低下症は代謝速度の低下により肥満を伴うが，これは肥満の原因としてはまれである。インスリノーマの患者は，低血糖症状を防ごうとしてカロリー摂取量が増えるため，多くの場合は肥満である。また，頭蓋咽頭腫または他の疾患による視床下部障害のみられる患者は，満腹を知らせるホルモンシグナルに反応する能力が欠如しているため，肥満が発症する。先端巨大症は肥満を伴わない。

II-24. **正解は E** 第78章(vol.1 p.*541*～)

米国では人口の60％以上が過体重か肥満で，プライマリケア医は毎回の訪問で体重と肥満指数(BMI)をモニターし，高血圧，高コレステロール血症，糖尿病を含む肥満の長期的合併症を予防するために減量をすすめるべきである。エネルギー消費量がカロリー摂取量より大きくなければいけないというきわめて明確な考え方にもかかわらず，減量を達成してそれを維持することは非常に難しい。減量しようとして失敗する最初の因子の1つは，減量のための適切な目標と期間について理解できていないことである。最初の減量目標は，6カ月間で約10％とするべきである。本症例では，6カ月間で約11 kgの減量ということになる。少なくとも18～24カ月間で，70 kgという妊娠前の体重に戻ることは現実的に難しい。特に特殊かつ限られた食事療法が処方されるとき，多くの人は長期間継続するのが困難であると感じる。生活習慣の変化として体重減少と同時に生じる食事の変化について考えることは，より重要である。毎週0.5～1 kgの減量を達成するために，カロリー摂取量を1日あたり500～

1,000 kcal 減量する必要がある。特殊な食事介入は，個人的な因子によりさまざまである。低糖質高蛋白質食（Atkins, South Beach, etc.）がより大きな減量を達成し，満腹効果を改善して，短期的に冠動脈疾患の危険因子を減少させたという研究が報告されたが，12 カ月間で食事療法の間には差はない。超低カロリー食（800 kcal/日以下）は，ダイエット食による食事療法のきわめて積極的な形である。これらの食事療法は 3〜6 カ月間で 13〜23 kg の減量を達成するようになっていて，保存的アプローチが失敗して肥満および内科疾患を合併した患者でのみ利用されるべきである。食事変化と一緒に，運動プログラムを開始するように患者にすすめなければならない。運動のみでも若干の減量につながるが，これを減量のための唯一の戦略とすべきではない。推奨される身体活動量は，週に 150 分間の中等度，あるいは週に 75 分間の強い強度の活動である。肥満のための薬物療法は，BMI 30 kg/m^2 を超える患者に考慮される。ただし，薬物療法の選択肢は今のところ限られている。現在，多くの新薬が臨床試験中で，将来減量の一役を担う可能性がある。肥満手術は，減量に対する保存的戦略が失敗しない限り，考慮すべきではない。

II-25.　**正解は D**　第 78 章（vol.1 p.*541*〜）

肥満手術は，肥満指数（BMI）40 kg/m^2 以上の患者，または糖尿病，高血圧あるいは高コレステロール血症などの重篤な疾患がある BMI 35.0 kg/m^2 以上の患者に対して考慮される。外科的減量治療はカロリー摂取機能を減らすことで減量を達成し，手技によっては吸収不良を引き起こす場合もある。減量手術には，つぎの 2 つのカテゴリーに大まかに分類される。すなわち，胃縮小術と胃縮小吸収抑制術である。胃の大きさを減少させる胃縮小術では早期に満腹感が起こる。基本的な手技は垂直遮断胃形成術（VBG）であったが，この手技は長期的には効果がなくなるため，ほとんど用いられていない。いまでは，腹腔鏡下調節性胃バンディング術（LASGB）が代わりに施行されている。この肥満手術では，生理食塩液の注入や排泄によって胃の開口部の大きさを変えることができる皮下リザーバーが存在する。胃縮小吸収抑制術には，Roux-en-Y 胃バイパス術，胆膵路変更術，胆膵路変更・十二指腸バイパス術が含まれる。Roux-en-Y 術は最も一般的なバイパス手術である。肥満手術後の平均減量は総体重の 30〜35％で，5 年経過時点で 60％の患者がこの数値を維持することができる。胃縮小吸収抑制術は，胃縮小術より体重減少が大きい。さらに，肥満手術は肥満関連の疾患を改善する。肥満手術の全死亡率は 1％未満であるが，高齢で合併疾患がある場合に増加する。術後患者の約 5〜15％に吻合部狭窄と辺縁部潰瘍が生じ，長引く悪心嘔吐として現れる。胃縮小術では吸収不良は起こらない。胃縮小吸収抑制術の患者は，ビタミン B_{12}，鉄，葉酸，カルシウムとビタミン D を含む微量栄養素欠乏のリスクを増加させる。これらのビタミンの補充が，生涯にわたって必要とされる。

II-26，II-27.　**正解はそれぞれ A，D**　第 79 章（vol.1 p.*547*〜）

本症例の患者は，神経性食欲不振症の診断基準を満たす。女性の生涯有病率は約 1％である。男性ではまれであるが，有病率は男性でも同様に上昇してきている。典型的には，思春期と思春期後期に発症するが，さらに若年の女子でも診断されることがある。神経性食欲不振症をもつ患者には類似の人格特性がしばしばみられるにもかかわらず，この病因はわかっていない。また，強迫観念が強く，完璧主義的な傾向がみられる。低体重であるにもかかわらず，神経性食欲不振症を有する患者は体重増加に不合理なおそれをもち，ボディイメージにゆがみがみられる。神経性食欲不振症の患者では体重減少が成果の達成となり，著しく少ないカロリー摂取であるのに，過度の運動をする。これにもかかわらず，空腹感を訴えない。古典的に神経性過食症と関連しているが，むちゃ食いは神経性食欲不振症患者のうち 25〜50％でみられる。神経性食欲不振症の患者が摂食障害にとりつかれたようになるに伴い，運動やダイエット，勉強に没頭するようになる。患者は自分自身に問題があるとは思っておらず，家族と友人に迫られて評価を求めに来院するだけである。無月経は，診断基準の 1 つである。診察上，患者は通常，身長のわりに低体重である。バイタルサインでは徐脈と低血圧を示す。うぶ毛，先端チアノーゼと浮腫がみられることもある。全身の飢餓状態を示す外見にもかかわらず，唾液腺腫脹によって，顔面はふっくらしている。検査所見として，貧血と白血球減少がしばしばみられる。基本的な代謝パネルは，代謝アルカローシスに伴う低ナトリウム血症と低カリウム血症を示すことが多い。BUNとクレアチニンは，筋肉量が少ないにもかかわらず，わずかに上昇する。内分泌異常は臨床検査では非常に一般的で，視床下部機能不全を反映する。甲状腺機能検査では甲状腺機能正常症候群特有のパターンを示す〔甲状腺刺激ホルモン(TSH)低値，T_4低値，T_3低値とリバースT_3 (rT_3)上昇〕。性腺刺激ホルモン放出ホルモン(GnRH)分泌はきわめて低値で，卵胞刺激ホルモン(FSH)と黄体形成ホルモン(LH)の低値を伴う。ただし，一般的に身体にストレスを受けた状態では，血清と尿中コルチゾールが上昇することがある。

神経性食欲不振症の初期治療では，医学的な注意深い経過観察とともに，経験豊かな心理学者または精神科医の治療のもとでの集中的な精神療法が必要である。治療の目標は，標準体重の90％まで回復することである。著しい電解質異常を有する患者や体重減少が標準体重の75％未満の患者には，入院治療をすすめる。栄養は主として経口摂取により行われる。最初のカロリー摂取目標は，再栄養症候群を起こすことがあるため，綿密な経過観察とともに約1,200～1,800 kcal/日である。体重増加目標は週に1～2 kgで，3,000～4,000 kcal/日のカロリーを必要とする。多くの患者が体重増加をいやがり，経口摂取をしたと嘘をつくため，入院患者と外来患者両方に食事の監督が必要である。治療の一部として，患者はボディイメージの問題に直面しなければならない。向精神薬薬では，神経性食欲不振症の予後の改善が実証されなかった。食欲増進薬には治療上の役割はさらにない。doxepinは，軽い食欲刺激的特性のある三環系抗うつ薬である。ただし，それは神経性食欲不振症の治験では実証されておらず，QT間隔の延長を含む副作用があるため，避けるべきである。コルチゾールと甲状腺ホルモンレベルは適切な栄養によって正常化されるため，内分泌異常については治療は必要ではない。患者はカルシウムとビタミンD補充を受ける必要があるが，エストロゲンは低体重患者の骨密度改善に対して有用ではない。ビスホスホネート薬は骨密度の改善を得ることができるが，治療薬として若い患者に用いる場合，リスクが有益性を上回るように思われる。

II-28.　**正解は C**　第79章(vol.1 p.547～)

むちゃ食い障害は，神経性過食症または神経性食欲不振症より4％程度高い生涯有病率を有する。他のタイプの摂食障害と比べると，より多くの男性がむちゃ食い障害に苦しんでいるが，むちゃ食い障害の女性は男性と比べて2：1と，まだ数が多い。むちゃ食い障害と神経性過食症ではともに摂食行動がコントロールできないという感覚をもち，短期間に大量の食物を摂取するという共通の特徴がみられる。ただし，むちゃ食い障害の患者は，自己誘発性嘔吐，またはむちゃ食いをおさえる手段としての緩下剤の使用などといった不適切な行動は起こさない。むちゃ食い障害と神経性過食症の女性は正常な月経周期を有する。むちゃ食い障害の患者はより肥満になりやすく，不安や抑うつの割合がより高い。

II-29.　**正解は E**　第79章(vol.1 p.547～)

American Psychiatric Associationの診断基準にもとづいて，患者の年齢や身長から期待される標準体重の75％に満たない場合，入院治療または一時的な入院の適応となる。そのような患者は重篤な代謝障害(電解質異常，徐脈，低血圧など)がみられたり，付随する重篤な精神医学的問題(自殺企図，薬物乱用など)がみられたりする。急速な体重減少があった場合，あるいは体重が期待される標準体重の80％に満たない場合も，絶対ではないが入院治療を考慮すべきである。無月経，食物摂取量に関する誇張した報告，体重増加に対する心配は神経性食欲不振症の診断基準の一部である。浄化行動はこの母集団ではまれでない。標準体重の90％まで体重が回復することが治療目標となる。

II-30.　**正解は D**　第79章(vol.1 p.547～)

神経性食欲不振症患者のうち約25～50％については身体的あるいは心理学的後遺症をほと

んど残さず，完全に回復する。一方，多くの患者では体重維持，抑うつ，摂食障害について困難を感じ続ける。神経性食欲不振症患者のうち約5%は，慢性な飢餓に伴う身体的影響と自殺から10年以内に死亡する。実質的に，神経性食欲不振症を伴う生理的異常のすべては，体重の増加に伴い改善される。例外の1つに骨量減少がある。神経性食欲不振症が思春期（すなわち，骨量がピークに達する時期）に発症した場合，完全に回復するのは難しい。心理学的な健康についても，治療の成功により改善される。ただし，このような患者では抑うつ，再発，神経性過食症発症のリスクは残ったままである。

II-31. **正解は E** 第80章（vol.1 p.552〜）

不随意（望まない）体重減少は高齢者によくみられる症状で，65歳以上の虚弱な人の25%以上が罹患する。臨床的に重要な体重減少は，体重の5%以上または6〜12カ月間に5kg以上の体重減少として定義される。高齢者において，体重減少は大腿骨頸部骨折，圧迫潰瘍，生体機能の減弱，死亡と関連している。悪性疾患，慢性炎症あるいは感染症，代謝異常，精神疾患が最も頻度が高いカテゴリーで，不随意体重減少の原因の大部分を占める。高齢者においては，嚥下困難，進行性視力障害と認知症をもたらす脳卒中を含む神経障害を考慮することも重要である。不随意体重減少は，Alzheimer病の最初期の症状の1つでもある。不随意体重減少が過小評価される場合，その原因として食物入手困難または食物代金の支払い能力不足などがあげられる。不随意体重減少の患者を評価する際，体重減少につながる明らかな身体的原因を評価するため，全身の身体診察（歯科検診を含む）を行うべきである。薬物投与は，食欲または体重減少の変化につながる可能性もある。患者は年齢に適した癌スクリーニング検査を受けなければならない。高齢患者では，Mini-Mental State Examination（MMSE），簡易栄養状態評価表と日常生活動作の評価が有効な場合がある。患者の摂食を観察することが役立つ場合もある。高齢者におけるうつ病は食欲不振を伴う場合もあるため，評価すべきである。検査には，全血球計算定，総合的な代謝的パネル，甲状腺機能検査と赤血球沈降速度，C反応性蛋白が含まれる。危険因子がある場合，HIV検査を行う。

SECTION III
腫瘍学および血液学

QUESTIONS

各設問に対する，最もふさわしい解答を選べ。

III-1. 下記の選択肢の症例における末梢血塗抹標本として最適なものを，図 III-1 から選べ。

1. ヘマトクリット値 17％の 22 歳男性。鎌状赤血球症と診断されており，上気道感染後の微小血管閉塞にて入院
2. ヘマトクリット値 32％の 36 歳女性。5 年前に自動車事故で脾摘術を受けた
3. ヘマトクリット値 28％の 55 歳男性。重度のアルコール性肝障害による肝硬変に罹患しており，肝移植の待期中
4. ヘマトクリット値 28％の 64 歳女性。便潜血反応が陽性であり，大腸内視鏡検査にて 2 cm 大の大腸腺腫様ポリープを指摘
5. ヘマトクリット値 33％の 72 歳男性。先天性二尖弁に伴う大動脈弁狭窄症に対し，4 年前に人工弁置換術を施行

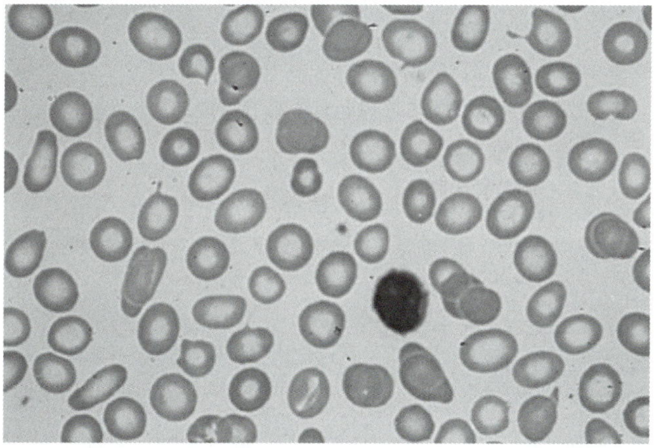

A

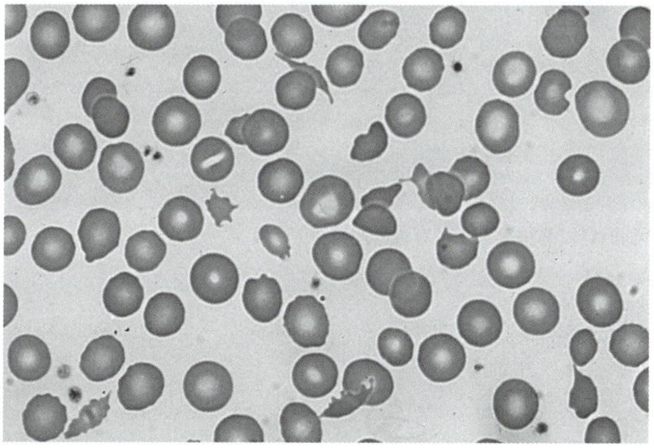

B

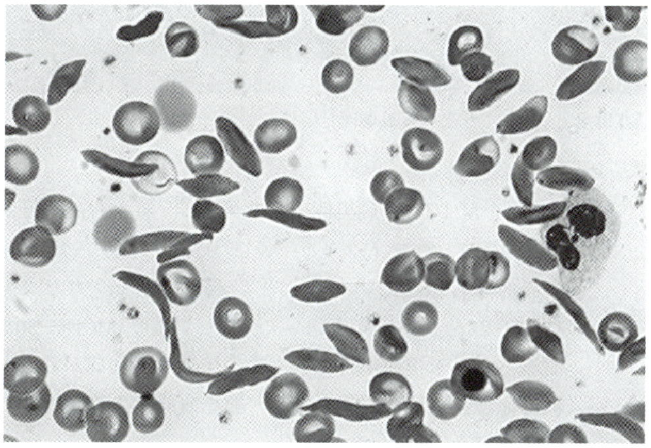

C

図 III-1 （巻末のカラー写真参照）

III-2. 貧血を呈する 39 歳女性。血算にてヘモグロビン値 7.4

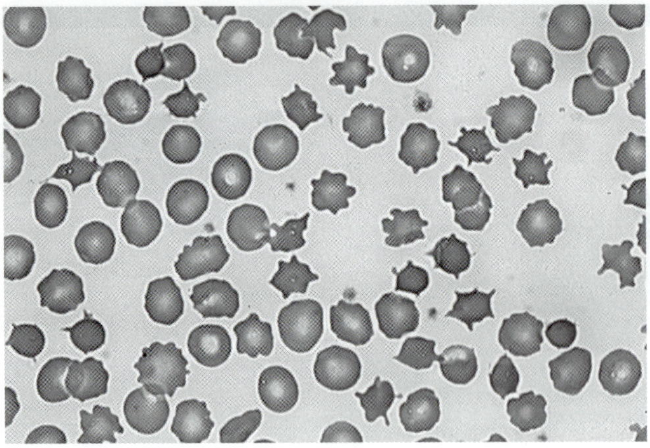

D

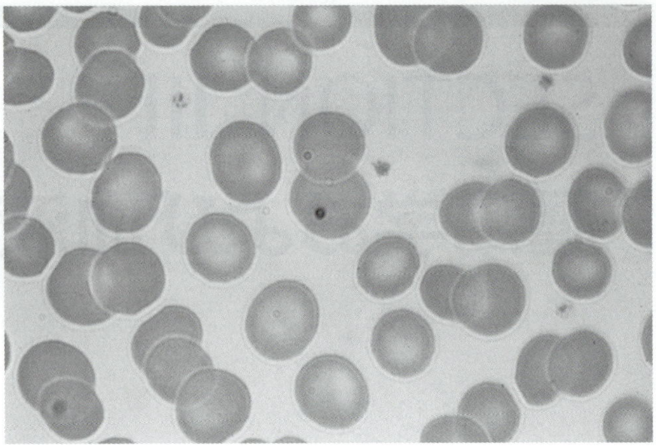

E

図 III-1 （続き）

g/dL，ヘマトクリット値 23.9％，平均赤血球容積（MCV）72 fL，平均赤血球ヘモグロビン量（MCH）25 pg，平均赤血球ヘモグロビン濃度（MCHC）28％であった。図 III-2 に本例の末梢血塗抹標本を示す。本例で異常を示す可能性が最も高いと考えられる検査はどれか。

A. 血清フェリチン
B. ハプトグロビン
C. 電気泳動によるヘモグロビン分画検査
D. グルコース-6-リン酸デヒドロゲナーゼ（G6PD）
E. ビタミン B_{12}

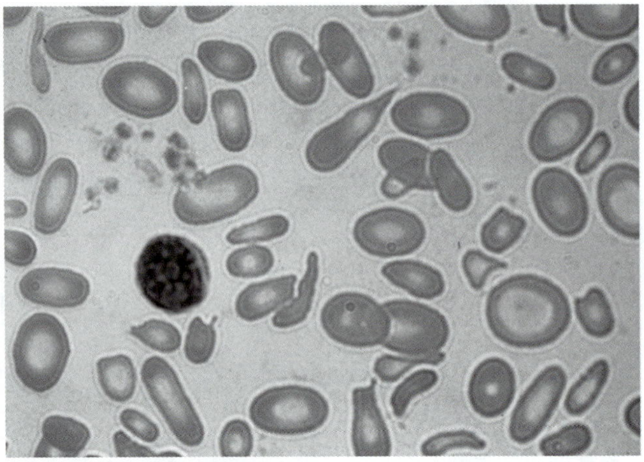

図 III-2 （巻末のカラー写真参照）

III-3. 貧血を呈する 62 歳男性。ヘモグロビン値 9.0 g/dL（正常値 15 g/dL），ヘマトクリット値 27.0％（正常値 45％），平均赤血球容積（MCV）88 fL，平均赤血球ヘモグロビン量（MCH）28 pg，平均赤血球ヘモグロビン濃度（MCHC）30％であった。末梢血塗抹標本では多染性大赤血球がみられ，網赤血球割合は 9％であった。網赤血球産生指数はどれになるか。

A. 0.54
B. 1.67
C. 2.7
D. 4.5
E. 5.4

III-4. 貧血を呈する患者の末梢血塗抹標本を図 III-4 に示す。検査所見にて血清乳酸デヒドロゲナーゼ（LDH）値の上昇がみられ，ヘモグロビン尿症を伴っている。この患者の身体診察所見として考えられるのはどれか。

A. 甲状腺腫
B. 便潜血反応陽性
C. 機械弁によると思われる第 II 音の亢進
D. 脾腫
E. 頭蓋骨の肥厚

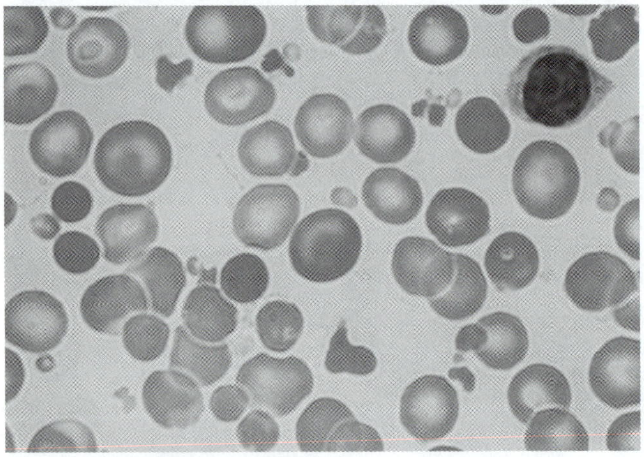

図 III-4 （巻末のカラー写真参照）

III-5. 一般的に，発癌リスクが最大なのはどれか。

A. 年齢
B. 飲酒
C. 喫煙
D. 女性であること
E. 肥満

Ⅲ-6. 癌で死亡する 60 歳未満の女性のうち，癌の罹患臓器として最も頻度が高いのはどれか。

A. 乳房
B. 子宮頸部
C. 大腸
D. 骨髄
E. 肺

Ⅲ-7. 乳癌の臨床病期 II 期と診断された 68 歳の女性。重度の慢性閉塞性肺疾患(COPD)を合併しており，1 秒量(FEV_1)は予測値の 32%である。また，冠動脈疾患を合併し左前下行枝に対してステント留置術後であり，さらに末梢動脈疾患と肥満も伴っている。患者は毎日 1～2 箱の喫煙者でもある。在宅酸素療法を実施中であり，常に 2 L/min の酸素投与が必要で，日常生活に大きな制限がある。入浴や更衣などの日常生活動作は自立している。肺疾患のため 10 年前にウエイトレスの仕事を退職している。自宅では簡単な家事などの雑用はできるが，掃除機は使用できない。週に 1～2 回，車で外出をこなすことができるが，日常動作の際には息切れを自覚することが多く，外出では動力つきの乗り物が必要である。本例で判定されるパフォーマンスステータス(PS)と，今後の治療によって予測される予後はどれか。

A. Eastern Cooperative Oncology Group (ECOG) PS の グレード 1 であり，適切な治療を行うことにより良好な予後が期待できる
B. ECOG PS のグレード 2 であり，適切な治療を行うことにより良好な予後が期待できる
C. ECOG PS のグレード 3 であり，適切な治療を行うことにより良好な予後が期待できる
D. ECOG PS のグレード 3 であり，治療を行っても予後は不良である
E. ECOG PS のグレード 4 であり，予後不良であるため治療は困難である

Ⅲ-8. 腫瘍マーカーと癌組織型の組み合わせが適当で，かつ治療中の腫瘍量を反映しており治療効果のモニターに有用なのはどれか。

A. CA125——大腸癌
B. カルシトニン——甲状腺濾胞癌
C. CD30——有毛細胞白血病
D. ヒト絨毛性ゴナドトロピン(hCG)——妊娠性絨毛性疾患
E. 神経特異性エノラーゼ(NSE)——非小細胞肺癌

Ⅲ-9. 細胞の癌化に必須の遺伝的な変化に関する記述として正しいのはどれか。

A. ケアテイカー遺伝子は細胞が増殖相に入るタイミングを調節しており，細胞が無秩序に増殖する能力を獲得する際には変異をきたしているはずである
B. 細胞が癌化する際には，最低でも 20 種類以上の変異が必要である
C. 癌抑制遺伝子が不活性化され，細胞が無秩序に増殖するためには，両方の対立遺伝子が変異する必要がある。
D. 癌遺伝子は常染色体劣性の遺伝形式をとる
E. 癌は通常 2～5 個の細胞に由来して発生する

Ⅲ-10. 癌の罹患率の上昇に関与しない疾患や症候群はどれか。

A. Down 症候群
B. Fanconi 貧血
C. von Hippel-Lindau 症候群
D. 神経線維腫症
E. 脆弱 X 症候群

Ⅲ-11. 特定の癌では，共通に活性化されているシグナル伝達経路に関与する分子を標的とした小分子治療薬による，個別化治療の研究が進んでいる。薬物と標的分子の組み合わせで正しいのはどれか。

A. bevacizumab——EGFR(上皮増殖因子受容体)
B. erlotinib——VEGF(血管内皮増殖因子)
C. imatinib——BCR-ABL
D. rituximab——CD45
E. sunitinib——RAF

Ⅲ-12. エピジェネティクスの定義として正しいのはどれか。

A. DNA の塩基配列の変異により，遺伝子の発現パターンが変化すること
B. DNA の塩基配列の変異によらない遺伝子の発現パターンの変化であり，その形質が細胞分裂後も受け継がれること
C. DNA の塩基配列の永続的な変化を伴わない，細胞増殖や遺伝子転写を制御するクロマチン構造の不可逆的変化

Ⅲ-13. 外科的切除によって治癒が期待できる可能性が最も高いと考えられる転移性癌患者はどれか。

A. 24 歳男性。左大腿骨の骨肉腫の既往があり，右肺下葉に 1 cm 大の転移病巣がみられ，右下肺葉切除目的にて紹介
B. 56 歳女性。大腸癌の既往があり，肝左葉に 3 カ所の肝転移巣が指摘され，肝左葉切除術目的にて紹介
C. 72 歳男性。多発する脊椎骨への転移がみられる前立腺癌に罹患しており，精巣摘除目的にて紹介
D. 上記のすべて
E. 上記のいずれも治癒は期待できない

Ⅲ-14. 大腸癌の進行症例に対して用いられるある新規抗癌薬

があり，臨床第 II 相試験が終了していると仮定する。この薬物を評価する臨床第 III 相試験の実施を促す条件はどれか。

A. 完全寛解率 10～15％
B. 無病生存期間の 1 カ月延長
C. 全生存期間の 1 カ月延長
D. 部分寛解率 20～25％
E. 部分寛解率 50％以上

III-15. 抗癌薬（1～5）とその作用機序（A～E）を正しく組み合わせよ。

1. cisplatin
2. daunorubicin
3. 5-fluorouracil（5-FU）
4. gefitinib
5. paclitaxel

A. 代謝拮抗薬
B. 有糸分裂阻害薬
C. 抗腫瘍性抗生物質
D. DNA アルキル化薬
E. チロシンキナーゼ阻害薬

III-16. 48 歳女性。臨床病期 III 期の乳癌に罹患しており，doxorubicin を含む化学療法を受けている。直近の化学療法実施後 8 日目に 40.1℃の発熱がみられ，救急外来を受診した。悪寒，戦慄，頭痛を訴えている。胸部 X 線検査，尿検査，皮下トンネル型カテーテルの刺入部では，明らかな感染を示唆する所見はみられなかった。白血球数 500/μL（好中球 0％，単球 50％，リンパ球 50％）と低下がみられた。末梢静脈とカテーテルより 2 セットの血液培養を採取した。つぎに行うべきはどれか。

A. 広域抗菌薬として ceftazidime と vancomycin の投与
B. 広域抗菌薬として ceftazidime，vancomycin，voriconazole の投与
C. 顆粒球コロニー刺激因子（G-CSF）を次回の化学療法後に投与
D. 顆粒球マクロファージコロニー刺激因子（GM-CSF）を直ちに投与し，次回の化学療法後も投与する
E. 上記の A と C
F. 上記の A と D

III-17. 癌化学療法に伴う副作用で，最も頻度が高いのはどれか。

A. 脱毛
B. 下痢
C. 発熱性好中球減少症
D. 粘膜炎
E. 悪心，嘔吐

III-18. 24 歳女性。急性骨髄性白血病に対して同種造血幹細胞移植を実施し，12 カ月経過後，経過観察目的に来院した。再発の徴候はなく，体調は良好であるが，慢性移植片対宿主病（GVHD）の所見がみられる。現時点で接種を推奨できないワクチンはどれか。

A. ジフテリア・破傷風ワクチン
B. インフルエンザワクチン
C. 麻疹・ムンプス・風疹（MMR）ワクチン
D. 不活化ポリオワクチン
E. 23 価肺炎球菌多糖体ワクチン

III-19. 慢性リンパ性白血病と診断されている 66 歳の女性。白血球数は 60,000～70,000/μL の間で安定している。現在，肺炎球菌性肺炎を合併し入院治療を受けている。過去 12 カ月の間に，今回を含めて 3 回の肺炎による入院歴がある。本例の検査所見として予想されるのはどれか。

A. 好中球減少症
B. 低γグロブリン血症
C. T 細胞数の低下を伴わない細胞性免疫不全
D. CD4 陽性細胞数の低下
E. 特異的な異常は予想されない

III-20. 63 歳男性。IIIB 期の肺腺癌に対して paclitaxel と carboplatin を用いた化学療法を施行中。38.3℃の発熱がみられ，精査目的に来院した。皮下トンネル型カテーテルの刺入部皮膚に発赤を認めるが，皮下トンネルそのものには圧痛や発赤を認めない。血液培養は 48 時間時点で陰性，好中球数は 1,550/μL であった。この患者への対応として最適なのはどれか。

A. カテーテル抜去のみ
B. ceftazidime＋vancomycin 投与
C. カテーテル刺入部に局所抗菌薬投与
D. vancomycin 投与のみ
E. カテーテル抜去と vancomycin 投与

III-21. 48 歳女性。右下肢のほくろが大きくなってきたとのことで来院した。患者の訴えによれば，ほくろに気づいたのは約 1 年前であり，間違いなく大きくなってきたとのことである。また，最近では瘙痒感を伴い，ときに出血もみられるという。身体所見では，病変は右大腿の中ほどにみられた。大きさは 7.5×6 mm で，辺縁は不整でまだらの色調を呈しており，一部では黒色調となっている。生検結果は結節型黒色腫であった。転移リスクの予測因子として最適なのはどれか。

A. Breslow 厚
B. Clark レベル
C. 女性であること
D. 潰瘍の存在
E. 病変部位

III-22. 53 歳男性。皮膚表面に拡大した黒色腫に罹患しており，肺と骨への転移があると診断されている。遺伝子検査にて，*BRAF* 遺伝子の V600E 変異が検出された。この患者に対する治療として最適なのはどれか。

A. dacarbazine
B. 緩和治療
C. インターロイキン(IL)2
D. イピリツマブ(Ipilimumab)
E. ベムラフェニブ(Vemurafenib)

III-23. 65 歳男性。6 カ月間持続する嗄声を主訴に家庭医を受診した。彼は 1 日に 1 箱タバコを吸い，少なくとも 6 本のビールに相当するアルコールを飲む。身体所見では全身状態は良好であるが，声が弱く痩せ型である。喘鳴は聴取されない。頭頸部所見に異常はみられない。頸部リンパ節腫脹もみられない。耳鼻科に紹介され，その結果，喉頭に病変がみいだされた。病変部の生検により扁平上皮癌と診断された。画像所見では 2.8 cm 大の腫瘤がみられた。PET 画像ではリンパ節腫脹は指摘されなかった。この患者に対する治療として最適なのはどれか。

A. 化学療法と放射線療法の同時併用
B. 化学療法単独
C. 放射線療法単独
D. 根治的頸部郭清術
E. 根治的頸部郭清術実施後，化学療法と放射線療法の同時併用

III-24. 肺の単発性結節に関する記述として正しいのはどれか。

A. 分葉傾向があり辺縁が不整な結節は，辺縁が平滑なものより悪性の可能性が高い
B. 偶然発見された肺の結節のうち，約 80％は良性である
C. 6～12 カ月間の観察期間をおいて増大傾向がない肺単発性結節は，良性であると判断して問題ない
D. スリガラス様陰影を呈する肺結節は良性と判断するべきである
E. 多発性の結節影は悪性疾患であることを示唆する

III-25. 64 歳男性。偶然発見された肺の単発性結節の精査目的に受診した。この患者は当初，呼吸苦と胸部絞扼感を主訴に救急科を受診した。その際の造影 CT では肺塞栓はみられなかったが，肺左下葉の末梢に 9 mm 大の結節を指摘された。縦隔のリンパ節腫脹はみられなかった。1 日 2 箱の喫煙を 16 歳頃から現在に至るまで続けている。呼吸器症状による日常生活への特別の制限はないとのことであった。呼吸機能検査では，1 秒量(FEV_1)は予測値の 88％，努力肺活量(FVC)は予測値の 92％，一酸化炭素肺拡散能(DLCO)は予測値の 80％であった。3 年前に実施された胸部 X 線検査では，特に異常を指摘されていない。この男性の診断と治療としてつぎに行うべきはどれか。

A. 気管支鏡下肺生検により病理学的診断を行う
B. PET-CT を撮像し，結節へのフルオロデオキシグルコース(FDG)の取り込みとリンパ節腫脹の検索
C. 3 カ月後に CT を再度実施し，経時的な増大傾向の有無の確認
D. 放射線治療専門医に紹介し，腫瘤への定位放射線療法を実施
E. 胸部外科に紹介し，ビデオガイド下胸腔鏡により肺結節を生検し，悪性であれば肺切除を実施

III-26. 62 歳男性。右目の眼瞼下垂と視力低下を主訴に救急部を受診した。症状の出現は急激であり，特に先行する症状はみられなかったとのことである。過去 4 カ月間の間，右上腕と肩に痛みがあり，増悪傾向にあった。家庭医を受診し，滑液包炎の診断にて治療を受けたが，改善傾向はみられなかった。患者は慢性閉塞性肺疾患(COPD)と高血圧に罹患している。また，患者は 1 日に 1 箱タバコを吸っていた。慢性的な喀痰がみられ，特に進行はみられないものの，労作時の息切れの自覚がある。身体所見では，右眼瞼下垂と瞳孔不同がみられた。右瞳孔は 2 mm で，対光反射が消失している。左瞳孔は 4 mm で，対光反射は正常である。眼球運動には異常はない。胸部聴診所見は正常。四肢の診察において，右手掌固有筋の握力低下がみられた。これらの症状に最もあてはまると考えられる病態はどれか。

A. 縦隔リンパ節腫脹が上大静脈を圧迫している
B. 小細胞肺癌の中脳への転移
C. 電位依存性カルシウムチャネルへの抗体産生による腫瘍随伴症候群
D. 胸部 X 線検査での頸肋の存在
E. 右肺尖部胸膜の肥厚と，1 cm の厚さに及ぶ腫瘤影

III-27. 55 歳男性。小細胞肺癌に合併する上大静脈症候群と診断された。本例の肺癌の臨床病期を決定する際に必要な検査はどれか。

A. 骨髄生検
B. 腹部 CT
C. 頭部の造影 CT もしくは MRI
D. 腰椎穿刺
E. 上記の B と C
F. 上記のすべて

III-28. 肺癌患者に対する治療の選択肢として，上皮増殖因子受容体(EGFR)を標的とした小分子を用いることを腫瘍内科医として検討している。*EGFR* 変異をもつ可能性が最も高いと考えられる患者はどれか。

A. 過誤腫と診断された 23 歳男性
B. カルチノイド腫瘍と診断された 33 歳女性

C. 肺腺癌と診断された喫煙歴のない45歳女性
D. 100 pack-yearsの喫煙歴があり，小細胞肺癌と診断された56歳男性
E. アスベスト曝露歴があり，扁平上皮癌と診断された76歳男性

III-29. 肺癌の進行症例の死亡率はきわめて高いため，より早期に診断するための方法について長年研究されてきた。肺癌に関連した死亡率を減少させるために，最も効果が高いのはどれか。

A. 30 pack-years以上の喫煙者に対して慎重に計画，実施される低線量の胸部CTによるスクリーニング
B. 30 pack-years以上の喫煙者に対して，年に1度の胸部X線によるスクリーニングを継続する
C. 30年にわたる研究の結果，スクリーニングによって肺癌による死亡率が低下したとされる研究は皆無のため，推奨できない
D. 喫煙者，あるいは喫煙歴のある者に対しては低線量のCTによるスクリーニングを提案する
E. 30 pack-years以上の喫煙者に対して，PET-CTによるスクリーニングを提案する

III-30. 34歳女性。右乳房の腫瘤を主訴に内科を受診した。1週間ほど前にシャワーを浴びている際に気づいたとのこと。乳頭分泌や乳頭違和感などの症状はみられない。この患者にその他の医学的問題はない。診察にて，右乳房の右上側に1×2 cmの腫瘤を触知した。腋窩リンパ節腫脹はみられない。左乳房に異常所見はみられない。3週間後に改めて診察したところ，所見は同様であった。嚢胞性病変の吸引が実施され，透明な液体が除去された。その後腫瘤は触知できなかったが，記述として正しいのはどれか。

A. 液体の残存がないか，乳房のMRIを実施する
B. 病変をさらに精査するために，マンモグラフィを実施する
C. 1カ月後に病変の再燃の有無を確認する
D. 乳腺外科医に紹介する
E. 今後，母乳保育は禁止する

III-31. 乳癌の発症リスクが最も低い女性はどれか。

A. 初経12歳，第1子の出産24歳，閉経47歳の女性
B. 初経14歳，第1子の出産17歳，閉経52歳の女性
C. 初経16歳，第1子の出産17歳，閉経42歳の女性
D. 初経16歳，第1子の出産32歳，閉経52歳の女性
E. 上記の女性の乳癌の発症リスクはすべて同等である

III-32. 乳癌患者が示す病理学的所見のうち，予後不良と考えられるのはどれか。

A. エストロゲン受容体陽性例
B. 核グレード良好(低スコア)例
C. S期の細胞割合が低い例
D. ERBB2の過剰発現例
E. プロゲステロン受容体陽性例

III-33. 56歳男性。体重減少と嚥下障害を主訴に来院した。食物が胸の途中でつっかえる感じがあり，来院時点では肉を食べることができないとのことであった。食事は柔らかいものや液体のみが嚥下可能であり，その症状は約6カ月前から徐々に増悪傾向にあるとのこと。その間，患者の体重は20 kg以上減少した。ときに胸部中央に背部へと放散する疼痛があり，未消化の食物が逆流することもあるとの訴えであった。胃食道逆流の既往はなく，定期的に医師の診察を受けてもいなかった。患者は以前から高血圧症を指摘されているが，薬物治療は受けていない。1日にウイスキーを500 mL以上飲み，タバコを1.5箱吸う。身体所見では，患者は悪液質様で，側頭筋萎縮を認めた。肥満指数(BMI)は19.4 kg/m^2，血圧198/110 mmHg，心拍数110回/min，呼吸数18回/min，体温37.4℃，酸素飽和度は93％(室内気)であった。胸部所見では，肺尖部の呼吸音の減弱と不規則な呼気性喘鳴を聴取した。心血管系では，心房性奔馬調律(IV音)と心尖拍動の亢進を認めた。脈不整のない頻脈も認めた。上肢血圧の左右差はみられなかった。肝腫大はなく，その他腹部に腫瘤を触知しない。この患者の症状の原因として最も可能性が高いのはどれか。

A. 食道の腺癌
B. 上行大動脈の大動脈瘤
C. 食道狭窄症
D. 胃癌
E. 食道扁平上皮癌

III-34. 64歳女性。2カ月前から便柱が細くなったことを主訴に来院した。現在，便の太さは小指の太さほどであるという。同じ時期に，排便時により強くいきむ必要が生じ，ときに腹部に疝痛を自覚するようになった。便を拭くとトイレットペーパーに血液の付着をみることも多いという。この間，患者の体重は10 kg弱減少した。身体所見では，患者は悪液質様で，肥満指数(BMI)は22.5 kg/m^{2}であった。腹部は平坦で圧痛を認めない。肝臓は打診にて12 cm大，直腸指診にて肛門から約8 cmの部位に腫瘤を触知した。大腸内視鏡検査では2.5 cm大の平坦な腫瘤が認められ，そのために大腸内腔は狭小化していた。生検結果は腺癌であった。内腔の狭小化のため内視鏡は腫瘤より口側に進めることはできなかった。腹部CTでは，転移巣は認められない。肝機能検査では異常はない。癌胎児性抗原(CEA)は4.2 ng/mLであった。外科に紹介され，直腸S状結腸切除術と骨盤内リンパ節郭清が実施された。手術検体の病理所見では，腫瘍は固有筋層に到達

していたが，漿膜には至っていなかった。15 個の切除されたリンパ節のうち，2 個に腫瘍の転移がみられた。この患者の術後の治療方針として正しいのはどれか。

A. 5-fluorouracil (5-FU) を含むレジメンによる化学療法
B. 3 カ月以内に全大腸内視鏡検査を実施
C. 3 カ月に 1 度 CEA を測定
D. 骨盤への放射線照射
E. 上記のすべて

Ⅲ-35. 62 歳女性。健康診断目的の大腸内視鏡検査の結果をもって受診。検査報告書には 1.3 cm 大の無茎性で平坦な腺腫様ポリープが上行結腸にみられ，検査と同時に切除されたと記載されている。この患者に対してつぎに行うべきはどれか。

A. 3 年以内に大腸内視鏡検査
B. 10 年以内に大腸内視鏡検査
C. 腹部 CT
D. 結腸の部分切除
E. 特に心配する必要はないと患者に伝える

Ⅲ-36. 32 歳男性例において，遺伝性非ポリポーシス大腸癌のスクリーニングを直ちに実施するべきなのはどれか。

A. 父親が 54 歳，父方のおばが 68 歳，父方のいとこが 37 歳で大腸癌と診断されている
B. 大腸内視鏡検査にて，無数のポリープが発見された
C. 皮膚，粘膜の色素沈着がみられる
D. 新規に診断された潰瘍性大腸炎
E. 上記のいずれでもない

Ⅲ-37. 膵癌に関する記述として正しくないのはどれか。

A. アルコールは膵癌の危険因子ではない
B. 喫煙は膵癌の危険因子である
C. 米国において，すべての癌に占める膵癌の割合は 5% 以下であるが，癌による死亡の第 4 位を占めている
D. 早期に発見することにより，5 年生存率は 20% 程度まで改善する
E. 過去 10 年の間，膵癌患者の 5 年生存率は大幅に改善している

Ⅲ-38. 65 歳男性。無痛性の黄疸と 5 kg 弱の体重減少を主訴に来院した。身体所見では明らかな異常は認めなかった。ダイナミック CT にて，膵頭部の腫瘤と胆道系の拡張所見を認めた。膵癌が疑われるこの症例に対して，診断を確定するために最も有用な検査はどれか。

A. CT ガイド下経皮的針生検
B. 超音波内視鏡ガイド下針生検
C. 内視鏡的逆行性胆管膵管造影 (ERCP) と胆汁細胞診
D. フルオロデオキシグルコースを用いた PET (FDG-PET) 検査
E. 腫瘍関連糖鎖抗原 19-9 (CA19-9) 測定

Ⅲ-39. 63 歳男性。1 カ月前から尿が赤色になったとの主訴で来院した。発症当初，患者はビート (サトウダイコン) の摂取によるものと考えていたが，その後も持続した。高血圧を合併しており，喫煙者である。過去の 2 年間にわたって，頻尿や排尿障害などの症状は自覚していない。身体所見では明らかな異常はみられない。尿検査にて肉眼的血尿がみられたが，尿中白血球数の増加はみられず，円柱尿もない。腎機能検査は正常であった。この患者に関する記述として正しいのはどれか。

A. 喫煙は膀胱癌の危険因子ではない
B. 肉眼的血尿の存在は膀胱癌よりも前立腺癌のほうが可能性が高い
C. リンパ節転移を有する浸潤性膀胱癌が発見された場合，5 年生存率は 20% と予想される
D. 表在性膀胱癌が発見された場合，BCG (bacillus Calmette-Guérin) の膀胱内注入が治療の 1 つとして用いられる
E. 浸潤性膀胱癌に対しては，通常は膀胱部分摘除術が推奨される

Ⅲ-40. 68 歳男性。2 カ月間持続する側腹部痛と 1 カ月間増悪傾向にある血尿を主訴に来院した。3 週前に膀胱炎の診断にて外来治療を受けた経緯があるが，症状の改善はみられなかったという。また，患者は食欲不振と 2 kg 強の体重減少も訴えている。身体所見では右側腹部に 5 cm を超える腫瘤を触知する。腎機能検査は正常であった。この患者の診断に関する記述として正しくないのはどれか。

A. 多血症 (赤血球増加症) よりも貧血を合併することのほうが多い
B. 喫煙は本疾患のリスクを増高させる
C. この疾患が遠隔転移をきたした場合でも，適切な治療を行うことにより 5 年生存率は 50% 以上が期待できる
D. この疾患が腎臓に限局していた場合，5 年生存率は 80% 以上である
E. 病理学的には明細胞癌の可能性が最も高い

Ⅲ-41. Ⅲ-40 の患者について，画像診断にて右腎に 10 cm の腫瘤が認められ，また肺に結節の多発がみられ，転移の所見と考えられた。肺病変の針生検により，腎細胞癌と診断された。この患者に対する治療として最適なのはどれか。

A. gemcitabine
B. インターフェロン γ
C. インターロイキン (IL) 2
D. 根治的腎摘出術

E. sunitinib

III-42. ランダム化比較試験によって，将来前立腺癌と診断される可能性を低減させる効果が示されているのはどれか。

A. finasteride

B. セレン

C. テストステロン

D. ビタミンC

E. ビタミンE

III-43. 54歳男性。検診目的に来院。身体所見では前立腺の腫脹を認め，右葉に腫瘤を触知した。患者は過去に直腸指診を受けた記憶がなく，前立腺特異抗原(PSA)の検査を受けたこともないという。この患者に対してつぎに行うべきはどれか。

A. 転移を評価するための骨シンチグラフィ

B. PSA検査

C. 現時点と3カ月後にPSA検査を実施し，その経時変化を評価する

D. 3カ月後に直腸指診を再度実施する

E. 経直腸超音波ガイド下生検

III-44. 精巣由来ホルモンと腫瘍マーカーの関連に関する記述として正しいのはどれか。

A. 純粋な精上皮腫は，90%以上でαフェトプロテイン(AFP)かヒト絨毛性ゴナドトロピンβサブユニット(β-hCG)を産生する

B. 非精上皮性胚細胞腫瘍は，40%以上が腫瘍マーカーを産生しない

C. 腫瘍の進行をモニターするために，β-hCGとAFPの両者の測定を行うべきである

D. 限局した腫瘍を手術で切除した場合，手術翌日に腫瘍マーカーを測定し，腫瘍が完全に切除できたか否かを判断する

E. β-hCGは黄体形成ホルモンと同一であるため，腫瘍マーカーとしての有用性は限られている

III-45. 32歳男性。精巣腫瘤を主訴に来院。身体所見では左精巣表面に1×2cmの無痛性腫瘤を触知する。胸部X線検査では異常所見はみられず，腹部CTや骨盤CTでは後腹膜リンパ節腫脹を認めない。αフェトプロテイン(AFP)は400ng/mL，ヒト絨毛性ゴナドトロピンβサブユニット(β-hCG)と乳酸デヒドロゲナーゼ(LDH)は正常範囲内であった。精巣摘除を目的に泌尿器科に紹介したところ，術後病理所見は精巣に限局した精上皮腫との診断であった。その後AFP値は順調に低下し，正常化した。この時点で行うべきはどれか。

A. 後腹膜リンパ節への放射線照射

B. 術後化学療法

C. ホルモン療法

D. 後腹膜リンパ節郭清(RPLND)

E. PET検査

III-46. 乳癌と*BRCA*遺伝子変異に関する記述として正しいのはどれか。

A. *BRCA*変異を有する女性の多くが乳癌や卵巣癌の家族歴を有する

B. 卵巣癌患者の30%以上で，*BRCA1*，もしくは*BRCA2*の変異を認める

C. *BRCA*変異を有する女性に予防的卵巣切除術を実施しても，その後の乳癌の発症リスクは低減しない

D. 定期的な超音波検査や血清CA125のモニタリングは癌の早期発見のために有用である

E. *BRCA1*または*BRCA2*の対立遺伝子に変異を有する女性が生涯で卵巣癌を発症するリスクは75%である

III-47. 子宮体癌の診断に関する記述として正しくないのはどれか。

A. 子宮に限局した症例では，手術後の5年生存率は90%程度である

B. 米国において，子宮体癌は婦人科悪性腫瘍において最も頻度が高い

C. 多くの症例における初発症状は無月経である

D. tamoxifenは子宮体癌の発症リスクを高める

E. エストロゲンへの単独曝露は子宮体癌の危険因子の1つである

III-48. 73歳男性。3カ月前から増悪傾向のある背部痛にて受診。疼痛は腰椎部に限局しており，夜間臥床時に最も増強するという。日中の活動時には改善傾向がある。既往歴では，高血圧と過去の喫煙歴がある。身体所見では異常はみられない。血液検査所見では，アルカリホスファターゼの上昇がみられた。X線検査でL3腰椎の溶骨性病変がみられた。最も可能性が高いと考えられる悪性腫瘍はどれか。

A. 胃癌

B. 非小細胞肺癌

C. 骨肉腫

D. 膵癌

E. 甲状腺癌

III-49. つぎの臓器に発生する腫瘍のうち，最も骨転移する可能性が低いのはどれか。

A. 乳腺

B. 大腸

C. 腎臓

D. 肺

E. 前立腺

Ⅲ-50. 22歳男性。下肢の腫脹を主訴に来院。明らかな外傷の既往はなく，左脛骨前面の軟部組織の腫脹が3週間前より出現し，疼痛を伴っているという。患者は大学生であり，毎日運動しているとのことである。右下肢のX線検査にて放射状(sunburst様)の骨膜反応と軟部組織に虫食い状に広がる骨破壊像がみられた。また，Codman三角(骨と軟部組織腫瘤の境界にみられる，膨隆し化骨した骨膜像)がみられた。本例において最も考えられる疾患と最適な治療はどれか。

A. 軟骨肉腫。化学療法単独にて治癒が期待できる
B. 軟骨肉腫。放射線照射と限局した外科的切除
C. 骨肉腫。術前化学療法を実施後，四肢温存手術
D. 骨肉腫。放射線照射
E. 形質細胞腫。化学療法

Ⅲ-51. 42歳男性。右上腹部痛を主訴に来院。肝臓に多発する腫瘤がみられ，生検組織のHE染色所見にて悪性であることが判明した。身体所見，病歴，前立腺特異抗原(PSA)検査を含む臨床検査では，診断を確定できる所見はみられなかった。肺，腹部，骨盤のCT検査では特別の情報は得られなかった。特に慢性疾患の既往はなく，その他の健康上の問題はない。診断的価値が最も高い免疫組織化学的マーカーはどれか。

A. αフェトプロテイン(AFP)
B. サイトケラチン
C. 白血球共通抗原
D. チログロブリン
E. 甲状腺転写因子1(TTF-1)

Ⅲ-52. 52歳女性。腹部腫瘤を主訴に来院し，CT検査にて腹水と腹膜播種を示唆する所見がみられたが，それ以外に異常所見はみられなかった。腹水細胞診にて腺癌がみられたが，それ以上の鑑別診断は困難であった。身体所見では，乳房触診や内診を含め，明らかな異常はなかった。CA125値の上昇がみられた。骨盤超音波とマンモグラフィが実施されたが，異常所見はなかった。つぎの記述のうち正しいのはどれか。

A. 同病期の卵巣癌と診断されている女性と比べ，この患者の生命予後は不良であると考えられる
B. 腫瘍量を減少させる手術の適応がある
C. 手術による腫瘍量の減少と，cisplatinとpaclitaxelを併用する化学療法の適応がある
D. 両側乳房切除術と両側卵巣切除術により予後が改善する
E. この疾患の患者が2年後無病生存する可能性は1%以下である

Ⅲ-53. 29歳男性。定期健診で撮影された胸部X線検査にて左肺門リンパ節腫脹を指摘された。CTにて左肺門部と大動脈周囲のリンパ節腫脹がみられた。患者は無症状である。リンパ節生検を行う前に実施するべき検査はどれか。

A. アンジオテンシン変換酵素(ACE)活性
B. ヒト絨毛性ゴナドトロピンβサブユニット(β-hCG)
C. 甲状腺刺激ホルモン(TSH)
D. 前立腺特異抗原(PSA)
E. C反応性蛋白(CRP)

Ⅲ-54. 81歳男性。意識障害を主訴に入院となった。患者は自宅で錯乱と傾眠状態にあるところを息子により発見された。患者は転移を有する前立腺癌の既往がある。現在患者は定期的にgoserelinの筋注を受け，治療中である。身体所見では発熱はみられず，血圧110/50 mmHg，脈拍110回/minであった。傾眠傾向であり，胸骨への疼痛刺激に対してほとんど反応がみられない。るい痩と，粘膜の乾燥がみられる。神経学的所見では意識障害がみられ，嚥下反射は保たれていたが，四肢への疼痛刺激には回避的反応がみられた。肛門括約筋の弛緩はみられない。検査所見にて，血清クレアチニン4.2 mg/dL，カルシウム14.4 mg/dL，アルブミン2.6 g/dLと異常がみられた。この患者への初期対応として適当ではないのはどれか。

A. 生理食塩液による補液
B. pamidronate投与
C. 体液量正常化後にfurosemide投与
D. calcitonin投与
E. dexamethasone投与

Ⅲ-55. 55歳男性。1カ月前より出現した倦怠感と口渇を主訴に来院し，血清カルシウム値が13.0 mg/dLと高値であることが明らかになった。胸部X線検査にて，右下葉に4 cm大の腫瘤がみられた。本例の高カルシウム血症の原因を特定する最適な血液検査と考えられるのはどれか。

A. 副腎皮質刺激ホルモン(ACTH)
B. 抗利尿ホルモン
C. インスリン様成長因子(IGF)
D. 副甲状腺ホルモン(PTH)
E. 副甲状腺ホルモン関連蛋白(PTHrP)

Ⅲ-56. 55歳女性。運動失調を主訴に来院。身体所見では著明な眼振，軽度の構音障害がみられ，指鼻試験が稚拙で，歩行は不安定である。MRIにて両側小脳半球の萎縮を認めた。血清中の抗Yo抗体は陽性。本例の症状を引き起こしている可能性が最も高い疾患はどれか。

A. 非小細胞肺癌
B. 小細胞肺癌
C. 乳癌
D. 非Hodgkinリンパ腫
E. 大腸癌

III-57. 胸腺腫と関連のない症状や症候はどれか。

A. 多血症（赤血球増加症）
B. 低γグロブリン血症
C. 重症筋無力症
D. 多発性筋炎
E. 赤芽球癆

III-58. 52歳女性。1カ月間前から増悪傾向の咳嗽を訴えている。患者は喫煙歴がなく，これまで健康上の問題を指摘されたことはない。咳嗽は喀痰を伴わず，日中から夜間を通して持続しており，仰臥位で増悪する傾向がある。また数週間，上胸部の疼痛と体動時の息切れの自覚があるという。胸部X線検査にて前縦隔に5 cm以上の大きな腫瘤が明らかになった。この患者の診断として最も可能性の高いのはどれか。

A. Hodgkinリンパ腫
B. 非Hodgkinリンパ腫
C. 奇形腫
D. 胸腺腫
E. 甲状腺癌

III-59. 鉄欠乏性貧血の症状，所見として適当でないのはどれか。

A. 匙状爪
B. 異食症
C. 血清フェリチン値の低下
D. 総鉄結合能の減少
E. 網赤血球反応の低下

III-60. 24歳男性。適切な治療を受けていない潰瘍性大腸炎を合併しており，ヘモグロビン値が9 g/dLの小球性貧血が認められた。血清フェリチン値は250 μg/Lであった。この患者の貧血の原因として最適なのはどれか。

A. 葉酸欠乏
B. 異常ヘモグロビン症
C. 炎症
D. 鉄欠乏
E. 鉄芽球性貧血

III-61. 慢性腎臓病（CKD）に伴う貧血に関する記述として正しくないのはどれか。

A. 貧血の程度はCKDのステージと相関する
B. エリスロポエチン値は低下する
C. フェリチン値は低下する
D. 通常は正球性正色素性となる
E. 網赤血球数は減少する

III-62. 鎌状赤血球症患者に対するhydroxyureaの効果に関する記述として正しくないのはどれか。

A. 疼痛発作の抑制に有用である
B. 骨髄におけるヘモグロビンAの産生を促進する
C. 急性胸部症候群症状を繰り返し合併する患者に対して使用を考慮する
D. 作用機序の1つに胎児ヘモグロビン合成の増加がある
E. おもな副作用は白血球の減少である

III-63. コバラミン（ビタミンB_{12}）欠乏患者の評価法として費用対効果に優れるのはどれか。

A. 赤血球中葉酸（濃度）
B. 血清コバラミン値
C. 血清ホモシステイン値
D. 血清メチルマロン酸値
E. 血清ペプシノーゲン値

III-64. 貧血を精査中の患者の末梢血塗抹標本を図III-64に示す。この貧血の原因として最も可能性が高いと考えられるのはどれか。

A. 急性リンパ性白血病
B. メタロプロテアーゼADAMTS13に対する自己抗体
C. コバラミン欠乏
D. Epstein-Barrウイルス（EBV）感染症
E. 鉄欠乏

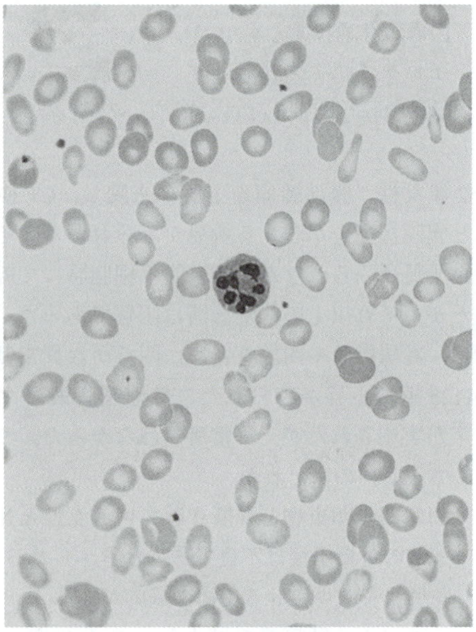

図III-64 （巻末のカラー写真参照）

III-65. グルコース-6-リン酸デヒドロゲナーゼ（G6PD）が関与する溶血を引き起こすリスクのある薬物を使用するにあたり，G6PD欠損症のスクリーニングが必要ない地域はどれか。

A. ブラジル
B. ロシア

C. 東南アジア
D. 南欧
E. サハラ以南のアフリカ
F. 上記のいずれでもない

Ⅲ-66. 36 歳，アフリカ系米国人の女性。全身性エリテマトーデス(SLE)に罹患しており，倦怠感と黄疸を主訴に来院した。来院時に頻脈と低血圧がみられ，顔色は不良で呼吸困難と眠気を訴えている。身体所見では脾腫がみられた。ヘモグロビン値 6 g/dL，白血球数 6,300/μL，血小板数 294,000/μL であった。総ビリルビン値は 4 g/dL，網赤血球数は 18%，ハプトグロビンは検出感度以下であった。腎機能検査，尿検査にて異常はみられない。この患者の末梢血塗抹標本所見として考えられるのはどれか。
A. 好中球の核の過分葉を伴う大赤血球
B. 小球性赤血球
C. 分裂赤血球
D. 鎌状赤血球
E. 標的赤血球

Ⅲ-67. 北欧系の 22 歳の妊婦。初回妊娠で妊娠 3 カ月であり，著しい倦怠感，顔色不良，黄疸を主訴に来院した。患者はこれまでは健康であったという。ヘモグロビン値は 8 g/dL，平均赤血球容積(MCV)は正常，平均赤血球ヘモグロビン濃度(MCHC)は高値で，網赤血球数は 9%，間接ビリルビン値は 4.9 mg/dL，ハプトグロビンは検出感度以下であった。末梢血塗抹標本を図 Ⅲ-67 に示す。身体所見では脾腫がみられ，子宮長は妊娠 3 カ月に矛盾しない所見であった。この患者の診断として最も可能性の高いのはどれか。
A. 大腸ポリープ
B. グルコース-6-リン酸デヒドロゲナーゼ(G6PD)欠損症

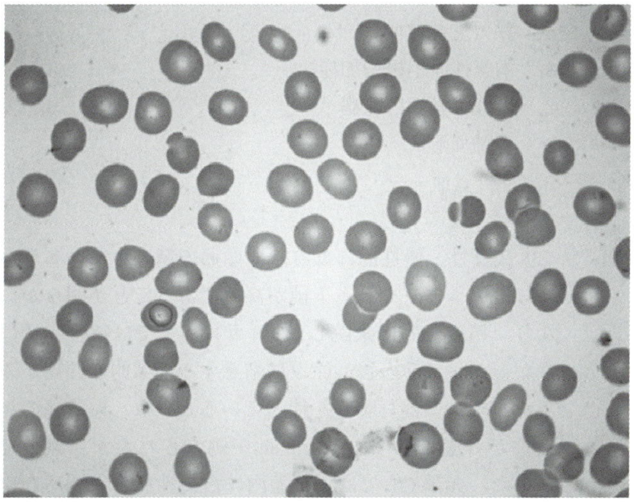

図 Ⅲ-67 (巻末のカラー写真参照)

C. 遺伝性球状赤血球症
D. パルボウイルス B19 型感染
E. 血栓性血小板減少性紫斑病

Ⅲ-68. 門脈血栓，溶血，汎血球減少の三徴がみられた場合，最も可能性の高い診断はどれか。
A. 急性前骨髄球性白血病
B. 溶血性尿毒症症候群(HUS)
C. Leptospira 症
D. 発作性夜間ヘモグロビン尿症(PNH)
E. 血栓性血小板減少性紫斑病(TTP)

Ⅲ-69. 血管内溶血性貧血の検査値の異常として適当でないのはどれか。
A. ハプトグロビン値の上昇
B. 乳酸デヒドロゲナーゼ(LDH)値の上昇
C. 網赤血球数の増加
D. 間接ビリルビン値の上昇
E. 尿中ヘモシデリンの増加

Ⅲ-70. 血球外の要因による溶血性貧血に分類されるのはどれか。
A. 楕円赤血球症
B. 発作性夜間ヘモグロビン尿症(PNH)
C. ピルビン酸キナーゼ欠損症
D. 鎌状赤血球症
E. 血栓性血小板減少性紫斑病(TTP)

Ⅲ-71. 鎌状赤血球症と診断されている 34 歳女性。5 日前より続く倦怠感，無気力，呼吸苦を主訴に来院した。胸痛や骨痛はみられない。最近旅行した経緯もない。特記事項としては，患者の 4 歳になる娘が，患者の症状が出現する 2 週間前から風邪をひいていたとのこと。身体所見では結膜の貧血がみられるが黄疸はなく，軽度の頻脈が認められた。腹部診察では異常所見は認めなかった。血液検査では，以前 8 g/dL であったヘモグロビン値が 3 g/dL と低下していた。白血球数，血小板数は正常，網赤血球は検出感度以下であった。総ビリルビン値は 1.4 mg/dL，乳酸デヒドロゲナーゼ(LDH)は正常上限値であった。末梢血塗抹標本では小量の鎌状赤血球がみられたが，網状球はみられない。2 単位の赤血球輸血を実施した後，入院となった。骨髄生検が実施され，骨髄球系細胞は正常であったが，赤芽球系細胞がみられない。染色体検査は正常である。この患者に対してつぎに行うべきはどれか。
A. 交換輸血の準備
B. 同胞の HLA 検査を実施し骨髄移植を検討
C. パルボウイルス抗体価検査を実施
D. prednisone と cyclosporine を開始
E. 広域抗菌薬投与を開始

III-72. 再生不良性貧血の原因に関する記述として正しくないのはどれか。

A. carbamazepine 投与
B. methimazole 投与
C. 非ステロイド性抗炎症薬(NSAID)
D. パルボウイルス B19 型感染
E. 血清抗体陰性の肝炎

III-73. 23 歳男性。全身性の出血傾向を主訴に来院。それ以外の特別な自覚症状はみられない。薬物，サプリメント，不法薬物などの使用歴はない。既往歴に特記事項はない。大学生で，コーヒーショップでバリスタとして働いている。好中球数は 780/μL，ヘマトクリット値は 18%，血小板数は 21,000/μL であった。骨髄生検所見は低形成で，脂肪髄であった。末梢血細胞と骨髄細胞の染色体分析により，Fanconi 貧血と骨髄異形成症候群は除外された。患者には HLA 表現型が完全一致した兄弟がいる。この患者に対する治療として最適なのはどれか。

A. 抗胸腺細胞グロブリンと cyclosporine の併用
B. グルココルチコイド
C. 造血サイトカインの投与
D. 造血幹細胞移植
E. 赤血球と血小板の輸血

III-74. 73 歳男性。2〜3 カ月前から持続する体動時の息切れと倦怠感を主訴に来院した。病歴では高血圧と高コレステロール血症がある以外，特記事項はない。ゴルフを趣味としているが，最近は 18 ホール歩いてまわることは困難になったという。患者のゴルフのハンディキャップは，この間に 5 ストローク増えたという。バイタルサインは正常であり，顔色が不良である以外，身体所見では異常はみられなかった。ヘマトクリット値は 25%，血小板数は 185,000/μL であり，白血球数は正常低値である。末梢血中に芽球はみられない。1 年前の検査では，このような異常はみられていない。骨髄は過形成で芽球は 5% 以下，5 番染色体長腕(5q)に異常を認めた。この患者の病態に関する記述として正しくないのはどれか。

A. 本例は骨髄異形成症候群である
B. 今後致命的な白血病へ進行する可能性が高い
C. 平均余命は 12 カ月以上である
D. lenalidomide により貧血の改善が期待できる
E. 治癒を期待できる治療は造血幹細胞移植のみである

III-75. WHO 分類で骨髄増殖性疾患に分類されていない疾患はどれか。

A. 慢性骨髄性白血病(BCR-ABL 陽性)
B. 本態性血小板増加症
C. 肥満細胞症
D. 真性多血症
E. 原発性滲出性リンパ腫

III-76. 真性多血症(PV)に関する記述として正しいのはどれか。

A. 血清エリスロポエチンが高値であることは，PV を除外する根拠となる
B. 急性白血病への移行はよくみられる
C. 血小板増加症は血栓症合併リスクと相関する
D. PV 患者には，血栓症合併リスクを低減させるために，全例に aspirin を処方するべきである
E. 瀉血は hydroxyurea やインターフェロンによる治療が試みられた後に行われるべきである

III-77. 68 歳男性。4 カ月前より持続する倦怠感，体重減少，食欲不振を主訴に来院した。身体所見では著明な脾腫を認め，脾臓下極は骨盤腔に達している。ヘモグロビン値 11.1 g/dL，ヘマトクリット値 33.7%，白血球数 6,200/μL，血小板数 220,000/μL であった。白血球分画では多形核白血球 75%，骨髄球 8%，後骨髄球 4%，リンパ球 8%，単球 3%，好酸球 2% であった。末梢血塗抹標本では涙滴赤血球，有核赤血球，幼若顆粒球を認めた。リウマチ因子は陽性である。骨髄検査を実施したが，吸引にて検体は得られなかった。白血病やリンパ腫の所見はみられない。本例の脾腫の原因として最も可能性が高いのはどれか。

A. 慢性原発性骨髄線維症
B. 慢性骨髄性白血病
C. 関節リウマチ
D. 全身性エリテマトーデス(SLE)
E. 結核

III-78. 50 歳女性。血小板の増加の精査目的に来院。直近の血算では白血球数 7,000/μL，ヘマトクリット値 34%，血小板数 600,000/μL であった。血小板増加症の一般的な原因ではないのはどれか。

A. 鉄欠乏性貧血
B. 本態性血小板増加症
C. 慢性骨髄性白血病
D. 骨髄異形成
E. 悪性貧血

III-79. 38 歳女性。慢性的に繰り返す頭痛の精査中，ヘモグロビン値とヘマトクリット値が高値であることが明らかになり，精査目的に来院した。8 カ月前までは特に症状はなかったが，その後，徐々に増悪する間欠的な頭痛がみられ，めまいと耳鳴りを伴っているという。偏頭痛の可能性が考慮されて sumatriptan が処方されたが，無効であった。頭部 CT では，頭蓋内に占拠性病変を認めない。精査を進める過程で，ヘモグロビン値 17.3 g/dL，ヘマトクリット値 52% と高値を認めた。その他の自覚症状とし

て，熱いシャワーを浴びた後の全身の瘙痒感がある。喫煙歴はない。また，肺や心臓に疾患の既往はない。身体所見では，全身状態は良好である。肥満指数（BMI）は 22.3 kg/m^2。バイタルサインは，血圧 148/84 mmHg，脈拍 86 回/min，呼吸数 12 回/min であり，Sa_{O_2} は 99％（室内気）であった。体温は正常。詳細な神経学的所見を含め，その他の身体所見に異常はみられない。心雑音はなく，脾腫を認めず，末梢動脈の脈も正常。検査所見では，ヘモグロビン値とヘマトクリット値の高値を認めた。また，血小板数は 650,000/μL，白血球数は 12,600/μL であり，白血球分画に異常はみられない。本例の鑑別を進めるうえでつぎに行うべきはどれか。

A. 骨髄生検
B. 血中エリスロポエチン測定
C. *JAK2* 遺伝子の V617F 変異の検索のための遺伝子検査
D. 白血球アルカリホスファターゼ
E. 総赤血球量と循環血漿量の評価

Ⅲ-80. 45 歳男性。食欲不振と体重減少を主訴に家庭医のもとに来院した。身体所見では肋骨弓下 10 cm に及ぶ脾腫を触知し，軽度の圧痛を伴っている。検査所見では白血球数 125,000/μL，白血球分画では好中球 80％，桿状球 9％，骨髄球 3％，後骨髄球 3％，芽球 1％，リンパ球 1％，好酸球 1％，好塩基球 1％であった。ヘモグロビン値 8.4 g/dL，ヘマトクリット値 26.8％，血小板数は 668,000/μL。骨髄穿刺所見では骨髄細胞が増加しており，骨髄球系/赤血球系細胞（M/E）比の増加を認めた。この患者の染色体異常として可能性が最も高いと考えられるのはどれか。

A. 5 番染色体長腕の部分欠失〔del (5) q〕
B. 16 番染色体の逆位〔inv (16)〕
C. 9 番染色体と 22 番染色体の相互転座（フィラデルフィア染色体）
D. 15 番と 17 番の染色体長腕の転座
E. 12 番染色体トリソミー

Ⅲ-81. 急性骨髄性白血病（AML）の疫学とその罹患リスク因子に関する記述として，正しくないのはどれか。

A. アルキル化薬やトポイソメラーゼⅡ阻害薬などの抗癌薬は，薬物性骨髄性白血病の原因として頻度が高い
B. 大量の放射線に曝露すると AML の発症リスクは高くなるが，通常量の放射線治療であれば，アルキル化薬との併用が行われない限り AML の発症リスクは増高しない
C. 男性は女性と比べて AML の罹患率が高い
D. AML の罹患率は 20 歳未満の若年者で最も高い
E. 21 番染色体トリソミー（Down 症候群）は AML の発症リスクが高い

Ⅲ-82. 慢性骨髄性白血病（CML）と診断されている 56 歳女性。フィラデルフィア染色体は陽性。初診時の白血球数は 127,000/μL で，白血球分画では芽球が 2％認められた。ヘマトクリット値は 21.1％であった。倦怠感以外に自覚症状はみられない。患者に同胞はいない。この患者に対する第 1 選択治療として最適なのはどれか。

A. 同種造血幹細胞移植
B. 自家造血幹細胞移植
C. imatinib
D. インターフェロン α
E. 白血球除去

Ⅲ-83. 48 歳女性。著しい倦怠感を主訴に来院し，貧血と血小板減少がみられ，精査加療目的に入院となった。初診時のヘモグロビン値は 8.5 g/dL，ヘマトクリット値は 25.7％，血小板数は 42,000/μL であった。白血球数は 9,540/μL であったが，末梢血塗抹標本にて 8％の芽球の存在を認めた。染色体分析にて 15 番と 17 番の染色体長腕の相互転座〔t (15;17)〕を認め，急性前骨髄球性白血病と診断された。この患者に対する寛解導入療法に用いるべき薬物はどれか。

A. 三酸化ヒ素（亜ヒ酸）
B. cyclophosphamide，daunorubicin，vinblastine，prednisone
C. rituximab
D. tretinoin
E. 全身放射線照射

Ⅲ-84. Ⅲ-83 の患者に対して，適切な寛解導入療法が開始された。治療開始 2 週間後，患者は急速に出現する呼吸困難，発熱，胸痛を訴えた。胸部 X 線検査にて両側性の肺胞性浸潤影がみられ，両側の胸水貯留を伴っていた。この時点で白血球数は 22,300/μL であり，白血球分画では好中球 78％，桿状球 15％，リンパ球 7％であった。気管支肺胞洗浄が実施されたが，検体中に細菌，真菌，ウイルスを検出しなかった。この患者の診断として最も可能性の高いのはどれか。

A. 亜ヒ酸中毒
B. 細菌性肺炎
C. サイトメガロウイルス肺炎
D. 放射線肺炎
E. レチノイン酸症候群

Ⅲ-85. 76 歳男性。4 カ月間持続する倦怠感と 1 週間前より出現した発熱を主訴に入院した。自宅で測定した体温は 38.3℃であった。5.5 kg の体重減少，わずかな外傷における止血困難や骨痛の症状がみられる。2 カ月前にかかりつけ医を受診した際には，原因不明の貧血を指摘されている。既往歴として左中大脳動脈領域の脳血管障害があ

り，そのため現在も日常生活に支障がある。現在の症状が出現する前は，家では歩行器の補助のもとに歩行可能であったが，日常生活には介助が必要であった。バイタルサインは血圧 158/86 mmHg，脈拍 98 回/min，呼吸数 18 回/min，Sa_{O_2} 95％，体温 38℃であった。全身状態は悪液質様で，るい痩がみられる。硬口蓋には点状出血が認められる。リンパ節腫脹は認めない。心血管系ではII/VIの収縮期駆出性雑音を聴取した。聴診にて肺音は清。肝腫大がみられ，肋骨弓下 6 cm まで触知する。脾臓も腫大しており，肋骨弓下 4 cm に触知する。四肢には多数の血腫や点状出血がみられる。ヘモグロビン値 5.1 g/dL，ヘマトクリット値 15％，血小板数 12,000/μL，白血球数 168,000/μL であり，白血球分画では芽球 45％，好中球 30％，リンパ球 20％，単球 5％であった。末梢血塗抹標本の所見にて，急性骨髄性白血病（M1：分化傾向を伴わない急性骨髄性白血病）と診断され，染色体検査にて複雑な染色体異常を認めた。この患者の予後不良因子とならないのはどれか。

A. 高齢
B. 複雑な染色体異常
C. ヘモグロビン値 7 g/dL 未満の貧血
D. 発症から診断までの期間が長いこと
E. 初発時の白血球数 100,000/μL 以上

III-86. 新規に診断された急性リンパ性白血病（ALL）患者で，必ずしも初発時に全例検査する必要のないのはどれか。

A. 骨髄検査
B. 細胞表面マーカー
C. 染色体検査
D. 腰椎穿刺
E. 血漿粘稠度

III-87. リンパ性悪性腫瘍の発症に関与しない病原体はどれか。

A. *Helicobacter pylori*
B. B 型肝炎ウイルス
C. C 型肝炎ウイルス
D. HIV ウイルス
E. ヒトヘルペスウイルス 8 型（HHV8）

III-88. 64 歳男性。慢性リンパ性白血病と慢性 C 型肝炎を合併しており，年に 1 度定期検査を受けている。白血球数は 83,000/μL で安定しているが，ヘマトクリット値が 35％から 26％に低下しており，血小板数も 178,000/μL から 69,000/μL へと減少がみられる。この患者の初期評価に必ずしも必要ないのはどれか。

A. AST，ALT，プロトロンビン時間
B. 骨髄検査
C. Coombs 試験
D. 末梢血塗抹標本
E. 身体所見

III-89. 68 歳女性。定期健診に訪れた際，3 カ月前から持続する倦怠感，腹部膨満感，両側腋窩のリンパ節腫脹を訴えた。身体所見ではバイタルサインに異常はみられず，両側腋窩と頸部にリンパ節腫脹がみられ，脾臓の腫大もみられた。白血球数は 88,000/μL と増加しており，うち 99％がリンパ球であったが，赤血球，血小板に異常はみられなかった。末梢血塗抹標本を図 III-89 に示す。この患者の診断として最も可能性の高いのはどれか。

A. 急性リンパ性白血病
B. 急性骨髄性白血病
C. 慢性リンパ性白血病
D. 毛髪様細胞白血病
E. 単核球症

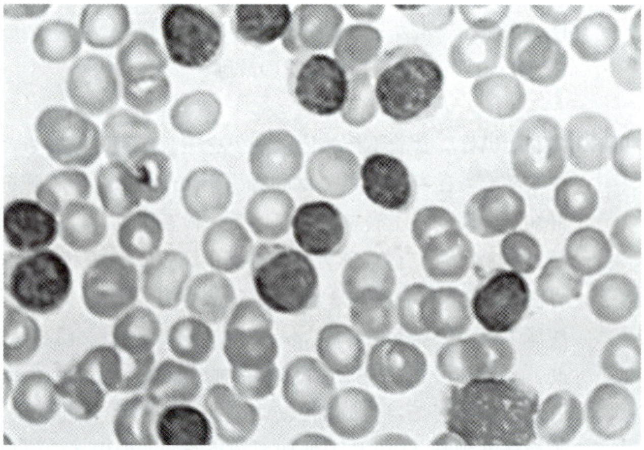

図 III-89 （巻末のカラー写真参照）

III-90. 適切な治療を行った場合，最も予後が良好なのはどれか。

A. Burkitt リンパ腫
B. びまん性大細胞型 B 細胞リンパ腫
C. 濾胞性リンパ腫
D. マントル細胞リンパ腫
E. 結節性硬化型 Hodgkin リンパ腫

III-91. 27 歳男性。増大傾向のある頸部腫瘤を主訴に来院。腫瘤は圧痛を伴わず，1 カ月以上増大傾向という。発症当初は咽頭炎に伴うものと考えていたが，過去 3 週間にわたって発熱，悪寒，咽頭痛，その他の症状はみられていないという。軽度の食欲不振がみられるが，明らかな体重減少はない。患者はビデオゲームの制作会社に勤務しており，喫煙，違法薬物の使用歴はなく，多数の女性の性的パートナーがいるという。HIV 検査を受けたことはない。リンパ節生検による組織像を図 III-91 に示す。この患者の診断として最も可能性の高いのはどれか。

A. Burkitt リンパ腫
B. ネコひっかき病

C. サイトメガロウイルス感染症
D. Hodgkin リンパ腫
E. 非 Hodgkin リンパ腫

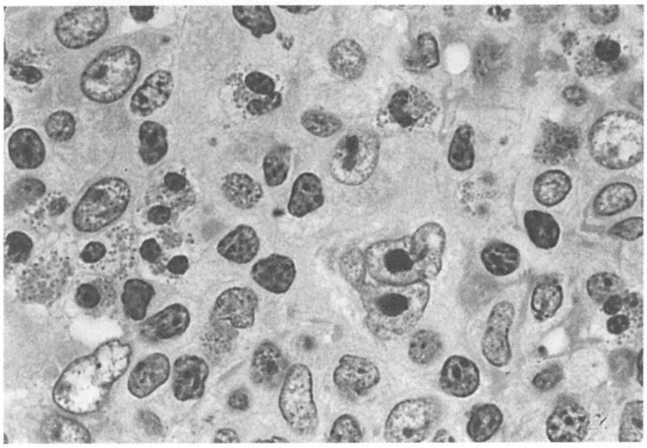
図 III-91 (巻末のカラー写真参照)

III-92. 骨髄穿刺にて「dry tap (無効穿刺)」であった場合，最も考えられないのはどれか。
A. 慢性骨髄性白血病
B. 毛髪様細胞白血病
C. 癌の骨髄転移
D. 骨髄線維症
E. 正常骨髄

III-93. 好酸球増加症候群の診断基準に関する記述として正しくないのはどれか。
A. 骨髄中の好酸球の増加が明らかにされる必要がある
B. 末梢血中の好酸球の増加は必ずしも伴わなくてよい
C. 原発性骨髄性白血病の存在を除外する必要がある
D. 反応性の好酸球増加症(寄生虫感染症，アレルギー，膠原病など)を除外する必要がある
E. 末梢血，および骨髄中の芽球は 20% 未満でなければならない

III-94. 肥満細胞症に関する記述として正しくないのはどれか。
A. 血清トリプターゼ値の高値は疾患の進行が速いことを示唆する
B. 好酸球の増加を伴うことが多い
C. 骨髄性悪性腫瘍を合併することが多い
D. 90% 以上の症例で症状が皮膚に限局している
E. 色素性蕁麻疹は最も一般的な症状である

III-95. 58 歳男性。突然生じた黄色の喀痰を伴う咳嗽と呼吸困難を主訴に救急外来を受診した。既往歴では高血圧症以外，特筆するべきことはない。amlodipine を服用中であるが，それ以外の薬物は使用していない。胸部 X 線検査にて右上葉に肺胞性陰影を認め，検査所見にて BUN 53 mg/dL，クレアチニン 2.8 mg/dL，カルシウム 12.3 mg/dL，総蛋白 9 g/dL，アルブミン 3.1 g/dL と，異常がみられた。喀痰培養にて肺炎球菌が分離された。この患者の肺炎球菌性肺炎を引き起こした原疾患を確定するための検査として最適なのはどれか。
A. 骨髄検査
B. 胸腹部造影 CT
C. HIV 抗体
D. 汗試験
E. 嚥下造影検査

III-96. アフリカ系米国人の 64 歳男性。うっ血性心不全，腎不全，多発ニューロパチーの精査目的にて入院となった。入院時の身体所見ではこれらに伴う所見に加え，腋窩と鼠径部に隆起する蝋状の(白色調で光沢のある)丘疹がみられた。入院時の検査所見では，BUN 90 mg/dL，クレアチニン 6.3 mg/dL，総蛋白 9.0 g/dL，アルブミン 3.2 g/dL，ヘマトクリット値 24% であり，白血球数，血小板数は正常であった。尿検査では尿蛋白 3+ と陽性であったが，円柱は認めない。心エコー図にて左室壁の肥厚がみられたが，心収縮能は正常である。この患者の基礎疾患を確定するための検査として最適なのはどれか。
A. 骨髄穿刺
B. 筋電図と神経伝達速度検査
C. 脂肪吸引生検
D. 右心カテーテル検査
E. 腎超音波検査

III-97. 75 歳男性。深部静脈血栓症の治療目的に入院した。約 2 カ月前に病院を退院した経緯がある。前回入院時には市中肺炎に伴う急性呼吸不全がみられ，呼吸管理を必要としていた。21 日間の入院を要し，2 週間前にリハビリテーションを終えた。今回の入院の前日，左足の疼痛を伴う腫脹が出現し，Doppler 超音波検査にて深部大腿静脈の血栓症が確認された。初期ボラース投与を実施した後，ヘパリン 1,600 単位/h の持続点滴が開始された。ヘパリンの投与量は透析を必要とする末期腎不全を合併していたため，それに合わせて調節した。活性化部分トロンボプラスチン時間は治療域に維持された。入院 5 日目に血小板数が 150,000/μL から 88,000/μL へと低下がみられた。この時点で行うべきはどれか。
A. ヘパリンを継続し，抗ヘパリン / 血小板因子 4 抗体を測定
B. すべての抗凝固療法を中止し，抗ヘパリン / 血小板因子 4 抗体の結果を待つ
C. ヘパリンを中止し，argatroban を開始
D. ヘパリンを中止し，enoxaparin を開始
E. ヘパリンを中止し，lepirudin〔訳注：わが国では未認可〕を開始

III-98. 48歳女性。歯肉出血と止血困難を主訴に家庭医のもとに来院した。これらの症状には2カ月前に気づいたという。その際は，頭痛に対して頓用で使用している aspirin の影響と考えたが，少なくとも6週間前より aspirin もその他の非ステロイド性抗炎症薬(NSAID)も使用していない。12年前に交通事故にて肝損傷の既往があり，その際には手術が必要となり，赤血球と血小板の輸血を必要とした。現在服用中の処方薬はなく，その他に特に症状はみられない。身体所見では，全身状態は良好であり，黄疸を認めない。心臓，肺の診察にて異常を認めない。腹部所見では，打診にて肝臓は12 cm 大であり，肝下縁を右肋骨弓下1.5 cm に触知するが，脾臓は触知しない。四肢，硬口蓋に点状出血を認め，体幹に小さな斑状出血がみられた。血算ではヘモグロビン値12.5 g/dL，ヘマトクリット値37.6％，白血球数8,400/μL であり，白血球分画は正常，血小板数は7,500/μL であった。この患者の血小板減少を精査するために行うべきはどれか。

A. 抗血小板抗体
B. 骨髄穿刺
C. C型肝炎ウイルス(HCV)抗体
D. HIV 抗体
E. 上記のCとD
F. 上記のすべて

III-99. 54歳女性。突然生じた発熱と意識障害を主訴に来院。患者はそれまでは特に異常はみられなかったが，4日前に発熱と筋肉痛が出現した。症状は急速に進行し，傾眠傾向が出現し，呼びかけに応じない状態となったため，夫に付き添われて来院した。それ以前は特に健康状態に問題はみられなかった。高血圧の合併があり，atenolol 25 mg/日を服用中である以外，常用薬はない。身体所見では胸骨刺激に対して反応がみられるが，発語はみられない。バイタルサインでは血圧165/92 mmHg，脈拍114回/min，体温38.7℃，呼吸数26回/min，Sao_2 は92％(室内気)である。心血管系では頻脈を認めたが，脈の不整はみられない。呼吸器系では両側肺底部に断続性ラ音を聴取する。腹部に異常所見はみられない。肝臓，脾臓の腫大を認めない。下肢に点状出血を認める。血算ではヘモグロビン値8.8 g/dL，ヘマトクリット値26.4％，白血球数10,200/μL(多核球89％，リンパ球10％，単球1％)，血小板数54,000/μL であった。末梢血塗抹標本を図III-99に示す。生化学検査ではナトリウム137 mEq/L，塩素98 mEq/L，重炭酸18 mEq/L，BUN 89 mg/dL，クレアチニン2.9 mg/dL である。この患者の疾患の原因に関する記述として正しいのはどれか。

A. von Willebrand 因子(vWF)を切断するメタロプロテアーゼに対する自己抗体の産生
B. 抗ヘパリン/血小板因子4抗体の産生
C. 病原体による血管内皮の直接的な障害
D. 先天性血小板顆粒欠損
E. vWF の先天性異常による，第VIII因子への結合不能

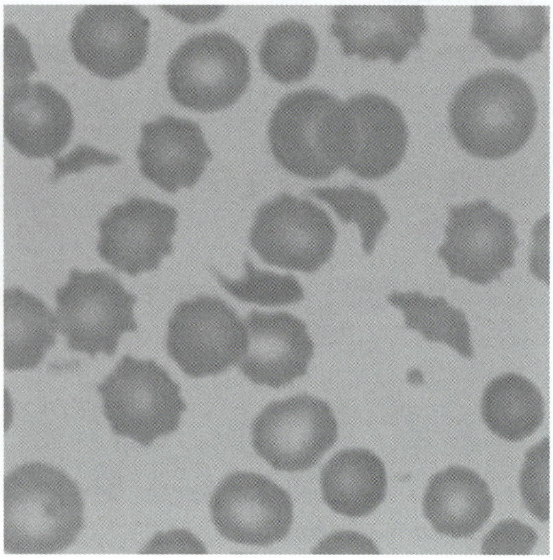

図III-99 (巻末のカラー写真参照)

III-100. III-99の患者に対する初期治療として最適なのはどれか。

A. acyclovir 10 mg/kg 静注を8時間ごと
B. ceftriaxone 2 g 静注を24時間ごと＋vancomycin 1 g 静注を12時間ごと
C. 血液透析
D. methylprednisolone 1 g 静注
E. 血漿交換

III-101. 血友病AおよびBに関する記述として正しいのはどれか。

A. 第VIII因子欠乏患者は，第IX因子欠乏患者と比べて臨床経過が重篤な傾向がある
B. 急性出血がみられる患者に対して補充療法を実施する場合は，補充前の第VIII因子と第IX因子活性を測定し，必要投与量を計算するべきである
C. 出血のみられない例に対する予防投与の適応はない
D. 大量出血患者に対する第VIII因子と第IX因子活性の目標値は50％以上とするべきである
E. 血友病患者の平均寿命はおよそ50年である

III-102. 24歳男性。播種性髄膜炎菌血症に伴う循環不全状態にて入院となった。すでに気管挿管され，鎮静下で機械換気を実施中である。過去6時間に6Lの生理食塩液の静脈内投与を行っているが，低血圧が持続しており，最大量の noradrenaline と vasopressin の投与を必要としている。時間尿量は20 mL 以下である。すべての血管内留置カテーテル刺入部から出血を認める。気管チューブ内分泌物も血性である。検査所見では白血球数24,300/μL(好中球82％，桿状球15％，リンパ球3％)，ヘモグロビン値8.7 g/dL，ヘマトクリット値26.1％，血小板数19,000/μL

である。プロトロンビン時間はINR3.6，活性化部分トロンボプラスチン時間は75秒，フィブリノーゲン42 mg/dL，乳酸デヒドロゲナーゼ580 U/L，ハプトグロビン値は10 mg/dL以下であった。末梢血塗抹標本では血小板減少と分裂赤血球を認める。この患者に対する治療として適当でないのはどれか。

A. ceftriaxone 2 g 静注を1日2回
B. クリオプレシピテートの投与
C. 新鮮凍結血漿
D. ヘパリン投与
E. 血小板輸血

III-103. ビタミンK依存性凝固因子でないのはどれか。

A. 第X因子
B. 第VII因子
C. プロテインC
D. プロテインS
E. 第VIII因子

III-104. 31歳の血友病Aの男性。持続性の肉眼的血尿を主訴に入院した。外傷や泌尿器疾患の既往はない。身体所見では明らかな異常所見を認めない。ヘマトクリット値は28％であった。血友病Aに対する治療として治療として適当でないのはどれか。

A. デスモプレッシン(DDAVP)
B. 新鮮凍結血漿(FFP)
C. クリオプレシピテート
D. 遺伝子組換え型第VIII因子製剤
E. 血漿交換

III-105. ループスアンチコアグラントに関する記述として正しくないのはどれか。

A. 通常，活性化部分トロンボプラスチン時間(aPTT)を延長する
B. ループスアンチコアグラントが存在する場合，1：1の血漿混合試験ではaPTTは正常化しない
C. ループスアンチコアグラントを有する患者で出血症状がみられる場合には，重症であり，かつ生命にかかわる
D. 女性例では妊娠後期の流産を繰り返すことがある
E. 全身性エリテマトーデス(SLE)と合併しないこともある

III-106. 正常血漿との1：1の割合での混合試験によって活性化部分トロンボプラスチン時間(aPTT)の延長が正常化するのはどれか。

A. ループスアンチコアグラント
B. 第VIII因子インヒビター
C. ヘパリン
D. 第VII因子インヒビター
E. 第IX因子インヒビター

III-107. 45歳男性。急性上部消化管出血にて救急外来を受診。この3カ月間で急速に腹囲が増加し，倦怠感と食欲不振を伴っているという。下肢に浮腫はみられない。患者は小児期から血友病Aと診断されており，過去に肘関節内の出血を繰り返している。今まで第VIII因子製剤の注射を受けてきており，つい最近も注射を実施したとのこと。血圧85/45 mmHg，心拍数115回/minである。腹部診察にて，波動を伴う緊満の所見がみられた。ヘマトクリット値は21％で，腎機能，尿検査所見は正常。活性化部分トロンボプラスチン時間は軽度の延長にとどまり，プロトロンビン時間(PT)はINR 2.7，血小板数は正常であった。この患者の消化管出血の原因を明らかにする検査として最適なのはどれか。

A. 第VIII因子活性
B. *Helicobacter pylori* 抗体
C. B型肝炎ウイルス表面抗原
D. C型肝炎ウイルス(HCV)RNA
E. 腸間膜動脈造影

III-108. 播種性血管内凝固(DIC)が疑われる症例。患者は末期肝疾患に対して肝移植を待期中であったが，大腸菌による細菌性腹膜炎を合併し，ICUに入室となった。採血部位からの止血困難と新たな上部消化管出血の合併がみられることから，DICが疑われる。血小板数は43,000/μL，プロトロンビン時間はINR 2.5，ヘモグロビン値は6 g/dL，Dダイマーは4.5 μg/mLと上昇している。新たに合併したDICと慢性肝疾患との鑑別に最適なのはどれか。

A. 血液培養
B. フィブリン分解産物の増加
C. 活性化部分トロンボプラスチン時間の延長
D. 血小板の減少
E. 検査所見の経時変化

III-109. 深部静脈血栓症の発症リスクと関連のない遺伝子変異はどれか。

A. 第V因子ライデン変異
B. 血小板糖蛋白Ib受容体遺伝子
C. プロテインC欠損ヘテロ接合体
D. プロトロンビン20210G
E. 組織プラスミノーゲン活性化因子遺伝子

III-110. 76歳男性。4日前からの左足の疼痛を主訴に来院。左足関節の腫脹があり，そのために歩行が不能であるという。喫煙者であり，胃食道逆流に対して加療中である。また，9カ月前に深部静脈血栓症(DVT)の既往があり，高血圧症(コントロール良好)も合併している。身体所見

では左足関節部に中等度の浮腫を認めた。Dダイマーは高値である。この患者のDVTの診断において，Dダイマー検査の有用性が低いとされる理由はどれか。

A. 年齢70歳以上
B. 喫煙者
C. 典型的な臨床症状に乏しい
D. 身体所見でHomans徴候を認めない
E. 過去1年間のDVTの既往

Ⅲ-111. 22歳女性。12時間前に発症した呼吸困難にて救急外来を受診。大学から自宅まで車で長時間移動した後に発症したという。特別な既往歴はなく，経口避妊薬以外の薬物は服用していない。たまに喫煙することがあり，最近は試験のために頻度が増加した。身体所見では発熱はみられず，呼吸数22回/min，血圧120/80 mmHg，脈拍110回/min，酸素飽和度は92％（室内気）である。その他の身体所見で異常はみられない。胸部X線検査と血算に異常はみられない。妊娠反応検査は陰性。この患者につぎに行うべきはどれか。

A. Dダイマーを検査し，正常であれば非ステロイド性抗炎症薬（NSAID）を投与
B. Dダイマーを検査し，正常であれば下肢超音波検査を実施
C. Dダイマーを検査し，異常値であれば肺塞栓を伴う深部静脈血栓症として治療を開始
D. Dダイマーを検査し，異常値であれば胸部造影CTを実施
E. 胸部造影CTを実施

Ⅲ-112. 抗凝固薬や抗血小板薬とその作用機序の組み合わせとして正しくないのはどれか。

A. abciximab——糖蛋白IIb/Ⅲa受容体阻害作用
B. clopidogrel——アデノシン二リン酸受容体阻害作用
C. enoxaparin——トロンビン直接阻害作用
D. rivaroxaban——第Xa因子阻害作用
E. warfarin——ビタミンK依存性凝固因子の合成阻害作用

Ⅲ-113. 66歳女性。ベアメタルステントの右冠動脈への留置後，clopidogrelとaspirinの処方を受けている。ステント留置2週間後，患者は胸痛の急性発症にて救急外来を受診し，下壁心筋梗塞に合致する心電図所見が得られた。緊急冠動脈造影にて，ステント内狭窄が確認された。患者は処方された薬物を確実に服用していたという。投薬中にもかかわらず再狭窄が生じた原因に関する記述として正しいのはどれか。

A. 患者にはaspirin抵抗性があるため，再発の予防のためにはより高用量のaspirin投与が必要である
B. 患者はシトクロムP450（CYP）経路の遺伝子多型によるclopidogrel抵抗性である可能性が高い
C. 今回の発症を予防するためには，低分子ヘパリン（LMWH）を用いておく必要があった
D. 今回の発症を予防するためには，warfarinを用いておく必要があった
E. clopidogrel抵抗性を示すと考えられるため，prasugrelに変更しても同様の合併症の予防はできない

Ⅲ-114. 48歳女性。左下肢の深部静脈血栓症と診断された。抗凝固療法を開始するにあたり，未分画ヘパリンよりも低分子ヘパリン（LMWH）のほうが優れている理由として適当ではないのはどれか。

A. バイオアベイラビリティ（生物学的利用率）が高い
B. 生体内消失速度（クリアランス）が用量依存性である
C. 皮下投与後の半減期が長い
D. ヘパリン誘発性血小板減少症のリスクが低い
E. 得られる抗凝固作用の予測が容易である

ANSWERS

III-1. **正解は 1-C，2-E，3-D，4-A，5-B** e17 章

ホモ接合体の鎌状赤血球症患者の赤血球は，正常赤血球と比較して柔軟性が低下しており，粘着性がより高い。微小血管閉塞は多くの場合，感染症，発熱，激しい運動，不安，急激な温度変化，低酸素血症，高浸透圧造影剤の使用などにより誘発される。末梢血塗抹標本では，典型的な三日月状の細長い赤血球が観察される。図の下部には有核赤血球もみられるが，これは骨髄での造血の亢進を示唆していると考えられる。Howell-Jolly 小体は通常であれば脾臓で除去される小さな核遺残物であるが，脾摘後の患者や，赤血球造血の亢進がみられる成熟障害や骨髄異形成症候群などの患者で末梢血中に観察される。有棘赤血球とは，凝縮した赤血球の細胞膜に幅や長さが一定でない突起がみられる赤血球のことをいう。有棘赤血球は重度の肝障害患者や無βリポ蛋白血症患者にみられるほか，まれな血液型（McLeod 型）をもつ患者にもみられる。鉄欠乏は大腸ポリープや大腸癌の患者などの慢性消化管出血に合併することが多く，小球性低色素性貧血をきたし，末梢血塗抹標本では小型で赤味の減弱した赤血球がみられる。図では赤血球の大きさを類推する指標として，小リンパ球が同時に示されている。赤血球が高色素性になることはありえない。というのも，仮にヘモグロビンの合成が過剰になった場合，赤血球の容積が増加するためである。分裂赤血球はシストサイトとも呼ばれ，ヘルメット型の形態を示し，微小血管障害による溶血（血栓性血小板減少性紫斑病，播種性血管内凝固，溶血性尿毒症症候群，強皮症），または心臓の人工弁の剪断応力による破壊の存在を示唆する。

III-2. **正解は A** 第 57 章（vol.1 p.382〜）

本例は貧血がみられ，MCV，MCH，MCHC がいずれも低値であり，これらの検査結果を反映して末梢血塗抹標本でも小球性低色素性であることがわかる。さらに，塗抹標本では赤血球の大小不同や奇型がみられる。これらの所見はいずれも重度の鉄欠乏性貧血にみられる所見であり，血清フェリチン値は 10〜15 μg/L の低値であることが予想される。ハプトグロビンは，血管内，血管外を問わず溶血によって低値となる。血管内溶血をきたす疾患では末梢血塗抹標本にて奇型赤血球がみられるが，この場合，分裂赤血球を伴っている。一方，血管外溶血の末梢血塗抹標本では通常，球状赤血球がみられる。ヘモグロビン電気泳動は異常ヘモグロビン症の診断に用いられる検査である。最も頻度の高い異常ヘモグロビン症は鎌状赤血球症であり，この場合，末梢血液像は典型的な三日月状の形態を示す鎌状赤血球がみられる。サラセミアも先天性の異常ヘモグロビン症の 1 つであり，末梢血塗抹標本では標的赤血球が特徴である。G6PD 欠損症患者は酸化ストレスによって溶血をきたすのが特徴であり，末梢血塗抹標本では細胞膜の一部が欠損した赤血球（バイト細胞 bite cell，blister cell）がみられる。ビタミン B_{12} 欠乏症は巨赤芽球性貧血を呈することが特徴であり，本例の所見とは合致しない。

III-3. **正解は C** 第 57 章（vol.1 p.382〜）

網赤血球指数ならびに網赤血球産生指数は，貧血に対する骨髄の反応が正常か否かの評価に有用である。通常，網赤血球数は 1〜2％が正常であるが，貧血の存在下では正常値の 2〜3 倍に増加することが予測される。網赤血球指数は，網赤血球数×（患者のヘモグロビン値 / ヘモグロビンの正常値）で算出される。本例での網赤血球指数は，計算すると 5.4％となる。本例では多染性大赤血球が末梢血塗抹標本でみられるため，さらに補正が必要である。多染性大赤血球の存在は骨髄から未熟な網状球が動員されていることを示唆しており，このような網状球は末梢血中の寿命が通常の網状球よりも延長している。したがって，網赤血球指数を 2 で除して網赤血球産生指数と呼ばれる値を導き出すのが望ましい。本例では，計算すると 2.7％となる。

III-4. **正解は C** 第 57 章(vol.1 p.*382*〜)

末梢血塗抹標本では，さまざまな形態，大きさの分裂赤血球がみられる。循環血液中の異物(人工弁，人工血管など)が存在する場合，それによって赤血球が破壊される可能性がある。血管内で溶血が認められた場合，LDH の上昇やヘモグロビン尿症がみられる。一方，純粋な血管外溶血では，尿中のヘモグロビンやヘモシデリンの出現はみられない。脾摘後に伴う末梢血塗抹標本の所見としては，Howell-Jolly 小体(赤血球中にみられる小さな核遺残物)が特徴的である。髄外造血をきたす特定の疾患(慢性溶血性貧血など)においては，脾腫，頭蓋骨の肥厚，骨髄の線維化，肝腫大がみられることがある。髄外造血により，末梢血塗抹標本では涙滴赤血球や有核赤血球がみられることがある。甲状腺機能低下症では巨赤芽球性貧血がみられるが，本症例の検査所見とは一致しない。慢性の消化管出血では小球性貧血をきたすが，分裂赤血球像は呈さない。

III-5. **正解は A** 第 81 章(vol.1 p.*556*〜)

是正が可能な発癌の危険因子としては喫煙が最大であるが，最大の危険因子は年齢である。癌患者の 3 分の 2 は 65 歳以上であり，60〜79 歳の男性の 3 分の 1，女性の 5 分の 1 が癌に罹患する。一方，0〜49 歳では，癌の罹患率は男性では 70 分の 1，女性では 48 分の 1 である。生涯を通じた全発癌リスクは，男性 44％に対して女性 38％と男性がやや上回る。

III-6. **正解は A** 第 81 章(vol.1 p.*556*〜)

癌による死亡の原因は年齢層によって異なる。20 歳未満の女性での癌による死亡の最大の原因は白血病であり，20 歳〜59 歳では乳癌が最も多い。一方，60 歳以降の癌による死亡の原因として最も多いのは肺がんで，全年齢を通じた全体での癌による死亡の最大の原因となっている。

III-7. **正解は B** 第 81 章(vol.1 p.*556*〜)

癌患者の予後は癌そのものの進行度が大きな要因の 1 つであるが，患者の全身的機能を評価することは治療を考えるうえで重要である。外科手術，放射線療法，化学療法による身体侵襲は，複数の疾患を有する患者においては残された身体機能を奪う可能性がある。身体的予備能を正確に測定することは困難であるが，多くの腫瘍内科医は身体的予備能の代替指標として PS を用いている。PS の評価方法としては ECOG 分類と Karnofsky スケールがよく用いられる。ECOG PS はまったくの健常をグレード 0，死亡をグレード 5 とした 6 段階に分類され，治療に堪えうるのは ECOG PS のグレード 0〜2 の患者であるとされている。ECOG PS のグレード 2 は歩行が可能であり，自分の身の回りのことは自立しているが，労働は困難な状態を示す。臥床しているのは日中の 50％以下である。グレード 3 では，自分の身の回りのことも一部は介助が必要であり，日中の 50％以上をベッド上か坐位ですごす。Karnofsly PS は死亡を 0，正常を 100 とした 10 ポイントきざみのスケールで，70 ポイント未満は PS 不良と判断される。

III-8. **正解は D** 第 81 章(vol.1 p.*556*〜)

腫瘍マーカーは腫瘍が産生する蛋白であり，血清または尿検体を用いて測定される。いずれのマーカーも診断やスクリーニング目的には感度も特異度も不十分である。しかし，悪性腫瘍の診断が確定している患者において，腫瘍マーカーの上昇や低下は腫瘍の活動性の評価や治療の効果の判定に有用な場合がある。表 III-8 に通常用いられる腫瘍マーカーと癌種との組み合わせを示す。設問の組み合わせのうち，hCG と妊娠性絨毛性疾患のみが正しい組み合わせである。

III-9. **正解は C** 第 83 章(vol.1 p.*571*〜)

癌は単一の細胞が一連の遺伝子変異により，無秩序に増殖する性質を獲得することによって発生する。癌が単一の細胞に由来する(クローン)という点が悪性疾患の特徴であり，通常は

表 III-8　腫瘍マーカー

腫瘍マーカー	悪性腫瘍	非腫瘍性疾患
ホルモン		
ヒト絨毛性ゴナドトロピン(hCG)	妊娠性絨毛性疾患，性線胚細胞腫瘍	妊娠
カルシトニン	甲状腺髄様癌	
カテコールアミン	褐色細胞腫	
腫瘍胎児性抗原		
αフェトプロテイン(AFP)	肝細胞癌，性線胚細胞腫瘍	肝硬変，肝炎
癌胎児性抗原(CEA)	大腸癌，膵癌，肺腺癌，乳癌，卵巣癌	膵炎，肝炎，炎症性腸疾患，喫煙
酵素		
前立腺酸性ホスファターゼ(PAP)	前立腺癌	前立腺炎，前立腺肥大
神経特異性エノラーゼ(NSE)	小細胞肺癌，神経芽腫	
乳酸デヒドロゲナーゼ(LDH)	リンパ腫，Ewing 肉腫	肝炎，溶血性貧血，その他
腫瘍関連蛋白		
前立腺特異抗原(PSA)	前立腺癌	前立腺炎，前立腺肥大
単クローン性免疫グロブリン	骨髄腫	感染症，意義不明の単クローン性免疫グロブリン血症(MGUS)
CA125	卵巣癌，ある種のリンパ腫	月経，腹膜炎，妊娠
CA19-9	大腸癌，膵癌，乳癌	膵炎，潰瘍性大腸炎
CD30	Hodgkin リンパ腫，未分化大細胞リンパ腫	—
CD25	ヘアリー細胞白血病，成人 T 細胞白血病 / リンパ腫	—

多数のクローンに由来する過形成とこの点において異なっている。過去数十年にわたる研究の成果により，さまざまな癌の遺伝的原因が明らかになってきた。さらに，新たな研究によって多種類の癌に関する知見が蓄積するにつれ，将来的には癌が獲得した遺伝子異常の種類によって治療を個別化することが期待されている。基礎研究により，1 つの細胞が癌細胞に変化するためには，5～10 種類の遺伝子変異の蓄積が必要であることがわかっている。癌化に関連する主要な遺伝子群としては，癌遺伝子と癌抑制遺伝子の 2 種類がある。いずれの遺伝子群も悪性細胞が無限に増殖し，不死化するメカニズムに関与している。1 コピーの遺伝子の活性化により癌化に関与しうる遺伝子は，常染色体優性の遺伝形式をとる。一方，癌抑制遺伝子の異常により無秩序な細胞増殖をきたすためには，両方の対立遺伝子が不活性化される必要がある。ケアテイカー遺伝子とは，癌抑制遺伝子の一種であり，細胞増殖には直接の効果をもたらさないものをいう。この遺伝子は損傷を受けた DNA を修復し，ゲノムの安定性に関与し，細胞を守る役割を果たしている。

III-10.　**正解は E**　第 83 章(vol.1 p.*571*～)

一部の癌は，患者の先天的な遺伝的形質と関連している。家族性の発癌に関与する約 100 種類の症候群が報告されている。これらの症候群を診断することにより，遺伝カウンセリングや癌のスクリーニングを強化することが可能となる。Down 症候群は 21 番染色体のトリソミーで，軽度から重度の知的発達障害，顔面や筋骨格型の変化，先天性十二指腸閉塞，先天性心疾患などの多彩な特徴を有するが，急性白血病の罹患率が高いことも知られている。Fanconi 貧血は，DNA 修復機構の障害をきたす症候群である。この疾患では癌の罹患率が高く，特に白血病や骨髄異形成症候群の発症リスクが高い。von Hippel-Lindau 症候群は血管芽腫，腎嚢胞，膵嚢胞，膵癌，腎癌との関連がみられる。神経線維腫症 I 型および II 型は，いずれも腫瘍の発症に関与する。II 型では神経鞘腫の合併が多く，I 型，II 型ともに悪性神経鞘腫の発症リスクが高い。脆弱 X 症候群は X 染色体の不安定性をきたす先天性症候群であり，精神発達障害，行動異常，ときにてんかんを伴うほか，精巣腫脹，下顎突出などの典型的な身体変化をきたす特徴があるが，発癌リスクが高いという報告はない。

Ⅲ-11.　正解は C　第 84 章(vol.1 p.*580*〜)

癌の治療法はシグナル伝達経路を標的とした治療法の増加に伴い，大変革が起きている最中である。シグナル伝達経路は癌細胞中でしばしば活性化しており，細胞が悪性の性質をもつことに関与している。癌化に関連していることの多いシグナル伝達経路の 1 つして，チロシンキナーゼ経路がある。通常であればチロシンキナーゼはごく短期間活性化するにすぎないが，癌細胞中では遺伝子変異や遺伝子増幅，遺伝子転座の結果，チロシンキナーゼ経路が持続的に活性化している。このチロシンキナーゼ活性を抑制する効果をもつ小分子は癌細胞の増殖を抑えたり，細胞寿命を短縮したり，血管新生を抑制することができる。**表Ⅲ-11** に分子標的治療薬と標的となる分子の対応例を示す。これらの薬物にはモノクローナル抗体も含まれる。分子標的治療薬として悪性腫瘍の治療にはじめて用いられた薬物は imatinib であり，この薬物の登場によって慢性骨髄性白血病の治療は劇的な変化を遂げることになった。imatinib は慢性骨髄性白血病細胞に存在する BCR-ABL 転座によって活性化されたチロシンキナーゼ経路を標的としている。

bevacizumab は VEGF を標的としたモノクローナル抗体であり，肺癌や大腸癌の治療に用いられる。この薬物は過去に乳癌に対しても使用されていたが，米国 FDA により 2011 年

表Ⅲ-11　米国 FDA で認可されている癌分子標的治療薬

薬物	標的分子	疾患	作用機序
全 *trans*-レチノイン酸(ATRA)	PML-RARα 融合遺伝子	急性前骨髄球性白血病〔M3 AML，t(15；17)〕	PML-RARα 融合遺伝子の転写抑制
imatinib	BCR-ABL, c-ABL，KIT，PDGFR-α/β	慢性骨髄性白血病，GIST	チロシンキナーゼ活性部位への ATP 結合を阻害
dasatinib			
nilotinib			
sunitinib	KIT，VEGFR2，PDGFR-β，Flt3	GIST，腎細胞癌	GIST では活性化された KIT，PDGFR を阻害。腎細胞癌では VEGFR を阻害
sorafenib	RAF，VEGFR2，PDGFR-α/β，Flt3，KIT	腎細胞癌，肝細胞癌	腎細胞癌では VEGFR 経路が標的。黒色腫，大腸癌，その他の腫瘍の BRAF に対しても活性をもつと思われる
erlotinib	EGFR	非小細胞肺癌，膵癌	EGFR の ATP 結合部位を競合的阻害
gefitinib	EGFR	非小細胞肺癌	EGFR チロシンキナーゼを阻害
bortezomib	プロテアソーム	多発性骨髄腫	多くの細胞蛋白の分解を阻害
モノクローナル抗体			
trastuzumab	ERBB2	乳癌	癌細胞表面の ERBB2 に結合し，受容体を細胞内へ移行させる
cetuximab	EGFR	大腸癌，頭頸部扁平上皮癌	EGFR の細胞外ドメインに結合し，EGF，TGF-αの結合を阻害。受容体を細胞内へ移行させる。化学療法や放射線療法の効果を増強する
panitumumab	EGFR	大腸癌	cetuximab と類似しており，おそらくほぼ同等の効果
rituximab	CD20	CD20 を発現している B 細胞白血病 / リンパ腫	癌細胞のアポトーシスの直接誘導や免疫系を介した機序など，さまざまな機序が想定される
alemtuzumab	CD52	慢性リンパ性白血病，CD52 を発現しているリンパ系腫瘍	免疫系を介した機序
bevacizumab	VEGF	大腸癌，肺癌，乳癌(その他の腫瘍については効果未確認)	VEGF に高親和性に結合し，血管新生を阻害

AML：急性骨髄性白血病，EGFR：上皮増殖因子受容体，Flt3：fms-like tyrosine kinase-3，GIST：消化管間質腫瘍，PDGFR：血小板由来増殖因子受容体，PML-RARα：前骨髄球性白血病-レチノイン酸受容体α，t(15；17)：15 番染色体と 17 番染色体間の転座，TGF-α：トランスフォーミング増殖因子α，VEGFR：血管内皮増殖因子受容体

11月以降，その使用の推奨が取り消されている（米国FDAのウエブサイトwww.fda.govに2011年11月にアクセスした情報にもとづく）。erlotinibとgefitinibはEGFRの変異を有する腫瘍，特に肺癌に対して抗腫瘍活性を示す。rituximabは長年使用されている抗CD20抗体である。この薬物はおもにB細胞リンパ腫や白血病の治療に用いられているが，現在，自己免疫疾患の治療薬としても臨床試験が実施されている。sunitinibとsorafenibは多種類のキナーゼに対する抑制効果をもっている。sunitinibはKIT，VEGFR2，PDGFR-β，Flt3に対する抑制効果を示すのに対し，sorafenibはRAF，VEGFR2，PDGFR-α/β，Flt3，KITを標的としている。

III-12. **正解はB** 第84章（vol.1 p.*580*〜）

エピジェネティクスとは，細胞のクロマチンの変化により，DNAの塩基配列の変異を伴うことなく遺伝子の発現が変化する現象を示す用語である。したがって，こういった変化は可逆的である可能性が高いため，癌治療の標的となりうる。エピジェネティックな変化の重要な一例として癌抑制遺伝子のプロモーター領域の過剰なメチル化（いわゆるCpGアイランド）という現象があり，これに伴って1つの対立遺伝子が不活性化される。

III-13. **正解はA** 第85章（vol.1 p.*596*〜）

一般論として，遠隔転移がみられる場合には，外科的切除は癌患者の予後を改善しない。しかし，ある種の状況下では外科的切除によって治癒が期待できる場合がある。その一例が骨肉腫の肺転移であり，肺切除によって治癒することがある。その他の状況下でも，外科的処置が有効な転移性癌患者が存在する。非小細胞肺癌では，診断時にみられる単発性の脳転移は，臨床病期にもとづいた転移巣の脳と原発巣の肺の手術によって治療できる場合がある。肝転移をきたした大腸癌では，肝葉切除によって長期無病生存が得られる可能性があり，肝臓の一葉に限局した5個以下の転移巣であれば，25％程度の長期無病生存が期待できる。転移性癌における外科的手術の役割として，癌細胞の増殖を刺激するホルモンの産生を抑える目的で実施されることがある。前立腺癌ではこのような手術が推奨されることがあるが，抗アンドロゲン薬による治療が選択されることが多い。

III-14. **正解はD** 第85章（vol.1 p.*596*〜）

癌治療薬の開発過程の臨床試験は，その薬物がある種の癌に対して有効かつ安全であることを確認するために，複数の段階を踏んで実施される。ヒトを対象とした臨床試験を実施する前に，抗癌薬は実験動物を用いて，一定の投与量と投与期間で抗腫瘍活性があることを示す必要がある。その後，臨床第I相試験に移行し，ヒトに対して安全に投与できる投与量の決定と，副作用の評価が行われる。その時点で抗腫瘍活性がみられたとしても，臨床第II相試験にて，より多数例で効果を定量的に評価する必要がある。さらに第II相試験では，副作用についての情報も収集される。第II相試験で用いられる薬物の投与量は，第I相試験で確認された最大耐容量が用いられる。通常，第I相試験では投与量を段階的に増加させる複数用量での試験が実施されるのに対し，第II相試験は単一用量で実施され，対象例を限定し均一な患者集団に対する薬物の効果を確認する。この段階で対象薬物が「効果あり」と判断され，臨床第III相試験に進むためには，部分寛解率が少なくとも20〜25％に観察され，なおかつ致命的であったり不可逆であったりする副作用がないことが条件となる。第III相試験は，対象となる癌を有する患者の多数例に対して実施され，その疾患の標準的な治療法と比較されることが多い。臨床第IV相試験は，薬物が認可，販売後に行われる市販後試験のことをいう。第IV相試験により，対象となる癌に対する薬物のリスクと有益性，至適用量などについて，それまでの臨床試験の対象とならなかったような多数の患者における重要な情報が収集される。

III-15. **正解は1-D，2-C，3-A，4-E，5-B** 第85章（vol.1 p.*596*〜）

抗癌薬が癌細胞を死滅させるためには，通常は癌細胞が活発に分裂中である必要がある。大半の抗癌薬は大きく分けてDNAを損傷する薬物，微小管に作用する薬物，分子標的治療薬の3種類に分類される。これらの大きな分類のなかでも，さらに作用機序の違いによっていくつかの系統に分類される。DNAアルキル化薬は細胞周期の相によらず効果を発揮する薬物であり，DNAの塩基を修飾することにより，DNA鎖に架橋を形成する。これにより細胞は正常の細胞分裂ができなくなる。通常用いられるDNAアルキル化薬としては，cyclophosphamide，chlorambucil，dacarbazine，白金製剤(carboplatin，cisplatin，oxaliplatinなど)などがある。抗腫瘍性抗生物質は自然界に存在する物質であり，通常は細菌などによって産生され，DNAに直接結合し，フリーラジカルによる破壊作用によってDNA鎖を断裂する効果をもっている。この中には植物に由来するトポイソメラーゼ阻害物質も含まれ，これが作用することにより，DNAが複製される際に，そのらせん構造が解かれるのを阻害する。抗腫瘍性抗生物質としては，bleomycin，etoposide，topotecan，irinotecan，doxorubicin，daunorubicin，mitoxantroneなどがある。そのほかにDNAに間接的に働く薬物があり，代表的なものとしてはプリン化合物，ピリミジン化合物の生合成を阻害する薬物がここに分類される。このような薬物は代謝拮抗薬と呼ばれ，methotrexate，azathioprine，5-FU，cytosine arabinoside，gemcitabine，fludarabine，asparaginase，pemetrexedなどがある。

微小管を標的とする化学療法薬は，紡錘体を阻害することによって細胞分裂を妨げる。このような有糸分裂阻害薬には，vincristine，vinblastine，vinorelbine，paclitaxel，docetaxelなどがある。

分子標的治療薬は比較的新しいタイプの抗癌薬である。古典的な抗癌薬とは異なり，この薬物は細胞内のシグナル伝達経路において重要な役割を果たす特定の蛋白を標的にしている。分子標的治療薬には多くの種類が存在するが，その中で大きなグループとなっているのがチロシンキナーゼ阻害薬である。使用頻度の高いチロシンキナーゼ阻害薬としては，imatinib，gefitinib，erlotinib，sorafenib，sunitinibなどがある。全*trans*-レチノイン酸も分子標的治療薬で，急性前骨髄球性白血病細胞のレチノイン酸受容体に結合し，前骨髄球がより成熟した顆粒球系細胞に分化するのを促進する。さらに別の分子標的治療薬として，ヒストン脱アセチル化酵素阻害薬や，mTOR(mammalian target of rapamycin)阻害薬などがある。

Ⅲ-16. **正解は E** 第85章(vol.1 p.*596*～)

さまざまな抗癌薬の投与後には，骨髄抑制が生じることが予想される。代謝拮抗薬やアントラサイクリン系薬(doxorubicinなど)は，典型例では投与後6～14日後に好中球の減少が生じる。発熱性好中球減少症は，1回でも38,5℃以上，あるいは3回連続して38.0℃以上の高体温がみられた場合に診断される。発熱性好中球減少症の治療には，通常は広域抗菌薬が用いられる。明らかな感染部位が存在しない場合には，抗緑膿菌性の薬物を選択するべきである。その目的にかなうのは，第3，4世代セファロスポリン系薬(ceftazidimeなど)と，抗緑膿性ペニシリン系薬，カルバペネム系薬，アミノグリコシド系薬である。本例では明らかな感染徴候はないものの，皮下トンネルを有するカテーテルが留置されていることから，培養検査の結果明らかな耐性菌感染症でないことが確認されるまで，vancomycinの併用も検討するべきである。抗真菌薬の併用は不要である。なぜならこの患者の好中球の減少は遷延しておらず，今回が初回の発熱だからである。さらに，実施された化学療法の内容から，好中球の減少がそれほど長引かないであろうことも予想される。このような状況下では，経口抗菌薬であるciprofloxacinによる治療も可能である。

治療を目的とした顆粒球輸血の適応はない。しかし，造血サイトカインの投与については検討する価値がある。これらの薬物については歴史的に過剰に使用されてきた経緯があるが，American Society of Clinical Oncologyが作成したガイドラインでは，造血サイトカインを投与するべき患者を限定している。大まかにいえば，発熱性，および非発熱性好中球減少症における有用性を示すエビデンスは存在せず，特に骨髄性白血病患者や骨髄異形成症候群患者には投与するべきでないとされている。唯一の適応は，骨髄移植やその他の造血幹細胞移植患者の造血回復を促進する目的での使用である。造血サイトカインを使用する第1の目的は予防投与である。この症例ではすでに発熱性好中球減少症に罹患していることから，造血サイトカインは化学療法実施 24〜72 時間経過後に投与を開始するべきであり，好中球数が 10,000/μL 以上になるまで継続することが推奨される。化学療法後の発熱性好中球減少症の発症頻度が 20％を超える場合には，造血サイトカインを初回化学療法後から使用してもよい。また，以前の化学療法で発熱性好中球減少症を生じた場合，患者の年齢が 65 歳以上である場合，リンパ腫に対する化学療法である場合，パフォーマンスステータスが悪い場合，過去に強力な化学療法を実施されている場合などでも，初回化学療法後からの使用を考慮してもよい。

III-17. **正解は E** 第 85 章（vol.1 p.*596*〜）

悪心，嘔吐は癌化学療法の副作用として最も頻度が高い。急性のものと，投与後 24 時間以上経過後に出現する遅発性のものとがある。悪心の発症リスクは若年者，女性，乗り物酔いの既往がある患者で高い。使用する抗癌薬自体にも，悪心や嘔吐の発症リスクに違いがある。悪心のリスクの高い薬物としては，cyclophosphamide 大量療法や cisplatin がある。一方，5-fluorouracil（5-FU），タキサン系薬，etoposide などのリスクは低い。特に高リスクのレジメンで治療を受ける患者においては，作用機序の異なる複数の制吐剤を予防的に使用することが推奨される。このような場合，通常はセロトニン受容体拮抗薬である dolasetron，ニューロキニン 1 受容体拮抗薬である aprepitant，強力な副腎皮質ステロイドである dexamethasone などの組み合わせが用いられる。

III-18. **正解は C** 第 86 章（vol.1 p.*618*〜）

同種造血幹細胞移植後の患者は，移植片が生着し，造血機能が正常化した後も，長期間にわたる免疫不全が持続する。GVHD を合併している場合は治療目的に免疫抑制療法を継続する例が多く，感染症のリスクはさらに高くなる。これらの症例では感染症の予防が課題であり，担当医は，強力な化学療法を受けた患者，Hodgkin リンパ腫の治療を受けた患者，造血幹細胞移植を受けた患者などに対する適切なワクチン接種の知識を有している必要がある。インフルエンザを除くすべてのワクチン接種は，移植後 12 カ月を経過するまでは行うべきではない。12 カ月経過後に接種可能であるのは，不活化ワクチンだけである。したがって経口ポリオワクチンや，水痘ワクチンは禁忌である。MMR ワクチンも生ワクチンであるため，安全に投与可能になるのは，移植後 24 カ月が経過し，なおかつ GVHD を認めない場合のみである。その他の投与が推奨されるワクチンは，ジフテリア・破傷風ワクチン，注射による不活化ポリオワクチン，インフルエンザワクチン，B 型肝炎ワクチン，23 価肺炎球菌多糖体ワクチンである。脾摘後患者，学生寮居住者を含む流行地域の居住患者には，髄膜炎菌ワクチンの接種も推奨される。

III-19. **正解は B** 第 86 章（vol.1 p.*618*〜）

ある種の悪性腫瘍患者は，特定の免疫不全を合併し，それに応じた特徴的な感染症を合併しやすくなる。慢性リンパ性白血病と多発性骨髄腫の患者は低γグロブリン血症を伴うことがある。このような場合，肺炎球菌，*Haemophilus influenzae*，髄膜炎菌による感染症のリスクが高い。免疫グロブリン製剤の補充はこれらの感染症の予防に有効ではあるが，抗菌薬を予防投与するほうが低コストで有効性が期待できる。急性骨髄性白血病や急性リンパ性白血病では好中球減少症を合併することが多く，細胞外寄生細菌や真菌の感染リスクが高く，特に好中球減少期間が遷延した場合にそのリスクはより高い。リンパ腫などの疾患においては，T 細胞数の低下を伴わない細胞性免疫不全を合併することが多い。また，多くの患者で高用量のグルココルチコイドが使用されているため，細胞性免疫不全がさらに重篤になる傾向がある。これらの患者においては細胞内病原体による感染症が増加し，*Pneumocystis jirovecii* 肺炎を発症することもある。

III-20. **正解は D** 第 86 章（vol.1 p.*618*〜）

癌そのものと，それに対する化学療法による免疫不全を合併している患者では，カテーテル関連感染症の治療に関する臨床決断はしばしば困難なものとなる。多くの患者において化学療法は数週間継続する必要があるため，皮下トンネル型カテーテルが留置されることも多く，カテーテルを抜去するか否かについては難しい選択を迫られることになる。血液培養が陽性となった場合や皮下トンネル部分に明らかな感染徴候がみられる場合には，カテーテルの抜去が推奨される。皮膚の発赤が刺入部のみに限局しており，皮下トンネルに沿った感染の徴候がない場合には，発赤が治療に反応しない場合を除き，カテーテルの抜去は必須ではない。刺入部感染の治療では，コアグラーゼ陰性ブドウ球菌を標的に含めるべきである。いくつかの選択肢が存在するものの，vancomycin 単剤による治療が最適である。その際，グラム陰性桿菌まで対象として含めた抗菌薬を追加する必要はない。なぜなら本例において好中球の減少はみられず，血液培養も陰性だからである。

III-21. **正解は A** 第 87 章(vol.1 p.*627*〜)

黒色腫の病期分類は，病変の厚さ，潰瘍の有無，リンパ節転移の有無とその数によって決定する。これらの因子のうち，転移リスクに最も相関するのが Breslow 厚である。特にこれが 4 mm を超える場合には転移リスクが高く，その他の因子も相加的にリスクを増高させる。黒色腫患者の生命予後に影響するその他の因子としては若年者と女性であることで，これらは生存期間において予後を良好にする因子として作用する。また，解剖学的な病変部位も生命予後に関連し，前腕部や下肢の病変は比較的予後良好とされている。Clark レベルは黒色腫が浸潤している皮膚の層(表皮—真皮—皮下)にもとづく分類法であるが，この分類は転移リスクとの相関はみられない。

III-22. **正解は E** 第 87 章(vol.1 p.*627*〜)，Chapman PB et al: *N Engl J Med* 2011; 364: 2507-2516

転移性黒色腫に対する治療は，一般的にこの疾患による死亡率の低減にほとんど寄与しない。転移の診断からの生存期間の中央値は 6〜15 カ月である。2011 年 8 月以前，米国 FDA に転移性黒色腫の治療薬として認可されていたのは dacarbazine のみであったが，その反応率は 20％以下である。IL-2 も単剤，またはインターフェロン α との組み合わせによる治療が試みられている。この治療を受けた患者の無病生存率は約 5％であったが，その副作用が重篤であることから，治療対象はパフォーマンスステータスが良好な若年患者に限定し，IL-2 の治療に十分な経験をもった施設でのみ実施するべきである。2011 年 8 月に，米国 FDA は vemurafenib(開発コード PLX4032)を転移性黒色腫の治療薬として認可した。この薬物は黒色腫細胞に高頻度にみられる *BRAF* 遺伝子を標的としている。*BRAF* 遺伝子の変異は MAP キナーゼ経路の恒常的な活性化をもたらすとされている。vemurafenib は *BRAF* 遺伝子の V600E 変異に対して最大の活性をもっていることが確認されている。2011 年に発表されたデータによれば，この変異を有する患者に対する反応率が dacarbazine では 5％にすぎなかったのに対し，vemurafenib では 48％であった。さらに，6 カ月後の生存率は dacarbazine 治療群で 64％に対して，vemurafenib 群では 84％であった。ipilimumab は転移性黒色腫に対して効果が期待されている別の新規薬物である。この薬物はモノクローナル抗体製剤で，細胞傷害性 T 細胞抗原 4 (CTLA-4)を阻害し，最近実施された ipilimumab と dacarbazine の併用療法と dacarbazine 単剤を比較した臨床試験において，生存期間の延長効果が確認されている(Robert C et al: *N Engl J Med* 2011; 364: 2517-25)。

III-23. **正解は C** 第 88 章(vol.1 p.*636*〜)

頭頸部癌は米国における全悪性腫瘍の約 3％を占め，上咽頭，中咽頭，下咽頭，喉頭の腫瘍をすべて含んだ疾患概念となっている。扁平上皮癌がすべての部位において最も多い組織型であるが，発病の危険因子は部位によって異なっている。上咽頭癌は米国ではまれであるが，地中海沿岸地域や極東アジアにおいては Epstein-Varr ウイルス(EBV)の感染と関連して多発地域となっている。中咽頭癌は喫煙，特に無煙タバコとの関連がみられ，ヒトパピローマウイルス(HPV)感染とも関連している。HPV のなかでも血清型 16 と 18 との関連が特に強い。性感染症としての性格をもっており，オーラルセックスの習慣や性的パートナーの数が多いことと関連している。しかし頭頸部癌全体，特に下咽頭癌，喉頭癌に関連する最大の危険因子は喫煙と飲酒である。喉頭癌は亜急性に生じ，経時的に改善傾向のみられない嗄声で発症することが多いが，非特異的な症状で発症する頭頸部癌も少なくない。病状が進行するにつれ，疼痛，喘鳴，嚥下困難，嚥下痛，脳神経障害などがみられることがある。頭頸部癌の診断には頭頸部の CT と，生検を実施するための麻酔下の内視鏡検査が必要である。PET 検査も補助的に実施されることがある。頭頸部癌の臨床病期は TNM 分類にしたがって決定される。この患者の病期は，病変の大きさ，リンパ節転移や遠隔転移がみられないことから，T2N0M0 となる。これらの所見から，この患者はII期であり，限局期と診断される。この場合，治療は治癒を目標として選択されることとなり，治療による 5 年生存率は 60～90％である。喉頭癌の治療としては，発声機能を温存するために放射線治療が選択される。手術も，患者の希望によっては治療の選択肢にあげられるものの，選択されることは少ない。病変が進行した患者においても，病期が限局期である限りは治癒をめざした治療選択が可能であるが，その場合，手術後化学療法と放射線療法を同時に併用する治療が必要である。

III-24.　**正解は A**　第 89 章（vol.1 p.*639*～）

単発性の肺結節を理由に呼吸器内科医に紹介される患者は多いが，多くの場合良性である。実際，偶然発見された肺結節のうち 90％以上が良性である。悪性疾患を示唆する所見としては，直径 3 cm 以上であること，異常な石灰化を示すもの，増殖速度の速いもの，分葉傾向があり辺縁が不整なものなどがあげられる。CT にてスリガラス様陰影を呈する肺結節は，悪性の場合も良性の場合もある。悪性病変の中では，気管支肺胞上皮細胞由来の癌が最も頻度が高い。多発する肺結節は，感染が治癒した後の肉芽腫性疾患である可能性が高い。多発性の肺結節が悪性腫瘍である場合，通常は転移性肺腫瘍であるが，原発性肺癌の肺内転移のこともありうる。偶然発見される肺の単発性結節は，生検で診断するには小さすぎ，特異的な診断が困難なことが多い。このような場合，発見された結節影を 2 年間経過観察することが賢明であり，特に肺癌の高リスク例においては，腫瘍が倍増するのを十分な時間をかけて経過観察するべきである。病変が 2 年間の間変化がみられない場合，ほとんどは良性であるといってよい。ただし，気管支肺胞上皮癌のような進行が穏やかな疾患においては，増大が非常に遅い可能性を考慮するべきである。

III-25.　**正解は E**　第 89 章（vol.1 p.*639*～）

肺の単発性結節影の評価と治療を理解することは重要である。この男性は長期間の喫煙歴があり，なおかつ 3 年前の胸部 X 線検査にて異常を指摘されていないことから，その後に新たに出現した結節であると考えられる。これらの情報から，悪性の結節である可能性を十分に考慮する必要があり，確定的な診断と治療を考えるべきである。診断と臨床病期の決定のために，今後の選択肢として，PET-CT，気管支鏡，経皮的針生検，外科的生検の後に悪性が証明されれば外科手術を行うといった方針が考えられる。本例に対する PET-CT の追加は，病変が 1 cm と小さいこと，明らかな縦隔リンパ節腫脹がみられないことなどから，新たな情報が得られる可能性は低い。同様に，気管支鏡下肺生検も病変が末梢にあることを考慮すると有用性は低く，特に生検結果が陰性であっても，悪性腫瘍である可能性を必ずしも除外できない。つぎに行うべきは，CT ガイド下に経皮的肺生検を実施するか，外科的生検を実施して生検結果が悪性であった場合に切除術を実施するかのいずれかである。この患者の場合，肺機能は良好であることから，外科的生検と切除は治療のよい選択肢と考えられる。CT を再度実施し経時的な変化を観察する方針は，患者自身が現時点でより精密な検査を拒否した場合においてのみ，適当と判断されるだろう。病理学的に悪性であることが証明されていない段階では，放射線治療専門医への紹介は適当ではない。また，この患者では外科的切除が禁忌とはならないことから，悪性と判断された場合には放射線療法よりも手術を選択するのが適当である。

III-26. **正解は E** 第 89 章(vol.1 p.*639*〜)

Pancoast 症候群とは肺腫瘍の肺尖部への進展により腕神経叢が障害される病態で，しばしば第 8 頸神経や第 2 胸神経障害を合併する。腫瘍の進行により，さらに胸部自律神経叢の障害も生じる可能性がある。Pancoast 腫瘍の臨床症状には，上腕や肩の疼痛，Horner 症候群(同側の眼瞼下垂，縮瞳，無汗症)などが含まれる。肩や上肢の痛みは診断の数カ月前から存在する場合が多い。Pancoast 症候群の原因としては肺尖部の肺腫瘍が最も多く，通常は非小細胞肺癌である。他の原因としては，中皮腫，感染症，その他がある。中脳障害は Horner 症候群を引き起こしうるが，その場合その他の脳神経障害も合併する可能性が高い。

縦隔の腫瘍やリンパ節腫脹によって上大静脈が圧迫されると，上大静脈症候群を引き起こすことがある。上大静脈症候群の症状としては呼吸困難と，上半身や顔面の浮腫が典型的である。Eaton-Lambert 症候群は電位依存性カルシウムチャネルへの抗体産生により引き起こされ，全身の筋力低下がみられ，神経刺激の反復により筋力低下が増悪するのが特徴である。頸肋は胸郭出口症候群を引き起こし，胸郭出口に存在する神経や血管の圧迫症状がみられる。この場合，典型的には患側上肢の虚血症状がみられるが，手掌の固有筋の筋力低下は通常は神経の障害を示唆する。

III-27. **正解は E** 第 89 章(vol.1 p.*639*〜)

小細胞肺癌患者のうち，70％で診断時に遠隔転移がみられる。非小細胞癌の臨床病期分類が，原発巣の大きさとリンパ節転移の程度によって分類されるのとは異なり，小細胞癌は病変の広がりに応じて限局期と進行期の 2 期に分類される。小細胞癌が転移をきたしやすい部位としては，胸郭リンパ節，脳，副腎，肝臓があげられる。したがって，小細胞肺癌と診断された患者に対しては全例，腹部 CT と，頭部の造影 CT もしくは MRI を実施する必要がある。骨痛がみられる場合には骨シンチグラフィも実施される。骨髄への孤立性転移はまれであるため，骨髄生検は通常は適応とはならない。脊髄圧迫症状がみられる場合には脊椎の MRI や CT が，軟膜病変がみられる場合には腰椎穿刺が適応となる。

III-28. **正解は C** 第 89 章(vol.1 p.*639*〜)

EGFR の遺伝子変異は，非小細胞肺癌に対する EGFR チロシンキナーゼ阻害薬を用いた治療を行う際の治療効果を予測するうえで重要であることがわかってきた。erlotinib による初期の臨床試験においては，進行非小細胞肺癌患者全体では有用な効果がみられなかったが，EGFR 変異がある患者に限れば，*EGFR* 阻害薬は無増悪生存期間や全生存期間の延長に寄与することが明らかになった。*EGFR* 変異陽性を予測する因子としては，女性，非喫煙者，アジア人，病理組織診断で腺癌が明らかになった人などがあげられる。

III-29. **正解は B** 第 89 章(vol.1 p.*639*〜)，*N Engl J Med* 2011; 365: 395-409

肺癌の高リスク群に対するスクリーニングは長年にわたって研究されてきた。スクリーニングの有用性を検証する試験は多くの参加者を必要とし，長期間の観察を行わなければならないため，多額の費用を要する。2011 年までは，スクリーニングによる肺癌死亡率の減少効果を示した研究は皆無であった。かつてのスクリーニングはおもに胸部 X 線検査で，喀痰細胞診は実施したりしなかったりであった。2011 年 6 月に，National Lung Cancer Screening Trial (NLST) のおもな結果が New England Journal of Medicine に発表された。この試験には 30 pack-years 以上の喫煙者が 50,000 人以上参加し，3 年間にわたって毎年胸部 X 線検査を受ける群と，低線量の CT 検査を受ける群にランダムに割りつけられた。対象者が約 8 年間経過観察された時点で，この研究は予定よりも早期に終了となった。低線量 CT 検査を受けた群は，胸部 X 線検査を受けた群と比較して肺癌による死亡率が 20％低下し，CT 検査群では肺癌がより早期に診断されていた。しかし，この結果を一般化する際には，CT によって異常を指摘された例のうち，90％以上は偽陽性と診断されたことを考慮する必要がある。したがって，CT 検査の費用効果比や，CT 検査を受けることが適当である対象群を特定する研究が必要である。

III-30. **正解は C** 第 90 章(vol.1 p.*654*〜)

本例は乳腺嚢胞の患者である。乳腺嚢胞では身体所見では悪性所見がみられず，非血性の液体の吸引後に腫瘤は消失する。吸引後も腫瘤が残存する場合や血性の液体が吸引された場合には，引き続きマンモグラフィや生検を実施するべきである。本例のように吸引した液体が血性でなく，吸引後に腫瘤の消失をみた症例では，1 カ月後に再検査を行う必要がある。腫瘤の再燃をみた場合には，再度吸引を試みるべきである。嚢胞の再燃をみたら，その時点でマンモグラフィや生検の適応となる。精密な画像診断や，外科的な精査の適応はない。授乳が乳腺嚢胞に影響することはない。

III-31. **正解は C** 第 90 章(vol.1 p.*654*〜)

乳癌の発症リスクには多くの要因があるが，初経年齢，初回の出産を迎える妊娠に至った年齢，閉経年齢が，リスクの 70〜80％を占める要因である。月経期間が短い女性(すなわち，初経が遅く，閉経が早かった例)では，乳癌のリスクは最も低い。初回の出産を迎える妊娠に至った年齢が低い場合も，乳癌のリスクは低い。特に乳癌のリスクが最も低いのは初経が 16 歳以降で，18 歳未満で初回妊娠を経験し，閉経年齢の平均である 52 歳よりも 10 年以上前に閉経を迎えた例である。したがって，患者 C はこの条件を満たしている。

III-32. **正解は D** 第 90 章(vol.1 p.*654*〜)

病理学的なグレード分類は，全般的な予後を決定する最も重要な因子である。その他の予後因子も生命予後に影響し，治療法の選択にも影響を及ぼす。エストロゲン受容体やプロゲステロン受容体の発現がない例での再発リスクは高い。エストロゲン受容体の有無は，特に閉経後の女性において，術後補助化学療法の選択に大きく影響する。増殖速度の速い腫瘍は，再発までの期間が短い傾向にある。S 期にある細胞の割合は増殖速度の推定に有用である。S 期の細胞が全体の半数以上を占めている場合は，再発リスクは高いが化学療法への感受性は良好である。組織学的に，核グレード不良(高スコア)例では良好(低スコア)例よりも再発リスクが高い。分子レベルでは，腫瘍が ERBB2 の過剰発現を示す例や，*p53* 変異をもっている例では予後が不良である。ERBB2 の過剰発現の有無については治療選択においても重要な情報であり，ERBB2 に対するヒトモノクローナル抗体製剤(ハーセプチン)が開発され，使用可能となっている。

III-33. **正解は E** 第 91 章(vol.1 p.*663*〜)

食道癌は発症頻度の低い悪性腫瘍であり，病状が進行するまで自覚症状が現れにくいため，死亡率が高い。典型的な症状は，嚥下困難と大幅な体重減少である。嚥下困難は週から月単位で比較的急速に進行することが多い。嚥下障害は固形物にはじまり，しだいに半固形物，液体と進行する。嚥下障害が出現した時点では，少なくとも食道内腔の 60％以上が閉塞していると考えられる。体重減少は経口摂取量の減少と，癌の進行による悪液質の合併によりもたらされる。随伴症状としては，背部に放散する嚥下時の疼痛，未消化物の逆流や嘔吐，誤嚥性肺炎などを伴うことがある。米国における食道癌患者には，2 つの主要な組織型である腺癌と扁平上皮癌があり，この両者の発症の危険因子は異なっている。扁平上皮癌患者は典型的には喫煙とアルコール乱用の両者の危険因子をもっているのに対し，腺癌の患者は胃食道逆流や Barrett 食道の既往をもっている場合が多い。喫煙とアルコール乱用の両者のリスクをもっている患者の中では，リスクと摂取量に正の相関がみられるほか，興味深いことにウイスキー多飲者はビールやワインの多飲者よりもリスクが高い。食道扁平上皮癌の他の危険因子としては亜硝酸，燻して吸引するタイプの麻薬，酢漬けの野菜に含まれる真菌毒などの摂取歴，高温の茶や強いアルカリの長年にわたる摂取による物理的な刺激などがある。

III-34. **正解は E** 第 91 章(vol.1 p.*663*〜)

結腸癌は米国における癌の死亡の第 2 位を占めているが，近年ではその死亡率は減少傾向にある。結腸癌と診断された患者は，まずは外科に紹介されるべきである。というのも広範遠隔転移を認めない場合，手術による病理学的評価を行わない限り，臨床病期分類と予後の適切な判定は困難だからである。術前には遠隔転移の有無の確認と，可能であれば全大腸内視鏡によるその他の部位の腫瘍の有無の確認，胸部X線検査，肝機能検査，CEA測定，腹部CT検査を行うべきである。結腸癌の臨床病期分類はTNM分類を用いて実施される。しかし，T分類は腫瘍の絶対的な大きさによって決定するのではなく，結腸壁への進展の深さが重視される。T1は粘膜下層まで，T2は固有筋層まで，T3は漿膜を超えて浸潤しているものを示す。リンパ節転移はN1（1〜3個のリンパ節が陽性），N2（4個以上のリンパ節が陽性）に分類される。本例ではT2N1M0であることから，臨床病期Ⅲ期と診断される。病期としては進行期ではあるが，結腸癌の治療は改善しており，本例の5年生存率は50〜70％と期待される。本例では結腸の狭窄によって術前に全大腸内視鏡検査が実施できないため，術後数カ月以内に全大腸内視鏡検査を実施し，その後も3年に1度，大腸内視鏡検査を実施するべきである。3カ月に1度のCEA測定も専門家によって推奨されている。術後最初の3年間は1年に1度のCT検査が実施されることもあるが，その意義については議論がある。直腸癌と診断されたすべての患者に対して，骨盤腔への放射線照射が推奨されている。骨盤への放射線照射により局所再発率が低下し，特にII期，およびⅢ期例ではその効果が高いとされている。5-FUを含む化学療法と術後放射線療法を併用すると，局所再発率のさらなる低下と生存率の改善が期待できる。

Ⅲ-35. **正解は A** 第91章（vol.1 p.*663*〜）

多くの結腸癌は腺腫様ポリープから生じる。腺腫だけが前癌病変であり，その一部が癌になるにすぎない。大腸ポリープはほとんどの場合自覚症状を認めず，便潜血反応が陽性になるのは患者の5％以下である。無茎性ポリープは有茎性ポリープよりも悪性化率が高い。切除したポリープの一部に癌がみられる割合はポリープの大きさに比例し，1.5 cm以下のものでは2％以下であるが，1.5〜2.5 cm大では2〜10％で，2.5 cmを超えると10％に達する。本例では組織学的に絨毛腺腫であり，形態的にも無茎性であることから高リスク例であるが，大きさからは1.5 cm未満と中等度のリスクと判定される。2.5 cm以上のポリープでは，その一部の細胞の癌化はときにみられるが，大腸癌への進行は5年以上長い年月が必要であると考えられている。腺腫様ポリープが発見された患者においては，大腸内視鏡検査，もしくは注腸造影による検査を3年以内に実施するべきである。初回検査にてポリープがみられなかった例では，内視鏡や注腸造影による検査は10年以内に実施すればよい。CTは大腸癌の診断が確定した患者の臨床病期診断においてのみ必要とされる検査であり，大腸ポリープが存在するだけでは実施する意義はない。

Ⅲ-36. **正解は A** 第91章（vol.1 p.*663*〜）

大腸癌の高頻度の家族歴を認める患者，特に大腸内視鏡検査にてびまん性のポリポーシスを認めない例では，家族性非ポリポーシス大腸癌（HNPCC，Lynch症候群）の可能性を考慮するべきである。HNPCCは，(1)3人以上の血縁者に病理学的に確定診断された大腸癌の患者がおり，そのうちの1人は他の2人に対して第1度近親者（親，子，同胞）であり，少なくとも大腸癌の1人は50歳未満で診断されている，(2)大腸癌は少なくとも2世代にわたって発症している，という2つの特徴をもつ症候群である。この疾患は常染色体優性の遺伝形式をとり，子宮体部や卵巣の腫瘍の発症との関連もみられる。口側大腸が最も病変がみられる部位で，癌の発症年齢の中央値は50歳であり，これは通常の大腸癌症例よりも15年発症年齢が低い。HNPCCと診断された患者は，25歳をすぎたら2年に1度の大腸内視鏡検査と骨盤の超音波検査を受けることが推奨される。無数のポリープの存在は，常染色体優性遺伝形式をとるポリポーシス症候群のうちのいずれかであることが疑われ，これらのポリープの多くが癌化する可能性を有する。このようなポリポーシス症候群には，家族性腺腫性ポリポーシス，Gardner症候群（骨腫瘍，線維腫，類上皮腫瘍を合併する），Turcot症候群（脳腫瘍を合併する）などがある。Peutz-Jeghers症候群は，皮膚や粘膜の色素沈着，過誤腫を伴う。腫瘍は卵巣，乳腺，膵臓，子宮内膜などにも発生するが，大腸癌の合併はまれである。潰瘍性大腸炎患者も大腸癌の発症リスクが高いのは事実であるが，潰瘍性大腸炎の初発時に大腸癌を認めることはまれであり，通常は癌を発症するまでの間，長期間にわたって炎症性腸疾患の症状が続いていることが多い。

III-37.　正解は E　第 93 章（vol.1 p.*681*～）

米国において，膵癌は新規発症のすべての癌患者の 3%を占めるにすぎないが，癌による死因の第 4 位を占めている。大半は浸潤性膵管癌であり，膵頭部に発生するものが最も多い。診断時点では，患者の 85～90％は手術不能であるか遠隔転移がみられるため，これを反映して，全病期をあわせた全体での 5 年生存率は 5％にすぎない。しかし，早期に発見され，手術による完全切除が可能であった例については，5 年生存率が 20％程度まで改善する。過去 30 年の間，膵癌患者全体の 5 年生存率にめだった改善はみられない。喫煙は膵癌の原因の 20～25％を占め，癌を引き起こす環境要因としては最も多い。その他の危険因子については，疫学研究の結果の不一致もみられ，あまり明確にはなっていないが，慢性膵炎や糖尿病との関連が指摘されている。アルコールについては，過剰摂取によって慢性膵炎を合併しない限り，単独の危険因子としての関連はみられない。

III-38.　正解は B　第 93 章（vol.1 p.*681*～）

ダイナミック CT は膵腫瘍を疑った場合に第 1 選択となる画像診断法である。これによって膵臓自体の画像所見だけではなく，周囲の臓器，血管，リンパ節の観察も可能となる。この検査により，多くの症例で手術可能か否かの判断が可能であるが，一部の症例においては MRI の併用が有用であり，これによって性質のはっきりしない小さな肝臓の病変の評価や，CT では原因がはっきりしない胆道の拡張の原因が明らかになる場合がある。画像診断で手術可能な膵癌の所見が明らかな場合，術前に病理診断を確定する必要性は必ずしもない。超音波内視鏡ガイド下針生検は，腫瘍が悪性であるか否かを確定するうえで最も診断精度の高い方法である。本検査の正確性は約 90％であり，CT ガイド下に実施する経皮的針生検と比較して，腫瘍の腹腔内播種をきたすリスクはより低い。ERCP を実施し，ブラッシングによって胆汁を採取する方法も有用ではあるが，診断的精度は 25～30％にすぎない。膵癌患者の 70～80％程度に CA19-9 の上昇がみられるが，その感度や特異度は低いため，CA19-9 高値例に対して ERCP をルーチンに実施することは推奨されない。術前の CA19-9 値は病期や予後との相関がみられる。また，腫瘍を完全切除できた例では，CA19-9 を術後にモニタリングすることにより再発の指標となりうる。FDG-PET は術前に遠隔転移の有無を調べる目的で考慮されることがある。

III-39.　正解は D　第 94 章（vol.1 p.*685*～）

膀胱癌は男性では 4 番目に頻度の高い癌であり，女性では 13 位を占める。喫煙と膀胱癌の関係は深く，特に男性例ではその影響が顕著である。禁煙後も少なくとも 10 年間は高い発症リスクが持続する。膀胱癌が癌による死亡者数に占める割合は低いが，これは多くの症例が予後の良好な表在癌の段階で発見されるからである。多くの膀胱癌患者が，膀胱内腔に増殖した癌からの出血による，肉眼的血尿の訴えにより医療機関を受診する。顕微鏡的血尿は膀胱癌よりも前立腺癌が原因であることが多い。膀胱癌の診断のためには麻酔下の膀胱鏡検査を実施するべきである。表在癌にとどまる場合，BCG の膀胱内注入は，術後の再発予防や切除不可能例に対する治療として有用である。米国においては，浸潤癌に対しては通常，膀胱全摘術が推奨される。リンパ節転移を伴う浸潤癌においてでさえ，手術と術後補助療法の併用により 10 年生存率は 40％を超える。

III-40，III-41.　正解はそれぞれ C，E　第 94 章（vol.1 p.*685*～）

腎細胞癌の罹患率は年々上昇傾向にあり，現在米国では年間約 58,000 人が罹患し，13,000 人が死亡している。男女比は 2：1 で男性に多い。罹患年齢は 50～70 歳の間にピークを迎えるが，すべての年代において発症しうる。発病に関与する可能性のある環境要因について数多くの研究が行われており，最も重大な要因は喫煙である。末期腎不全を伴う後天性腎嚢胞性疾患や，結節性硬化症患者においても発症リスクは増高する。腎細胞癌の多く（60％）は病理学的に明細胞癌であり，乳頭状腫瘍や色素嫌性細胞腫はより頻度の低い組織型である。遠隔転移をきたした症例の中では，明細胞癌が80％を占めている。古典的な三徴として血尿，側腹部痛，側腹部腫瘤が知られているが，この三徴のすべてがそろう症例は初発時には10〜20％にすぎない。近年では無症状の段階で，別の理由で実施されたCTや超音波検査によって偶然発見されることが多くなっている。このような偶然発見された例の増加により，5年生存率は改善傾向にある。腫瘍随伴症候群の1つとして，腫瘍からのエリスロポエチン産生に伴う赤血球増加症が知られているが，全体の3％程度にみられるすぎず，病状の進行に伴う貧血のほうがはるかに合併頻度が高い。臨床病期I期とII期の早期症例では，根治的腎摘出術により80％を超える生存率が期待できる。遠隔転移を伴うIV期の症例では，5年生存率は10％程度である。腎細胞癌は通常の抗癌薬が無効であることが特徴である。一方，IL-2やインターフェロンγなどのサイトカイン療法は有効であり，遠隔転移例の10〜20％において腫瘍縮小効果が得られる。近年では血管新生阻害薬の登場により，進行症例に対する治療が変化してきている。sunitinib（あるいは類似薬であるsorafenib）は転移を有する進行症例に対してインターフェロンγを上回る効果が確認されているため，第1選択薬となっている。

III-42. **正解は A** 第95章（vol.1 p.*690*〜）

癌の化学予防に関する大規模ランダム化比較試験により，5α-レダクターゼ阻害薬に将来前立腺癌の診断を受けるリスクを低減させる効果があることが確認されている。プラセボとの比較により，前立腺癌の期間有病率を下げることが示されたのはfinasterideとdutasterideの2剤である。セレン，ビタミンC，ビタミンEについてはプラセボを上回る効果は確認できなかった。

III-43. **正解は E** 第95章（vol.1 p.*690*〜）

図III-43に示したように，直腸指診で異常所見が認められたり，PSAが高値の男性では，経直腸超音波ガイド下生検を実施するべきである。PSAが4 ng/mLを超え直腸指診で異常所見が認められた患者で前立腺癌がみられるのは25％，PSAが2.5〜4 ng/mLで直腸指診で異常を認めない患者では17％である。

III-44. **正解は C** 第96章（vol.1 p.*701*〜）

非精上皮性胚細胞腫瘍の90％以上が，AFPかβ-hCGのいずれかを産生する。一方，純粋な精上皮腫患者では，いずれのホルモンの産生もみられない。これらの腫瘍マーカーは術後しばらくは陽性であり続ける。特に術前の値が高値であった場合は，術後の測定が意味をもつのは30日以上経過してからである。AFPの半減期は6日，β-hCGは1日である。治療後，β-hCGとAFPの低下の速度が同様でないことがありうる。この事実は，この2つの腫瘍マーカーが腫瘍組織内の不均一な細胞集団により産生されていることを意味する。したがって，経過観察目的に両マーカーを測定する必要がある。β-hCGと黄体形成ホルモンは類似しているが，そのβサブユニットは別のものである。

III-45. **正解は D** 第96章（vol.1 p.*701*〜）

精巣悪性腫瘍は10〜20歳代で発症することが最も多い。治療方針は病理組織型と臨床病期によって確定する。胚細胞腫瘍は精上皮腫と非精上皮性の2種類に大別される。この症例の病理組織は精上皮腫であったが，AFPが高値であることより，非精上皮性の細胞分画が存在する可能性が考えられる。非精上皮性分画が存在する場合，その治療方針は非精上皮性胚細胞腫瘍に準じる。したがって，この患者は臨床病期I期の非精上皮性胚細胞腫瘍と判断されることになる。精巣摘除後，AFPは正常化していることから，明らかな腫瘍の残存はないものと考えられる。しかし，このような症例においても，25〜50％で後腹膜リンパ節転移

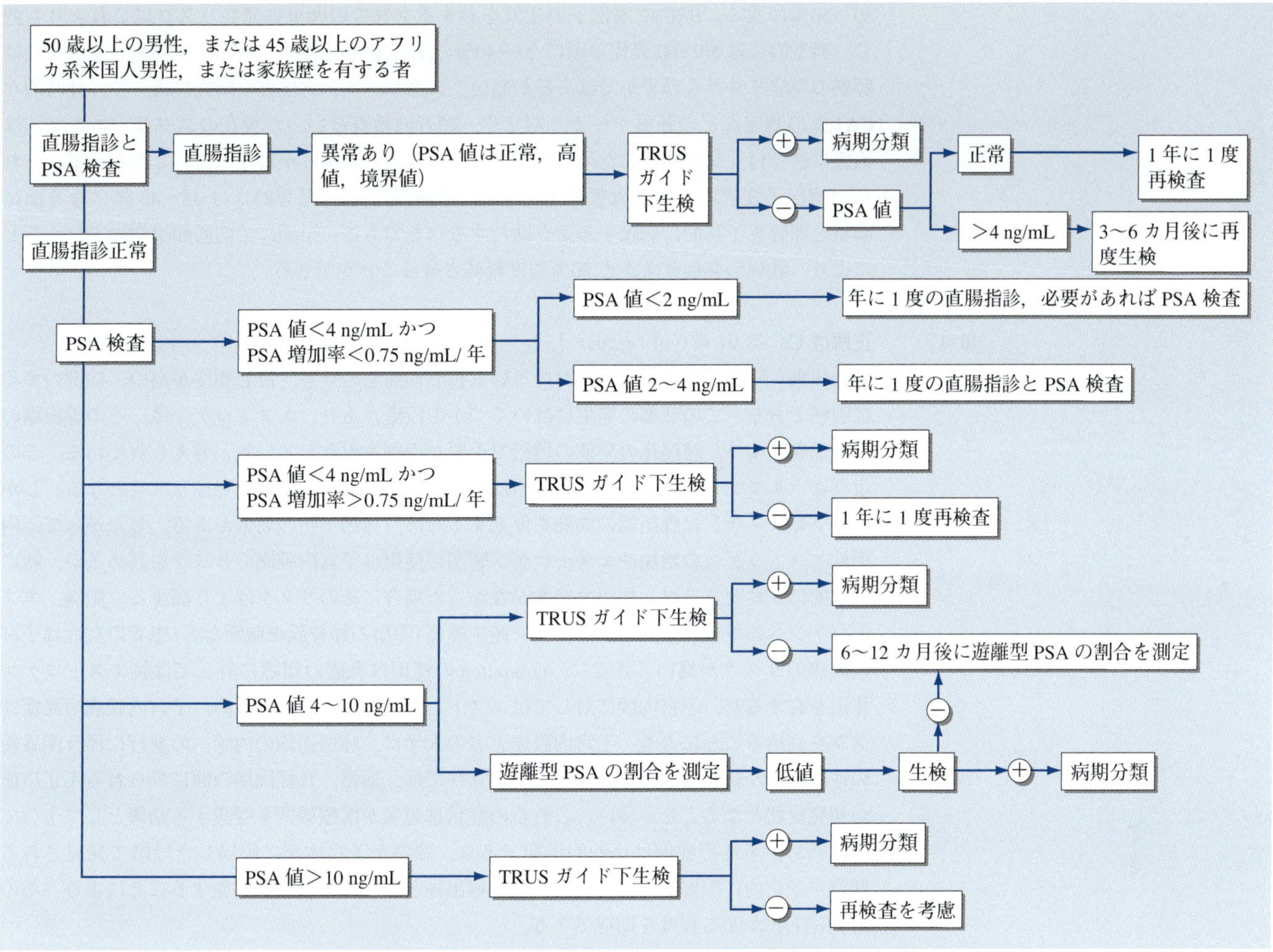

図 III-43　男性例における前立腺癌の診断手順。TRUS：経直腸超音波，PSA：前立腺特異抗原

がみられることが知られている。これまでの多くの臨床研究により，RPLND 実施群と経過観察群に生存期間の差はみられない。RPLND の副作用を考慮し，経過観察とするか RPLND を実施するかは切除組織の病理所見にもとづいて決定するべきである。原発腫瘍に脈管侵襲がみられず，病変が精巣に限局している場合は，どちらを選択してもよい。一方，脈管侵襲がみられたり，被膜，精索，陰囊に浸潤がみられた場合には，経過観察は行うべきではない。いずれの方針をとっても治癒率は 95％を超える。放射線照射は臨床病期 I〜II 期の精上皮腫例においては適当な治療選択であるが，非精上皮腫例では適応はない。術後化学療法は早期の精巣悪性腫瘍に対しては適応とならない。ホルモン療法は前立腺癌や，ホルモン受容体陽性の乳癌に対して効果が期待できるが，精巣悪性腫瘍に対する適応はない。PET 検査は死滅せずに残存している精上皮腫の場所の特定のために実施されることがあり，摘出や生検の必要性を判断する材料となりうる。

III-46.　**正解は A**　第 97 章（vol.1 p.705〜）

卵巣癌患者の 10％程度において，DNA 修復遺伝子である *BRCA1*（染色体 17q12-21 領域に存在）か *BRCA2*（染色体 13q12-13 領域に存在）のいずれかに変異をもっている。先天的にこれらの遺伝子の対立遺伝子に変異を有する例では，乳癌と卵巣癌の発症リスクが非常に高い。これらの例の多くに，乳癌や卵巣癌の家族歴が複数あるが，遺伝子の変異が何世代にもわたって男性を介して遺伝した場合，このような家族歴がはっきりしない場合もある。最も発症頻度が高い悪性腫瘍は乳癌であるが，*BRCA1* 遺伝子の体細胞変異を有する女性では卵巣癌の発症リスクが非常に高く，40〜50 歳代を発症年齢のピークとして，生涯発症リスクは

30〜50％に及ぶ。*BRCA2* 遺伝子の変異を有する女性での卵巣癌発症リスクはこれよりも低く，典型的には 50〜60 歳代の頃に 20〜40％の割合で発症する。*BRCA2* 変異を有する女性は，膵癌の発症リスクもわずかではあるが高い。スクリーニング検査の研究によって，経時的な CA125 の測定などの腫瘍マーカー測定や，超音波検査といった現在のスクリーニング法は，治癒に結び付く早期発見のためには不十分であることが明らかになった。したがって，これらの遺伝子変異を有する女性に対しては，出産完了後，理想的には 35〜40 歳になる前に，卵巣と卵管を予防的に切除するよう助言するべきである。早期に予防的卵巣切除を行うことにより，乳癌の発症リスクも 50％程度軽減させることができる。

Ⅲ-47. **正解は C** 第 97 章(vol.1 p.*705*〜)

子宮体癌(子宮内膜癌)は米国における婦人科悪性腫瘍のうち，最も頻度が高い。症例の多くは腺癌である。この腫瘍の発生にはいくつかの段階があり，エストロゲンは，その腺組織の増殖効果により，腫瘍化の早期の段階で重要な役割を果たしていると考えられている。このようなホルモンへの曝露が相対的に増加することは，子宮内膜癌の発症リスクとなる。しかし，プロゲスチンは腺組織の成熟を促進するため，発癌予防の効果がある。したがって，内因性エストロゲンの増加やエストロゲン製剤の使用は子宮内膜癌のリスクを高めるが，特に相対的にプロゲステロン作用の増強がなかった場合にそのリスクはより高まる。肥満，エストロゲンへの単独曝露，エストロゲン産生腫瘍(卵巣の顆粒膜細胞腫など)患者の女性は子宮内膜癌のリスクが高い。さらに，tamoxifen の使用は乳癌の組織に対しては抗エストロゲン作用を有するが，子宮内膜に対してはエストロゲン作用を有するため，子宮内膜癌の発症リスクを高めることになる。子宮内膜癌患者の大半は，腫瘍組織の内膜への進行に伴う閉経後の性器出血が初発症状となる。閉経前の女性では，通常，月経周期の間にみられる不正出血が初発症状となることが多い。これらの症状は患者が医療機関を受診する動機として十分であるため，多くの症例は比較的早期であり，腫瘍が子宮体部に限局した段階で発見される。腫瘍が子宮内に限局している場合，子宮摘出術と卵巣卵管切除を実施することにより，その 5 年生存率は 90％程度を期待できる。

Ⅲ-48. **正解は B** 第 98 章(vol.1 p.*711*〜)

悪性腫瘍の骨転移は，特に高齢者においては加齢に伴う変性，骨粗鬆症，椎間板疾患などとの鑑別が問題となる。一般的に，これらの患者は発熱や感染の所見を伴わず，徐々に進行する局所的な疼痛が初発症状となる。椎間板疾患と異なり，骨転移による疼痛は夜間や臥床時に増悪することが多い。神経症状を伴う転移性腫瘍は緊急事態(オンコロジック・エマージェンシー)の 1 つである。肺癌，乳癌，前立腺癌の 3 つが骨転移の 80％程度を占める。甲状腺癌，腎細胞癌，リンパ腫，膀胱癌も骨転移をきたすことがある。転移性骨腫瘍においては，溶骨性の障害と骨形成性の障害の両者を起こしうる。多くの癌ではこの両者の病変が混在するが，前立腺癌では骨形成性の病変が優位であることが多い。いずれの病変も高カルシウム血症を引き起こしうるが，溶骨性病変のほうが起こしやすい。溶骨性病変の検出には X 線検査がきわめて有用である。骨形成性病変の検出は骨シンチグラフィの有用性が高い。治療法と予後は原疾患によって異なる。ビスホスホネート製剤は高カルシウム血症の改善，疼痛の軽減，溶骨の抑制に有用な場合がある。

Ⅲ-49. **正解は B** 第 98 章(vol.1 p.*711*〜)

転移性骨腫瘍は原発性の骨腫瘍よりも頻度が高い。前立腺，乳腺，肺に由来する悪性腫瘍が全体の 80％を占める。腎臓，膀胱，甲状腺に由来する腫瘍や，リンパ腫や肉腫も比較的骨転移を起こしやすい。骨転移は通常，血行性転移である。転移部位については，脊椎，大腿骨近位，骨盤，肋骨，胸骨，上腕骨近位，頭蓋の順に頻度が高い。疼痛が最も一般的な自覚症状である。骨の破壊により高カルシウム血症を合併することがある。転移病巣は溶骨性と骨形成性のいずれか，またはその両者を引き起こしうる。大腸癌は通常，リンパ行性転移をきたすことが多く，遠隔転移部位としては肝臓や肺の頻度が高い。

III-50.　正解は C　第 98 章（vol.1 p.*711*〜）

骨の悪性腫瘍として最も頻度が高いのは，多発性骨髄腫に合併した形質細胞腫である。この場合，骨病変は溶骨性の変化をきたすが，これは破骨細胞の亢進と，造骨細胞による骨形成の抑制によって生じる。造血器腫瘍以外では，骨肉腫，軟骨肉腫，Ewing 肉腫，悪性線維性組織球腫の頻度が高い。骨肉腫は骨原発の肉腫の 45％を占め，骨や類骨（無機質を含まない骨組織）を産生する。骨肉腫は典型的には小児期，思春期，20 歳代までの若年成人に発症する。sunburst 様（放射状）と称される病変や，Codman 三角がこういった若年男性にみられた場合，骨肉腫の可能性が最も高い。骨肉腫はおもに長管骨に，軟骨肉腫は肩甲部や骨盤部の扁平骨に発生することが多い。骨肉腫の放射線感受性は低い。化学療法と手術の併用による長期生存率は 60〜80％である。軟骨肉腫は骨原発腫瘍の 20〜25％を占め，30〜50 歳代の成人に発症することが多い。初発症状としては，徐々に進行する疼痛と腫脹が多い。軟骨肉腫と良性の骨病変との鑑別は，ときに困難である。軟骨肉腫は多くの場合，化学療法への感受性が低く，治療は原発巣においても転移巣においても手術が中心になる。

III-51.　正解は B　第 99 章（vol.1 p.*715*〜）

原発部位不明癌の診断はしばしば困難を伴う。初期評価項目としては，病歴，身体所見，性別を考慮したうえで，適当な画像診断や血液検査（例えば男性における PSA 検査や，女性におけるマンモグラフィなど）などを含めるべきである。細胞に特異的な抗体を用いた免疫組織染色を生検組織に対して実施することは，原発部位を推定するうえで有用である。免疫組織染色は多数存在するが，疾患と抗体の組み合わせについて図 III-51 に示す。光学顕微鏡所見とサイトケラチン染色の結果にもとづいて，さらに検査を追加することは有用である。特に原発不明癌では，通常はサイトケラチン染色にもとづいて細胞の由来を大まかに推定する。サイトケラチンはすべての上皮細胞に発現している蛋白であるため，癌細胞においても陽性となる。CK7 や CK20 などのサイトケラチンのサブセットの検索は，腫瘍の原発部位の推定に有用である。白血球共通抗原，チログロブリン，TTF-1 は，それぞれリンパ腫，甲状腺癌，肺癌や甲状腺癌に特異的な抗原である。AFP は典型的には胚細胞腫瘍，胃癌，肝癌において陽性となる。

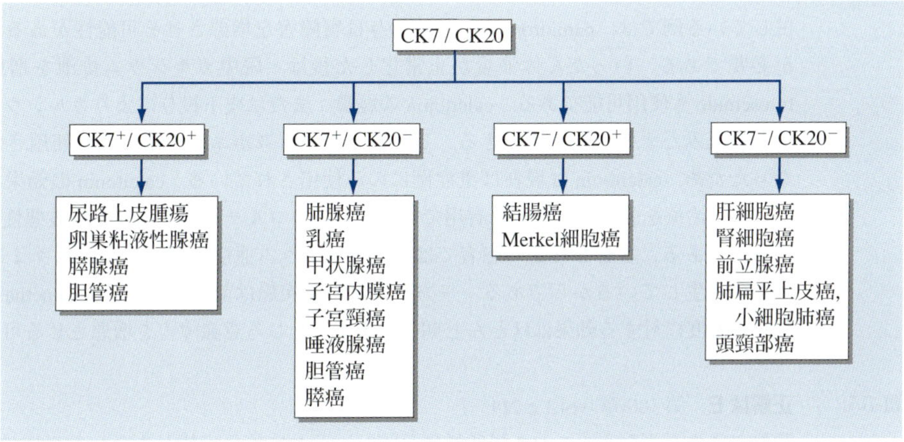

図 III-51

III-52.　正解は C　第 99 章（vol.1 p.*715*〜）

この患者の症状と所見からは，卵巣癌の可能性が考慮される。腹水の細胞診で腺癌がみいだされたが，それ以上の組織型の特定には至っていない。さらに，身体所見や画像所見からは原発部位が特定できていない。この患者の疾患としては，胃癌やその他の消化管由来悪性腫瘍，乳癌などの鑑別疾患があげられるが，女性例における癌の腹膜播種は，卵巣切除によって腫瘍がみいだされなかった場合でも卵巣癌である可能性が最も高い。CA125 の高値や砂粒体の存在は卵巣癌を強く疑う根拠となり，このような患者に対しては手術による腫瘍量の減少と，carboplatin または cisplatin に paclitaxel を加えた化学療法を実施するべきである。このような病態を呈する患者の生命予後は，診断が確定した同病期の卵巣癌患者とほぼ同じである。この疾患は腹膜原発漿液性乳頭状腺癌とも呼ばれ，2 年無病生存率は 10％程度である。

III-53. **正解は B** 第 99 章（vol.1 p.*715*〜）

この患者は無症候性の片側性肺門リンパ節腫脹を有する若年者である。鑑別診断としてリンパ腫と精巣腫瘍が，またやや頻度が低いものとして結核や *Histoplasma* 症〔訳注：わが国では *Histoplasma* 症はほとんどみられない〕があげられる。若年者であることから，精巣の触診と超音波検査は実施するべきであり，αフェトプロテイン（AFP）やβ-hCG も実施するべき検査である。男性の原発不明癌においては，AFP とβ-hCG 検査は必ず実施するべきであり，精巣腫瘍が検出された場合には，他の原発巣に由来する悪性腫瘍と比較して予後良好であるため，その実施意義は大きい。リンパ腫の診断のためには生検が必要である。ACE 活性の上昇は必ずしもサルコイドーシスの診断を確定できるものではない。また，非対称性の肺門リンパ節腫脹がみられた場合には，サルコイドーシスの可能性は低い。甲状腺疾患により非対称性の肺門リンパ節腫脹がみられることはまれである。PSA については，患者の年齢を考慮すると適応とならない。CRP は上記の疾患のいずれの鑑別にも役に立たない。生検が診断において最も重要であることは言うまでもない。

III-54. **正解は E** 第 100 章（vol.1 p.*719*〜）

転移性悪性腫瘍患者において，高カルシウム血症はときにみられる合併症である。症状としては軽度から高度の意識障害，意識の変容，倦怠感，多尿，便秘などがみられる。原疾患が何であっても，治療方針は同じである。高カルシウム血症は腎性尿崩症を引き起こし，経口摂取が不能となることも少なくないため，患者の多くは脱水状態にある。したがって初期治療として，体液量を正常に戻す必要がある。高カルシウム血症は輸液のみで改善することも少なくない。その際，低リン血症の存在にも注意するべきである。現在，治療の主流になっているビスホスホネート薬は，破骨細胞を抑制し，骨からのカルシウムの流出を抑える働きがある。しかし，ビスホスホネート薬の効果の発現には 1〜2 日間必要である。腎不全を合併している例では，pamidronate の急速投与は腎障害を増悪させる可能性があるため，注意が必要である。いったん体液量が正常化した後は，尿中カルシウム排泄を増加するため，furosemide も使用可能である。calcitonin の経鼻，または皮下投与によりカルシウムを血管内液から汲みだす効果を期待できる。しかし，ビスホスホネート薬が広く使用されるようになったため，calcitonin は現在は重症例にのみ使用されている。calcitonin の効果の発現は速いため，治療を急ぐ重症例では有用である。グルココルチコイドはリンパ性悪性腫瘍患者には有用である。なぜならこの患者では，高カルシウム血症の原因としてビタミン D 水酸化の過剰が生じているからである。一方，本例の原疾患は前立腺癌で，dexamethasone のカルシウム濃度に対する効果はほとんど期待出来ず，むしろ意識障害を増悪させる可能性がある。

III-55. **正解は E** 第 100 章（vol.1 p.*719*〜）

腫瘍がさまざまなホルモンを異所性に分泌し，それに伴う症状がみられることがある。副甲状腺から正所性に産生される PTH の過剰は，高カルシウム血症の原因として最も一般的である。高カルシウム血症が異所性に産生される PTH によって生じることはきわめてまれであるが，扁平上皮（頭頸部，肺，皮膚），乳線，泌尿器，消化管の腫瘍によって産生される PTHrP によって生じることは非常に多い。PTHrP は血液検査で測定可能である。抗利尿ホルモンは低ナトリウム血症を引き起こし，肺（扁平上皮，小細胞），消化管，泌尿器，卵巣の腫瘍によって産生されることが多い。ACTH は Cushing 症候群を引き起こし，これを産生する腫瘍には肺（小細胞，気管支カルチノイド，腺癌，扁平上皮），胸線，膵島に生じる腫瘍や，甲状腺髄様癌がある。IGF は間葉系腫瘍や肉腫，また副腎，肝臓，消化管，腎臓，前立腺の腫瘍で分泌されることがあり，症候性の低血糖を引き起こす可能性がある。

III-56.　正解は C　第 101 章(vol.1 p.725〜)

よく知られた神経学的腫瘍随伴症候群の 1 つとして，小脳の Purkinje 細胞の脱落に伴う小脳性運動失調がある。この症候群では構音障害，四肢運動や歩行の失調，眼振がみられる。この症候群の発症には多種類の抗体の存在が知られており，抗 Yo，抗 Tr 抗体，グルタミン受容体に対する抗体がかかわっている。肺癌，特に小細胞肺癌は腫瘍随伴症候群による小脳性運動失調の原因として最も多いが，抗 Yo 抗体がみられる症候群は通常，乳癌と卵巣癌とされている。Hodgkin リンパ腫では，抗 Tr 抗体に関連した小脳性運動失調がみられることがある。

III-57.　正解は A　e20 章

胸腺腫を有する患者の約 40％が，胸腺腫に関連した自己免疫疾患を合併する。また，約 30％が重症筋無力症を，5〜8％が赤芽球癆を，約 5％が低 γ グロブリン血症を合併する。胸腺摘除により患者の約 30％で赤芽球癆が改善するが，低 γ グロブリン血症に関しては改善がみられることは滅多にない。重症筋無力症患者の約 10〜15％に胸腺腫の合併がみられる。重症筋無力症患者では，胸腺摘除により患者の約 65％で，少なくとも何らかの症状の改善が得られる。ある大規模症例集積研究によれば，重症筋無力症を合併した胸腺腫患者の胸腺摘除後の生存率は，非合併例よりも良好であるとされている。頻度は低いが，胸腺腫は多発性筋炎，全身性エリテマトーデス(SLE)，甲状腺炎，Sjögren 症候群，潰瘍性大腸炎，悪性貧血，Addison 病，強皮症，汎下垂体機能低下症を合併することがある。胸腺腫患者の 70％に，別の全身性疾患の合併がみられるとする症例集積研究もある。異所性のエリスロポエチン産生による赤血球増加症は，胸腺腫よりも腎細胞癌や肝細胞癌の患者においてよくみられる合併症である。

III-58.　正解は D　e20 章

胸腺腫は成人の前縦隔腫瘤の原因として最も多く，縦隔腫瘤の約 40％を占めている。その他の主要な前縦隔腫瘤の原因としては，リンパ腫，胚細胞腫瘍，胸骨下甲状腺腫瘍があげられる。カルチノイド，脂肪腫，胸腺嚢胞も画像上で腫瘤影を呈することがある。他の腫瘍に対する多剤併用化学療法の開始数カ月後に，10 歳代から若年成人では反応性の胸線腫大をきたすことがある。肉芽腫性疾患(結核，サルコイドーシス)も胸線の腫大をきたすことがある。胸腺腫は 40〜50 歳代で発症することが多く，小児ではまれである。発症率に性差はみられない。40〜50％は無症候性で，ルーチンの胸部 X 線検査で偶然発見された患者である。自覚症状を伴う場合，咳嗽，胸痛，呼吸困難，発熱，喘鳴，倦怠感，体重減少，寝汗，食欲不振などの症状がみられることがある。ときに胸腺腫が上大静脈を閉塞することもある。縦隔腫瘤が発見された場合，検体採取によって診断を確定する必要がある。縦隔鏡や部分開胸によっても正確な診断を確定するための組織を得ることができる。細針吸引細胞診ではリンパ腫と胸腺腫を鑑別するための十分な組織は得られないが，胚細胞腫瘍や転移性癌の診断は可能である。胸腺腫とリンパ腫を鑑別し，予後に関する情報を得るためには，組織像が十分に得られるだけの検体量が必要である。胸腺腫は上皮性の腫瘍であり，全例が潜在的に悪性である。したがって，胸腺腫瘍を良性と悪性に分類する意義はない。臨床病期分類は腫瘍の浸潤度によって決まり，予後と相関する。胸腺腫の約 65％は被包化された非浸潤性の腫瘍であり，約 35％は浸潤性である。被包化された非浸潤例(臨床病期 I 期)では，手術後の 5 年生存率は 96％とされている。

III-59.　正解は D　第 103 章(vol.1 p.736〜)

鉄欠乏性貧血は明らかな鉄欠乏の所見があり，貧血を呈する病態で，低栄養を示唆する所見としても最も頻度が高い。世界的には貧血の原因の 50％を鉄欠乏が占めており，毎年約 841,000 人が貧血が原因で死亡している。アフリカと一部のアジア地域では，鉄欠乏に関連する死亡が全死亡の 71％を占めるとされているが，北米では 1.4％にすぎない。初期においては，鉄需給における不足が貯蔵鉄の低下をもたらし，時間の経過とともに枯渇する。血清フェリチン値は低下し，骨髄中の可染鉄は減少する。貯蔵鉄が枯渇すると，血清鉄の減少がみられるようになる。非飽和トランスフェリンはこの段階で増加し，結果的に総鉄結合能が増加する。トランスフェリン飽和度が 15〜20 % に低下すると，赤血球は低色素性となる。網赤血球数は鉄欠乏による赤血球産生の低下を反映して，貧血の程度に応じて減少する。臨床症状として，通常の貧血の症状である倦怠感，蒼白，運動能力の低下がみられる。匙状爪は進行した鉄欠乏による症状の 1 つである。一部には異食症がみられ，氷や土などを食べたい欲求にかられる患者もみられる。

III-60. **正解は C** 第 103 章(vol.1 p.*736*〜)，表 III-60

小球性貧血の鑑別としては，鉄欠乏，異常ヘモグロビン症(サラセミアなど)，骨髄異形成症候群(鉄芽球性貧血を含む)，慢性炎症があげられる。鉄欠乏性貧血ではフェリチン値が低下(50 μg/L 未満)したり鉄結合飽和度が低下し，炎症では，これらの検査結果は正常ないしは高値を示すことから，この 2 者の鑑別は可能である。慢性炎症は，腫瘍壊死因子，インターフェロン γ，インターロイキン 1 などのサイトカインの過剰産生による骨髄における鉄利用能の低下が，赤血球産生の低下による貧血を引き起こす。慢性炎症に伴う貧血は正球性正色素性であるか，小球性となる。サラセミアや鉄芽球性貧血では，血清鉄と総鉄結合能は正常である。葉酸欠乏は巨赤芽球性貧血を引き起こす。

表 III-60 小球性貧血の鑑別診断

検査所見	鉄欠乏	炎症	サラセミア	鉄芽球性貧血
塗抹所見	小球性低色素性	正球性 / 小球性低色素性	小球性低色素性，環状赤血球を伴う	さまざま
血清鉄	<30	<50	正常ないしは高値	正常ないしは高値
総鉄結合能	>360	<300	正常	正常
トランスフェリン飽和度	<10	10〜20	30〜80	30〜80
フェリチン(μg/L)	<15	30〜200	50〜300	50〜300
ヘモグロビン電気泳動	正常	正常	β サラセミアでは異常(α サラセミアでは正常なこともある)	正常

III-61. **正解は C** 第 103 章(vol.1 p.*736*〜)

進行性の CKD は，通常は中等度から重度の赤血球産生の減少による貧血を伴う。貧血の程度はおおむね CKD のステージと相関する。赤血球は，通常は正球性正色素性である。貧血は，障害腎でのエリスロポエチンの産生減少による，赤血球産生の減少と赤血球寿命の短縮によって引き起こされる。嚢胞腎患者においては，腎不全の程度に比べてエリスロポエチン値の低下は軽度である。これとは対照的に，糖尿病性腎症や骨髄腫腎の患者では，エリスロポエチン欠乏はより重度となる。鉄代謝の状態を評価することは，慢性腎障害に伴う貧血と，その他の原因に伴う赤血球産生の減少による貧血との鑑別や，適切な治療方針の選択に役立つ。慢性腎障害に伴う貧血患者においては通常，血清鉄，総鉄結合能，フェリチン値は正常である。一方，維持透析中の患者では，透析よる血液喪失に伴って鉄欠乏を合併しうる。エリスロポエチンの投与は慢性腎障害に伴う貧血の改善に有用である。鉄欠乏を合併している患者では，エリスロポエチン投与による貧血の改善を得るために鉄の補充を行う必要がある。

III-62. **正解は B** 第 104 章(vol.1 p.*743*〜)，*N Engl J Med* 2009; 361:2309-2317

近年における鎌状赤血球症患者に対する治療法の最も大きな進歩として，重篤な症状を呈する患者に対して，hydroxyurea が治療の主体として有効であると明らかになったことがあげられる。hydroxyurea は胎児ヘモグロビンの合成を増加させ，赤血球中の水分量の増加と血管壁への接着に対して有益な影響を及ぼし，顆粒球と網状球数の減少を引き起こす。ヘモグロビン F の上昇効果は，多くの患者において数カ月で得られる。hydroxyurea の使用は急性胸部症候群を繰り返す患者や，入院を要するクリーゼが年に3回以上みられる患者に対して考慮するべきである。この薬物が鎌状赤血球症患者のその他の自覚症状（持続勃起症や網膜症）の合併を減少させるかや，長期的な副作用については，現在研究が進行中である。症状が機能障害を引き起こすほどの重症患者に対しては，hydroxyurea は幅広い利益をもたらし，生命予後も改善する可能性がある。おもな副作用は白血球の減少であり，白血球数が5,000～8,000/μL の範囲にとどまるよう，用量を調整する必要がある。白血球と網状球は鎌状赤血球症のクリーゼにおいて重要な役割を果たしていると考えられることから，これらの減少は hydroxyurea による治療においては，治療効果の1つであると認識されるべきである。最近の研究によれば，骨髄非破壊的移植によって鎌状赤血球症患者において安定した生着が得られ，赤血球数が正常化し，鎌状赤血球の表現型を是正しうることが明らかになってている。

III-63.　正解は B　第105章（vol.1 p.752～）

血清コバラミン値は固相酵素結合免疫測定法（ELISA）にて測定可能であり，コバラミン欠乏の除外のための最も費用効果に優れた検査法である。正常値は通常，200 ng/L 以上である。コバラミン欠乏による巨赤芽球性貧血を呈する患者においては，通常，測定値は100 ng/L 以下の低値となる。一般論として，血清コバラミン値がより低値なほど，コバラミン欠乏も重度である。コバラミン欠乏による脊髄障害を有する患者においては必ずしも貧血を伴わないものの，著しい低下がみられる。葉酸欠乏による巨赤芽球性貧血を呈する妊婦においては，血清コバラミン値が正常下限付近である場合がある。貧血と神経障害を引き起こすほどのコバラミン欠乏を伴う患者においては，血清メチルマロン酸値は上昇する。血清メチルマロン酸値とホモシステイン値は，血液学的な異常がみられず，血清コバラミン値が正常下限付近の患者においても，コバラミン欠乏の早期診断に有用であるとされてきた。一方，血清メチルマロン酸値は腎機能によって変動することが知られている。明らかな健常人でも最大30％で，また高齢者の約15％で血清メチルマロン酸値とホモシステイン値の軽度の上昇が観察される。したがって，正常な血清メチルマロン酸値とホモシステイン値の，適切なカットオフ値については疑問視されている。また，このような代謝産物の軽度の増加を認める例のその後の臨床経過については，現時点でははっきりしていない。血清ホモシステイン値はコバラミン欠乏，葉酸欠乏のいずれでも上昇しうるが，その他のさまざまな病態（例えば CKD，アルコール依存症，喫煙，ピリドキシン欠乏症，甲状腺機能低下症，ステロイド治療，cyclosporine，その他の薬物の投与など）でも上昇することがわかっている。赤血球中葉酸濃度は体内の貯蔵葉酸量を反映する。これは血清中の測定と比べて，ごく最近の食事内容や，わずかな溶血などの影響を受けにくい。葉酸欠乏による巨赤芽球性貧血患者や，重度のコバラミン欠乏患者のほぼ3分の2で，赤血球中葉酸濃度は正常下限である。葉酸欠乏患者においても，輸血を受けた場合や網状球数が増加した場合には，正常値を示すこともある。血清ペプシノーゲン値は悪性貧血患者では低値を示すことがある。

III-64.　正解は C　第105章（vol.1 p.752～）

末梢血塗抹標本では赤血球は大球性低色素性であり，好中球の核の過分葉（5分葉以上）がみられる。これらの所見はコバラミンや葉酸の欠乏による巨赤芽球性貧血における典型的な所見である。平均赤血球容積は通常は100 fL 以上となり，有意な赤血球の大小不同と変形を伴う。欠乏の程度によっては，白血球減少症や血小板減少症が生じることもある。巨赤芽球性貧血を呈するその他の原因としては，葉酸代謝拮抗薬（methotrexate）や DNA 合成阻害薬（hydroxyurea，azidothymidine，cytosine arabinoside，6-mercaptopurine など）の使用，一部の急性骨髄性白血病，骨髄異形成症候群である。ADAMTS13 に対する自己抗体は血栓性血小板減少性紫斑病に関連しており，微小血管症性溶血性貧血の原因となる。EBV 感染症は大型の異型リンパ球の出現が特徴であり，好中球の過分葉所見とは関連しない。鉄欠乏性貧血は小球性低色素性貧血を引き起こす。

III-65. **正解は B** 第 106 章(vol.1 p.*761*〜)

赤血球は，薬物や毒素などによって引き起こされた活性酸素の増加(酸化ストレス)に対して，ヘキソース一リン酸経路(ペントースリン酸経路)で産生されたグルタチオンを用いて細胞を保護している。G6PD 欠損症は先天性のペントースリン酸経路異常として最も一般的である。酸化ストレスに対して赤血球が十分な量のグルタチオンを産生できない場合，赤血球内部でヘモグロビンが集塊となり，Heinz 小体を形成する。*G6PD* 遺伝子は X 染色体上に存在するため，症状を呈する患者はすべて男性である。G6PD 欠損症患者は，現在，あるいは過去においてマラリアの流行があった地域に広く分布している。アフリカ人，アフリカ系米国人，サルデーニャ人(地中海)，セファルディユダヤ人の家系の男性では頻度が高い。G6PD 欠損症患者の多くは通常，無症状である。しかし，感染症，ソラマメの摂取，酸化ストレスへの曝露(薬物や毒素など)によって急性溶血発作を引き起こすことがある。バイト細胞，Heinz 小体，赤血球大小不同などの所見が末梢血塗抹標本上にみられる。G6PD 欠損症患者に溶血発作を起こしうる薬物としては，dapsone，sulfamethoxazole，primaquine，nitrofurantoin がある。薬物摂取後の溶血は急速であり，腎不全を合併することがある。

III-66. **正解は B** 第 106 章(vol.1 p.*761*〜)，第 319 章(vol.2 p.*2355*〜)

SLE 患者では生命にかかわるほど急速に進行する溶血性貧血がみられることから，自己免疫性溶血性貧血の合併が最も疑われる。診断は直接 Coombs 試験を実施し，赤血球膜に結合する抗体の存在を明らかにすることによって確定するが，末梢血塗抹標本においても脾臓で赤血球が受けた損傷を示す特徴的な小球性赤血球がみられる。分裂赤血球は溶血性尿毒症症候群や血栓性血小板減少性紫斑病などの，微小血管症性溶血性貧血に典型的にみられる所見である。血小板減少がみられないことから，本例においてこれらの合併の可能性は低い。大赤血球と多形核白血球の核の過分葉所見はビタミン B_{12} 欠乏の存在を強く示唆するが，この場合，貧血の進行は緩徐で，生命にかかわるほど急速であることはない。標的赤血球は肝疾患やサラセミアの患者においてみられる所見である。鎌状赤血球症は骨髄無形成クリーゼを引き起こしうるが，本例では鎌状赤血球症の合併はみられず，網赤血球の増加によるエリスロポエチンに対する造血反応が認められることから，この診断は否定的である。

III-67. **正解は C** 第 106 章(vol.1 p.*761*〜)

末梢血塗抹標本は小球性赤血球で，小型で染色性の濃い赤血球がみられ，中心陥凹がなく，遺伝性球状赤血球症の特徴的な所見である。球状赤血球症は MCHC が高値となるほぼ唯一の疾患である。遺伝性球状赤血球症は多様性に富む赤血球膜の異常であり，先天性(通常は常染色体優性遺伝)と後天性とがある。この疾患は，赤血球膜の構造蛋白の欠損により，おもに脾臓での血管外溶血を起こすのが特徴である。脾臓での溶血の結果，赤血球の正常な形態(中央部が陥凹した円板状)が塗抹標本上で球状に変化する。脾腫が合併することが多い。この疾患は遺伝子変異の部位によっては重症になりうるが，通常は妊娠のようなさまざまな要因による貧血を合併しうるストレス状態や，パルボウイルス B19 型感染のような一過性に赤血球造血が低下する病態を合併するまで見逃されていることが多い。急性期の治療としては輸血が行われる。G6PD 欠損症では，何らかの酸化ストレスが増大した際に溶血を起こすのが特徴である。この場合，末梢血塗抹標本では Heinz 小体がみられることがある。パルボウイルス感染は赤芽球癆を引き起こすことがある。しかし，この患者では網赤血球の増加と溶血所見の両者がみられることから，この診断には合致しない。大腸ポリープなどによる慢性消化管出血では，溶血の所見(間接ビリルビン値の上昇，ハプトグロビン値の低下など)を伴わず，小球性低色素性貧血を合併する。

III-68. **正解は D** 第 106 章(vol.1 p.*761*〜)

示された選択肢の疾患は，病状が進行し症状が重篤となった段階では，すべて診断が確定的となる特徴的な検査所見を呈する。門脈血栓，溶血，汎血球減少の三徴は PNH に典型的な所見である。PNH はまれな疾患であり，溶血性貧血(特に夜間に発症する)，静脈血栓症，血球減少をきたす特徴がある。造血幹細胞に由来する赤血球の機能異常が原因で，通常，貧血は中等度であるが，しばしば顆粒球の減少や血小板の減少を合併する。静脈血栓症は，一般人口と比べてより高頻度に合併する。特に腹腔内静脈に血栓症が生じることが多く，Budd-Chiari 症候群が初発症状のこともある。脳静脈洞血栓症は PNH 患者の死因としてよくみられる。汎血球減少と溶血性貧血がみいだされた場合には，静脈血栓症を合併する以前にこの疾患を疑って診断する必要がある。過去においては，PNH は Ham 試験やショ糖溶血試験の異常によって診断されていたが，現在ではフローサイトメトリーによる，赤血球や顆粒球のグリコシルホスファチジルイノシトール（GPI）結合蛋白（CD55 抗原，CD59 抗原など）の異常の検索によって診断することが推奨される。HUS や TTP では，溶血性貧血と血小板減少とともに発熱を呈する。脳血管障害や意識障害は TTP において高頻度で，腎障害は HUS においてより高頻度である。重症 Leptospira 症（Weil 病）は発熱，高ビリルビン血症，腎不全の症状がみられる。結膜の充血も診断的価値の高い所見である。急性前骨髄球性白血病においては，貧血，血小板減少，白血球の増加または減少がみられ，ほぼ全例が発症時に播種性血管内凝固を合併する。

III-69. **正解は A** 第 106 章（vol.1 p.*761*～）

ハプトグロビンは，通常は血清中に存在する α グロブリンの一種である。ヘモグロビンのグロビン部分に特異的に結合し，形成された複合体は単核球によって貪食され，処理される。ハプトグロビンは遊離ヘモグロビンと結合するため，すべての溶血性貧血で低値を示す。また，ハプトグロビン値は肝硬変患者においても低値を示しうるため，単独で溶血の診断を確定できるものではなく，その他の臨床的な情報を加味して判断する必要がある。骨髄機能が正常であり，貯蔵鉄の不足もなければ，溶血による赤血球破壊の亢進を代償するために網赤血球数は増加する。赤血球の細胞内物質（ヘモグロビン，LDH など）が遊離することにより，ヘム代謝が亢進し，結果的に間接ビリルビン値が上昇する。ハプトグロビンによる遊離ヘモグロビン処理能が飽和すると，腎糸球体から遊離ヘモグロビンが濾出し，近位尿細管で再吸収され，フェリチンやヘモシデリンの形で貯蔵鉄に変換される。したがって尿中のヘモシデリンの存在は，腎臓において遊離ヘモグロビンが濾出されていることの指標となる。溶血が重度になると，遊離ヘモグロビンが直接尿中に検出されるようになる。

III-70. **正解は E** 第 106 章（vol.1 p.*761*～）

溶血性貧血は，血球内の要因によるものと血球外の要因によるものの 2 つに分類できる。血球内の溶血性貧血は赤血球自体に異常があり，患者の赤血球寿命は異常に短縮している。一方，血球外の溶血性貧血は，赤血球自体には異常はないが，それ以外の理由によって赤血球寿命が短縮している。TTP は何らかのきっかけにより赤血球と血小板の破壊が亢進する疾患であるが，その原因は赤血球や血小板自体にあるのではなく，微小血管障害の結果，それらの細胞にずり応力による障害が起こることにある。その他の臨床徴候や症状としては，発熱，意識障害がみられ，まれではあるが腎障害も合併する。成人期発症の後天性 TTP の多くは，ADAMTS13〔von Willebrand 因子（vWF）切断酵素〕に対する自己抗体の出現に起因するものである。溶血と血小板減少を呈する患者を認めた場合は，直ちに末梢血塗抹標本で分裂赤血球の有無を確認し，TTP の除外を行うべきである。なぜなら TTP は，速やかに血漿交換療法を実施することにより，救命できる可能性があるからである。血球外の溶血性貧血をきたすその他の原因としては，脾機能亢進症，自己免疫性溶血性貧血，播種性血管内凝固，その他の微小血管症性溶血性貧血があげられる。示された選択肢にある TTP 以外の 4 つの疾患は，いずれも赤血球そのものの異常によって溶血をきたす疾患である。楕円赤血球症は赤血球膜異常症の 1 つで，網内系における赤血球の破壊がさまざまな程度でみられる。鎌状赤血球症は先天性の異常ヘモグロビン症で，再発傾向のある疼痛クリーゼや，長期的にさまざまな合併症を引き起こしうる疾患であり，特定の β グロビンの遺伝子変異が原因である。ピルビン酸キナーゼ欠損症はまれな疾患であり，解糖系の異常が原因の溶血性貧血を引き起こす。PNH は赤血球自体の異常により，何らかのきっかけにより溶血を起こす疾患の 1 つである。血栓症や血球減少を合併することが多い。また，PNH患者は骨髄不全に進展することがある。

III-71. **正解は C** 第107章(vol.1 p.774〜)
赤芽球癆は網状球と赤血球系前駆細胞の消失によって特徴づけられる疾患である。赤芽球癆を生じる原因はさまざまであり，特発性のものも存在する。薬物が原因となることもあり，trimethoprim/sulfamethoxazole(ST合剤)やphenytoinなどが赤芽球癆を引き起こしうる。白血病や骨髄異形成症候群などの造血器腫瘍の発症に先行することもあれば，胸腺腫患者などにおける自己免疫疾患の一症状としてみられることもあるなど，さまざまな腫瘍性疾患に合併する。感染症が赤芽球癆の原因となることもある。パルボウイルスB19型は1本鎖DNAウイルスであり，小児における伝染性紅斑(第5病)の原因ウイルスである。成人例では関節炎や感冒様症状がみられる。このウイルスは前赤芽球表面のP抗原に結合し，直接的に障害すると考えられている。鎌状赤血球症などの慢性溶血性貧血患者や免疫不全患者では，末梢血における赤血球寿命が短縮しているため，一過性の網赤血球数の減少に対する耐性が低下している。本例では，症状が出現する前に娘が病気になっている。したがって，パルボウイルスB19型に対するIgM抗体価を測定することは理にかなっている。結果が陽性であれば，静注免疫グロブリン製剤の適応がある。末梢血塗抹標本や検査結果からは赤血球の急速な鎌状化はみられていないため，交換輸血の適応はない。prednisoneやcyclosporineによる免疫抑制は，その他の原因による赤芽球癆であることが確認できた場合には適応となる。しかし，当面行なう治療としては適当ではない。同様に，骨髄異形成症候群や白血病の若年患者に対しては骨髄移植が考慮されるが，この時点では確定的ではない。白血球数は正常であり，細菌感染症を疑う所見もみられないことから，抗菌薬を使用する価値はない。

III-72. **正解は D** 第107章(vol.1 p.774〜)
再生不良性貧血は，骨髄の低形成を伴う汎血球減少症と定義される。再生不良性貧血は後天性，医原性(化学療法)，先天性(Fanconi貧血など)に分類できる。後天性再生不良性貧血の原因としては薬物，化学物質(毒物や，アレルギー反応を引き起こすもの)，ウイルス感染，免疫疾患，発作性夜間ヘモグロビン尿症，妊娠，特発性があげられる。薬物に対する特異体質にもとづく再生不良性貧血の原因薬物(quinacrine，phenytoin，サルファ薬，cimetidineなどが知られている)としては，発症頻度は低いものの，広く使用されている薬物も含まれている。そのような場合，投与量と症状には相関関係がみられず，症状の出現は患者の特異体質にもとづいている。血清抗体陰性の肝炎は再生不良性貧血の原因の1つであり，特に若年男性において，肝炎症状が出現してから1〜2カ月後の回復期に発症することが多い。パルボウイルスB19型感染は赤芽球癆の原因としても最も頻度が高く，特に慢性溶血性貧血や赤血球のターンオーバーが亢進した病態(鎌状赤血球症など)における発症リスクが高い。

III-73. **正解は D** 第107章(vol.1 p.774〜)
本例の診断は再生不良性貧血である。骨髄抑制を引き起こす薬物や毒素への曝露がないことから，免疫学的機序による骨髄障害が最も考えられる。造血サイトカインは骨髄低形成では大きな効果は期待できない。同種抗体の出現を予防するため，輸血は緊急の場合以外，避けるべきである。グルココルチコイドは再生不良性貧血に対しては一般的に無効である。抗胸腺細胞グロブリンとcyclosporineは自己免疫性の再生不良性貧血に対して効果があることが証明されており，70％程度の患者が治療に反応する。ただ，治療後の再燃はまれではなく，約15％で白血病や骨髄異形成症候群の合併がみられる。免疫抑制療法は，造血幹細胞移植のドナーがいない場合の最適な治療である。若年者であり，HLA表現型が完全一致した同胞がいる場合には，同種骨髄移植が現時点で最適の治療である。完全一致同胞ドナーからの骨髄移植により80％以上の長期生存が期待でき，小児例では成人例よりもさらに治療成績が良好である。アンドロゲンの有効性は，これまでに対象群をおいた臨床試験による証明はされていないが，一部の患者では反応がみられ，実際に投与の中断により悪化する例もある。

性ホルモンは *in vitro* でテロメアーゼ活性を増強することが知られており，この機序が骨髄機能の改善に関与している可能性がある。重症度が中等度，または重度で，免疫抑制療法に反応しない例では，試験的に 3〜4 カ月間投与してみることが望ましい。

III-74.　正解は B　第 107 章（vol.1 p.*774*〜）

骨髄異形成症候群は血球の形態異常を伴う血球減少をきたす一連の疾患を含む症候群で，通常，骨髄は無効造血の存在を反映して過形成を示すことが多い。平均的な発症年齢は 70 歳以降である。骨髄異形成症候群は放射線やベンゼンなどの環境からの曝露が関与していることがあるが，その他の危険因子についての報告は一定していない。二次性骨髄異形成症候群は癌化学療法の後期合併症として発症し，多くは放射線療法と，アルキル化薬である busulfan，nitrosourea，procarbazine の併用（治療 5〜7 年後に発症），または DNA トポイソメラーゼ阻害薬（治療 2 年後に発症）の使用によって引き起こされる。再生不良性貧血に対する免疫抑制療法後の患者や Fanconi 貧血患者は，骨髄異形成症候群に進展することがある。骨髄異形成症候群は，細胞の増殖と分化の異常をきたしたクローン性造血幹細胞によって引き起こされる。半数程度の患者に染色体異常が認められ，白血病と同様に，複数の患者の同じ部位で観察される，特異的な染色体異常も知られている。多くの患者は徐々に進行する倦怠感，体力低下，呼吸困難，顔色不良などの症状で発症するが，少なくとも半数は発見時に無症状であり，定期健診などで偶然発見されている。過去の抗癌薬や放射線療法は既往歴として重要である。発熱や体重減少は，骨髄異形成よりも骨髄増殖性疾患の存在を示唆する所見である。約 20％の患者は脾腫を伴う。骨髄は典型的には過形成となる。平均余命は月から年の単位でさまざまであり，骨髄中の芽球の割合や，染色体異常によって異なる。5 番染色体長腕異常のみを呈する例では，生存期間の中央値が年単位に及ぶ。多くの患者は汎血球減少に伴う合併症で死亡しており，必ずしも白血病への進行が死因の大勢を占めるわけではない。また，患者の 3 分の 1 は，骨髄異形成症候群とは無関係の他の疾患によって死亡する。進行性の血球減少を呈する例，経過観察中に新たな染色体異常が出現する例，芽球の割合が経時的に増加する例，骨髄線維化の存在は，いずれも予後不良因子である。特に治療関連骨髄異形成症候群（二次性骨髄異形成症候群）は病型にかかわらずきわめて予後不良であり，数カ月の経過で急性骨髄性白血病に進行することが多い。これまで骨髄異形成症候群の治療は概して有効性が低く，造血幹細胞移植のみが治癒を望みうる治療法であった。移植後の 3 年生存率は 50％程度と報告されているが，高齢者は移植に伴う合併症による死亡のリスクがきわめて高い。HLA の一致した非血縁ドナーからの移植も血縁者間の移植と同等の治療成績が得られているが，患者の多くは若年者であり，非常に厳選された患者群のデータである。一方，複数の新規治療薬が開発され，認可されて使用可能になっている。いくつかの治療レジメンでは血球数が改善するだけではなく，白血病の発症を遅らせ，生命予後も改善することが明らかになっている。

lenalidomide はサリドマイドの誘導体であり，サリドマイドと比べて副作用が少なく，5 番染色体長腕異常のみの骨髄異形成症候群（5q 欠失骨髄異形成症候群）に対して特異的に有効性を示し，貧血を改善し，高率に輸血依存性から脱却することが期待できる。

III-75.　正解は E　第 108 章（vol.1 p.*784*〜）

WHO の慢性骨髄増殖性疾患の分類には 8 つの疾患が含まれているが，その定義には曖昧な部分が残されている。疾患はいずれも多分化能造血前駆細胞の異常に起因し，1 つ以上の血液構成細胞の著しい異形成を伴わない過剰産生を示すものと定義される。いずれの疾患も髄外造血や骨髄線維化を引き起こすことがあり，急性白血病に進行する可能性がある。ここに分類される疾患は多岐にわたり，疾患によって多彩な病態を呈する。慢性骨髄性白血病（CML），慢性好中球性白血病（CNL），慢性好酸球性白血病（CEL）では骨髄球系細胞の異常がみられ，真性多血症（PV），原発性骨髄線維症（PMF），本態性血小板増加症（ET）では，赤芽球系や巨核球系の過形成が主流となる。後三者の疾患では，前三者と異なり，病型が互いに移行する性質をもっている。このような疾患表現型の多様性は，疾患と関連する遺伝子異常の性質にもとづいている。CML においては 9 番染色体と 22 番染色体の相互転座〔t(9;22)(q34;11)〕が原因であり，CNL では t(15;19) 染色体転座が，CEL では血小板由来増殖因子受容体(PDGFR)の α 鎖遺伝子の欠失や転座が原因となって発症する。これとは対照的に，PV，PMF，ET は，程度の差はあるものの *JAK2* 遺伝子の V617F 変異を有しており，これによって持続的に活性化されたチロシンキナーゼがエリスロポエチン受容体とトロンボポエチン受容体の機能に影響を及ぼすが，顆粒球マクロファージコロニー刺激因子受容体には影響を及ぼさない。この本質的な相違は CML，CNL，CEL の自然経過に反映され，これらの疾患では年単位の経過により高率で急性白血病への移行がみられる。一方，PV，PMF，ET では経過は 10 年単位で，発癌因子への曝露がない場合は急性白血病への移行はまれである。原発性滲出性リンパ腫は骨髄増殖性疾患には含まれない。この疾患は，特に免疫不全例において，ヒトヘルペスウイルス 8 型感染に関連して発症するリンパ腫(Kaposi 肉腫，多中心性 Castleman 病など)の一種である。

Ⅲ-76. **正解は A** 第 108 章(vol.1 p.*784*～)

PV は多分化能造血前駆細胞に異常をきたしたクローン性疾患の 1 つである。臨床的に赤血球，顆粒球，血小板の蓄積をきたすことが特徴である。正確な原因はまだわかっていない。慢性骨髄性白血病とは異なり，疾患に共通する染色体異常はない。ただ，チロシンキナーゼ JAK2 の偽キナーゼドメインで，617 番のバリンがフェニルアラニンに変化する遺伝子変異(V617F)がみられ，これによるキナーゼ活性の恒常的な亢進が本疾患の中心的な病態であると考えられている。赤血球造血はエリスロポエチンによる制御を受けている。低酸素症はエリスロポエチン産生細胞を増加させる生理的な刺激になっている。また，エリスロポエチン値はホルモン産生腫瘍患者で上昇する。低酸素症に伴う赤血球産生亢進状態においては，患者の血中エリスロポエチン値は正常範囲内であることが多い。一方，PV 患者では，エリスロポエチン非依存性に赤血球造血が行われるため，通常はエリスロポエチン値は低値となる。したがって，エリスロポエチン高値は本疾患の診断を除外する根拠となりうる。PV は無症状のまま慢性的に進行する疾患であり，急性白血病へ移行する可能性は低い。特に治療として放射線照射や hydroxyurea が使用されていない場合はまれである。血栓症は PV の重要な合併症の 1 つであり，そのリスクは多血症(赤血球増加症)と相関する。本疾患では血小板の増加も伴うことが多いが，血栓症合併リスクとは相関がみられない。サリチル酸類は先端紅痛症の症状緩和に有効であるが，無症状の患者に対しては適応とならない。瀉血によってヘマトクリット値が適正にコントロールされている場合には，サリチル酸類の使用が血栓症合併リスクを低減するというエビデンスは存在しない。PV に対しては瀉血がおもな治療法である。鉄欠乏状態に持ち込むことは，赤血球量の再増大を防ぐために重要である。抗癌薬などの薬物の使用は脾腫による症状のコントロールに有用である。しかし，その使用は副作用のため一定の限界があり，また hydroxyurea の使用には白血病の発症リスクがある。

Ⅲ-77. **正解は A** 第 108 章(vol.1 p.*784*～)

慢性の原発性骨髄線維症(PMF)は骨髄増殖性疾患の中で最も頻度が低い疾患であり，その他の原因による骨髄線維化を除外したうえでくだすべき診断である。典型例では 50 歳代後半に発症し，多くの例では無症状で経過する。発熱，倦怠感，寝汗，体重減少が起こりうるが，PMF 以外の骨髄増殖性疾患では，これらの症状の出現はまれである。しかし，PMF の診断に特異度の高い自覚症状は存在しない。しばしば著明な脾腫がみられ，腹部正中を超え，骨盤腔に至ることもある。末梢血塗抹標本では，骨髄線維化に特徴的な所見である涙滴赤血球，有核赤血球，骨髄球，後骨髄球などがみられ，これは髄外造血を示唆している。貧血は通常は軽度であり，血小板数や白血球数は正常範囲内であることが多い。PMF 患者の約 50％で，*JAK2* 遺伝子の V617F 変異が検出される。骨髄は広範な線維化をきたすため，吸引による骨髄検査は不可能であることが多い。骨髄生検を実施すると，3 つの血球系の過形成を伴う過形成骨髄を示し，巨大で異形成のある核を有する巨核球の増加がみられる。興味深いことに，PMF 患者はさまざまな自己抗体が陽性となることが多く，リウマチ因子，抗核抗体，

Coombs 試験陽性などの所見がみられる。PMF を診断するためには，その患者が別の骨髄増殖性疾患や，骨髄線維化をきたしうる悪性の血液疾患に罹患していないことを確認する必要がある。PMF に似た病態を呈する疾患として，真性多血症と慢性骨髄性白血病がある。骨髄線維化をきたしうるその他の疾患としては，HIV 感染症，副甲状腺機能亢進症，腎性骨ジストロフィ，SLE，結核，前立腺癌や乳癌などへの骨髄転移があげられる。本症例では骨髄線維化をきたすその他の疾患の証拠がないため，PMF の診断が妥当である。

Ⅲ-78. **正解は E** 第 108 章(vol.1 p.*784*～)

血小板増加症には一次性と二次性がある。本態性血小板増加症は多分化能造血前駆細胞の異常による骨髄増殖性疾患の 1 つである。残念ながら，反応性の血小板増加からクローン性疾患を鑑別するため，クローン性を証明する信頼性の高い検査方法はない。*JAK2* 遺伝子の V617F 変異も，本態性血小板増加症患者の 50％で陽性を示すにすぎない。したがって，診断はその他の原因による血小板の増加を否定することによってくだされる。二次性血小板増加症の原因としては，感染症，炎症性疾患，悪性腫瘍，鉄欠乏，出血，外科手術後などがあげられる。慢性骨髄性白血病や骨髄線維症といったその他の骨髄増殖性疾患は，血小板の増加をきたす。同様に，骨髄異形成症候群，特に 5q-症候群も，血小板の増加をきたすことがある。悪性貧血はビタミン B_{12} の欠乏が原因の疾患であるが，通常は血小板の増加を引き起こすことはない。ただし，ビタミン B_{12} 欠乏や葉酸欠乏の患者に対して補充療法を実施した際に，いわゆるリバウンド現象としての血小板増加症がみられることがある。同様に，アルコール多飲者が禁酒した際にも，リバウンドによる血小板の増加がみられることがある。

Ⅲ-79. **正解は E** 第 108 章(vol.1 p.*784*～)

ヘモグロビン値とヘマトクリット値の上昇を認める患者において，診断の第 1 段階は総赤血球量自体の増加と，血漿量の減少による相対的な多血症(赤血球増加症)とをみきわめることである(図 Ⅲ-79)。ただし，ヘモグロビン値が 20 g/dL を超えている例では，この段階は必ずしも必須ではない。総赤血球量と血漿量の測定により，絶対的な赤血球の増加が証明された例では，つぎに赤血球量の増加の原因を特定する必要がある。赤血球の増加をきたす原因がみられなかった場合には，つぎにエリスロポエチンを測定するべきである。エリスロポエチン高値は，赤血球増加の原因として低酸素症，もしくはエリスロポエチンの自律的な産生があることを意味する。一方，エリスロポエチン値が正常であることは，低酸素症の存在を否定するものではない。本例における赤血球の増加の原因としては，骨髄増殖性疾患である真性多血症(PV)の可能性が最も高く，この場合エリスロポエチン値は低下していることが予想される。PV はその他の理由によって血液検査を受けた際に偶然発見されることが少なくない。自覚症状を伴う場合には，血液の過粘稠に伴う症状が一般的で，これにはめまい，頭痛，耳鳴り，一過性脳虚血発作が含まれる。また，入浴後の皮膚瘙痒感もよくみられる症状である。先端紅痛症とは四肢に紅斑を伴って灼熱感や疼痛を生じる症状で，PV に伴う血小板の増加による。孤立性収縮期高血圧や脾腫がみられることもある。総赤血球量の増加と血中エリスロポエチン値の低下のほか，検査所見としては血小板の増加，幼若顆粒球の出現を伴う白血球の増加がみられる。尿酸高値や白血球アルカリホスファターゼの上昇がみられることがあるが，PV の診断に特異的とはいえない。PV 症例のおよそ 90％に JAK2V617F 変異がみいだされ，このうち 30％以上はこの遺伝子変異についてヘテロ接合体である。この遺伝子は 9 番染色体の短腕に位置し，ヤヌスキナーゼ(JAK)蛋白の恒常的な活性化を引き起こす。活性化した JAK は，赤血球のアポトーシスを抑制することにより，エリスロポエチン非存在下に赤血球の自律的増加をきたす。しかし，PV の全例にこの遺伝子異常が認められるわけではなく，また骨髄線維症患者や本態性血小板増加症患者の 50％にもこの遺伝子異常が認められる。したがって，この遺伝子検査は PV が疑われる例に対して診断を目的として実施することは推奨されず，診断を確定するためには有用な検査である。PV において特徴的な骨髄所見はないため，骨髄検査は推奨されない。

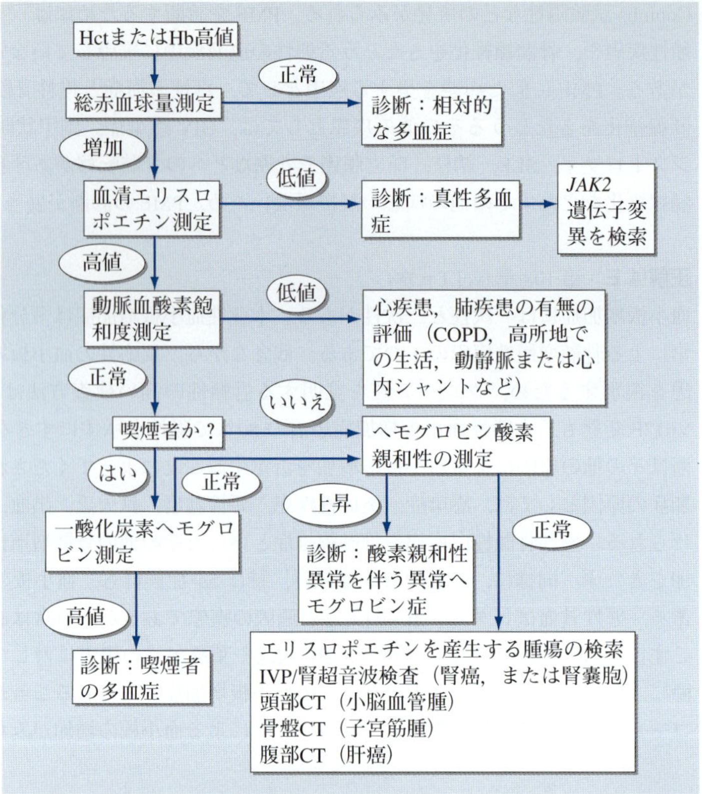

図 III-79　多血症（赤血球増加症）患者の診断的アプローチ。COPD：慢性閉塞性肺疾患

III-80.　**正解は C**　第 109 章（vol.1 p.*790*〜）

本例は慢性骨髄性白血病（CML）の典型例であり，この疾患は人口 10 万あたり年間 1.5 人程度の罹患率である。発症年齢は 40 歳代が最も多く，やや男性に多い。半数の症例では診断時に無症状である。自覚症状を伴う場合，通常は非特異的症状が多く，倦怠感，体重減少などがみられる。ときに患者は脾腫に伴う症状として，胃の圧迫症状や，左上腹部痛がみられることがある。本例の検査所見は CML を強く示唆する。100,000/μL 程度の白血球増加は典型的で，白血球分画では顆粒球優位であり，好中球，骨髄球，後骨髄球，桿状球などが増加する。末梢血中の芽球の割合は通常は 5％以下である。貧血や血小板の増加もよくみられる。骨髄所見では細胞密度が増加しており，M/E 比の増加を認める。CML の診断は，9 番染色体と 22 番染色体の相互転座を有する造血幹細胞のクローン性増殖を同定することによって確定する。この染色体転座は 22q11 に存在する *BCR*（切断点集積領域）遺伝子と，9q34 に存在する *ABL1*（Abelson マウス白血病ウイルスから命名された）遺伝子が，頭対尾の関係で融合した遺伝子を生み出す。BCR-ABL 融合遺伝子産物は abl チロシンキナーゼの恒常的な活性化を引き起こし，この遺伝子変異を有する細胞のアポトーシスを抑制し，細胞寿命を延長する。CML は無治療のまま放置すれば，遺伝子異常がさらに蓄積し，ほぼ全例が加速期を経て急性転化期に移行する。5 番染色体長腕の欠失は一部の急性骨髄性白血病においてみられる異常であり，高齢者に多い。16 番染色体の逆位は急性骨髄単球性白血病（M4）に典型的な異常である。15 番と 17 番の染色体長腕の転座は急性前骨髄球性白血病に関連しており，この異常によって細胞分化の停止が引き起こされるが，ATRA（全 *trans*-レチノイン酸）によって治療が可能である。12 番染色体トリソミーは慢性リンパ性白血病の進行によって引き起こされる変異の 1 つである。

III-81.　**正解は D**　第 109 章（vol.1 p.*790*〜）

AML は血液悪性腫瘍の 1 つで，後天的な染色体異常を有する造血幹細胞が，成熟した骨髄系細胞への分化を停止することによって発病する。細胞がどの分化段階で停止するかは特定の染色体異常によって決まっており，AMLの細分類はその染色体異常と関連づけることができる。米国では，年間16,000人の新規AML発症患者がおり，過去10年の間，新規発症者数は増加傾向にある。男性は女性に比べて罹患率が高い(人口10万人あたりの年間発症者数は男性4.6人，女性3.0人)。さらに，加齢とともに発症率も増加し，65歳以上の集団では人口10万あたりの年間発症者数は18.6人に及ぶ。思春期発症のAMLはまれである。その他の発症リスク因子としては，先天性の遺伝子異常と，放射線や化学物質への曝露，薬物があげられる。AMLの発症に最も強く関連する先天性異常は21番染色体トリソミー(Down症候群)である。それ以外に発症リスクの高い先天性疾患として，DNA修復機構に障害のみられるFanconi貧血，毛細血管拡張性運動失調症などが知られている。日本における原子爆弾の投下による被爆者では，それ以外の理由による高線量曝露患者と同様に，AMLの発症リスクが高かったことが知られている。しかし，通常の治療目的に行われる放射線照射においては，同時にアルキル化薬による治療が行われた例を除けば，AMLの発症リスクの増高は確認されていない。抗癌薬の投与は薬物性AMLの原因として最も多く，なかでもアルキル化薬とトポイソメラーゼII阻害薬はAMLの発症と最も強い相関がみられる。

III-82.　正解はC　第109章(vol.1 p.*790*〜)

CML治療の目標は，*BCR-ABL1*遺伝子転写産物を含む細胞を根絶することにより，非腫瘍性，非クローン性の造血を確立し，それを長期間維持することである。したがって，細胞遺伝的な完全寛解と治癒が目標である。治癒が得られる治療法としては同種造血幹細胞移植が確立されているが，副作用が重篤である。一方，分子標的治療薬であるimatinibは，8年間の追跡調査データによって著しく良好な治療成績が得られることが明らかになり，その結果CMLの治療は近年大きく変化した。さらに，新しいチロシンキナーゼ阻害薬も登場し，大きな話題となっている。多くの専門家は第1選択としてチロシンキナーゼ阻害薬を使用し，薬物耐性が出現しない限り同種造血幹細胞移植は控えることを推奨している。imatinibはチロシンキナーゼ阻害薬であり，9番染色体と22番染色体の相互転座(フィラデルフィア染色体)の結果発生するBCR-ABL蛋白の活性を阻害する効果を有する。imatinibはablキナーゼのATP結合部位を競合的に阻害して，BCR-ABLシグナル伝達経路の蛋白のチロシンリン酸化反応を阻害する。CMLの新規発症患者に対して，imatinibは患者の95%に早期に血液学的寛解をもたらし，18カ月の時点でも76%の患者で血液学的寛解が達成されている。低リスク患者では寛解が維持される割合が高い。治療開始後18カ月の時点で*BCR-ABL1*遺伝子転写産物レベルが治療開始前の3log以上減少することを分子学的寛解と定義しているが，26%がこの定義をみたしており，その全例で5年間病状の進行を認めなかった。したがって，分子学的寛解に達することがCMLの治療のゴールとなるというコンセンサスが得られている。imatinibは経口投与薬で，副作用として悪心，体液貯留，下痢，皮疹などがみられ，通常は忍容性が高い。インターフェロンαは，以前は骨髄移植の適応がない患者に対する第1選択薬であったが，現在ではimatinibに取って代わられている。自家造血幹細胞移植は，正常細胞だけを確実に選択する方法が確立されていないため，現在CMLの治療としては行われていない。白血球除去は白血球の著しい増加による呼吸不全や脳血管障害を有する例では，白血球数の制御を目的に実施されることがある。

III-83，III-84.　正解はそれぞれD，E　第109章(vol.1 p.*790*〜)

急性前骨髄球性白血病の治療は遺伝子異常によって産生される蛋白の機能を理解し，治療に応用する興味深い例である。15番と17番の染色体長腕の相互転座〔t(15;17)〕によって生じるキメラ蛋白はPML-RARα(レチノイン酸受容体α)と呼ばれる。PML-RARα融合蛋白は遺伝子の翻訳を抑制し，未熟な細胞が分化し成熟するのを阻害する作用をもっており，これが急性前骨髄球性白血病を引き起こす。RARαのリガンドであるtretinoinの薬理学的用量を投与すると阻害が解除され，造血細胞の分化が促進される。tretinoinの投与により，白血病細胞は成熟した好中球に分化し，その結果細胞のアポトーシスが誘導される。tretinoinとアントラサイクリン系薬の併用は急性前骨髄球性白血病の治療としては最も効果的であり，完全寛解率は90〜95％に及ぶ。tretinoin投与による重大な副作用としてレチノイン酸症候群が知られている。ATRA（全*trans*-レチノイン酸）投与によるレチノイン酸症候群の症状は，通常は治療開始後3週間以内に出現する。典型的な症状としては，胸痛，発熱，呼吸困難がみられる。多くは低酸素症を伴い，胸部X線検査では胸水貯留を伴うびまん性肺胞性陰影を呈する。心膜液貯留がみられることもある。レチノイン酸症候群の発症原因は，分化した癌細胞の肺上皮への接着や，血管外漏出を引き起こすサイトカインの産生と考えられている。レチノイン酸症候群を発症した患者の死亡率は10％である。レチノイン酸症候群に対する治療としては，通常は高用量グルココルチコイド療法が有効である。亜ヒ酸には抗白血病活性があり，tretinoin不応性例に対して用いられることがある。現在，他の抗癌薬との併用療法が検討されている。cyclophosphamide，daunorubicin，vinblastine，prednisoneの組み合わせは通常CHOP療法と呼ばれる多剤併用化学療法レジメンであり，通常はB細胞リンパ腫の治療レジメンとして頻用される〔訳注：通常CHOP療法といえばcyclophosphamide，doxorubicin，ビンクリスチン，prednisoneの組み合わせをさす場合が多い〕。rituximabはB細胞非Hodgkinリンパ腫の治療に対して最もよく用いられる薬物で，B細胞表面に発現しているCD20分子に対するモノクローナル抗体であるが，現時点では急性骨髄性白血病に対して用いられてはいない。全身放射線照射は骨髄移植の前治療として，骨髄中の悪性細胞を根絶する目的で実施される。

III-85.　**正解はC**　第109章（vol.1 p.*790*〜）

急性白血病の患者は倦怠感や体重減少などの非特異的な症状で発症することが多い。さらに，食欲不振もよくみられる。おおむね半数の症例で，診断されるまで症状が3カ月以上持続している。初発時に発熱がみられるのは10％程度にすぎず，5％では止血異常がみられる。身体所見では肝腫大，脾腫大，胸骨圧痛，感染症による症状，出血症状が認められることが多い。検査所見では貧血，血小板減少，白血球増加がみられることが多く，診断的価値が高い。初発時の白血球数は中央値で15,000/μLである。患者の20〜40％で白血球数は5,000/μL未満であり，20％では100,000/μL以上となる。末梢血塗抹標本の所見により，白血病の診断が確定することが多い。Auer小体を認めた場合は，急性骨髄性白血病（AML）の診断はほぼ確定的である。血小板の減少（血小板数＜100,000/μL）はAML患者の75％以上に認められる。AMLの診断が確定した場合，患者の評価と治療を急ぐ必要がある。心血管系，呼吸器，肝機能，腎機能の状態を評価し，それらの臓器に障害を起こしうる化学療法に耐えられるかを判断しなければならない。染色体異常の所見は現在，最も強力な予後因子と考えられている。t（15;17）転座を有する患者は最も予後が良好であり（85％程度が治癒する），t（8;21）とinv（16）を有する患者の予後も良好（55％程度が治癒する）であるが，染色体異常がみられない症例の予後は中程度（40％程度が治癒する）である。複雑な染色体異常を有する患者や，t（6;9），inv（3），7番染色体モノソミーといった異常を有する患者の予後はきわめて不良である。AMLの予後不良因子の中で，発病時の年齢は重要な因子の1つとなっている。というのも，仮に予後良好な染色体異常を有する患者であっても，高齢者では強力な化学療法に耐えられないことが多いためである。パフォーマンスステータスも年齢とは独立したAML患者の予後不良因子である。初発時白血球数が100,000/μL以上の高値であったり，自覚症状の持続期間が長かった場合は化学療法への反応が不良であり，生命予後も不良である。貧血，白血球減少，血小板減少が3カ月以上持続した場合も予後不良であるとされている。しかし，予後不良と考えられる貧血や血小板減少の域値は明らかになっていない。

III-86.　**正解はE**　第110章（vol.1 p.*802*〜）

血漿粘稠度は多発性骨髄腫の患者で，重度のパラプロテイン〔特に免疫グロブリンM（IgM）〕血症によって，血管閉塞による組織の虚血症状がみられる場合に実施されるべき検査である。ALLでは腎臓や肝臓などの臓器障害をきたしうるため，血清生化学検査は必須である。腰椎穿刺は初発ALLの全例に対して行われるべきであり，それによって中枢神経系への浸潤の有無を確認する必要がある。骨髄検査は骨髄への浸潤度を評価する目的で行われ，白血病の細分類を行うためにも必要な検査である。細胞表面マーカーの検査も細胞がどの系統に属すかを鑑別するために必要であり，これは細胞の形態だけからは判断することができない。染色体検査も予後の予測に必要である。ALL においては，癌細胞の遺伝子異常の種類，年齢，白血球数，全身状態，主要臓器機能などが予後因子として知られている。

Ⅲ-87. **正解は B** 第 110 章(vol.1 p.*802*～)

B 型肝炎ウイルスと C 型肝炎ウイルスは肝硬変の原因として頻度が高く，肝細胞癌の発症に寄与する。また，C 型肝炎ウイルスはリンパ形質細胞リンパ腫の発症に関連し，特に脾臓に原発することが多く，C 型肝炎の治癒とともに退縮する。このような現象は B 型肝炎ウイルスでは知られていない。Epstein-Barr ウイルスは非常に多くのリンパ性悪性腫瘍の発症に関与するとされており，移植後リンパ球増殖性疾患，Hodgkin リンパ腫，中枢神経系原発リンパ腫，Burkitt リンパ腫などがこれに相当する。*Helicobacter pylori* 感染は胃原発の粘膜関連リンパ組織(MALT)リンパ腫の原因となるが，除菌治療のみで治癒することもある。HHV8 は原発性胸水リンパ腫などの体腔性リンパ腫の発症に関与する。設問であげた病原体以外にも，ヒト T リンパ球向性ウイルス 1 型(HTLV-1)は成人 T 細胞白血病 / リンパ腫の発症に関与する。リンパ腫の発症に関与するその他の疾患としては，セリアック病，自己免疫疾患，自己免疫疾患に対する生物学的治療があげられる。セリアック病は消化管原発のリンパ腫の発症に関与する。膠原病(Sjögren 症候群など)の多くや抗 TNF 薬による治療もリンパ腫の発症に関与する。

Ⅲ-88. **正解は B** 第 110 章(vol.1 p.*802*～)

自己免疫性溶血性貧血や自己免疫性血小板減少症は頻度の高い合併症であり，末梢血塗抹標本と Coombs 試験はこれらの合併の有無を検討するうえで必要な検査である。脾機能亢進症も慢性リンパ性白血病(CLL)に合併することがあり，大量の循環血球の蓄積による脾臓の腫大が原因である。したがって，このような症例に対しては腹部の触診を行い，脾腫の有無を確認するべきである。また，本例では C 型肝炎を合併していることから，肝不全リスクを有しており，肝不全に伴う貧血や血小板減少の可能性が考慮される。CLL 細胞の骨髄浸潤によって血球減少をきたす可能性は否定できない。しかし，実際にはこの可能性は除外診断によって結論づける必要がある。これら 3 つの可能性が否定された場合に，つぎの段階として骨髄検査を実施することが妥当である。CLL の進行を疑う前に，これらの初期評価を実施することはきわめて重要である。というのも，これらの合併があった場合には，それぞれ治療法が異なるからである。溶血に対してはグルココルチコイドや rituximab の使用が考慮される。肝不全があれば肝臓専門医に紹介するべきであり，症状を有する脾機能亢進症がみられる場合には，脾摘術を考慮するべきである。

Ⅲ-89. **正解は C** 第 110 章(vol.1 p.*802*～)

末梢血塗抹標本では，小型で成熟した形態的にほぼ正常なリンパ球の増加がみられており，慢性リンパ性白血病に典型的な所見である。慢性リンパ性白血病は白血病やリンパ腫の成人例では最も頻度が高い。初発症状としては，倦怠感，易感染性，リンパ節腫脹，脾腫に伴う腹部症状がよくみられる。ヘアリー細胞白血病はまれな疾患であり，一般的に高齢の男性にみられることが多い。初発症状としては汎血球減少を呈することが多く，異常な白血球の増加がみられるのは一部に限られる。脾腫の合併は一般的である。癌細胞は光学顕微鏡や電子顕微鏡で特徴的な毛髪様の突起を伴っているのが特徴である。この疾患の患者は *Mycobacterium avium-intracellulare* などのまれな感染症に罹患するリスクが高く，血管炎症候群を合併することもある。ヘアリー細胞白血病に対しては cladribine を用いた化学療法が有効であり，大多数の患者で寛解が得られ，長期間の無病生存が期待できる。

III-90. **正解は E** 第 110 章(vol.1 p.*802*〜)

古典的 Hodgkin リンパ腫は，非 Hodgkin リンパ腫のすべての病型と比べても最も予後良好である。予後良好因子を有する患者は拡大放射線療法のみでも治癒が期待でき，予後不良因子を有する患者では大量化学療法，または大量化学療法と放射線療法の併用によって治癒を得ることができる。治癒の可能性がきわめて高い(90％を超える)ため，現在では多くの治療プロトコルが二次発癌，甲状腺機能低下症，若年性冠動脈疾患，収縮性心膜炎などの放射線療法に伴う遅発性障害を考慮して作成されている。数多くの化学療法レジメンが存在するが，進行例でも全身症状のない場合は 75％以上，全身症状がある場合でも 60〜70％の長期無病生存が期待できる。

III-91. **正解は D** 第 110 章(vol.1 p.*802*〜)

図 III-91 の中央部分にみられる「フクロウの目」とも称される 2 分葉の核をもつ，核小体が明瞭な大型の細胞が Reed-Sternberg 細胞であり，この所見から Hodgkin リンパ腫の診断は確定的となる。Hodgkin リンパ腫は米国で年間 8,000 人の新規発症患者がいるが，罹患率が増加する傾向にはない。多くの患者は触知可能なリンパ節腫脹が初発症状であり，腫脹したリンパ節はほとんどが圧痛を伴わない。リンパ節腫脹は頸部，鎖骨上窩，腋窩に認められることが多い。半数の患者で初発時に縦隔腫瘤を伴っており，これが初発症状となることもある。横隔膜下の病変がみられることは少ないが，高齢男性で頻度が高い。患者の 3 分の 1 は発熱，寝汗，体重減少などの全身症状を伴い，Ann Arbor 分類ではこれを B 症状と読んでいる。ときに不明熱として発症する Hodgkin リンパ腫も存在する。このような患者は高齢者に多く，組織学的に混合細胞型を呈し，腹部に病変を伴うことが多い。まれに発熱が数日から数週間続き，無熱の期間をはさんで発熱が再発することがある(Pel-Ebstein 熱)。Hodgkin リンパ腫が疑われる患者に対してリンパ節生検を実施する場合，鑑別するべき診断としては炎症性反応，単核球症，非 Hodgkin リンパ腫，phenytoin による薬物性リンパ節腫脹，非リンパ性悪性腫瘍があげられる。

III-92. **正解は E** e20 章

「dry tap」は吸引によって骨髄を採取できない状況を示し，骨髄穿刺を実施すると 5％程度の頻度で遭遇する。骨髄が正常な例ではまれである。鑑別診断としては癌の骨髄転移(17％)，慢性骨髄性白血病(15％)骨髄線維症(14％)，ヘアリー細胞白血病(10％)，急性白血病(10％)，Hodgkin リンパ腫を含むリンパ腫(9％)などがあげられる。

III-93. **正解は B** e20 章

慢性好酸球性白血病と好酸球増加症候群の診断のためには，まず末梢血中の好酸球が持続的に 1,500/μL 以上であり，骨髄中の好酸球も増加しており，かつ末梢血や骨髄における芽球の割合が 20％未満でなければならない。除外診断としては，反応性の好酸球増加症，好酸球の増加を伴う原発腫瘍(T 細胞リンパ腫，Hodgkin リンパ腫，急性リンパ性白血病，肥満細胞症，慢性骨髄性白血病，急性骨髄性白血病，骨髄異形成症候群，骨髄増殖性症候群など)，インターロイキン 5 やその他のサイトカインの過剰産生を伴う T 細胞反応がある。これらの疾患が除外可能で，骨髄球系の細胞にクローン性の染色体異常を伴い，芽球が末梢血中に 2％以上もしくは骨髄中で増加(ただし 20％未満である必要がある)している場合は，診断は慢性好酸球性白血病となる。慢性好酸球性白血病と好酸球増加症候群の患者は無症状で偶然発見されることもあるが，発熱，呼吸困難，新たに出現する神経症状，リウマチ症状などが初発症状としてみられることもある。心臓，肺，中枢神経系は好酸球による組織障害を合併する臓器として最も頻度が高い。

III-94. **正解は D** e21 章

肥満細胞症は肥満細胞が単一，もしくは複数の臓器で増殖し，蓄積する疾患である。皮膚のみに症状がみられる例が 80％程度で，残る 20％は全身性肥満細胞症と呼ばれ，その他の臓器障害を伴う。肥満細胞症の最も一般的な症状は皮膚の色素性蕁麻疹であり，皮膚の真皮層が障害され，斑点状色素性丘疹を呈する。その他の皮膚病変として，びまん性皮膚肥満細胞症（ほとんどの症例が小児である）と皮膚肥満細胞腫がある。全身性肥満細胞症の臨床症状には，臓器細胞への浸潤と，ヒスタミン，プロテアーゼ，エイコサノイド，ヘパリンなどのメディエータの肥満細胞からの放出がある。したがって，全身症状，皮膚症状（瘙痒感，皮膚描記症，皮疹），メディエータによる症状（腹痛，ほてり，失神，高血圧，下痢など），骨関連症状（骨折，骨痛，関節痛）が起こりうる。最近の報告では，全身性肥満細胞症患者の40％が骨髄性腫瘍に関連しており，合併頻度が高いのは骨髄増殖性症候群，慢性骨髄性白血病，骨髄異形成症候群である。好酸球の増加は患者の3分の1程度でみられる。血清トリプターゼ値の高値，骨髄浸潤，脾腫，骨病変，血球減少，消化管における吸収障害が存在すると，病勢は急速で予後不良とされている。全身性肥満細胞症の患者の多くに*KIT*の活性化を伴う変異があり，このキナーゼ活性はimatinibによって抑制可能であるが，この疾患の変異は比較的imatinibに対して治療抵抗性を示す。

III-95. **正解は A** 第111章（vol.1 p.*817*～）

患者は肺炎球菌肺炎に罹患しており，高カルシウム血症，腎不全，M蛋白の存在が疑われる総蛋白とアルブミンの乖離がみられる。これらは典型的な多発性骨髄腫の所見である。患者は大量の免疫グロブリンを産生しているが，一般には単クローン性であり，正常な免疫グロブリンの産生は抑制され代謝も亢進しているため，実際には相対的な低γグロブリン血症を呈している。低γグロブリン血症によって患者は易感染性となり，肺炎球菌性肺炎，黄色ブドウ球菌やGram陰性菌による腎盂腎炎を合併する頻度が高い。骨髄検査により単クローン性形質細胞を確認し，腫瘍量を評価することで治療選択に役立てることができる。また，血清蛋白電気泳動を実施することにより，総蛋白とアルブミンの乖離がみられる症例でM蛋白の存在を証明することができる。HIV感染症が急性および慢性の腎障害を合併することはあるが，高カルシウム血症を合併することはまれである。誤嚥の病歴はみられず，肺浸潤影の部位も上葉であることから，誤嚥性肺炎の可能性は低い。汗試験は嚢胞性線維症の診断目的に行われる検査であるが，本例で嚢胞性線維症を疑う所見はみられない。固形臓器腫瘍を疑う所見はないため，CT検査が有用である可能性は低い。

III-96. **正解は A** 第112章（vol.1 p.*825*～）

この患者は心臓，腎臓，末梢神経という複数系統の臓器障害を呈している。身体所見では皮膚の屈曲部に典型的な蝋状の丘疹がみられ，アミロイドーシスが疑われる。検査所見では原因不明の腎障害がみられ，円柱尿を伴わない蛋白尿が認められる。腎不全の原因として，γグロブリン分画が増加しヘマトクリット値が低下している可能性があり，単クローン性免疫グロブリン血症がアミロイドL鎖蛋白の沈着によって腎不全を引き起こしているかもしれない。また，心エコー検査で指摘された心臓の肥大や末梢性ニューロパチーについても，アミロイドーシスによるものとして説明可能である。脂肪吸引生検は，一般的にアミロイドーシスの診断に対して感度が60～80％とされているが，本例において骨髄腫の合併があるかどうかを診断することはできない。右心カテーテル検査はアミロイド沈着に伴う拘束型心筋症の存在を証明することができる可能性があるが，基礎疾患である形質細胞障害の診断には役に立たない。腎超音波検査は尿路閉塞による腎不全を除外するために必要な検査であるが，基礎疾患の診断には役立たない。同様に，筋電図や神経伝達速度検査も必要ではあるものの，診断に役立つものではない。骨髄検査によるアミロイドの証明は感度は50～60％程度であるが，骨髄中の形質細胞の割合を評価可能であり，多発性骨髄腫の診断を確定することができる。骨髄腫は，ALアミロイドーシスを20％程度の確率で合併する。L鎖（軽鎖）が最も高頻度に心臓，腎臓，肝臓，神経系と全身性に沈着し，臓器障害を引き起こす。これらの臓器に生検を行うことにより典型的な好酸性の沈着物が得られ，コンゴレッド染色にて特徴的な所見（偏光顕微鏡で「青リンゴ色」の複屈折を呈する）がみられる。

III-97.　正解は C　第 115 章(vol.1 p.*843*〜)

ヘパリン誘発性血小板減少症(HIT)は適切な治療を行わないと致命的な血栓症を引き起こす可能性があるため，見逃してはならない。HIT の原因は抗ヘパリン / 血小板因子 4 複合体に対する抗体(HIT 抗体)の産生によるものである。この複合体は血小板，単球，血管内皮細胞を活性化する。ヘパリンに曝露された患者の多くは HIT 抗体を産生するが，実際に血小板減少や，血小板減少を伴う血栓症を起こす患者はごく一部である。典型例ではヘパリン投与の 5〜14 日経過後に発症するが，過去 100 日以内にヘパリンの投与を受けたことのある患者では，5 日以内に発症することもある。本例では前回入院歴があることから，これに合致する。血小板の最低値は，通常は 20,000/μL 以上であることが多い。HIT が疑われた場合，検査結果を待つことなく直ちに治療を開始しなければならず，現時点で実施可能な検査は確定診断のための十分な感度と特異度を有していない。HIT 抗体は，患者が HIT を発症しているか否かにかかわらず，ヘパリン曝露歴のある患者では陽性となることが多い。血小板活性化検査は HIT の診断において感度は劣るが，より特異度が高いとされている。HIT が疑われた場合は，ヘパリンは直ちに中止するとともに，新たな血栓を防ぐために別の抗凝固療法を開始するべきである。enoxaparin などの低分子ヘパリン(LMWH)は，HIT 症例に対する抗凝固薬として適当ではない。通常のヘパリンは LMWH と比べて HIT を引き起こす確率が 10 倍高いが，LMWH でも HIT を引き起こす可能性があるため，使用するべきではない。米国において HIT に対して用いられる第 1 選択薬としては，トロンビンの直接阻害作用を有する argatroban と lepirudin である。本症例では腎不全を合併していることから，argatroban を使用するのが適当である。この薬物は腎排泄ではないため，腎機能に応じた用量調節は不要である。一方，lepirudin は腎不全例では血中濃度がきわめて高値となるため，大幅な用量調節が必要となる。danaparoid も過去に HIT や HIT に関連した血栓症に対して使用されていたが，現在米国では販売されていない〔訳注：わが国では販売されているが，DIC のみが保険適応となっている〕。その他の抗凝固薬としては，bivalirudin，fondaparinux が使用可能であるが，ともに現在米国では販売されていない〔訳注：わが国では fondaparinux が販売されており，保険適応は術後深部静脈血栓症の予防とされている〕。

III-98.　正解は E　第 115 章(vol.1 p.*843*〜)

この患者では，血小板減少による症状として歯肉出血，止血困難などの症状がみられる。身体所見では，血小板減少は足部や足関節など，点状出血が静脈圧の高い部位に限局してみられるだけのこともある。単独の血小板減少を認めた場合，まず最初に考えるべきは何らかの感染症，もしくは薬物が血小板減少を引き起こしている可能性である。血小板減少を引き起しうる薬物は非常に多く，その中には aspirin，acetaminophen，ペニシリン系薬，H_2 受容体拮抗薬，ヘパリンなどがある。本例においてはすべての薬物を 6 週間にわたって中止しており，薬物性血小板減少であれば，すでに回復していることが期待できる。また，本例では明らかな急性感染症の所見はみられない。したがって，免疫性血小板減少性紫斑病(ITP)の可能性が最も高い。この疾患は以前は特発性血小板減少性紫斑病とも呼ばれており，免疫学的な機序により血小板の破壊や巨核球からの血小板の放出阻害によって引き起こされる。ITP は真の意味で特発性のものと，別の疾患に伴う二次性のものがあり，二次性 ITP の基礎疾患としては全身性エリテマトーデス(SLE)，HIV 感染，慢性 C 型肝炎ウイルス感染がある。ITP は血小板数が 5,000/μL 未満となるような著しいの減少をきたすこともあり，初発症状としては粘膜や皮膚の出血が典型的である。ITP と診断するための検査としては末梢血塗抹標本を確認するべきであり，典型例ではその他の形態学的異常を伴わず，大型の血小板がみられる。初期段階の検査としては，二次性 ITP を起こしうる疾患を除外するため，HIV 抗体，HCV 抗体，SLE を除外するための血清学的検査，血清蛋白電気泳動，免疫グロブリン検査を行うべきである。貧血を合併している場合には直接 Coombs 試験を実施し，ITP に自己免疫性溶血性貧血(Evans 症候群)を合併している可能性を検討するべきである。抗血小板抗体検査は ITP の診断において感度，特異度ともに低く，推奨されない。さらに，骨髄検査は ITP では説明困難な異常がみられる場合，もしくは通常の治療に反応しない場合を除けば，通常は不要である。

Ⅲ-99，Ⅲ-100.　正解はそれぞれ A，E　第 115 章（vol.1 p.*843*～）

この患者には血栓性血小板減少性紫斑病（TTP）の古典的五徴である発熱，神経症状，急性腎不全，血小板減少，微小血管症性溶血性貧血（MHA）がみられる。この患者の所見は典型例であるが，TTP と診断される個々の症例において，5 つのすべての所見がみられるとは限らない。近年，先天性および特発性 TTP の病因の解明が進み，ADAMTS13 蛋白の欠損，もしくはそれに対する抗体が原因となっていることが判明している。ADAMTS13 蛋白はメタロプロテアーゼの一種であり，vWF を切断する作用をもつ。ADAMTS13 の非存在下では超大型 vWF 分子が末梢血中を循環し，これが血小板の異常な接着と活性化をもたらし，微小血管障害による虚血や MHA を引き起こす。しかし，先天的に ADAMTS13 を欠損している例のすべてが TTP を発症するわけではないため，何らかのきっかけとなる要因が必要であると考えられている。ある種の薬物が TTP の発症に関与することが知られている。ticlopidine や，おそらく clopidogrel も抗体産生による TTP 発症の原因となる。mitomycin C，cyclosporine，quinine などの他の薬物も内皮細胞の直接的な障害を介して TTP を引き起こしうる。

TTP の診断は臨床所見によって確定可能である。鑑別診断として播種性血管内凝固（DIC）があり，この場合 TTP と同様に MHA を引き起こすが，明らかな凝固異常がみられる。溶血性尿毒症症候群（HUS）も MHA を引き起こし，臨床症状は TTP ときわめて類似するが，神経症状はみられないか，あっても軽症にとどまる。多くの例で下痢が先行し，このような場合には MHA の原因として HUS を考えるきっかけとなる。診断は速やかにかつ正確に行う必要がある。治療を行わなかった場合の TTP の死亡率は 85～100％ときわめて高率であるが，治療によって 10～30％に低下する。TTP に対する初期治療は血漿交換が現在でも第 1 選択である。血漿交換は血小板数が正常化し，少なくとも 2 日間溶血の所見が消失するまで継続する必要がある。グルココルチコイドは TTP の治療に補助的に用いられることがあるが，単独では効果はない。近年の研究では，rituximab が TTP の初期治療として有用である可能性が示唆されている。しかし，rituximab による治療例では再発の頻度が高い。

Ⅲ-101.　正解は D　第 116 章（vol.1 p.*850*～）

血友病は伴性劣性（X 染色体劣性）遺伝形式をとる先天性疾患であり，第 Ⅷ 因子が欠乏する血友病 A と第 Ⅸ 因子が欠乏する血友病 B が存在する。世界的に 10,000 人の男性に 1 人の割合で血友病 A が発症し，血友病全体の 80％を占める。疾患の重症度は第 Ⅷ 因子と第 Ⅸ 因子の活性がどの程度維持されているかによる。典型的な重症例では因子活性が 1％未満であるが，中等症でも 1％～5％である。中等症から重症例の臨床症状は通常，関節，軟部組織，筋肉内への出血であり，軽微な外傷が契機となったり，ときには誘因なく自然に出血することもある。因子活性が 25％以上あれば，大きな外傷や手術の際の出血が問題となるだけであるため，何らかの理由によって行われた血液検査で活性化部分トロンボプラスチン時間の延長が明らかになり，偶然発見されることもある。診断の確定のためには，第 Ⅷ，第 Ⅸ 因子の活性を検査する必要がある。治療を行わなかった場合，寿命は短縮するが，1980 年代から治療法に変化があり，平均寿命はおよそ 65 歳となっている。初期にはプールされた血漿由来の凝固因子濃縮製剤が治療に使用されていた。濃縮製剤を生産するためには，多数のドナー由来血漿が必要であり，頻回の注射が必要になることもあるため，血液媒介感染症である HIV や C 型肝炎が血友病患者の死因の多くを占めていた。1990 年代に，遺伝子組換え型第 Ⅷ 因子，第 Ⅸ 因子製剤が使用可能となった。予防投与は因子活性が 1％未満の重症例に対して適応となり，自然出血，特に関節内出血を予防するために行う。この治療法は強く推奨されているが，予防投与の適応例のうち，実際に行われているのは約 50％である。これは費用の問題と，定期的に静脈内投与を実施する必要性があることによる。患者に出血が疑われた場合には，治療は速やかに行う必要があり，因子活性の検査結果を待つべきではない。大出血例や筋肉内深部への出血がみられる例に対して濃縮製剤の投与を行う場合，因子活性 50％以上を少なくとも 7 日間維持するべきである。機能障害を伴わない関節内出血などのより軽度の出血に対しては因子活性 30〜50％を目標に補充を行い，その後 2〜3 日の間因子活性を 15〜25％に維持するように投与を行う。濃縮製剤の投与による治療のほか，血小板機能を低下させる薬物の使用について注意が必要である。バソプレシン類似体である DDAVP は，血友病 A 患者の急性出血に対して補助的に用いられることがある。DDAVP の投与により，血管内皮細胞からの放出による第 VIII 因子活性と von Willebrand 因子の一過性の増加が引き起こされる。この治療法は軽症から中等症にのみ有効である。抗線維素溶解薬である tranexamic acid や ε-aminocaproic acid は，粘膜出血に対して止血を促す効果がある。

III-102. **正解は D** 第 116 章（vol.1 p.*850*〜）

播種性血管内凝固（DIC）は消費性凝固障害であり，全身性の血管内フィブリン形成をきたし，正常な抗凝固反応が凌駕された状態にある。DIC は敗血症，外傷，悪性腫瘍，産科的合併症などに合併することが多い。DIC の病態は完全にはあきらかになっていないが，障害臓器から放出されたリン脂質に血管内がさらされること，溶血，内皮細胞の損傷が関与していると考えられている。それによって制御されていないトロンビンの産生や微小血管障害による虚血を伴う凝血促進経路の活性化が生じる。続いて二次性の線維素溶解の亢進が生じる。DIC のおもな臨床症状としては，採血部位からの止血困難，点状出血，斑状出血である。重篤な消化管出血や肺出血を生じることがある。DIC の臨床診断は，例えば重症敗血症など，DIC を起こしうる基礎疾患の存在下に典型的な検査所見が得られた場合にくだされる。単独で DIC の診断をくだしうる検査は存在しないが，一般に血小板減少（<100,000/μL），プロトロンビン時間の延長，活性化部分トロンボプラスチン時間の延長，微小血管症性溶血性貧血の存在，フィブリン分解産物や D ダイマーの増加がみられる。フィブリノーゲン値は 100 mg/dL 以下となることもあるが，DIC が重症とならない限り，急性期には減少しないことが多い。DIC の初期治療は原疾患の治療であり，本例においては髄膜炎菌に対する抗菌薬治療である。本例のような DIC に関連した出血症状を呈する患者に対しては凝固障害を是正する治療を考慮するべきで，血小板輸血，新鮮凍結血漿の輸注が行われるべきである。加えて，フィブリノーゲン値が 100 mg/dL 未満の症例に対しては，クリオプレシピテートの輸注の適応がある。通常，新鮮凍結血漿 2〜3 単位ごとにクリオプレシピテートは 10 単位が必要である。急性 DIC 患者に対するヘパリンの使用の有用性は示されておらず，むしろ出血性合併症が増加する可能性がある。低用量ヘパリン（5〜10 U/kg）は，急性前骨髄球性白血病や稽留流産など，慢性の軽度の DIC に対して適応がある。

III-103. **正解は E** 第 116 章（vol.1 p.*850*〜）

ビタミン K は脂溶性ビタミンの一種で，凝固系において重要な役割を果たしている。吸収部位は小腸であり，肝臓に貯蔵される。プロトロンビン複合蛋白のグルタミン酸のカルボキシル化の補酵素として働く。ビタミン K 欠乏症のおもな原因は，経口摂取量の低下，消化管における吸収障害，肝疾患である。プロトロンビン複合体蛋白（第 II，VII，IX，X 因子，プロテイン C，プロテイン S）は，すべてビタミン K の欠乏によって減少する。第 VII 因子とプロテイン C の半減期が最も短いため，枯渇する速度も最も速い。したがって，ビタミン K 欠乏においてはプロトロンビン時間の延長がまず最初に現れる。重度の欠乏例では，活性化部分トロンボプラスチン時間も延長しうる。第 VIII 因子はビタミン K の影響を受けない。

III-104. **正解は E** 第 116 章（vol.1 p.*850*〜）

血友病 A は第 VIII 因子の欠乏によって生じる疾患である。治療の中心となるのは第 VIII 因子の補充である。aspirin や非ステロイド性抗炎症薬（NSAID）の使用は極力避けるべきである。FFP は，ヒト由来のプールされた血漿成分を含んでいる。クリオプレシピテートは FFP を低温で解凍した際に，沈殿した物質から得られた製剤である。この製剤中には FFP の約半量の第 VIII 因子が，FFP の 10 分の 1 の容量中に含まれている。したがって，両製剤とも血友病 A の治療の選択肢としては適当である。DDAVP は，肝臓や血管内皮細胞から多くの凝固因子や von Willebrand 因子の放出を促進する作用をもっている。DDAVP は軽症の血友病患者においては有用である。遺伝子組換え型第Ⅷ因子製剤は純粋な第Ⅷ因子のみの製剤であり，重度の出血をきたした患者に対する適応がある。手術後や重大な出血に対しては第Ⅷ因子活性を数週間にわたって50％以上に維持する必要がある。血友病Aの治療に対する血漿交換の適応はない。

Ⅲ-105. **正解はC** 第116章(vol.1 p.*850*～)

ループスアンチコアグラントはリン脂質に結合することで凝固検査の延長を引き起こす。最も多くみられるのはSLE患者においてであるが，それ以外の正常例に生じることもある。aPTTの延長によって気づかれることが多い。正常血漿と混合しても正常化しないことから，インヒビターの存在が確認できる。その名称とは対照的にループスアンチコアグラントを有する患者の止血機構は正常であり，出血症状はみられず，むしろ動静脈の血栓症を合併するリスクが高い。自然流産を繰り返したり血栓症の既往のある患者に対しては，生涯にわたって抗凝固療法を実施するべきである。ループスアンチコアグラントや抗カルジオリピン抗体は血栓症の既往のない例で認められることもあり，その大多数では将来的にも血栓症の合併はみられない。

Ⅲ-106. **正解はD** 第116章(vol.1 p.*850*～)

aPTTは血液凝固の内因性経路の凝固因子に影響を受ける。aPTTの延長は内因性経路の凝固因子(第Ⅷ，Ⅸ，Ⅺ，Ⅻ因子など)の欠乏や，aPTT測定系に含まれる要素の1つ(リン脂質など)の活性の抑制によって生じる。aPTTの延長を示す例に対しては，プールした血漿と混合することによって正常化するかどうかを評価する「混合試験」を実施することにより，病態をより詳細に知ることができる。混合試験によるaPTTの正常化は，凝固因子の欠乏がプール血漿によって補われることを意味する。一方，正常化しない場合には，凝固因子インヒビター，もしくはリン脂質インヒビターが存在することを意味する。正常化しない場合の一般的な原因としては，検体中のヘパリンの存在，凝固因子インヒビター(第Ⅷ因子インヒビターが最も多い)の存在，抗リン脂質抗体の存在などがあげられる。第Ⅶ因子は外因性経路に含まれる凝固因子であり，第Ⅶ因子に対するインヒビターの存在はプロトロンビン時間を延長する。

Ⅲ-107. **正解はD** 第116章(vol.1 p.*850*～)

この患者ではPTの有意な延長を伴う，重大な上部消化管出血がみられる。血友病はPTの延長をきたす疾患ではない。この患者におけるPTの延長と腹水の存在からは，肝疾患と肝硬変の可能性が考えられる。1970～80年代の血液製剤はHIVやHCVによる汚染がみられ，投与を受ける血友病患者での感染の原因となっていた。2006年の調査では，20歳以上の血友病患者の80％以上がHCVに感染しているとされている。1980年代にウイルスを不活化する技術が開発され，さらに遺伝子組換え型第Ⅷ，第Ⅸ因子製剤が1990年代に生み出された。HCVは凝固因子製剤の投与を受けた患者にとって重大な合併症であり，死因の第2位を占めている。患者は肝硬変に移行し，腹水貯留や食道静脈瘤破裂を合併する。末期肝障害に対して行われる肝移植は，肝硬変の治癒をもたらすだけではなく，(第Ⅷ因子は肝臓で産生されるため)血友病そのものも改善する。血友病患者では，B型肝炎ウイルスの感染例は少ない。憩室疾患や消化性潰瘍では，PTの延長は説明できない。第Ⅷ因子製剤の補充が不十分であった場合は消化管出血よりも関節内出血の頻度が高いが，本例では活性化部分トロンボプラスチン時間の延長はわずかであるため，この可能性は低い。

Ⅲ-108. **正解はE** 第116章(vol.1 p.*850*～)

DICと重症肝疾患の鑑別は困難である。ともに同様の症状や検査所見を呈し，フィブリン分解産物の増加，活性化部分トロンボプラスチン時間の延長，プロトロンビン時間の延長，貧血，血小板の減少が両者で起こる。DICが疑われる場合，これらの検査を6～8時間間隔で繰り返し実施することが望ましい。というのも，重度のDICを合併している場合には，これらの検査異常は著しく変化する可能性があるからである。一方，重症肝疾患だけでは，検査所見は大きく変動しない。血液培養陽性の敗血症はDICの原因として頻度が高いが，DICの診断を確定する所見ではない。

III-109. **正解は B** 第117章(vol.1 p.*859*～)

静脈血栓は組織因子への曝露による凝固カスケードの活性化を介して発症する。静脈血栓症の発症リスクを高める遺伝要因は，通常は凝固因子前駆物質や線溶系の遺伝子多型によるものである。これとは対照的に，動脈血栓症では血小板の活性化が危険因子となり，その遺伝要因には血小板受容体や酸化還元酵素の変異が含まれる。遺伝的な静脈血栓症の危険因子として最も頻度が高いのは第V因子ライデン変異とプロトロンビン20210変異である。それ以外の遺伝子異常としては，先天性プロテインC欠乏症，先天性プロテインS欠乏症，フィブリノーゲン変異，組織プラスミノーゲン活性化因子，トロンボモジュリン，プラスミノーゲン活性化因子インヒビターの遺伝子変異などがある。血小板糖蛋白Ib受容体遺伝子の変異は動脈血栓症のリスクとなるが，静脈血栓症のリスクにはならない。

III-110. **正解は A** 第117章(vol.1 p.*859*～)

Dダイマーは架橋したフィブリンの分解産物であり，血栓症の存在下では増加する。Dダイマーの値が低値であれば，血栓症の存在は否定される。しかし，70歳以上の高齢者では，Dダイマーは血栓症の有無にかかわらず高値となることが多く，急性疾患の診断における有用性は低い。DVTは臨床症状を認めないことも多いため，症状がないことはDダイマー値の解釈に影響を与えない。喫煙はDVTの危険因子として一般的であるが，過去のDVTの既往も含めてDダイマーの診断的価値に影響を及ぼすものではない。Homans徴候は足部の背屈によって腓腹部に疼痛を生じさせるものであるが，DVTの診断における有用性はきわめて低く，またDダイマーの解釈に影響を与えるものではない。

III-111. **正解は E** 第117章(vol.1 p.*859*～)，第262章(vol.2 p.*1879*～)

肺塞栓症は，表III-111に示した臨床決断ルールを用いることにより，その尤度を推定することができる。リスクスコアが3点未満の症例では，肺塞栓症の可能性は低～中等度であるため，Dダイマー検査を実施するべきである。リスクが低～中等度でありDダイマーが正

表III-111 臨床決断ルール

下記の点数が0点以下の症例では深部静脈血栓症のリスクは低い(Low)。1点～2点は中等度リスク(moderate)，3点以上は高リスク(High)	
臨床所見	スコア
活動性悪性腫瘍	1
麻痺の存在，また最近のギプスの装着	1
大手術後12週未満であり，3日間以上臥床している	1
深部静脈の走行に一致した圧痛	1
下肢全体の腫脹	1
片側性のふくらはぎの腫脹(>3cm)	1
圧痕性浮腫(pitting edema)	1
表在性の静脈瘤とは異なる側副血行路の存在	1
深部静脈血栓症と同等以上の可能性のある別の診断の存在	−2
合計スコアが4点以上では肺塞栓症の可能性が高い	
臨床所見	スコア
深部静脈血栓症の症状と所見	3.0
肺塞栓症より可能性の低い別の診断の存在	3.0
心拍数>100回/min	1.5
大手術後5週未満であり，3日間以上安静にしている	1.5
肺塞栓症または深部静脈血栓症の既往	1.5
血痰	1.0
悪性腫瘍	1.0

常な例では，それ以上の精査や抗凝固療法の必要性はない。リスクスコアが高い(3 点以上)症例や D ダイマー高値例では，(臨床的に疑いが低くても)肺塞栓症を除外するための画像診断の適応がある。現在，最も有用性の高い画像診断法は CT である。CT 検査は正確であり，所見が正常であれば，肺塞栓症の可能性を除外することが可能である。本例では安静時頻脈と，肺塞栓症以外の疾患の可能性が否定的であることから，リスクスコアは 4.5 点となる。したがって本例は D ダイマー検査ではなく，胸部 CT 検査を実施するべきである。この検査が直ちに実施できない場合には，CT 検査を待っている間に低分子ヘパリン(LMWH)の投与を開始するべきである。

Ⅲ-112.　正解は C　第 118 章(vol.1 p.*863*～)

近年新たな抗凝固薬や抗血小板薬が数多く開発され，臨床利用できるようになっている。動脈血栓症，特に冠動脈や脳動脈の血栓症においては，血小板が重要な役割を果たしている。aspirin は世界中で最も広く使用されている抗血小板薬である。aspirin はシクロオキシゲナーゼ 1 を阻害して血小板の活性化を抑制する。その他のよく使用される経口抗血小板薬としては，clopidogrel と dipyridamole がある。clopidogrel はチエノピリジン系薬で，ほかに ticlopidine などがある。チエノピリジン系薬はアデノシン二リン酸受容体である $P2Y_{12}$ の特異的な拮抗薬で，血小板の凝集を阻害する作用をもつ。dipyridamole はホスホジエステラーゼを阻害することでサイクリック AMP の分解を抑制し，血小板の凝集を抑制する。経静脈投与の可能な抗血小板薬は，急性冠症候群の治療における重要性が高い。静注製剤はすべて，糖蛋白 IIb/IIIa 受容体を阻害する薬物である。糖蛋白 IIb/IIIa 受容体拮抗薬には abciximab, eptifibatide，tirofiban がある。

抗凝固薬は第 1 義的には静脈血栓の治療と予防のために使用される。多くの抗凝固薬が使用可能であり，その作用機序もさまざまである。ヘパリンは古くから使用されている薬物であるが，安全に使用するためには頻回の検査によるモニターが必要である。近年では低分子ヘパリン(LMWH)が臨床で用いられている。LMWH は皮下注射が可能であり，一般的に抗凝固作用の予測が容易であることから，ヘパリンよりも好まれて用いられる傾向にある。ヘパリンも LMWH もトロンビンの間接的な阻害作用を示し，おもな作用はアンチトロンビンの活性化を介して発現する。アンチトロンビンが活性化すると，トロンビンや第 Xa 因子などの凝固促進酵素が阻害される。fondaparinux は新しい抗凝固薬で，第 Xa 因子のみを特異的に阻害する。ヘパリンがアンチトロンビンに結合する際に介する五糖類配列の合成アナログであるが，トロンビンとアンチトロンビンを架橋するには短すぎる。トロンビン阻害薬は，アンチトロンビンではなく，トロンビンに直接結合することによりその効果を発揮する。直接的トロンビン阻害薬としては，lepirudin，argatroban，bivalirudin がある。抗凝固薬として最も広く使用されているのは warfarin であり，その効果はビタミン K 依存性凝固因子の合成を阻害することにより発現する。warfarin を使用する際には頻回のモニターが必要であり，薬物相互作用も大きいことから，安全で有効な経口抗凝固薬の開発が長年望まれてきた。現在経口薬として販売されている薬物はないが，多くの新規経口薬が臨床試験の最終段階にある。そのような薬物には Xa 因子阻害薬である rivaroxaban と apixaban，IIa 因子阻害薬である dabigatran etexilate がある。

Ⅲ-113.　正解は B　第 118 章(vol.1 p.*863*～)

冠動脈へのベアメタルステント留置後は，aspirin と clopidogrel を少なくとも 4 週間投与することにで，ステント内狭窄の発生を予防することが推奨されている。しかし本例では，薬物をきちんと服用していたにもかかわらず，ステント内狭窄を生じている。これは一般的には clopidogrel 抵抗性により，clopidogrel が血小板の凝集を抑制する効果が減弱していることを意味する。clopidogrel 抵抗性に関与する CYP 酵素の遺伝的多型の存在が知られている。白人の 25%，アフリカ系米国人の 30%，アジア人の 50%が，clopidogrel 抵抗性を示す遺伝子多型を有するとされている。この遺伝子多型は，prasugrel の活性には影響が少ないことがわかっている。したがって，clopidogrel 抵抗性を示す患者には prasugrel への変更を考慮するべきである。

aspirin 抵抗性については，いまだ未解決の問題である。aspirin 抵抗性とは，aspirin の投与によって虚血性血管イベントを予防できなかった事象に対する臨床的な診断名である。aspirin 抵抗性は，通常の投与量で血小板機能の抑制が不十分である現象として生化学的にも説明可能である。しかし，aspirin 抵抗例については投与量を増量したり，その他の抗血小板薬を併用することによって克服することはできないとされている。動脈血栓症の第 1 義的な原因は血小板の凝集であるため，warfarin や LMWH などの抗凝固薬の適応はない。

III-114. **正解は B** 第 118 章(vol.1 p.*863*〜)

LMWH は，治療の際に特に禁忌事項がない限り，おおむね通常のヘパリンと置き換えて使用されている。LMWH は皮下投与後の生物学的利用率がより高く，半減期も長い。したがって，予防と治療のいずれの目的においても，間欠投与が可能である。それに加えて，クリアランスが用量非依存性で投与量の設定が簡易で，抗凝固作用が予測しやすく頻回のモニタリングが不要であるため，多くの患者にとってヘパリンよりも優れている。また，LMWH はヘパリン誘発性血小板減少症のリスクがヘパリンよりも低く，この点は治療期間の長短にかかわらず重要である。

SECTION Ⅳ
感染症

QUESTIONS

各設問に対する，最もふさわしい解答を選べ。

Ⅳ-1. 膜侵襲補体複合体（C5～8）欠損に関連する細菌はどれか。

A. カタラーゼ陰性菌
B. 髄膜炎菌（*Neisseria meningitidis*）
C. 緑膿菌（*Pseudomonas aeruginosa*）
D. *Salmonella* 属菌
E. 肺炎球菌（*Streptococcus pneumoniae*）

Ⅳ-2. 48 歳の男性。原因不明の敗血症性ショックで ICU に入院。入院 1 日前まで特に健康上の問題はなかった。家族の話ではそのときから筋肉痛と発熱が生じていたという。本人からは食欲低下と全身倦怠感以外に特に訴えはなかった。受診日当日の朝から昏睡状態で反応がなかったため，救急車で病院に搬送。救急外来到着時に，血圧 60/40 mmHg，脈拍数 142/min であった。呼吸数 32/min と頻呼吸があり，酸素飽和度は室内気で 75 %，体温は 40.5℃。挿管し，人工呼吸器管理をし，来院時より救急外来で生理食塩液 1 L を投与したが，血圧 75/40 mmHg と血圧低下が持続中。継続的な補液を行い，適当な血圧を保つために noradrenaline 投与を開始。患者には高血圧と脂質異常症の既往がある。amlodipine 10 mg/日 と atorvastatin 20 mg/日を内服中。その他，20 歳のときにバイク事故を起こし，開腹術を行って脾摘の経験があるという。血液，喀痰，尿培養を採取。この患者に対する適切な抗菌薬はどれか。

A. ceftriaxone と vancomycin
B. ceftriaxone，ampicillin および vancomycin
C. ceftriaxone，vancomycin および amphotericin B
D. clindamycin，gentamicin および vancomycin
E. clindamycin と quinine

Ⅳ-3. 32 歳の女性。右大腿部の疼痛を主訴に入院。蜂巣炎の診断で oxacillin 静注治療を行った。蜂巣炎の部位よりも疼痛部位が大きいことを入院時の担当医が記載していた。24 時間経過後，患者は敗血症性ショックに陥り，血圧が低下，急性腎不全を合併し，播種性血管内凝固（DIC）を呈した。CT 所見では，右足にガス産生を伴う液体貯留が深部筋膜にまでみられた。緊急の手術を計画。抗菌薬治療をどのように変更すればよいか。

A. oxacillin を継続して clindamycin を追加する
B. oxacillin を継続して clindamycin と gentamicin を追加する
C. oxacillin を中止して clindamycin と vancomycin，gentamicin を追加する
D. oxacillin を中止して piperacillin/tazobactam と vancomycin を追加する
E. oxacillin を中止して vancomycin と gentamicin を追加する

Ⅳ-4. つぎの咬傷のうち，脾摘後の発熱患者でみられた場合，緊急疾患として対処すべきものはどれか。

A. ネコ咬傷
B. イヌ咬傷
C. サカナ咬傷
D. ヒト咬傷

Ⅳ-5. ワクチン接種のゴールの 1 つとして，特定の疾患を根絶することがあげられる。2010 年，米国内で感染が根絶された疾患はどれか。

A. ジフテリア
B. 麻疹
C. 百日咳

D. 水痘
E. 上記のいずれでもない

IV-6. 63歳の男性。慢性閉塞性肺疾患(COPD)を有しており，定期検診のため外来を受診。最近特に問題なく，調子はよい。tiotropium 18 μg を1日1回と albuterol を必要に応じて吸入。直近の1秒量(FEV_1)は55%で，酸素は必要としていない。肺炎球菌莢膜多糖体ワクチン(PPSV)接種を5年前に行った。再度，肺炎球菌ワクチン接種をうけるべきか，質問してきた。CDCのガイドラインに準じて，どのようにアドバイスすればよいか。

A. 1秒量が50%をきるまで追加のワクチン接種は不要である
B. 65歳になるまで追加のワクチン接種は不要である
C. 本日ワクチン接種を行う
D. 初回接種から10年後に行う
E. 1回の接種で十分なため，今後のワクチン接種は不要である

IV-7. 帯状疱疹ワクチンを接種すべき患者はつぎのうちどれか。

A. 最初の子ども(第12週)を妊娠している35歳の女性。水痘帯状疱疹の既往はない
B. 生来健康な54歳の男性。水痘帯状疱疹の既往はない
C. HIVに罹患している62歳の男性。抗レトロウイルス療法により治療中。$CD4^+$T細胞数は450/μLである
D. 皮膚筋炎由来の間質性肺疾患がある64歳の女性。prednisone 20 mg/日と azathioprine 150 mg/日で治療中である
E. 66歳の男性。非Hodgkinリンパ腫と最近診断されている

IV-8. 39歳の女性。2年前に肝移植を受け，prednisone 5 mg と cyclosporine 8 mg/kg/日で治療中。移植後に2回の拒絶反応があり，サイトメガロウイルス(CMV)感染と *Nocardia* による肺炎も起こした。ルワンダへゴリラを観察に行く旅行を計画中で，海外渡航中の健康相談をしたいと考えている模様。つぎの介入のうち，禁忌となるものはどれか。

A. マラリアの予防
B. 髄膜炎菌ワクチン
C. 破傷風ワクチン
D. 腸チフス筋注ワクチン(多糖体)
E. 黄熱ワクチン

IV-9. 19歳の女性。洞窟でキャンプ中に耳をコウモリに咬まれたということで外来を受診。ワクチン接種歴は不明。身体所見では発熱もなく，全身状態も良好。左耳介に2つの小さな穴があいている。このような場合，どのワクチン接種が適切か。

A. ribavirin 静注
B. ワクチン接種なし
C. 抗破傷風免疫グロブリン
D. 破傷風不活化ワクチン
E. 破傷風不活化ワクチンと抗破傷風免疫グロブリン

IV-10. サハラ以南のアフリカに入国する際に必要なワクチンはどれか。

A. A型肝炎
B. コレラ
C. 髄膜炎菌
D. 腸チフス
E. 黄熱

IV-11. 48歳の女性。人道主義者グループと一緒にハイチへ旅行中。マラリア予防として推奨されるものはどれか。

A. atovaquone/proguanil 合剤
B. chloroquine
C. doxycycline
D. mefloquine
E. 上記のいずれも使用できる

IV-12. 46歳の男性。2週間の休暇を利用してケニア旅行を検討中。HIV陽性のため抗レトロウイルス療法によって治療中。直近の$CD4^+$T細胞数は625/μLで，ウイルス量は測定感度以下。最も下がった場合の$CD4^+$T細胞数は250/μL。AIDS規定疾患に罹患したことはない。高血圧とHIV腎症に伴う蛋白尿がある。この患者の旅行に対して，推奨できることはどれか。

A. 旅行前に麻疹生ワクチンを受けるべきでない
B. 旅行前に黄熱ワクチンを受けるべきである
C. 入国の際にHIV検査結果の証明が必要となる
D. インフルエンザワクチンに対する反応がでるのは50%以下である
E. $CD4^+$T細胞数が500/μL以上のため，旅行中の感染リスクは非HIV感染者と同程度である

IV-13. 市中感染による自然弁(自己弁)感染性心内膜炎の原因として頻度が高いものはどれか。

A. コアグラーゼ陰性ブドウ球菌
B. コアグラーゼ陽性ブドウ球菌
C. 腸球菌
D. 通性Gram陰性桿菌
E. 腸球菌以外のレンサ球菌

IV-14. 感染性心内膜炎のDuke診断基準の小基準に入っていない項目はどれか。

A. 免疫学的現象(糸球体腎炎，Osler結節，Roth斑)

B. 経胸壁心エコー検査での新規の弁逆流
C. 基礎疾患としての心臓病変，注射薬物乱用
D. 発熱（>38.0℃）
E. 血管病変（動脈塞栓，敗血症性肺塞栓，Janeway 斑など）

IV-15. 感染性心内膜炎予防のために抗菌薬を投与すべきなのはどの患者か。
A. 23 歳の女性。僧帽弁逸脱があり，歯肉の手術を予定している
B. 24 歳の女性。22 年前に心房中隔欠損修復術を経験。疼痛のない血尿に対して選択的膀胱鏡検査を予定している
C. 30 歳の男性。静注薬物の使用歴があり，感染性心内膜炎の既往がある。前立腺膿瘍のドレナージ術を予定している
D. 45 歳の女性。5 年前に僧帽弁置換術を経験。通常の歯科クリーニングを予定している
E. 63 歳の女性。大動脈弁置換術を 2 年前に経験。スクリーニングとして大腸内視鏡検査を予定している

IV-16. 38 歳のホームレスの男性。20 分ほど継続する顔面下垂と左上肢の筋力低下，および左上腹部痛の症状を呈する一過性脳虚血発作のため救急外来を受診。間欠的な発熱と発汗と悪寒がここ 2 週間ほどみられる。最近の旅行歴も動物との接触歴もない。抗菌薬の最近の使用歴もない。軽度につらそうで乱れた状態であった。体温 38.2℃，脈拍数 90/min，血圧 127/74 mmHg。歯の状態は悪く，心音では第 3 肋間胸骨左縁で拡張早期雑音を聴取。脾臓を肋骨下 2 cm で触知し，圧痛があった。右手第 3 指の先と左手第 4 指に圧痛を伴う新たな赤い結節を認めた。シラミ感染を示唆するシラミが衣服内にみられる。白血球は 14,500/μL で 5％が桿状核球，93％が多形核白血球であった。血液培養を採取後，vancomycin の経験的投与を開始。5 日間培養したが血液培養は陰性のままだった。発熱は続いており，血行動態は安定したものの，入院 3 日目には手と同様の病変を足先に新たに認めた。経胸壁心エコー上では 1 cm 大の可動性のある疣贅が大動脈弁にみられ，中等度の大動脈弁閉鎖不全症を呈していた。腹部 CT 上では脾腫と楔状の脾梗塞，腎梗塞を認めた。診断確定のために最も必要だと考えられる検査はどれか。
A. *Bartonella* 血清抗体価
B. Epstein-Barr ウイルス異種親和性抗体
C. HIV PCR
D. 末梢血塗抹標本
E. Q 熱抗体

IV-17. 感染性心内膜炎の患者で塞栓症状をきたしやすいのは，どの心エコー所見がみられる場合か。
A. 5 mm 大の僧帽弁の疣贅
B. 5 mm 大の三尖弁の疣贅
C. 11 mm 大の大動脈弁の疣贅
D. 11 mm 大の僧帽弁の疣贅
E. 11 mm 大の三尖弁の疣贅

IV-18. ある患者が発熱，全身倦怠感と全身性の関節痛を主訴に入院。当初の血液培養では methicillin 耐性黄色ブドウ球菌（MRSA）がすべてのボトルから検出。身体所見では関節炎の所見はなく腎機能は正常。心エコーでは大動脈弁に 5 mm の疣贅を認めた。vancomycin 15 mg/kg を 12 時間ごとに投与開始。4 日後，患者は発熱が続いており，培養結果も引き続き MRSA 陽性。感染性塞栓巣の検索に加えて，どの治療法が推奨されるか。
A. 現行の抗菌薬投与を継続
B. gentamicin を追加投与
C. rifampicin を追加投与
D. vancomycin の最高血清濃度を測定し，3 回投与を検討
E. vancomycin を中止し，daptomycin の投与を開始

IV-19. 水疱を形成する感染症を起こさないものはどれか。
A. *Clostridium perfringens*
B. *Sporothrix schenckii*
C. 黄色ブドウ球菌（*Staphylococcus aureus*）
D. 化膿レンサ球菌（*Streptococcus pyogenes*）
E. *Vibrio vulnificus*

IV-20. 生来健康な 24 歳の男性。2 日間続く左胸痛を主訴に救急外来を受診。左胸部の皮膚の圧痛と腫脹があると訴えている。HIV のリスクになるような行為の既往歴はなく，庭園デザイナーとして働いている。身体所見では脈拍数 110/min，血圧 108/62 mmHg，体温 38.7℃。左胸部に疼痛と腫脹がある。心電図は正常で，非造影 CT 検査が行われた（図 IV-20）。つぎのうち，このような病気を起こす可能性が最も高いものはどれか。
A. コクサッキーウイルス A16 型

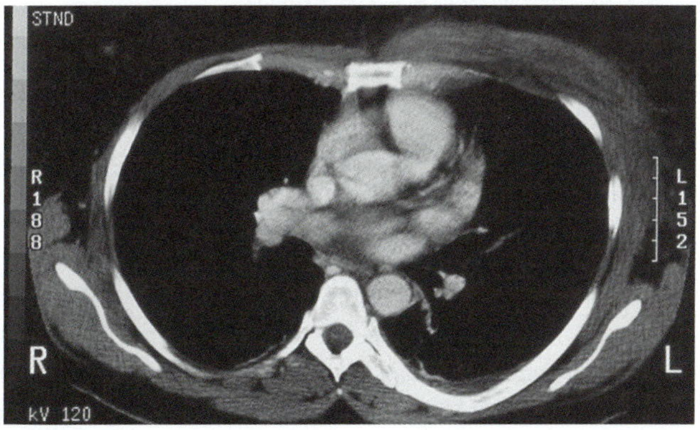

図 IV-20

B. 結核菌(*Mycobacterium tuberculosis*)
C. *Rickettsia akari*
D. 化膿レンサ球菌(*Streptococcus pyogenes*)
E. 水痘帯状疱疹ウイルス

IV-21. 骨髄炎の病因と疫学に関する説明で正しくないのはどれか。
A. 足の刺し傷後，糖尿病患者の 30〜40％が骨髄炎を起こす
B. 人工関節を装着している場合，黄色ブドウ球菌(*Staphylococcus aureus*)菌血症患者の 25〜30％で骨髄炎を起こす
C. 結核菌(*Mycobacterium tuberculosis*)による骨髄炎はまれである
D. 最も多い細菌性骨髄炎の原因微生物は黄色ブドウ球菌である
E. 骨髄炎の原因微生物としては，methicillin 感受性黄色ブドウ球菌(MSSA)よりも methicillin 耐性黄色ブドウ球菌(MRSA)のほうが致死率が高く，経済的にもコストがかかる

IV-22. 79 歳の男性。第 3 指中足骨の糖尿病足壊疽とそれに伴う潰瘍が 3 カ月前からみられるが，主治医がすすめる感染側の足の免荷についてまだ対応していない。鈍く拍動性の足の疼痛とともに，発熱もある。身体所見では腐敗臭を放ち，膿で満たされた 2.5 cm の潰瘍を認めた。金属プローベで傷を調べると，3 cm の深さのところに骨を直接触れることができた。膿の Gram 染色では，Gram 陽性レンサ球菌，Gram 陽性桿菌，Gram 陰性双球菌，腸内細菌様の Gram 陰性桿菌，微小かつ多形成の Gram 陰性桿菌，そして多数の好中球がみられた。血液および膿の培養結果が判明するまでの間，どの抗菌薬を経験的に使用したらよいか。
A. ampicillin/sulbactam 1.5 g を 4 時間ごとに静注
B. clindamycin 600 mg を 1 日 3 回経口
C. linezolid 600 mg を 1 日 2 回静注
D. metronidazole 500 mg を 1 日 4 回経口
E. vancomycin 1 g を 1 日 2 回静注

IV-23. 45 歳の男性。アルコール依存症の既往があり肝硬変が疑われる患者が，ここ 2〜3 日間続いている全身状態不良と意識障害を主訴に救急外来を受診。最近 2 年間は飲酒していない。現在薬物の内服もしておらず，自宅でゲームデザイナーとして働いている。HIV の危険因子はない。かかりつけ医からは肝移植の事前検査をすすめられており，来月から開始予定であった。バイタルサインは血圧 90/60 mmHg，脈拍数 105/min，体温 38.5℃，呼吸数 10/min で，酸素飽和度は室内気で 97％。傾眠傾向がみられるが，質問には正確に答えることができる。くも状血管腫が多く，手掌紅斑も認める。腹部には波動を触れ，全体に圧痛がある。腹腔穿刺の結果，軽度に濁りのある白血球 1,000/μL と好中球が 40％の腹水を認めた。1 L の補液を行った後，脈拍数は 95/min まで落ち着き，血圧は 100/65 mmHg まで上昇。患者の現在の病態と治療について正しい記述はどれか。
A. 50％以上の症例で発熱がみられる
B. 最初の経験的治療では嫌気性菌をカバーするために metronidazole か clindamycin を追加投与する
C. 腹水の白血球分画で好中球が 50％以上でないため，原発性(特発性)細菌性腹膜炎の診断はつかない
D. 最も多い原因微生物は腸球菌である
E. 腹水培養では，90％以上の感度で診断がつく

IV-24. 48 歳の女性。糖尿病性腎症で末期腎不全を有しており，1 日持続する腹痛と発熱の治療のため入院。6 カ月前から持続式携行式腹膜透析法(CAPD)を行っている。前日は透析液の回収が悪く，腹部が膨れているように感じられていた。糖尿病性網膜症と末梢性ニューロパチーを併発している。気分は悪いが，著しく悪いというほどではない。バイタルサインは体温 38.8℃，血圧 130/65 mmHg，脈拍数 105/min，呼吸数 15/min で，酸素飽和度は室内気で 98％。腹部は軽度膨隆しており，全体的に反跳痛を伴う圧痛を認めた。腹水の白血球数は 400/μL で，80％が好中球であった。経験的腹腔内抗菌薬治療として選択されるのはどれか。
A. cefoxitin
B. fluconazole
C. metronidazole
D. vancomycin
E. voriconazole

IV-25. 77 歳の男性。1 週間続く発熱，悪寒，悪心，右上腹部痛を主訴に来院。体温は 39℃で，全身状態は不良。血圧 110/70 mmHg，脈拍数 110/min，呼吸数 22/min で，酸素飽和度は室内気で 92％。右肺尖部で呼吸音が減弱しており，右上腹部に圧痛がある。胆石の既往があるが，胆嚢切除術は受けていない。CT 所見を図 IV-25A に示す。現段階の患者の状態および治療として適切なのはどれか。
A. 菌血症を合併することはまれである(10％未満)
B. *Candida* 属菌種を標的とした経験的治療を開始する
C. 嫌気性菌を標的とした経験的治療を開始する
D. 経皮的ドレナージを施行する
E. アルカリホスファターゼは正常である可能性が高い

IV-26. 41 歳の男性。C 型肝炎由来の腹水がみられ，腹痛を主訴に来院。身体所見では，体温 38.3℃，脈拍数 115/min，血圧 88/48 mmHg，呼吸数 16/min で，酸素飽和度が室内気で 99％。中度の気分不快感があり，安静な状態で横た

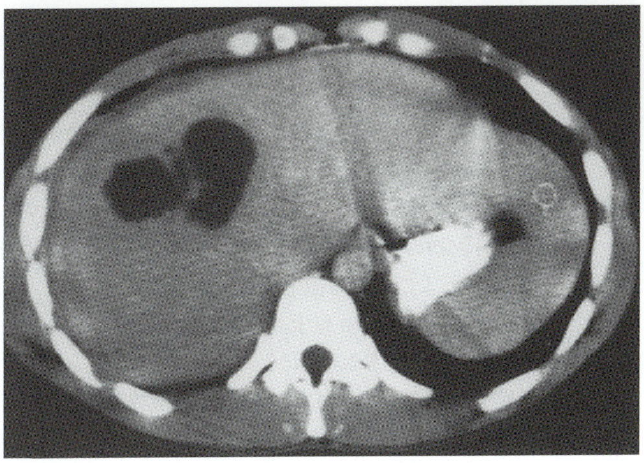

図 IV-25A

わっている。意識は清明。呼吸音はクリアで，心音にも特に問題はない。腹部所見では全体に圧痛があり，腸蠕動音が小さく，軽度の筋性防御はあるが，反跳痛はない。白血球 11,630/μL，好中球 94％で，ヘマトクリット 29％，血小板数 24,000/μL。腹腔穿刺を行ったところ，多形核白血球数 658/μL，総蛋白 1.2 g/dL，グルコース 24 mg/dL。Gram 染色では Gram 陰性桿菌，Gram 陽性レンサ球菌，Gram 陽性桿菌および真菌がみられた。つぎのうち推奨されないのはどれか。

A. 腹部 X 線検査
B. 広域スペクトル抗菌薬
C. 活性化プロテイン C（活性型 drotrecogin alfa）
D. 補液
E. 外科への照会

IV-27. 原因微生物はさまざま方法で腸管感染を起こし，下痢症を生じさせる。コレラ菌（*Vibrio cholerae*）によって起こった下痢症と一致しないものはどれか。

A. 小腸の口側に限局した病変
B. 糞便中白血球陽性
C. 糞便中ラクトフェリン陽性
D. 毒素産生
E. 水様性下痢

IV-28. 46 歳の女性。グアテマラの地方を旅行。到着して 3 日後，強い腹痛を伴う水様性下痢を認めた。ここ 2 日間は 1 日 2 回，形のない便が続いている。血便はみられず，発熱もないという。原因微生物として最も可能性の高いのはどれか。

A. *Campylobacter jejuni*
B. 腸管毒素原性大腸菌
C. Lambl 鞭毛虫（*Giardia intestinalis*）
D. ノロウイルス
E. *Shigella* 属

IV-29. IV-28 の患者で推奨される治療はどれか。

A. azithromycin 10 mg/kg を初日に投与し，その後 5 mg/kg を 2 日目に投与し，3 日目には下痢が継続した場合に投与する
B. ciprofloxacin 500 mg 1 日 3 回を 5 日間投与する
C. ciprofloxacin 750 mg を単回投与する
D. loperamide 4 mg を投与後，下痢がみられた後に 2 mg を追加投与する
E. 経口補液のみ行う

IV-30. 仲間内でピクニックに出かけた後，参加者の多くが急性消化器疾患を発症。黄色ブドウ球菌（*Staphylococcus aureus*）による食中毒が疑われた。この原因微生物による食中毒の症状として典型的ではないものはどれか。

A. 痙性腹痛
B. 下痢
C. 発熱
D. 嘔吐

IV-31. あなたは郊外の病院でのオンコール業務中の医師である。サルコイドーシスの既往があり，現在は薬物を内服していない 28 歳の女性から電話を受けた。間欠的な腹部全体の痙性の疼痛，および血性ではない複数回の嘔吐を訴えている。立位時のふらつきや意識消失などはない。さらに質問を重ねたところ，5 時間前に地元の中華料理屋で友人ととった食事が最後の食事とのこと。ビュッフェスタイルで鶏肉やチャーハンなどもあったという。患者に対してつぎのどれをすすめるか。

A. 最寄り救急外来を受診し，補液してもらうようにいう
B. azithromycin による抗菌薬治療を開始するようすすめる
C. 水分さえとれれば自然と軽快する疾患であり，治療は不要なため心配ないと安心づける
D. 虫垂炎の評価のために CT 検査をすすめる
E. サルコイドーシスによる免疫不全状態であるため，入院のうえ，vancomycin と ceftriaxone の静注治療を受けるようすすめる

IV-32. *Clostridium difficile* 感染症でよくみられる所見はどれか。

A. 発熱
B. 血性ではない下痢
C. 麻痺性イレウス
D. 治療後の再発
E. 上記のすべて

IV-33. *Clostridium difficile* 感染症として治療するべきではないものはどれか。

A. ナーシングホームに居住中の 57 歳の男性。トキシン

A および B が便から認めないものの，偽膜性大腸炎が大腸内視鏡でみられ，下痢が 2 週間続いている

B. 63 歳の女性。発熱，白血球増加，麻痺性イレウスがある。*C. difficile* が便 PCR で陽性を示す

C. 68 歳の女性。最近の抗菌薬治療歴があり，救急外来に腹痛と下痢を主訴に来院。その後 ICU に入室。重度の腹部疼痛とともに腸蠕動音の消失，血圧低下がみられ，CT 所見では腸粘膜の肥厚を認める

D. 75 歳の男性。amoxicillin を上気道感染治療のため使用。1 日 2 回の軟便が 3 日間続いている

IV-34. 78 歳の女性。認知症があり，ナーシングホームに 5 年間居住中。4 週間前から，かかりつけ医に下痢症状をみてもらっている。その当時，PCR で便検体の *Clostridium difficile* が陽性を示し，metronidazole 経口投与を行い，症状は軽快。ところが，4 日前から 1 日 5 回の軟便がみられ，腹痛も出現してきた。便の PCR は依然として陽性。最も適切な治療はどれか。

A. 糞便注腸法
B. 免疫グロブリン静注
C. metronidazole 経口
D. nitazoxanide 経口
E. vancomycin 経口

IV-35. *Clostridium difficile* 関連疾患と最も関連性が低い抗菌薬はどれか。

A. ceftriaxone
B. ciprofloxacin
C. clindamycin
D. moxifloxacin
E. piperacillin/tazobactam

IV-36. 男性の尿道炎を起こさないものはどれか。

A. *Gardnerella vaginalis*
B. *Mycoplasma genitalium*
C. 淋菌（*Neisseria gonorrhoeae*）
D. 腟 *Trichomonas*（*Trichomonas vaginalis*）
E. *Ureaplasma urealyticum*

IV-37. 25 歳の女性。2 日間続く頻尿，尿意切迫，骨盤の違和感を主訴に来院。排尿時に外陰部の疼痛はない。その他に健康上の問題はなく，発熱もない。性行為は行っている。顕微鏡では膿尿であるものの原因微生物はみられない。24 時間培養しても陰性のままである。診断を確定するために最もよい方法はどれか。

A. 子宮頸部の培養
B. 顕微鏡検査による腟分泌物中の「手がかり細胞」の存在
C. 尿の *Chlamydia trachomatis* の核酸増幅検査
D. 外陰部および腟の身体診察
E. 腟分泌物の pH が 5.0 以上

IV-38. 細菌性腟症でみられる所見はつぎのどれか。

A. 腟分泌物が少なく，腟上皮の発赤と「手がかり細胞」がみられる
B. 腟分泌物の pH 4.5 以上。顕微鏡検査で「手がかり細胞」，および複合菌微生物叢を認める
C. 腟分泌物の pH 5.0 以上。鏡検で可動性の *Trichomonas* がみられ，10％ KOH により魚臭がする
D. 腟分泌物の pH 4.5 未満。鏡検で乳酸桿菌優位の複合菌微生物叢および量が少なくきれいな腟分泌物がみられる
E. 腟分泌物の pH 4.5 未満。鏡検で「手がかり細胞」および複合菌微生物叢を認める

IV-39. 性感染症クリニックで膿性の子宮頸管炎治療に来た女性に最もみられるものはどれか。

A. *Chlamydia trachomatis*
B. 単純ヘルペスウイルス
C. 淋菌（*Neisseria gonorrhoeae*）
D. 腟 *Trichomonas*（*Trichomonas vaginalis*）
E. 検出できない

IV-40. 19 歳の女性。骨盤内の疼痛があり，救急外来を受診。1 週間前から疼痛はあったが，発熱を伴う右下腹部の疼痛が 1 日前から強くなってきたために受診。さらに呼吸時に増悪する右上腹部（季肋部）の疼痛がここ 1 日で出現してきたという。性的活動はあり，複数のパートナーがいる。また，喘息の既往がある。身体所見では発熱，呼吸音は正常，頻拍があり，反跳痛や筋性防御，腫瘤はないものの，右季肋部に圧痛がある。骨盤内の診察では頸管に問題ないものの，子宮頸部を動かしたときと付属器に疼痛がある。腫瘤は触れない。尿の妊娠反応は陰性で，白血球増加がある以外は腎機能，肝機能の検査結果に問題はない。右季肋部の圧痛について正しい説明はどれか。

A. 急性胆嚢炎がある可能性が高い。^{99m}Tc-HIDA を用いた核医学検査を行い，診断を確定させる
B. 肝生検を行った場合，単純ヘルペスウイルスが肝組織培養でみられる可能性がある
C. 腹腔鏡検査で肝被膜に炎症がみられる
D. 肝炎の原因が急性 C 型肝炎ウイルス感染であることを確定するため，PCR が適応となる
E. 敗血症性肺塞栓が胸部 CT で認められる

IV-41. 23 歳の大学生の男性。先週から生じた複数の陰部潰瘍の評価のため来院。当初は膿疱と膿を形成していたが，現在は潰瘍である。潰瘍は非常に疼痛が強く，ときどき出血するという。身体所見では複数の左右対称性の深い

潰瘍がみられ，膿疱性病変をもち，出血しやすい。非常に疼痛が強いが，触診上は軟らかい。局所の培養で同定される可能性の高いのはどれか。

A. 軟性下疳菌（*Haemophilus ducreyi*）
B. 単純ヘルペスウイルス
C. ヒト免疫不全ウイルス（HIV）
D. 淋菌（*Neisseria gonorrhoeae*）
E. 梅毒トレポネーマ（*Treponema pallidum*）

IV-42. 性行為に伴う感染のうち，女性の HIV 感染の獲得リスクを上昇させないのはどれか。

A. 細菌性腟症
B. クラミジア
C. 淋菌（*Neisseria gonorrhoeae*）
D. 単純ヘルペスウイルス 2 型
E. 腟 *Trichomonas*（*Trichomonas vaginalis*）
F. 上記のいずれも獲得リスクを上昇させる

IV-43. どの患者の部屋から退出する場合，アルコール消毒のみでは不十分となるか。

A. 四肢麻痺のある 54 歳の男性。基質特異性拡張型βラクタマーゼ産生菌による尿路感染症を起こし入院している
B. ナーシングホーム入居中の 78 歳の患者。最近の抗菌薬使用歴があり，*Clostridium difficile* 感染を起こしている
C. 35 歳の女性。進行した HIV があり，空洞形成した肺結核がみられる
D. 20 歳の腎移植レシピエント。水痘帯状疱疹ウイルス肺炎にかかっている
E. 40 歳の男性。methicillin 耐性黄色ブドウ球菌（MRSA）による癤腫がある

IV-44. 実質臓器移植後 2 週間以内では，どの種類の感染が最も起こりやすいか。

A. サイトメガロウイルスや Epstein-Barr ウイルスの再活性化
B. 液性免疫不全による感染症〔髄膜炎菌血症，重症肺炎球菌（*Streptococcus pneumoniae*）感染症〕
C. 好中球減少に伴う感染（*Aspergillus* 症，*Candida* 血症など）
D. T 細胞数減少に関連した免疫不全（*Pneumocystis jirovecii* 感染，*Nocardia* 症，*Cryptococcus* 症など）
E. 典型的な院内感染（中心静脈ライン感染，院内肺炎，尿路感染症など）

IV-45. 22 歳の女性。先天性閉塞性尿路疾患のため，3 カ月前に死体腎移植を経験。試験期間中は忙しすぎて内服を忘れることがあった。その後 38.8℃の発熱と関節痛，リンパ球減少がみられ，クレアチニンがベースラインの 1.2 mg/dL から 2.4 mg/dL に上昇したため入院。飲み忘れていた可能性が高いのはどの薬物か。

A. acyclovir
B. isoniazid
C. itraconazole
D. trimethoprim/sulfamethoxazole（ST 合剤）
E. valganciclovir

IV-46. 他の実質臓器移植の場合と比較して，心移植患者がドナーの心臓から移植後早期に特異的に感染しやすい原因微生物はどれか。

A. *Cryptococcus neoformans*
B. サイトメガロウイルス
C. *Pneumocystis jirovecii*
D. 黄色ブドウ球菌（*Staphylococcus aureus*）
E. *Toxoplasma gondii*

IV-47. 43 歳の女性。急性白血病のため，同種造血幹細胞移植を経験。移植後 2 週間経過し，38.3℃の発熱があり，脈拍数 115/min，血圧 110/83 mmHg で，酸素飽和度は室内気で 89％。白血球は 500/μL で，20％が多形核白血球であった。酸素飽和度低下と胸部 X 線上で浸潤影がみられたため，CT 検査を実施。びまん性結節と腫瘤がみられ，そのうちのいくつかは halo sign 陽性であった。診断のために最も有用だと考えられる検査はどれか。

A. 細胞の層（バフィーコート）による顕微鏡検査
B. 血漿サイトメガロウイルス量
C. 血清ガラクトマンナン抗原検査
D. 喀痰培養
E. 尿中 *Legionella* 抗原検査

IV-48. 細胞壁合成を阻害する抗菌薬はどれか。

A. ciprofloxacin，metronidazole，quinupristin/dalfopristin
B. rifampicin，sulfamycin，clindamycin
C. tetracycline，daptomycin，azithromycin
D. tobramycin，chloramphenicol，linezolid
E. vancomycin，bacitracin，penicillin

IV-49. 23 歳の大学生。発熱と前腕に化膿した発赤および疼痛性の結節を訴えて入院。熱心な重量挙げの選手で，citalopram で治療中のうつ病以外は健康体である。これらの皮膚病変はおよそ 1 週間前からみられ，かかりつけ医は外来で clindamycin による治療を行う予定をしていた。入院後，血圧が低下し，全身性炎症反応症候群の病態がみられたため，ICU に入室。dopamine 投与が開始され，linezolid 投与も開始されるとともに，敗血症性ショックの際に副腎不全が生じている可能性を考慮して hydrocortisone と fludrocortisone が投与された。6 時間後，発汗を

伴う譫妄状態が出現し，頻拍とともに体温 39.6℃と下痢がみられた。身体所見では振戦，筋強直，反射亢進と特に下肢に強いクローヌスを認めた。この臨床症状を引き起こす薬物相互作用はつぎのどの組み合わせか。

A. citalopram――dopamine
B. citalopram――linezolid
C. dopamine――fludrocortisone
D. dopamine――linezolid
E. fludrocortisone――linezolid

IV-50. 肺炎球菌(*Streptococcus pneumoniae*)による説明で正しくないものはどれか。

A. 無症候性の保菌は起こらない
B. 2 歳以下の幼児と高齢者は侵襲性感染のリスクが最も高い
C. 肺炎球菌結合型ワクチンはこの疾患の疫学に影響を与えた
D. 侵襲性肺炎球菌性肺炎による入院後 24 時間以内の致死率は，抗菌薬治療開始によっても変化しない
E. 先行するウイルス性上気道感染と二次的な肺炎球菌性肺炎には相関がある

IV-51. 75 歳の男性。ナーシングホームに入居中で，1 日続いている意識障害を主訴に来院。Parkinson 病と慢性閉塞性肺疾患(COPD)の既往がある。入院当日は傾眠傾向と意識障害があったことに職員が気づいている。救急外来では，体温 38.5° C，血圧 95/65 mmHg，脈拍数 105/min，呼吸数 24/min，酸素飽和度は室内気で 85%。ヤギ声を右肺背部からの聴診で認めた。胸部 X 線所見を図 IV-51 に示す。この患者に関する説明で正しくないものはどれか。

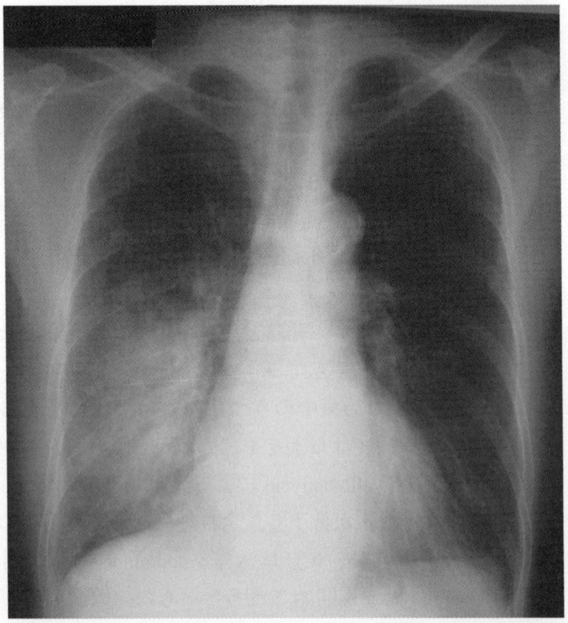

図 IV-51

A. 血液培養が陽性である確率は 30%未満である
B. 胸部 X 線所見で葉性の浸潤影がみられる
C. 髄膜炎が限局性の合併症として最もよくみられる
D. penicillin が適切な治療薬となる場合もある
E. 尿中肺炎球菌抗原検査が診断に役立つ可能性がある

IV-52. 19 歳の大学生。意識障害と意識状態の変容を主訴に，寮から友達につれられて救急外来を受診。周囲の学生間では上気道感染症が流行っている。患者は飲酒をせず，非合法薬物も使用していない。身体所見では意識障害，発熱と項部硬直を認めた。脳脊髄液所見は，白血球数が 1,800/μL，98%が好中球で，髄液グルコースが 1.9 mmol/L (35 mg/dL)，髄液蛋白が 1.0 g/L (100 mg/dL) であった。初期抗菌薬治療として最も適切なものはどれか。

A. ampicillin と vancomycin
B. ampicillin と gentamicin
C. cefazolin と doxycycline
D. cefotaxime と doxycycline
E. cefotaxime と vancomycin

IV-53. IV-52 の患者では，抗菌薬治療に加えて，どの補助的治療を行えば神経学的所見の予後が改善されるか。

A. dexamethasone
B. dilantin
C. gabapentin
D. levodopa
E. 非経口栄養療法

IV-54. 黄色ブドウ球菌(*Staphylococcus aureus*)と表皮ブドウ球菌(*S. epidermidis*)を区別できる生化学的検査はどれか。

A. カタラーゼ
B. コアグラーゼ
C. ラクトース発酵
D. オキシダーゼ
E. ウレアーゼ

IV-55. 30 歳の女性。末期腎不全があり，肩に挿入されたトンネル式カテーテルで透析を受けており，発熱と重度の腰痛を主訴に来院。身体所見では，循環動態は落ち着いているものの，不快感があり，発汗が著明であった。Levine 2/6 の弱い収縮期の駆出性雑音を聴取。カテーテル挿入部に非膿性の滲出液を伴う発赤と熱感がみられた。また腰部には著明な圧痛がある。神経学的にはまったく問題はない。Janeway 病変，Osler 結節，Roth 斑はみられない。白血球数は 16,700/μL で 12%が桿状核球である。この患者に対する迅速な治療や検査として含まれないものはどれか。

A. 入院
B. 腰椎 MRI

C. 透析カテーテルの抜去

D. 経胸壁心エコー

E. 血液培養 2 セットとその後の vancomycin と cefepime による経験的治療

IV-56. 30 歳の健康な女性。重度の呼吸困難，意識障害，湿性咳嗽と発熱を主訴に来院。発熱，関節痛，頭痛，全身倦怠感を呈するインフルエンザ様症状に 1 週間前にかかっている。36 時間前まで，特に治療せずに症状はほぼ改善していたが，新たに硬直に続いて呼吸困難の増悪が出現。当初の身体所見では，体温 39.6° C，脈拍数 130/min，血圧 95/60 mmHg，呼吸数 40/min，酸素飽和度が 100％酸素投与下で 88％。今回の身体所見では冷汗がみられ意識障害があり，呼吸困難を強く訴えている。胸部聴診では空洞音を左下肺野で認めた。挿管し，補液，抗菌薬投与が開始された。胸部 CT では左下肺野の壊死を認めた。血液・喀痰培養からは黄色ブドウ球菌（*Staphylococcus aureus*）が同定された。黄色ブドウ球菌に耐性を示すのはどの抗菌薬か。

A. doxycycline

B. linezolid

C. methicillin

D. ST 合剤

E. vancomycin

IV-57. IV-56 の患者にとって，効果的ではない抗菌薬はどれか。

A. daptomycin

B. linezolid

C. quinupristin/dalfopristin

D. telavancin

E. vancomycin

IV-58. つぎのうち，水頭症治療のために挿入したシャントに最も感染を引き起こしやすいのはどれか。

A. *Bacteroides fragilis*

B. ジフテリア菌（*Corynebacterium diphtheriae*）

C. 大腸菌（*Escherichia coli*）

D. 黄色ブドウ球菌（*Staphylococcus aureus*）

E. 表皮ブドウ球菌（*Staphylococcus epidermidis*）

IV-59. 42 歳の男性。コントロール不良な糖尿病（HbA_{1c} 13.3％）が基礎疾患としてあり，数週間に及ぶ大腿の痛みと発熱を主訴に来院。身体所見では，大腿全体に著明な非陥没性浮腫を伴う熱感，紅斑を認めた。皮膚潰瘍はない。CT では，大腿の筋層に数カ所の膿瘍がみられ，整形外科医へ膿瘍に関してドレナージと培養提出をコンサルトとなる。この症例で最も考えられる原因菌はどれか。

A. *Clostridium perfringens*

B. A 群レンサ球菌

C. 複数菌による感染

D. 黄色ブドウ球菌（*Staphylococcus aureus*）

E. *Streptococcus milleri*

IV-60. グアテマラ出身の 19 歳の女性。健康診断のため診療所を受診。4 歳のとき，急性リウマチ熱と診断された既往がある。その疾患についての詳細は記憶になく，唯一，6 カ月間ベッド上で安静にする必要があったということだけ覚えている。それ以来，penicillin V 250 mg を 1 日 2 回内服し続けており，問題なければこれを中止できないかと質問してきた。8 歳のときに一度だけ再発。それは米国へ移住時に penicillin を中断したときだという。現在の職業は介護職。身体診察では心尖拍動は異常ないものの，心尖部を最強点とし，腋窩へ放散する Levine 3/6 の全収縮期雑音を聴取。この患者にどうアドバイスしたらよいか。

A. penicillin を中止するか決定する前に弁破壊の程度を心エコーで確認する

B. 5 年間再発がないため，penicillin の予防投与は中止可能である

C. 予防投与のレジメンを 8 週間ごとの benzathine penicillin G 筋注に変更すべきである

D. 再発歴があり，リウマチ性心疾患が考慮され，A 群レンサ球菌への職業上の曝露が高リスクであるため，penicillin による治療を今後も継続すべきである

E. penicillin の予防投与を多価肺炎球菌ワクチンの 5 年ごとの接種に切り替えるべきである

IV-61. 36 歳の男性。急速に増悪する皮膚の感染を訴え，妻につれられて受診。患者には 1 型糖尿病があり，直近の HbA_{1c} は 5.5％。妻によると，数日前，患者はふくらはぎを虫に刺され，発赤を伴っていたとのこと。受診当日の数時間のうちに，当初発赤はないものの大腿の痛みが非常に悪化し，皮疹を伴う腫脹を認めるようになった。大腿とふくらはぎは感覚がないようだと訴えた。バイタルサインでは，発熱と頻拍を認めた。身体所見では，右大腿から下腿にかけて著明な圧痛と緊満がある。発赤と皮疹もところどころにみられる。大腿動脈と後脛骨動脈の拍動は触知可能な状態。下肢の CT 画像では，筋膜の広範な炎症像を認めるものの，筋肉への炎症はない。最も考えられる原因菌はどれか。

A. *Clostridium difficile*

B. 黄色ブドウ球菌（*Staphylococcus aureus*）

C. 表皮ブドウ球菌（*Staphylococcus epidermidis*）

D. 肺炎球菌（*Streptococcus pneumoniae*）

E. A 群レンサ球菌（*Streptococcus pyogenes*）

IV-62. 24 歳の女性。発熱と強い腹痛を訴え，夫とともに来院。この女性はペンシルベニア州郊外に住み，2 日前に自宅

で出産。出産前の定期的な健診は受けていない。分娩は困難で，破水後18時間以上を要している。児は出産後48時間以上経過しているが経過は良好で，発熱もない。患者は出産24時間後に微熱を認め，その12時間後から徐々に腹痛が増悪。現在，体温39℃，頻拍がある。下腹部に著明な圧痛があり，内診では子宮頸部から化膿した帯下がみられ，付属器にも著明な圧痛がある。帯下のGram染色では，多数の好中球とビーズ状のGram陽性球菌がみられた。最も考えられる原因菌はどれか。

A. *Chlamydia trachomatis*
B. *Gardnerella vaginalis*
C. 淋菌(*Neisseria gonorrhoeae*)
D. B群レンサ球菌(*Streptococcus agalactiae*)
E. 膣 *Trichomonas*(*Trichomonas vaginalis*)

IV-63. 腸球菌に関するつぎの記述のうち，誤っているのはどれか。

A. 米国において，腸球菌は院内感染の原因菌として2番目に頻度が高い
B. vancomycin耐性腸球菌(VRE)感染はvancomycin感受性腸球菌感染と比べて死亡リスクは変わらない
C. VREを消化管に保菌している患者は，vancomycin感受性腸球菌を消化管に保菌している患者よりも菌血症に陥る可能性が高い
D. VREを保菌している患者の部屋に滞在することによって，VREを腸管に保菌するリスクが生じる
E. *Enterococcus faecium* 株は一般的に *E. faecalis* 株よりもvancomycinに耐性傾向がある

IV-64. 最近，憩室炎の既往がある74歳の男性。1週間の発熱と倦怠感，全身の脱力を主訴に入院。身体所見では，38.5℃の発熱と僧帽弁領域で雑音を聴取し，線状出血を認めた。3セットの血液培養から *Enterococcus faecalis* が同定され，心エコー図では僧帽弁に小さな疣贅がみられた。検出された *E. faecalis* はampicillinに感受性があり，高度アミノグリコシド耐性はみられなかった。これらの情報をもとに，推奨される治療はどれか。

A. ampicillin
B. ampicillin＋gentamicin
C. daptomycin
D. linezolid
E. tigecycline

IV-65. vancomycin耐性 *Enterococcus faecium* による数種類の感染症に対し，FDAにより認可されている殺菌性の抗菌薬はどれか。

A. ceftriaxone
B. cefoxitin
C. linezolid
D. quinupristin/dalfopristin
E. vancomycin

IV-66. 42歳の男性。HIVに対する抗レトロウイルス療法(HAART)に耐性を示し，ウイルス血症が増悪したことによりHIVのステータスが悪化。3週間持続する湿性咳嗽と微熱を主訴に来院。ここ6カ月，患者のCD4$^+$T細胞数は100/μL未満。コンプライアンスは不良。胸部X線では多発性の微小な壊死性結節が両側下肺野にみられた。経皮的針生検では，好中球と *Corynebacterium* のようなGram陽性桿菌を認めた。培養の結果，*Rhodococcus equi* が出現。つぎのうち，効果のみられない抗菌薬はどれか。

A. azithromycin
B. cefotaxime
C. linezolid
D. tigecycline
E. vancomycin

IV-67. ナーシングホームに居住している87歳の男性。救急車にて地元の救急外来に搬送。動きが緩慢で，病的な様子であった。ナーシングホームのスタッフによれば，ここ数日間，低体温であるとともに食欲はなく，意識混濁がみられたという。腰椎穿刺が施行され，Gram染色ではGram陽性桿菌と白血球を認めた。*Listeria* 髄膜炎と診断され，適切な抗菌薬治療を開始。*Listeria* 髄膜炎とその他の細菌性髄膜炎を正しく区別している記述はどれか。

A. *Listeria* 髄膜炎では項部硬直がより出現しやすい
B. 髄液の細胞分画において，好中球が優位である
C. 光線過敏が出現しやすい
D. 症状の経過はより亜急性である
E. 髄液の白血球数はより高値を示しやすい

IV-68. 数家族がつれだって夏にピクニックへいき，市販の調理された肉とサラダを口にした2日後，地元の救急外来をそろって受診。受診者すべてが著しい下痢と頭痛，発熱，筋肉痛を訴えた。症状はピクニックの約24時間後からはじまり，全員がサラミを口にしていたことが判明。一般的な血液と便培養は現時点では陰性であった。*Listeria* 胃腸炎について正しい説明はどれか。

A. 合併症を伴わない症例では，抗菌薬治療は不要である
B. キャリアの場合は症状を認めないが，糞-口感染によって容易に感染拡大する
C. 胃腸症状は単独の原因菌(*Listeria monocytogenes*)の摂取により生じている
D. 胃腸炎は毒素によって発生し，原因菌は感染時には存在しない
E. ヒトからヒトへの感染がアウトブレイクの一般的な原因である

IV-69. 26歳の妊娠第3三半期の妊婦。高熱と筋肉痛，背部痛，倦怠感を主訴に来院。患者は入院となり，初期治療として広域スペクトルの抗菌薬投与が開始。血液培養では，*Listeria monocytogenes* が検出。入院の24時間後，約2,270 g の児を出産。この感染症に対する抗菌薬治療に関して，正しい説明はどれか。

A. ペニシリンアレルギーの患者には clindamycin を投与する
B. 新生児には，体重補正したうえで ampicillin と gentamicin を投与する
C. 母親への第1選択薬は penicillin と gentamicin の併用である
D. 妊娠後期においては *Listeria* 菌血症に対し，キノロン系抗菌薬を使用する
E. ST合剤は *Listeria* 感染に対して効果がない

IV-70. 長期間ヘロイン依存症となっている64歳の男性。発熱と悪化する筋攣縮，筋肉痛が1日中続くため，病院に搬送。長期間，静脈が硬化しているため，もはや経静脈的にヘロイン注射を行うことができず，不潔な針によって皮下注を行うことが多かった。身体所見上，非常に多汗で，38.6℃の発熱がみられた。顔面を含め，全身に筋攣縮を認めた。筋攣縮のため，口を開けることができず，全体的な筋攣縮により重度の背部痛がみられた。下肢では皮膚に外傷を認め，紅斑と圧痛がある。つぎのうち正しくない記述はどれか。

A. 創部の培養では破傷風菌（*Clostridium tetani*）が検出される
B. 髄腔内への抗毒素投与が推奨される
C. metronidazol 投与が推奨される
D. 筋機能障害が後遺症として認められることがある
E. strychnine 中毒とドパミン拮抗薬中毒を除外する

IV-71. 34歳の麻薬静注者。2日前からの構音障害，側方注視にて増悪する偏視，口渇，嚥下障害（液体・固形物ともに）を主訴に来院。両上肢の脱力も自覚するものの，感覚障害はないとのこと。最近何かに罹患したことはないが，左下腿に慢性的な潰瘍病変があり，最近軽度の熱感と圧痛を自覚していたという。また，しばしば下腿の潰瘍周囲にヘロインを注射していた。システマティックレビューでは，軽度の呼吸苦を認めたが，消化器症状や尿閉，腸管および膀胱調節障害などの症状はなかった。身体所見では，落ち着きのない状態であるものの意識は清明で，見当識も保たれており，顕著な中毒症状はみられなかったが，明らかな構語障害を呈していた。発熱はなく，バイタルサインも安定。脳神経所見では，両側の外転神経障害を認め，両眼の正中視が不可能な状態。両側の眼瞼下垂がみられ，瞳孔反応はみられるものの緩徐である。徒手筋力テストでは三角筋（4/5）以外は，すべて5/5。感覚や腱反射は四肢すべてで異常なし。咽頭は乾燥。肺，心臓，腹部には異常所見はなかった。下肢には4×5 cm の粒状の潰瘍があり，その上方辺縁には発赤と熱感，紅斑がみられた。つぎのうち適切な治療はどれか。

A. グルココルチコイド
B. ボツリヌス神経毒素（*Clostridium botulinum*）に対するウマ抗毒素
C. ヘパリン静注
D. naltrexone
E. 血漿交換

IV-72. 19歳の男性。4日間の水様便と悪心嘔吐，微熱を主訴に救急外来を受診。普段と異なった食事の摂取や旅行歴などはなく，周囲の人に同様の症状などもみられなかった。患者は，補液を静注され，制吐薬も投与されたうえで，全身状態が改善したために退院。その3日後，3セットの血液培養のうち2セットから *Clostridium perfringens* が検出。自宅にいる患者に電話連絡したところ，体調は良好であり，職場に復帰したとのこと。つぎに患者に指示すべき内容はどれか。

A. penicillin 静注治療のために呼びよせる
B. penicillin 静注治療と心エコー検査のために呼びよせる
C. penicillin 静注治療と下部消化管内視鏡検査のために呼びよせる
D. 血液培養採取のために呼びよせる
E. 経過観察を行う

IV-73. 髄膜炎菌（*Neisseria meningitidis*）感染で最もよくみられる症状はどれか。

A. 鼻咽頭への無症候性常在定着
B. 慢性髄膜炎
C. 髄膜炎
D. 点状出血あるいは紫斑性発疹
E. 敗血症

IV-74. 21歳の大学生。髄膜炎によって入院。髄液培養から，髄膜炎菌（*Neisseria meningitidis*）の血清型Bが同定。患者は，5人の学生とともに寮生活中。このような共同生活者に対して，推奨されるアプローチはどれか。

A. 共同生活者すべてに培養採取を行い，培養陽性者には予防投与を行う
B. 直ちに ceftriaxone を共同生活者すべてに投与する
C. 直ちに共同生活者すべてに rifampicin を投与する
D. 直ちに蛋白結合型ワクチンを接種する
E. 何も必要ない

IV-75. 19歳の男性。2日間の激しい排尿障害と尿道分泌物を主訴に来院。尿検査では，膿尿を認めた。新たなパート

ナーと1週間前にコンドームを用いることなく性交渉を行ったとのこと。DNA検査の結果，淋菌(*Neisseria gonorrhoeae*)陽性と判明。最も効果的な治療はどれか。

A. ceftriaxone 静注
B. penicillin 筋注
C. azithromycin 経口
D. cefixime 経口
E. levofloxacin 経口

IV-76. 44歳の男性。激しい咽頭痛を主訴に救急外来を受診。受診日当日の朝，嚥下時の軽度疼痛から症状がはじまり，12時間のうちに急速に進行。自宅で39℃の発熱を認め，息切れも徐々に悪化。鼻汁や歯の痛み，顎の痛みなどの症状はなかったという。周囲に同じ症状を呈する者はなく，接触はない。身体所見では，患者は紅潮しており，呼吸補助筋を用いての呼吸困難状態であった。吸気性喘鳴もあり，前屈した姿勢で座り，首をのばした状態で流涎がみられる。バイタルサインは，体温39.5℃，血圧116/60 mmHg，心拍数118/min，呼吸数24/min。酸素飽和度は室内気で95％。中咽頭後方は浮腫状であったが，滲出物や扁桃肥大はみられない。口蓋垂に偏位はなく，副鼻腔の圧痛や頸部リンパ節腫脹もない。聴診上，肺野に異常なく，心音は頻拍で，胸骨右縁に2/6の収縮期の駆出性雑音を聴取。腹部や四肢に異常はなく，神経学的所見も同様に異常はない。血液検査では，白血球17,000/μL(好中球87％，桿状核球8％，リンパ球4％，単球1％)，ヘモグロビン13.4 g/dL，ヘマトクリット44.2％。室内気での動脈血液ガス分析では，pH 7.32，二酸化炭素分圧($Paco_2$) 48 mmHg，酸素分圧(Pao_2) 92 mmHg。側方頸部X線撮影では，喉頭蓋の腫脹を認めた。この患者に対する最適なアプローチと治療はどれか。

A. ampicillin 500 mgを6時間ごとに点滴静注
B. cetriaxone 1 gを24時間ごとに点滴静注
C. 気管挿管＋ampicillin 500 mgを6時間ごとに点滴静注
D. 気管挿管＋cetriaxone 1 gを24時間ごと，clindamycin 600 mgを6時間ごとに点滴静注
E. 喉頭鏡検査と十分なモニタリング

IV-77. 上気道の原因菌としての*Moraxella catarrhalis*に関する説明のうち，誤っているのはどれか。

A. *M. catarrhalis*とインフルエンザ菌(*Haemophilus influenzae*)による慢性閉塞性肺疾患(COPD)の急性増悪の臨床像には違いがある
B. 小児では中耳炎を生じうる
C. COPD急性増悪の原因菌として2番目に高い
D. ほとんどの菌はazithromycinに感受性がある
E. ほとんどの菌でβラクタマーゼを有する

IV-78. 75歳の男性患者。発熱と体力の消耗を主訴に受診。数カ月間，倦怠感と体重減少が続いているという。身体診察では，微熱とともに軽度の拡張期雑音を聴取。血液検査では正球性かつ正色素性貧血を認めた。血液培養の3セットから*Cardiobacterium hominis*が検出。この患者の状態について正しいのはどれか。

A. 抗菌薬がこの患者の状態を改善するとは考えにくい
B. 心エコー所見は正常である可能性が高い
C. この患者は，塞栓症を生じるリスクの高い心内膜炎と診断される
D. この患者には手術が必要だと考えられる
E. 皮膚での汚染菌のために血液培養が陽性になったと考えられる

IV-79. アルコール依存症で頻繁に入院歴のある38歳の女性。イヌ咬傷のため救急外来を受診。患者の上腕と右手は開放創で，化膿や壊死もみられる。患者は低血圧を呈してICUに入院。播種性血管内凝固(DIC)がみられ，多臓器不全に陥っている。このように，全身状態の急速な悪化を引き起こした原因菌として，最も考えられるのはどれか。

A. *Aeromonas*属菌
B. *Capnocytophaga*属菌
C. *Eikenella*属菌
D. *Haemophilus*属菌
E. *Staphylococcus*属菌

IV-80. 高血圧と喫煙歴のある56歳の男性。1週間持続する発熱と乾性咳嗽の後，ICUに入院。画像検査では肺に新たな浸潤影を認め，尿中*Legionella*抗原は陽性。抗菌薬の選択として誤っているのはどれか。

A. azithromycin
B. aztreonam
C. levofloxacin
D. tigecycline
E. ST合剤

IV-81. *Legionella*肺炎のリスクとならないものはつぎのうちどれか。

A. グルココルチコイドの使用
B. HIV感染症
C. 好中球減少症
D. 最近の手術歴
E. 喫煙

IV-82. 72歳の女性患者。呼吸不全のためICUに入院。発熱と知覚鈍麻を認め，胸部X線では両側実質の固質化がみられた。*Legionella*肺炎の診断について正しい説明はどれか。

A. 多数の血清型があるため，急性期と回復期での抗体

測定は有用ではない
B. *Legionella* は Gram 染色では確認できない
C. 適切な培地を選択すれば，*Legionella* はすぐに培養される
D. *Legionella* 尿中抗原検査は抗菌薬使用後も有用である
E. *Legionella* DNA に対する PCR は診断のゴールドスタンダードである

IV-83. 特に既往歴のない生来健康な 18 歳の男性。激しい咳を主訴に来院。7 日前頃から微熱，鼻汁，咳，倦怠感といった上気道症状がみられた。発熱と鼻感冒は改善したが，ここ 2 日間はときに嘔吐をするほどの激しい咳であった。幼児期の予防接種はすべて受けたというが，ここ 12 年では破傷風トキソイドを接種したのみであった。受診時に発熱はなく，咳がみられないときの胸部所見も正常。咳嗽時にはときに吸気時の笛声を認めた。胸部 X 線では特記すべき所見はない。この患者で考慮される疾患について正しい説明はどれか。
A. 治療としてフルオロキノロン系抗菌薬治療が推奨される
B. 寒冷凝集素は一般に陽性である
C. 鼻咽頭吸引での DNA 検査が診断に役立つ
D. 肺炎が合併症としてみられることが多い
E. 尿中抗原試験では 3 カ月以上陽性である

IV-84. ラテンアメリカで最も頻度の高い旅行者下痢症の原因はどれか。
A. *Campylobacter jejuni*
B. 赤痢アメーバ（*Entamoeba histolytica*）
C. 腸管毒素原性大腸菌
D. *Giardia lamblia*
E. コレラ菌（*Vibrio cholerae*）

IV-85. 入院患者において，どの抗菌薬を使った場合に基質特異性拡張型βラクタマーゼ（ESBL）産生の Gram 陰性桿菌感染が最も発生しやすいか。
A. カルバペネム系抗菌薬
B. マクロライド系抗菌薬
C. キノロン系抗菌薬
D. 第 3 世代セファロスポリン系薬

IV-86. 25 歳の女性。7 日間に及ぶ排尿時の強い疼痛の悪化を主訴にクリニックを受診。発熱や背部痛はないが，頻尿と恥骨上部の圧痛を認めた。過去 2 年間に同様の症状がみられた他は特別な既往歴はなかった。尿検査では中等度の白血球がみられた。現在の症状を引き起こしている原因として最も考慮されるものはどれか。
A. *Candida* 属菌種
B. 大腸菌（*Escherichia coli*）
C. *Enterobacter* 属菌
D. *Klebsiella* 属菌
E. *Proteus* 属菌

IV-87. 志賀毒産生性大腸菌 / 腸管出血性大腸菌（STEC/EHEC）による小腸疾患に関する記述のうち誤っているのはどれか。
A. 抗菌薬治療は溶血性尿毒症症候群の発症リスクを抑えられる
B. ウシ挽肉は最も頻度の高い汚染原因となる
C. 主要な臨床症状は発熱を伴わない大量の血性下痢である
D. 途上国よりも先進国に多い感染症である
E. 最も多い血清型は O157:H7 である

IV-88. 63 歳の男性。急性膵炎に伴う急性呼吸促迫症候群（ARDS）によって ICU に入室し，3 週間が経過。ARDS は徐々に改善傾向にある。現在，気管切開のうえ，人工呼吸器によって呼吸管理されている。先週は，人工呼吸器の設定を徐々に落とし，胸部 X 線上でもわずかな改善がみられた。ここ 10 日間は熱もなく，白血球も正常値である。しかし，ここ 24 時間で，酸素化を保つために吸入酸素濃度（F_{IO_2}）は 0.60 から 0.80 へと上昇。また，右下葉に浸潤影を伴う新たな膿性痰がみられ，体温は 38.6℃に上昇し，白血球も高値を示した。痰の Gram 染色では，Gram 陰性球桿菌を認め，後に *Acinetobacter baumannii* と同定された。この原因菌について正しくない記述はどれか。
A. 血流感染症による致死率は 40％である
B. 多剤耐性が特徴の 1 つである
C. 米国では院内肺炎や院内の血流感染症の原因菌として増加している
D. アジアやオーストラリアでは大きな問題にはなっていない
E. 血流感染症については，tigecycline が選択肢の 1 つである

IV-89. *Helicobacter pylori* の定着によってオッズ比が上昇しない疾患はどれか。
A. 十二指腸潰瘍
B. 食道の腺癌
C. 胃の腺癌
D. 胃の MALT リンパ腫
E. 消化性潰瘍

IV-90. 44 歳の女性。*Helicobacter pylori* 関連の胃潰瘍に対して omeprazole，clarithromycin，amoxicillin による 14 日間の内服治療終了の 1 カ月後，食後の軽度な消化不良（ディスペプシア）とともに心窩部痛がみられた。管理上，つぎに

何を行えばよいか。

A. プロトンポンプ阻害薬による長期間の経験的治療

B. 胃癌を除外するための生検を行うため，内視鏡検査を行う

C. *H. pylori* の血清学的検査

D. omeprazole，tetracycline，metronidazole，bismuth subsalicylate による *H. pylori* に対する二次除菌治療

E. 尿素呼気試験

IV-91. 先進国では，*Helicobacter pylori* 感染の血清陽性率は現在どのように推移しているか。

A. 低下している

B. 増加している

C. 横這いである

D. 不明である

IV-92. 42 歳の男性。便潜血陽性と心窩部痛がある。精査にて十二指腸潰瘍を認め，生検にて *Helicobacter pylori* を認めた。つぎの除菌療法のうち，効果のないものはどれか。

A. amoxicillin と levofloxacin を 10 日間

B. omeprazole と clarithromycin，metronidazole を 14 日間

C. omeprazole と clarithromycin，amoxicillin を 14 日間

D. omeprazole と bismuth，tetracycline，metronidazole を 14 日間

E. omeprazole と amoxicillin を 5 日間，omeprazole と clarithromycin，tinidazole を 5 日間

IV-93. 嚢胞性線維症患者の痰培養から検出される細菌で，急速な呼吸機能の悪化と関連し，予後不良を示唆するものはどれか。

A. *Burkholderia cepacia*

B. 緑膿菌（*Pseudomonas aeruginosa*）

C. 黄色ブドウ球菌（*Staphylococcus aureus*）

D. 表皮ブドウ球菌（*Staphylococcus epidermidis*）

E. *Stenotrophomonas maltophilia*

IV-94. 入院中の患者で，緑膿菌（*Pseudomonas aeruginosa*）による敗血症とその他の細菌による敗血症とを区別する最も特異的な所見はどれか。

A. 壊疽性膿瘡

B. 重症熱傷患者の入院

C. 核の左方移動

D. 最近の抗菌薬曝露

E. 最近の 14 日間以上の人工呼吸器装着

IV-95. 好中球減少症の症状がみられない患者における緑膿菌（*Pseudomonas aeruginosa*）による菌血症に対して，単剤では効果が見込めない抗菌薬はどれか。

A. amikacin

B. cefepime

C. ceftazidime

D. meropenem

E. piperacillin/tazobactam

IV-96. ルームメイト同士の 5 人の大学生。キャンプ中に急速に進行する（8 時間未満の）腹痛，38.5℃を超える発熱，嘔吐，非血性の大量の下痢を訴えて来院。すぐに補液を行い，診断に至った。5 人全員の便培養から *Salmonella enteritidis* が検出された。この大学生たちの臨床症状に関する説明で正しくないものはどれか。

A. 抗菌薬治療は適応されない

B. 菌血症が生じるのは 10％未満である

C. 最も考えられる原因は十分に加熱されていない卵である

D. この疾患にはワクチンは存在しない

E. これは腸チフス（腸熱）である

IV-97. 36 歳の女性。タイ旅行から帰国して 2 日後，強い腹部の疝痛と 40℃の発熱，悪心，倦怠感を認めた。翌日には，粘血性の下痢があり，腹痛は増悪傾向で，発熱も持続していた。患者はバンコクに滞在し，季節は雨期で，屋台で生ものを食べたという。便検査では多数の白血球を認め，便培養では *Shigella flexneri* を認めた。この患者の疾患について正しい記述はどれか。

A. 旅行者へ有効なワクチンが存在する

B. 抗菌薬投与はキャリアの状態を長引かせるため，患者が菌血症になるまでは抗菌薬を投与すべきではない

C. 腸管運動抑制薬は脱水のリスク低減に有効である

D. ciprofloxacin が治療として推奨される

E. この患者は発熱症状があることから，*Campylobacter jejuni* による腸炎との鑑別が可能である

IV-98. 生来健康な 32 歳のウィスコンシン大学大学院在籍の男性。腹痛，下痢の後で 1〜2 日続く発熱，倦怠感，頭痛を主訴に来院。前日は 10 回以上の排便を認めた。便は粘血便であるとのこと。3 日前，教会でのバーベキューに参加し，そこで数人が下痢を起こしたという。この患者は 6 カ月以上旅行をしておらず，消化器疾患の既往もない。身体所見では，38.8℃の発熱と腹部全体の圧痛を認めた。血液検査では，好中球のわずかな上昇と赤血球沈降速度の亢進を認めるのみであった。便の Wright 染色では白血球を，下部消化管内視鏡では粘膜の炎症所見を認めた。炎症所見のある粘膜からの生検では，好中球，単球，好酸球の粘膜浸潤を認め，粘膜脱落に伴う上皮の障害や腺管構造の変性，陰窩膿瘍などを認めた。この患者の疾患に最も関与していると考えられるものはつぎのうちどれか。

A. *Campylobacter*
B. 大腸菌（*Escherichia coli*）
C. ノーウォークウイルス（ノロウイルス）
D. ロタウイルス
E. 黄色ブドウ球菌（*Staphylococcus aureus*）

Ⅳ-99. Ⅳ-98 の患者について，推奨される治療はどれか。
A. azithromycin
B. ceftriaxone
C. 症状がみられたときのみ diphenoxylate-atropine（Lomotil）
D. metronidazole
E. tinidazole

Ⅳ-100. あなたはハイチで救護団の一員として働いている際，図Ⅳ-100 のような重篤な水様便を呈した 19 歳の患者の診察を依頼された。患者には軽度の低血圧と頻拍があり，発熱はない。腹部に圧痛も認めない。この患者の症状に関して誤っている記述はどれか。
A. 抗菌薬治療は本疾患の罹患期間を短縮し，便中からの病原体の消失も早まる
B. 症状の重篤化や死亡は菌血症や多臓器不全が原因である
C. その場で抗原検査が可能である
D. 下痢は毒素が原因である
E. 中等度の効果をもつワクチンが米国外では入手できる

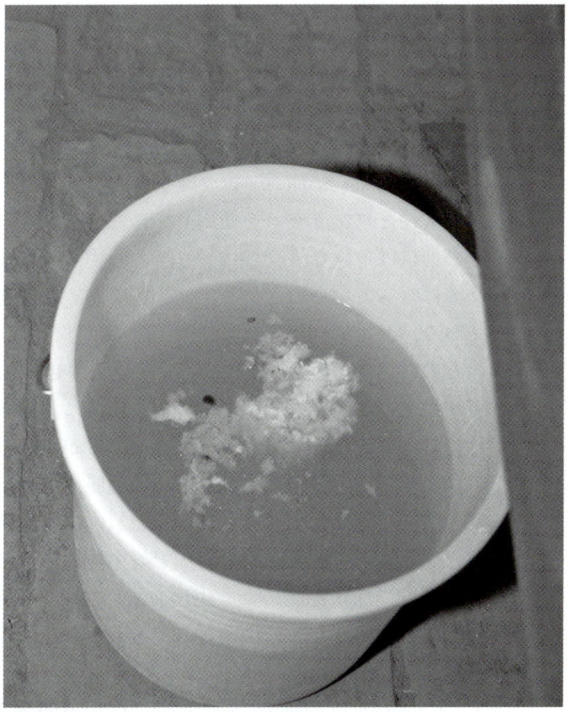

図Ⅳ-100 （巻末のカラー写真参照）

Ⅳ-101. ケンタッキー州西部出身の 45 歳の男性。9 月に発熱，頭痛，筋肉痛を主訴に救急外来を受診。患者は最近，魚やリス，ウサギなどを捕獲して食料としながら，数人の友人とキャンプ旅行を経験。旅行中，ダニに刺された記憶はないが，蚊に何回か刺されたという。先週，右手に潰瘍ができ，周囲は発赤し，疼痛を認めた。また，右肘付近に疼痛と腫脹もみられた。患者とともにキャンプをした友人たちには同様の症状は出現していない。バイタルサインは血圧 106/65 mmHg，心拍数 116/min，呼吸数 24/min，体温 38.7℃，酸素飽和度は室内気で 93％であった。外見上は軽度の頻呼吸がみられ，潮紅していた。結膜充血はなく，口腔内は乾燥。胸部所見では，右中肺野と左肺底部に断続性ラ音を聴取。脈拍は頻拍ではあったが整で，下部胸骨左縁を最強点とする Levine 2/6 の駆出性雑音を聴取。腹部では特記すべき所見はないが，右手には紅斑を伴った潰瘍があり，中心部には黒い痂疲を認めた。頸部リンパ節腫脹はみられないが，右腋窩と内側上顆領域の著明なリンパ節腫脹と圧痛がみられた。内側上顆のリンパ節は触診で波動を認めた。胸部 X 線所見では両肺に浸潤影がある。入院 12 時間後，急速な低血圧，低酸素状態となり，挿管による人工呼吸管理が必要となった。この患者に対する最も適切な治療はどれか。
A. ampicillin 2 g 静注を 6 時間ごと
B. ceftriaxone 1 g/日を静注
C. ciprofloxacin 400 mg 静注を 1 日 2 回
D. doxycycline 100 mg 静注を 1 日 2 回
E. gentamicin 5 mg/kg 静注を 1 日 2 回

Ⅳ-102. 35 歳の男性。急性発症の発熱，倦怠感，リンパ節の圧痛を主訴に救急外来を受診。この患者は米国の Four Corners という地域（ニューメキシコ，アリゾナ，コロラド，ユタの 4 州の境界線が集まった地域）で 4 日前にキャンプ旅行から帰ってきたが，そこでノミに刺されたという。既往歴に特記すべき事項はなく，職業は大学教授である。また，違法薬物の使用はないという。身体所見上，傾眠傾向ではあったが，意識は清明。体温 39.4℃，心拍数 105/min，血圧 100/65 mmHg。大腿には多数のノミ刺傷あり。右鼠径部には，周囲に浮腫を伴い，強い圧痛を認める 3～4 cm ものリンパ節を認めたが，リンパ管炎はみられない。リンパ節の穿刺吸引では Wright 染色で小さな Gram 陰性短桿菌を認めた。この疾患の原因微生物はどれか。
A. *Bartonella henselae*
B. Epstein-Barr ウイルス
C. *Rickettsia rickettsii*
D. 黄色ブドウ球菌（*Staphylococcus aureus*）
E. ペスト菌（*Yersinia pestis*）

Ⅳ-103. Ⅳ-102 の患者には，つぎのどの治療が選択されるか。

A. azithromycin
B. gentamicin
C. 治療はなく，自然軽快する
D. vancomycin
E. voriconazole

IV-104. 24歳の男性。HIV感染が進行した状態で，下肢に黄褐色の痛みを伴わない結節があることを主訴に救急外来を受診(図IV-104)。患者は発熱もなく，他の部位に同様の所見はみられない。抗レトロウイルス薬を内服しておらず，前回来院時の$CD4^{+}$T細胞数は20/μL。患者はネコや子ネコを飼っている友人と同居中。生検では，血管の小葉性の増殖とともに周囲に肥大した内皮細胞と新旧混在した炎症性浸潤がみられた。組織染色の結果，Gram陰性桿菌を認めた。この病変部に対する治療として最も効果のあるものはどれか。

A. azithromycin
B. cefazolin
C. IFN-α
D. penicillin
E. vancomycin

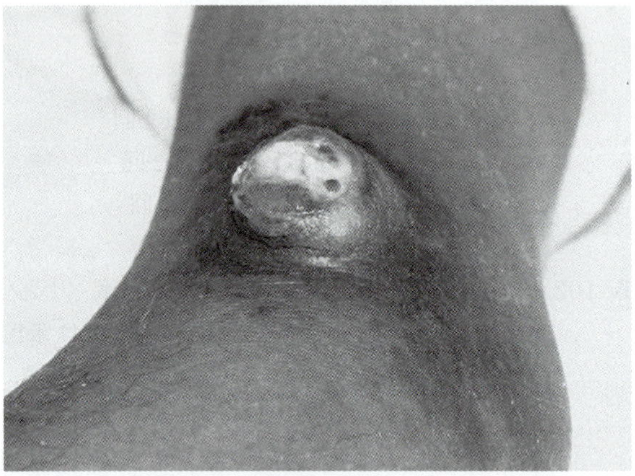

図IV-104 （巻末のカラー写真参照）

IV-105. ホームレスの38歳の男性。顔面下垂と左上腕の脱力を呈し，20分後に軽快した一過性脳虚血発作と左上腹部痛を主訴に来院。2週間前から間欠的に熱感と発汗，悪寒を自覚していたとのことであった。最近の旅行歴や動物との接触歴はない。最近，抗菌薬を使用したこともない。身体所見では，外見上は疲弊し，容姿は乱れた状態。体温は38.2℃，心拍数90/min，血圧127/74 mmHg。口腔内は汚く，心音は胸骨左縁第3肋間で早期拡張期雑音を聴取。肋骨下縁より2cm下で脾臓を触知し，圧痛を認めた。右手の中指先端と左手の環指には痛みを伴う結節を認めた。衣類にはシラミを認め，ヒトシラミ感染と診断した。白血球は14,500/μL，白血球分画では5％の桿状核球と93％の多核球を認めた。血液培養の採取後，初期治療として vancomycin が投与。血液培養は5日間経過後も発育を認めなかった。その後も発熱がみられたが，血行動態は保たれていた。入院3日目に，新たに手指と同様の所見をつま先に認めた。経胸壁心エコーでは大動脈弁に1cm大の可動性のある疣贅と中等度の大動脈弁閉鎖不全症を認めた。腹部CTでは，脾腫とともに脾臓と腎臓に楔状の梗塞を認めた。確定診断のために行うべき検査はどれか。

A. *Bartonella* の血清学的検査
B. Epstein-Barr ウイルスの異染性抗体
C. HIV PCR
D. 末梢血塗抹標本
E. Q熱抗体

IV-106. 26歳の女子大学生。左上腕骨内側上顆と左腋窩に弾性，軟，かつ3cm程度に腫脹したリンパ節圧痛を訴えて来院。0.5cm程度の無痛性結節が左示指にある。また，2週間にわたり微熱と倦怠感がみられたという。ガーデニングと異国の魚収集が趣味で，魚や子ネコ，子イヌを飼っている。現在，性交渉のパートナーは1人であり，現在の症状が出現する2年前には東南アジアを田舎に至るまで幅広く旅行している。鑑別疾患として考えにくいものはどれか。

A. *Bartonella henselae* による感染症
B. リンパ腫
C. *Sporothrix schenckii* による感染症
D. ブドウ球菌による感染症

IV-107. 24歳の男性。ペニスの無痛性潰瘍の精査を希望して来院。2週間前に最初の病変に気づき，その後2つの近接する部位にも潰瘍を認めた。潰瘍から血液がにじみでているため，下着にもわずかに血液が付着しているという。特記すべき既往はなく，内服薬もないという。5週間前に休暇を利用して旅行したブラジルから帰国。そこでは現地女性とコンドームを使用せずに性交渉を行っている。その他には危険な性交渉は行っておらず，売春婦との性交渉は行っていないという。2年前にHIVの検査を行っており，かつてクラミジアや淋菌感染には罹患していないとのこと。身体所見では，5mm以下の辺縁明瞭で赤色かつ表面が脆弱な病変を3カ所，陰茎に認めた。その部位はわずかな触診でも容易に出血するが，触っても痛みはなかった。鼠径部にはリンパ節腫脹を認めた。病変部の生検では，大きな単核球の細胞質内に病原体がみられた。加えて，形質細胞の増加と好中球の減少とともに上皮細胞の増殖を認めた。迅速血漿レアギン(RPR)と培養は陰性であった。原因菌として考えられるものはどれか。

A. *Calymmatobacterium granulomatis*(鼠径肉芽腫)
B. *Chlamydia trachomatis*(性病性リンパ肉芽腫)
C. *Haemophilus ducreyi*(軟性下疳)

D. *Leishmania amazonensis*（皮膚 *Leishmania* 症）

E. *Treponema pallidum*（第 2 期梅毒）

IV-108. 35 歳の男性。死体腎移植が行われた 6 カ月後に来院。移植後より azathioprine と prednisone を内服している。来院 1 週間前から体調不良で，38.6℃の発熱，食欲不振，膿性痰を伴う咳を認めていた。胸部 X 線所見では左下肺に 5 cm 程度の腫瘤を認め，中心は空洞を伴っていた。痰の Gram 染色では，長く弯曲し，枝分かれして数珠状になった Gram 陽性の糸状菌を認めた。治療にあたり，最も適切な抗菌薬はどれか。

A. ceftazidime

B. erythromycin

C. penicillin

D. sulfisoxazole

E. tobramycin

IV-109. 高血圧の既往のある 67 歳の女性。顎の痛みが 2 週間続いた後，膿が口腔内に排出されていると訴えて救急外来を受診。発熱もあるとのことであった。最近の歯科治療歴はなく，骨粗鬆症以外は特に問題はない。内服薬は alendronate と lisinopril のみ。身体所見では 38.4℃の発熱と右顔面の腫脹，下顎骨全体の圧痛，右頬粘膜を通じての黄色い膿の排出など認めた。この膿を顕微鏡で観察した場合に認められるものはどれか。

A. Auer 小体

B. 唾石

C. 扁平上皮癌

D. 硫黄顆粒

E. 弱抗酸性の分枝状かつビーズ状の糸状菌

IV-110. IV-109 の症例で最も適切な治療はどれか。

A. amphotericin B

B. itraconazole

C. penicillin

D. 外科的デブリードマン

E. tobramycin

IV-111. 68 歳のホームレスの男性。長期に及ぶアルコール多飲の既往をもち，数週間にわたる発熱，寝汗および喀痰を主訴にかかりつけ医を受診。悪心，嘔吐など，その他の消化器症状はないという。診察上，低体温，前回受診時から 6.8 kg の体重減少，および口臭以外に特記すべき所見はない。全血球計算および血清生化学検査では特に異常はなく，ツベルクリン皮内試験（PPD）の結果は陰性であった。胸部 X 線所見は図 IV-111 に示す通りである。初期治療として適切なものはどれか。

A. 気管支鏡による空洞の生検を行い，扁平上皮癌の診断を行う

B. 上部消化管内視鏡検査にて，食道裂孔ヘルニアとそれに伴う誤嚥を診断する

C. 早急に入院させて隔離し，結核菌の拡散を防ぐ

D. 誤嚥性肺炎に対して，ceftriaxone と azithromycin を静注する

E. 肺膿瘍に対して，clindamycin を経口投与する

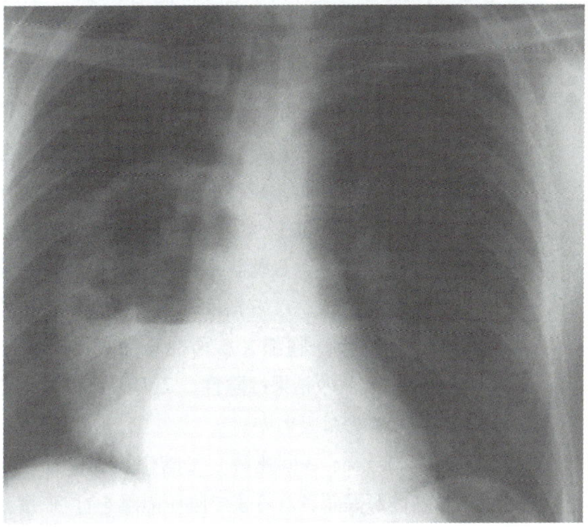

図 IV-111

IV-112. 人体において嫌気性菌がおもに存在している部位はどの臓器か。

A. 十二指腸

B. 女性生殖器

C. 胆嚢

D. 肺

E. 前立腺

IV-113. 活動性結核の伝播に関与しない因子はどれか。

A. 感染患者と接触した長さ

B. 感染患者と接触した環境

C. 肺外結核の存在

D. 咽頭結核の存在

E. 感染患者と接触する確率

IV-114. 未治療の潜在性結核が存在している患者のうち，最も結核の再燃をきたしやすいと考えられる患者はどれか。

A. 28 歳の女性。神経性食思不振症，肥満指数（BMI）16 kg/m^2，血清アルブミン 2.3 g/dL

B. 36 歳の男性。静注麻薬常用者，HIV 陰性，ホームレス

C. 42 歳の男性。HIV 陽性，抗レトロウイルス療法を施行されており，CD4$^+$T 細胞数 350/μL

D. 52 歳の男性。鉱山労働者

E. 83 歳の男性。1958 年の韓国駐在中に感染

IV-115. ナイジェリア出身の42歳の男性。発熱，倦怠感，体重減少，および3週間続く咳を主訴として救急室を受診。発熱と4〜5kgの体重減少があり，喀痰は黄色であったという。まれに血液が混入することがあった。彼は1年前に米国に移住しているが，不法滞在である。結核の治療歴はなく，ツベルクリン皮内試験(PPD)をうけたこともなく，BCGを受けたかどうか記憶がない。HIV感染のリスクについては否定している。既婚者であり，有症状者との接触はない。1日1箱のタバコと1日平均1パイントのウォッカを摂取。診察では，外見上，慢性疾患の徴候がみられ，側頭部筋の萎縮を認めた。肥満指数(BMI) 21 kg/m^2。血圧122/68 mmHg，心拍数89/min，呼吸数22/min，動脈血酸素飽和度(Sa_{O_2})は室内気で95%，体温37.9℃。背部から聴診した際，右上肺に空洞音とまばらな雑音を聴取。ばち指はみられず，他に優位な所見は認めなかった。胸部X線所見を図IV-115に示す。喀痰の抗酸菌染色の結果は陰性。この患者に対する対処で最も適切なものはどれか。

A. 入院のうえ，3回連続して喀痰検査を行い，抗酸菌の陰性が確認されるまで陰圧隔離を行う
B. 抗酸菌塗抹が陰性であることから感染性は低いと判断し，陰性隔離を行わずに入院させる
C. 病変を生検し，癌専門医に相談する
D. PPD注射を前腕に施行し，3日後に再診する
E. 肺膿瘍として6週間の抗菌薬治療を開始する

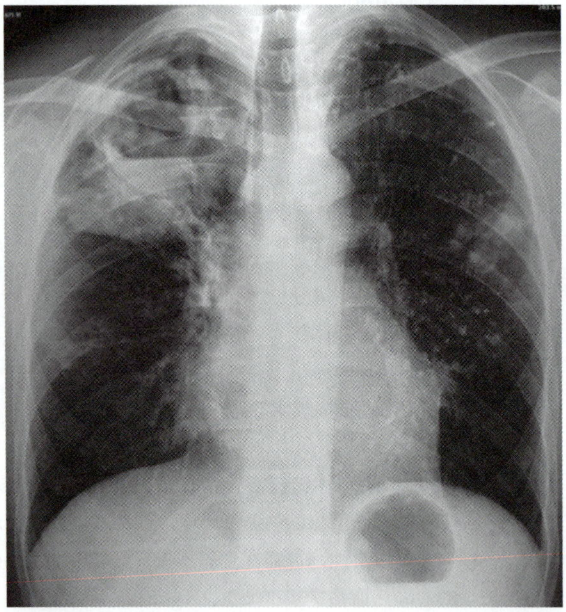

図IV-115

IV-116. 50歳の男性。喀痰塗抹陽性の活動性肺結核によって入院。HIV陽性であり，CD4$^+$T細胞数85/μL，抗レトロウイルス療法は受けていなかった。肺病変に加えてL4椎体に病変が発見された。初期治療として最も適切なものはどれか。

A. isoniazid，rifampicin，ethambutolおよびpyrazinamide
B. isoniazid，rifampicin，ethambutol，pyrazinamideに加えて抗レトロウイルス療法
C. isoniazid，rifampicin，ethambutol，pyrazinamideおよびstreptomycin
D. isoniazid，rifampicinおよびethambutol
E. 感受性結果が判明するまでは治療を行わない

IV-117. PPDによるツベルクリン反応が陽性である患者はすべて，潜在性結核として治療されるべきであるが，あてはまらないのはどれか。

A. 23歳のHIV陰性の静注麻薬常用者。ツベルクリン反応は12mmである
B. 38歳の4年生担当の女性教師。今回はじめてツベルクリン反応を実施し，反応は7mm。活動性結核患者との接触歴はない
C. 43歳のサハラ以南の平和部隊派遣者。18カ月前のツベルクリン反応は3mm，今回は10mmである
D. 55歳の男性。HIV陽性。ツベルクリン反応は陰性。最近，パートナーが空洞を形成する活動性結核と診断されている
E. 72歳の男性。非Hodgkinリンパ腫に対して化学療法を施行中。ツベルクリン反応は16mmである

IV-118. IFN-γ放出試験(IGRA)に関する記述で誤っているものはどれか。

A. ブースター効果はない
B. ツベルクリン反応より特異度が高い
C. HIVが深刻な問題である地域では感度はより高い
D. ツベルクリン反応よりBCGと非結核性抗酸菌との交差反応が少ない
E. この診断法は米国よりも結核罹患率の低い状況での潜在性結核のスクリーニングに使用されることもある

IV-119. 以下のBCGワクチンに関する記述のうち，誤っているものはどれか。

A. 極度に免疫が低下した患者では，BCGの播種が起こりうる
B. 結核流行地域では出生時のBCG接種が推奨される
C. BCG接種はツベルクリン反応の偽陽性を生じる可能性がある
D. BCG接種によって，乳幼児を結核性髄膜炎と粟粒結核から守ることができる
E. BCG接種はHIV感染者を結核から守ることができる

IV-120. 76歳の女性。息子につれられてクリニックを受診。慢性的な乾性咳嗽と倦怠感を訴えている。さらに息子によると，微熱があり，ここ数カ月で徐々に体重が減少して

きており，以前の母親ではないようにみえるという。図Ⅳ-120に患者の胸部CT画像を示す。20歳のときに結核治療を受けた既往がある。血液培養と喀痰培養が採取された。2週間後，双方の培養から抗酸菌である *Mycobacterium avium* 群（MAC）が陽性となった。最適な治療はどれか。

A. 気管支拡張薬を用いて喀痰を十分に喀出・排出すること
B. clarithromycin，ethambutol，rifampicin の投与
C. clarithromycin と rifampicin の投与
D. moxifloxacin と rifampicin の投与
E. pyrazinamide，isoniazid，rifampicin および ethambutol の投与

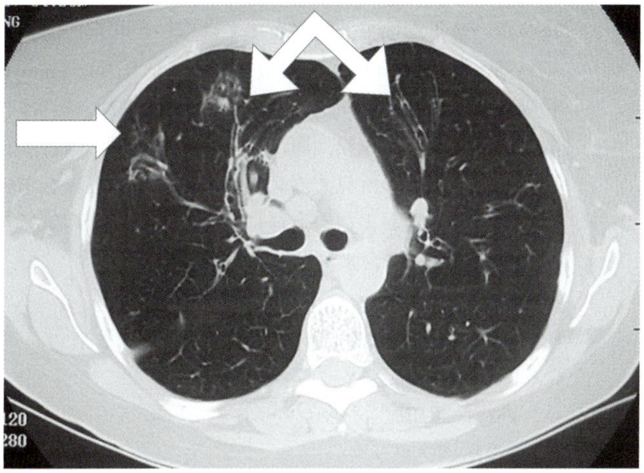

図Ⅳ-120

Ⅳ-121. 抗結核薬に対する説明のうち，誤っているものはどれか。

A. 米国における結核の isoniazid 耐性率は10％未満である
B. 視神経炎は ethambutol の最も深刻な副作用である
C. pyrazinamide は *Mycobacterium avium* 群（MAC）および *M. kansasii* の治療に有効である
D. rifabutin はプロテアーゼ阻害薬を内服している場合，rifampicin の代わりに用いられる
E. rifampicin は warfarin，cyclosporine，prednisone，経口避妊薬，clarithromycin などの重要な薬物の半減期を減少させる

Ⅳ-122. 潜伏期梅毒患者のうち，腰椎穿刺によって神経梅毒の精査を施行するべきなのはどれか。

A. 24歳の女性。RPR値が1：128
B. 38歳の男性。RPR値が1：128であり，penicillin G benzathine 2,400万U筋注で治療され，1年後の値が1：16
C. 46歳の男性。HIV感染症あり。$CD4^+$T細胞数は150/μL
D. 62歳の女性。Bell麻痺があり，最近精神状態の変化がみられる
E. 上記のすべて

Ⅳ-123. 18歳の男性。肛門入口部周囲の硬く，疼痛を伴わない病変を主訴として受診。病変は直径1.5cmほどで，軟骨のような触診であった。病変は小さな丘疹から拡大したという。圧痛はない。最近，無防備な肛門性交があったという。病変からの細菌培養および迅速血漿レアギン（RPR）は陰性。治療として行うべきものはどれか。

A. acyclovir 200mg 経口1日5回
B. ceftriaxone 1g 筋注
C. 経過観察
D. penicillin G benzathine 240万U筋注
E. 生検をかねて外科的切除

Ⅳ-124. 46歳の男性。ハワイ，ホノルルの救急外来に筋肉痛，倦怠感，発熱を主訴に受診。彼はアルコール依存症の路上生活者であり，ネズミがはびこっている路上で睡眠をとることが多かった。アルコールを摂取して記憶を失い，悪臭を放つ水たまりに足を浸けたまま目が覚めたことを覚えていた。さらに2週間前に擦過傷と刺し口が足首の周りにあったという。その頃より体調はさらに悪化。また，以前に皮膚が黄色くなり，ますます色味が増してきているとも話している。アルコール多飲に加えて，統合失調症の既往があり，1日1〜2パックのタバコを吸っていた。現在は olanzapine 300mg 筋注を月1回受けている。最初の診察で，体温36.5℃，脈拍数105/min，呼吸数24/min，血圧98/59mmHg，酸素飽和度は室内気で92％であった。実際に調子が悪そうであり，著名な黄疸がある。結膜は両側とも充血していたが，眼脂はない。聴診で両側の肺底部の断続性ラ音を聴取。肝臓は腫大しており，圧痛を認めたが，脾腫はない。血清生化学検査では，BUN 64mg/dL，クレアチニン3.6mg/dL，総ビリルビン32.4mg/dL，直接ビリルビン29.8mg/dL，AST 80U/L，ALT 184U/L，ALP 168U/Lと上昇。全血球計算では，WBC 12,500/μL，桿状核球13％，多形核80％，ヘマトクリット33％，血小板82,000/μL。尿検査では，高倍率視野で白血球が20，蛋白が3＋であったが，円柱は認めなかった。凝固系検査は正常範囲内。胸部CTでは，肺出血に一致するびまん性の炎のような浸潤影を認めた。最も考えられる診断はどれか。

A. 急性アルコール性肝炎
B. 肺炎球菌（*Streptococcus pneumoniae*）感染に伴う，播種性血管内凝固症候群
C. 顕微鏡的多発血管炎
D. 鼠咬症（*Streptobacillus moniliformis* による感染症）
E. Weil病（*Leptospira interrogans* による感染症）

IV-125. 26歳の男性。繰り返す発熱，倦怠感を主訴に受診。3週間前にモンタナ州北西部にキャンプに行っている。ハイキング中に低温殺菌されていない乳製品は摂取していない。また，飲む前に飲料水は消毒していた。複数の虫刺されの跡があったが，マダニは発見できなかった。キャンプ中はキャビンかテントで眠っていたが，その付近に齧歯類の糞などは見あたらなかった。一緒にキャンプに参加した友人2人は今までのところ体調に問題は認めていない。症状は帰宅後5日ではじまり，体温は40.4℃，筋肉痛，頭痛，悪心，嘔吐と下痢を伴っていた。症状は3日間持続し，自然に軽快した。彼はこの症状を感冒によるものと考え，日常生活に戻った。7日後，再度発熱(40.6℃)が出現。これらの経過中，家族は彼が一過性の錯乱をきたしていたと話している。受診日当日は2回目の発熱が出現してから4日目であるが，発熱はまた徐々に低下してきているという。この患者における再発性発熱の原因として最も考えられるものはどれか。

A. *Brucella* 症
B. コロラドダニ熱
C. *Leptospira* 症
D. リンパ性脈絡髄膜炎
E. ダニ媒介性回帰熱

IV-126. 36歳の男性。ペンシルベニア州の救急外来に軽度の立ちくらみとめまいを訴えて受診。診察上，心拍数38/min，心電図では急性心ブロックを認めた。追加の問診で，彼は雑木林に住んでいることを申告した。2匹のイヌを飼っており，森の中でよく吠えることがあり，しょっちゅうダニを体につけていた。薬物は内服しておらず，健康体である。熱心なハイカーで，トライアスロンに関してもトレーニング中。幼少期に特に大病もしていないとのことであったが，父親は42歳で急性心筋梗塞に罹患。身体所見は脈が遅いことを除けば整ではあり，問題はない。血清生化学的検査も胸部X線所見も異常がなかった。この患者で最も可能性の高い完全心ブロックの原因はどれか。

A. 急性心筋梗塞
B. Chagas 病
C. ライム病
D. サルコイドーシス
E. 亜急性細菌性心内膜炎

IV-127. *Borrelia burgdorferi* の血清学的検査は，ライム病流行地域の住人であれば，以下のどの患者に行うべきか。

A. 19歳のキャンプ指導員。2回目の発赤を伴う左膝と右足首の腫脹を主訴として受診
B. 建物の装飾を請け負う23歳の男性。ダニ咬傷を目撃されており，後に遊走性紅斑を主訴として受診
C. 州の公園管理者である36歳の女性。蝶形紅斑があり，肩，膝，中手指節と近位趾節間関節のびまん性関節痛または関節炎，心膜炎，急性糸球体腎炎を主訴に受診
D. 慢性の疲労感，筋肉痛，関節痛がある42歳の女性
E. 庭師をしている46歳の男性。発熱，倦怠感，移動性の関節痛または筋肉痛および3カ所の遊走性紅斑を主訴に受診

IV-128. 生来健康な17歳の女性。10月初旬に深刻な全身の疲労，倦怠感，発熱，頭痛，項部硬直，びまん性の関節痛，皮疹を主訴に外来を受診。マサチューセッツ州の小さな町に住んでおり，今年の夏は地元の日帰りキャンプで指導員をしていた。森へのハイキングには参加していたが，この夏，他の地域への旅行はしていない。診察上は，発達がよい若年女性で，極限まででではないが非常に消耗している。体温37.4℃，脈拍数86/min，血圧96/54 mmHg，呼吸数12/min。身体所見上，呼吸音は清で，心雑音は聴取されず，腸音も正常，腹部に圧痛は認めず，臓器腫大はなく，滑膜炎の所見もない。複数の遊走性紅斑を下腿，両足首，右大腿および左鼠径に認めた。彼女の病気で起こりうる合併症に含まれないものはどれか。

A. Bell 麻痺
B. 大関節を中心とした少数関節炎
C. 髄膜炎
D. 進行性認知症
E. 3度房室ブロック

IV-129. IV-128の患者で，最も適切な治療はどれか。

A. azithromycin 500 mg/日を経口
B. ceftriaxone 2 g/日を静注
C. cephalexin 500 mg を1日2回経口
D. doxycycline 100 mg を1日2回経口
E. vancomycin 1 g を1日2回静注

IV-130. 48歳の男性。7月にICUに発熱と低血圧で入院。彼はアーカンソー州の郊外に居住中。入院前日に40℃まで熱があがり，妻からの情報では，受診日当日になって錯乱して無気力になったという。同時期に頭痛と筋肉痛を訴えていた。また，悪心があり，2回嘔吐している。これらの急性症状が出現する前，特に大きな既往歴はなく，常用薬もない。現在，造園家として働いている。これらの情報は妻から聴取したが，最近昆虫かダニに刺されたかどうかについてはわからないとのこと。ほかに家族や同僚で体調が不良な者はいない。来院時のバイタルサインは血圧88/52 mmHg，心拍数135/min，呼吸数22/min，体温38.8℃，および酸素飽和度は室内気で94%。身体所見では全身状態不良であり，静かにうめいていた。見当識は人を認識できる程度。髄膜刺激症状はなく，心臓は頻拍だが，感覚は整であった。胸部および腹部は診察上

でも異常を認めない。皮疹はない。血液学的検査所見は以下のとおり。

白血球数	4,200/μL	Na	132 mEq/L
多核球	88%	K	4.6 mEq/L
リンパ球	10%	Cl	98 mEq/L
単球	2%	炭酸水素ナトリウム	22 mEq/L
好酸球	0%	BUN	38 g/dL
ヘモグロビン	12.3 g/dL	クレアチニン	1.6 mg/dL
ヘマトクリット	37%	グルコース	102 mg/dL
血小板	82,000/μL	ビリルビン	1.2 mg/dL
AST	215 U/L	ALP	98 U/L
ALT	199 U/L		

大量輸液および ceftriaxone と vancomycin の静注で治療が開始された。腰椎穿刺では細胞増加は認めず，蛋白，グルコースともに正常。これらの治療にもかかわらず，つぎの 2 日間で血小板減少，好中球減少，リンパ球減少の症状が悪化。骨髄穿刺の所見は過形成であり，非乾酪性肉芽腫を認めた。この患者の診断に適切な検査はどれか。

A. 抗 2 本鎖 DNA 抗体と抗 Sm 抗体の測定
B. 胸部 X 線
C. 髄液中の IgM と IgG 値の測定
D. 末梢血塗抹標本
E. 末梢血の PCR

IV-131. ノースカロライナ州に住む 27 歳の女性。アパラチア山脈の山道のハイキングから戻った 7 日後に発熱，頭痛，筋肉痛，悪心，食欲不振を主訴として，かかりつけ医を受診。身体所見では，体温が 38.6℃と高値だった。外見上は倦怠感はあるようすだが，毒性症状ではなかった。皮疹は認めなかった。かかりつけ医からウイルス感染の症状のようであると説明され，彼女は安心していた。3 日後，発熱の持続と進行性の皮疹を主訴として再度クリニックを受診。前回の受診から 24 時間以内に小さな赤い皮疹が手首と足首からはじまり，現在は四肢に広がり，体幹部にも広がりつつあるという。加えて頭痛もひどくなってきており，彼女の夫は昏迷もいくらか出現していると感じている。診察では全身倦怠感があり，質問にもゆっくり答えていた。つぎに行うべきこととして適切なのはどれか。

A. 入院のうえ，ceftriaxone 1 g 1 日 2 回と vancomycin 1 g 1 日 2 回を投与する
B. 入院のうえ，doxycycline 100 mg 1 日 2 回を投与する
C. 外来で doxycycline 100 mg 1 日 2 回を経口で投与する
D. ST 合剤（2 錠力価の錠剤）投与を 1 日 2 回開始する
E. *Rickettsia* の血清学的検査をオーダーし，診断が確定するまで治療は控える

IV-132. 生来健康な 20 歳の男子大学生。9 月に数日間持続する頭痛，喀痰をあまり伴わない激しい咳，発熱（38.6℃）を主訴として受診。同じ寮に住んでいる何人かの学生も同様の症状を訴えているという。診察では咽頭の充血を認め，胸部の聴診では両側性の呼気時の連続性雑音と断続性ラ音を下肺野に聴取。診察中も頻回に咳がみられた。胸部 X 線では間質影の増加した両側の気管支周囲肺炎がみられた。肺葉の浸潤像は認めなかった。この患者の症状を引き起こしていると考えられる微生物はどれか。

A. アデノウイルス
B. *Chlamydophila pneumoniae*
C. *Legionella pneumophila*
D. *Mycoplasma pneumoniae*
E. 肺炎球菌（*Streptococcus pneumoniae*）

IV-133. 19 歳の生来健康な男性。数日間続く頭痛，ほとんど喀痰を伴わない咳，呼吸困難感，発熱（体温 38.6℃）を主訴に外来を受診。診察では咽頭充血，胸部聴診にて連続性雑音と断続性ラ音を少し聴取。胸部 X 線では下葉に気管支肺炎像を認めた。ヘマトクリット値は 24.7% で，基準値の 46% から低下していた。その他の異常は関節ビリルビン値が 3.4 であることのみ。末梢血塗抹標本では異常はない。寒冷凝集素価は 64 倍であった。最も考えられる病原体はどれか。

A. *Coxiella burnetii*
B. *Legionella pneumophila*
C. methicillin 耐性黄色ブドウ球菌（MRSA）
D. *Mycoplasma pneumoniae*
E. 肺炎球菌（*Streptococcus pneumoniae*）

IV-134. 42 歳の女性。8 月に低酸素血性の呼吸不全と肺炎のため，ICU に入室。入院の 2 日前まで健康状態に問題なく，その後発熱，筋肉痛，頭痛が出現。家禽の処理工場で働いており，もともとはエルサルバドルの出身であった。米国に住んで 15 年経過しており，これまでに特に健康上の問題はない。米国に来た際のツベルクリン皮内試験（PPD）は陰性。同僚数名が同様の症状を訴えていたが，呼吸不全をきたした者はいない。現在，彼女は鎮静のうえ，挿管されている。酸素飽和度は 93%〔呼気終末陽圧（PEEP）12 cmH_2O，吸入酸素濃度（F_{IO_2}）0.8〕。診察上，両側肺野に断続性ラ音を認めたが，心雑音は聴取されない。肝脾腫がある。血液検査にて，軽度の肝機能上昇がみられた。鼻腔ぬぐいの A 型インフルエンザ検査は陰性。この患者で陽性になる可能性が最も高い検査はどれか。

A. 結核菌（*Mycobacterium tuberculosis*）に対する塗抹抗酸性染色，培養検査
B. 血液培養からの黄色ブドウ球菌（*Staphylococcus aureus*）
C. *Chlamydophila psittaci* に対する微量免疫蛍光法
D. 尿中 *Legionella* 抗原検査

E. 気管支鏡検体に対する A 型インフルエンザのウイルス培養

IV-135. 妊娠 36 週の 20 歳の女性。初回評価として外来を受診。この際に子宮頸部の *Chlamydia trachomatis* 感染症と診断された。出産時に新生児に最もリスクが高くなる合併症はどれか。

A. 黄疸
B. 水頭症
C. Hutchinson 三徴
D. 結膜炎
E. 感音性難聴

IV-136. 19 歳の男性。尿道からの分泌物を主訴に救急外来を受診。彼には過去 2 カ月で 3 人の性的パートナーが存在する。どのような管理が適切か。

A. 淋菌(*Neisseria gonorrhoeae*)および *Chlamydia trachomatis* について核酸増幅検査を行い，2 日後外来を再診するように指導する
B. 患者と最近の性的パートナーに対して，ceftriaxone 250 mg を筋注 1 回および azithromycin 1 g を経口 1 回投与する
C. 淋菌および *C. trachomatis* について核酸増幅検査を行ったうえで，患者に ceftriaxone 250 mg を筋注 1 回および azithromycin 1 g を経口 1 回投与する
D. 淋菌および *C. trachomatis* について核酸増幅検査を行ったうえで，患者と最近の性的パートナーに対して ceftriaxone 250 mg を筋注 1 回および azithromycin 1 g を経口 1 回投与する
E. 淋菌と *C. trachomatis* について核酸増幅検査を行い，患者と最近の性的パートナーに対して ceftriaxone 250 mg を筋注 1 回および metronidazole 2 g を経口 1 回投与，azithromycin 1 g を経口 1 回投与する

IV-137. 以下のウイルスはヒトに癌を引き起こすことで知られているが，誤っているものはどれか。

A. デングウイルス
B. Epstein-Barr ウイルス
C. B 型肝炎ウイルス
D. C 型肝炎ウイルス
E. ヒトパピローマウイルス

IV-138. 抗ウイルス薬と重要な副作用の組み合わせについて，正しくないものはどれか。

A. acyclovir——血栓性血小板減少性紫斑病
B. amantadine——不安と不眠
C. foscarnet——急性腎不全
D. ganciclovir——骨髄抑制
E. インターフェロン——発熱および関節痛

IV-139. 単純ヘルペス 2 型(HSV-2)に関する説明として，正しくないものはどれか。

A. およそ 5 人に 1 人の米国人で HSV-2 に対する抗体が陽性である
B. 生殖器からの HSV-2 の排菌は無症状の場合と，外陰部に潰瘍性病変を伴う場合でほぼ同頻度で起こる
C. 無症候性の生殖器からの HSV-2 の排菌はウイルスの伝播を引き起こす
D. HSV-2 抗体陽性は HIV 伝播の独立した危険因子である
E. HSV-2 の血清陽性率はアフリカで低く，米国で高い

IV-140. 23 歳の女性。性器ヘルペス(HSV-2)と新たに診断された。感染後，最初の 1 年間で再燃する確率について，患者にどのように説明するか。

A. 5%
B. 25%
C. 50%
D. 75%
E. 90%

IV-141. 65 歳の男性。新たに出現した発熱と錯乱を主訴に，妻につれられて受診。3 日前まで健康状態に問題はなかったが，その後発熱，眠気，進行性の錯乱をきたした。これまでに高コレステロール血症で atorvastatin を内服している以外に，特に既往はない。世界中に拠点をもつ建設会社の土木技師として働いており，定期的に健康診断を受けており，ツベルクリン反応は常に陰性。入院時の体温は 40℃，他のバイタルサインは正常。錯乱と幻覚が出現している。入院後間もなく，強直性間代性発作が出現したため，lorazepam 投与でコントロール。頭部 CT では出血や頭蓋内圧亢進の所見はみられなかった。脳波ではてんかん様の巣症状を左側頭葉に認め，MRI 拡散強調画像では両側側頭葉に炎症像を認めた。最も診断に有効な検査はどれか。

A. 髄液の抗酸性染色
B. 髄液のインドインク染色
C. 髄液の HSV PCR
D. 髄液のオリゴクローナルバンド
E. 血清 *Cryptococcus* 抗原検査

IV-142. 60 歳以上の患者に対する帯状疱疹ワクチンの投与に関して，正しい説明はどれか。

A. 不活化ワクチンであり，免疫不全患者への投与も安全である
B. この年齢層の患者には推奨されない
C. 帯状疱疹後神経痛のリスクを軽減する
D. 帯状疱疹発症のリスクを軽減しない
E. 疾患の重症度を軽減しない

IV-143. 19歳の大学生。ここ2週間ほど体調が悪いということで外来を受診。約2週間前，顕著な全身倦怠感と悪寒が出現し，日常行っているトレーニングも行えず，講義にも数コマ出席できなかった。先週，微熱，咽頭痛と頸部のリンパ節腫脹が出現。以前にレンサ球菌の咽頭炎の既往があったため，3日前に手持ちのamoxicillinを内服。この2日間，図IV-143に示すような皮疹が出現し，徐々に悪化。身体所見では，体温38.1℃，咽頭の発赤，滲出液を伴わない両側の扁桃腫大，両側頸部のリンパ節腫脹があり，脾腫を触知。この患者の症状の説明として，正しくないものはどれか。

A. 血液中に10％異常の異形リンパ球増加がみられることが多い
B. 異種親和性抗体は診断に有用である
C. 異種親和性抗体が陰性の場合，ウイルスカプシド抗原に対するIgG抗体の測定が診断に有用である
D. 感染性のある唾液によって感染は広がる
E. この患者では，将来適応があればampicillinの投与は可能である

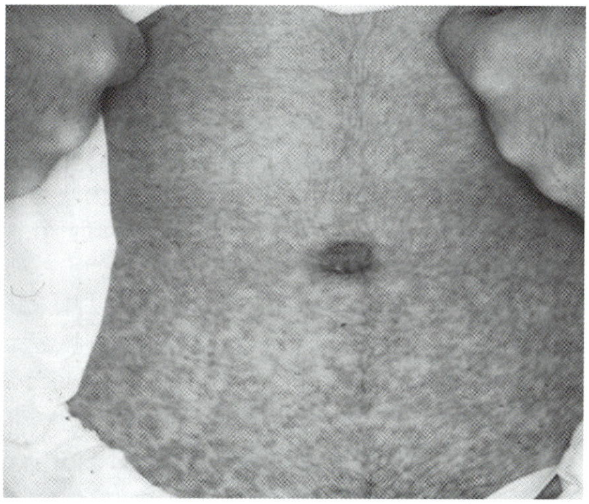

図IV-143　(巻末のカラー写真参照)

IV-144. IV-143の患者の場合，適応される治療はどれか。

A. acyclovir
B. acyclovir＋prednisone
C. ganciclovir
D. prednisone
E. 休養，支持療法，リラックス

IV-145. サイトメガロウイルス(CMV)感染の症状のうち，肺移植後患者に最も起こりにくいのはどれか。

A. 閉塞性細気管支炎
B. CMV食道炎
C. CMV肺炎
D. CMV網膜炎
E. CMV症候群(発熱，悪寒，血球減少，高トランスアミラーゼ血症，CMV血症)

IV-146. 以下の血清パターンのうち，腎移植レシピエントにおいてサイトメガロウイルス(CMV)感染症を起こすリスクが最も低い組み合わせはどれか。

A. ドナーCMV IgG陰性，レシピエントCMV IgG陰性
B. ドナーCMV IgG陰性，レシピエントCMV IgG陽性
C. ドナーCMV IgG陽性，レシピエントCMV IgG陰性
D. ドナーCMV IgG陽性，レシピエントCMV IgG陽性
E. 血清パターンにかかわらずリスクは同等

IV-147. ヒトヘルペスウイルス8型(HHV-8)について誤っているのはどれか。

A. 浸潤子宮頸癌との関連が指摘されている
B. Kaposi肉腫との関連が指摘されている
C. 多中心性Castleman病との関連が指摘されている
D. 胸膜原発悪性リンパ腫との関連が指摘されている
E. 初感染では発熱と斑状丘疹を呈しうる

IV-148. 伝染性軟属腫の診断と一致する臨床所見のうち，誤っているのはどれか。

A. 陰部病変
B. 足底の病変
C. 皮疹部分に炎症や壊死がみられないこと
D. 湿疹性発疹
E. 3〜4カ月で自然軽快する皮疹

IV-149. 42歳の男性。AIDSがあり，$CD4^+$T細胞数23/mm^3，呼吸困難および全身倦怠感のため受診。発熱はない。身体所見では慢性的に体調が優れないようすで，眼瞼結膜は蒼白。ヘマトクリット16％，平均赤血球容積84/fL，赤血球分布は正常。ビリルビン，乳酸デヒドロゲナーゼ(LDH)，ハプトグロビンもすべて正常範囲内。網赤血球は0，白血球は4,300/μL，好中球絶対数は2,500/μL，血小板は105,000/μL。最も診断的意義の高い検査はどれか。

A. 骨髄穿刺および生検
B. パルボウイルスB19型IgG
C. パルボウイルスB19型PCR
D. パルボウイルスB19型IgM
E. 末梢血塗抹標本

IV-150. 22歳の女性。両手，膝，手首の関節痛および朝のこわばりを主訴に受診。2週間前に発熱，顔面潮紅，および四肢のレース様網状皮疹がみられたが，自然軽快した。身体所見上，両手首，中手指節関節，および近位指節間関節の熱感と軽度腫脹がみられる。最も診断的意義の高い検査はどれか。

A. 抗核抗体
B. 尿中*Chlamydia trachomatis*リガーゼ連鎖反応(LCR)

C. 関節穿刺による結晶および培養検査
D. パルボウイルス B19 型 IgM
E. リウマトイド因子

IV-151. 現在認可されているヒトパピローマウイルス(HPV)ワクチンに関する説明のうち，正しいものはどれか。
A. いずれも陰部疣贅を予防する
B. 性交渉歴があれば，ワクチンによる効果はほとんどない
C. 不活化ワクチンである
D. すべての腫瘍形成性 HPV を標的にしているが，70％しか感染を減少させる効果がない
E. ワクチン接種後も標準的な Papanicolaou 塗抹試験を受け続ける必要がある

IV-152. 32 歳の女性。鼻汁，鼻詰まりからはじまる上気道症状を呈している。咽頭痛もあるが発熱は訴えていない。症状は 5 日間続き，その後に改善。発症直前に託児所に通う 4 歳の子が同様の症状を訴えていた。この症状を引き起こす最も頻度の高い病原体について，誤っている説明はどれか。
A. 家族内で初感染が起きたあと，二次感染は 25〜70％で起こる
B. 初秋や春といった温暖な気候に感染のピークを迎える
C. 曝露から 3 時間以内であれば，ウイルスはプラスチック表面から分離される
D. ウイルスは鼻腔の温度である 37℃で最もよく発育する
E. ウイルスはピコルナウイルス科(*Picornaviridae*)に属する 1 本鎖 RNA ウイルスである

IV-153. 小児や成人でみられ，感冒を起こす原因となる呼吸器系ウイルスのうち誤っているものはどれか。
A. アデノウイルス
B. コロナウイルス
C. エンテロウイルス
D. ヒト RS ウイルス
E. ライノウイルス

IV-154. ウイルスと臨床症状の組み合わせで誤っているものはどれか。
A. アデノウイルス——歯肉口内炎
B. コロナウイルス——重症急性呼吸器症候群
C. ヒト RS ウイルス——乳幼児における細気管支炎
D. パラインフルエンザウイルス——クループ
E. ライノウイルス——風邪症候群

IV-155. 9 カ月の乳児。発熱および喘鳴を伴う咳のため入院。入院時，頻呼吸，頻拍がみられ，酸素飽和度は室内気で 75％。迅速テストでヒト RS ウイルスは陽性。つぎのうち小児に用いられない治療はどれか。
A. ribavirin エアロゾル製剤
B. 補液
C. 高力価ヒト RS ウイルス特異抗体を含む免疫グロブリン
D. albuterol 吸入
E. 酸素飽和度を 90％以上に保つための酸素療法

IV-156. 2009 年 3 月，A 型インフルエンザウイルスの H1N1 株がメキシコで出現。数カ月のうちに瞬く間に世界中に広がった。最終的には世界的流行により，実に 18,000 人以上が死亡。このウイルスは遺伝的にブタインフルエンザ，トリインフルエンザおよびヒトインフルエンザの遺伝的要素を有していた。この世界的流行の A 型インフルエンザ株が出現した遺伝子的な機序は，つぎのうちどれか。
A. 抗原連続変異
B. 抗原不連続変異
C. 遺伝子再集合
D. 点変異
E. B と C

IV-157. 65 歳の女性。1 月に，2 日間続く発熱，筋肉痛，頭痛および咳を主訴に入院。既往歴に末期腎不全，糖尿病，高血圧があり，治療薬として darbepoetin-α，selamaver, calcitriol, lisinopril, aspirin, amlodipine，インスリンを使用。血液透析を週 3 回受けている。入院時，血圧 138/65 mmHg，脈拍数 122/min，体温 39.4℃，呼吸数 24/min，酸素飽和度 85％(室内気)。身体所見では全体にクラックルを聴取し，胸部 X 線で肺炎を示唆する両肺野の浸潤影がみられた。この地域で最も頻度の高い季節性インフルエンザは，A 型インフルエンザ(H3N2 株)である。初期管理として誤っているものはどれか。
A. amantadine
B. インフルエンザ迅速検査が陽性の場合，家族内での密接な接触者に対する予防投与をするかどうかの評価
C. 飛沫予防策
D. インフルエンザのための鼻腔スワブ
E. 酸素投与

IV-158. 経鼻インフルエンザワクチンが安全かつ効果的に投与できるケースはどれか。
A. 3 歳の幼児。生後 9 カ月のとき，ヒト RS ウイルスによる喘鳴で入院歴あり
B. 現在妊娠 32 週の 32 歳の女性
C. 42 歳の看護師。パンデミック H1N1 感染者との接触があり，現在 oseltamivir による予防投与を受けてい

る。移植患者，癌患者あるいは HIV 陽性患者との接触はない

D. 48 歳の骨髄移植専門の血液内科医

E. 高血圧を有する 69 歳の男性

IV-159. 断続的に続く軽度喘息のある 17 歳の女性。2 月，数日間前からの咳，発熱，倦怠感および筋肉痛を主訴に外来を受診。受診 3 日前に頭痛や倦怠感とともに症状が出現。また高校の同級生たちや教師が最近「インフルエンザ」と診断されたとのこと。彼女は今年インフルエンザワクチンを接種していない。この患者に対する治療薬として最も適切なものはどれか。

A. aspirin と codeine の鎮咳薬

B. oseltamivir 75 mg を 1 日 2 回，5 日間経口投与

C. rimantadine 100 mg を 1 日 2 回，1 週間経口投与

D. 市販薬による対症療法

E. zanamivir 10 mg を 1 日 2 回，5 日間吸入

IV-160. ヒト T リンパ球向性ウイルス 1 型(HTLV-1)感染症に対する記述で誤っているものはどれか。

A. 急性 T 細胞白血病は HTLV-1 感染症と関連している

B. HTLV-1 の流行地は日本の南部，カリブ海，南米などである

C. HTLV-1 感染症は T 細胞機能の緩やかな低下とそれに伴う免疫不全と関連している

D. HTLV-1 は経静脈的，性交渉，母子間で伝播する

E. 熱帯性痙性不全対麻痺は HTLV-1 と関連している

IV-161. 28 歳の男性。外来を受診し，HIV 感染症と診断。日和見感染症の症状はない。$CD4^+T$ 細胞数は 150/μL。*Pneumocystis jirovecii* 感染症の一次予防薬として認可されていないのはどれか。

A. pentamidine エアロゾル製剤 300 mg を 1 カ月間

B. atovaquone 1,500 mg を 1 日 1 回

C. clindamycin 900 mg 8 時間ごとに経口＋primaquine 30 mg を 1 日 1 回経口

D. dapsone 100 mg を 1 日 1 回経口

E. ST 合剤(1 力価錠)を 1 日 1 回経口

IV-162. 2010 年現在，米国における HIV の疫学として正しくない説明はどれか。

A. 米国の HIV 感染者のほとんどは非白色人種である

B. 年間の AIDS 関連死は 1995 年以降減少している

C. 男性間の伝播による AIDS の割合は 1985 年以降減少している

D. 薬物注射による HIV の割合は現在減少傾向にある

E. 米国の HIV 感染者のうち，自身の感染に気づいてない者は 20%にのぼる

IV-163. 医療従事者が HIV 感染者から針刺し事故を負った場合，HIV 感染リスクが最も低いのはどの場合か。

A. 針には明らかに感染者の血液が付着している

B. 針刺し傷は医療従事者の深部組織にまで及んでいる

C. 感染針に血液を付着させた患者は抗レトロウイルス療法を何年間も受けているが，多くの薬物に耐性が知られている。ただし最近は，現行の治療薬でウイルス量がしっかりと抑制されている

D. 感染針に血液を付着させた患者は 2 週間前に急性 HIV 感染症と診断された

IV-164. abacavir は核酸系逆転写酵素阻害薬であるが，HIV に対する抗レトロウイルス薬特有の副作用のうち，つぎのどれを有するか。

A. Fanconi 貧血

B. 顆粒球減少症

C. 乳酸アシドーシス

D. 皮下脂肪萎縮症

E. 重度の過敏性反応

IV-165. 38 歳の HIV/AIDS 患者。4 週間続く下痢，発熱，体重減少を主訴に受診。サイトメガロウイルス(CMV)腸炎の診断に有用な検査はどれか。

A. CMV IgG

B. 大腸内視鏡検査による生検

C. 血清 CMV PCR

D. 便 CMV 抗原

E. 便 CMV 培養

IV-166. 40 歳の男性。2〜3 週間続く発熱，有痛性リンパ節腫脹，右上腹部痛を主訴に入院。この 1 年を通じて体重減少および全身倦怠感があったという。身体所見では，発熱および側頭筋の萎縮や口腔 *Candida* がみられ，虚弱なようす。1 cm 以下の有痛性リンパ節腫脹を前頸部に連なって触知。有痛性の肝腫大もみられる。彼は AIDS($CD4^+T$ 細胞数 12/μL，HIV RNA 量 65 万 /mL)と診断されている。血液培養から *Mycobacterium avium* が発現。rifabutin と clarithromycin による治療が開始され，*Pneumocystis* 症の予防薬として dapsone の投与が開始。発熱がおさまり，2 週間後に退院。4 週間後に HIV 外来を受診し，tenofovir, emtricitabine，efavirenz の投与を開始。2 週間後，発熱，頸部痛および腹痛を主訴に再受診。体温 39.2℃，脈拍数 92/min，血圧 110/64 mmHg，酸素飽和度は正常。頸部リンパ節は 2 cm の大きさになっており，痛みが顕著である。そのうちの 1 つに瘻孔ができ，黄色の膿が排出。抗酸性染色は陽性。肝腫も顕著にみられ，有痛性である。この臨床症状の説明として最も適切なものはどれか。

A. *Cryptococcus* 髄膜炎

B. HIV 治療の失敗

C. *Mycobacterium avium* に対する免疫再構築症候群
D. Kaposi 肉腫
E. 薬物耐性による *M. avium* 治療の失敗

IV-167. 男性が HIV に感染している女性パートナーと避妊具なしで性交渉をした場合，性交渉による HIV 獲得率が上昇するケースは，つぎのうちどれか。
A. 女性パートナーが急性 HIV 感染症である
B. 女性の血清 HSV-2 が陽性である
C. 性交時，男性が非淋菌性尿道炎に罹患している
D. 男性が割礼を受けていない
E. 上記のすべて

IV-168. 現在，CDC は HIV のスクリーニングをどのように行うべきだと推奨しているか。
A. すべての高リスク群(静注薬物使用者，男性同性愛者，高リスクの異性愛女性)
B. すべての米国人成人
C. 静注薬物使用者
D. 男性同性愛者
E. 年間 2 人以上の男性と性交渉する女性

IV-169. 38 歳の女性。認知機能や実行機能低下を主訴に外来を受診。夫によると，すでに彼女は支払いをしたり，予約をとったり，重要な日付を覚えることができないという。また子どもたちの世話や自分の趣味にもはやほとんど楽しみを感じていないようである。集中力がなく，長時間の映画を楽しむこともできない。6 カ月前と比べて，明らかに機能低下が見受けられる。酵素免疫測定法およびウェスタンブロット法で HIV 抗体が陽性である。$CD4^+T$ 細胞数は 378/μL，ウイルス量は 78,000/mL。発熱はなく，バイタルサインも正常。感情は鈍麻しており，医療面接には関心を示していないようである。神経学的検査で，筋力，感覚，小脳機能，脳神経機能については特に局所異常がみられない。眼底検査の結果も正常。Mini-Mental State Examination (MMSE) では 30 点中 22 点。血清迅速血漿レアギン(RPR)は陰性。脳 MRI 検査では，年齢不相応の大脳委縮がみられるのみで局所性病変は認めない。つぎに行うべき対応はどれか。
A. 抗レトロウイルス療法
B. 脳脊髄液(CSF)の JC ウイルス PCR
C. CSF の抗酸菌の PCR
D. CSF の VDRL 検査
E. 血清 *Cryptococcus* 抗原
F. *Toxoplasma* IgG

IV-170. indinavir はプロテアーゼ阻害薬であるが，HIV に対する抗レトロウイルス薬特有の副作用のうち，つぎのどれを有するか。
A. 異常な夢
B. 良性高ビリルビン血症
C. 妊婦における肝壊死
D. 腎結石
E. 膵炎

IV-171. HIV 感染者でみられる *Isospora belli* 感染症は，*Cryptosporidium* 感染症とどのような点で異なるか。
A. *Isospora* はより激烈な下痢症状を引き起こし，瞬く間に脱水に陥る。速やかに補液しなければ死に至ることもある
B. *Isospora* 感染症は胆道疾患を起こすことがあるが，*Cryptosporidium* 症は厳密に小腸と大腸の腸管内にとどまる
C. *Isospora* 属は *Cryptosporidium* 属よりも免疫正常者に感染する
D. *Isospora* 属はより治療に対する反応がよく，通常 ST 合剤によく反応する
E. *Isospora* 属はときに一般人口において大きなアウトブレイクを引き起こす

IV-172. 27 歳の男性。2 週間前からの咽頭痛，全身倦怠感，筋肉痛，夜間寝汗，発熱および悪寒を主訴に外来受診。前医ではインフルエンザが疑われ，伝染性単核球症の検査は陰性とのこと。患者は同性愛者であり，現在特定の性的パートナーがいる。コンドームをつけずに肛門セックスやオーラルセックスをしている(女役，男役のいずれも)。4 年前，現在のパートナーの前には複数のパートナーがいたが，最近は複数はいない。2 年前に受けた HIV-1 検査は陰性で，4 年前にクラミジア感染症と診断されたという。それ以外は健康で，特に既往歴もない。急性 HIV 感染症を除外するにはどの血液検査をオーダーする必要があるか。
A. $CD4^+T$ 細胞数
B. HIV 酵素免疫測定法(EIA)およびウェスタンブロット法の混合検査
C. HIV 耐性試験
D. PCR による HIV RNA
E. 超高感度 PCR による HIV RNA

IV-173. 47 歳の女性。HIV/AIDS ($CD4^+T$ 細胞数 106/μL，ウイルス量 35,000/mL)で，舌側面の有痛性増殖(図 IV-173)を主訴に受診。最も考えられる診断はどれか。
A. アフタ性潰瘍
B. 毛状白板症
C. ヘルペス口内炎
D. 口腔 *Candida* 症
E. 口腔 Kaposi 肉腫

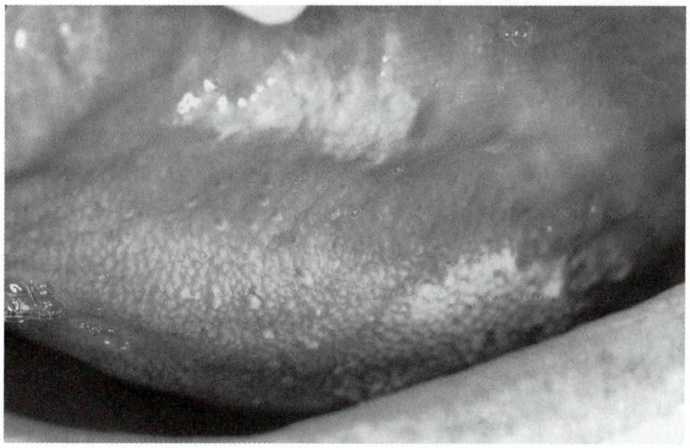

図 IV-173 （巻末のカラー写真参照）

IV-174. HIV に対する抗レトロウイルス薬を投与すべき患者はどれか。

A. 24 歳の男性。ウイルス PCR により急性 HIV 感染症と新規に診断

B. 44 歳男性。活動性 HIV 感染を有する男性とコンドームをつけずに肛門セックスを経験

C. 26 歳の妊婦。スクリーニングで罹患期間不明の HIV 感染症と診断され，$CD4^{+}T$ 細胞数は 700/μL

D. 51 歳の男性。スクリーニングで罹患期間不明の HIV 感染症と診断され，$CD4^{+}T$ 細胞数は 150/μL

E. 上記の患者はすべて抗レトロウイルス薬を受けるべきである

IV-175. HIV に対する抗レトロウイルス療法について誤っているものはどれか。

A. 治療開始から 2 カ月以内に $CD4^{+}T$ 細胞数を 100/mm^3 以上，増加する

B. 間欠的投与法は持続投与法と同等の効果がある

C. 血漿 HIV RNA は治療開始から 2 カ月以内に 1 log 減少するべきである

D. 推奨される初期治療薬は 3 剤である

E. 初期治療前にウイルスの遺伝子検査を実施する

IV-176. ノーウォークウイルスによる胃腸炎について誤っているものはどれか。

A. 発熱はよくみられる

B. 潜伏期間は通常 5～7 日である

C. 世界中で感染がみられる

D. 米国で非細菌性下痢のアウトブレイクの大きな原因となる

E. 感染経路は通常，糞口感染である

IV-177. ロタウイルスによる胃腸炎に関する記述で誤っているものはどれか。

A. 発熱は 25％以上でみられる

B. 炎症性下痢の有無により，ロタウイルスとノーウォークウイルス胃腸炎は鑑別される

C. 途上国では下痢による死亡の大きな原因となっている

D. 悪心はよくみられる症状である

E. 米国ではすべての小児にワクチンが推奨されている

IV-178. 9 歳の男児。父親につれられて小児救急を受診。2 日前から頭痛，項部硬直，羞明があり，今朝は 38.9℃の発熱があった。また夜間にかけて何度も嘔吐と下痢を繰り返している。腰椎穿刺の結果，髄液に細胞数増加がみられた。エンテロウイルスによる無菌性髄膜炎のうち，正しい記述はどれか。

A. 髄液の蛋白レベルが上昇していれば，エンテロウイルス髄膜炎は除外される

B. エンテロウイルスは小児の無菌性髄膜炎のうち 90％を占める

C. はじめは髄液中のリンパ球が優位だが，24 時間後には好中球優位となる

D. 成人よりも小児で重症化する

E. 好発時期は冬や春である

IV-179. 25 歳の女性。前日からの 38.3℃の発熱，咽頭痛，嚥下困難を訴えており，軟口蓋，口蓋垂および扁桃腺前柱に多数の灰白色の丘疹状小水疱がみられる（図 IV-179）。患者はつぎのうちどの感染に罹患しているか。

A. *Candida albicans*

B. コクサッキーウイルス

C. ヘルペスウイルス

D. HIV

E. *Staphylococcus lugdunensis*

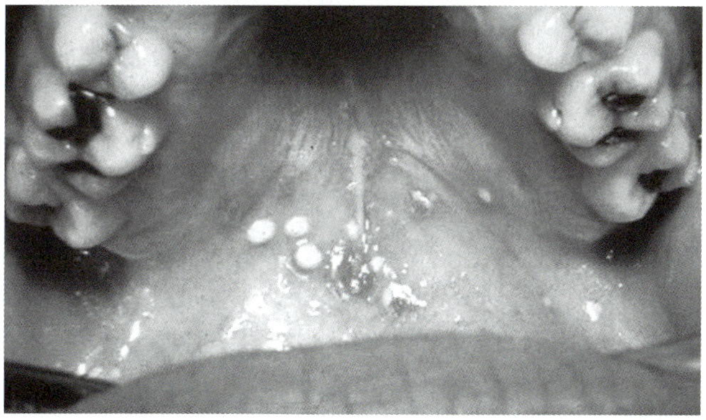

図 IV-179 （巻末のカラー写真参照）

IV-180. ヒトエンテロウイルス属にはポリオウイルス，コクサッキーウイルス，エンテロウイルス，エコーウイルスがある。このうちの 1 つのウイルス感染症に関する記述で正しいものはどれか。

A. ポリオウイルスに感染した小児で麻痺はよくみられる

B. エンテロウイルスは血液や虫咬傷を介して感染しない
C. 子宮内で母体のエンテロウイルスに対する抗体に曝露しても，保護作用はない
D. 感染は思春期や成人で最も多くみられるが，重症感染は幼児で最も多くみられる
E. ポリオウイルス感染による麻痺は途上国でより多くみられた

IV-181. 23歳の女性。特に既往歴なし，狂犬病に罹患したキツネやスカンクの生息地近郊で郵便配達を行っている。彼女は飛来してきたコウモリに咬まれた。最初の身体所見では，右上腕の皮膚にきれいな傷口を認めた。これまで狂犬病の治療歴はなく，破傷風のワクチン歴確かではない。医師が行うべき処置はどれか。
A. 傷口を20％石鹸水で洗浄する
B. 傷口を20％石鹸水で洗浄し，破傷風トキソイドを接種する
C. 傷口を20％石鹸水で洗浄し，破傷風トキソイドを接種し，ヒト狂犬病免疫グロブリンを筋注する
D. 傷口を20％石鹸水で洗浄し，破傷風トキソイドを接種し，ヒト狂犬病免疫グロブリンを筋注し，ヒト狂犬病2倍体細胞ワクチンを接種する
E. 傷口を20％石鹸水で洗浄し，ヒト狂犬病2倍体細胞ワクチンを接種する

IV-182. 35歳の男性。特に既往歴なし。ボルチモア出身で，マレーシアのクアラルンプールにある医学校に勤務中。突然発症の全身倦怠感，発熱，頭痛，後眼窩痛，背部痛，筋肉痛を認めた。身体所見上，39.6℃の発熱を認め，血圧は正常で，わずかに頻拍がある。口蓋に数個の点状出血を，眼球結膜に充血を認めた。血液検査では，血小板低下（100,000/μL）を認めた。この患者の症状について，正しくないものはどれか。
A. 2回目の感染は出血熱を起こすことがある
B. 回復後は，終生免疫となる
C. ELISAによるIgM検出が診断に有用である
D. 赤道地域では，1年を通じて感染する
E. この疾患は，蚊によって媒介される

IV-183. 以下の真菌の中で，二形性真菌はどれか。
A. *Aspergillus fumigatus*
B. *Candida glabrata*
C. *Cryptococcus neoformans*
D. *Histoplasma capsulatum*
E. *Rhizopus* 属

IV-184. 経口薬として使用できない抗真菌薬はどれか。
A. caspofungin
B. fluconazole
C. griseofulvin
D. itraconazole
E. posaconazole
F. terbinafine

IV-185. *Candida albicans* による敗血症に対して適応がない抗真菌薬はどれか。
A. caspofungin
B. fluconazole
C. micafungin
D. posaconazole
E. voriconazole

IV-186. つぎの侵襲性真菌感染症のうち，血清または尿検査が臨床的に診断に有用でないものはどれか。
A. *Aspergillus* 症
B. *Blastomyces* 症
C. *Coccidioides* 症
D. *Cryptococcus* 症
E. *Histoplasma* 症

IV-187. 24歳の女性。オハイオ州にある大学の学生で，呼吸苦と胸痛を主訴に救急外来を受診。基礎疾患は特になし。内服薬は経口避妊薬のみ。胸部造影CT検査を受けている。幸運なことに，肺塞栓は認めなかったが（ウイルス性胸膜炎の診断がついている），肺や縦隔や脾臓に多数の石灰化がみられる。これらの所見から，最も可能性の高い疾患はどれか。
A. *Blastomyces* 症
B. *Coccidioides* 症
C. *Cryptococcus* 症
D. *Histoplasma* 症
E. 結核

IV-188. 43歳の女性。関節リウマチの既往があり，呼吸不全のために入院。難治性の関節リウマチのために2カ月前からinfliximabによる治療を開始。infliximab使用前に，担当医は彼女に潜在性結核がないことを確認している。2日間続く発熱と増悪する呼吸困難を認めた。入院時，胸部X線上で両側間質網状粒状影を伴った血圧低下と低酸素血症がみられた。入院後，輸液，広域スペクトルの抗菌薬，気管挿管を行い，人工呼吸器による管理を開始し，気管支肺胞洗浄が行われた。気管支肺胞洗浄液の銀染色では図IV-188に示すような原因微生物を認めた。つぎのうち最も可能性の高いものはどれか。
A. *Aspergillus fumigatus*
B. サイトメガロウイルス
C. *Histoplasma capsulatum*

D. *Mycobacterium avium* 群

E. 結核菌(*Mycobacterium tuberculosis*)

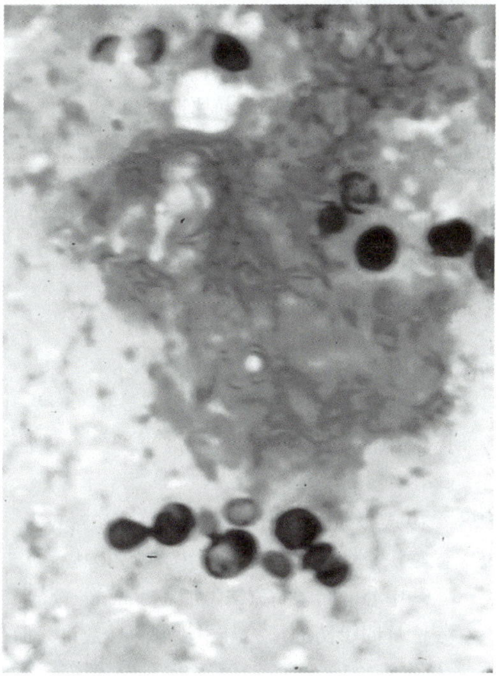

図 IV-188 (巻末のカラー写真参照)

IV-189. IV-188 の患者の治療で使用するべき薬物はどれか。

A. caspofungin

B. clarithromycin, rifampicin, ethambutol

C. ganciclovir

D. isoniazid, rifampicin, pyrazinamide, ethambutol

E. amphotericin B 脂質製剤

IV-190. 24 歳の男性。増悪する意識障害，混乱，昏睡のため友人につれられて救急外来を受診。1 週間以上重度の頭痛が続いている。移住農家で，最近までカルフォニア州フレズノで働いていた。もともとはフィリピン出身で，4 年間米国に居住しており，医療は受けていない。バイタルサインは，血圧 95/45 mmHg，脈拍数 110/min，呼吸数 22/min，酸素飽和度 98 %，体温 38.3℃。悪液質にみえ，混乱していた。軽度の項部硬直と著名な羞明がみられる。全血球計算は，白血球 2,000/μL (95 % 好中球)，ヘモグロビン 9 g/dL。髄液では，白血球 300/μL (90 % リンパ球優位)，グルコース 10 mg/dL，蛋白 130 mg/dL。髄液の銀染色で，小さな丸い胞子と，内側に中隔で構成される厚い壁をもつ大きな丸い構造物(30〜100 μm)を認めた。最適な治療はどれか。

A. caspofungin

B. ceftriaxone＋vancomycin

C. fluconazole

D. isoniazid, rifampicin, ethambutol, pyrazinamide

E. penicillin G

IV-191. あなたはアリゾナ州にある大学院大学で健康クリニックの医師をしている。発熱，倦怠感，全身の関節痛，喀血を伴わない咳，胸部不快感などといった似た症状の学生を 3 人診察。そのうち 1 人は頸部上部に多形紅斑を伴った発疹を認めた。胸部 X 線所見は 3 人とも同様であり，肺門リンパ節腫脹を認め，少量の胸水がみられた。全血球計算では好酸球増加を認める。追加問診により，3 人の学生はすべて，同じ考古学のクラスメイトであり，1 週間前に発掘調査に参加していたことを知った。どのような診断がつけられるか。

A. 伝染性単核球症

B. 肺 *Aspergillus* 症初感染

C. 肺 *Coccidioides* 症初感染

D. 肺 *Histoplasma* 症初感染

E. 肺炎球菌(*Streptococcus pneumoniae*)性肺炎

IV-192. 62 歳の男性。発熱，胸膜炎，乾性咳嗽のため休暇で訪れていたアリゾナ州から戻った。以下の病歴と検査所見のうち，市中肺炎よりも肺 *Coccidioides* 症のリスクとならないものはどれか。

A. 好酸球増加

B. 結節性紅斑

C. 胸部 X 線上での縦隔リンパ節腫脹

D. *Coccidioides* 補体結合価

E. アリゾナ州北部(グランドキャニオン地域)のみへの旅行

IV-193. 肺および皮膚病変がある患者で，つぎの旅行歴のうち *Blastomyces* 症の診断に最も合致するものはどれか。

A. ブラジル(アマゾン川流域)

B. マレーシア

C. ウィスコンシン州北部

D. アリゾナ州南部

E. ワシントン州西部

IV-194. 43 歳の男性。1 カ月継続する微熱，倦怠感，息切れ，増悪する皮膚病変のために内科を受診。ミシガン州のアッパー半島に住み，造園家として働いている。これまで可能な限り医療受診を避けていた。内服歴はなく，1 日 2 パックの喫煙習慣がある。1 カ月前から湿性咳嗽がみられ，増悪し，喀痰が濃い黄色になってきた。また，皮膚病変を多く認め，疼痛を伴い，1 週間後には潰瘍化し，膿の排出を認めた(図 IV-194)。身体所見では，ヤギ声と気管支呼吸音を右下葉に認め，約 5〜10 個の 4〜8 cm 程度の皮膚潰瘍を下腿に認めた。そのうちの 1 つを図に示す。胸部 X 線上では，右下葉に浸潤影を認め，胸水や肺門部および縦隔リンパ節腫脹は認めなかった。喀痰の細胞診と培養，皮膚病変の生検を実施。診断と治療に最も有効なものはどれか。

A. 腸管の炎症を評価するための大腸内視鏡検査
B. isoniazid, rifampicin, pyrazinamide, ethambutol
C. itraconazole
D. 転移性悪性腫瘍評価のための PET スキャン検査
E. vancomycin

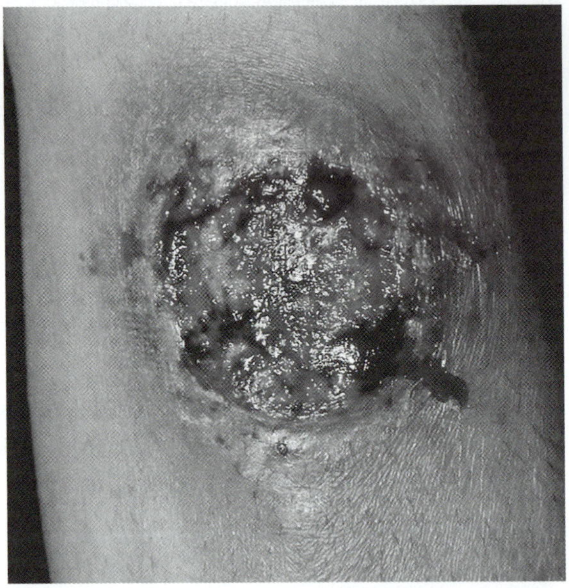

図 IV-194 (巻末のカラー写真参照。Elizabeth M. Spiers 博士より許可を得て掲載)

IV-195. 34 歳の女性。鳥小屋で働いている。特に基礎疾患がなく，内服歴もアレルギーもない。HIV 検査は陰性。発熱，頭痛，倦怠感を主訴に救急外来を受診。頭痛が 2 週間続いている。頭痛は両側性で，まぶしい光や大きな音で増悪する。最近までは活動的であったが，倦怠感があり，食欲不振のために 3.6 kg の体重減少を認めた。鳥の世話を行い，その生息を維持する仕事に就いている。顕著なバイタルサインとして 38.7℃の発熱がある。神経学的所見では，羞明がみられる以外は正常。頭部 CT 検査も正常。髄液検査の結果は特徴的であり，初圧 20 cmH$_2$O，白血球 15/μL (90 % 単球)，蛋白 0.5 g/L (50 mg/mL)，グルコース 2.8 mmol/L (50 mg/dL)，墨汁染色は陽性。この患者に適切な治療はどれか。

A. amphotericin B を 2 週間，その後 fluconazole を長期投与
B. amphotericin B＋flucytosine を 2 週間，その後 fluconazole を 10 週間経口投与
C. caspofungin を 3 カ月間投与
D. ceftriaxone＋vancomycin を 2 週間投与
E. voriconazole を 3 カ月間投与

IV-196. HIV 抗体陽性，CD4$^+$T 細胞数 110/μL で，何も内服していない患者が，先週から続く頭痛のために救急センターを受診。悪心や断続的な目のかすみがある。身体所見上，発熱と軽度の乳頭浮腫以外は正常，バイタルサインも正常。頭部 CT 検査では脳室の拡大は認めなかった。確定診断のために有用な検査はどれか。

A. 髄液検査
B. ガドリニウム造影剤を用いた MRI 検査
C. 視野検査を含んだ眼科的検査
D. 血清 *Cryptococcus* 抗原検査
E. 尿培養検査

IV-197. 血行性の播種性 *Candida* 症へ進行する原因や危険因子として正しくないものはどれか。

A. 腹部手術
B. 血管内留置カテーテル
C. 中心静脈栄養療法
D. 肺胞蛋白症
E. 重症熱傷

IV-198. 19 歳の男性。急性骨髄性白血病に対して，集中的な化学療法を受けている。好中球減少の状態が 5 日間以上続き，中心静脈栄養療法に加え，meropenem と vancomycin を 3 日間予防的に投与中。好中球数は，前日が 50/mm^3，本日が 200/mm^3。前日に 38.3℃の発熱を認めた。胸腹部 CT 検査では特記すべき異常所見はない。問診を行い，38.8℃以上の発熱，激しい筋肉痛，関節痛，新たな皮膚病変(図 IV-198)が明らかになった。新しい皮膚病変は全身にみられる。初期には赤く，その後大結節性になり，軽度の痛みを伴う。バイタルサインでは，血圧 100/60 mmHg，脈拍数 105/min。緊急の皮膚生検を行った場合，最も疑われる所見はどれか。

A. メテナミン銀染色での分岐(45°)有隔菌糸
B. メテナミン銀染色での出芽酵母
C. 墨汁染色での被嚢性真菌
D. Gram 染色での偽菌糸
E. メテナミン銀染色での小球型の内部に隔壁を有する菌糸

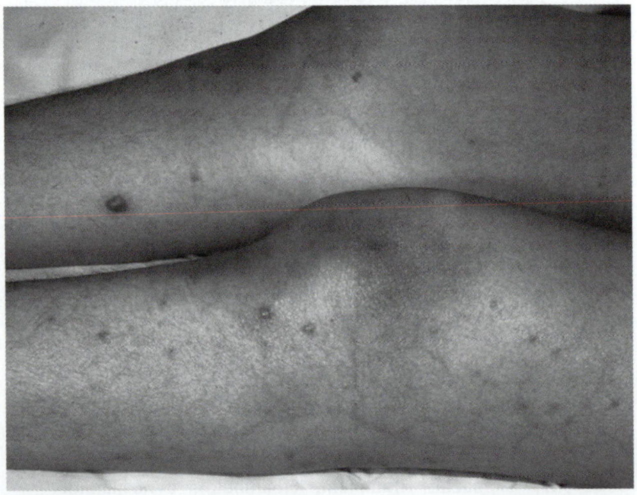

図 IV-198 (巻末のカラー写真参照)

IV-199. IV-198 の患者において適切ではない抗菌薬はどれか。

A. amphotericin B
B. caspofungin
C. fluconazole
D. flucytosine
E. voriconazole

IV-200. *Candida* 感染予防に対する抗真菌薬使用について，正しい説明はどれか。

A. HIV 感染者は，CD4$^+$T 細胞数 200/μL 以下であれば口腔咽頭 *Candida* 症の予防治療を受けるべきである
B. 多くの医療機関は，同種間幹細胞移植レシピエントに対して fluconazole 静注を用いている
C. 多くの医療機関は，生体間腎移植レシピエントに対して fluconazole 静注を用いている
D. voriconazole は，肝移植レシピエントにおける予防薬としてより優れている
E. 外科 ICU (SICU) 患者における術後の広範な *Candida* 症予防については費用効果が高い

IV-201. *Candida albicans* が以下の患者から検出された。これらの患者について，汚染や非感染性の定着よりも真の感染症として培養される確率が高いものを順番に並べよ。

患者 X：63 歳の男性。肺炎のために ICU に入院。肺炎治療として levofloxacin を 5 日間投与後に発熱。尿道カテーテルから尿検査を行った結果，白血球エラスターゼ陽性，亜硝酸塩陰性，沈渣白血球数 15/HPF，沈渣赤血球数 10/HPF，扁平上皮細胞数 10/HPF。尿培養から *C. albicans* が培養

患者 Y：38 歳の女性。透析患者。微熱と倦怠感がある。末梢血で，好気性菌ボトルのみから，3 セット中 1 本で *C. albicans* が培養された

患者 Z：68 歳の男性。2 日間持続する発熱，湿性咳嗽，倦怠感がある。胸部 X 線上で，左下肺野に浸潤影を認めた。喀痰 Gram 染色では多形核白血球が多くみられる。上皮細胞は少なく，中等量の Gram 陽性レンサ球菌と *Candida* 属菌種と考えられる酵母を認めた

A. 患者 X＞患者 Z＞患者 Y
B. 患者 Y＞患者 Z＞患者 X
C. 患者 Y＞患者 X＞患者 Z
D. 患者 X＞患者 Y＞患者 Z
E. 患者 Z＞患者 X＞患者 Y

IV-202. 72 歳の男性。腎盂腎炎による敗血症で入院。HIV 検査は陰性で，特に基礎疾患はない。抗菌薬による治療を 2 週間受けた後，発熱が再度認められ，かつ血液培養で *Candida albicans* が陽性となった。身体所見での有意な所見はない。白血球数は正常。中心静脈カテーテルが抜去され，抗真菌薬の全身投与が開始された。さらなる評価として推奨されるものはどれか。

A. 膿瘍評価のための腹部 CT 検査
B. 胸部 X 線検査
C. 眼底検査
D. 血液培養の再検
E. 経胸壁心エコー

IV-203. ある癌センターにおいて，骨髄移植患者における侵襲性 *Aspergillus* 症のアウトブレイクが懸念される。つぎのうち，最も可能性の高い *Aspergillus* 症の感染源はどれか。

A. 汚染された空気
B. 汚染された水
C. 外来患者の待合室での患者-患者感染
D. 不十分な手指洗浄による医療供給者-患者感染
E. 不十分なアルコール利用による医療供給者-患者感染

IV-204. 23 歳の男性。再発性の急性骨髄性白血病に対する化学療法を受けており，過去には 4 週間持続する好中球減少があった。過去 5 日間の好中球数は 0〜200/mm^3 で，cefepime や vancomycin による初期治療を受けているにもかかわらず，発熱が持続。発熱以外には，頻拍，倦怠感があるが，局所所見はなく，室内気で酸素化は良好，バイタルサインにも特記すべきものはない。発熱のため，胸腹部 CT 検査が施行され，下葉にスリガラス様陰影で囲まれた 1〜2 cm の結節が少数みられた。この患者で陽性となる可能性が最も高いものはどれか。

A. 血清 *Cryptococcus* 抗原検査
B. 血清ガラクトマンナン抗原検査
C. 喀痰真菌培養検査
D. 尿中 *Histoplasma* 抗原検査
E. 尿中 *Legionella* 抗原検査

IV-205. IV-204 の患者において，すぐに初期治療として使用される薬物はどれか。

A. amphotericin B
B. caspofungin
C. fluconazole
D. ST 合剤
E. voriconazole

IV-206. 40 歳の男性。喫煙歴と喘息の既往がある。発熱，咳，茶緑色の喀痰，倦怠感のため入院。身体所見では，呼吸数 15/min，呼吸時に呼吸補助筋は使用しておらず，全肺野に喘鳴を認めた。ばち指や皮膚病変はない。アレルギー性気管支肺 *Aspergillus* 症の可能性が考えられる。つぎのうち，アレルギー性気管支肺 *Aspergillus* 症の臨床徴候として合致しないものはどれか。

A. 両側性肺空洞病変
B. 血清 IgE 値上昇

C. 末梢血の好酸球増加
D. 血清 *Aspergillus* 抗体陽性
E. 皮膚 *Aspergillus* 検査陽性

IV-207. 26歳の男性。喘息があり，ここ数カ月間にわたるステロイドの漸減と albuterol の頻回使用にもかかわらず，咳発作と呼吸困難が継続。胸部X線では持続する肺浸潤影を認める。アレルギー性気管支肺 *Aspergillus* 症を評価するよう呼吸器科から提案を受けた。この診断をつけるにあたって最も有用な検査はどれか。

A. 気管支肺胞洗浄を用いた真菌培養検査
B. ガラクトマンナン酵素免疫測定法
C. 高解像度 CT 検査
D. 肺機能検査
E. 血清 IgE 値検査

IV-208. 侵襲性肺 *Aspergillus* 感染症に対するリスクが最も低い患者はどれか。

A. 移植片対宿主拒絶反応を伴った同種幹細胞移植
B. HIV 感染症
C. 長期高用量グルココルチコイド
D. 拒絶反応を何度も認めた実質臓器移植後
E. 再発性またはコントロール不良の白血病

IV-209. つぎのうち，*Mucor* 症のリスクとならないものはどれか。

A. 鉄キレート剤治療
B. 低血糖症
C. グルココルチコイド治療
D. 代謝性アシドーシス
E. 好中球減少

IV-210. 36歳の女性。糖尿病，高血圧，慢性腎不全の基礎疾患がある。1日持続する複視のため救急外来を受診。慢性維持透析を行っていたが，最後の受診日をうっかり忘れていた。顔面の腫脹が12時間続き，会話困難がある。バイタルサインは，体温39℃，血圧155/85 mmHg。顔面の身体所見を図IV-210に示す。検査所見では，白血球数15,000/μL，血清グルコース 205 mg/dL，血清クレアチニン 6.3 mg/dL，HbA_{1c} 9.7%。動脈血液ガス分析(室内気)は pH 7.24，動脈血二酸化炭素分圧(Pa_{CO_2}) 20 mmHg，動脈血酸素分圧(Pa_{O_2}) 100 mmHg。眼窩後部の腫瘤を生検したところ，広範な，壁が厚い，PAS 染色陽性で，血管侵襲性であり，組織内で90°に分枝するリボン形をした中隔をもたない菌糸の原因微生物を認めた。初期治療として不適切なものはどれか。

A. 血液透析
B. インスリン
C. amphotericin B 脂質製剤
D. 外科的デブリードマン
E. voriconazole

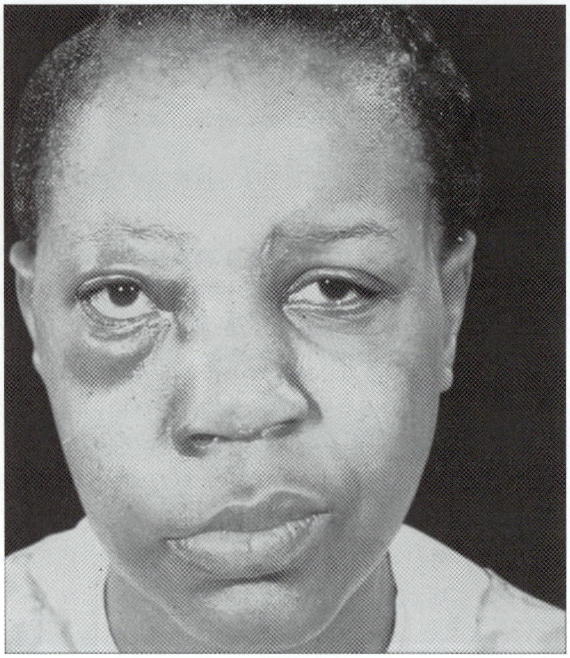

図IV-210 （巻末のカラー写真参照）

IV-211. *Mucor* 症の患者における感染症で，最もよくみられる型はどれか。

A. 皮膚
B. 胃腸
C. 血行性播種
D. 肺
E. 鼻脳

IV-212. 21歳の男性。大学生。頭部病変のため受診。既往歴はなく，1カ月以上前から，徐々に増大傾向の孤立性病変を頭頂部に認める。発熱はないが，病変部に瘙痒感がある。全身状態はよい。身体所見では，発赤，疼痛，炎症を伴わない3 cm大程度の円形脱毛を認める。病変の端では毛幹が破壊され，中心が抜け，拡張しており，境界は明瞭。発赤や疼痛はない。つぎのうち最も推奨される抗菌薬はどれか。

A. caspofungin
B. clindamycin
C. doxycycline
D. minoxidil
E. terbinafine

IV-213. 68歳の女性。右手の潰瘍病変のために受診。右手背部にまず発赤がみられ，疼痛はなかった。病変中央部は穿刺されているようにみえ，本人は庭いじりをしている際に単純に引っ掻いただけだと思っていたという。数日後，疣状になり，潰瘍化してきた。現在は，腕に数個の結節性病変を認め，そのうちの1つが潰瘍化し，受診日当日は漿液を認めるようになった。また，右腕の肘部に拡大した疼痛のあるリンパ節腫脹を認めた。病変の端を生検したところ，卵形で葉巻型の酵母を認めた。*Sporothrix* 症と診断がついた。この患者に最も適切な治療はどれか。

A. amphotericin B 静注
B. caspofungin 静注
C. clotrimazole 局注
D. itraconazole 経口
E. 硫化セレン局注

Ⅳ-214. 35歳の女性。長期にわたる関節リウマチがあり，過去6カ月間に infliximab で治療され，関節の改善がみられた。ツベルクリン反応陽性であり，isoniazid の予防内服を受けている。先週，労作性呼吸困難の増悪がみられ，微熱と乾性咳嗽を認めた。身体所見では，バイタルサイン上，血圧は正常，体温38℃，脈拍数105/min，呼吸数22/min，酸素飽和度91％（室内気）。肺音は清。歩行するたびに呼吸困難がみられ，酸素飽和度は80％に減少。胸部CT検査を図Ⅳ-214に示す。つぎのうち，最も可能性の高い診断はどれか。

A. *Aspergillus* 肺炎
B. *Nocardia asteroides* 肺炎
C. *Pneumocystis jirovecii* 肺炎
D. リウマチ結節
E. 黄色ブドウ球菌（*Staphylococcus aureus*）による敗血症と感染性肺塞栓

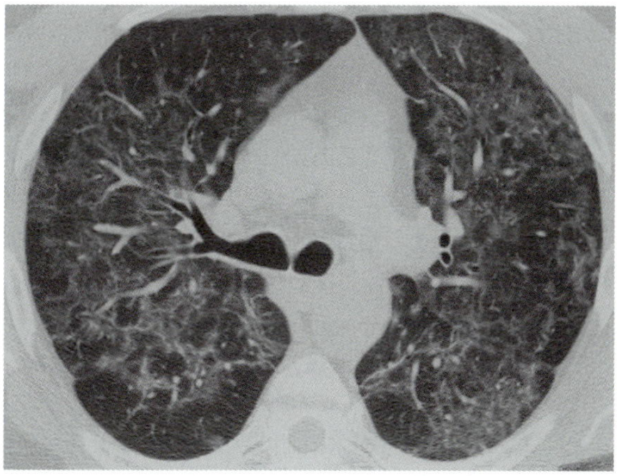

図Ⅳ-214

Ⅳ-215. *Pneumocystis jirovecii* 肺炎に対して予防治療を受けるべき患者はどれか。

A. 19歳の女性。急性骨髄性白血病に対して化学療法導入療法を開始
B. 24歳の女性。9カ月前からHIV感染症に対して高活性抗レトロウイルス療法（HAART）を開始。初期の $CD4^{+}T$ 細胞数は100/μLだったが，過去4カ月間は500/μL
C. 36歳の男性。新しくHIV感染症と診断された。$CD4^{+}T$ 細胞数は300/μL
D. 42歳の女性。関節リウマチがあり，infliximab 治療を受けている際に *Pneumocystis* 肺炎に罹患して回復。現在は abatacept によって治療中
E. 56歳の男性。慢性閉塞性肺疾患（COPD）がある。急性呼吸不全症状のため，prednisone によって治療中

Ⅳ-216. 45歳の女性。HIV感染症で治療中。2〜3週間続いている呼吸困難が増悪し，入院となった。胸部X線上では両側性の肺胞浸潤影を認め，提出された喀痰は *Pneumocystis jirovecii* 陽性と判明。グルココルチコイド投与の適応となる病態はつぎのうちどれか。

A. 急性呼吸促迫症候群
B. $CD4^{+}T$ 細胞数100/μL未満
C. 現行の治療で5日間改善がない
D. 気胸
E. 動脈血酸素分圧（Pa_{O_2}）が室内気で70 mmHg未満

Ⅳ-217. mefloquine について誤っている記述はどれか。

A. 腎障害がある患者では投与量の調節が必要である
B. 経口剤のみである
C. chloroquine 耐性マラリアに使用される
D. halofantrine との併用は禁忌である
E. 一部の患者では精神神経障害により使用が制限される

Ⅳ-218. 45歳のメキシコからの出稼ぎ労働者。右上腹部痛と発熱および肝叩打痛を主訴に来院。下痢や血便はない。腹部CT検査では巨大な肝膿瘍が認められた。彼は10年間米国に在住し，10日ほど前までは健康であった。確定診断のために必要な検査はどれか。

A. 便検査にて栄養型の検索
B. 肝生検
C. 便中 *Campylobacter* 属のPCR検査
D. iodoquinol の経験的治療に対する反応
E. 赤痢アメーバ（*Entamoeba histolytica*）の血清抗体検査

Ⅳ-219. 23歳の女性。発熱と精神異常を主訴に救急外来を受診。タンザニア出身で来院1日前に米国に到着。自国出発の3日前から発熱があり，徐々に精神状態の悪化が認められた。来院時は混乱して無気力であり，体温40℃，脈拍数145/min，血圧105/62 mmHg。診察上，子宮にふくらみがみられ，妊娠24週であると推定される。神経学的には錯乱はみられるが，局所症状はみられない。末梢血塗抹標本を図Ⅳ-219に示す。quinidine による治療が即座に開始。この治療による副作用はどれか。

A. 甲状腺機能亢進症
B. 低血糖
C. 悪夢
D. 網膜症
E. 痙攣発作

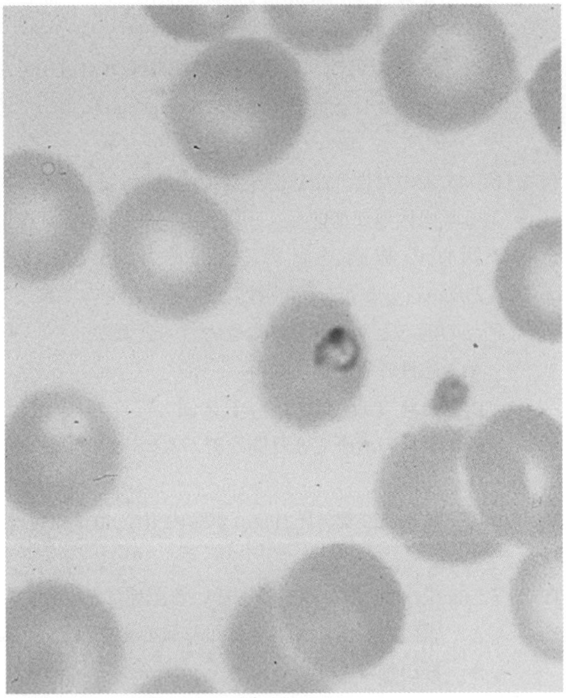

図 IV-219 （巻末のカラー写真参照）

IV-220. 20 歳の大学生の男性。発熱を主訴に外来を受診。来院3 週間前から 38.3℃以上の発熱が出現，1 日で解熱する発熱を毎週繰り返しているという。発熱の出現中，倦怠感や頭痛の増悪がみられた。また，最近中米から帰国したばかりであり，渡航時にマラリアの予防注射は施行していない。末梢血塗抹標本から三日熱マラリア原虫（*Plasmodium vivax*）が特定され，診断がついた。このような場合，重症マラリア感染症を示唆し，外来での治療対象とならない徴候はどれか。

A. 40℃を超える発熱
B. 1 週間以内の痙攣発作
C. 末梢血塗抹標本で寄生虫血症を示す赤血球が 5％超
D. 血清ビリルビン値 2 mg/dL 超
E. 頭痛の出現

IV-221. 51 歳の女性。タンザニアのサファリから帰国後に熱帯熱マラリア原虫（*Plasmodium falciparum*）によるマラリアと診断。来院時の検査所見では，寄生虫血症 6％，ヘマトクリット値 21％，ビリルビン値 7.8 mg/dL，クレアチニン値 2.7 mg/dL。尿量は 60 mL/h 程度を維持。急速に昏睡状態となったため，集中治療としてクレアチニン値の推移と低血糖のモニタリング，痙攣発作予防のための phenobarbital 投与，気道確保のための人工呼吸器装着，交換輸血が実施。本症例におけるマラリア治療の第 1 選択となる薬物はどれか。

A. chloroquine
B. artesunate 静注
C. quinine 静注
D. quinidine 静注
E. mefloquine

IV-222. 28 歳の女性。パプアニューギニア沿岸部から帰国して 2 日後に発熱と頭痛，発汗，腹痛が出現したため来院。パプアニューギニアに滞在中，同僚の数名がマラリアに罹患。彼女は日光過敏症症状が出現したため，予防薬である doxycycline の内服を 5 日間早く中止していた。発熱の鑑別のため，血液培養，基本的な血液検査，末梢血塗抹標本検査が行われた。マラリアの診断について正しいものはどれか。

A. 厚層塗抹標本は薄層塗抹標本と比較して感度は高いが，作成には十分な経験が必要であり，より長い作成時間が必要である
B. 薄層塗抹標本を詳細に分析し，原虫血症の評価および赤血球の形態異常にもとづいた予測を行う
C. 迅速診断が行えない場合，マラリアに対する経験的治療が十分に考慮されるべきである
D. 末梢血塗抹標本における形態異常は，ヒトに感染する 4 つの異なる種のマラリア原虫（*Plasmodium* 属）を鑑別する際の基準として用いられている
E. 上記はすべて正しい

IV-223. 19 歳の大学生。マサチューセッツ州のナンタケットアイランドで夏の間アルバイトをしている。5 日間続く発熱と倦怠感，衰弱を主訴に救急外来を受診。6 週間ほど前にダニに刺されたが，その当時も現在も皮疹は出現していないとのこと。身体所見では 39.3℃の発熱を認めるのみで，その他目立った所見もない。この患者の病態について正しい記述はどれか。

A. *Babesia duncani* が末梢血塗抹標本から認められる
B. この患者が重篤である場合は clindamycin と quinine 投与に加えて，赤血球交換が第 1 選択となる
C. *Babesia* 症が末梢血の厚層塗抹標本と薄層塗抹標本から証明できない場合，*Babesia* の 18S rRNA PCR 増幅が推奨される
D. 顕微鏡下で赤血球内にみられる円形の *B. microti* は熱帯熱マラリア原虫（*Plasmodium falciparum*）との区別が困難である
E. 現在や過去に皮疹がみられないため，*Babesia* 症の可能性は考えにくい

IV-224. インド出身の 35 歳の男性。数週間前からの発熱を主訴

に来院。発熱は徐々に改善しているが，腹部膨隆が出現し，徐々に増悪。既往歴は特になし。身体所見では触知可能な脾腫と肝腫，びまん性のリンパ節腫脹がみられ，びまん性の色素沈着が皮膚にみられる。以上から，内臓 *Leishmania* 症が疑われた。診断に有用な検査はどれか。

A. *Leishmania* 属原虫の鑑別のために末梢血培養を採取
B. 末梢血における *L. infantum* の核酸の PCR 検査
C. *L. infantum* の組換え抗原 rK39 の免疫クロマトグラフィ法
D. 無便毛型の検索としての便スメア
E. 無鞭毛型の検索としての脾穿刺

IV-225. *Trypanosoma cruzi* 感染について間違っている記述はどれか。

A. 米国だけで発症する
B. Chagas 病の原因である
C. メクラアブによってヒトに感染する
D. 輸血によりヒトに感染する可能性がある
E. 急性期および慢性期がある

IV-226. 36 歳の男性。3 カ月間増悪する労作性呼吸困難と努力様呼吸，起座呼吸のために入院。この 2 週間は直立姿勢で眠っている。失神や労作時に胸痛はない。高血圧，脂質異常症，糖尿病の既往はない。喫煙歴はなく，16 年前にメキシコから米国に移住以来，電気技師として働いていた。身体所見では心拍数 105/min，血圧 100/80 mmHg，呼吸数 22/min，酸素飽和度は室内気で 88％。頸静脈怒張や Kussumaul 呼吸はなく，膝に 3＋の圧痕浮腫あり。また，両側 3 分の 2 の上肺野でクラックルを聴取。循環器系検査では側方性の PMI と心尖部と腋窩，Ⅲ 音，2/6 の収縮期雑音を聴取し，心膜摩擦音や心膜ノック音は聴取しなかった。診断に最も有用な検査はどれか。

A. 冠動脈造影検査
B. 右心カテーテル検査
C. 血清 *Trypanosoma cruzi* DNA PCR 検査
D. 血清 *T. cruzi* IgG 抗体
E. 血清トロポニン検査

IV-227. 36 歳の女性。医療使節団として 2 週間に及ぶホンジュラスの地方滞在から最近帰国した。旅行の間，ジャングルに滞在した際，複数の虫に咬まれて傷ができていた。帰国して 1 週間後，2 日間続く倦怠感と 38.5℃ の発熱，食欲不振を主訴にクリニックを受診。ふくらはぎと大腿部には硬結を伴う紅斑がみられた。現病歴から末梢血塗抹標本を提出したところ，*Trypanosoma cruzi* と一致する所見が得られた。治療として正しいものはどれか。

A. benznidazole による緊急治療
B. primaquine による緊急治療
C. voriconazole による緊急治療
D. 経過観察のみ
E. *T. cruzi* の IgG 検査による血清学的確認

IV-228. 44 歳の男性。サファリ旅行からウガンダに最近帰国。下腿の疼痛と発熱が出現。彼はサファリツアーに参加し，アンテロープ，ライオン，キリン，カバなどに囲まれた公園に滞在していた。ツアー中，サバンナとジャングル環境を多く回った。1 週間前に帰国し，頸部に複数の虫咬傷と疼痛を感じた。38℃を超える発熱があり，身体所見では頸部リンパ節腫脹がみられた。システマティックレビューでは，2 日間の体調不良と食欲不振があり，末梢血塗抹標本では *Trypanosoma* 属と一致した原虫がみられた。つぎのうち誤った説明はどれか。

A. ヒトは終宿主（固有宿主）である
B. 無治療の場合は死亡する
C. ツェツェバエにより媒介される
D. 腰椎穿刺を施行する必要がある
E. suramin 投与が有効である

IV-229. HIV/AIDS の 36 歳の男性。自宅にて痙攣大発作をきたして来院。静注薬物使用の経験があり，HARRT 療法は行っていない。直近の $CD4^{+}$T 細胞数は，1 カ月以上前で 50/μL 以下。その他の医療受診歴はない。バイタルサインは安定しており，かろうじて覚醒していたが見当識障害がある。悪液質であるが，項部硬直や粗大運動障害はない。血清クレアチニンは正常。ガドリニウム造影による頭部 MRI が緊急に行われ，T1 強調画像の結果が示された（図 IV-229）。つぎのうち最も効果的な治療はどれか。

A. caspofungin
B. isoniazid，rifampicin，pyrazinamide，ethambutol
C. pyrimethamine，sulfadiazine
D. streptokinase
E. voriconazole

IV-230. つぎの原虫による腸管感染症のうち，便の卵虫と寄生虫試験によって診断がつけられるものはどれか。

A. *Cryptosporidium* 属
B. *Cyclospora* 属
C. *Giardia* 属
D. *Isospora* 属
E. *Microsporidium*（微胞子虫類）
F. 上記のすべて

IV-231. 17 歳の女性。腟の瘙痒感と悪臭のある帯下を主訴に来院。性交渉のパートナーが複数いる。腟の直接塗抹標本の顕微鏡検査から *Trichomonas* 寄生虫が検出。つぎのうち正しい説明はどれか。

A. 大多数の女性が無症状である
B. 自然治癒が見込めるため，治療は必要ない

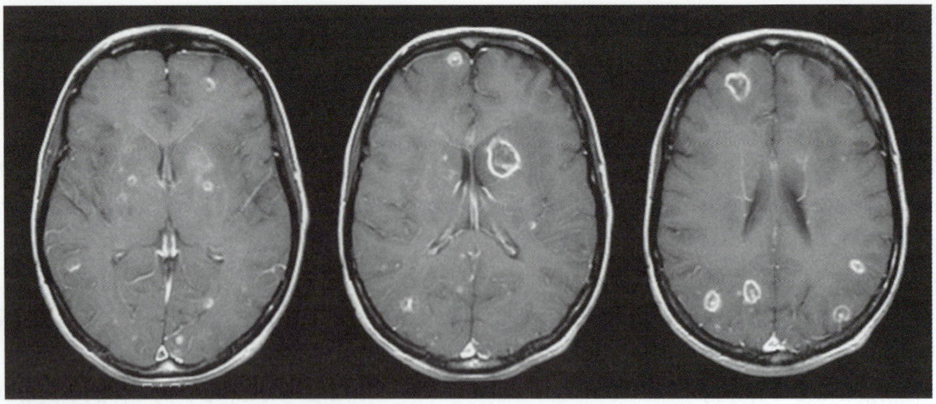

図 IV-229

C. 性交パートナーの治療は必要ない
D. *Trichomonas* 症は性行為のみで感染する
E. *Trichomonas* 症は metronidazole に対して 100％感受性がある

IV-232. 19 歳の大学生。3 日間続く痙攣性腹痛と水様性下痢を主訴に救急外来を受診。ボランティアのためにメキシコに赴き，最近帰国。大きな既往歴は特にない。検便では 4 つの核を含んだ小さな嚢胞がみられ，便抗原免疫測定では *Giardia* 属が陽性であった。この患者に対する治療で正しいものはどれか。
A. albendazole
B. clindamycin
C. *Giardia* 症（Lambl 鞭毛虫症）は自然治癒するため抗菌薬使用は必要ない
D. paromomycin
E. tinidazole

IV-233. 28 歳の女性。腹痛，体重減少，脱水を主訴に来院。口腔内 *Candida* 症，*Pneumocystis* 肺炎を過去 2 年間で発症，HIV/AIDS と診断された。ここ 2 週間で大量の水様性下痢が出現。服薬遵守が低いため，抗レトロウイルス療法は行われなかった。便中卵虫試験と寄生虫試験は正常。便中検査では *Cryptosporidium* 属が陽性。推奨される治療はどれか。
A. metronidazole
B. nitazoxanide
C. 下痢は自然治癒するため，治療は必要ない
D. 特異的な治療はない
E. tinidazole

IV-234. 米国における旋毛虫症の発生率低下に寄与した因子はどれか。
A. ヒト-ヒト感染が広がる前に根絶すべく，初発症例において適切な治療が行われた
B. 新しい培養試験により早期診断が可能となった
C. 連邦法により，ウシ輸入が制限された
D. ブタに生の残飯を与えることを禁止した法律が施行された
E. 生肉を取り扱う商業職種に対して手洗いが徹底された

IV-235. ある患者が数週間続く筋力低下を主訴に来院。同時に悪心，嘔吐と下痢もみられた。1 カ月前は体調にまったく問題はなく，アラスカにクマ狩り旅行にいき，野生動物を摂取。帰国後，消化器症状が出現し，同時に顎と首から筋力低下がはじまり，しだいに腕と下部の背中まで広がっている。身体所見では腕と首に筋力低下がみられ，外眼運動低下がある。血液検査では好酸球と血清クレアチンキナーゼが上昇，パニック値を呈している。原因と考えられるものはどれか。
A. *Campylobacter* 属
B. サイトメガロウイルス
C. *Giardia* 属
D. 有鉤条虫（*Taenia solium*）
E. 旋毛虫（*Trichinella* 類）

IV-236. 3 歳の男児。2 カ月前からの発熱，食欲不振，体重減少，ごく最近はじまった夜間の喘鳴を主訴に親につれられて来院。家族は数カ月前に欧州を旅行して，特に変わった食事や食物の摂取は行っていない。自宅では子イヌを飼っている。男児は具合が悪そうで，検査の結果は肝脾腫がみられ，血液検査では好酸球 82％とパニック値が示された。白血球上昇もみられる。エラーはないかどうか再検を行ったが，好酸球は 78％であった。つぎのうち，どれが原因であると考えられるか。
A. 嚢尾虫
B. *Giardia* 症
C. *Staphylococcus lugdunensis*
D. イヌ回虫（*Toxocara canis*）
E. 旋毛虫（*Trichinella* 類）

IV-237. IV-236 の患者は 2〜3 日で状態が悪化。呼吸状態も悪化し，起座呼吸と咳が出現。身体所見では，心拍数 120/min，血圧 95/80 mmHg，呼吸数 24/min。酸素飽和度は室内気で 88％。頸静脈圧は上昇し，尖部にⅢ音，上肺野にラ音を聴取。心エコーでは駆出率が 25％。どの薬物による治療法を開始すればよいか。

A. albendazole
B. methylprednisolone
C. metronidazole
D. praziquantel
E. vancomycin

IV-238. 28 歳の男性。精神状態の変容，発熱，嘔吐と頭痛を主訴に妻につれられて救急外来を受診。1 日前から両側の頭痛が出現し，頭痛がしだいに悪化。彼は妻とともにタイとベトナム旅行から帰国したばかり。タイとベトナムでは現地の軟体動物，シーフード，野菜を摂取。身体所見では発熱，項部硬直，混乱と無気力がみられた。腰椎穿刺では髄液圧，蛋白がともに上昇，グルコースは正常。髄液中の細胞分画は 50％好酸球，25％好中球，25％リンパ球で，細胞数は 200/μL。この患者の髄膜炎の原因はどれか。

A. 広東住血線虫（*Angiostrongylus cantonensis*）
B. 有棘顎口虫（*Gnathostoma spinigerum*）
C. *Trichinella murrelli*
D. *T. nativa*
E. イヌ回虫（*Toxocara canis*）

IV-239. ジョージア大学に通っている大学生。友人とともにジョージア州南部の地方に 5 日間，カヌーとキャンプ旅行にでかけた。数週間後，大学生の 1 人に殿部上に蛇行状で膨隆し，瘙痒感を伴う紅斑性発疹が出現。糞線虫（*Strongyloides*）の幼虫が便中からみつかり，一緒に行った仲間（全員無症状）の 3 人の便からも糞線虫の幼虫が発見された。無症候性キャリアに対する治療で適切なものはどれか。

A. fluconazole
B. ivermectin
C. mebendazole
D. mefloquine
E. 対症療法のみ

IV-240. ヒト回虫（*Ascaris lumbricoides*）による感染症の臨床症状ではないものはどれか。

A. 無症候性キャリア
B. 発熱，頭痛，羞明，項部硬直，好酸球増加
C. 好酸球増加を伴う咳嗽と肋膜炎
D. 右上腹部痛と発熱
E. 小腸閉塞

IV-241. ミシシッピ州の 21 歳の大学生。回虫症治療の相談のために来院。教育学専攻で，小学校で週に 1 日働いている。その学校では，生徒の多くが過去 3 カ月間，回虫症と診断された。体調は良好で，症状もでていない。便検査では特徴的な回虫卵がみられた。推奨される治療薬はどれか。

A. albendazole
B. diethylcarbamazine
C. fluconazole
D. metronidazole
E. vancomycin

IV-242. 38 歳の女性。重度の腹痛を主訴に救急外来を受診。医療機関への受診歴および手術歴はない。急性症状がみられる前に腹部の不快感，下痢，メレナ，鮮赤色の下血，悪心または嘔吐などの自覚症状もない。発症 3 時間前にペルー風のレストランでセビチェ（ライムでマリネした生魚）を摂取。身体所見で強い苦痛を認めた。体温は 37.6℃，心拍数は 128/min，血圧は 174/92 mmHg。腹部は筋性防御と反跳痛がみられ，腸蠕動音は亢進。直腸診では異常はみられず，便潜血反応は陰性。骨盤検査は異常なし。白血球数 6,738/μL，ヘマトクリット 42％，代謝パネル，およびリパーゼ，アミラーゼ濃度は正常範囲内。腹部 CT 所見は異常なし。この患者に対する管理としてつぎに行うべきことはどれか。

A. 腹部血管造影
B. 骨盤内超音波検査
C. プロトンポンプ阻害薬を投与して経過観察
D. 右上腹部の超音波検査
E. 上部消化管内視鏡検査

IV-243. 22 歳の男性。彼はインドネシアでの医療使節団に参加した際，高熱，鼠径部の痛み，陰嚢腫脹を呈し，あなたは診察を依頼された。患者の症状は約 1 週間続いており，着実に悪化している。体温 38.8° C。身体所見では鼠径部の軟らかいリンパ節腫脹，水瘤がみられた。患者の病態把握に有効ではないものはどれか。

A. 血液検査
B. 体液検査
C. 陰嚢超音波検査
D. 血清 ELISA
E. 便検査

IV-244. IV-243 の患者の治療薬として最も適切なものはどれか。

A. albendazole
B. diethylcarbamazine
C. doxycycline
D. ivermectin
E. praziquantel

IV-245. 45歳の女性。眼の中で何かが動いているのを娘に指摘され，救急部に来院。患者はザイールからの旅行者で，熱帯多雨林に住んでいる。ときに生じる眼の腫れと赤みを訴えている。診察の結果，下位結膜（図IV-245）に虫体が認められた。治療上，適切な薬物はどれか。

A. albendazole
B. diethylcarbamazine
C. ivermectin
D. terbinafine
E. voriconazole

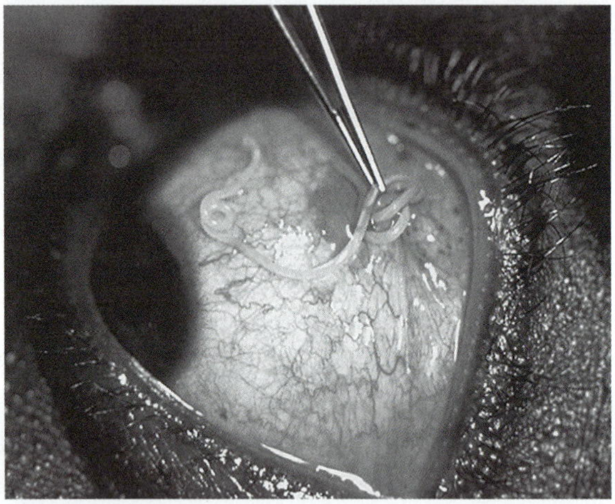

図IV-245 （巻末のカラー写真参照）

IV-246. 住血吸虫症について誤っている説明はどれか。

A. Bilharz住血吸虫（*Schistosoma haematobium*）感染の大部分は南米で発症する
B. 日本住血吸虫（*S. japonicum*）感染の大部分は中国，フィリピン，インドネシアで発症する
C. Manson住血吸虫（*S. mansoni*）感染はアフリカ，南米，中東で発症する
D. 住血吸虫症には急性症状と慢性症状がある
E. ヒトの感染経路はカタツムリである

IV-247. 48歳の女性。2日間続く発熱，関節痛，下痢と頭痛を主訴に受診。最近，熱帯サハラ以南のアフリカのエコツアーに参加し，内陸の川で泳いだ。診察では38.7℃の発熱を認め，腋下，頸部，大腿部で径2cm程度のリンパ節腫脹がみられた。また，脾臓を触知した。血液検査では白血球15,000/μLで，50％が好酸球だった。この患者に投与する治療薬として，適切なものはどれか。

A. chloroquine
B. mebendazole
C. metronidazole
D. praziquantel
E. thiabendazole

IV-248. Manson住血吸虫（*Schistosoma mansoni*）により生じた肝疾患患者で起こる症状のうち，最も考えられるものはどれか。

A. 腹水
B. 食道静脈瘤
C. 女性化乳房
D. 黄疸
E. くも状母斑

IV-249. 26歳の男性。痙攣大発作を発症して救急外来を受診。病院到着時，発作はおさまり，傾眠状態ではあったが，局所症状はなかった。バイタルサインは頻拍以外に異常はない。既往歴と違法薬物，アルコール飲酒歴はない。常用薬もない。3カ月前の健診で，HIV抗体とツベルクリン皮内試験（PPD）が陰性であることが確認されている。もともとグアテマラの地方出身で，過去3年間，米国で労働者として働いている。頭部CT上では，右後頭葉（図IV-249）でみられる所見と同様の所見を両半球で認め，複数の実質性病変が示されている。抗痙攣薬による急性症状の治療後，この患者に対してつぎに行うべき対応はどれか。

A. 大動脈弁，僧帽弁膜のDoppler検査と心エコー
B. praziquantel治療の開始
C. pyrimethamineとsulfadiazine治療の開始
D. HIVウイルス量の測定
E. 脳生検を検討するために脳神経外科へ紹介

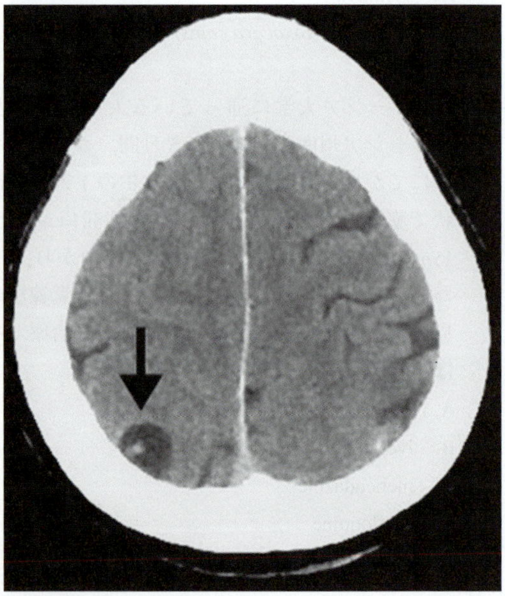

図IV-249

IV-250. 44歳の女性。食後に右上腹部痛症状が繰り返し出現するため，来院。少なくとも1カ月間続いており，しだいに増悪。患者は20年以上前にレバノンから移民し，弁護士として働いている。内服薬もなく既往歴もない。診察の結果，黄疸があり，右上腹部痛による体調不良がみ

られた。発熱はなく，無熱性で，頻拍がある。身体所見では，腫大した肝臓がみられ，超音波検査では腫大した肝臓と娘シストが胆道拡大を合併し，肝臓辺縁までみられ，複雑な 14 cm 大のシストが認められた。この患者に対する最も適切な治療はどれか。

A. albendazole による内科的治療
B. albendazole の投与後に外科的切除
C. 嚢胞性病変に対する針生検
D. 包虫液の経皮的な吸引と殺包虫薬の注入および再吸引
E. 単包条虫(*Echinococcus granulosus*)の疑いのための血清学的検査

ANSWERS

IV-1. **正解は B** 第 119 章(vol.1 p.*881*～)

さまざまな感染が補体系の欠損によって引き起こされる。遺伝的に欠損している場合が多い。鎌状赤血球症の患者では，補体活性化第 2 経路の機能的障害が起こる。その場合，肺炎球菌(*Streptococcus pneumoniae*)や *Salmonella* 属菌の感染リスクが高まる。肝疾患，ネフローゼ症候群，全身性エリテマトーデスの患者は C3 が欠損している場合があり，黄色ブドウ球菌(*Staphylococcus aureus*)，肺炎球菌，*Pseudomonas* 属と *Proteus* 属菌による感染リスクが高まる。終末補体カスケードの先天的，後天的(通常は全身性エリテマトーデス)な欠損がある場合，髄膜炎菌(*Neisseria meningitidis*)や淋菌(*Neisseria gonorrhoeae*)などの *Neisseria* 属菌による感染リスクが高まる。

IV-2. **正解は A** 第 121 章(vol.1 p.*896*～)

予後改善のため，重症敗血症患者に対する適切な経験的抗菌薬の選択は重要である。この患者は脾摘を遠い過去に行っているため，通常の患者と比較して敗血症に陥る可能性が 58 倍高くなる。リスクは脾摘後 2 年以内が最も高いが，その後も生涯にわたり継続する。脾摘後患者で最もよく敗血症を引き起こす原因微生物は莢膜を有する細菌で，特に肺炎球菌(*Streptococcus pneumoniae*)と髄膜炎菌(*Neisseria meningitidis*)とインフルエンザ菌(*Haemophilus influenzae*)である。脾摘後患者でみられる重症敗血症のうち，50～70％は肺炎球菌による。脾摘後患者の敗血症における経験的抗菌薬治療としては ceftriaxone 2 g 12 時間ごとの静注，および vancomycin 1 g 12 時間ごとの静注が推奨される。

IV-3. **正解は C** 第 121 章(vol.1 p.*896*～)

壊死性筋膜炎は生命を脅かす感染症で，筋膜と皮下組織の広範な壊死を引き起こす。A 群レンサ球菌単独や通性嫌気性菌と嫌気性菌からなる常在細菌叢によって引き起こされることが多い。近年，市中獲得型の methicillin 耐性黄色ブドウ球菌(MRSA)による壊死性筋膜炎の報告が増えている。危険因子には，糖尿病，静注薬物使用，末梢血管疾患がある。感染はわずかな傷口から起こることが多く，また初期の診察所見は疼痛と発熱の重症度と比較して軽微である。壊死性筋膜炎の致死率は 15～34％だが，毒素性ショック症候群を合併すると 70％にものぼる。広範な外科的デブリードマンが必要で，手術なしでは致死率はほぼ 100％である。適切な抗菌薬の選択と外科への早期コンサルテーションのために，臨床的に疑うことが大切である。初期段階の抗菌薬は典型的な原因微生物をカバーするため，vancomycin 1 g 12 時間ごとの静注，clindamycin 600 mg 6～8 時間ごとの静注，および gentamicin 5 mg/kg/日の静注が推奨される。

IV-4. **正解は B** 第 121 章(vol.1 p.*896*～)

ネコ咬傷は傷が深くなりやすく，また *Pasteurella multocida* がネコの口に存在するため，動物咬傷のうち蜂巣炎に最もなりやすい。免疫正常患者では，ネコ咬傷の場合のみ経験的抗菌薬治療を必要とする。しばしば最初の抗菌薬治療は静注で行われる。ampicillin/sulbactam で開始し，経口の amoxicillin/clavulanic acid への変更が経験的に行われる。しかし脾摘後患者では，イヌ咬傷で *Capnocytophaga canimorsus* による菌血症から急激な敗血症が起こる。このような患者は注意深く観察し，第 3 世代セファロスポリン系薬を感染早期に投与する。高齢者のイヌ咬傷で深達度が深い場合や手咬傷の場合には，経験的治療を考慮すべきである。

IV-5. **正解は A** 第 122 章(vol.1 p.*902*～)

ワクチン予防接種プログラムのゴールは，感染症を制御し，根絶することにある。感染症の制御によって，健康的かつ社会的両面への影響を小さくすることができる。肺炎球菌やインフルエンザワクチンなどは疾患の制御を改善できるものの典型例である。排除という場合，

2つの意味あいがある。1つ目は，ある特定の地域で疾患数をゼロにするという意味である。2つ目は，ある特定の地域で新規感染者間伝播を抑制するまたはなくすという意味である。2010年には米国内のワクチンプログラムによって，麻疹，風疹，ポリオ，ジフテリア発症数の減少がみられている。ただし，麻疹の報告件数は米国の一部地域では子どもへのワクチン接種がうまくいっていないため，増加している。疾患の根絶は達成が非常に難しい目標である。疾患数がゼロである状態が特に何も介入を行わずに継続している場合，疾患が根絶したと考えられる。現段階で世界的に根絶したといわれているものに天然痘がある。ポリオはアフガニスタン，パキスタン，インド，ナイジェリアでは新規発生者が続いてみられるが，それ以外の地域では根絶している。

IV-6. **正解は B** 第122章(vol.1 p.*902*〜)

肺炎球菌莢膜多糖体ワクチンは，あらゆる年齢のさまざまな慢性疾患(慢性呼吸器疾患，慢性心疾患，慢性肝疾患，糖尿病，無脾症や慢性腎臓病など)で推奨される。いつ追加のワクチンを接種するかは個々で異なり，統一されていない。近年では，19〜64歳の慢性腎臓病，ネフローゼ症候群，無脾症，その他の免疫不全患者で5年ごとに再接種することが推奨されている。それ以外の患者では，65歳以上で前回の接種から5年以上経過している場合，65歳以前に最初のワクチンを接種している場合には再接種することが推奨されている。

IV-7. **正解は C** 第122章(vol.1 p.*902*〜)

帯状疱疹ワクチンは高齢者の帯状疱疹を予防できる生ワクチンであるとして近年認可された。最近では，小児期の水痘感染の有無にかかわらず，60歳以上の成人への使用が推奨されている。生ワクチンのため，重度の免疫不全患者には使用できない。特に帯状疱疹ワクチンが禁忌とされているのは以下である。

1. 妊娠
2. 60歳未満
3. 白血病，リンパ腫，その他の悪性腫瘍が骨髄を侵している患者。寛解が得られており，3カ月間以上抗癌化学療法や放射線治療を受けていない場合にはワクチン接種が可能である。
4. AIDSまたはHIV感染があり，$CD4^{+}T$細胞数が200/μL未満または末梢血リンパ球中の15％以下の場合
5. 免疫抑制療法をprednisone換算で20 mg/日以上，methotrexate 0.4 mg/kg/週，またはazathioprine 3 mg/kg/日にて受けている患者
6. 細胞性免疫不全が疑われる患者(低γグロブリン血症など)
7. 造血幹細胞移植を受けた患者
8. 特に腫瘍壊死因子(TNF)α阻害薬などの免疫調節薬や免疫賦活薬を使用している患者

IV-8. **正解は E** 第122章(vol.1 p.*902*〜)

通常，免疫不全患者ではワクチンによって病気が起こることがあり，弱毒生ワクチンの使用は禁忌である。天然痘ワクチンによる牛痘がその典型で，播種性のワクチン感染を起こす。しかし黄熱ワクチンもまた，生ワクチンである。その他の選択肢は不活化ワクチン(破傷風と腸チフス筋注)と多糖体(髄膜炎菌)であり，感染性はない。腸チフス経口ワクチンは弱毒生ワクチンであるため，腸チフス筋注ワクチンが今回の患者ではより好まれる。マラリア予防については通常はワクチン接種ではなく，抗菌薬の予防内服を行う。通常，感染面では安全であるが，cyclosporineとの薬物相互作用をモニターすべきである。

IV-9. **正解は E** 第122章(vol.1 p.*902*〜)

近年，破傷風は米国内ではコウモリによって媒介されることが多い。通常咬まれたことには気づくが，100％というわけではない。そのため，予想されない，目撃されない(睡眠中など)のコウモリとの緊密な接触があった場合には医療機関の受診がすすめられ，ワクチン接

種まですすめられるケースが多い。咬傷があった場合は絶対的なワクチン接種の適応となり，咬傷の原因となったコウモリが捕獲されてその後の検査で破傷風菌がないことが確認されない限り，能動免疫(不活化ワクチン)と受動免疫(抗破傷風免疫グロブリン)の活性をあげるようにする。免疫がない患者へのワクチンスケジュールは頻回で，第0，3，7，14，28日目に接種する。破傷風に対する抗ウイルス薬投与の成功例が少なくとも1例あるものの，抗ウイルス薬には予防内服の適応はない。

IV-10. **正解は E** 第123章(vol.1 p.*911*〜)

海外旅行の際には，感染する可能性のある原因微生物を考慮し，あらかじめ計画を立てておくことが大切である。CDCとWHOは世界中を旅行する際に推奨されるワクチンのガイドラインを発表している。旅行前には麻疹，ジフテリア，ポリオを含む通常のワクチンは再接種も含めて最新の状態のものを接種しておくことが推奨されている。インフルエンザは旅行者にとって最も予防可能な疾患であると考えられ，通常のガイドラインに即してワクチンを接種すべきである。ただし，多くの国ではワクチン接種を入国時に必ずしも必要としない。黄熱は例外の1つであり，多くのサハラ以南の国と赤道直下の南米地域ではワクチン接種の証明が必要となる。黄熱の土着の地域や流行地域から旅行する人にとっては非常に重要である。その他，必要なワクチンは髄膜炎菌ワクチンとインフルエンザワクチン(メッカ巡礼期間中のサウジアラビア)である。

IV-11. **正解は E** 第123章(vol.1 p.*911*〜)，wwwnc.cdc.gov/travel/destinations/haiti.htm

マラリアは世界中のさまざまな場所で今もなお流行しており，毎年30,000人の米国や欧州からの旅行者が旅行中にマラリアに罹患する。最もリスクの高い地域はサハラ以南のアフリカとオセアニアで，中南米(ハイチとドミニカを含む)はリスクが最も低い。chloroquine耐性は特に南米，アフリカ，東南アジアを含む全世界で増加している。ただし，マラリアのchloroquine耐性はハイチでは頻度が低い。ハイチへの旅行者に対してはCDCからはchloroquine，doxycycline，atovaquone/proguanil合剤，mefloquineが選択肢として提示されている。さらに旅行者は可能ならば，防御服，DEET (diethyltoluamide)を含有する虫除け，ペルメトリンをしみこませた蚊帳，網戸などで保護された宿泊設備など，マラリア予防の手段を講じるべきである。

IV-12. **正解は E** 第123章(vol.1 p.*911*〜)

通常，HIV陽性患者の海外渡航は感染症の合併リスクが高いと考えられる。しかし$CD4^+T$細胞数が500/μL以上で無症候性のHIV陽性患者のリスクは，非HIV感染者と比較してそれほど変わらない。旅行前に，旅行先の国で何が必要とされているかを調べておくのが重要である。多くの国がHIV陽性患者の長期滞在としての入国を拒否しており，3カ月以上滞在する場合にはHIV検査の結果証明が必要である。領事館にどのような書類が必要か，旅行前にあたっておくことが必要である。HIV感染者が旅行する前には，インフルエンザワクチン，肺炎球菌莢膜多糖体ワクチンを含めた通常のワクチンをすべて接種しておく必要がある。無症候性のHIV陽性者におけるインフルエンザワクチンの反応率は80%を超える。通常，弱毒生ワクチンはHIV感染者には投与されない。しかし，$CD4^+T$細胞数が200/μL未満でなければ麻疹は致死的となりうるため，HIV感染者への投与が推奨され，反応率は50〜100%である。反対に，黄熱ワクチンはHIV感染した旅行者には投与されないため，$CD4^+T$細胞数が200/μL未満の患者は黄熱の流行地域への旅行を控えるべきである。サハラ以南のアフリカ諸国では黄熱ワクチンを必要とする。しかし，今回の患者はリスクの低い場所に旅行を予定しているため，ワクチンの免責同意書が出される可能性がある。

IV-13. **正解は E** 第124章(vol.1 p.*920*〜)

感染性心内膜炎を引き起こす原因微生物は，宿主によって異なる(図IV-13)。市中感染による自己弁(自然弁)心内膜炎は特に高齢者でいまだに臨床的な問題となっている。そのような患者ではレンサ球菌(ビリダンスレンサ球菌, *Streptococcus gallolyticus*, その他の非A群レンサ球菌と*Abiotrophia*属)が全体の約40%を占める。黄色ブドウ球菌(*Staphylococcus aureus*)がつぎに頻度が高い(30%)。腸球菌, HACEK群〔*Haemophilus*属, *Aggregatibacter*(以前は*Actinobacillus*) *actinomycetemcomitans*, *Cardiobacterium hominis*, *Eikenella corrodens*, *Kingella kingae*〕, コアグラーゼ陰性ブドウ球菌(CoNS)と培養陰性の症例がそれぞれ市中感染の自然弁心内膜炎の10%以下を占める。医療機関関連, 静注薬物関連, 術後12カ月以内の人工弁心内膜炎では黄色ブドウ球菌の頻度が最も高い。コアグラーゼ陰性ブドウ球菌は術後12カ月以上の人工弁心内膜炎で最も多い。腸球菌は10〜15%程度の医療機関関連, 術後2〜12カ月間経過した人工弁心内膜炎, 静注薬物関連の原因微生物となる。培養陰性の感染性心内膜炎は全体の5〜10%程度を占める。

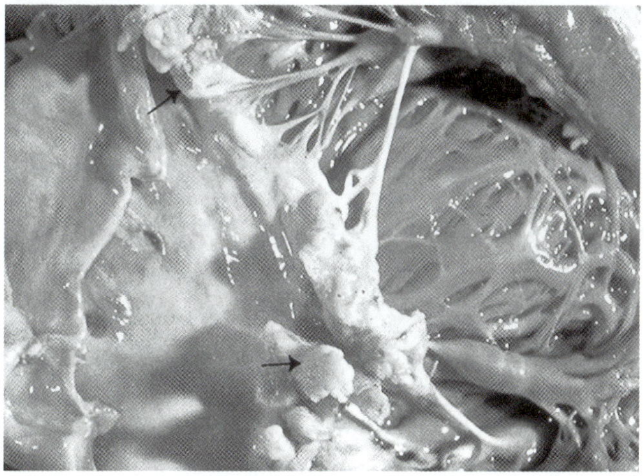

図Ⅳ-13 (巻末のカラー写真参照)

Ⅳ-14. **正解はB** 第124章(vol.1 p.*920*〜)

Duke診断基準は感染性心内膜炎を診断するためのもので, 大基準と小基準とに分かれ, 検査所見やエコー所見などの評価がある感度および特異度の非常に高いものである。大基準2つ, 大基準1つと小基準3つ, または小基準5つで感染性心内膜炎が確定となる(表Ⅳ-14)。心エコー所見上での弁や弁の支持組織, または移植材料に付着した振動する心内塊状物(疣贅)や心内膿瘍, または人工弁縫合部の新たな部分的離開, 新たな弁逆流症が大基準である。以前から存在した雑音の変化や増強では不十分である。経胸壁心エコー検査(TTE)は感染性心内膜炎では特異的な検査であるが, 疣贅は確定診断例中の65%でしかみられない。TTEは人工弁や心臓内合併症の検索には適さない。経食道心エコー検査(TEE)はより感度が高く, 確定診断例のうち90%以上で異常が認められる。

Ⅳ-15. **正解はC** 第124章(vol.1 p.*920*〜)

近年, 感染性心内膜炎に対する予防的抗菌薬投与はより限定した患者に対して行うよう変更されている。直近のAHAガイドライン(*Circulation* 116:1736, 2007)は費用対効果分析の面から再評価を行っており, 以前のガイドラインで推奨されていた効果は正しくなく, 間接的な研究結果にもとづくものであるということを示唆している。現在のガイドラインで予防的抗菌薬投与が推奨されている群は, 歯肉や歯根尖端周囲の歯科処置, 口腔粘膜の穿孔または感染巣への処置などを行う際に感染性心内膜炎を起こし, 重度の合併症や死亡のリスクが最も高い群のみである。予防投与は通常の消化管, 尿生殖器系手術については推奨されていない。感染性心内膜炎の既往, 人工弁, 未修復のチアノーゼ性先天性心疾患, 6カ月以内の先天性心疾患の治療歴, 治療不十分な先天性心疾患や心移植後の弁膜疾患がみられる患者などが, 高リスク群である。British Society for Antimicrobial Chemotherapyはリスクのある患者における消化管や尿生殖器手術時の予防投与を推奨しているが, 英国のNational Institute for Health

表 IV-14　感染性心内膜炎の臨床診断のための Duke 診断基準[a]

大基準
1. 血液培養陽性
感染性心内膜炎の典型的な原因微生物が異なる 2 回の血液培養から分離される
ビリダンスレンサ球菌，*Streptococcus gallolyticus*，HACEK 群，黄色ブドウ球菌，あるいは原発巣のない市中感染の腸球菌，あるいは
感染性心内膜炎に矛盾しない原因微生物の持続的な血液培養陽性
12 時間以上あけた 2 回の血液培養が陽性，あるいは
最初と最後の採血を 1 時間以上あけた 3 回の血液培養の全部，または 4 回以上の大部分が陽性
Coxiella burnetii の血液培養が 1 回陽性，または IgG 抗体価が 1：800 以上
2. 心内膜病変の証拠
心エコー所見陽性[b]
弁上，支持組織，逆流ジェット内，移植材料に，解剖学的説明がつかない動揺する心内塊状物がみられる，あるいは
膿瘍，あるいは
人工弁縫合部の新たな部分的裂開，あるいは
新規の弁逆流（既存の心雑音の増悪または変化では不十分）
小基準
1. 素因：感染を起こしやすい心臓病変あるいは注射薬物乱用
2. 38℃以上の発熱
3. 血管病変：主要動脈の塞栓，敗血症性肺梗塞，細菌性動脈瘤，頭蓋内出血，結膜出血，Janeway 斑
4. 免疫学的現象：糸球体腎炎，Osler 結節，Roth 斑，リウマトイド因子
5. 微生物学的証拠：上記の大基準を満たさない血液培養陽性[c]，あるいは感染性心内膜炎に矛盾しない微生物による活動性感染を示す血清学的所見

[a] 2 つの大基準，もしくは 1 つの大基準と 3 つの小基準，あるいは 5 つの小基準が満たされるとき，心内膜炎と確定診断できる。
[b] 人工弁心内膜炎または合併症のある心内膜炎の可能性があるときの評価には，経食道心エコー検査が推奨される。
[c] 血液培養によく混入するコアグラーゼ陰性ブドウ球菌，ジフテロイドや，心内膜炎をあまり起こさない Gram 陰性桿菌などによる 1 回陽性を除く。
出典：Li JS et al: Proposed modifications to the Duke criteria for the diagnosis of infective endocarditis. Clin Infect Dis 30:633, 2000 より University of Chicago Press の許可を得て引用

and Clinical Excellence はそのような予防を行わないよう勧告している（www.nice.org.uk/guidance/cg64）。

IV-16.　**正解は A**　第 124 章（vol.1 p.*920*～）

この患者は血液培養陰性の感染性心内膜炎で，臨床所見によって診断されたまれな例である。この患者では弁逆流，大動脈弁の疣贅，四肢，脾臓，腎臓に塞栓症状がみられる亜急性の感染性心内膜炎である。血液培養が陰性である最も一般的な理由としては，培養採取前の抗菌薬投与があげられる。抗菌薬の前投与を行っていない場合，最も頻度が高い原因微生物（両方とも技術的に血液培養ボトルで分離するのが困難）は Q 熱，*Coxiella burnetii*（通常，家畜との接触でよくみられる），そして *Bartonella* 属菌である。この患者はホームレスでシラミ感染があることから，*Bartonella quintana* 感染を示唆する。血液培養の感度は 25％程度である。それ以外には，疣贅を直接ポリメラーゼ連鎖反応（PCR）で同定したり，急性期・回復期の抗体価検査が他の診断方法となる。血液培養陰性の感染性心内膜炎に対する経験的治療は通常 ceftriaxone と gentamicin が含まれ，さらに doxycycline を投与する場合としない場合がある。*Bartonella* による感染性心内膜炎が確定した場合，適切な治療法は gentamicin と doxycycline の併用である。Epstein-Barr ウイルス（EBV）と HIV は感染性心内膜炎を起こさない。末梢血塗抹標本は診断に有効ではない。

IV-17.　**正解は D**　第 124 章（vol.1 p.*920*～）

あらゆる弁のあらゆる大きさの疣贅で塞栓症状を引き起こす可能性があるが，僧帽弁の疣贅で 10 mm を超える場合は塞栓を起こしやすい。選択肢のうち，C，D，と E が大きさとして

は十分である。しかし，Dのみ，部位と大きさの両方でリスクと合致する。塞栓は血流に乗ってどの臓器でも生じうるが，特に血流が多い臓器に塞栓を起こしやすい。感染性心内膜炎の最大50％で塞栓症状はみられる。三尖弁の病変は肺塞栓を引き起こすが，これは静注麻薬使用者によくみられる。僧帽弁と大動脈弁領域の場合，皮膚，脾臓，腎臓，髄膜と骨病変などに塞栓が起こりうる。重篤な神経学的合併症としては，化膿性大動脈瘤（中膜または塞栓が原因で生じる感染によって脆弱となった局所的な大動脈血管壁の拡張）の破裂による出血がある。

IV-18. **正解は A** 第124章（vol.1 p.*920*〜）

感染性心内膜炎を発症した患者は，臨床的に軽快するのに5〜7日間程度かかる。βラクタム系抗菌薬を使用して3〜5日間程度，vancomycinを使用して7〜9日間程度，methicillin耐性黄色ブドウ球菌（MRSA）血液培養が陽性のままであることがある。rifampicinもgentamicinも臨床的に有意な改善が今回の患者では認められない。vancomycinのピーク濃度およびトラフ濃度を測定することは感染性心内膜炎の薬効の判定にはつながらない。今回の症例はvancomycinによる治療失敗例と判定するには時期尚早である。vancomycinの代替薬としてのdaptomycinとlinezolidの効果については，左心系のMRSAによる感染性心内膜炎に対する効果のエビデンスが不十分である。

IV-19. **正解は B** 第125章（vol.1 p.*929*〜）

水疱（ラテン語で「泡」）とは5 mm以上の皮膚病変で，内部に水分が満たされている病変を指す。整った形の場合と整っていない形の場合があり，中の水分についても漿液性であったり漿液性膿性であったりする。*Clostridium perfringens*を含む*Clostridium*属は筋壊死を起こし，水疱を形成することもある。ブドウ球菌は特に新生児において黄色ブドウ球菌性熱傷様皮膚症候群（SSSS）をファージII群の黄色ブドウ球菌からでる表皮剥脱性毒素（エクスフォリアチン）によって起こす。化膿レンサ球菌（*Streptococcus pyogenes*）は膿痂疹の原因微生物であるが，感染初期に水疱を形成し，最終的に痂皮となることがある。MRSAも膿痂疹の原因微生物である。*Vibrio vulnificus*を含む好塩性*Vibrio*感染症は，水疱形成を伴う筋膜炎を起こすことがある。肝硬変患者で，メキシコ湾や太平洋の海水（またはこれらの場所で採取した生の海産物）への曝露が最もリスクが高い。二形成真菌の*Sporothrix schenckii*への感染は白癬感染に似ており，1つ1つが独立した痂皮病変を起こし，潰瘍を形成することもある。バラや土壌との接触のある職業歴の患者がリスクである。

IV-20. **正解は D** 第125章（vol.1 p.*929*〜）

この患者は壊死性筋膜炎と筋壊死を起こしている。この患者のCTでは，左胸郭の浮腫と炎症を認めている。壊死性筋膜炎と筋壊死は好気性菌と嫌気性菌の混合，methicillin耐性黄色ブドウ球菌（MRSA）を含めた黄色ブドウ球菌，*Clostridium*属菌などによって起こる。即座の外科的評価とともに原因微生物への経験的治療を開始する必要がある。結核菌（*Mycobacterium tuberculosis*）は肺の空洞性病変を形成する最も代表的なものである。コクサッキーウイルスは小水疱性病変を急性感染時に起こす。筋肉痛と筋酵素上昇がみられることもあるが，筋壊死は起こさない。*Rickettsia akari*はリケッチア痘の原因微生物である。ダニ刺傷後に生じ，疼痛のない黒い痂皮の中心に小水疱を伴う丘疹を認める。リケッチア痘は最近オハイオ，アリゾナ，ユタの各州で報告されている。水痘帯状疱疹ウイルス（VZV）は急性感染により水痘を生じ，再活性化により帯状疱疹を生じる。病変部位は痂皮形成を伴う小水疱で，筋膜炎や筋壊死を起こさない。

IV-21. **正解は C** 第126章（vol.1 p.*935*〜）

黄色ブドウ球菌（*Staphylococcus aureus*）のmethicillin耐性株（MRSA）とmethicillin感受性株（MSSA）は，骨髄炎の原因微生物として最も頻度が多い。Gram陰性菌〔緑膿菌（*Pseudomonas aeruginosa*），大腸菌（*Escherichia coli*）〕やコアグラーゼ陰性ブドウ球菌，腸球菌，*Propionibacterium* なども骨髄炎を起こすことがある。結核菌（*Mycobacterium tuberculosis*）は *Brucella* 症と同様，医療資源が乏しい流行地域では椎骨骨髄炎を引き起こす重要な病原微生物である。人工関節や内固定材料は骨髄炎を起こしやすく，菌血症や外傷に続いて起こることがある。methicillin 耐性黄色ブドウ球菌（MRSA）による骨髄炎は先進国の院内，特に術後の問題として重要度が増している。致死率が高くコストがかかるという事実は，MRSA が微生物として病原性が強く，抗菌薬の効果が乏しく，発症早期に治療ができていないことと関連しているかもしれない。糖尿病患者は足の骨髄炎のリスクが高く，常にその可能性を考えながら診療しなければならない。

IV-22. **正解は A** 第 126 章（vol.1 p.*935*～）

骨髄炎の治療は原因菌の種類が多岐にわたり，診断が難しく，治療期間が長いことなどから，非常に難しい。早期の外科的介入が診断的にも治療的にも有効である場合がある。今回の症例では，Gram 染色から複数菌による感染が示唆され，腐敗臭は嫌気性菌にきわめて特徴的である。潰瘍の傷が深く，プローベが骨まで直達していることから，急性骨髄炎の診断がつく。広域スペクトルの抗菌薬の使用が推奨される。vancomycin や linezolid は methicillin 耐性黄色ブドウ球菌（MRSA）やレンサ球菌をカバーするが，Gram 陰性桿菌や嫌気性菌についてはカバーしない。metronidazole は嫌気性菌のみカバーし，糖尿病性足壊疽の重要な原因微生物である Gram 陽性球菌についてはカバーしない。clindamycin は Gram 陽性球菌や嫌気性菌をカバーするが，Gram 陰性桿菌についてはカバーしない。ampicillin/sulbactam は広域スペクトルの抗菌薬で，MRSA を除く上記すべて（Gram 陽性球菌，Gram 陰性桿菌，嫌気性菌）をカバーする。MRSA の分離歴およびリスクを有する患者の場合には，vancomycin または linezolid の使用を十分に考慮しなければならない。近年の研究では，daptomycin が MRSA による骨髄炎に対して有望な治療薬となることが示唆されている。

IV-23. **正解は A** 第 127 章（vol.1 p.*940*～）

原発性（特発性）細菌性腹膜炎（PBP または SBP）は，その他の感染巣がない状態で起こった腹腔内感染である。原発性細菌性腹膜炎は肝硬変患者に起こることが多く，通常は前から腹水がみられる患者で続発する。肝硬変患者では肝臓での腹水のフィルター機能低下に伴い，細菌が侵入しやすくなることによって生じる。最大 80％のケースで発熱がみられるものの，腹痛，急性発症，腹膜刺激症状などはみられないことも多い。患者はしばしば全身倦怠感や脳症の増悪といった，特徴的ではない症状を訴えて来院する。腹水中の好中球が 250/μL 以上で診断がつけられるが，好中球が何％以上という診断基準はない。診断はしばしば困難で，腹水培養が陰性になることもある。血液培養で原因微生物が特定されることもある。原因微生物の中で最も多いのは腸管由来の Gram 陰性桿菌であるが，しばしば Gram 陽性球菌もみられる。嫌気性菌はまれで（二次性腹膜炎とは異なる），SBP が疑われる場合の経験的治療ではカバーしなくてもよい。第 3 世代セファロスポリン系薬または piperacillin/tazobactam が適切な経験的抗菌薬治療となる。診断には，他の感染巣が腹腔内にないことを示すことが必要となる。

IV-24. **正解は D** 第 127 章（vol.1 p.*940*～）

この患者は，持続式携行式腹膜透析法（CAPD）関連腹膜炎を起こしている。原発性腹膜炎や二次性腹膜炎と異なり，この感染は通常皮膚常在菌により生じるが，最も多いのは *Staphylococcus* 属菌である。機器を介して，腹腔内に病原微生物が侵入する。皮下トンネルの感染やカテーテルの出口部感染が併存しないこともある。CAPD の使用を断念する最も頻度が多い理由が，腹膜炎である。Y-set コネクターと勤勉な操作方法によって，CAPD 関連腹膜炎のリスクが減少する。PBP とは異なるが SBP とは同じように，発症は急激で腹部全体の疼痛と腹膜刺激徴候を伴う。透析液は白血球が 100/μL を超え，好中球が 50％を超える。透析液は血液培養ボトルに入れるが，ときに 1 菌種が陽性になることがある。複数の菌種以上が同定された場合には，原発性細菌性腹膜炎を考慮する。医療施設ごとの感受性データを参考にしながら，CAPD 腹膜炎の腹腔内治療に関しては *Staphylococcus* 属菌をおもに標的として行う。患者が重症である場合，静注抗菌薬を追加するべきである。4 日間の治療に反応しない場合はカテーテル抜去を考慮する。

IV-25.　正解は D　第 127 章(vol.1 p.*940*〜)

CT 上では，肝臓の右葉に巨大な肝膿瘍を認める。肝膿瘍は血行性播種に続発したり，胆道系感染(最も頻度が高い)に続発したり，門脈炎や近接した腹膜内感染巣からの伝播によったりする。発熱は肝膿瘍で唯一，よくみられる症状である。最大 50％の患者で肝膿瘍を直接的に示唆する症状や所見がみられないことがある。非特異的な症状がみられることが多く，また肝膿瘍は高齢者のフォーカス不明の発熱の重要な原因となる。70％の患者でアルカリホスファターゼや白血球が上昇するが，唯一信頼できる血液学的な異常である。胸部 X 線上で右横隔膜の挙上がみられることがある。先行する胆道感染を示唆する最も頻度の高い原因微生物は，Gram 陰性桿菌である。嫌気性菌は骨盤内や他の腹腔内の感染巣が疑われない限り，頻度は低い。真菌性肝膿瘍は癌化学療法を受けている免疫不全患者が真菌血症後に，特に好中球が回復している途中で起こる。通常，経皮的なドレナージが治療の基本であり，診断にも寄与する(図 IV-25B)。

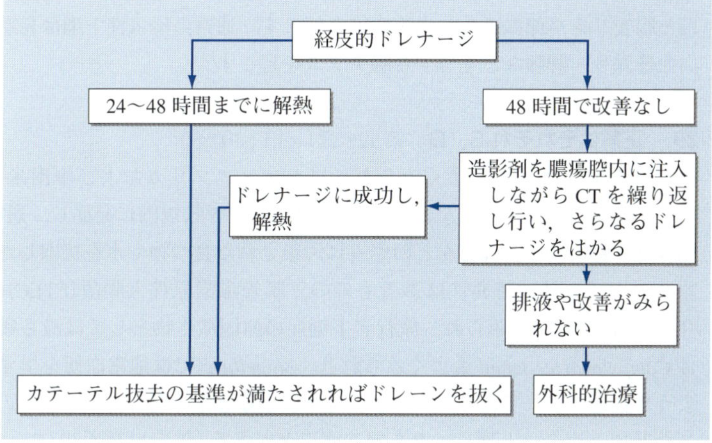

図 IV-25B　腹腔内膿瘍患者の経皮的ドレナージのためのアルゴリズム

IV-26.　正解は C　第 127 章(vol.1 p.*940*〜)

原発性細菌性腹膜炎と二次性腹膜炎を鑑別することが重要である。原発性細菌性腹膜炎は通常，肝硬変の結果として生じる腹水が長期間みられる。病因はあまり明らかになっていないが，単一の原因菌による血流感染が波及することによって，または腸管壁を通じて広がることによって起こる可能性が考えられている。二次性腹膜炎は粘性の空洞病変の破裂または隣接する膿瘍や膿性の感染が原因となる腹膜の刺激によって生じる。通常，腹膜刺激徴候がみられ，外科的緊急疾患であるケースが多い。肝硬変患者の二次性腹膜炎は原発性細菌性腹膜炎との鑑別が臨床上，非常に困難である。古典的な腹膜刺激徴候がほぼ全例でみられない場合もあり，しばしば見落とされることがある。また，手術なしでは致死的になることもある。腹水の蛋白が 1 g/dL 以上で，乳酸デヒドロゲナーゼ(LDH)が血清中よりも腹水中のほうが高く，グルコースが 50 mg/dL 以下で Gram 染色で複合感染が示唆される場合には，二次性腹膜炎を疑うべきである。診断が疑われた場合，腸管外の気体成分の有無を確かめるために腹部 X 線検査が必要で，外科への即座のコンサルトが必要である。原発性細菌性腹膜炎とは異なり，二次性腹膜炎の場合には嫌気性菌のカバーが必須で，抗真菌薬が必要となる場合もある。今回の患者では敗血症が原因で血圧低下，頻拍が起こっているため，補液が必須である。活性型 drotrecogin alfa は敗血症患者の致死率を下げることが示唆されているが，血小板減少症，肝硬変，腹水がみられる患者では適応とならない。

IV-27.　正解は B　第 128 章（vol.1 p.947〜）

急性感染性下痢症は，特に 5 歳未満の小児では死に至る最も頻度の多い病気である。これは，非炎症性，炎症性と侵入性に分類できる。コレラ菌（*Vibrio cholerae*）はエンテロトキシン（腸毒素）を産生することにより，非炎症性下痢を起こす。多量（10^5〜10^6）の菌を経口から接取後，コレラ菌は小腸細胞の刷子縁に達し，コレラ毒素を産出する。毒素による下痢の場合，通常は血便のない水様性下痢をまず引き起こす。非炎症性下痢の場合，糞便中の白血球はみられないことが多い。しかし，糞便中のラクトフェリンは軽度の炎症に対して感度が高いため，みられることもある。他の非炎症性下痢を起こす原因微生物は腸管毒素原性大腸菌（ETEC），*Bacillus cereus*，黄色ブドウ球菌（*Staphylococcus aureus*）などがあり，またウイルス性の下痢もある。

炎症性下痢の炎症部位は通常，大腸か小腸遠位部である。炎症性下痢では腸管壁に白血球浸潤がある。原因微生物で典型的なものは *Shigella dysenteriae* などである。血便はよくみられ，糞便中白血球およびラクトフェリンが大量にみられる。その他の炎症性下痢を起こす病原微生物には，*Salmonella* 属，*Campylobacter jejuni*，腸管出血性大腸菌，*Clostridium difficile* がある。

侵入性下痢は，チフス菌（*Salmonella typhi*）または *Yersinia enterocolitica* で起こる。浸潤性下痢の炎症部位は小腸遠位部である。侵入性下痢では病原微生物は小腸壁に浸潤し，Peyer 板と腸管リンパ節に達し，血流感染を起こす。通常，侵入性下痢は発熱，相対的徐脈，腹痛，白血球減少，脾腫などを呈する腸チフスを起こす。

IV-28，IV-29.　正解はそれぞれ B，D　第 128 章（vol.1 p.947〜）

旅行者下痢症は非常によくみられ，アジア，アフリカおよび中南米などへ旅行した人の 25〜50％がかかる。ほとんどの場合，渡航後 3〜5 日以内に発症し，通常何もせずに 1〜5 日間程度で軽快する。ほとんどの患者は汚染された食べ物や水を接取した後に発症する。微生物については地域特異性はあるものの，腸管毒素原性大腸菌（ETEC）と腸管凝集性大腸菌（EAEC）は世界中でみられ，旅行者下痢症の原因微生物としては最も頻度が高い。アジアでは *Campylobacter jejuni* もよくみられる。*Shigella* 属では通常血便を呈するため，この症例のような経過はまれである。ノロウイルスによる感染の場合，より多くの下痢を伴う。クルーズなどでよくアウトブレイクを起こすことがある。Lambl 鞭毛虫（*Giardia intestinalis*）は寄生虫で，旅行者下痢症の 5％以下でみられる。

旅行者下痢症は，それぞれの患者の重症度に応じて治療を選択する。ほとんどの症例で，何もせずに軽快がみられる。下痢が 2 回以下で腹部の症状が強くなく，血便・発熱がなく，水分が十分とれている限り，特別な治療は必要ない。今回の症例では，それほど下痢の回数も多くないものの，腹部症状があるため，bismuth subsalicylate または loperamide が推奨される。loperamide を使用した場合，最初に 4 mg 投与後，下痢がでた後で 2 mg を追加投与する。血便や発熱などの炎症性下痢を示唆する所見がみられたり 1 日に 3 回以上の下痢がある場合にのみ，抗菌薬投与が推奨される。通常はフルオロキノロン系薬を選択し，ciprofloxacin 750 mg の単回投与か 500 mg の 1 日 3 回を 3 日間投与が効果的である。タイでは *Campylobacter jejuni* が最も頻度の高い病原微生物で，フルオロキノロン系薬が高頻度で耐性を示す。タイへの旅行者で抗菌薬が必要な患者に対しては azithromycin が推奨され，10 mg/kg を初日に投与し，その後に下痢が継続した場合に 5 mg/kg を 2 日目と 3 日目に投与する。

IV-30.　正解は C　第 128 章（vol.1 p.947〜）

急性細菌性食中毒の場合，汚染食物の摂取後 1〜6 時間で発症するが，よくみられる原因微生物は黄色ブドウ球菌（*Staphylococcus aureus*）か *Bacillus cereus* である。黄色ブドウ球菌による食中毒は調理後室温で放置されたハム，鶏肉，ポテトサラダや卵サラダ，マヨネーズ，クリームペストリーなどで起こる。*B. cereus* は典型的には汚染されたチャーハンで感染する。細菌性食中毒は突然起こる悪心，嘔吐，痙性腹痛と下痢を症状とする。しかし発熱は典型的ではないため，嘔吐と下痢を起こす他の原因を検討すべきである。

IV-31. **正解は C** 第 128 章(vol.1 p.*947*〜)
この患者はチャーハン中の *Bacillus cereus* によって生じた食中毒の可能性が高い。この毒素による疾患は，加熱調理で死滅しなかった耐熱性の芽胞が沸騰後に発芽したときに起こる。産生された毒素を給仕前に炒めても，熱に安定している毒素は破壊されないであろう。嘔吐型の場合は食物摂取後 6 時間以内に起こり，通常何もせずに自然軽快する。重度の脱水でない限り，治療は不要である。今回の患者では脱水所見が現在みられず，現段階での補液の必要性は乏しい。サルコイドーシスでは感染症にかかりやすくなるということはない。

IV-32. **正解は E** 第 129 章(vol.1 p.*952*〜)
血性ではない頻回の下痢が *Clostridium difficile* 感染症(CDI)ではよくみられるが，その他には発熱が 28％でみられ，腹痛と白血球増加もよくみられる。麻痺性イレウスも CDI ではよくみられ，この状態で白血球増加があれば CDI を疑う手がかりとなる。15〜30％で治療後に再発がみられる。

IV-33. **正解は D** 第 129 章(vol.1 p.*952*〜)
Clostridium difficile 感染症(CDI)は以下の手段で診断される。他に原因がない 1 日 3 回以上の下痢が 2 日以上継続してみられることに加えて，(1)糞便中トキシン A，B が陽性，(2)毒素原性の *C. difficile* が便 PCR で陽性，(3)偽膜性大腸炎が大腸内視鏡でみられることが含まれる。さまざまな検査があるものの，感度が高く確実に CDI を否定できる検査はない。そのため(選択肢 C の患者のような)経験的治療を行うことも，CDI の事前確率が高い症例においては適切な処置である。

IV-34. **正解は C** 第 129 章(vol.1 p.*952*〜)
この患者は *Clostridium difficile* 感染症(CDI)を繰り返しており，最大 30％の患者で再発を起こす。今回の再発はそれほど重症ではなく最初の再発のため，metronidazole を再度経口投与する治療が推奨される。vancomycin は初発および再発にかかわらず，重症患者に対して使用される。糞便注腸法，静注免疫グロブリン，経口 nitazoxanide はともに，再発を繰り返す患者に対する有効な治療法となる可能性がある。

IV-35. **正解は E** 第 129 章(vol.1 p.*952*〜)
clindamycin，ampicillin，ceftriaxone を含むセファロスポリン系抗菌薬は *Clostridium difficile* 関連疾患との関係が示された最初の抗菌薬であり，現在でもそうである。近年では，moxifloxacin，ciprofloxacin を含む広域スペクトルのフルオロキノロン系薬が *C. difficile* のアウトブレイクと関連し，一部の地域では高齢者外来患者において重症疾患を引き起こす株の流行を起こすこともある。理由は明らかではないが，βラクタマーゼ阻害薬は第 2，第 3 世代セファロスポリン系薬よりも *C. difficile* 感染のリスクが低いと考えられる。その他の選択肢の抗菌薬と比較して，ペニシリン系薬とβラクタマーゼ阻害薬の合剤は *C. difficile* 関連疾患との関連性が低い。metronidazole や vancomycin 投与もまた，関連があるとする報告がある。抗菌薬を使用している患者にはすべて *C. difficile* 関連疾患のリスクがあり，下痢が続いたり 1 日以上継続していたりする場合には注意する。

IV-36. **正解は A** 第 130 章(vol.1 p.*955*〜)
男性の排尿困難と尿道分泌物の頻度が高い原因としては，*Chlamydia trachomatis*，淋菌(*Neisseria gonorrhoeae*)，*Mycoplasma genitalium*，*Ureaplasma urealyticum*，腟 *Trichomonas*(*Trichomonas vaginalis*)，単純ヘルペスウイルス(HSV)があげられる。*Gardnerella* 属は細菌性腟症の原因微生物であり，男性の病原微生物ではない。

IV-37. **正解は C** 第 130 章(vol.1 p.*955*〜)
この患者には女性の尿道症候群に典型的な症状の「内的な」排尿困難がみられる。尿意切迫や頻尿を伴っており，膿尿はみられるものの，10^2/mL 以上の原因微生物が尿中に認められない。これは通常 *Chlamydia trachomatis* または淋菌（*Neisseria gonorrhoeae*）によって生じることが多く，尿中のこれらの微生物の核酸増幅検査で同定されることが多い。排尿時の疼痛を含む「外的な」排尿困難では，頻尿や尿意切迫を伴わないことも多い。外陰腟 *Candida* 症や単純ヘルペスによる感染でみられ，身体所見でも診断できる。子宮頸部の培養については，この患者の尿の症状から考えると有効ではない。腟分泌物の pH が 5.0 以上のケースは通常，腟 *Trichomonas*（*Trichomonas vaginalis*）による感染でみられる。顕微鏡検査による腟分泌物中の「手がかり細胞（clue cell）」の存在は，細菌性腟症の診断を示唆している。

IV-38. **正解は B** 第 130 章（vol.1 p.955～）

細菌性腟症は，*Gardnerella vaginalis* とさまざまな嫌気性菌や培養されてこない菌によって生じる。通常，白または灰色の悪臭のある分泌物がみられる。外陰部の刺激感はなく，通常，腟分泌物の pH は 4.5 以上である。10％水酸化カリウム（KOH）を添加すると魚臭（アミン臭）がする。「手がかり細胞」が顕微鏡でみられ，少量の白血球と多数の細菌叢が確認される。選択肢 D の患者は腟分泌物の pH が 4.5 未満，乳酸桿菌優位の複合菌微生物叢および量が少なくきれいな腟分泌物がみられるため，正常である。腟分泌物の pH が 5.0 以上で外陰部の刺激感は外陰腟 *Candida* 症でもよくみられるが，可動性の *Trichomonas* 原虫を確認することが腟 *Trichomonas* 症を診断する方法である。

IV-39. **正解は E** 第 130 章（vol.1 p.955～）

1980 年代に行われた，粘液膿性子宮頸管炎が性感染症（STI）クリニックでみられた場合の研究では 3 分の 1 以上の症例が原因不明であった。ボルティモアで近年行われた同様の研究では，核酸増幅検査も用いても半分以上が原因不明であった。*Chlamydia trachomatis* が最も頻度が高く，つぎに淋菌（*Neisseria gonorrhoeae*）がよくみられる。細菌学的に診断が難しいため，*C. trachomatis* の経験的な治療と淋菌の流行地域では淋菌までカバーした抗菌薬治療が推奨される。

IV-40. **正解は C** 第 130 章（vol.1 p.955～）

古典的な骨盤内炎症性疾患（PID）の所見とともに，右上腹部（季肋部）の圧痛がみられることから，淋菌（*Neisseria gonorrhoeae*）や *Chlamydia trachomatis* 感染による Fitz-Hugh-Curtis 症候群または肝被膜の炎症による肝周囲炎が強く示唆される。腹腔鏡検査で簡単に確認できるが，骨盤内炎症性疾患の治療的診断および右季肋部痛がより一般的な診断方法である。肝機能障害がみられない点からも肝炎を起こしていない可能性が高く，C 型肝炎ウイルス感染の可能性はより低くなる。

IV-41. **正解は A** 第 130 章（vol.1 p.955～）

陰部潰瘍は通常，単純ヘルペスウイルス，梅毒トレポネーマ（*Treponema pallidum*）と軟性下疳菌（*Haemophilus ducreyi*）で生じる。淋菌（*Neisseria gonorrhoeae*）は尿道炎を起こすことが多く，陰部潰瘍は起こさない。梅毒の潰瘍（硬性下疳）は硬く浅い単一の潰瘍が複数みられ，膿を伴わず，疼痛も通常は伴わない。これらの所見にもかかわらず，梅毒トレポネーマの所見とかけはなれていても，すべての陰部潰瘍の症例では迅速血漿レアギン（RPR）測定が適応となる。単純ヘルペスウイルス感染でみられる潰瘍は通常顕著な疼痛があり，膿疱性というよりは水疱性である。初発時には両側性のことがあるが，再活性化の場合には通常片側性である。軟性下疳菌は軟性下疳の原因微生物で，多発性の潰瘍を生じ，膿疱性病変を生じる。今回の症例でみられるように膿疱性病変は軟らかく，脆く，非常に疼痛が強い。HIV の急性感染の場合には急性発熱性疾患がみられるが，潰瘍形成はみられない。陰部潰瘍がある場合，HIV 感染の獲得および伝播のリスクが上昇する。

IV-42. **正解は F** 第 130 章(vol.1 p.*955*〜)
いくつかの途上国では，HIV が死亡原因の第 1 位である。HIV 感染拡大を防ぐための方策として，性感染症のスクリーニングと治療があげられる。疫学研究と生物学的妥当性にもとづくと，選択肢にあげた性感染症はすべて HIV 感染リスクを高める。途上国では，生殖可能年齢の女性のうち最大 50％が細菌性腟症に感染している。細菌性感染は治療可能であり，治療することによって性器ヘルペスの再発率を減少させることができる。このことは，プライマリケア医が女性患者それぞれの年齢やリスクに応じて詳細な問診や泌尿器科診察，直腸診を行い，かつエビデンスにもとづいてこれらの感染を検査することのさらなる理由となる。

IV-43. **正解は B** 第 131 章(vol.1 p.*971*〜)
院内感染にも，市中感染と同様に宿主と感染源が存在する。入院患者では，交差感染(ある患者からある患者へと原因菌が間接的に伝播されるなど)が院内感染の原因として多くを占めている。手指衛生は医療従事者に等しく推奨されているが，時間的猶予がないこと，面倒であること，皮膚障害の問題があることなどから，遵守の割合はしばしば低い。遵守の割合を高めるため，明らかに手が汚れている場合や *Clostridium difficile*(芽胞があり，アルコール消毒では効果がなく，石鹸と水での手指洗浄が必要)に感染している患者のケアを行った後以外は，すべての医療従事者に対してアルコールによる手指衛生が推奨されている。

IV-44. **正解は E** 第 132 章(vol.1 p.*978*〜)
最終的には，実質臓器移植患者では拒絶反応を抑制する薬物投与のために T 細胞性免疫不全があり，感染のリスクが最も高い。結果として，特にサイトメガロウイルス(CMV)や水痘帯状疱疹ウイルス(VZV)，Epstein-Barr ウイルス(EBV)などのさまざまなヘルペスウイルスの再活性化のリスクが生じる。しかし移植直後は，これらのすべての感染を生じやすいわけではない。造血幹細胞移植後と異なり，実質臓器移植後は好中球減少をきたしにくい。実際，創感染，尿路感染，肺炎，*Clostridium difficile* 感染症，カテーテルによる感染など，すべての入院患者がかかりやすい感染のリスクが高まる。そのため，実質臓器移植後 1 週間経過した患者で発熱がみられる際には，詳細な身体診察，血液培養，尿培養，尿検査，胸部 X 線検査，*C. difficile* 便中抗原検査または毒素検査を必要なら実施するとともに，移植特異的な評価も合わせて行う。

IV-45. **正解は E** 第 132 章(vol.1 p.*978*〜)
この患者は，移植後中期(1〜4 カ月)に起こった感染症を示唆する所見を示している。以前にサイトメガロウイルス(CMV)に曝露したかあるいは CMV 陽性ドナーの臓器移植を受けた患者にとって，この時期には CMV 感染の頻度が最も高まる。移植した臓器(腎臓)の機能低下に加えて，古典的な CMV 感染による全身症状がみられる。骨髄抑制が多くの場合みられ，今回の症例ではリンパ球減少を呈している。CMV 感染は移植臓器障害と拒絶反応に関与しているため，valganciclovir を含めた予防がしばしば行われる。trimethoprim/sulfamethoxazole(ST 合剤)は *Pneumocystis* 肺炎の予防に，acyclovir は水痘帯状疱疹ウイルス(VZV)感染の予防に，itraconazole は *Histoplasma* 症再活性化のリスクが考えられる場合の予防に，isoniazid はツベルクリン反応が陽性か胸部単純写真で異常像がみられて治療歴がない場合に用いられる。

IV-46. **正解は E** 第 132 章(vol.1 p.*978*〜)
Toxoplasma gondii は通常，急性感染の際には嚢胞内に潜在している。AIDS 患者における中枢神経系の再活性化はよく知られている。しかし，*Toxoplasma* 嚢胞は心臓にも生息する。そのため，*Toxoplasma* 陽性の心臓を *Toxoplasma* 陰性のレシピエントに移植した場合，移植後数カ月以内に再活性化がみられることがある。ドナー，レシピエント双方の血清で *T. gondii* のスクリーニングが有用である。この感染の可能性を考慮して，予防量の ST 合剤(*Pneumocystis* や *Nocardia* による感染にも有用)が心移植後の標準的な予防治療である。その

他の実質臓器移植患者と同様，心移植レシピエントは細胞性免疫不全に伴う感染リスクがあり，特に移植後1カ月から1年以上でリスクが高い。皮膚常在菌による創感染と縦隔炎が1カ月以内の合併症として存在する。

IV-47. **正解は C** 第132章（vol.1 p.*978*〜），第204章（vol.1 p.*1449*〜）

造血幹細胞移植後1週間は，院内感染で生じる好気性菌による感染リスクが最も高くなる。しかし1週間経過後からは，好中球減少が続くことに伴い真菌感染の可能性が高くなる。今回の患者は好中球減少が続く状態の後に生じた呼吸器感染症の症状がみられている。鑑別診断の上位に真菌感染があがってくる。CT上でhalo signを伴う結節影がみられるため，*Aspergillus*感染症を示唆する。好中球減少が持続した後，増加するタイミングにおける*Aspergillus*感染症の際にhalo signはしばしばみられる。血清ガラクトマンナン抗原検査では*Aspergillus*の細胞壁の構成成分であり，菌糸が成長する際に放出されるガラクトマンナンを検出する。検出された場合，糸状菌の浸潤と成長を示唆する。この非侵襲的な検査は，免疫不全患者の侵襲性*Aspergillus*症の診断に広く使用されている。さらに気管支肺胞洗浄液におけるガラクトマンナン検査が免疫不全患者の侵襲性*Aspergillus*症の診断に用いられることもある（*American Journal of Respiratory and Critical Care Medicine* 177:27-34, 2008）。膿性の喀痰がないため，喀痰培養が診断に役立つ可能性は低い。侵襲性*Aspergillus*症で，喀痰培養から菌が検出されることはほとんどない。遠心分離後の細胞の層（バフィーコート）は*Histoplasma*症の診断に有用であるが，肺にhalo signを伴う結節性陰影があり，他の全身症状が乏しい場合，*Histoplasma*症の可能性は低くなる。*Legionella*属やサイトメガロウイルス（CMV）による肺炎では通常結節はみられず，気管支浸潤影またはびまん性の浸潤影を呈する。

IV-48. **正解は E** 第133章（vol.1 p.*990*〜）

すべてのGram陽性およびGram陰性の細菌には頑強な細胞壁があり，宿主環境と比較して高い浸透圧である細胞内を保護している。ペプチドグリカンはGram陽性菌とGram陰性菌の両方でみられるが，Gram陰性菌のみペプチドグリカンの外側に追加の外膜をもつ。多くの抗菌薬が細胞壁合成を標的としており，成長抑制や細胞死を引き起こす。これらの抗菌薬にはbacitracin，グリコペプチド系薬（vancomycinなど），βラクタム系抗菌薬がある。azithromycinなどのマクロライド系薬，clindamycinなどのリンコサミド系薬，linezolid，chloramphenicol，tobramycinなどのアミノグリコシド系薬，mupirocin，テトラサイクリン系薬はすべて蛋白合成を阻害する。サルファ薬とtrimethoprimは細胞代謝を阻害する。rifampicinとmetronidazoleは核酸合成を阻害する。ciprofloxacinなどのキノロン系薬やnovobiocinはDNA合成を阻害する。また，ポリミキシン類，gramicidinやdaptomycinは細胞膜合成を阻害する。

IV-49. **正解は B** 第133章（vol.1 p.*990*〜）

この患者はclindamycinでの治療に失敗したmethicillin耐性黄色ブドウ球菌（MRSA）による皮膚軟部組織感染症を呈している。linezolidはこのような場合，適切な抗菌薬となる。この患者では譫妄を含む神経症状がみられた後，振戦，筋強直，反射亢進，下肢にクローヌスなどを伴うため，セロトニン症候群が疑われる。linezolidはモノアミンオキシダーゼ（MAO）阻害薬であり，選択的セロトニン再取り込み阻害薬と相互作用があり，セロトニン症候群を引き起こす。チラミンの豊富に含む食品やphenylpropanolamineのような交感神経作用薬とともに使用する場合も引き金になりうる。その他の選択肢中の薬物相互作用はセロトニン症候群とは関連しない。

IV-50. **正解は A** 第134章（vol.1 p.*1004*〜）

特に肺炎をはじめとした肺炎球菌（*Streptococcus pneumoniae*）による感染症は，世界中でいまだに健康上の問題となっている。通常，間欠的に鼻咽頭に存在し，呼吸時に飛沫によって伝播し，侵襲性感染のリザーバーとなりうる。小児と高齢者は侵襲性肺炎球菌感染症（IPD）と死亡のリスクである。先進国では，小児が肺炎球菌のおもな感染源となっている。1 歳までに少なくとも約半数が 1 回以上の保菌エピソードをもつ。20〜50％の 5 歳未満の小児と 15％程度の成人が肺炎球菌の保菌者であるという研究もある。この数字が途上国では 90％の小児と 40％の成人と上昇する。肺炎球菌結合型ワクチンはワクチン株による IPD の頻度を米国で著しく減少させたが，これはワクチンの血清型に一致する IPD がほぼ消失したことによる。小児期の定期接種導入によって，似たような現象が他の国々でもみられている。しかし，アラスカ先住民や英国などの特定の地域では，ワクチン株（ワクチンの血清型に一致する IPD の頻度）の減少を相殺するほど，非ワクチン株（ワクチンの血清型と異なるタイプの IPD）の上昇がみられる。宿主の状態，年齢，医療へのアクセスしやすさによって，肺炎球菌性肺炎の致死率は変化する。興味深いことに，入院後 24 時間以内の致死率は抗菌薬治療開始によっても変化しない。これは重症な多臓器不全が重症感染の結果として生じているためである。重症感染の致死率は，ICU で適切な治療を行うことによって減少させることができる。保育園や軍隊の兵舎，ナーシングホームなど特定の患者で混み合った場所では，アウトブレイクがよく知られている。さらにウイルス性上気道感染（限定的ではないが，特にインフルエンザ）と明らかに相関があり，肺炎球菌による二次感染の頻度が上昇する。肺炎球菌性肺炎の致死率と季節性または流行性インフルエンザとの関連はよく知られている。

IV-51.　正解は C　第 134 章（vol.1 p.***1004***〜）

この高齢男性では，典型的な経過をたどる肺炎球菌（*Streptococcus pneumoniae*）性肺炎像がみられる。年齢，慢性疾患の状態，ナーシングホーム入所者であることを考慮すれば，侵襲性肺炎球菌感染症にかかるリスクが非常に高いと考えられる。上気道感染症やインフルエンザウイルス感染後，しばしば混み合った環境やナーシングホームなどではよくアウトブレイクがみられ，飛沫感染を引き起こす。鑑別診断にはウイルス，マイコプラズマ，インフルエンザ菌（*Haemophilus influenzae*），肺炎桿菌（*Klebsiella pneumoniae*），黄色ブドウ球菌（*Staphylococcus aureus*）や *Legionella* 属などが含まれるが，肺炎球菌感染症はこのような患者ではいまだに頻度が最も高い疾患である。血液培養は，重症患者でも通常 30％以下でしか陽性にはならない。診断は，血液培養や喀痰培養，尿中肺炎球菌抗原検査で行う。成人では間欠的な保菌の頻度は低いため，尿中抗原の陽性適中率は高い。保菌の可能性が高い小児では，侵襲性疾患における尿中抗原の特異度は低い。この症例の胸部 X 線所見では，気管支気像を伴う浸潤影が右肺下葉にみられる。正常な心陰影の辺縁がみられ，大葉間裂の下が正常なため，単葉のみが侵されていると考えられる。時間が経過し，補液を行うことで胸部 X 線像がよりはっきりしてくることがある。非感染性の胸水もよくみられる。肺炎球菌感染症で最も頻度の高い合併症は膿胸で，およそ全体の 5％でみられる。治療開始後，新規または増大傾向にある胸水と継続する発熱がある場合に疑われる。肺炎による菌血症から続発したケースや原発性肺炎球菌感染症の初期症状として髄膜炎も起こることがある。1990 年代以降，ペニシリン耐性肺炎球菌が著しく増加し，現在は急性肺炎の場合の経験的治療として penicillin は推奨されていない。しかし，培養同定されて最小発育阻止濃度が 2 μg/mL 以下の株の際には，penicillin はいまだに重症感染，髄膜炎の治療薬である。

IV-52，IV-53.　正解はそれぞれ E，A　第 134 章（vol.1 p.***1004***〜），第 143 章（vol.1 p.***1055***〜）

生来健康な学生で，特に寮に在住している患者にとっては，肺炎球菌（*Streptococcus pneumoniae*）と髄膜炎菌（*Neisseria meningitidis*）が市中感染の細菌性髄膜炎の原因菌として最も頻度が高い。ペニシリン，セフェム耐性肺炎球菌が増えているため，経験的治療としては第 3，4 世代のセファロスポリン系薬と vancomycin の併用が必要である。dexamethasone は小児や成人で髄膜の炎症を抑え，急性の細菌性髄膜炎の好ましくない予後を減少させることが示されている。近年の成人における研究では，肺炎球菌性の感染について最も予後を改善させた。抗菌薬投与の 15〜20 分前または同時に初回量（10 mg 静注）を投与するべきで，抗菌薬投与後 6 時間以上経過すると効果がないと考えられる。dexamethasone は vancomycin の髄液の移行性を改善する可能性がある。

IV-54. **正解は B** 第 135 章(vol.1 p.*1012*〜)

新たな細菌学の遺伝子診断方法が普及してきてはいるものの，現状では，細菌の生化学的性状を用いた検査が検査室で広く実施されている。検査結果を解釈する際，臨床医は頻度の高い検査について精通しておく必要がある。ブドウ球菌はすべてカタラーゼ陽性であるが，レンサ球菌はカタラーゼ陰性である。さらに黄色ブドウ球菌(*Staphylococcus aureus*)はコアグラーゼ陽性であるが，表皮ブドウ球菌(*S. epidermidis*)，*S. hominis*，*S. saprophyticus* やその他のものはコアグラーゼ陰性である。これは非常に重要な臨床的鑑別方法となる。ラクトース発酵は Gram 陰性桿菌を鑑別する際に用いる。*Salmonella*，*Proteus*，*Shigella* 属菌と緑膿菌(*Pseudomonas aeruginosa*)はラクトースを分解できない。オキシダーゼは緑膿菌を同定する場合に一般的に用いられる。ウレアーゼは *Proteus* 属菌，*Helicobacter* 属菌とその他の Gram 陰性桿菌を同定する場合に用いられる。

IV-55. **正解は D** 第 135 章(vol.1 p.*1012*〜)

この患者では，黄色ブドウ球菌(*Staphylococcus aureus*)によって生じたカテーテル感染と硬膜外膿瘍，椎体骨骨髄炎が臨床的に最も疑われる。これらの診断が鑑別にあがり，臨床的に強く疑われるため，入院したうえでの経過観察が必要となる。血液培養を採取後，その他の検査は後回しにして，methicillin 耐性黄色ブドウ球菌(MRSA)と Gram 陰性桿菌に対する経験的治療を行う。黄色ブドウ球菌菌血症の転移病変は 30％程度にみられる。骨，関節，腎臓と肺が最も頻度が高い部位である。椎体への転移性病変の評価については，緊急の MRI を実施する。透析カテーテルは感染巣であることが臨床的に疑われるため，抜去すべきである。感染性心内膜炎の可能性も十分に考えられる。診断は，血液培養が陽性かつ心エコー所見上での疣贅や新規の心雑音の存在，または身体所見での敗血症性塞栓症状によってつけられる。経胸壁心エコーは，この患者ではリスクのある心内膜炎を評価するため必要となる。しかし入院初期の管理にそれほど影響を与えないため，緊急での評価は不要である。さらに診断は血液培養陽性(またはごくまれには培養が困難な原因微生物の血清診断)によってつけられるため，血液培養が陽性化するまで，心エコーの実施を待つことができる。

IV-56. **正解は C** 第 135 章(vol.1 p.*1012*〜)

ここ 10 年間で，特に医療機関受診歴のない患者の間で，市中感染の methicillin 耐性黄色ブドウ球菌(MRSA)による感染症が爆発的に増加している。これらのアウトブレイクは世界中の都市部，地方を問わず，広くみられる。このことで MRSA の疫学は劇的に変化した。さまざまな患者群(小児，受刑者，アスリート，アメリカ先住民，違法薬物使用者)にアウトブレイクがみられている。危険因子としては，衛生状態が悪いこと，密な接触，汚染された機材，皮膚の損傷があげられる。市中感染はごく少数の MRSA 株によって起こる。米国では，パルスフィールドゲル電気泳動法で同定された USA300 株が優位なクローンとして存在している。この MRSA 株によって起こる感染症の多くは皮膚および軟部組織感染症で，そのうち 5〜10％が侵襲性疾患を起こし，重度壊死性肺炎，壊死性筋膜炎，細菌性筋炎，心内膜炎，骨髄炎が存在する。最も憂慮すべき合併症はインフルエンザによる上気道感染にしばしば後発する壊死性肺炎で，健常人にも感染を引き起こす。この原因微生物は Panton-Valentine ロイコシジンを産生する。この蛋白は到達した部位の好中球の膜に穴を空け，この病原微生物による感染のマーカーとなる。MRSA 株の感受性結果をみれば，簡単に同定できる。過去に培養されたその他の vancomycin，daptomycin，quinupristin/dalfopristin，linezolid のみに感受性のある MRSA とは異なり，市中獲得型 MRSA は ST 合剤と doxycycline にも感受性がある。さらにこの病原微生物は通常，clindamycin にも感受性がある。「市中獲得型」という言葉はもはや本来の意味を失いつつある。というのも，この種類の黄色ブドウ球菌は世界中の院内で最も多い株になったからである。

IV-57. **正解は A** 第 135 章(vol.1 p.*1012*〜)

vancomycin は依然として，methicillin 耐性黄色ブドウ球菌(MRSA)感染症に対する第 1 選択薬である。新たな種類のブドウ球菌に耐性があり，vancomycin に低感受性を示す株〔日本で最初に発見された，vancomycin 低感受性黄色ブドウ球菌（VISA）〕もある。選択肢にあげた抗菌薬はすべて，MRSA に対して抗菌活性がある。telavancin は vancomycin の誘導体で，複雑性の皮膚および軟部組織感染症に対してのみ FDA から認可されている。VISA 株にも感受性がある。linezolid はブドウ球菌に対しては静菌的に働き，経口，静注どちらでも使用できる。quinupristin/dalfopristin は VISA も含むすべてのブドウ球菌に対して殺菌活性を示す。重症の MRSA 感染症に用いられる。daptomycin は呼吸器感染症に対しては有効ではない。菌血症と右心系心内膜炎に使用できる。

IV-58. **正解は E** 第 135 章（vol.1 p.*1012*～）

どこにでも存在し，異物への親和性が強いことから，表皮ブドウ球菌（*Staphylococcus epidermidis*）は中枢神経シャント感染における最も頻度の高い原因となり，心臓の人工弁感染，整形外科的異物感染における重要な原因菌でもある。表皮ブドウ球菌と同様，*Corynebacterium* 属（ジフテロイド）は皮膚の常在菌である。これらの菌がシャントから分離培養された場合，単なる皮膚の汚染か感染かを区別するのは非常に難しい。髄液の白血球上昇，同じ微生物が繰り返し培養されること，患者の状態などが，治療すべきかどうかを判断するうえで助けになる材料である。

IV-59. **正解は D** 第 135 章（vol.1 p.*1012*～）

この患者は感染性の化膿性筋炎である。これは熱帯で生じる疾患であり，コントロール不良の糖尿病患者や AIDS 患者といった免疫不全患者に生じやすい。原因菌は一般に黄色ブドウ球菌（*Staphylococcus aureus*）である。管理としては，広範なデブリードマンと抗菌薬投与に加え，患者の免疫不全状態を改善することである。*Clostridium perfringens* はガスを産生し，組織を壊死に陥らせる。レンサ球菌による感染では，蜂巣炎や進行性の筋膜炎などを生じることがある。しかし，コントロール不良の糖尿病を有する患者で膿瘍の存在が確認される場合，黄色ブドウ球菌への感染が最も考えられる。糖尿病に伴う皮膚潰瘍では複数菌による感染が一般的ではあるが，この症例では潰瘍は存在せず，画像と身体所見によって筋肉内の膿瘍が確認されている。

IV-60. **正解は D** 第 136 章（vol.1 p.*1022*～）

リウマチ熱の再発は診断がついてから最初の 5 年間で最もよくみられる。penicillin 予防投与が少なくともこの期間は推奨される。最初の 5 年間が経過した場合の予防投与は，患者それぞれの状態によって異なってくる。再発した患者や，リウマチ性心疾患のある患者，あるいは A 群レンサ球菌に曝露するリスクの高い職場である場合などは予防投与を継続することが推奨される。予防投与のレジメンには 3 つの選択肢がある。(1) penicillin V 250 mg/回 1 日 2 回内服，(2) penicillin G benzathine 120 万 U 筋注 4 週間ごと，(3) sulfadiazine 1 g 1 日 1 回内服。多価肺炎球菌ワクチンには A 群レンサ球菌との交差反応は存在しない。

IV-61. **正解は E** 第 136 章（vol.1 p.*1022*～）

壊死性筋膜炎は表層または深部（あるいは両方）の四肢または体幹の筋肉を覆っている筋膜に炎症が及んでいる状態をいう。感染源としては外傷（時に非常に軽微なものも）により皮膚から組織に微生物が侵入する場合や，腹部手術あるいは憩室炎や虫垂周囲の膿瘍など潜在性の原因によってもたらされる腸管細菌叢による場合などがある。侵入門戸ははっきりしないことも多く，感染部位とは異なる部位が侵入門戸である場合も多い。例えば，ほんの小さな手の傷を通して微生物が侵入し，肩あるいは胸部全体の組織の感染を呈する場合などがある。今回の症例では皮膚が侵入門戸となっており，これは *Streptococcus pyogenes*（化膿レンサ球菌，すなわち A 群レンサ球菌）に最も多くみられ，場合によっては黄色ブドウ球菌（*Staphylococcus aureus*）との混合感染を呈するときもある。筋炎は黄色ブドウ球菌が原因菌である場合が多いが，今回の症例では筋炎を伴わない筋膜炎であり，A 群レンサ球菌が最も考慮される原因菌である。この疾患は通常は急性に発症し，劇的な経過をたどる。疼痛と圧痛は非常に強いが，初期の身体所見では顕著な所見はみられないことがある。局所的な感覚麻痺（皮神経の梗塞により生じる）や皮疹などはその後に生じてくる。腸管細菌叢による症例では複合菌の感染が一般的であり，嫌気性菌（*Bacteroides fragilis* や嫌気性のレンサ球菌など）と通性嫌気性菌（一般に Gram 陰性桿菌）との混合感染がみられることが多い。壊死性筋膜炎は外科的救急疾患であり，救命のため広範なデブリードマンを要する。手術時には，臨床上あるいは画像上で想定していた範囲以上に病変が広範にわたっているケースが多い。抗菌薬は補助的な役割である。壊死性筋膜炎の患者はレンサ球菌性毒素性ショック症候群に陥ることもありうる。選択肢 D の肺炎球菌（*Streptococcus pneumoniae*）と選択肢 C の表皮ブドウ球菌（*Staphylococcus epidermidis*）は壊死性筋膜炎の原因菌とはなりえない。また，選択肢 A の *Clostridium difficile* は偽膜性大腸炎の原因菌である。

Ⅳ-62. **正解は D** 第 136 章（vol.1 p.*1022*〜）

Streptococcus agalactiae は唯一の B 群レンサ球菌であり，新生児の敗血症や髄膜炎の主要な原因菌である。新生児の感染症は妊婦の産道に常在している細菌によって生じる。40〜50％の新生児が妊婦の産道に常在している細菌を常在化してしまうが，感染に至るのはそのうち 1〜2％程度である。B 群レンサ球菌は周産期に生じる発熱の原因でもあり，重症の子宮内膜炎や絨毛膜羊膜炎を起こす。典型例では膣検体スワブにて B 群レンサ球菌が検出される。妊婦と新生児の感染における危険因子としては，早産や破水後出産に長時間を要することなどがあげられる。penicillin が第 1 選択治療薬となる。CDC では，35〜37 週の妊婦に対して膣や肛門周囲のスワブ培養による B 群レンサ球菌のスクリーニングを推奨している。陽性患者には分娩時の予防投与が推奨されている。

Ⅳ-63. **正解は B** 第 137 章（vol.1 p.*1030*〜）。

米国では，腸球菌はブドウ球菌についで 2 番目に高い院内感染症の原因菌となる。*Enterococcus faecalis* は腸球菌のうち，院内感染として検出される最も頻度の高いものであるが，ここ 10〜15 年は *E. faecium* の検出頻度がかなり増加している。米国では 80％以上の *E. faecium* が vancomycin に耐性を示し，90％以上が ampicillin に耐性である。vancomycin 耐性腸球菌（VRE）における消化管の保菌に陥るリスクとして重要な因子が，長期入院である。抗菌薬の長期使用，長期療養病床・外科病床・ICU などへの入院・入所，臓器移植，腎不全（特に透析患者），糖尿病，APACHE の高スコア，VRE 感染・保菌者との接触やその部屋への滞在などが原因としてあげられる。VRE 感染は患者の臨床背景にかかわらず，グリコペプチド系薬に感受性を示す腸球菌株を有する者と比較して，死亡リスクを上昇させる。

Ⅳ-64. **正解は B** 第 137 章（vol.1 p.*1030*〜）

この患者は腸球菌による心内膜炎を生じていると考えられる。これは，消化管や尿生殖器の基礎疾患をもつ患者で起こることが多い。市中感染の心内膜炎では，*Enterococcus faecium* よりも *E. faecalis* が原因菌となる頻度が高い。患者は慢性疾患を有する男性に多い傾向がある。一般的には亜急性の細菌性心内膜炎の経過をたどり，僧帽弁あるいは大動脈弁に疣贅を認める。薬物耐性がみられる場合は 4〜6 週間以上の治療が必要である。弁置換術を要するような合併症がみられることも多い。腸球菌は多くの抗菌薬に対して内因性に耐性を示す（感受性であっても最小発育阻止濃度と最小殺菌濃度の解離が大きい。すなわち最小殺菌阻止濃度が最小発育阻止濃度の 16 倍以上となる）。βラクタム系抗菌薬（ほとんどの腸球菌が耐性を示す）単剤による心内膜炎治療は，最終的に治療失敗となる場合が多い。ただし，細胞壁合成阻害薬（βラクタム系抗菌薬あるいはグリコペプチド系抗菌薬）にアミノグリコシド系抗菌薬を加えることにより，治癒率は改善し，腸球菌を根絶することができる。さらに，この併用療法は *in vitro* で相乗効果があり，殺菌的な作用がある。したがって，細胞壁合成阻害薬とアミノグリコシド系抗菌薬の併用は，腸球菌による心内膜炎に対する標準的治療薬となっている。この相乗効果は，1 つにはβラクタム系抗菌薬またはグリコペプチド系抗菌薬によって細胞壁が変化した結果，細胞内へアミノグリコシド系抗菌薬が通過しやすくなったためと考えられている。

IV-65. **正解は D** 第 137 章(vol.1 p.*1030*〜)

ampicillin や vancomycin に対する薬物耐性は *Enterococcus faecalis* よりも *E. faecium* のほうがはるかに一般的である。linezolid や quinupristin/dalfopristin は米国 FDA によって vancomycin 耐性腸球菌(VRE)治療薬として認可されている。linezolid は殺菌的な抗菌薬ではなく，重篤な心血管感染症に対しては推奨されない。したがって，linezolid は心血管疾患において他の薬物が使えない状況での代替薬にしかなりえない。quinupristin/dalfopristin はほとんどの *E. faecalis* には効果がない。*E. faecium* 株の vancomycin 耐性も，使用頻度の増加に伴い，存在が確認されているのが現状である。セファロスポリン系抗菌薬は腸球菌感染に対しては一般的に無効である。

IV-66. **正解は B** 第 138 章(vol.1 p.*1036*〜)

Rhodococcus equi を含めた *Rhodococcus* 属は系統学的に *Corynebacterium* と関連がある。*Rhodococcus* は免疫不全者においては壊死性の肺感染症をおもに引き起こす。肺の空洞性病変の鑑別としては，肺結核や *Nocardia* 症，敗血症性塞栓症などがある。*Rhodococcus* はしばしば *Corynebacterium* と間違われることがあり，皮膚での汚染菌と判断してしまわないよう留意する。*Rhodococcus* は基本的に vancomycin に感受性があり，治療選択肢の 1 つである。マクロライド系抗菌薬や clindamycin，ST 合剤，rifampicin，tigecycline，linezolid といった細胞内に透過する抗菌薬も *R. equi* に対して効果がある。βラクタム系抗菌薬は *R. equi* に対して効果はない。

IV-67. **正解は D** 第 139 章(vol.1 p.*1041*〜)

Listeria 髄膜炎は通常，高齢者や慢性疾患を有する患者に発症する。また，発症は他の細菌性髄膜炎と比べ，しばしば亜急性の経過であり(数日の経過)，無菌性髄膜炎と誤診しかねない経過である。項部硬直や光線過敏といった髄膜刺激徴候は他の細菌性髄膜炎と比較し，出現頻度は低めである。一般に，髄液の白血球は 100〜5,000/μL であり，好中球優位である。Gram 染色は 30〜40％程度でのみ陽性となる。致死率は約 20％である。

IV-68. **正解は A** 第 139 章(vol.1 p.*1041*〜)

Listeria 胃腸炎は細菌(*Listeria monocytogenes*)によって著しく汚染された食品を摂取することにより生じる。*L. monocytogenes* は冷蔵庫でも死滅せず，繁殖する。したがって，市販の調理された肉や柔らかいチーズ，ホットドック，牛乳などがおもな原因となる。発症は高率であり，ほぼ 100％で症状が生じる。曝露から 48 時間以内に症状が出現し，無症候性状態がそれ以上の時間続くことはない。ヒトからヒトへの感染が(母体から胎児への感染を除いては)アウトブレイクの間起こることは考えにくい。細菌は臨床症状を引き起こす病原因子を有してはいるが，ある特別な毒素が感染を引き起こすのではなく，*L. monocytogenes* そのものが感染を引き起こす。症状があらわれるには大量摂取が必要となる。症状のない成人の便培養において *L. monocytogenes* が陽性となる率は 5％以下であることが疫学調査から明らかになっており，糞-口感染は一般的ではない。発熱など典型的な症状は，症例で提示してあるとおりである。胃腸炎症状のみの患者には抗菌薬は無用である。

IV-69. **正解は B** 第 139 章(vol.1 p.*1041*〜)

妊娠時における *Listeria* 菌血症は比較的まれではあるが，妊婦と胎児にとって危険な感染症である。母親から胎児への水平感染が 70〜90％に生じうる。早産がしばしば生じやすい。問題のない分娩を行うためには，母体の分娩前治療が必要である。胎児を含めた児の致死率は約 50％であり，適切な抗菌薬治療を受けた新生児であればさらに低下する。治療の第 1 選択薬は ampicillin であり，gentamicin が相乗効果として追加されることが多い。この治療は母子ともに推奨される。ペニシリンアレルギーが存在する患者には，ST合剤が選択肢となる。vancomycinやimipenem，linezolid，macrolidesなどの治療によって治癒した症例も報告されているが，臨床上のエビデンスは十分ではない。それに対して，第1選択薬のampicillinを使用したにもかかわらず治療不良となった症例も何件か報告されている。

IV-70. **正解はD** 第140章(vol.1 p.*1043*〜)

破傷風は，骨格筋の攣縮と自律神経系の異常を起こす急性疾患である。破傷風は破傷風菌(*Clostridium tetani*)によって放出される強力な神経毒素により生じ，ワクチンの普及によって現在ではまれな疾患となっている。米国ではここ最近，年間50件以下のみ報告されている。しかし，麻薬使用者において発症頻度が増加している。破傷風様の症状を呈した患者の鑑別疾患として，strychnine中毒と薬物関連のジストニー反応があげられる。診断は臨床症状からつけられる。自律神経障害により心血管系の変動，すなわち心拍数や血圧の変動が激しいことが特徴である。創部培養では約20%で陽性となる。創部感染を治療するためのmetronidazolあるいはpenicillinの投与が必要である。抗破傷風免疫グロブリンはアナフィラキシー反応のリスクが低いため，ウマ抗体よりもまず先に投与すべきである。髄腔内投与は病気の進行を阻止する点で有効であり，予後を改善させると最近報告されている。筋攣縮は抗痙攣薬によって治療される。対症療法およびしばしば必要となる呼吸管理によって，毒素がなくなれば筋機能は後遺症を残すことなく回復する。

IV-71. **正解はB** 第141章(vol.1 p.*1046*〜)

この患者は創傷ボツリヌス症と考えられる。"black-tar"と呼ばれるメキシコ産の強いヘロインはこのようなボツリヌス中毒のリスクとされている。典型的には，他の型のボツリヌス中毒とは異なり，創傷自体はひどいものではなく，消化器症状は認めない。脳神経病変も含む全身的な，頭部から下肢に向かう麻痺は，ボツリヌス中毒を示唆する。この患者の眼瞼下垂や複視，構音障害，嚥下障害，発熱の欠如，反射や感覚に障害を認めない点などはすべて，ボツリヌス中毒と合致する。ボツリヌス中毒はGuillain-Barré症候群(GBS)と間違われることが多い。GBSでは，先行感染後に急速かつ左右対称の上向性に進行する麻痺が生じ，血漿交換にて治療を行う。GBの亜型であるMiller Fisher症候群では，眼筋麻痺や運動失調，反射消失といった脳神経所見が最も顕著にあらわれる。髄液における蛋白上昇も同様に，ボツリヌス中毒よりもGBSを想起させる。ボツリヌス中毒もGBSもともに，進行すると呼吸不全に至る。したがって，身体診察での診断が非常に重要である。その他，診断の助けとなりうるものとして，創部の培養や血清での毒素の分析，一般的な神経刺激試験での筋肉活動の低下があげられる。ボツリヌス中毒の患者では，呼吸筋力の低下や誤嚥などによって呼吸不全に陥る危険が高い。したがって，酸素飽和度やバイタルサインなどを細かくモニターするべきである。

IV-72. **正解はE** 第142章(vol.1 p.*1049*〜)

*Clostridium*属は通常は消化管に存在し，Gram陽性で，芽胞産生性の偏性嫌気性菌である。いくつかの*Clostridium*は重症な疾患を生じることがある。*Clostridium perfringens*は消化管内に存在する*Clostridium*属のうち2番目に多いが，食中毒，ガス壊疽，筋壊死などが生じる。*C. septicum*はしばしば消化管腫瘍と関連する。*C. sordellii*は感染流産と関連がある。すべての*Clostridium*で劇症型の重症敗血症を生じる可能性があるが，そのような例はまれである。この患者は有症状後の経過は良好であるため，劇症の経過は除外できる。一般的なシナリオとしては，胃腸炎のときにトランスロケーションが生じ，一過性かつ限定的な菌血症が生じたと考えられる。このような場合，治療の必要はなく，これ以上のフォローも無用である。*Clostridium*属菌による敗血症は，重症の播種性血管内凝固(DIC)のために心内膜炎が生じることはめったになく，しばしば急速に死に陥る。*C. septicum*が血液培養や深部の軟部組織から検出された場合は，消化管腫瘍のスクリーニングが必須である。

IV-73. **正解は A** 第 143 章(vol.1 p.*1055*〜)

髄膜炎菌(*Neisseria meningitidis*)はヒトの鼻咽頭に常在しており，青少年，人口の密集した地域の居住者などでは 25％以上の無症候性感染がみられるとされている。青少年ではキャリアが高い確率でみられるのに対し，成人ではキャリアはわずか 10％であり，幼児期でのキャリアは非常にまれである。症候が出現するより，菌が定着しているのみの場合が多い。髄膜炎菌による咽頭炎はきわめてまれである。発症するリスクをもった宿主に侵襲性の強いタイプの髄膜炎菌が感染することにより，症候性の疾患が生じる。莢膜をもたない髄膜炎菌は疾患を起こすことはまれである。髄膜炎菌の侵襲性を示唆する最も重要な要因は，莢膜の存在である。髄膜炎菌による疾患のうち，80％以上に点状出血や紫斑性発疹が生じる。髄膜炎菌性疾患患者のうち 30〜50％が髄膜炎を呈し，約 40％が髄膜炎に敗血症を合併し，20％は敗血症を発症するのみである。補体欠損の患者では，髄膜炎菌性疾患に罹患するリスクが最も高く，慢性髄膜炎を生じる。

IV-74. **正解は B** 第 143 章(vol.1 p.*1055*〜)

髄膜炎菌感染者に濃厚な接触を行った場合，3％程度に二次的な感染を発症するリスクがある。初発者が症状は発現を呈してから 1 週間程度が二次感染発症の確率が最も高く，二次感染者のほとんどは 6 週間以内に発症する。ただし，二次感染発症リスクは 1 年間続く。交際相手や共同生活者，気管分泌物などへの直接曝露があった医療従事者などに対しては，予防投与が推奨される。集団予防は一般には推奨されない。侵襲的疾患を起こす型の髄膜炎菌に接触した人々への菌定着を根絶することが，予防投与の目的である。予防投与は，繰り返し菌が定着することを予防するためにも，可能な限りすべての対象者に同時に行う必要がある。培養結果を待つ必要はない。キャリアを減らすためには，ceftriaxone の 1 回投与が現在最も効果的である。rifampicin は複数回投与が必要なことと，20％程度の治療不良が生じることから，今では予防投与の第 1 選択ではない。いくつかの国では，ciprofloxacin または ofloxacin が用いられているが，これらに対する薬物耐性が一部の地域で報告されている。現時点では蛋白結合型ワクチンに髄膜炎菌(*Neisseria meningitidis*)の血清型 B は含まれていない。米国では血清型 B が最も流行しているのが現実である。現在の髄膜炎菌ワクチンでカバーされている血清型による感染であれば，ワクチン接種は行うべきである。

IV-75. **正解は D** 第 144 章(vol.1 p.*1063*〜)

耐性化の問題から，淋菌(*Neisseria gonorrhoeae*)に対する治療は頻繁にアップデートしていく必要がある。フルオロキノロン系抗菌薬やペニシリンは薬物耐性の問題があり，米国では一般に推奨されない。アドヒアランスを可能な限り確保するためにも，現在では 1 回投与での治療が推奨されている。cefixime 経口や ceftriaxone 筋注は尿道炎や子宮頸管炎，直腸炎に有効である。同様に耐性の問題で azithromycin は淋菌に無効であるが，このような場合，*Chlamydia* との同時感染が考慮されるため，同時に投与すべきと考える。doxycycline は，妊娠の可能性のない女性であれば治療のオプションでもある。このような単純性の感染である場合，治癒確認の検査は不要である。性交渉パートナーに対してもスクリーニング検査と治療をすすめることも患者に指示すべきである。淋菌や *Chlamydia* 感染症に対する薬物をパートナーに供与あるいは処方することにより，患者の再感染のリスクを減少させることが最近の研究で示されている。

IV-76. **正解は D** 第 145 章(vol.1 p.*1069*〜)

一般的に喉頭蓋炎は小児の疾患と考えられてきたが，インフルエンザ菌(*Haemophilus influenzae*) b 型(Hib)のワクチン接種後からは成人の疾患でもある。喉頭蓋炎は，喉頭蓋や声門上の蜂巣炎によって生じる重篤な気道閉塞を引き起こし，かつては Hib での感染が原因であった。しかし，分類不能なインフルエンザ菌や肺炎球菌(*Streptococcus pneumoniae*)，*H. parainfluenzae*，黄色ブドウ球菌(*Staphylococcus aureus*)，ウイルスなども原因となりうる。喉頭蓋炎の成人患者にまずはじめに行うべきことは，気道の確保と抗菌薬の静注である。今回の患者は喘鳴を伴い，気道閉塞が切迫した状態であり，唾液を飲み込むこともできず，吸気時に呼吸補助筋を使っている状態である。側方頸部 X 線所見では典型的な "thumb sign" がみられ，喉頭蓋の腫脹を示唆する。加えて，二酸化炭素の貯留を伴う低換気の所見も認めている。したがって，抗菌薬投与に加え，気道閉塞のリスクがきわめて高いため，きちんと整った状態で気管挿管・人工呼吸管理を実施するべきである。抗菌薬は，上記に記した細菌と口腔内嫌気性菌をカバーする必要がある。

成人では，明らかに切迫した気道閉塞を認めない場合もあり，気道の開存を確認するための喉頭鏡検査も考慮される。気道が 50％以上閉塞されている場合は，気管挿管が推奨される。小児においては，喉頭鏡によって成人以上に気道閉塞を高頻度で誘発してしまったり，気管挿管なく経過観察することで死亡率が増加したとの報告があることなどから，気管挿管がしばしば推奨される。

IV-77. **正解は A** 第 145 章（vol.1 p.*1069*〜）

Moraxella catarrhalis は莢膜をもたない Gram 陰性双球菌であり，小児や成人の上気道感染を引き起こす。肺炎球菌結合型ワクチン接種の普及に伴い，肺炎球菌以外の上気道感染の原因菌（*M. catarrhalis* を含む）の罹患率が増加したとの報告がいくつかある。小児の中耳炎のうち 10〜20％は *M. catarrhalis* が原因であり，しばしばウイルス感染に引き続いて生じる。また，*M. catarrhalis* は慢性閉塞性肺疾患（COPD）急性増悪の細菌感染の原因菌としてインフルエンザ菌（*Haemophilus influenzae*）のつぎに多い。COPD 急性増悪は多くの細菌やウイルスによって生じるが，臨床像に明らかな違いは認めない。ほとんどの症例で，原因が明らかになることはない。現時点でほとんどの *M. catarrhalis* 株は β ラクタマーゼを有しない。上気道や副鼻腔，耳の感染を生じる *M. catarrhalis* やインフルエンザ菌，肺炎球菌（*Streptococcus pneumoniae*）などに効果のある抗菌薬としては，amoxicillin/clavulanic acid，広域スペクトルのセファロスポリン系薬，azithromycin，clarithromycin やフルオロキノロン系抗菌薬などがあげられる。

IV-78. **正解は C** 第 146 章（vol.1 p.*1074*〜）

この患者は，HACEK 群に属する細菌感染によって生じた亜急性の感染性心内膜炎である。HACEK 群〔*Haemophilus* 属，*Aggregatibacter*（以前は *Actinobacillus*）*actinomycetemcomitans*，*Cardiobacterium hominis*，*Eikenella corrodens*，*Kingella kingae*〕は口腔内に常在する Gram 陰性桿菌である。HACEK 群の細菌は感染性心内膜炎の原因のうち約 3％を占め，麻薬静注者以外の Gram 陰性菌を有する心内膜炎患者で最も頻度の高い菌である。ほとんどの患者で口腔内が不衛生であるか，ここ最近の歯科治療歴が存在する。基本的にこれらの菌は発育が遅く，しばしば培養陰性の心内膜炎と診断される。培養が遅いという特徴は，菌を特定するヒントとなる。HACEK 心内膜炎は典型的には亜急性であり，骨や皮膚，腎臓，血管系への塞栓リスクが高い。経胸壁心エコーによって，疣贅を約 85％に認める。抗菌薬投与のみで，治癒率は非常に良好である。自然弁では 4 週間，人工弁では 6 週間の抗菌薬投与が必要となる。ceftriaxone が第 1 選択薬となるが，ampicillin と gentamicin の併用が代替薬となる。菌自体の発育が遅いため，薬物感受性結果は遅くなる。

IV-79. **正解は B** 第 146 章（vol.1 p.*1074*〜）

アルコール依存症がある今回の患者で，イヌ咬傷後に劇症疾患を引き起こした最も可能性のある原因菌は，*Capnocytophaga canimorsus* である。アルコール依存症や無脾症，グルココルチコイドによる治療中の患者などは，この菌により播種性感染や敗血症，播種性血管内凝固などにかかるリスクが高い。β ラクタマーゼ産生のため，ampicillin/sulbactam または clindamycin による治療が推奨される。無脾症患者には，イヌ咬傷後にこれらの抗菌薬を投与する必要がある。他の *Capnocytophaga* 属菌では，口腔咽頭感染を生じる場合や，特に口腔内潰瘍を伴った好中球減少患者では敗血症を生じることがある。*Eikenella* 属菌や *Haemophilus* 属菌はヒトの口腔内常在菌であるが，イヌの体内には存在しない。

Staphylococcus 属菌は敗血症を生じうるが，この症例では可能性は低い。

IV-80. **正解は B** 第 147 章(vol.1 p.*1076*～)

抗菌薬治療をしているにもかかわらず，米国では肺炎は依然として主要な死因の 1 つである。*Legionella* 肺炎の致死率は免疫正常者できちんと治療された患者では 0～11％と幅があり，効果的な治療がなされなかった免疫正常患者では約 30％に及ぶ。*Legionella* 属は細胞内寄生菌であるため，細胞内濃度が高くなる抗菌薬であれば基本的に効果がある。最近発売されたマクロライド系抗菌薬やキノロン系抗菌薬は，単剤でも十分に効果がある。doxycycline や tigecycline は *in vitro* では効果がある。ST 合剤と clindamycin については，症例報告レベルで成功した例と失敗した例のどちらも存在する。aztreonam やセファロスポリン系抗菌薬など β ラクタム系抗菌薬は *Legionella* 肺炎には有効ではないと考えられている。重症の場合は，初期に rifampicin を azithromycin やフルオロキノロン系抗菌薬と併用することもある。

IV-81. **正解は C** 第 147 章(vol.1 p.*1076*～)

Legionella は細胞内寄生菌であり，誤嚥や直接吸入によって体内に取り込まれる。多くの前向き研究によると，*Legionella* は，肺炎球菌(*Streptococcus pneumoniae*)，インフルエンザ菌(*Haemophilus influenzae*)や *Chlamydophila pneumoniae* についで 4 番目に高い市中肺炎の原因菌であり，全体の 2～9％を占める。誤嚥のリスクがあるため，術後患者は *Legionella* 肺炎のリスクである。*Legionella* に対する免疫反応には細胞性免疫の存在が欠かせない。よって HIV 感染者やステロイドの使用患者は細胞性免疫を低下させるため，*Legionella* 肺炎のリスクとなる。肺胞では，マクロファージが Legionella 属菌を貪食する。喫煙や慢性肺疾患を有する患者では，局所的な免疫反応低下や貪食能低下などから，Legionella 肺炎のリスクは高い。好中球は Legionella に対しての免疫反応としては役割は小さく，Legionella 感染症のリスクとはならない。

IV-82. **正解は D** 第 147 章(vol.1 p.*1076*～)

Legionella 尿中抗原は症状発現 3 日後から 2 カ月間陽性となり，抗菌薬の使用には影響を受けない。尿中抗原検査は *Legionella pneumophila*(*Legionella* 感染症の 80％を占める)のみを検出する検査であるが，他の *Legionella* 属との交差反応も報告されている。この検査は，感度および特異度がともに高い検査である。一般的には胸水といった無菌検体からの Gram 染色では，多数の白血球を認めるにもかかわらず菌体を認めない。しかし，実際のところ，*Legionella* 属は淡く多形性の Gram 陰性桿菌である。*Legionella* 属菌は，たとえ上皮を含んだ喀痰であっても培養可能である。培養は特殊な培地を必要とするが，目視で発育を確認できるまでに 3～5 日を要する。急性期と回復期に血清抗体を測定することは確定診断の 1 つとなる。4 倍以上の上昇が診断に必要であるが，これには 12 週間必要である。したがって，この方法は疫学研究をする際には最も利用価値のある方法である。*Legionella* PCR は臨床現場において感度と特異度がきちんと定まっていない。PCR は環境上のサンプル調査などに用いられる。

IV-83. **正解は C** 第 148 章(vol.1 p.*1080*～)

百日咳は，Gram 陰性桿菌の百日咳菌(*Bordetella pertussis*)による上気道感染によって生じ，非常に激しい咳嗽を特徴とする。罹患率は幼児期のワクチンにより劇的に減少したが，絶滅していない。百日咳は 6 カ月未満の乳児において特に途上国で大きな後遺症を残しうる疾患であり，しばしば致死的である。徐々に免疫が低下していくため，青少年での罹患率が上昇傾向にある。専門家によっては 10 年後のブースター接種を推奨している。慢性閉塞性肺疾患(COPD)患者への感染で増加している原因菌として百日咳菌があげられている。臨床症状としては，感冒様の上気道感染後数日で悪化する持続的かつ発作的な咳が典型的である。咳は長く続き，しばしば眠れないほどであり，咳の後には嘔吐を生じることもある。笛声を聴取できるのは，患者の半分にも満たない。診断は鼻咽頭培養あるいは DNA プローブ検査でである。尿中抗原試験は入手不可能であり，抗菌薬治療の目的は鼻咽頭からの病原菌の撲滅である。これは，臨床経過に変化を及ぼすものではない。マクロライド系抗菌薬が第1選択薬となる。一般に百日咳菌による肺炎はまれである。また，百日咳菌の鑑別疾患として *Mycoplasma* 肺炎があげられるが，*Mycoplasma* 肺炎では寒冷凝集素が陽性となる。

IV-84. **正解は C** 第149章(vol.1 p.*1084*〜)

腸管毒素原性大腸菌(ETEC)が旅行者下痢症の原因菌として最も頻度が高く，ラテンアメリカでは50%を占め，アジアでは15%である。ETECや腸管凝集性大腸菌(EAEC)は通常，いわゆる分泌型の旅行者下痢症から最もよく分離される菌である。血便や便中白血球，発熱は基本的に認めない。症状は基本的に3日以内に改善する。症状は軽症のものから脱水によって生命の危険が生じる重症のものまで，さまざまである。大腸菌(*Escherichia coli*)の関与が想定される水様便に対する治療として ciprofloxacin があげられるが，ciprofloxacin への耐性化が高まっていることを考慮すると，azithromycin が症状の軽減に役立つと考えられる。赤痢アメーバ(*Entamoeba histolytica*)とコレラ菌(*Vibrio cholerae*)はメキシコでの旅行者下痢症としては頻度の高いものではない。*Campylobacter* による感染はアジアで最も頻度が高く，亜熱帯の冬季に多い。*Giardia* による感染は汚染された水道やキャンプで小川の水を飲むことによって生じる。

IV-85. **正解は D** 第149章(vol.1 p.*1084*〜)

βラクタマーゼは Gram 陰性桿菌における薬物耐性の主要なものである。多くの Gram 陰性桿菌がβラクタマーゼを産生し，penicillin や第1世代セファロスポリン系薬(セファロスポリン I)に対して耐性を有している。clavulanic acid といったβラクタマーゼ阻害薬を抗菌薬に加えることにより，薬物耐性をしばしば解消することができる。しかし，基質特異性拡張型βラクタマーゼ(ESBL)は第3世代から第4世代のセファロスポリン系薬(セファロスポリン III, IV)を含めた(カルバペネム系抗菌薬以外の)すべてのβラクタム系抗菌薬に対して耐性を有する。ESBL をコードする遺伝子はプラスミドを介して Gram 陰性桿菌に伝播し，世界中の病院で頻繁に認められるようになってきている。肺炎桿菌(*Klebsiella pneumoniae*)と大腸菌(*Escherichia coli*)が ESBL を有する最も一般的な細菌ではあるものの，*Serratia* や *Proteus*，*Enterobacter*，*Citrobacter* といった，その他の Gram 陰性桿菌においてもしばしば認められる。病院で目にすることの多い ESBL の獲得シナリオは，第3世代セファロスポリン系薬の頻用である。ESBL 産生 Gram 陰性桿菌に対しては，カルバペネム系抗菌薬を第1選択薬として考慮すべきである。マクロライド系抗菌薬やキノロン系抗菌薬はβラクタム系抗菌薬とは異なった作用機序を有しているため，ESBL 産生菌を誘導するような抗菌薬とはなりえない。

IV-86. **正解は B** 第149章(vol.1 p.*1084*〜)

大腸菌(*Escherichia coli*)は，閉経前女性に生じる単純性尿路感染症(UTI)の原因菌のうち，85〜95%を占める。単純性膀胱炎は UTI の中で最も一般的なものである。初回の UTI 発症から1年後，約20%の女性で再発を起こす。妊婦は膀胱炎から腎盂腎炎に陥るリスクが高い。*Proteus* 属菌による感染は，単純性 UTI のわずか1〜2%を占めるのみだが，尿道カテーテルの長期留置者では UTI の原因菌として20〜45%を占める。*Klebsiella* 属菌も単純性 UTI の原因菌としてはわずか1〜2%であるが，複雑性 UTI では5〜17%に及ぶ。*Enterobacter* 属菌は市中感染の原因菌としてはまれである。*Candida* 属菌種は健常人の尿生殖器に常在している場合が多く，感染の原因になることは同様にまれである。

IV-87. **正解は A** 第149章(vol.1 p.*1084*〜)

志賀毒素産生性大腸菌(STEC)/腸管出血性大腸菌(EHEC)は出血性大腸炎や溶血性尿毒症症候群(HUS)を引き起す。生鮮食料品(レタスやホウレンソウ，カイワレ大根など)や十分に加熱されていないウシ挽肉などによる大きなアウトブレイクが何件か報告されており，メディアでも大きくとりあげられている。O157:H7は最もよくみられる血清型であるが，他の血清型でも同様の病態が報告されている。STEC/EHECが志賀毒素(Stx2またはStx1)や類似毒素の産生能を有するかどうかが，この疾患の臨床像として重要な因子である。先進国では，ウシなどの飼育された反芻動物の肥料がSTEC/EHECの主要な保有因子となっている。STEC/EHECを高頻度で保有しているウシ挽肉は，処理中に汚染されることが多い。少量の細菌が存在しているだけでも発症し，周辺環境やヒト-ヒト感染によって感染が広がっていく。米国では，O157:H7は*Campylobacter*属菌，*Salmonella*属菌，赤痢菌(*Shigella*)についで4番目に多い細菌性下痢の原因菌である。STEC/EHECの特徴としては大量の血性下痢を認め，全症例の90%以上に及ぶ。腹痛と便中白血球を多く認めるが(症例の70%)，発熱はそれほど多くみられない。発熱がないことから，非感染性疾患(腸重積や炎症性腸疾患，虚血性腸疾患など)と誤診してしまうこともある。STEC/EHECによる感染は，一般的には5〜10日で自然軽快する。HUSは下痢がはじまって2週間以内に小児や高齢者に生じやすい。STEC/EHEC感染の2〜8%でHUSを生じ，米国ではHUS全例の50%以上，小児ではHUSの90%がSTEC/EHECによるものである。STEC/EHECによる下痢に対する抗菌薬投与はHUSへの進展を促すことがあるため，避ける。

IV-88.　正解はE　第150章(vol.1 p.*1094*〜)

*Acinetobacter*属菌による感染症は，医療関連感染の原因として世界中で増加傾向にある。オーストラリアやアジアでの調査では，*Acinetobacter*属菌による感染をしばしば認め，市中での*Acinetobacter*感染も報告されている。典型的には，ICUに長期間入室している患者に，人工呼吸器関連肺炎や血流感染症，尿路感染症などが生じる。この菌は多剤耐性傾向が強い点や医療従事者の伝播によって定着しやすい点などから，非常に注目を浴びている。*A. baumannii*が最も一般的な分離株であり，薬物耐性を生じやすい。多くの株がカルバペネム系抗菌薬(imipenemやmeropenem)に耐性を示す。最後に残された抗菌薬としては，colistinやpolymixin B，tigecyclineなどがある。tigecyclineはカルバペネム耐性株による肺炎に対して使用されているが，一般的な投与量では*Acinetobacter*属菌に対する適切な血中濃度に達しないため，血流感染症治療としては効果的ではないと考えられている。

IV-89.　正解はB　第151章(vol.1 p.*1097*〜)

*Helicobacter pylori*は世界中で約半数の人が感染していると考えられている(先進国では30%，途上国では80%以上)。この菌は症状の有無に関係なく，単核球や多形核白血球の炎症細胞浸潤によって胃の組織への直接反応を惹起する。胃潰瘍や胃癌はこの胃炎と関連がある。MALTリンパ腫は胃内のB細胞を長期的に刺激するため，*H. pylori*感染と直接関連している。*H. pylori*は小腸に直接感染はしないが，ソマトスタチン産生を減少させ，間接的に十二指腸潰瘍の発症に影響を与えている。胃食道逆流症は*H. pylori*の定着によって生じることはない。最近の研究では，*H. pylori*のある分離株による定着は，食道腺癌や前癌病変であるBarett食道への進行に防御作用を及ぼすとの報告もある(オッズ比0.2〜0.6)。

IV-90.　正解はE　第151章(vol.1 p.*1097*〜)

現時点では，この患者が訴えている消化不良(ディスペプシア)が除菌治療の治療不良による*Helicobacter pylori*の持続感染によるものか，その他の原因によるものなのかは区別がつかない。すぐに行える*H. pylori*の存在を確認できる非侵襲的検査は，尿素呼気試験である。この試験は外来で行え，迅速かつ正確な反応が期待できる。被検者は一定期間プロトンポンプ阻害薬や抗菌薬を内服しないことが条件である。尿素呼気試験が施行困難であれば，糞便の抗原試験がオプションとなる。一次除菌から1カ月以上経過後，尿素呼気試験が陽性であれば，プロトンポンプ阻害薬，tetracycline，metronidazole，bismuth subsalicylateによる二次除菌が適応となる。尿素呼気試験が陰性であれば，現在あらわれている症状は*H. pylori*によるものではない可能性が高い。血清学的検査は治療前に感染を診断する際には役立つが，たとえ除菌されても陽性となるため，誤診の原因となる。内視鏡検査は潰瘍や上部消化管の悪性疾患を除外するために考慮されるが，一般的には *H. pylori* の二次除菌が失敗した際に検討されるべきである。図 IV-90 に *H. pylori* 感染治療のアルゴリズムを示す。

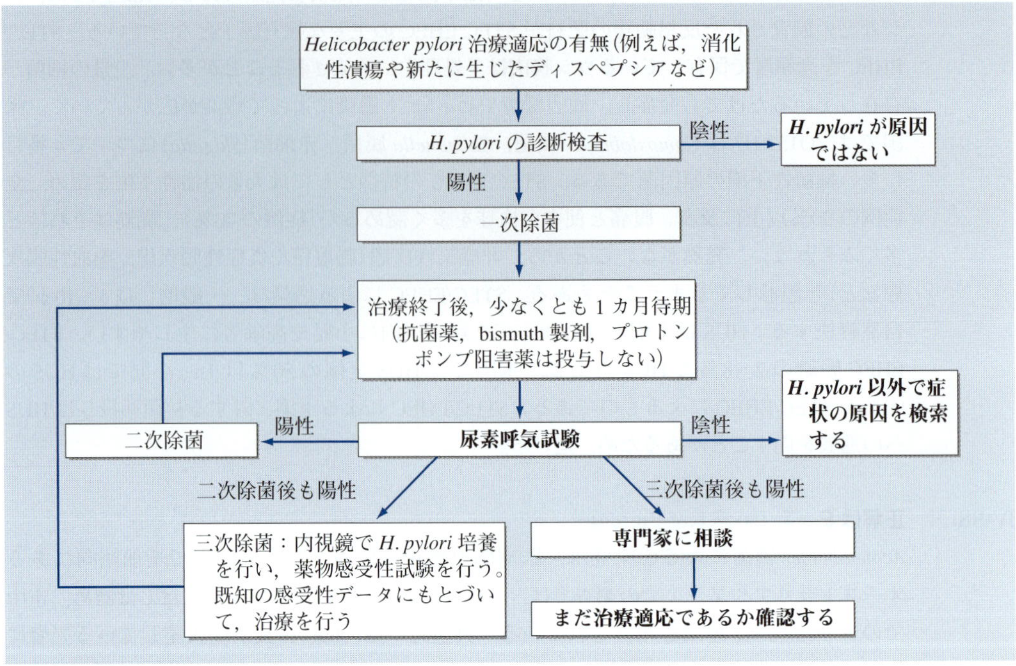

図 IV-90

IV-91. **正解は A** 第 151 章（vol.1 p.*1097*〜）

Helicobacter pylori は生活レベルから影響を受ける疾患である。したがって，米国では全体的な生活水準が向上するに伴い，感染の伝播は低下している。十二指腸潰瘍では，*H. pylori* 感染以外の要因（非ステロイド性抗炎症薬など）の割合がつぎの 10 年には増加するものと考えられている。議論の余地はあるが，*H. pylori* の定着によって胃食道逆流症（および合併症としての食道癌）など，ここ最近注目されている消化管疾患に対して防御作用を及ぼすものと考えられている。したがって，健常人に対する *H. pylori* の除菌はそれほど単純な問題ではないといえる。

IV-92. **正解は A** 第 151 章（vol.1 p.*1097*〜）

in vitro では，*Helicobacter pylori* はさまざまな抗菌薬に感受性がある。しかし，単剤治療では菌定着している部位に抗菌薬が十分に届かずに耐性をきたすため，推奨されない。現在用いられているすべてのレジメンで，プロトンポンプ阻害薬（omeprazole など）や H_2 受容体拮抗薬（ranitidine など）といった制酸薬または bismuth が含まれている。耐性化の問題と *Clostridium difficile* による大腸炎の懸念から，キノロン系薬を含んだレジメンは推奨されない。現在のレジメンを用いた除菌成功率は 75〜80％である（表 IV-92 参照）。

IV-93. **正解は A** 第 152 章（vol.1 p.*1101*〜）

Burkholderia cepacia は医療関連感染のアウトブレイクに大きな役割を果たす原因菌である。また，嚢胞性線維症や慢性肉芽腫性病変，鎌状赤血球症患者の下気道に定着したり感染したりする。嚢胞性線維症患者では，*B. cepacia* の存在は呼吸機能の急速な悪化と予後不良の予兆である。また，治療抵抗性の壊死性肺炎を引き起こしうる。*B. cepacia* はβラクタム系抗菌薬やアミノグリコシド系抗菌薬など，多くの抗菌薬に対して内因性の耐性を有することが多い。ST 合剤が一般に第 1 選択薬となる。緑膿菌（*Pseudomonas aeruginosa*）と黄色ブドウ球菌（*Staphylococcus aureus*）は嚢胞性線維症患者ではよく定着しており，一般的な原因菌である。*Stenotrophomonas maltophilia* は日和見感染症で，特に癌患者や移植患者，重症患者でよ

表 IV-92 *Helicobacter pylori* 除菌の推奨レジメン

レジメン(期間)	薬物 1	薬物 2	薬物 3	薬物 4
レジメン 1：OCM(7日間または14日間)[a]	omeprazole[b] (20 mg 1日2回)	clarithromycin (500 mg 1日2回)	metronidazole (500 mg 1日2回)	
レジメン 2：OCA(7日間または14日間)[a]	omeprazole[b] (20 mg 1日2回)	clarithromycin (500 mg 1日2回)	amoxicillin (1 g 1日2回)	
レジメン 3：OBTM(14日間)[c]	omeprazole[b] (20 mg 1日2回)	bismuth subsalicylate (2錠1日4回)	tetracycline HCl (500 mg 1日2回)	metronidazole (500 mg 1日3回)
レジメン 4[d]：順番に投与(5日+5日)	omeprazole[b] (20 mg 1日2回)	amoxicillin (1 g 1日2回)		
	omeprazole[b] (20 mg 1日2回)	clarithromycin (500 mg 1日2回)	tinidazole (500 mg 1日2回)	
レジメン 5[e]：OAL(10日)	omeprazole[b] (20 mg 1日2回)	amoxicillin (1 g 1日2回)	levofloxacin (500 mg 1日4回)	

[a] メタ分析では，14日間治療のほうが7日間治療よりもややよい結果がでているが，7日間治療グループのほうが治療完遂率は非常に高いため，今もなお，7日間の短期治療法も用いられている。
[b] omeprazole 相当量のその他のプロトンポンプ阻害薬に変更可能である。あるいは，レジメン1や2では omeprazole から ranitidine bismuth citrate 400 mg にも変更可能である。
[c] このレジメンを支持するエビデンスはおもに欧州のものであり，bismuth subsalicylate と metronidazole 400 mg 1日3回を基本にしている。これはおもに二次除菌として用いられる。
[d] このレジメンを支持するエビデンスは欧州のものである。5日ごとに別の薬物を内服する方法であるが，この方法は特に利点はないと最近報告されている。したがって，4剤での10日間治療と同等であるとともに，服薬遵守の面からもこちらのほうがよいだろう。
[e] この二次あるいは三次除菌を支持するエビデンスは欧州のものである。キノロン系薬の使用頻度の高い地域では，効果は低いと考えられる。理論的には，広域スペクトルの抗菌薬使用後で *Clostridium difficile* 感染症のリスクが高い患者には使用を避けることが望ましい。

くみられる。*S. maltophilia* は肺炎，尿路感染症，創感染，菌血症の原因となる。通常，ST 合剤が治療選択となる。

IV-94.　正解は A　第 152 章(vol.1 p.*1101*〜)

壊疽性膿瘡は疼痛を伴う，地図状の丘疹状紅斑であり，ピンク色から紫色，黒色の壊疽へと急速に進行する。また，その病変部には，多くの細菌が含まれている。膿瘡については緑膿菌(*Pseudomonas aeruginosa*)が最も一般的な原因菌であり，皮膚や血液から検出される。しかし，たくさんの原因菌が，この不吉な紅斑発症に関与している可能性がある。好中球減少患者や AIDS 患者ではリスクが高く，糖尿病患者や ICU 患者でも生じる可能性がある。緑膿菌による敗血症は重篤であり，致死率が高い。しかし，低体温や発熱，低血圧，臓器障害，脳症，核の左方移動，ショックといった他の重症敗血症でみられる所見と緑膿菌による敗血症を鑑別するのは非常に困難である。重症熱傷や ICU 長期入室患者などは，抗菌薬を使用していても緑膿菌感染のリスクが高まるとともに，他の細菌感染のリスクも高まる。そして最終的に，多剤耐性化のリスクにおびえることになる。緑膿菌の多剤耐性傾向を考慮し，培養で感受性が確認されるまでは，2剤(一般には抗緑膿菌作用のあるβラクタム系抗菌薬とアミノグリコシド系抗菌薬あるいは ciprofloxacin)での治療が望まれる。感受性が判明してから，抗菌薬投与を1剤に限定するべきか否かについては，現状では議論の余地がある。一般に医師の好みによって決まるところが大きい。

IV-95.　正解は A　第 152 章(vol.1 p.*1101*〜)

緑膿菌(*Pseudomonas aeruginosa*)に対する抗菌薬治療はしばしば議論のあるところであり，それぞれの地域での感受性のパターンを考慮した抗菌薬が推奨されている。以前から，多くの専門家が緑膿菌による菌血症に対してアミノグリコシド系抗菌薬とβラクタム系抗菌薬での相乗効果を期待して，2剤での併用治療を推奨してきた。最近，新たな抗緑膿菌効果のある抗菌薬が導入され，併用療法と感受性のある単剤による治療の有効性は同等であることが，多くの研究によって報告されている。この有効性については，好中球減少症を有していても有していなくても，同様の結果がでている。しかし，緑膿菌による菌血症に対するアミノグリコシド系抗菌薬単剤治療は推奨されていない。多くの専門家は，ショックを起こした場合や耐性傾向の強い地域でのアミノグリコシド系抗菌薬の併用療法を推奨している。Infectious Diseases Society of America (IDSA) では，緑膿菌による肺炎に対して，アミノグリコシド系抗菌薬や ciprofloxacin を併用薬として追加投与することを推奨している。

IV-96. **正解は E** 第 153 章 (vol.1 p.*1108*～)

Salmonella enteritidis は *S. typhimurium* やその他と同様，非チフス性 *Salmonella* (NTS) 感染症の原因菌の 1 つである。腸チフス (腸熱) あるいはパラチフスは *S. typhi* や *S. paratyphi* によって生じる。最近，NTS による胃腸炎の原因としては，十分に加熱されていない卵や生卵があげられる。ヒトが唯一の宿主である *S. typhi* と *S. paratyphi* とは対照的に，NTS は家畜に定着し，汚染された水に関連したアウトブレイクの原因となる (生鮮食料品，十分に加熱されていない牛肉，乳製品など)。NTS による胃腸炎は他の腸内病原菌と臨床的に区別できない。下痢は非血性であり，大量である。健常人では一般に自然治癒し，抗菌薬治療は必要としない。というのも，抗菌薬は臨床経過に大きな変化を及ぼさず，耐性化を促進するからである。治療は新生児や菌血症を起こす可能性のある高齢者には必要である。菌血症に陥るのは 10％未満である。遠隔部位への感染は骨や関節，血管内の人工物などで生じる。NTS に対するワクチンは存在しない。*S. typhi* に対する経口や非経口ワクチンは存在する。

IV-97. **正解は D** 第 154 章 (vol.1 p.*1115*～)

赤痢菌 (*Shigella*) は世界中の途上国での細菌性赤痢の原因であり，途上国，先進国ともに糞-口伝播での集団発生を生じることがある。ヒトの腸管内に赤痢菌はとどまる。ほんのわずかな菌量の赤痢菌を摂取しただけで発症してしまう。細菌性赤痢は一般的に 4 つの病期に区別される。潜伏期間，水様性下痢，粘血性下痢，感染後である。潜伏期間はたいてい 1～4 日であり，粘血性下痢が数時間から数日後に出現する。この赤痢の症候は他の腸管侵入性の腸管病原体 (*Campylobacter* 属菌を含む) と鑑別困難であり，炎症性腸疾患も同様に鑑別疾患となる。病原菌は腸管侵入性であるため，抗菌薬治療が必要である。明らかな薬物耐性がなければ，ciprofloxacin が一般的には推奨される。ceftriaxone や azithromycin，pivmecillinam やその他キノロン系抗菌薬も有効である。細菌性赤痢は一般には生命を脅かすほどの脱水は生じない。腸管運動抑制薬は全身症状を長引かせ，中毒性巨大結腸症や溶血性尿毒症症候群のリスクを高めることもあり，推奨されない。赤痢菌感染に対するワクチンは，現時点で商業ベースでは入手できない。

IV-98. **正解は A** 第 155 章 (vol.1 p.*1119*～)

Campylobacter 属菌は運動性があり，らせん状の Gram 陰性桿菌である。その中で最も下痢を生じうる病原菌は *Campylobacter jejuni* である。この病原菌は多くの家畜の消化管内に存在し，生や十分に加熱されていない食事の摂取や，感染している動物と直接接触することによってヒトに伝播する。半分以上の症例では，十分に料理されていない汚染された家禽によって感染する。*Campylobacter* 感染症は，米国では下痢の原因としてありふれたものである。潜伏期は 2～4 日以内である。感染患者の空腸，回腸や大腸では，Crohn 病や潰瘍性大腸炎と鑑別できない。たいていは自然軽快する疾患ではあるが，症状が 1 週間以上続く場合などもあり，経過観察をした患者のうち 5～10％に再発を認めている。合併症としては膵炎や膀胱炎，関節炎，髄膜炎，Guillain-Barré 症候群などがあげられる。*Campylobacter* 腸炎の症状は *Salmonella typhi* や赤痢菌 (*Shigella*)，*Yersinia* 属菌などと類似している。これらすべてで発熱が生じ，便中白血球を認める。診断は，*Campylobacter* を便から分離培養することでつけられ，培養では選択培地が必要となる。大腸菌 (*Escherichia coli*，腸管毒素原性) やノーウォークウイルス (ノロウイルス)，ロタウイルスでは一般に便中白血球を認めない。抗菌薬治療を行わなかった *Campylobacter* 腸炎の患者の 5～10％で再発を認め，この場合は病理学的に炎症性腸疾患と鑑別が難しくなる。

IV-99. **正解は A** 第 155 章(vol.1 p.*1119*〜)

すべての下痢性疾患に共通することであるが，輸液療法が治療の中心となる。軽症の *Campylobacter* 腸炎では多くの患者がしだいに軽快していくが，すべての患者がこの輸液療法のみで改善するわけではない。高熱や持続性の発熱，血性下痢，重篤な下痢，症状の増悪あるいは 1 週間以上症状が継続する場合などは抗菌薬の使用が推奨される。5〜7 日間の erythromycin や azithromycin（あるいは他のマクロライド系抗菌薬）による治療，または ciprofloxacin が有効である。フルオロキノロン系抗菌薬やテトラサイクリン系抗菌薬に対する薬物耐性が増加している。消化管運動抑制薬は中毒性巨大結腸症や溶血性尿毒症症候群といった重篤な合併症を引き起こすため，推奨されない。tinidazol や metronidazol は *Giardia* 症やアメーバといった非細菌性の多くの下痢性疾患に有効である。また，metronidazole は *Clostridium difficile* 関連疾患の治療にも用いられる。

IV-100. **正解は B** 第 156 章(vol.1 p.*1121*〜)

コレラは今でもたいてい，便に汚染された水や海産物を摂取することにより生じ，集団発生が散発的に起こり，世界中で問題となっている。ヒトがコレラ菌(*Vibrio cholerae*)の唯一の宿主である。多くの症例がアフリカやアジアで報告されている。最近では，自然災害や公衆衛生の機能が破たんしたことにより，ハイチでコレラが蔓延している。コレラによる水様性下痢は，特異的なコレラの毒素が小腸の上皮に結合し，大量に水分の分泌を促すことによって生じる。コレラによる下痢は無痛性かつ非血性であり，ほとんど炎症細胞を伴わない粘液性の下痢である。「米のとぎ汁様」の下痢とも表現される。コレラによる重篤化や致死率は体液の大量喪失によって引き起こされる。補液が治療上，必須である。小腸のナトリウム-グルコース共輸送系をうまく利用した経口補水液(ORS)の発達によって治療が大きく進歩している。経静脈的な補液が困難で資源が限られた状況では，ORS は非常に効果がある。診断は，便の培養かその場で試験紙を用いた抗原検査によってつけられる。抗菌薬は治療には必要ないが，抗菌薬は脱水期間を短縮させ，脱水の程度も抑える。加えて，便中からの病原体の消失時期も早めることができる。耐性のない地域では，doxycycline の 1 回投与により成人では十分に効果が見込める。ciprofloxacin や azithromycin は第 2 選択薬である。

IV-101. **正解は E** 第 158 章(vol.1 p.*1131*〜)

この患者で最も考慮される病原体は野兎病菌(*Francisella tularensis*)である。gentamicin が野兎病の第 1 選択薬である。フルオロキノロン系抗菌薬は *in vitro* では野兎病菌に効果があることが示されており，野兎病症例に対する治療成功症例報告数は数例ある。しかし現時点では，gentamicin と比較して効果の面でデータが限られており，フルオロキノロン系抗菌薬を第 1 選択薬として推奨することは難しい。患者が gentamicin を使用できないときにはフルオロキノロン系抗菌薬の使用が考慮できる。これまでに，フルオロキノロン系抗菌薬と gentamicin の効果の同等性を明確に示した臨床研究は存在しない。*in vitro* では，第 3 世代セファロスポリン系薬も野兎病菌に対して効果がある。しかし，野兎病の小児に対して ceftriaxone を使用したところ，ほぼ完全な治療不良という結果が出ている。同様にテトラサイクリン系抗菌薬や chloramphenicol なども gentamicin と比較して高い再発率を有しており(20％以上)，有用性は限られている。野兎病菌は小型の Gram 陰性で，細胞内にも細胞外にも寄生する，多形性の桿菌である。汚泥や水，腐敗した動物の死骸などに認められ，米国の東南部やロッキー山脈では多くの場合，ダニや野ウサギがヒトへ感染源となっている。米国西部ではアブが一般的なベクターである。病原菌は通常，ダニに刺されることで体内に経皮的に侵入するか，擦り傷から侵入する。この患者にさらに深く質問したところ，キャンプ旅行中に動物との接触があり，動物にエサも与えていた。また，潰瘍が著明となっている右手には切り傷がみられた。野兎病では潰瘍リンパ節型とリンパ節型が最も一般的な臨床型であり，症例の 75〜85％に及ぶ。潰瘍は細菌の侵入部位に形成され，1〜3 週間持続し，黒い痂疲となる。侵入した部位にあるリンパ節は腫大し，波動をふれる。少数の患者では症状が全身に及び，今回の症例のように肺炎や発熱，敗血症に至る。このような状況で治療されなかった場合，致死率は30％にも及ぶ。ただし，適切な抗菌薬が使用されれば，予後は非常に良好である。病原体を検出するのは難しいため，鑑別診断をしっかりと行い，診断に結びつけることが重要である。野兎病菌はGram染色に対して染まりが悪く，また非常に小さいため，背景の物体と区別することが困難である。そのような理由から，Gram染色で同定できることはまれである。彩色的に染色した組織では，細胞内にも細胞外にも，また単一でも塊でも認められる。さらに，野兎病菌は培養も難しく，システイン・ブドウ糖を含む血液寒天培地を必要とする。検査技師への感染リスクなどもあり，バイオセーフティーレベル2での対応が必要なため，多くの検査室では培養を行うことはない。一般的には，凝集反応の抗体価1：160以上で確定診断がつけられる。

Ⅳ-102，Ⅳ-103.　正解はそれぞれE，B　第159章(vol.1 p.*1135*～)

この患者はペスト菌(*Yersinia pestis*)によって生じる腺ペストの典型的な臨床所見を示している。ペストは齧歯類からヒトへ，ノミを介して感染する。臨床症候では，腺ペスト(最も一般的で症例の80～95％)，敗血症ペスト(腺ペスト症状のない菌血症)，原発性および二次性肺ペストがある。治療されない場合の死亡率は20％以上であり，敗血症ペストや肺ペストで高率である。米国でのペスト症例のほとんどがいわゆるFour Corners地域あるいはカリフォルニア州北部とオレゴン州南部，ネバダ州西部の境界で発生している。腺ペストによる腫脹は，基本的にノミ刺傷部付近に生じる。鑑別疾患としてはレンサ球菌やブドウ球菌による感染，野兎病，ネコひっかき病，発疹チフス，伝染性単核球症，糸状虫症などがあげられる。これらの感染症はペストほど進行が急激ではなく，疼痛もなく，ペストではみられない所見である蜂巣炎や上向性のリンパ管炎などを認める。病原体は腫脹部の吸引物によって確認することができる。Gram陰性の短桿菌であるペスト菌は，Wright染色上，両端が濃く染まった特徴的な双極染色像が観察される。*Bartonella henselae*や*Rickettsia rickettsii*は一般的にGram染色では確認できない。伝統的にstreptomycinが第1選択薬になってはいるが，より副作用の少ないものとしてgentamicinが現在では推奨されている。フルオロキノロン系抗菌薬は*in vitro*で活性があり，症例報告では効果があったといくつか報告されている。バイオテロによって肺ペストなどが生じた際は，フルオロキノロン系抗菌薬を投与するのもよいかもしれない。

Ⅳ-104.　正解はA　第160章(vol.1 p.*1142*～)

この患者の疾患は*Bartonella quintana*または*B. henselae*によって生じた細菌性血管腫症である。子ネコが感染源であると考えられる。細菌性血管腫症は$CD4^+$T細胞数が100/μL未満のHIV感染者に生じる。皮膚に生じた細菌性血管腫症は典型的には無痛性であるが，皮下結節として生じる場合や潰瘍局面を形成する場合，あるいは疣状に成長していく場合などもある。単発の場合もあれば，多発する場合もある。鑑別診断としては，Kaposi肉腫や化膿性肉芽腫，腫瘍などがあげられる。生検所見としては，今回の症例でみられるような所見となり，診断は組織学的に行うのが最も妥当である。治療はazithromycinまたはdoxycyclineとなる。oxacillinやvancomycinはレンサ球菌やブドウ球菌による皮膚感染症の治療薬である。$CD4^+$T細胞数を回復し，免疫状態を改善させるための抗レトロウイルス療法については後の症例で説明する。

Ⅳ-105.　正解はB　第160章(vol.1 p.*1142*～)

この患者は培養陰性の心内膜炎である。培養陰性の心内膜炎とは，血液培養が陰性であるが臨床的に感染性心内膜炎であると診断される場合をいう。この症例では，弁逆流(閉鎖不全)，大動脈弁の疣贅，四肢，脾臓，腎臓の塞栓などの亜急性の細菌性心内膜炎に一致する所見を認める。血液培養陰性の原因としてよくある理由は，培養採取前の抗菌薬投与である。それ以外に，血液培養陰性となる病原体(いずれも血液培養で検出することは技術的に困難である)は，おもに2つある。1つはQ熱あるいは*Coxiella burnetii*(一般には家畜との密な接触と関係がある)であり，もう1つは*Bartonella*属である。今回の症例では，患者がホームレスであること，ヒトシラミ感染があることが *Bartonella quintana* 感染を考えるカギとなる。血液培養で診断できる確率は約 25％である。培養陰性であれば，診断方法としては可能であれば弁組織について直接 PCR を行うことや，急性期と回復期の血清学的検査を行うこととなる。培養陰性の心内膜炎の場合，初期治療としては ceftriaxone と vancomycin に doxycycline の追加投与の有無を考慮する。*Bartonella* 心内膜炎が確定した場合は，gentamicin と doxycycline を併用して治療を行う。Epstein-Barr ウイルス（EBV）や HIV は心内膜炎を生じることはない。また，末梢血塗抹標本では確定診断はつけられない。

Ⅳ-106.　正解は C　第 160 章（vol.1 p.*1142*～）

この患者がガーデニングを趣味としている点で *Sporothrix schenckii* の感染リスクが存在するが，その場合，典型的にはよりいっそう限局した急激なリンパ節炎が前腕にみられることになる。リンパ節炎の鑑別疾患として，*S. schenckii* や *Nocardia brasiliensis*，*Mycobacterium marinum*，*Leishmania braziliensis*，野兎病菌（*Francisella tularensis*）などがあり，これらは土壌や海水との接触や昆虫や動物の咬傷などといった病原体との直接的なかかわりを基本としている。この患者は病原体と接触した部位と直結したリンパ節を含んだ局所的なリンパ管炎を呈しており，自宅で飼っている子ネコによって生じた *Bartonella henselae* によるネコひっかき病の可能性が最も高い。しかし，リンパ腫やブドウ球菌による感染症なども鑑別として考慮する必要があり，診断のためにリンパ節生検を行うケースも多い。多くのネコひっかき病が経過観察のみで治癒する。免疫能に問題がない患者には抗菌薬治療はあまり有効ではないが，リンパ節腫脹の改善を早める効果はあるかもしれない。免疫不全者に投与する抗菌薬としては，一般的に azithromycin があげられる。

Ⅳ-107.　正解は A　第 161 章（vol.1 p.*1148*～）

Donovan 症（鼠径肉芽腫）は細胞内寄生菌である *Calymmatobacterium granulomatis* によって生じ，一般的に 1～4 週間の潜伏期間後に無痛性の紅斑様の陰部潰瘍を生じる。ただし，潜伏期は 1 年に及ぶこともある。感染経路はまず性交渉の存在があり，感染した皮膚に触れることにより，新たな病変部が形成されることになる。典型的には病変部は無痛性であり，易出血性である。合併症として，男性では包茎，女性では偽性の外陰象皮症などがある。治療しない場合，陰茎やその他感染部位の形態が進行性に崩壊していくことになる。病変部からの塗抹標本にて肥大化した単核球とともに Donovan 小体を認めることにより，診断がつけられる。Donovan 小体は単核球の細胞質内に存在する多数の細胞内寄生菌のことであり，安全ピンのような形をしている。組織学的には形質細胞の増加と好中球の減少を認め，上皮の過形成が存在し，腫瘍のようにみえる。鼠径肉芽腫に対する抗菌薬は，マクロライド系抗菌薬やテトラサイクリン系抗菌薬，ST 合剤，chloramphenicol などがあげられる。病変部が治癒するまで投与する必要があり，しばしば 5 週間以上の治療が必要となる。設問の選択肢すべてが，陰部潰瘍の鑑別疾患となる。性病性リンパ肉芽腫（LGV）はカリブ海周辺で流行しており，感染初期の潰瘍は自然治癒し，感染第 2 期は鼠径部リンパ節の著明な腫大を生じるが自然治癒することもある。*Haemophilus ducreyi* は有痛性の陰部潰瘍を生じ，病変部から原因菌を培養できる。皮膚 *Leishmania* 症は鼠径肉芽腫と同様に無痛性の潰瘍を生じるが，皮膚の露出部に生じることが多い。組織学的に細胞内寄生している寄生虫を認めることで，鼠径肉芽腫と皮膚 *Leishmania* 症は区別できる。また，迅速血漿レアギン（RPR）陰性という結果から，この患者が梅毒であるという可能性は考えにくく，組織学的にも合致しない。

Ⅳ-108.　正解は D　第 16 章（vol.1 p.*123*～），第 155 章（vol.1 p.*1119*～）

この患者はグルココルチコイドと azathioprine を含む拒絶反応を予防するレジメンにより，慢性的に免疫抑制状態となっている状態である。とはいうものの，胸部 X 線所見で空洞所見を呈していることから鑑別は限られ，*Nocardia* 感染が強く考慮される。その他，臨床所見として膿性痰や発熱，その他全身症状も肺 *Nocardia* 症として一般的なものである。Gram 染色では，糸状かつ分枝状の Gram 陽性菌がみられるのが特徴的である。*Nocardia* 属菌の多くが弱抗酸性であり，脱色には弱酸性の物質を用いる(変法 Kinyoun 法など)。また，銀染色でも観察することができる。培養での発育は遅く，提出検体が *Nocardia* の可能性がある場合，検査室にその旨を伝えておく必要がある。診断としては検体採取のための侵襲的手技が必要となるケースが多いが，治療はサルファ薬が第 1 選択となる。sulfadiazine または sulfisoxazole 6〜8 g/日を 4 回に分けて投与するのが一般的であるが，12 g/日まで増量可能である。ST 合剤も使用される。代替薬としては minocycline 経口や ampicillin 経口，静注薬としては amikacin などがある。第 3 世代セファロスポリン系薬や imipenem など β ラクタム系抗菌薬はほとんど臨床応用されていない。ampicillin との併用では成功例が報告されているが，erythromycin 単独では効果が期待できない。適切に抗菌薬を使用しても，播種性 *Nocardia* 症の可能性を常に考慮しなければならない。罹患部位はおもに脳，皮膚，腎臓，骨，筋肉である。

IV-109. **正解は D** 第 163 章(vol.1 p.*1154*〜)

この患者は，ビスホスホネートの使用による顎骨壊死の症状と考えられる。さらに，顎の痛みは悪化し，感染している。*Actinomyces* 属菌は口腔内に存在する菌であり，放射線治療や顎骨壊死など骨の状態に異常があるとき，特に顎に感染を引き起こす傾向にある。ビスホスホネートによる顎骨壊死は放線菌症(*Actinomyces* 症)のリスクであることが広く認識されるようになってきている。顎の軟部組織の腫脹はしばしば耳下腺炎や癌病変と混同される場合がある。*Actinomyces* 属菌はしばしば瘻孔を形成する。それにより分泌物を容易に検査でき，その分泌物が病原菌そのものであるのか(まれ)，硫黄顆粒であるのかを判別することができる。硫黄顆粒は *Actinomyces* が *in vivo* でかたまってできたリン酸カルシウムであり，宿主由来のものである。放線菌症の Gram 染色は末梢では分枝し，中心部では強く染色される。Auer 小体は急性前骨髄球性白血病で認められる。頭頸部癌は鑑別疾患ではあるが，この患者の状態と発熱の存在から，可能性としては低いと考えられる。弱抗酸性の分枝状の糸状菌は *Nocardia* 感染でもみられ，ともに肺病変を認めるケースが多いが，*Nocardia* 感染で頭頸部に病変が及ぶことはまれである。唾石による閉塞によって耳下腺炎が生じることは説明がつくが，耳下腺を中心にではなく顎に広範に症状を認める点で，唾石の可能性も低いと考えられる。

IV-110. **正解は C** 第 163 章(vol.1 p.*1154*〜)

penicillin に対する感受性が良好だとしても，放線菌症に対しては penicillin による長期的な治療が必要である。その理由は，厚い壁をもつ菌塊や硫黄顆粒への抗菌薬の透過の難しさを反映していると考えられる。最近では，penicillin 静注を 2〜6 週間行い，その後経口投与に変更して 6〜12 カ月間継続することが推奨されている。外科的治療は内科的治療に反応しない場合に検討するべきである。

IV-111. **正解は E** 第 164 章(vol.1 p.*1157*〜)

この患者は肺感染症を疑わせる所見で受診し，基礎情報から肺膿瘍の存在が示唆され，口臭の存在もその診断と矛盾しない。胸部 X 線所見では鏡面形成を伴う空洞形成がみられるため，肺膿瘍の診断を確定できる。肺膿瘍は通常換気肺に出現し，この患者のようにしばしば歯の隙間にいるような嫌気性菌が関与している。感染はしばしば混合性であるが，治療は通常 clindamycin で十分である。この症例では，肺膿瘍を目的とした治療を数週間行ったが反応がなく，さらなる精査として，悪性疾患の鑑別のための気管支鏡が通常は必要とされる。精製ツベルクリン蛋白体(PPD)は陰性であるため，結核の可能性は非常に考えにくく，胸部 X 線所見でも上葉に浸潤影も空洞も認めない。

IV-112. **正解は B** 第 164 章(vol.1 p.*1157*〜)

人体において嫌気性菌がおもに存在する臓器は，口腔，下部消化管，皮膚，および女性生殖器である。通常，嫌気性菌の感染はこれらの部位でバリア機構(皮膚や粘膜など)が破綻した場合に起こる。そのため，これらの微生物によって起こる感染症は腹腔，肺膿瘍や歯性感染や細菌性腟炎などの子宮附属器感染や深部組織感染である。これらの感染で培養が適切に採取された場合，通常は嫌気性菌が本来生息している状況と同じように複数の嫌気性菌が得られる。

IV-113. **正解は C** 第 165 章(vol.1 p.*1166*〜)

結核は通常，飛沫感染としてヒトからヒトに伝播することが最も多い。結核罹患に関与する因子としては，感染患者と接触する確率，接触の長さや密度，接触時の感染力の程度，接触の起きた周囲環境がある。最も感染性の高い患者は肺野に空洞性の陰影を伴う場合または咽頭結核であり，喀痰 1 mL 中 10^5〜10^7 個の結核菌が存在するとされている。喀痰塗抹標本で結核菌が認められずに培養で陽性となる場合は，感染性は低いと考えられるが，感染が伝播することはありうる。ただし，肺外結核(腎臓，骨格など)のみの場合には，感染性はないと考えられている。

IV-114. **正解は D** 第 165 章(vol.1 p.*1166*〜)

加齢，慢性疾患，細胞性免疫の障害が，潜在性結核の患者で再燃が起こるリスクである(表 IV-114)。最も強く絶対的なリスクは HIV 感染である。$CD4^+$T 細胞数が低ければ低いほど，そのリスクは高くなる。ただし，ある閾値を超えたからといって活動性感染を起こすリスクがゼロになるわけではない。ツベルクリン皮内試験(PPD)陽性の HIV 陽性患者では，活動性結核を発症する確率が年 10％あり，健常人の生涯発症率 10％と比較すると高い確率である。しかし，栄養失調，極度の低体重では 2 倍，静注麻薬使用者では 10〜30 倍と，活動性結核の発症リスクは上昇する。珪肺症でもリスクは 30 倍に増加する。このリスクは初年度で最大であるが，加齢でも上昇を認める。鉱山労働は喫煙などの他の危険因子と関係がない場合，リスクを上昇させないことがわかっている。

表 IV-114 潜在性結核患者における活動性結核発病の危険因子

因子	相対リスク / オッズ [a]
最近の感染(1 年未満)	12.9
線維化病変(自然治癒)	2〜20
合併症	
HIV 感染	21〜>30
珪肺症	30
慢性腎不全 / 血液透析	10〜25
糖尿病	2〜4
静注麻薬使用者	10〜30
免疫抑制療法	10
胃切除術	2〜5
空腸回腸バイパス術	30〜60
臓器移植後(腎臓，心臓)	20〜70
喫煙	2〜3
栄養失調，著名な低体重	2

[a] 以前の感染のリスク，オッズを 1 とする。

IV-115. **正解は A** 第 165 章(vol.1 p.*1166*〜)

胸部 X 線所見では，右上葉に浸潤影と巨大な空洞性病変を認める。この男性は結核の流行地域出身であり，他の診断が確定するまでは，画像所見から活動性結核として扱うべきである。加えて，この患者の病状は慢性疾患を示唆しており，微熱，体重減少，側頭部筋の萎縮は肺結核と矛盾しない所見である。患者に活動性結核の疑いがあれば，医療従事者と一般人を守るため，初期管理としてはその旨を明確に示して対応する。この患者は陰圧室に入院のうえ，3 回連続して喀痰検査で抗酸菌陰性と確認されるまで隔離するべきである。また，病原体の量は早朝のほうがより多く濃縮されていると考えられるため，喀痰採取は早朝に行うべきである。1回の喀痰検査の感度は，結核患者であっても40～60％ほどでしかない。このため，1回の喀痰検査では感染性および活動性結核の有無を判断するには不十分である。PPDによるツベルクリン皮内試験は潜在結核の検出に使用されるが，活動性結核の有無の判定には役に立たない。胸部X線所見上でみられる肺野空洞性病変から，悪性疾患や肺膿瘍の可能性もあるが，患者が結核の流行地域出身者という点から，喀痰検査で除外されるまでは結核を第1に疑うべきである。

IV-116.　正解は A　第165章（vol.1 p.*1166*～）

活動性結核の初期治療は，HIV感染者と非HIV感染者で変わりはない。標準療法は4剤を含む。rifampicin，isoniazid，pyrazinamide，ethambutol（RIPE）である。これらの薬物をisoniazidによる神経毒性の予防のため，pyridoxine（vitamin B_6）との併用で2カ月間使用する。2カ月間の治療が終了後，rifampicinとisoniazidの2剤に変更して治療を継続し，合計6カ月間の治療を行う。これは非HIV感染者でも同様に推奨される。治療開始後，2カ月を経過しても結核の喀痰培養結果が陽性であれば，治療は6カ月間から9カ月間へと延長される。診断時にすでに抗レトロウイルス療法を開始されている場合は，そのまま治療を継続するが，rifampicinとプロテアーゼ阻害薬の相互作用のため，rifabutinに切り替えることがしばしばある。診断時に抗レトロウイルス療法を開始されていない場合には，免疫再構築症候群（IRIS）発症と薬物アレルギーの発症リスクを考え，抗レトロウイルス療法を並行して開始することは推奨されない。免疫再構築症候群は抗レトロウイルス療法による免疫の回復に伴って生じ，感染した病原体に対する強い炎症反応が生じるものである。結核と抗レトロウイルス療法の開始については，死亡例も報告されている。加えて，抗レトロウイルス療法と抗結核薬には多くの副作用もある。このため，どの薬物が副作用を起こしているか判断するのは困難であり，不必要な抗結核薬の変更をまねく可能性がある。抗レトロウイルス療法は可能な限り早期に実施し，2カ月以内に開始するのが望ましい。3剤併用療法は通常通り6カ月間使用した場合には再発率が高いため，用いる場合は9カ月間行う。3剤併用療法が用いられる状況としては，妊娠，特定の薬物の服薬困難，耐性などが考えられる。再治療の標準療法としては，rifampicin，isoniazid，pyrazinamide，ethambutol（RIPE）に加えてstreptomycinが推奨される。感受性検査ができなかった場合，streptomycinとpyrazinamideは最初の2カ月間で終了する。感受性検査が可能であれば，治療は感受性結果にもとづいて行う。どのような状況においても感受性結果が判明するまで活動性結核を治療しないということは起こりえない。

IV-117.　正解は B　第165章（vol.1 p.*1166*～）

潜在性結核治療の目的は，活動性結核の発症予防である。そして，ツベルクリン皮内試験（ツベルクリン-PPDによる皮内反応）は，高リスク群のうち潜在性結核の患者を発見する際に用いられる最も一般的な方法である。ツベルクリン皮内試験を施行するには，前腕内側の皮下に5ツベルクリン単位を接種し，48～72時間後に硬結の程度を評価する。発赤だけではツベルクリン反応陽性とは判断されない。反応の大きさによって，その個人が潜在性結核の治療を受けるべきか否かが決定される。通常，低リスク群の患者はツベルクリン皮内試験を受けるべきではない。受けた場合，15 mmより大きければ陽性と判断される。学校教師は通常低リスク群と判断されるため，7 mmの反応は陽性とは判断されず，治療は必要ではない。過去2年以内に感染した場合や高リスク群に属する場合，ツベルクリン反応が10 mmより大きければ陽性と判断する。結核流行地域で勤務している場合，ツベルクリン反応が新たに陽転化すれば新たに感染したと判断して治療を行う。潜在性結核を治療するうえで，高リスクと考えられる医学的状況は糖尿病，静注麻薬常用，末期腎不全，急激な体重減少，血液疾患である。肺野に線維性変化がある場合，結核患者と密な接触があった場合，HIV感染者，または何らかの血液疾患がある場合，ツベルクリン反応が5 mmより大きければ陽性と判断する。ツベルクリン反応の結果によらず，潜在性結核の治療を行うべき状態が2つある。1つは乳幼児が活動性結核の患者と濃厚接触した場合で，2カ月間の治療後，ツベルクリン皮内試験を施行する。この時点でツベルクリン反応が陰性であれば，治療を終了してもよい。もう1つはHIV陽性患者が活動性結核患者と濃厚接触した場合であり，ツベルクリン反応の結果にかかわらず治療を行う。

IV-118. **正解はC** 第165章(vol.1 p.*1166*～)

Tリンパ球が結核抗原に著しく特異的に反応してIFN-γを産生することが，商業的に測定可能なIFN-γ放出試験(IGRA)の基本である。IGRAは，非結核性の病原体〔Calmette-Guérin桿菌(BCG)や非結核性抗酸菌〕との交差反応を利用したツベルクリン反応よりも特異度が高い。IGRAの絶対的な感度に関してはゴールドスタンダードを確立するのが難しいことからはっきりしないが，多くの研究から発生率が低い状況ではより有効な検査法であると考えられている。また，IGRAは投与のための知識も必要なく，診断についても主観が少なく，診断のための再受診も必要ないことから，より使用しやすい検査といえる。ツベルクリン反応によるブースター効果は複数回の検査によって生じる怪しい反応であり，IGRAでは生じない現象である。しかし，ツベルクリン反応はIGRA検査に対して偽陽性を生じる可能性がある。米国では，5歳以上を対象とする潜在性結核のスクリーニングに最も適した検査である。

IV-119. **正解はE** 第165章(vol.1 p.*1166*～)

Calmette-Guérin桿菌(BCG)は，弱毒化したウシ型結核菌(*Mycobacterium bovis*)から精製されている。1921年から使用されており，多くのワクチンがあるが，効果は臨床試験で0～80%とまちまちである。このワクチンは乳児と若年者を髄膜炎や粟粒結核などの深刻な結核感染から守ると考えられている。副作用はまれであるが，重症複合免疫不全症や進行したHIV感染症では，播種性BCG感染(BCGitis)すなわち深在性リンパ節炎を起こす場合がある。BCGはツベルクリン反応と交差反応を起こすが，反応は時間の経過とともに薄れる。現在はBCG接種は結核罹患率の高い国で推奨されている。このため，米国では罹患率の低さやツベルクリン反応との交差反応を考慮し，推奨されていない。HIV感染の状況が不明の乳児，HIV陽性の母親の乳児およびHIV感染者はBCGワクチンを接種するべきではない。

IV-120. **正解はB** 第167章(vol.1 p.*1190*～)

胸部CT所見では，右肺末梢に「つぼみ徴候(tree-in-bud)」と両側での気管支拡張を認める。この所見は細気管支の炎症と合致した所見であり，非結核性抗酸菌(NTM)による感染症に典型的な所見である。NTM感染症は*Mycobacterium avium*群(MAC)などによって引き起こされる肺の慢性炎症であり，免疫正常者および免疫不全者，肺疾患をもつ患者で問題となる場合がある。免疫正常者では気管支拡張症が最も多い基礎疾患である。基礎疾患のない免疫正常者の場合，肺MAC症治療は患者それぞれの症状，X線所見，細菌学的特徴にもとづいて施行される。進行性の肺病変および症状がある場合には治療を開始するべきである。特に，先行する肺病変がなく臨床的に進行性の臨床変化がなければ，肺MAC症に関しては保存的治療が可能である。閉塞性肺疾患や気管支拡張症または嚢胞性線維症などの肺に基礎疾患のある患者や結核の既往のある患者では，抗菌薬を投与する。今回の患者では，既往歴からも臨床所見からも，抗菌薬投与の理由があると考えられる。この症例に適切な抗菌薬の組み合わせとしては，clarithromycin(またはazithromycin)，ethambutol，rifampicinを培養陰性を確認後に12カ月間(通常は18カ月間)である。pyrazinamide，isoniazid，rifampicinは，今回は検出されていない結核治療に用いられる組み合わせである。ほかの薬物でNTM感染症に効果があるのは，静注または噴霧投与によるアミノグリコシド系薬，フルオロキノロン系薬またはclofazimineがある。

IV-121. **正解はC** 第168章(vol.1 p.*1193*～)

pyrazinamideは結核治療の第1選択薬である。isoniazidとrifampicinにpyrazinamideを2カ月間追加することにより，治療期間を全体で9カ月間から6カ月間に短縮できる。しかし，

pyrazinamideは非結核性抗酸菌(NTM)感染の治療には使用されない。ethambutolは他の薬物との深刻な相互作用はないが，視力低下，中心暗点，緑色または赤色がみにくくなるという症状が出現する視神経炎に関しては注意深く観察する必要がある。ethambutolの投与を開始する患者では，投与前の基礎情報を得るため，視力測定と眼科医の診察を全員受ける必要がある。米国では全体的なisoniazidの耐性率は低いままである。一次性のisoniazid耐性は米国外で出生した患者に多い。rifampicinはシトクロムP450系を強力に誘導し，多くの薬物との相互作用がある。米国CDCは，rifampicinを含む抗結核薬の薬物相互作用を管理するガイドラインをだしている。そのうち，rifabutinは肝臓のシトクロムP450系の誘導作用は少なく，抗レトロウイルス療法を施行されているHIV感染者でプロテアーゼ阻害薬や非核酸転写酵素阻害薬(NNRTI，特にnevirapine)を使用している患者では，rifampicinの代わりに使用することが推奨されている。

IV-122. **正解はE** 第169章(vol.1 p.*1201*〜)

神経梅毒は通常は梅毒の晩期合併症と考えられていたが，現在は正しくないと考えられている。感染から数週間後，中枢神経に*Treponema*病原体の侵入が起こる。ほとんどの場合無症状であるが，第1期，第2期梅毒の約40％および潜伏期梅毒の25％で，髄液の蛋白上昇や髄液中のVDRL (Venereal Disease Research Laboratory)検査反応の陽性化が起こったりする。症状が出現する場合，多種多様な症状がみられるが，典型的には大きく分けて3つのカテゴリー，すなわち髄膜型，髄膜血管型，および実質型梅毒に分けて考えることが可能である。髄膜型梅毒では，頭痛，項部硬直，脳神経病変が特徴的である。髄膜血管型梅毒では，髄膜炎でみられる徴候が現れるが，血管の炎症に伴う梗塞所見も認める。実質型梅毒では，晩期でみられる症状，典型的には人格変化，認知症状，Argyll Robertson瞳孔，感覚異常などを認める。

どの患者で梅毒の神経浸潤が疑われ，腰椎穿刺を行うかの判断は難しいといえる。しかし，神経梅毒の治療では，penicillin静注が2週間必要である。梅毒の血清学的検査が陽性で神経学的所見が懸念される患者では，腰椎穿刺を施行するべきことは明白である。専門家のなかには，HIV陽性患者で梅毒反応陽性者にはすべて腰椎穿刺を推奨している場合もあるが，$CD4^{+}T$細胞数が350/μL以下の患者でのみ腰椎穿刺の施行を推奨している専門家もおり，見解が統一されていない。腰椎穿刺が推奨される状況としてはその他に，迅速血漿レアギン(RPR)またはVDRL価が高い(VDRLが1：32より高い)場合，または適切な治療にもかかわらずRPRまたはVDRL値が4分の1以下に低下せず治療失敗が疑われる場合などがある。したがって，設問で示された患者にはすべて腰椎穿刺を施行するべきである。

IV-123. **正解はD** 第169章(vol.1 p.*1201*〜)

この患者の診察上の所見は第1期梅毒であり，適切な治療を受けるべきである。というのも第1期梅毒の場合，患者の25％は非*Treponema*試験(RPRまたはVDRL)の結果は陰性となるからである。長時間作用型penicillin G benzathineの1回投与が第1期梅毒，第2期梅毒および初期潜伏期梅毒の治療として推奨されている。ceftriaxoneは淋菌に用いられる治療であるが，病変は淋菌によるものと合致しない。ceftriaxoneを7〜10日間連日投与する治療法は，第1期および2期梅毒に対する代替療法である。acyclovirは性器ヘルペスの治療薬であるが，通常ヘルペス病変は多発性で，疼痛を伴う。経過観察は行うべきではない。というのも，硬性下疳は未治療で自然軽快してしまうため，患者は治癒せず感染性のある状態のままになってしまうからである。外観と病歴から，生検や外科的切除の適応はない。

IV-124. **正解はE** 第171章(vol.1 p.*1211*〜)

この患者は*Leptospira interrogans*によるWeil病である。*L. interrogans*は感染した動物との接触で感染するスピロヘータ感染症である。通常，この細菌はラット，イヌ，ウシ，ブタなどからヒトに感染する。細菌は感染動物の尿中に分泌され，水中で数カ月間にわたって生存する。ヒトに感染する場合は，典型的には汚染された水や他の湿った環境を通じて間接的に感染動物の尿に接触することで起こる。熱帯の環境，ラットの生息，感染したイヌが多く存在していることなども伝播には需要である。*Leptospira* 症は米国では散発的に起こるのみであり，ほとんどの症例はハワイで起こっている。

臨床的には *Leptospira* 症では無症候性の感染，自然軽快する熱性疾患，Weil 病を含め，多くの症状が起こりうる。*Leptospira* 症は古典的には 2 相性の疾患である。感染後，急性期があり，発熱が 3〜10 日間持続する。この期間は，倦怠感と筋肉痛がおもな症状である。通常，結膜充血（結膜の血管が分泌液の増加を伴わず拡張している状況）が，咽頭浮腫，筋肉痛，聴診での肺の断続性ラ音と同様に認める。Weil 病は免疫反応が起こる時期に発症する，最も深刻な *Leptospira* 症の病型である。臨床的には，肝実質障害を伴わない重症黄疸がこの病型の顕著な臨床所見である。加えて，急性腎障害，低血圧，びまん性出血もよくみられる所見である。出血部位としては肺が最も多いが，消化管，後腹膜，心膜，脳にも同様に起こることがある。培養には数週間を要するため，診断は血清学的につけられることが最も多い。*Leptospira* 症の治療には典型的には penicillin，ceftriaxone，cefotaxime が使用される。

急性アルコール性肝炎は発熱と倦怠感を生じることがあるが，AST が ALT 上昇の比率よりも高くなり，顕著な肝機能の上昇が起こることが多い。感染症で生じる播種性血管内凝固症候群では凝固系の異常が出現するが，この症例では認められない。顕微鏡的多発血管炎は小から中サイズの血管に起こる血管炎であり，肺胞出血と急性腎不全を起こすことがあるが，同様に肝臓に病変を引き起こすことはまれである。さらに，尿所見では円柱と赤血球を認めず，急性糸球体腎炎は示唆されない。鼠咬症では，間欠性の発熱と多発性関節炎と非特異的な皮疹が生じる。

IV-125.　正解は E　第 172 章（vol.1 p.*1215*〜）

ダニ媒介性回帰熱（TBRF）はスピロヘータによる感染症であり，数種類の *Borrelia* によって引き起こされる。*Borrelia* は小型のらせん菌であり，感染したマダニに刺されることでヒトへの感染が成立する。TBRF を媒介するマダニはカズキダニ（*Ornithodoros* 属）であり，淡水湖の周囲に生息するリスやチップマンクを吸血している。TBRF の流行地域はミシシッピ川西側の米国，カナダのブリテイッシュコロンビア州の南部，地中海沿岸，アフリカ，メキシコの高原，中米および南米であり，モンタナ州，コロラド州，ニューメキシコ州，テキサス州の東部でもまれに報告される。TBRF が認められるのは通常流行地域の森および山岳地域であるが，テキサス州中央部の石灰岩の洞窟でもみられる。発生数は，米国全体の 13 群部からの報告だけで米国全体の報告数の 50％を占めている。

7 日間の潜伏期間後，41.5℃までの発熱が出現しはじめる。その他の症状として筋肉痛，悪寒，悪心，嘔吐，腹痛，錯乱，関節痛などがある。最初の症状の持続期間は平均 3 日間である。この時点で治療されなければ，7 日後に再度発熱が出現する。典型的には発熱は繰り返すほど期間は徐々に短くなるが，治療が行われるまで 7 日ごとに発熱を繰り返す。TBRF の診断には発熱期間中または血清学的反応が陽転する時期に，血液中からスピロヘータを証明することが必要である。TBRF の治療には通常，doxycycline か erythromycin を 7〜10 日間投与する。

また，再発性および繰り返す発熱の場合には他の鑑別診断も考慮に入れておくべきである。このなかには黄熱，デング熱，マラリア，鼠咬症，およびエコーウイルス 9 型感染症，または *Bartonella* 感染症などが含まれる。*Brucella* 症は細菌感染症であり，一般的には患者から申告されることがないが，汚染された牛乳やチーズを介して感染する。コロラドダニ熱は，米国西部に多く生息するアンダーソンカクマダニ *Dermacentor andersoni* に媒介されるウイルス感染症である。発熱のパターンは TBRF と若干異なり，発熱が 2〜3 日間持続し，その後に平熱が 2〜3 日間持続する。*Leptospira* 症は 2 相性の発熱を示す。最初は急性期に 7〜10 日間の発熱があり，その後，何割かで 3〜10 日後，免疫反応の起きる時期に再度発熱が起こる。典型的な感染経路は，湿った環境にある感染した齧歯類の糞に長時間接触することである。リンパ性脈絡髄膜炎はウイルス感染症であり，感染は多くの場合，イエネズミの尿か糞に接触することで成立する。この疾患も 2 相性の発熱を示す。最初の発熱は感染から 8〜13

日後に起こり，発熱，倦怠感，筋肉痛などが出現する。つぎの発熱の時期にはさらに髄膜炎に特徴的な所見が出現する。

IV-126.　正解は C　第 174 章（vol.1 p.*1225*〜）

ライム病（ライム病 *Borrelia* 症）に感染した 8％の患者で第 2 病期（ステージ 2）に心臓に病変が出現する。*Borrelia burgdorferi* によって引き起こされるライム病は，感染した *Ixodes* 属ダニに刺されることで媒介される。第 1 病期（ステージ 1）は結節性紅斑に特徴づけられる局所感染である。第 2 病期は病期が全身に播種する時期である。第 2 期の最も典型的な所見は新たな輪状の皮膚病変，頭痛，発熱，移動性の関節痛である。心臓への浸潤がある場合，最も典型的な症状として，すべての種類の心伝導に関係した異常がみられる。びまん性の心臓への浸潤が急性心筋心膜炎と左心不全ともに起こることもある。心臓への浸潤は未治療でも数週間で自然に改善する。

急性心筋梗塞，特に下壁の病変は完全な心ブロックを起こす。しかし，今回の患者では心疾患のリスクは低く，その他の点では健康であり，心筋梗塞を示唆する症状もない。Chagas 病は *Trypanosoma cruzi* によって引き起こされる寄生虫感染症であり，メキシコおよび中米，南米で流行している。サルコイドーシスは全身性の疾患であり，病理学的にはびまん性の非乾酪性肉芽腫をさまざまな組織に認める。伝導障害と心室頻拍などの完全心ブロックが，この疾患の症状として出現しうる。また，心症状よりも肺病変のほうが頻度の高い症状である。サルコイドーシスは今回の患者でありうる疾患ではあるが，ライム病のリスクのほうが高いということを考えると，除外診断となる。亜急性細菌性心内膜炎は，弁輪膿瘍まで病変が進行した場合には完全心ブロックをきたすことがある。しかし，亜急性細菌性心内膜炎に罹患している患者では，今回の患者でみられたような発熱，体重減少よりもさらに急性期の病状が出現し，細菌性心内膜炎によって引き起こされる Osler 結節，爪床出血，Janeway 斑などが高い割合で出現すると考えられる。

IV-127.　正解は A　第 173 章（vol.1 p.*1219*〜）

ライム病の血清学的検査は，検査前確率が中等度に高いときにのみ行うべきである。設問 B および E の患者における遊走性紅斑は，疫学情報からもライム病に特徴的な所見である。診断は完全に臨床情報にもとづいてつけられる。設問 C の患者における臨床経過はライム病よりも全身性エリテマトーデスに合致するものであり，初期の血液検査は全身性エリテマトーデスの診断により重点をおいたものとなるべきである。慢性疲労，筋肉痛，認知機能変化を伴う患者では，ときにライム病が疑われる。これらの症状はライム病で引き起こされる可能性があるからである。しかし，これらの患者では，遊走性紅斑が過去にみられなければ，ライム病の検査前確率は低く，たとえ血清学的検査が陽性であったとしても真の陽性とは考えにくい。ライム病に伴う関節炎は典型的には感染して数カ月を経過した後，未治療患者のうち 60％で出現する。症状は通常，少数の大関節に出現し，間欠性で，一時的には数週間持続する。小数関節炎にはサルコイドーシス，脊椎関節症，関節リウマチ，乾癬性関節炎，ライム病など多くの鑑別診断がある。ライム病の血清学的検査は，このような場合には適切であるといえる。また，関節炎を伴うライム病の病期ではたいてい，IgG 値は最も高くなる。

IV-128，IV-129.　正解はそれぞれ D，D　第 173 章（vol.1 p.*1219*〜）

この患者の皮疹は古典的な遊走性紅斑であり，地理的な情報からもライム病と診断できる。米国ではライム病は *Borrelia burgdorferi* による感染である。中心部で部分的に発赤がなく，明瞭な赤色の境界線がある的状の病変がみられた場合，遊走性紅斑を示唆する。複数病変の存在は初回のダニ刺傷による病変よりも，播種性感染を意味している。初回病変であれば，刺された部位のみに病変が存在するからである。ライム病のステージ 2 で起こりうる合併症としては，移動性関節炎，髄膜炎，脳神経炎，多発性単神経炎，脊髄炎，さまざまなレベルの房室ブロック，心筋心膜炎（頻度は低いが），脾腫および肝炎である。ステージ 3 すなわち持続感染時期のライム病では，大関節の小数関節炎と単純に認知症とはいえないようなはっきりしない脳炎症状が出現する。*Borrelia garinii* による感染は欧州でのみみられ，より顕著な脳炎をきたす。

皮膚か関節(もしくは両方)に症状がみられる急性期のライム病は，患者が妊娠していたり，9歳未満でない限り，doxycycline の経口投与によって治療される。amoxicillin またはマクロライド系(azithromycin)の抗菌薬は，治療としてはやや劣る。ceftriaxone は急性期の病態で神経系症状(髄膜炎，顔面神経麻痺，脳炎，神経根炎)が認められる場合，また3度房室ブロックが認められる場合に使用される。また，経口治療に反応しない関節炎患者でも使用される可能性がある。第1世代セファロスポリン系抗菌薬は，*B. burgdorferi* 感染には有効ではない。遊走性紅斑はレンサ球菌，ブドウ球菌によって引き起こされる蜂巣炎のようにみえることもあるが，vancomycin のライム病に対する有効性は証明されていない。

IV-130. **正解は E** 第174章(vol.1 p.*1225*〜)

この臨床所見は，患者がヒト単球性 *Ehrlichia* 症(HME)の原因となる *Ehrlichia chaffeensis* に感染していることを示している。このリケッチア症はシカダニによって媒介されることが最も多く，米国の南東部，南中央部，中部大西洋地域(米国東部のデラウェア州，メリーランド州，バージニア州，およびニューヨーク州，ペンシルベニア州，ニュージャージー州の各地域)で通常は多くみられる。2008年には，発生はアーカンソー，オクラハマ，ミズーリ州で最も多かった。この患者は職業上，屋外でかなりの長時間過ごす必要があるためにリスクが高い。潜伏期間は約8日間である。最も顕著な症状は発熱，倦怠感，頭痛，筋肉痛と非特異的である。悪心，嘔吐，下痢，咳嗽，錯乱，皮疹などの症状はあまり認められない。HME では入院が必要な患者の62％できわめて重症化し，死亡率は約3％である。重症例では，敗血症性ショックや急性呼吸促迫症候群，髄膜脳炎などが起こる。血液学的検査は HME の診断を想定する際に有用である。よくみられる所見としては，リンパ球減少，好中球減少，血小板減少，アミノトランスフェラーゼ上昇がある。骨髄生検では，骨髄は過形成であり，非乾酪性肉芽腫がみられる。HME の診断は末梢血の PCR で *E. chaffeensis* の核酸を検出することである。末梢血塗抹標本で単球の細胞質に桑の実状封入体が観察されるケースは，10％未満とまれである。3週間間隔を空けたペア血清で血清抗体値が64倍以上に上昇していれば，確定的である。HME の治療は，doxycycline の経口または静注投与であり，解熱後3〜5日間継続して使用する。

まれではあるが，全身性エリテマトーデスも汎血球減少，肝機能異常を示す劇症型の病態をとることがある。しかし，この場合はこの患者では出現していない皮疹，腎障害が出現することがより多い。抗2本鎖 DNA 抗体，抗 Sm 抗体はこの場合には有用ではない。この患者の髄液所見は正常であり，これ以上の髄液の精査が診断を導くとは考えにくい。この検査はウェストナイルウイルス，単純ヘルペスウイルスなどの脳脊髄膜炎，髄膜炎の診断に最も多く使用されている。骨髄における非乾酪性肉芽腫は診断特異的な所見ではない。ある臨床的な状況ではサルコイドーシスを疑わせる所見ではあるが，サルコイドーシスは数日の経過をたどる劇症の発熱疾患を呈することはない。それ以上に，診断特異的な所見ではないが，サルコイドーシスでは胸部X線所見で肺門部にリンパ節腫脹や肺への浸潤をきたすことがある。

IV-131. **正解は B** 第174章(vol.1 p.*1225*〜)

この患者では初期の段階で診断と治療が行われておらず，数日経過したロッキー山紅斑熱(RMSF)の徴候が出現している。RMSF は *Rickettsia rickettsii* による感染であり，イヌダニに刺されることで感染が伝播する。米国の47州でみつかっており，南中央部および南東部の州で最も多く報告されている。症状は通常，1週間の潜伏期間をもってはじまり，初期には発熱，筋肉痛，倦怠感，頭痛などが顕著な症状であり，曖昧なために簡単にウイルス感染症と誤診されてしまう。しかし，ほとんどの RMSF 患者は，経過中に皮疹をきたすにもかかわらず，発症1日目に皮疹が出現するのは14％のみである。たとえ皮疹がみられなくても，RMSF リスクのある患者に対する治療が遅れてはならない。発症後3日目までに，49％の患者で皮疹が出現する。最初は斑点状の皮疹が手首，足首に出現し，しだいに四肢，体幹に広がる。時間の経過に伴い，出血が皮疹中に起こり，点状出血様の外観になる。進行するにつれ，呼吸不全や中枢神経系症状が出現する可能性がある。脳炎は昏迷と無気力の症状として現れ，この時点で約25%で認められる。他の症状としては，腎不全，肝機能障害，貧血などが出現する。RMSFはdoxycycline 100 mgを1日2回投与し，経口でも静注でも投与可能である。この患者では進行性の中枢神経系症状がみられるため，入院による治療を行ったうえで，さらなる症状の悪化が出現しないか監視する必要がある。さらに全身状態が落ち着いていれば，外来治療が適切であろう。未治療のRMSFは通常8〜15日間で致死的となるため，血清学的検査を行っている間に治療が遅れることがあってはならない。サルファ薬による治療は避けるべきである。効果がないばかりでなく，経過を悪化させる可能性があるからである。ceftriaxoneとvancomycin静注は細菌性髄膜炎の場合に適切な治療である。発熱，昏迷，皮疹のある患者では懸念されるが，髄膜炎菌血症はさらに激しい病態になるであろうし，この患者の危険因子（ハイキング）を考慮に入れると，RMSFの可能性がより考えやすい。

IV-132.　正解はD　第175章（vol.1 p.*1234*〜）

この患者の症状は異形肺炎によるものであり，最も多い原因微生物は*Mycoplasma pneumoniae*である。*M. pneumoniae*による肺炎は世界中で季節を問わず発生している。感染経路は飛沫感染であり，感染力は強い。家族内で1人感染すると，その家族の80%が感染すると推定されている。*M. pneumoniae*のアウトブレイクは，寄宿学校や軍隊などの施設でも発生する。*M. pneumoniae*肺炎の臨床所見は，典型的には咽頭炎，気管気管支炎，喘鳴や非特異的な上気道炎症状である。この病原体は中耳炎と水疱性鼓膜炎に関係していると一般には考えられているが，それを支持する臨床的なデータはほとんど存在しない。異形肺炎は*M. pneumoniae*に感染した者のうち15%で発症する。肺炎の発症は緩やかであり，上気道炎症状が先行してみられる。しばしば激しい咳が出現するが，喀痰はない。診察では喘鳴かラ音を80%の患者で聴取される。最もよくみられるX線所見は，間質浸潤影の増加した両側の気管支周囲肺炎像である。肺葉の浸潤影はあまりみられない。確定診断は，喀痰から*M. pneumoniae*の核酸をPCRで検出するか，血清学的診断による。しかし，確定診断をすることなく経験的に治療されることが多い。

異形肺炎のほかの原因としては，*Chlamydophila pneumoniae*，*Legionella pneumophila*がある。*C. pneumoniae*は成人でも再感染するが，おもに学童期の小児に感染を起こす。*Legionella*肺炎はしばしば汚染された給水施設によるアウトブレイクを起こす。*Legionella*肺炎になった場合，非常に重症であり，呼吸不全を生じる。アデノウイルスはよくある上気道炎の原因となるウイルスであり，給水係の軍の新兵でアウトブレイクを起こしたことがある。

肺炎球菌（*Streptococcus pneumoniae*）は市中肺炎の最も一般的な原因菌であるが，典型的には肺葉，または区域性に浸潤影をきたす。

IV-133.　正解はD　第175章（vol.1 p.*1234*〜）

*Mycoplasma pneumoniae*は肺炎によくみられる病原体であるが，培養が困難で時間がかかること，症状が軽度の呼吸器症状であることが多いこと，および通常の市中肺炎の治療で改善してしまうことから，しばしば過少診断されている。ヒト-ヒト間で簡単に伝播し，学校や兵舎などの密集した環境で集団発生が起こるのが一般的である。多くの患者ではX線所見上の異常を伴わずに咳は出現する。X線所見上の異常が存在する場合には，通常，肺葉性の浸潤影を伴わないびまん性の気管支肺炎像がみられる。咽頭炎と鼻炎もよくみられる所見である。*M. pneumoniae*は寒冷凝集素をよく産生し，IgMと補体に誘発される血管内溶血性貧血を引き起こす。寒冷凝集素の存在は，この患者のように臨床所見が*M. pneumoniae*感染と矛盾しない場合においてのみ特異的であるといえる。寒冷凝集素は小児でよくみられる。血液塗抹標本では異常を認めないことは，IgGまたは温式自己免疫性溶血性で球状赤血球がみられることとは対照的である。簡単な診断法がないため，経験的治療が行われることが多い。

IV-134. **正解は C** 第 176 章(vol.1 p.*1236*～)

この患者では*Chlamydophila psittaci* による肺炎をきたしている可能性が高い。この病原体による肺炎は比較的まれであり，全米で年間 50 例程度の確定診断症例しかつけられていない。一般の認識とは異なり，この病原体はオウム類のトリ(オウム，インコ，オカメインコ，コンゴウインコ)にしか存在しないというわけではなく，あらゆるトリ(家禽を含む)が感染する。感染の多くはペットの飼い主，家禽処理工場の従業員であり，家禽処理工場でのアウトブレイクもみられる。未治療のオウム病の死亡率は 10％にものぼる。症状は発熱，悪寒，関節痛，ひどい頭痛と非特異的である。肝脾腫を伴う消化管症状もよくみられる。人工呼吸器管理を必要とする重症肺炎を生じる場合もある。また，まれな合併症としては心内膜炎，心筋炎，神経学的合併症が出現する場合もある。現在のところ，診断法としては，血清学的検査である微量免疫蛍光法がある。結果が 16 倍以上であれば，オウム病への曝露があったと考えられ，ペア血清で 4 倍以上の上昇があればオウム病と診断できる。補体結合反応も使用される。治療としては，tetracycline 250 mg を 1 日 4 回，4 週間投与が選択される。公衆衛生担当者は工場のほかの労働者の評価を行うと同時に，曝露を最低限にするように努める必要がある。

この患者は結核流行地域からの移民ではあるが，入国時のツベルクリン反応は陰性であり，結核への曝露も特にない。さらに胸部 X 線所見ではびまん性の浸潤影がみられ，結核の再燃としては典型的ではない。感染性心内膜炎や膿瘍から生じた黄色ブドウ球菌(*Staphylococcus aureus*)の全身感染症は敗血症性梗塞から呼吸不全をきたす場合があるが，胸部 X 線所見はこの所見と一致せず，静注麻薬使用や埋込み型カテーテルなど黄色ブドウ球菌の血流感染をきたすリスクも存在しない。*Legionella pneumophila* では汚染された給水施設や空調に関連したアウトブレイクが知られている。この患者に関しては，症状の出現している同僚と合わせて考慮するべきであるが，肝脾腫の診断には一致しない。A 型インフルエンザもこの患者では検討する必要があるが，この年の季節性インフルエンザの状態とは一致しない状態である。パンデミックインフルエンザの流行時期であれば，その可能性もあると考えられる。

IV-135. **正解は D** 第 176 章(vol.1 p.*1236*～)

母体からの先天性感染では，重篤な結膜炎を新生児に起こすことが知られている。このため出生前のケアと感染のスクリーニングが重要である。*Chlamydia trachomatis* は曝露された新生児の封入体結膜炎の 25％に関与するといわれている。さらに新生児の肺炎と中耳炎にも関与する可能性がある。新生児の肺炎は後の気管支炎と喘息の発症と関係している。水頭症は *Toxoplasma* 症と関係している。Hutchinson 三徴として，Hutchinson 歯(歯の上縁が鈍くなったもの)，角膜実質炎，内耳性難聴は先天性梅毒によって引き起こされる。感音性難聴は先天性風疹感染と関連がある。幼児の *C. trachomatis* 感染の治療には erythromycin を用いる。

IV-136. **正解は D** 第 176 章(vol.1 p.*1236*～)

男性の尿道炎は通常頻尿を伴わず，分泌物のある場合とない場合がある。一般的な尿道炎の原因としては淋菌(*Neisseria gonorrhoeae*)，*Chlamydia trachomatis*，*Mycoplasma genitalium*，*Ureaplasma urealyticum*，腟 *Trichomonas* (*Trichomonas vaginalis*)，単純ヘルペスが考えられ，アデノウイルスも可能性がある。最近まで *C. trachomatis* は尿道炎の原因のうち 30～40％を占めていたが，おそらくこの数は減少傾向にある。近年の研究では，*M. genitalium* が非クラミジア尿道炎では一般的な原因菌であると考えられている。最近では，男性における尿道炎に対する最初の診断は淋菌と *C. trachomatis* についてのみなされる。尿道分泌物治療の基本は，患者は継続的にクリニックには通わないだろうという推測のもと，最も一般的な尿道炎の原因菌に対して治療を施すことである。それゆえ，患者にはクリニック受診当日に淋菌と *C. trachomatis* の治療薬である ceftriaxone と azithromycin を速やかに投与し，最近の性的パートナーについても診療の約束をさせる。azithromycin は *M. genitalium* にも有効である。膿が尿道から搾り出せた場合，確定診断のために加えて，報告が義務づけられている疾患として保険所による接触者追跡が可能となるように培養を提出するべきである。尿の核酸増幅検査は膿のない場合には許容できる代替検査である。また，感染リスクのある性行為に関しては経験的治療を行うのも必然である。当初の経験的治療に対して症状が反応しない場合には，治療へのコンプライアンス，その後の性的接触，腟 *Trichomonas* 感染の有無を確認するべきである。

IV-137.　**正解は A**　第 177 章（vol.1 p.*1247*〜）
持続性のウイルス感染症は，病原性の面から最大 20％のヒト癌に重要であると推定される。強い相関は，疫学，腫瘍細胞内のウイルス核酸の存在，ヒト細胞を変形させるウイルスの能力の存在および確立された動物モデルなどにもとづいている。ほとんどの肝細胞癌は B 型肝炎ウイルス（HBV）または C 型肝炎ウイルス（HCV）の慢性感染と関係していると考えられている。また，ほとんどの子宮頸癌はヒトパピローマウイルス（HPV）16 または 18 の持続感染によって引き起こされると考えられている。Epstein-Barr ウイルス（EBV）は，多くの B 細胞リンパ腫や Hodgkin リンパ腫，Burkitt リンパ腫，鼻咽頭癌などの上皮癌の発生に重要な役割を果たす。ヒト T リンパ球向性ウイルス 1 型（HTLV-1）はいくつかの T 細胞リンパ腫と白血病の発生に関係する。Kaposi 肉腫関連ヘルペスウイルス（HHV-8）は，Kaposi 肉腫，原発性体腔液性リンパ腫，多中心性 Castleman 病と関連している。フラビウイルス科のデングウイルスはデング熱の原因であるが，ヒト癌と関連しているという報告はない。

IV-138.　**正解は A**　第 178 章（vol.1 p.*1256*〜）
細菌感染に対する抗菌薬の多さと比較して，抗ウイルス薬は少なく，開発の速度もより遅い。しかし，近年多くの抗ウイルス薬が使用されるようになり，その一般的な副作用を知っておくことは重要である。acyclovir および valacyclovir は水痘帯状疱疹ウイルス（VZV）と同様に単純ヘルペスウイルス（HSV）1 型および 2 型に最もよく使用される。acyclovir は通常は忍容性のある薬物であるが，腎臓で結晶化するため，患者が十分に水分を摂取しなければ急性腎不全を引き起こす可能性がある。valacyclovir はエステル化した acyclovir であり，著しく生物学的利用率を改善させた薬物である。この薬物も非常に忍容性が高いが，高用量で使用した場合，血栓性血小板減少性紫斑病（TTP）や溶血性尿毒症症候群（HUS）を引き起こす場合がある。ganciclovir と foscarnet はサイトメガロウイルス（CMV）感染症に使用される薬物である。ganciclovir は経口摂取した場合の生物学的利用率が 10％未満と低いため，おもに静注で用いられてきた。ganciclovir は骨髄抑制をきたすことが知られており，また腎障害を起こしうる。foscarnet は ganciclovir 耐性の CMV 感染に用いられる薬物である。通常，使用に伴って腎障害が起こり，低カリウム血症，低カルシウム血症，低マグネシウム血症が生じる。そのため，foscarnet 使用者では電解質と腎機能の注意深い観察が必要である。amantadine は A 型インフルエンザ治療に用いられる抗ウイルス薬である。この薬物は中枢神経系に対して，めまい，不安，不眠，集中力の欠如などの多様な副作用が出現することが知られている。当初は抗ウイルス薬として使用されていたが，これらの中枢神経系への作用から，Parkinson 病の治療薬に使用されるようになった。インターフェロン（IFN）はウイルスや細菌などに反応して内因的に分泌されるサイトカインの一種である。IFN は治療薬として，慢性 B 型肝炎，C 型肝炎に対して広範囲にわたって研究されてきた。IFN は白血球減少と同様に，ウイルス感染様の症状（発熱，悪寒，全身倦怠感，筋肉痛）を含む全身性の作用を患者にもたらす。

IV-139.　**正解は E**　第 179 章（vol.1 p.*1267*〜）
単純ヘルペスウイルス 2 型（HSV-2）に対する抗体は通常，性行為によって伝播されるということからも，一般的には思春期以前には検出されない。血清学調査では，米国成人のうち 15〜20％が HSV-2 抗体が陽性であるが，外陰部病変の既往があったのは 10％だけであった。血清陽性率は，米国と比較して中米，南米，アフリカでは同様かやや高い。アフリカの産婦人科クリニックにおける最近の研究では，血清陽性率は 70％までとされている。HSV-2 感染は，症状がある場合も無症状の場合も，簡単に感染が伝播することから一般大衆に広く浸透していると信じられている。そのため，この性感染症（STI）は他のSTIと比較して，STIに対するリスク行為が少ない集団内で非常に多くみられる。HSV-2はHIVの獲得および伝播に対して独立した危険因子である。HIVウイルス粒子はヘルペス病変から排出され，伝播が広がっていく。

IV-140.　正解はE　第179章（vol.1 p.*1267*〜）

単純ヘルペスウイルス2型（HSV-2）によって引き起こされる性器ヘルペスの初感染は発熱，頭痛，倦怠感，鼠径部のリンパ節腫脹，外陰部のさまざまな段階のびまん性病変を特徴とする。女性では子宮頸部と尿道にも病変は及ぶ。HSV-2とHSV-1の両方が生殖器に病変を生じるが，HSV-2のほうがHSV-1と比べて再発率が著しく高い（初年度で90％と55％）。HSV-2の再発率は非常に高い。acyclovir，valacyclovirおよびfamciclovirは罹病期間短縮および外陰部病変に対して有効である。毎日の持続療法によって，頻回の再発を認める患者で再発の頻度を減らすことができる。valacyclovirは性的パートナー間での伝播を抑制することが知られている。

IV-141.　正解はC　第179章（vol.1 p.*1267*〜）

単純ヘルペス脳炎は，米国では散発性のウイルス脳炎のうち10〜20％を占める。好発年齢は5〜30歳と50歳以上である。95％以上の症例で単純ヘルペスウイルス1型（HSV-1）が原因となり，ほとんどの患者で神経症状の出現前に粘膜疹の既往があるか血清学的にHSV-1の血清検査が陽性である。単純ヘルペス脳炎では，急性に発症する発熱と，特に側頭葉に関連する巣症状が特徴的である。脳波検査でも側頭葉に異常がみられることが多い。髄液検査では蛋白上昇，赤血球出現を伴うリンパ球の上昇，髄液グルコース濃度正常が認められる。HSV PCRは診断に関して感度，特異度ともに高い。acyclovirによる治療は死亡率を低下させることが知られているが，特に高齢患者では神経学的後遺症が出現することが多い。HSV脳炎を他のウイルス性脳炎と鑑別するのは困難である。ほとんどの専門家が，確定診断もしくは他の診断を待っておる状態で脳炎が疑われる患者に対してはacyclovir投与の開始を推奨している。結核性髄膜炎は，典型的には脳炎ではなく脳底髄膜炎の形で現れる。病歴，臨床所見，脳波異常，およびX線所見からは真菌性髄膜炎は考えにくい。髄液のオリゴクローナルバンドは典型的には多発性硬化症の患者でみられる。

IV-142.　正解はC　第180章（vol.1 p.*1275*〜）

近年，小児で使用されている18価の弱毒ウイルスワクチンである帯状疱疹ワクチンは，60歳以上の老人の帯状疱疹にも効果を認める。このワクチンによって帯状疱疹発生率は51％低下し，重症度は61％低下，帯状疱疹後神経痛は66％低下している。それゆえ，Advisory Committee on Immunization Practicesでは，この年齢層の患者に帯状疱疹の発症頻度を低下させ，帯状疱疹後神経痛の重症度を低下させる目的でのワクチン接種を呼びかけている。しかし，生ワクチンであるため，免疫不全者には投与するべきではない。

IV-143，IV-144.　正解はそれぞれC，E　第181章（vol.1 p.*1279*〜）

Epstein-Barrウイルス（EBV）は異種親和性抗体陽性の伝染性単核球症の原因であり，発熱，咽頭痛，リンパ節腫大，異形リンパ球増加を特徴とする。EBVはいくつかのヒト腫瘍とも関係があり，鼻咽頭癌，Burkittリンパ腫，Hodgkinリンパ腫，および免疫不全者ではB細胞リンパ腫と関連があるといわれている。EBV感染は世界中で起こっており，成人の抗体は90％以上が陽性である。途上国ではほとんどが幼少期に感染するため，伝染性単核球症はまれである。しかし，先進国では多くが思春期か若年成人期に感染するため，伝染性単核球症の頻度は高い。ウイルスは感染した唾液を介して伝播される。無症候性の抗体陽性者は唾液中にウイルスを排出している。幼児ではEBV感染は咽頭痛を伴う軽度の症状で終わることが多いが，思春期または若年成人では上記にあげた伝染性単核球症の症状に加えて，第2〜

3週目には脾腫を伴う。白血球数は増加し，第2〜3週目にはピークを迎え，10,000〜20,000/μLまで上昇する。リンパ球増加は通常明白であり，10%の異形リンパ球増多を伴う。麻疹様の皮疹は，急性期の症状の一部として患者の約5%で発生する可能性がある。ampicillinを投与されると，ほとんどの患者で斑状の発疹が出現するが，出現しても将来のペニシリン系薬に対する副作用を予測するものではない。異種親和性抗体の結果は，伝染性単核球症の最初の週で最大40%，第3週目で最大90%の患者で陽性となる。異種親和性抗体検査の結果が陰性であれば，高価な試験ではあるがウイルスカプシド抗原に対する免疫グロブリンM(IgM)抗体は感度，特異度ともにより高い試験である。ウイルスカプシド抗原に対する免疫グロブリンG(IgG)抗体初感染後には生涯にわたって陽性となるため，急性感染症の診断には有用ではない。合併症のない伝染性単核球症の治療は休養，支持療法，リラックスである。激しい運動は脾破裂を起こさないために，最初の1カ月間は避ける。prednisoneの適応はなく，二次感染を引き起こす可能性がある。prednisoneは伝染性単核球症による咽頭腫脹に伴う気道閉塞，自己免疫性溶血性貧血，重度の血小板減少症重度，血球貪食症候群，または他の重篤な合併症に対して，高用量で使用されてきた。比較対照試験では，acyclovirは合併症のない伝染性単核球症の経過に重要な影響を及ぼさないことが判明している。ある研究では，prednisoneとacyclovirの併用治療では有効性がみられなかったと報告されている。

Ⅳ-145. **正解は D** 第182章(vol.1 p.*1283*〜)

サイトメガロウイルス(CMV)網膜炎はHIV感染者でよくみられる所見であり，臓器移植患者でみられることは少ない。ドナーかレシピエントがCMV血清抗体陽性の場合，CMVは移植患者の大部分で肺病変を起こす。レシピエントにおけるCMV感染症は典型的には移植後30〜90日後に出現する。移植後2週間以内に出現することはまれである。CMV肺炎は移植患者でよくみられるが，急性期の拒絶反応と区別することは困難である。肺移植レシピエントにおけるCMV感染症の既往は閉塞性細気管支炎(慢性拒絶反応)と関連がある。HIV感染者のように，消化管症状もCMV感染症でよくみられる病変である。診断をつけるには，内視鏡で生検を行って特徴的な巨細胞を確認することが必要であり，血清PCR検査は必要ではない。CMV症候群も移植患者によくみられる。血清CMV PCRは移植後2週間以上して非特異的な発熱や，肺機能の悪化，肝機能異常，白血球減少がみられた患者の精査に常に含めるべきである。

Ⅳ-146. **正解は A** 第182章(vol.1 p.*1283*〜)

移植ドナーのサイトメガロウイルス(CMV)免疫グロブリン(IgG)が陽性，レシピエントのCMV IgGが陰性であれば，レシピエントのCMV初感染リスクは非常に高い。一方，レシピエントのIgGが陽性であれば，CMVの再活性化が生じる。ドナーもレシピエントも血清陰性であればCMVの初感染，再活性化ともにリスクは最小限となるが，ゼロではない。既感染者との接触によりCMV初感染が起こりうるからである。ドナーもレシピエントもともに血清陰性であれば，他の移植患者と異なり，ganciclovirの予防投与は通常行わない。ドナー・レシピエントがともに血清陰性で移植レシピエントが輸血を受ける際は，CMV初感染のリスクを軽減させるため，CMV IgG陰性ドナーからの血液もしくは白血球除去製剤を用いるべきである。CMV血清陽性の免疫不全患者において，全例に予防投与や先行治療を行うべきかどうかは明らかではない。移植レシピエントにおける予防投与および先行治療としては，これまでganciclovirおよびvalacyclovirを用いた治療が良好な成績を治めている。また，CMV血清陰性の女性464人を対象にしたプラセボ比較対照試験において，CMVの糖蛋白BワクチンによりCMV感染症を軽減させたという報告もある。さらなる検証が必要であるが，ワクチンにより先天性CMV感染症リスクを軽減できる可能性もある。

Ⅳ-147. **正解は A** 第182章(vol.1 p.*1283*〜)

ヒトヘルペスウイルス8型(HHV-8)，すなわちKaposi肉腫関連ヘルペスウイルス(KSHV)

はBリンパ球，マクロファージ，血管内皮および上皮細胞に感染し，Kaposi肉腫やAIDS関連の原発性体腔性B細胞リンパ腫（原発性滲出性リンパ腫）や多中心性Castleman病との関連が指摘されている。HHV-8感染は米国よりもアフリカでより多くみられる。免疫正常の小児におけるHHV-8の初感染では，発熱や斑状丘疹を呈する。免疫正常者では通常は慢性の無症候性感染がみられるが，その後免疫低下がみられた場合にのみ腫瘍性疾患を発症する。AIDS患者においては，効果的な抗レトロウイルス薬によりHHV-8関連疾患は改善してきている。ウイルスはganciclovir，foscarnetおよびcidofovirに対して感受性をもつが，臨床試験ではその有効性は示されていない。浸潤性子宮頸癌はヒトパピローマウイルス（HPV）感染との関連が指摘されている。

IV-148.　正解はB　第183章（vol.1 p.*1287*～）

伝染性軟属腫は皮膚のポックスウイルス感染症であり，特徴的な皮膚所見を呈する。皮疹は典型的には2～5 mmの臍窩を有する丘疹からなり，手掌と足底を除く全身に分布する。湿疹性発疹を伴うこともある。伝染性軟属腫は性交渉などの濃厚接触により伝播し，陰部病変を呈する。伝染性軟属腫は他のポックスウイルスとは異なり，炎症や壊死を伴わない。免疫正常者では通常，発疹は数カ月以内に自然軽快する。また全身臓器への播種はみられない。

IV-149.　正解はC　第184章（vol.1 p.*1288*～）

通常，免疫不全者はT細胞機能が欠如しているため，パルボウイルスを除去することができない。パルボウイルスB19型は赤血球前駆細胞に選択的に感染するため，持続感染により赤芽球癆の遷延や持続的なヘマトクリット低下が引き起こされ，網赤血球の低下または欠如を伴う。赤芽球癆はHIV感染症やリンパ増殖性疾患，あるいは移植後患者で報告されている。鉄動態としては，十分な鉄分があるものの利用率が低下している。末梢血塗抹標本では通常，正赤血球性貧血や網赤血球の欠如以外，異常はみられない。免疫不全者ではウイルスに対する十分な抗体を形成できないため，この場合，抗体検査は有用ではない。したがって，診断にはPCRが最も有用な検査である。骨髄生検を行うと，赤血球前駆細胞がみられないため，診断の手助けにはなるが，診断にはより非侵襲的なPCR検査で十分である。緊急治療としては赤血球輸血，およびその後のパルボウイルスB19型に対する十分な抗体を含んだIVIgの投与である。

IV-150.　正解はD　第184章（vol.1 p.*1288*～）

先行する顔面潮紅の症状から，パルボウイルス感染症が最も疑わしい。小児ではパルボウイルス感染による関節痛はまれだが，成人では対称性の多発性関節炎が50％にものぼる。これはIgMが形成される免疫期に一致してみられる所見である。関節痛症状は男性より女性により多くみられる。関節の分布は通常左右対称であり，最も多い部位は手の小関節である。また頻度は下がるが，足首，膝および手首にもみられる。通常，関節炎は数カ月間持続し，関節リウマチに類似する。血清リウマトイド因子は陽性になることもある。パルボウイルスB19型感染によりリウマチ疾患を引き起こすこともあり，若年性特発性関節炎との関連性が指摘されている。*Chlamydia*属あるいは他の細菌性感染症による反応性関節炎では通常，仙腸関節や脊椎といった大関節を侵す。また，ブドウ膜炎や尿道炎を伴うこともある。対称性かつ多関節への分布は結晶性や感染性関節症とは合致しない。

IV-151.　正解はE　第185章（vol.1 p.*1291*～）

現在使われているヒトパピローマウイルス（HPV）のワクチンは，それに含まれるHPVの型により引き起こされる感染率や疾病率を劇的に減少させる。これら製品は肛門性器部の病変を引き起こすウイルス型に対して用いられる。いずれのワクチンもウイルス様粒子からなっており，ウイルスの核酸をもたないため，活性はない。現在までに，米国ではHPV 6型，11型，16型，18型を含む4価の製品（Gardasil，Merck社）とHPV 16型，18型を含む2価の製品（Cervarix，GlaxoSmithKline社）がそれぞれ1つずつ認可されている。HPV 6型と11型では肛門性器疣贅の原因の 90％を占め，16 型と 18 型では子宮頸癌の 70％を占める。ベースライン時の非験者の免疫学的およびウイルス学的特徴によって，または評価項目によって，ワクチンの有効性は異なる。臨床試験参加時に，ワクチンに含まれる特定型の HPV に感染しておらずプロトコルを遵守した参加者で，特定のウイルス型による感染および発症を指標にしたところ，ワクチンの奏効率は 90％を超えていた。すでにワクチンに含まれる型の HPV に感染していた参加者では，その型に対するワクチンの効果はないものの，ワクチンに含まれる他の型による感染を予防することは可能である。したがって，現在使われている HPV ワクチンは非常に強い予防効果をもつものの，治療効果は見込めない。CDC の Advisory Committee on Immunization Practices（ACIP）は 9～26 歳の女性に対するルーチンの HPV ワクチン接種を推奨している。米国では 4 価ワクチンは少年や若年男性に対しても認可されており，ACIP は 9～26 歳の男性に対する肛門性器の疣贅予防に用いてもよいとしている。子宮頸癌の 30％はワクチンに含まれない HPV 型により引き起こされるため，現在子宮頸癌のスクリーニングプログラムの変更は推奨されていない。子宮頸部に感染のない患者において，Papanicolaou 塗抹試験に替わるような HPV に対する自己検査の有効性を示す研究が現在行われている。また最近の研究では，HPV が中咽頭扁平上皮癌を起こすことが示唆されているが，現行のワクチンがこれらの癌を予防するのに有用であるかどうかは不明である。

IV-152. **正解は D** 第 186 章（vol.1 p.*1295*～）

この患者は自然寛解する鼻汁や咽頭痛などの風邪症候群を呈している。風邪症候群を起こす最も頻度の高いウイルスはライノウイルスであり，風邪症候群の 50％をも占める。ライノウイルスはピコルナウイルス科（*Picornaviridae*）に属する小さな 1 本鎖 RNA ウイルスである。ライノウイルスには 3 つの遺伝子的な種と，102 の血清型があることが同定されている。ライノウイルスは下気道の温度である 37℃よりもむしろ鼻腔の温度である 33～34℃でよく発育する。1 年を通じて感染を起こすが，温暖な初秋や春に特に季節性のピークを迎える。概して，ライノウイルス感染は乳幼児で最も多くみられ，年齢とともに減少する。家庭内への感染経路として最も多いのは，幼稚園や小学校で感染した小児を介するパターンである。同時期，家族内では二次感染が 25～70％にみられる。ライノウイルスは咳・くしゃみなどの飛沫や手と手を介した直接的な接触により広がっていく。また大小の粒子エアロゾルを介しても感染する。ウイルスはプラスチック表面に接触後，1～3 時間後までは分離されるため，環境への接触を介しても感染しうる。

IV-153. **正解は C** 第 186 章（vol.1 p.*1295*～）

急性ウイルス性呼吸器疾患は世界中で最も頻度の高い疾患であり，原因としてさまざまなウイルスが関与している。ライノウイルスは風邪症候群の原因として最も頻度が高く，約 50％を占める。2 番目に多く分離されるのがコロナウイルスであり，ライノウイルスの頻度の下がる晩秋から冬，初春にかけて多くみられる。小児の風邪症候群では，その他にアデノウイルスがあげられる。これは成人ではまれだが，軍隊入隊者のような人口密度の高い場所ではアウトブレイクがみられることもある。ヒト呼吸器合胞体ウイルス（ヒト RS ウイルス，すなわち RSV）はその特徴として幼児の肺炎や細気管支炎を起こすが，成人では風邪症候群や咽頭炎を起こしうる。パラインフルエンザウイルスも典型的には小児ではクループを引き起こすが，成人では風邪症候群を起こす。エンテロウイルスで最も多いのは非特異的な熱性疾患である。

IV-154. **正解は A** 第 186 章（vol.1 p.*1295*～）

呼吸器系感染症を引き起こす一般的なウイルスは，それぞれ特徴的な臨床症状を呈する。ライノウイルスは基本的には風邪症候群を引き起こす。コロナウイルスも風邪症候群を引き起こすが，2002～03 年にかけてコロナウイルスによる疾患のアウトブレイクが中国で発生し，アジア，欧州，北米および南米の 28 カ国に広がった。この疾患は重症急性呼吸器症候群

(SARS)と名づけられ，重症下気道疾患および急性呼吸促迫症候群を引き起こした。全体で致死率は9.5％であった。ヒトRSウイルス(RSV)は，乳幼児における下気道感染症および細気管支炎を起こす重要なウイルスである。小児に関する重要なウイルスに，パラインフルエンザウイルスがある。これは幼児におけるクループの原因となることが多く，熱性疾患および犬吠咳嗽や喘鳴を呈する。アデノウイルスは，しばしば小児において熱性疾患および風邪症候群や咽頭炎を引き起こす。成人では，軍隊入隊者の間で呼吸器系疾患のアウトブレクがみられる。単純ヘルペスウイルスは小児の歯肉口内炎や成人の咽頭扁桃腺炎の原因となる。

IV-155. **正解は C** 第186章(vol.1 p.*1295*〜)

乳児ではヒトRSウイルス(RSV)は25〜40％が下気道感染症と密接に関連している。臨床症状は肺炎，気管気管支炎，細気管支炎などである。下気道感染症では頻呼吸，喘鳴，低酸素血症がよくみられ，呼吸不全に進行しうる。治療の基本は対症療法であり，補液，粘液の吸引，加湿酸素投与を行う。気管支拡張薬も喘鳴や気管支攣縮に用いられる。重症例には，ribavirin吸入がある程度呼吸器症状の治癒を早めるとされている。American Academy of Pediatrics(AAP)は重症小児患者，気管支肺異形成や先天性心疾患などの高リスク患者，免疫不全患者ではribavirinエアロゾル製剤を考慮する必要があるとしている。一方で通常のIVIgもRSVに特異的な免疫グロブリンも，有効な結果は示されていない。

IV-156. **正解は E** 第187章(vol.1 p.*1301*〜)

インフルエンザの世界的流行株は，ヒト，ブタ，トリなど異なる種に感染するウイルス間のRNA断片が遺伝子再集合を起こすことで出現する。この過程は抗原不連続変異と呼ばれるもので，これによりほとんどのヒトが免疫をもっていない新たなインフルエンザ株が出現する。A型インフルエンザのみが異なった種の間で感染を起こすため，抗原不連続変異がみられるのもA型インフルエンザのみである。抗原連続変異は赤血球凝集素あるいはノイラミニダーゼ蛋白の変異により起こる。抗原連続変異は頻繁に起こり，大流行期におけるインフルエンザのアウトブレイクを引き起こしている。

IV-157. **正解は A** 第187章(vol.1 p.*1301*〜)，www.cdc.gov/flu/

この患者は典型的なインフルエンザの季節に，インフルエンザ様症状を呈している。このような場合，院内の感染管理上，除外されるまではインフルエンザ様症状を呈するすべての患者に対してインフルエンザとして治療を行う必要がある。その中には飛沫感染対策による他者への感染予防や検査によるインフルエンザの診断確定も含まれる。検査は鼻咽頭スワブが最も一般的だが，咽頭スワブ，喀痰，経鼻気管支吸引，気管支鏡検査による検体などでもよい。インフルエンザの診断が確定すれば，家庭内で密接に接触した者，とりわけ高リスク群に対する予防投与の有無を検討することが重要である。高リスク群とは4歳以下の小児，妊婦，65歳以上の高齢者，心疾患や肺疾患を有する者，免疫不全者，慢性代謝性疾患あるいは腎機能障害を有する者などである。

治療に関しては，低酸素状態の患者には明らかに酸素投与が必要である。他の適切な対症療法は補液，分泌液に対する呼吸器療法などである。一般的に発症から48時間以内であれば，抗ウイルス薬を投与することで症状が1〜1.5日早く改善するとされている。しかし，CDCは重症肺炎で入院した患者に対して，抗ウイルス薬による可及的速やかな治療を推奨している。重症肺炎で入院した患者に対しては，たとえ発症から48時間以上経過していても，抗ウイルス薬により死亡率が低下すると示唆する研究もある。推奨される抗ウイルス薬は，A型およびB型インフルエンザに効果のあるノイラミニダーゼ阻害薬である。加えて，このクラスの薬物は他のクラスと比較してはるかに耐性が低い。zanamivir, oseltamivir, peramivirが含まれる。なかでも，oseltamivirは経口投与ができ副作用も少ないことから，最もよく用いられる。zanamivirは吸入で用いられるため，喘息患者では気管支収縮を起こしうる。peramivirは現在研究段階の静注薬である。

アダマンチン系薬には，amantadineやrimantadineがある。これらはB型インフルエンザには無効であり，北米ではH3N2株のA型インフルエンザに対して高度耐性（90％以上）を有する。現地のインフルエンザシーズンにおいて，抗ウイルス薬への耐性パターンを把握しておくことは非常に重要である。CDCは現在，重症インフルエンザに対してamantadineを第1選択薬としては推奨していない。抗菌薬は，インフルエンザに細菌感染症が合併していると疑われるときにのみ使用するべきである。

IV-158. **正解はA** 第187章（vol.1 p.*1301*〜），www.cdc.gov/flu/

経鼻インフルエンザワクチンは低温馴化の弱毒生インフルエンザウイルスを含んでいる。このため，その使用は筋注による不活化インフルエンザワクチンよりも限定的である。現在は2〜49歳までの健常人にのみ推奨されている。禁忌は妊婦，慢性呼吸器および心疾患を有する者，Guillain-Barré症候群の既往のある者，重度の卵アレルギーのある者である。加えて，頻繁に免疫不全者と接触する者は経鼻ワクチンを接種するべきではない。接種した場合，接種後7日間は重度免疫不全患者との接触を避けるべきである。喘息の既往のある幼児では喘鳴を惹起する可能性があるため，経鼻インフルエンザワクチンの接種はできない。小児においては，喘息が慢性の診断であってもなくても12カ月以内に喘鳴のエピソードがあることが両親から報告されている場合，弱毒生ワクチンを接種すべきでないとCDCは推奨している。弱毒生ワクチン使用に関する最後の警告は，インフルエンザに対する抗ウイルス薬の予防投与を受けている者である。というのも，抗ウイルス薬は弱毒生インフルエンザワクチンに対する免疫応答に作用を及ぼすからである。現在の推奨によれば，抗ウイルス薬中止後48時間は弱毒生ワクチンを接種すべきでなく，また弱毒生ワクチン接種後2週間は抗ウイルス薬を服用すべきではない。一方で，筋注の不活化ワクチンは抗ウイルス薬の同時投与によっても影響を受けない。

IV-159. **正解はD** 第187章（vol.1 p.*1301*〜）

インフルエンザ感染症の多くは臨床的に軽度で，自然軽快する。市販の鎮咳薬やacetaminophenなどの解熱薬による治療で通常十分である。18歳以下の患者にaspirinなどのサリチル酸を投与すると，Reye症候群を発症するリスクがある。oseltamivirやzanamivirなどのノイラミニダーゼ阻害薬はA型およびB型インフルエンザに対して活性をもち，症状発症から2日以内に投与されれば，症状の改善を1〜2日早まらせることができる。この患者は発症から48時間以上経過しているため，いずれの薬物も効果は見込めない。またzanamivirは気管支を収縮させるため，喘息の既往がみられる今回の患者には禁忌である。M2阻害薬であるamantadineとrimantadineはA型インフルエンザにのみ活性をもつが，2005年以降，A型インフルエンザのH3N2株のうち90％以上がamantadine耐性を有するため，これらはもはやA型インフルエンザの治療薬として推奨されていない。

IV-160. **正解はC** 第188章（vol.1 p.*1308*〜）

ヒトTリンパ球向性ウイルス1型（HTLV-1）はレトロウイルスであり，HIVのような慢性感染症であるが，その後遺症は異なる。HTLV-1は世界ではじめて同定されたヒトレトロウイルスである。HIVの特徴である緩徐な$CD4^+$T細胞数の減少および機能低下は，HTLV-1ではみられない。流行地では多くのヒトで血清学的に感染が確認されるが，発病しないケースがほとんどである。HTLV-1の2大合併症は，熱帯性痙性不全対麻痺と急性T細胞白血病である。熱帯性痙性不全対麻痺は上位運動ニューロン疾患であり，緩やかに筋力低下，下肢硬直，尿失禁が起きる。最終的的には，10年後にはおよそ3人に1人が胸髄ミエロパチー（脊髄症）を発症して寝たきりの状態になる。この後遺症は男性よりも女性に多いため，ともすれば多発性硬化症と誤認される。したがって，脊髄症を評価する際にはHTLV-1の流行地をしっかりと記憶しておくことが重要である。急性T細胞白血病は慢性HTLV-1感染症に特異的にみられ，難治性である。HTLV-1はHIVと同様の経路で伝播すると考えられている。

IV-161. **正解は C** 第 189 章 (vol.1 p.*1313*〜)

clindamycin と primaquine の組み合わせは治療薬として用いられ，予防薬としては用いられない。軽症から中等症 *Pneumocystis* 感染症に用いられる。ST 合剤は通常第 1 選択として用いられるが，高カリウム血症，腎機能不全，血清クレアチニン上昇，白血球減少，グルコース-6-リン酸デヒドロゲナーゼ(G6PD) 欠損症における溶血，アレルギー反応(特に高度 T 細胞欠乏者に多くみられる) などの副作用がある。atovaquone は代替薬としてよく用いられるが，*Pneumocystis* 症の予防薬としても治療薬としても，同等量を用いる。消化器症状が atovaquone でよくみられる。pentamidine エアロゾル製剤は 1 カ月ごとの投与でよいが，気管支攣縮や膵炎のリスクがある。pentamidine エアロゾル製剤による予防投与中に *Pneumocystis* 肺炎を発症することもあるが，これは上葉でよくみられる。dapsone は *Pneumocystis* 予防薬としてよく用いられるが，投与時にはメトヘモグロビン血症や G6PD 関連溶血，まれだが肝毒性や過敏性反応に注意しなければならない。

IV-162. **正解は C** 第 189 章 (vol.1 p.*1313*〜)

HIV/AIDS は米国の公衆衛生に対して桁外れの影響を与えている。2010 年 1 月 1 日現在，米国ではおよそ 110 万 8,611 例が AIDS と診断されている。米国では推定 110 万人が HIV 感染症に罹患しており，そのうち約 20％は自身の HIV 感染に気づいていない。HIV/AIDS 患者のおよそ 3 分の 2 は非白色人種であり，約半分(48％) は男性同性愛者である。HIV/AIDS による年間の死亡率は過去 15 年間で減少し続けている。この傾向の原因としては，日和見感染症の予防薬や治療薬の改善，HIV 感染者に対する医療者の経験値の向上，医療機関への受診率の改善，飽和効果や予防努力による新規感染の減少などが考えられる。しかし，最も影響力の強い要因が強力な抗レトロウイルス薬使用(一般的には，3〜4 種類の組み合わせで投与される) の増加であることは明白である。1985〜99 年にかけて，男性同性愛者の性的接触に起因する新規 HIV 感染症の割合は減少したが，その後は増加している。2009 年には，全 AIDS 診断のうち，この感染経路は 48％を占めていた。薬物の静注に起因する AIDS 診断の割合は，1985〜94 年にかけておよそ 20％から 31％へと増加したがその後は減少し，2009 年には全診断のうち 15％となった。異性間の性的接触に起因する AIDS 診断の割合は，1985 年にはおよそ 3％であったが，2009 年には 31％に増加した。米国における HIV 感染症と AIDS はマイノリティ人口に偏ってみられる。2009 年に HIV と診断された者のうち (AIDS の状態にかかわらず)，52％は黒色人種であるが，彼らが米国の全人口に占める割合はわずか 12％である。

IV-163. **正解は C** 第 189 章 (vol.1 p.*1313*〜)

針刺しによる HIV 感染リスクは 0.3％といわれている。受傷した医療従事者が 24 時間以内に抗レトロウイルス薬を服用すれば，このリスクは 0.1％にまで減少する。感染リスクはさまざまな要因によって大きく変化する。つまり，大口径の針刺しで感染患者の血液が明らかに付着している場合には，リスクが高いといえる。また，医療従事者の深部組織への針刺しも同様にリスクが高い。患者のウイルスコントロールの程度も，一般的には重要とされている。ウイルス量が 1,500/mL であれば，高ウイルス量である場合よりもかなり感染リスクは下がる。それに関連して，急性あるいは末期 HIV 感染の期間はウイルス量はきわめて高値になるため，針刺しによる感染リスクははるかに高くなる。加えて，末期感染期では毒性の高いウイルスが大部分を占めるため，感染リスクはさらに上昇する。高リスクの針刺し事故の際には，これらのさまざまな要素を速やかに評価しなければならない。針刺し事故の際，ウイルスの RNA がホスト遺伝子にプロウイルス DNA として組み込まれる前であれば，抗レトロウイルス療法は HIV 感染予防に効果を発揮する。このプロセスは感染から 48 時間以内に起きるとされているが，最良のシナリオとしては，抗レトロウイルス療法は事故後 1 時間以内に開始するのが望ましい。ただし，ウイルス量，ウイルスの耐性歴，また患者の HIV 血清情報といった重要な情報でさえ，しばしば曖昧であるため，針刺し事故が起きたときには HIV 専門医や職場の健康管理者への緊急コンサルトが必須である(B 型肝炎，C 型肝炎の感染も考慮する）。

IV-164.　正解は E　第 189 章（vol.1 p.*1313*〜）

abacavir は約 5％の患者において，潜在的に重度過敏性反応のリスクがある。遺伝子成分が関連しており，HLA-B*5701 が過敏性反応の重要な危険因子となっている。通常，治療後 2 週間以内に症状が出現することもあるが，6 週間以上経過してから現れることもある。おもな症状は発熱，斑状丘疹，疲労感，全身倦怠感，消化器症状あるいは呼吸困難などである。診断が疑われる場合には使用を中止し，2 度と用いるべきではない。再投薬は致命的となりうるためである。この理由のため，診断そのものと診断後の患者教育を徹底的かつ注意深く行う必要がある。現在使われている 2 つの合剤（Epzicom と Trizivir）に abacavir が含まれているということに留意する必要がある。そうすれば患者はそれを知り，避けることができるからである。Fanconi 貧血は tenofovir に関連したまれな疾患である。zidovudine は貧血やときに顆粒球減少症も引き起こす。stavudine とその他の核酸系逆転写酵素阻害薬は顔面や足の皮下脂肪萎縮と関連している。

IV-165.　正解は B　第 189 章（vol.1 p.*1313*〜）

サイトメガロウイルス（CMV）腸炎は，AIDS 患者で $CD4^{+}T$ 細胞数が 50/μL 未満，かつ発熱，下痢がある場合に考慮する。下痢はしばしば血性であるが，水様性であってもよい。AIDS 患者における下痢の初期評価として，しばしば便検査をして他の寄生虫や細菌感染の除外が行われる。標準的な項目としては，*Clostridium difficile* 便抗原，便培養，*Mycobacterium avium-intracellulare* の便培養，便の虫卵および寄生虫検査，*Cryptosporidium* 属，*Isospora* 属，*Cyclospora* 属，*Microsporidium*（微胞子虫類）などに対する特異染色などがあり，疫学や病歴に応じて一部あるいはすべて実施することとなる。HIV 感染者において CMV 腸炎を評価するために有用な便検査や血清検査はない。CMV IgG 陽性は，過去の感染を示すのみである。これが陰性であれば，活動性 CMV 感染の検査前確率は大幅に減少する。血清 CMV PCR は，臓器移植や骨髄移植患者において侵襲性 CMV 感染症の治療効果判定に用いられる検査である。しかし，HIV 感染者において，CMV ウイルス血症が腸炎と相関するか否かは定かではない。そのうえ，CMV は潜在性かつ溶解性のヘルペスウイルスのため，HIV 感染のように正しい臨床状況で検査されたものでなければ，血清 PCR が陽性であっても病気があるとはいえない。大腸内視鏡検査による生検は CMV 腸炎の診断における感度，特異度が高く，特徴的な大細胞封入体が診断の決め手となる。

IV-166.　正解は C　第 189 章（vol.1 p.*1313*〜）

免疫再構築（炎症性）症候群（IRIS）は，AIDS と日和見感染の同時感染のある患者において，抗レトロウイルス薬開始後によくみられる。免疫再構築症候群では，つぎの 2 つのうち，いずれか 1 つの状況が認められる。1 つは，以前から判明している日和見感染に対して標準的治療によりある程度の改善があったにもかかわらず，抗レトロウイルス薬投与後に日和見感染が悪化するというものである。もう 1 つは，以前には判明していなかった日和見感染が抗レトロウイルス薬投与後に姿を現すというものである。後者のシナリオは，おそらく免疫細胞が再活性化され，抗レトロウイルス薬投与前に全身播種していたものの，十分な T 細胞応答がないために症状を引き起こすことのなかった病原体を認識することで引き起こされると考えられる。多くの日和見感染症の病原体はこのように作用することが知られているが，*Cryptococcus* 属や結核菌（*Mycobacterium tuberculosis*），そして *M. avium* 群（MAI/MAC）は最も免疫再構築症候群に関連しているとされている。免疫再構築症候群の危険因子は抗レトロウイルス薬投与開始時の $CD4^{+}T$ 細胞数が 50/μL 未満，日和見感染の治療開始後 2 カ月以内の抗レトロウイルス薬投与開始，抗レトロウイルス薬に対する十分なウイルス学的応答，そして抗レトロウイルス薬による $CD4^{+}T$ 細胞数の増加などがあげられる。免疫再構築症候群の診断は難しく，臨床症状や重症度に応じて多様である。感染臓器や病原体によっては薬物耐性の日和見感染や新規発症の日和見感染を考慮しなければならず，ときには侵襲的な生検や培養が必要となる。今回の症例では，複数臓器にわたる初期症状があったこと，MAI の薬物耐性の可能性が低いこと，症状のタイミングなどから免疫再構築症候群が強く疑われる。この場合，日和見感染の治療は継続し，よほど切迫した臨床症状がなければ，できる限り抗レトロウイルス薬も継続すべきである。

IV-167. **正解は E** 第 189 章（vol.1 p.*1313*〜）

HIV 感染および獲得の生物学的な決定因子は複雑であり，研究が困難である。しかし，現在，少なくとも異性間の性交渉では，いくつかの重要な因子が性交による HIV 感染リスクを上昇させることが知られている。異性間のカップルでは，ウイルス量と HIV 感染の間には用量依存性の関係がある。実際，注意深く行われた研究では，血清ウイルス量が 400/mL 未満と低値の場合，異性間カップルにおいて事実上，感染はみられなかった。おそらく，血清および性器のウイルス量の間にはかなり厳密な相関があると考えられる。急性 HIV や AIDS の時期には，ウイルス量と感染率が高くなるのは当然の結果である。ランダム化試験による有力な臨床データによれば，割礼を受けた男性は HIV 獲得のリスクがより低いとされている。陰茎包皮の下面が HIV 感染の細胞内標的で満たされるためである。非潰瘍性の性感染症は粘膜破壊を引き起こし，HIV 感染リスクを高めることがわかっている。単純ヘルペスウイルス 2 型（HSV-2）をもっていることで（必ずしも活動性性器潰瘍性病変は必要ではない），性器からの HIV の排出を増加させるとともに単純ヘルペスウイルス 1 型（HIV-1）標的細胞の性器粘膜への移動を促進させる。その結果，HSV-2 陽性者では HIV 感染率も獲得率もよりいっそう高くなる。

IV-168. **正解は B** 第 189 章（vol.1 p.*1313*〜）

現在 CDC のガイドラインでは，すべての成人がインフォームドコンセントではなく希望しない人は受けない権利を有するが（オプトアウト），HIV 検査を受けるよう推奨している。根拠として，HIV に感染している 100 万人の米国人のうち 25％は自身の HIV の状況を把握していないこと，HIV に対するよい治療薬を用いることで寿命をのばすことができたり HIV 伝播を低下することができること，そして HIV 検査を行うことでリスクを負うような行動を控えさせることができることがあげられる。費用効果分析によると，現在のアプローチである高リスク群のみをスクリーニングする方法よりも優れていることが示唆されている。検査前カウンセリングは望ましいが，必ずしも検査過程に組み込まれていないため，医者は陽性結果に対してある程度準備をしておくべきである。診断が確定すれば，看護師，ソーシャルワーカー，あるいは地域の支援センターなどを含んだ支援体制を敷くべきである。

IV-169. **正解は A** 第 189 章（vol.1 p.*1313*〜）

この患者は中等度の HIV 脳症を呈している可能性が最も高い。幅広い初期検査によって，他の HIV 関連の神経疾患も考慮する必要があるかもしれないが，$CD4^+T$ 細胞数が十分高値であること，局所症状がないこと，高解像度脳画像で腫瘤病変がないことから，*Toxoplasma* 症，中枢神経系結核腫，進行性多巣性白質脳症，あるいは中枢神経系原発リンパ腫などいずれも可能性は低くなる。可及的速やかに高活性抗レトロウイルス療法（HAART）を開始することが HIV 脳症の治療となる。それゆえ，この患者は $CD4^+T$ 細胞数（378/μL）にかかわらず HAART を開始するのは当然であるが，治療開始に関する現在のガイドラインによれば，彼女はグレーゾーンとなる。血清迅速血漿レアギン（RPR）はいかなるタイプの梅毒に対しても非常に優れたスクリーニング検査であるため，腰椎穿刺をして VDRL を検査する必要はない。CSF で JC ウイルスが検出されれば進行性多巣性白質脳症を示唆するが，進行性多巣性白質脳症は $CD4^+T$ 細胞数低値の患者に起きることが多いため，この患者における検査前確率は低い。血清 *Cryptococcus* 抗原はすばらしいパフォーマンス特性を有するが，頭痛や頭蓋内圧の上昇がみられない患者で *Cryptococcus* 髄膜炎を疑う理由はほとんどない。

IV-170.　正解は D　第 189 章（vol.1 p.*1313*〜）

indinavir は腎結石を起こす唯一の薬物である。核酸系逆転写酵素阻害薬，特に stavudine（d4T）や didanosine（ddI）はミトコンドリア毒性や膵炎と関連する。nevirapine は女性，特に $CD4^+T$ 細胞数が 350/μL 以上の場合に肝壊死を引き起こす。efavirenz は非常によく用いられる薬物であるが，奇妙な夢をみることがある。通常は治療後 1 カ月で消失するが，ときには改善がみられないこともある。indinavir や atazanavir はいずれも Gilbert 症候群と類似した良性の間接高ビリルビン血症を引き起こす。

IV-171.　正解は D　第 189 章（vol.1 p.*1313*〜）

Isospora 属と *Cryptosporidium* 属は AIDS 患者において非常によく似た臨床症状を引き起こす。具体的には，腹部痙攣やときには嘔吐を伴う間欠性の自然治癒する水様性下痢を呈することもあれば，ほとんどの免疫不全者でみられるような致死性のコレラ様症状を呈することもある。*Cryptosporidium* 属は胆道系疾患を引き起こすこともあり，胆管炎を併発しうる。*Isospora* 属は腸管内に限局している。*Cryptosporidium* 属は必ずしも日和見感染症を起こすわけではなく，大規模な地域発生（アウトブレイク）を引き起こしたこともある。*Isospora* 属は免疫正常者ではみられない。最後に，*Isospora* 感染症は通常，治療反応性がよい。実際，*Pneumocystis* 予防薬として通常 ST 合剤が使用され，結果的に *Isospora* 属に効果を有するため，先進国ではこの感染症はほとんどみられない。一方，*Cryptosporidium* 感染症は非常に治癒が困難であり，治療法は議論がわかれるところである。nitazoxanide を好む臨床医もいるが，治癒率はあまりよくない。結局のところ，抗レトロウイルス薬による免疫再構築が消化器症状治癒の決め手となる。

IV-172.　正解は D　第 189 章（vol.1 p.*1313*〜）

伝染性単核球症様症状を示すリスク患者であればだれでも，急性 HIV 感染症を疑うべきである。血漿 RNA PCR によって診断がつけられる。通常，酵素免疫測定法（EIA）が陽性になるほど十分な抗体が形成されていないため，HIV 獲得から 2 カ月以内に抗体検査が行われても，HIV の診断は見過ごされてしまうことが多い。臨床医にとって超高感度 PCR は魅力的だが，特異度が低下する（検査室での二次汚染による超微量の HIV を検知してしまうために偽陽性となりうる）だけで，他に何のメリットもない。通常，急性感染期には血漿中に非常に多くの HIV ウイルスがあるため，この段階に超高感度検査が用いられることはまずない。一方，高感度検査は治療効果判定として低レベルのウイルス血症がないかどうかを確かめるには有用である。$CD4^+T$ 細胞数は HIV を含む多くの急性感染症で減少するため，診断的価値は乏しい。$CD4^+T$ 細胞数は安定期の HIV 感染者において，日和見感染症のリスクを層別化するのに役立つ。耐性試験は診断が確定したときにのみ行われる。

IV-173.　正解は B　第 189 章（vol.1 p.*1313*〜）

口腔毛状白板症は T 細胞免疫不全患者において Epstein-Barr ウイルス（EBV）の重度の異常増殖により引き起こされる。特に前癌状態ではなく患者自身気づかないこともあるが，ときに，美容的にも症状的にも治療的にも厄介なことがある。舌の側面にできる白色で分厚い襞は，瘙痒を伴ったり痛みを有することもある。また acyclovir 誘導体や podophyllin 塗布によって治癒することもある。抗レトロウイルス薬による免疫再構築により，最終的に治癒が見込める。HIV 感染者では口腔 *Candida* 症（鵞口瘡）は非常に頻度が高く，比較的容易に治療できる疾患である。舌，口蓋，頬粘膜に白斑を伴い，擦ると出血する。単純ヘルペスウイルス（HSV）の再発やアフタ性潰瘍は有痛性の潰瘍性病変を呈する。口腔潰瘍が持続し，acyclovir に反応せず HSV が培養されなければ，アフタ性潰瘍を考慮する。Kaposi 肉腫は中咽頭に発症することはまれであり，スミレ色を呈していることから，血管成分に富んでいることを示唆する。

IV-174. **正解は E** 第 189 章(vol.1 p.*1313*〜)

現在，急性 HIV 症候群の患者，すべての妊婦，AIDS 発症患者，HIV 関連腎症の患者，$CD4^+$ T 細胞数が 500/μL 未満の無症候性 HIV 感染者に対して，抗レトロウイルス薬を開始すべきであると推奨されている(表 IV-174)。より早期の治療介入の有用性を評価する臨床試験が現在行われているが，HIV 感染者のすべてに抗レトロウイルス薬を投与すべきだという専門家もいる。そのうえ，非感染者でも，高リスクの HIV 接触をした場合には 6 週間の治療を直ちに行うべきだという意見もある。日和見感染症と HIV 感染症が同時に診断された場合，日和見感染症に対する治療を実施中は抗レトロウイルス薬の投与開始を 2〜4 週間程度遅らせてもよいという考えもある。証明されていないが，この延期によって日和見感染の抗原量を減らすことで，その後の免疫再構築症候群の重症度を低下させるのではないかと推測されている。

表 IV-174 HIV 感染者における抗レトロウイルス薬の開始適応

I. 急性感染症候群
II. 慢性感染
A. 症候性疾患(HIV 関連腎症を含む)
B. 無症候性疾患
1. $CD4^+$T 細胞数 500/μL 未満 [a]
2. 妊娠
III. 曝露後予防投与

[a] 結論のでていない領域である。$CD4^+$T 細胞数にかかわらず全員治療する専門家もいる。

出典：Guidelines for the Use of Antiretroviral Agents in HIV-Infected Adults and Adolescents, USPHS より

IV-175. **正解は B** 第 189 章(vol.1 p.*1313*〜)

HIV 感染症の治療により，HIV の根絶や治癒が期待できるわけではない。治療決定には慢性感染を扱うという事実を念頭におく必要がある。抗レトロウイルス薬投与を開始する患者は一生涯の治療を約束することに前向きで，処方された治療薬をしっかりと服用することの重要性を進んで理解しようとするに違いない。治療の中断は HIV RNA の急激な上昇，$CD4^+$ T 細胞数の急速な低下，そして臨床症状が進行するリスク増加に結び付く。臨床試験では，間欠療法に無作為に選ばれた患者で重篤な有害事象が増加しており，心臓発作や脳卒中といった「AIDS に関連しない」重篤な有害事象も実は HIV 複製に関連しているのではないかと考えられている。薬物耐性遺伝子を有するウイルスに感染した患者では，抗レトロウイルス薬の投与開始前にウイルスの遺伝子型検査を行い，治療薬の選択を最適化することが推奨されている。現在最も多く使われている初期治療薬は 3 剤の組み合わせで，つぎの異なる 3 種類が存在する。(1) tenofovir，emtricitabine，efavirenz，(2) tenofovir，emtricitabine，atazanavir (または darunavir) (3) tenofovir，emtricitabine，raltegravir。現段階で，これらの 3 つのレジメンのうち，どれが優れているかを示す明確なデータは存在しない。初期治療後，1〜2 カ月以内に血漿 HIV RNA は少なくとも 1 log (すなわち 10 分の 1) の急速な減少が見込まれ，その後 6 カ月以内に 50/mL 以内の緩やかな HIV RNA 量の低下が見込まれる。また，$CD4^+$T 細胞数も，特に治療開始後最初の 1 カ月以内に 100〜150/μL ほど急速に上昇するはずである。その後は，正常値になるまで，1 年に 50〜100/μL 程度の増加が見込まれる。これらの評価項目に達しない場合，治療変更の適応であると考えている臨床医は多い。

IV-176. **正解は B** 第 190 章(vol.1 p.*1388*〜)

ノーウォークウイルスは原型のカリシウイルスであり，ヒトに感染を起こす。カリシウイルス属 *Caliciviridae* にはノロウイルスとサポウイルスがあり，その多くが胃腸炎や下痢を起こすが，特に小児でよくみられる。世界中のほとんどの成人はこのウイルスに対する抗体をもっている。しかし，これらは世界中では死亡原因の多くを占め，米国では非細菌性下痢のアウトブレイクの原因となることが多い。糞口感染によって広がり，ごくわずかなウイルス

量でも発病する。温暖な地域では，寒い季節に発生する傾向にある。潜伏期間は3日以内であるが，典型的には24時間以内である。急性発症し，発熱，筋肉痛，頭痛を呈する。下痢は非血性で便白血球は陰性となる。症状は自然軽快し，治療は対症療法である。

IV-177. **正解は B** 第190章(vol.1 p.*1388*〜)
世界中のほとんどの小児は5歳までにロタウイルスに感染する。途上国ではいまだに高度脱水のために，ロタウイルスが下痢による死亡の大きな原因になっている。感染が繰り返すこともあるがそのたびに重症度は下がる。したがって，思春期や成人期に感染した小児と接触したとしても，重症化することはまれである。ロタウイルス感染症の症状は，典型的には突然発症の嘔吐であり，下痢が先行する。発熱は3分の1にみられる。便は通常血液や粘膜，炎症物質を含まない。症状は通常3〜7日で自然軽快する。ロタウイルスは米国では小児期の入院や死亡原因となるため，すべての米国の小児に対してワクチン接種が推奨されている。途上国では低栄養，同時感染，合併症のためにワクチンの効果は減るが，WHOは世界中のすべての小児にワクチン接種を推奨している。

IV-178. **正解は B** 第191章(vol.1 p.*1392*〜)
エンテロウイルスは病原体が同定される無菌性髄膜炎のうち90%を占める。通常，小児より成人で重症化する。エンテロウイルスの発症は温暖な夏や秋により多いが，他のウイルス性髄膜炎を起こすウイルスは冬や春によくみられる。髄液では常に白血球が増加しているが，通常1,000/μL未満である。初期には好中球優位だが，24時間以内にリンパ球優位となる。髄液グルコースと蛋白レベルは通常正常であるが，蛋白レベルは上昇することもある。通常自然軽快し，予後はきわめて良好である。

IV-179. **正解は B** 第191章(vol.1 p.*1392*〜)
この病変は，A群コクサッキーウイルスによるヘルパンギーナに特徴的な所見である。典型的には丸く，互いに癒合しておらず，口腔*Candida*症との鑑別に役立つ。単純ヘルペスウイルス(HSV)による口内炎と異なり，ヘルパンギーナ病変は歯肉炎を起こさない。典型的には口腔内の後部に集簇している。ヘルパンギーナは通常，嚥下困難，嚥下時痛および発熱を呈する。またこの病変は数週間持続するが，潰瘍形成は認めない。

IV-180. **正解は B** 第191章(vol.1 p.*1392*〜)
エンテロウイルスは1本鎖RNAウイルスであり，消化管で増殖するが，消化器症状を引き起こすことはまれである。典型的なヒト-ヒト感染は糞口感染を通じて起きるが，輸血や虫媒介生物を介して感染することは知られていない。乳幼児で最も多く感染がみられるが，重症疾患は新生児や年長児，成人で最もよくみられる。ポリオウイルスに感染した場合，ほとんどは症候性か軽症疾患である。ポリオワクチンの導入前は麻痺はほとんどみられず，おそらくは早期曝露により，途上国では頻度がより少なかった。ポリオ感染による麻痺は，高齢者や妊婦の場合，あるいは中枢神経症状のみられる者で激しい運動をしたり外傷を負ったりした場合に多くみられる。母体の抗体曝露により症候性の新生児感染症のリスクは軽減される。

IV-181. **正解は D** 第195章(vol.1 p.*1408*〜)
患者は，狂犬病が流行している地域で，狂犬病を媒介することが知られている動物の1つに咬まれている。媒介動物の種類や皮膚の傷の程度，あるいは狂犬病ウイルスが含まれている唾液の存在により，受傷後の狂犬病予防策が実施されるべきである。動物が正当な理由もなく咬みついて捕獲された場合，その動物は人道的に殺され，頭部はウイルス抗原の蛍光抗体染色により狂犬病の検査ができる施設に即座に送られるべきである。健康なイヌやネコが流行地域でヒトに咬みついた場合，捕獲して10日間観察する。動物がこの期間も健康であるならば，咬みつきによる狂犬病伝播の可能性は低くなる。受傷後の予防法は，20%石鹸水で傷口を洗浄して，ウイルス粒子を除去することである。。破傷風トキソイドと抗菌薬も投与すべきである。抗狂犬病免疫抗血清を受動免疫として用いる場合は，(血清病のリスクがあるため，ウマ抗血清よりはむしろ)ヒト狂犬病免疫グロブリンの形で使用し，傷口に 10 U/kg 筋注と，殿部に 10 U/kg 筋注する。第 2 に，抗狂犬病ワクチン〔ヒト狂犬病 2 倍体細胞ワクチンまたは吸着型狂犬病ワクチン〕1 mL を三角筋や大腿の前側面に 28 日以上かけて 5 回筋注する。他の物理的治療を行わずに受動免疫または能動免疫のみを行った場合，物理的治療を併用した場合よりも失敗する確率が高い。

Ⅳ-182.　正解は B　第 196 章(vol.1 p.*1413*〜)

この患者は，典型的なデング熱の経過である。全 4 種類のデングウイルス(デングウイルス 1〜4 型)は，おもな媒介動物はネッタイシマカ *Aedes aegypti* であり，似た臨床症候群を示す。よって終生免疫を獲得することはできない。まれではあるが，1 回目の感染と異なったデングウイルスにより 2 回目の感染を起こし，重症ショックを伴ったデング出血熱を起こすことがある。南緯 25° から北緯 25° の間では，1 年中感染する可能性があり，遠いところであれば米国フィラデルフィアと同程度の北緯で感染が起きたことがある。デング熱は，マレーシア，タイ，ベトナム，シンガポールなどの東南アジアで認め，西半球ではプエルトリコのようなカリブ海地域で認める。熱帯や亜熱帯地域での媒介動物である蚊が増加しており，特に感染したヒトが飛行機に乗ることで，世界中でデング熱の発生が増加してきている。デング熱とそれと関連しているデング出血熱はいずれも一般的に増加傾向である。黄熱やチクングニヤウイルス感染症(チクングニヤ熱)の媒介動物でもあるネッタイシマカは，水瓶，花瓶，ココナッツの外皮，古いタイヤなどのような比較的新鮮な水を利用して，ヒトの居住地近くで通常は繁殖する。ネッタイシマカは，通常はヒトの居住地で生活を行い，日中のうちにヒトを刺す。潜伏期間は 2〜7 日間で，典型的には上記のような重度の関節痛を認め，俗に「骨が壊れる発熱」といわれる。しばしば，第 1 病日にリンパ節腫脹，口蓋の点状出血，眼球結膜充血と同様に筋肉内出血を認める。食欲不振，悪心・嘔吐，激しい皮膚過敏症などの症状を他に伴い，1 週間持続することがある。そして解熱する頃に，最初体幹に生じた丘疹は四肢や顔面に広がる。検査所見では，白血数低下や血小板低下を認め，多くの例でアミノトランスフェラーゼが上昇する。診断は，回復期の IgG 固相酵素結合免疫測定法(ELISA)，急性期の逆転写ポリメラーゼ連鎖反応(RT-PCR)によって行われる。特異的な検査を簡単に行うことができない流行地域では，診断は典型的な臨床経過と血小板低下にもとづいて行われる。疾患頻度が多く，出血熱を起こす可能性があるので，有効なワクチンに関しての活発な研究が行われている。

Ⅳ-183.　正解は D　第 198 章(vol.1 p.*1433*〜)

真菌感染症(真菌症)は，通常は感染の解剖学的部位と，病原体の疫学によって分類される。さらに，臨床的に有用なため，培養における特徴を理解することが重要である。流行性真菌症(*Coccidioides*，*Blastomyces* など)は典型的には，ヒトの正常細菌叢に存在しない真菌である。日和見真菌症(*Candida*，*Aspergillus* など)は，通常は人間の正細菌叢に存在する真菌である。酵母(*Candida*，*Cryptococcus* など)は，顕微鏡的には単細胞または円形細胞として認められる。糸状菌(*Aspergillus* や *Rhizopus* など)は組織や室温でフィラメント形成(菌糸)として成長する。二形性真菌という用語は，環境ではフィラメント状に，組織では酵母または大きな球面構造として存在する場合に用いられる。*Blastomyces* 症，*Histoplasma* 症，*Paracoccidioides* 症，*Coccidioides* 症と *Sporothrix* 症は，典型的な二形性真菌である。*Candida* は組織に酵母もしくは菌糸形成として感染する(酵母としてのみ組織に感染する *Candida glabrata* を除く)。

Ⅳ-184.　正解は A　第 198 章(vol.1 p.*1433*〜)

アゾール系の抗真菌薬(fluconazole，itraconazole，voriconazole，posaconazole)はいずれも経口薬として使用できる。アゾール系薬は，真菌の細胞壁のエルゴステロール合成を阻害する。

アゾール系薬は amphotericin B と比較して静菌性であるが，有意に腎毒性を起こさない。fluconazole は，*Candida albicans* と *Coccidioides* 症に対して有効である。voriconazole は，*C. glabrata* や *C. krusei* を含む *Candida* 属菌種に対して幅広く有効である。itraconazole は，軽度から中等度の *Histoplasma* 症と *Blastomyces* 症の第 1 選択薬である。posaconazole は，免疫不全者の *Candida* および *Aspergillus* 感染症に対する予防薬として適応がある。posaconazole の研究では，接合菌症，*Aspergillus*，*Cryptococcus* 感染症に対する有効性について示唆している。posaconazole は，fluconazole 耐性の *Candida* にも有効である。エキノキャンディン系の抗真菌薬（caspofungin，anidulafungin，micafungin）は，現在は静注抗菌薬しかない。エキノキャンディン系薬は，*Aspergillus* に対しては静菌性に作用し，*Candida* に対しては殺菌性に作用する。griseofulvin は，白癬感染症に対して第 1 選択薬として使用される内服薬である。terbinafine は，白癬や爪白癬症に対して，griseofulvin よりも有効である。

IV-185. **正解は D** 第 198 章（vol.1 p.*1433*〜）

すべての *Candida* 血症の患者は，抗真菌薬の静注で治療されなければならない。fluconazole は，*Candida* 血症に対して amphotericin B と caspofungin と同等の効果があると示された。voriconazole は *Candida albicans* に対しても効果があるが，多くの薬物との相互作用があるので，*C. albicans* に対して第 1 選択薬として使用しない。しかし，voriconazole は *C. glabrata* や *C. krusei* などを含む多くの *Candida* 属菌種に対して有効である。*Candida* 血症に対する posaconazole の研究は，まだ報告されていない。micafungin や caspofungin のようなエキノキャンディン系の抗真菌薬は広域スペクトルを有しており，*Candida* 属菌種に対して殺菌性の効果があり，毒性が低い。エキノキャンディン系薬は，最も安全な抗真菌薬の 1 つである。

IV-186. **正解は B** 第 199 章（vol.1 p.*1436*〜）

侵襲性真菌感染症の確定診断は，炎症反応上昇と，感染した組織における真菌の証明である。しかし *Coccidioides* 症の血清補体結合検査，*Cryptococcus* 症の血清/髄液抗原検査，*Histoplasma* 症の尿中/血清抗原検査は有用であり，病理診断，血液培養，組織検査が陽性と判定される前に有用な推定検査ができる。*Aspergillus* 症に対するガラクトマンナン抗原検査は有用である。しかし，偽陰性が起こる可能性はある。複数回検査を行うと，偽陰性の可能性を低下することができる。*Blastomyces* 症については現在，有用な血清検査や尿検査はない。

IV-187. **正解は D** 第 199 章（vol.1 p.*1436*〜）

これらの病原体はすべて，典型的には吸入されて肺の感染症を引き起こし，自然治癒することも活動性病変に進展することもある。*Blastomyces* 症，*Coccidioides* 症，*Cryptococcus* 症と結核は，治癒後には典型的には孤立性小結節のようにみえることが多く，胸部 X 線所見では潜在性悪性腫瘍と混同されることもある病変がみられる。潜在性結核は通常，孤立性である石灰化されたリンパ節が胸部 X 線所見でみられることにより発見される。設問にあげた感染症のうち，*Histoplasma* 症は免疫正常者では最も自然寛解し，縦隔や脾臓に多くの石灰化病変を残す。IL-12 や TNF-α を含んだ細胞性免疫が反応した後，リンパ球，マクロファージ，上皮細胞がしだいに組織化し，これらの石灰化した肉芽腫が形成される。流行地域では，成人の 50〜80％で臨床症状が出現しない感染症の既往がある。細胞性免疫不全患者では，骨髄，脾臓，肝臓，副腎，皮膚粘膜など多くの部位に播種する可能性がある。結核とは異なり，遠隔性の *Histoplasma* 症は再活性化しない。

IV-188. **正解は C** 第 199 章（vol.1 p.*1436*〜）

この銀染色は，気管支肺胞洗浄液（BAL）中にみられる，典型的で小さな（2〜5μm）*Histoplasma capsulatum* の出芽酵母である。infliximab や他の抗 TFN 薬による治療を受けている患者は，結核菌，*Histoplasma*，その他の真菌（*Pneumocystis* を含む），*Legionella*，ウイルス（サイトメガロウイルスを含む）などの日和見感染症を起こす可能性が増加する。これらの感染症は，典型的には治療開始2カ月後に認めるが，それより短いものも長いものもある。AIDS患者（CD4$^+$T細胞数200/mm^{3}未満），高齢者，prednisone治療を受けている患者は，播種性*Histoplasma*症のリスクが高い。播種性*Histoplasma*症は，ショック，呼吸不全，汎血球減少，播種性血管内凝固，多臓器不全，または発熱や全身症状，局所臓器の播種に伴う無痛性疾患として起きる可能性もある。BALの培養は，急性肺*Histoplasma*症の50％以上で陽性となる。播種性の症例では骨髄培養や血液培養の有効性が高い。血液やBALの*Histoplasma*抗原検査は，感度と特異度が高い。これらの検査は*Blastomyces*症，*Coccidioides*症，*Paracoccidioides*症と，交差反応の可能性がある。

IV-189.　正解はE　第199章（vol.1 p.*1436*～）

致死的で重症の*Histoplasma*症患者は，第1選択薬であるamphotericin B脂質製剤や第2選択薬であるitraconazoleで治療を受けるべきである（表IV-189）。免疫抑制患者は，できる限り免疫抑制状態を改善させる。caspofungin（他のエキノキャンディン系薬）は，*Histoplasma*属に対しては有効ではないが，*Candida*や*Aspergillus*に対して使用される。ganciclovirは，サイトメガロウイルス（CMV）感染症に使用される。isoniazid，rifampicin，pyrazinamide，ethambutolの併用療法は結核治療に使用される。clarithromycin，rifampicin，ethambutolは*Mycobacterium avium*群（MAC）の治療に使用される。

表IV-189　***Histoplasma*** **症の推奨治療**

*Histoplasma*症の病型	推奨される治療	備考
急性肺*Histoplasma*症 中等度から重度のびまん性肺浸潤と低酸素血症を認める	amphotericin B脂質製剤（3.5 mg/kg/日）±グルココルチコイドを1～2週間，その後itraconazole（200 mg 1日2回）を12週間。腎機能と肝機能をモニターする	軽症であれば一般的には，維持療法を行わずに改善するが，1カ月の経過で状態の改善がなければitraconazole投与を考慮する
慢性空洞性肺*Histoplasma*症	itraconazole（200 mg 1日1～2回）を少なくとも12カ月。肝機能をモニターする	X線所見が改善するまで治療を継続する。治療中止後は，再発しないかモニターする
進行性播種性*Histoplasma*症	amphotericin B脂質製剤（3.5 mg/kg/日）を1～2週間，その後，itraconazole（200 mg 1日2回）を少なくとも12カ月。腎機能と肝機能をモニターする	amphotericin B脂質製剤が望ましいが，コストの関係上，amphotericin B脂質複合体を使用してもよい。免疫不全に改善がなければ，慢性維持療法が必要かもしれない
中枢神経系*Histoplasma*症	amphotericin B脂質製剤（5 mg/kg/日）を4～6週間，その後itraconazole（200 mg 1日2～3回）を少なくとも12カ月。肝機能と腎機能をモニターする	再発のリスクが高いならば，amphotericin B脂質製剤の長期投与が推奨される。髄液やCT所見での異常が改善するまで，itraconazoleは継続する

IV-190.　正解はC　第200章（vol.1 p.*1438*～）

この患者は，病歴，身体所見，検査所見，髄液の原因微生物からの診断より，HIV感染症に起因する髄膜炎を伴う*Coccidioides*症と考える。フレズノは，*Coccidioides*症の最も頻度の高い流行地域であるサンホワキン・バレーの中心部である。原因は不明だが，アフリカ系米国人とフィリピン人男性が，*Coccidioides*症発症のリスクが最も高い。*Coccidioides*症は，1％未満と頻度は低いが播種を起こし，皮膚，骨，関節が肺外病変として最も頻度が高く，髄膜炎も起こす。細胞性免疫不全と免疫抑制が播種や髄膜炎のリスクとなる。髄膜炎がある場合，項部硬直は軽度であり，慢性頭痛や混乱が典型的である。未治療の場合は，水頭症を起こすことがある。未治療の髄膜炎は一般的に致命的である。この患者の髄液は，リンパ球優位の細胞数上昇，著名なグルコース低下，蛋白上昇を認める典型的なタイプである。組織（しばしば肉芽腫内）や体液において，銀染色で認める球状体の所見は*Coccidioides*症に特徴的であり，診断に有用である。髄液の補体結合抗体価も，感染を示唆する。伝統的に，amphotericin Bが髄膜炎治療に使用されてきたが，現在はアゾール系抗真菌薬が使用される。

itraconazole，fluconazole が *Coccidioides* 感染症に有効であったとの研究もある。fluconazole は髄液移行性にすぐれているため，現在は治療として推奨される。itraconazole は骨や関節感染症に有用である。再発率が 80％以上であるため，長期治療が必要である。臨床経過や髄液所見が結核性髄膜炎と一致しているが，球状体の同定が診断に有用である。caspofungin は，*Coccidioides* 症ではなく *Candida* や *Aspergillus* 症に対して有効である。penicillin G は第 3 期梅毒に有用である。

IV-191. **正解は C** 第 200 章（vol.1 p.*1438*〜）
Coccidioides immitis は米国南西部やメキシコの土壌でみつかる糸状菌である。一次感染症の症例は，感染曝露後 10〜14 日後に発生し，考古学的な発掘，岩発掘，軍事行動や建設工事でリスクが高い。一次肺感染症の 40％のみで症状を認める。症状は，結節性紅斑（典型的には下腿に認める），多形紅斑（典型的にはネックレスが触れる部分に一致する），関節炎，結膜炎のような過敏反応を認める可能性がある。血液での好酸球増加は，急性感染症でみられる。胸膜炎は一般的であるが，特徴的な胸水は 10％の症例でしか認めない（典型的には単球優位で，培養は陰性である）。診断は喀痰培養によってつけられる。しかし，この原因微生物が疑われた場合，バイオハザードレベル 3 の真菌であるため，研究所に通知する必要がある。血液の血清学的検査も有用である。しかし，初感染のセロコンバージョン化には 8 週間必要とされる。皮膚テストは疫学的研究のみに有用であり，臨床診療においては施行されない。無症状であり，局所の単純性肺炎の多くは治療を必要としない。

IV-192. **正解は E** 第 200 章（vol.1 p.*1438*〜）
アリゾナ州北部地域（すなわちグランドキャニオン地域）では *Coccidioides* 症の発病率は高くない。この原因微生物は，フェニックスとトゥーソンを囲むアリゾナ州南部の高い砂漠で，乾燥した表層の土壌から培養される。北米ではカリフォルニア州のサンホワキン・バレー，アリゾナ州南中部など，加えてメキシコ北部などで発病率が高い。その他，テキサス州リオ・グランド・バレー，中米の一部，コロンビア，ベネズエラ，ブラジル北東部，パラグアイ，ボリビア，アルゼンチン北中部でも発病を認める。好酸球増加は，急性 *Coccidioides* 症の代表的な検査所見であり，結節性紅斑は皮膚の臨床的特徴（特に女性の下腿に認める）である。胸部 X 線でみられる縦隔リンパ節腫脹は，細菌性肺炎よりも *Coccidioides* 属を含む風土病の真菌による急性肺炎で認められる所見である。補体結合検査陽性は，急性感染の確定診断方法の 1 つである。

IV-193. **正解は C** 第 201 章（vol.1 p.*1441*〜）
Blastomyces 症は，一般的に土壌に存在している二形性真菌である *Blastomyces dermatitidis* を吸入することにより，発症する。呼吸器感染症が最も一般的であり，急性または無症状である。肺からの血流感染による肺外感染症は，皮膚や骨髄炎が一般的である。AIDS 患者では脳膿瘍として発症するケースが多いが，中枢神経系感染症の合併は *Blastomyces* 症の約 40％で認める。*Blastomyces* 症のほとんどの症例が，ミシシッピ川とオハイオ川流域の境界，五大湖境界の米国中西部上方とカナダ，セントローレンス川流域のニューヨーク州とオンタリオ州境界などのアメリカ北部で報告されている。北米以外では，ほとんどの *Blastomyces* 症がアフリカでみられる。*Coccidioides* 症はアリゾナ州南部で流行している。

IV-194. **正解は C** 第 201 章（vol.1 p.*1441*〜）
皮膚潰瘍病変や，五大湖流域である米国中西部上方のアッパー半島での土壌の曝露を伴った慢性肺炎では，播種性 *Blastomyces* 感染症を強く考える。喀痰や皮膚生検では，広範な発芽酵母を示す可能性がある。確定診断は，喀痰や皮膚生検における原因微生物の培養である。血清学的検査はその他の真菌感染症と交差反応があるため，有用性は限られる。尿中 *Blastomyces* 抗原検査は，喀痰の検査よりも感度が高い。重症ではない *Blastomyces* 症の治療では itraconazole を使用する。重症感染症または中枢神経系感染症の場合は，amphotericin B

脂質製剤が適応となる(fluconazole は中枢神経系感染症に使用できる)。*Blastomyces* 症では，悪性腫瘍を疑わせるような孤立性の肺の病変を認め，悪性腫瘍がある際と同じように評価を行うべきである。慢性で無症状の肺感染症では，肺結核と混同される。*Blastomyces* 症の皮膚病変の鑑別診断として，炎症性腸疾患と関連がある壊疽性膿皮症が考えられる。methicillin 耐性黄色ブドウ球菌(MRSA)による皮膚病変は結節性であり，潰瘍化するが，肺から血行性に播種した場合は，たいていはこの無症状の経過ではなく，より急性な経過をたどる。

IV-195.　正解は B　第 202 章(vol.1 p.*1443*〜)

HIV 陰性患者の *Cryptococcus* 髄膜脳炎治療の目的は，単なる症状のコントロールではなく，真菌感染症の治癒である。そのような理由で，初期治療として amphotericin B＋flucytosine の静注治療が推奨され，その後 fluconazole の長期投与が推奨される。免疫正常者に対しては，amphotericin B＋flucytosine を 6〜10 週間投与する。免疫不全者も同じ初期治療を受け，その後再発予防のため，より長期的な fluconazole 治療を受ける。今回の症例には関係しないが，髄液で感染性がないと判断された場合，免疫正常者における肺 *Cryptococcus* 症では 3〜6 カ月間の fluconazole 治療を行ってもよい。*Cryptococcus* 髄膜脳炎ではしばしば頭蓋内圧が上昇し，それが不可逆的な脳および中枢神経系損傷の一因になると考えられている。頭蓋内圧は腰椎穿刺の際に計測するべきで，頭蓋内圧が高い場合は必要に応じて髄液を除去する。難治例では，シャントが適応となる。voriconazole のような新しいアゾール系抗真菌薬は，*Cryptococcus* に対して高い活性があるが，現時点では臨床経験は限られている。caspofungin も micafungin も *Cryptococcus* に対して活性はない。ceftriaxone と vancomycin は，50 歳以下の免疫正常者における細菌性髄膜炎で推奨され，*Cryptococcus* 感染治療には使用しない。

IV-196.　正解は A　第 202 章(vol.1 p.*1443*〜)

Cryptococcus 髄膜脳炎は，初期に頭痛，悪心，歩行障害，混乱や視覚変化を認める。発熱と項部硬直はしばしば軽度であるか，みられない。乳頭浮腫は 30％以上に認める。非対称性の脳神経麻痺は 25％でみられる。神経画像検査は正常であることが多い。巣症状がある場合，MRI 検査が大脳基底核や尾状核における *Cryptococcus* 髄膜脳炎の診断のために施行される。これらの所見は，免疫正常者における *Cryptococcus neoformans* var. *gattii* の患者によく認める。画像検査では確定診断には至らない。確定診断は髄液の培養検査によってつけられる。しかし，血清および髄液における莢膜抗原検査は感度が高く，推定診断に有用である。多くが AIDS 患者になるが，髄液の塗抹検査が陽性の約 90％の患者は *Cryptococcus* 抗原が陽性である。肺単独の *Cryptococcus* 症患者では，しばしばこの検査は陰性となる。しかし可能性は低いが，抗原検査には偽陽性があり，髄液培養が確定診断のための検査となる。この状態では，*C. neoformans* は尿から培養されることも多くあるが，他の検査方法のほうがより早く，有用である。

IV-197.　正解は D　第 203 章(vol.1 p.*1445*〜)

播種性 *Candida* 症に関連した症状と危険因子についてまとめたものが報告されている。先天性免疫は真菌の血行性播種に対する防御機構に最も重要な役割を担っており，好中球がこの防御機構のうち最も重要な要素であるとされる。免疫正常者の多くは，*Candida* 属菌種に対して抗体をもつが，血流播種に対する防御機構における役割は不明である。それゆえ，今回の患者の危険因子に加えて，尿道カテーテル留置，グルココルチコイドの非経口投与，好中球減少，細胞毒性の化学療法，臓器移植患者に使用される免疫抑制薬などが，*Candida* 症の播種のリスクになる。さらに，低出生体重児，$CD4^+T$ 細胞数低値の HIV 感染者，糖尿病患者は，*Candida* の局所感染の大きなリスクとなり，カテーテルなど他の危険因子がある場合に播種する可能性がある。抗菌薬治療を受けている女性は，外陰腟 *Candida* 症のリスクになる。肺胞蛋白症患者は，*Nocardia*，非定型好酸菌，*Aspergillus*，*Pneumocystis* などの一般的ではない原因微生物の危険因子になるだけでなく，他の危険因子がない場合における播種性

Candida 症のリスクとなる。

IV-198. **正解は D** 第 198 章(vol.1 p.*1433*〜)，第 203 章(vol.1 p.*1445*〜)

この患者は，播種性 *Candida* 症の古典的な皮膚病変を呈している。皮膚病変，重症な筋肉痛，関節痛，発熱は，好中球減少やカテーテル留置患者において，消化管または皮膚からの典型的な播種性 *Candida* 症の症状である。重症な筋肉痛は播種性 *Candida* 症の特徴的な症状であり，免疫不全者においては新たに出現した症状として重症であると考えるべきである。血液培養は陽性になることが多く，皮膚生検の培養は，理論上 100％陽性となる。*Candida* は，典型的には Gram 染色で菌糸および偽菌糸を認める唯一の真菌である。組織内の *Aspergillus* はしばしば血管侵入や壊死を伴い，分岐(45°)有隔菌糸をもつ菌体として認める。*Aspergillus* 症は長期の好中球減少が継続した患者において播種を起こし，たいていは肺に感染を起こし，急速に皮膚病変へ進展し，中心壊死を伴う。*Histoplasma* と *Blastomyces* は，組織では出芽酵母として認められる。墨汁染色での被囊性真菌がみられる場合，*Cryptococcus* を示している。球状体は *Coccidioides* 症で特異的である。

IV-199. **正解は D** 第 203 章(vol.1 p.*1445*〜)

Candida 属菌種は多くの静注抗真菌薬に感受性がある。多くの医療機関は，各施設での検出頻度や耐性パターンにもとづいて薬物を選択する。アゾール系抗真菌薬が耐性でない限り，fluconazole は非好中球減少者における血行動態が安定している患者において最も一般的に使用される。血行動態が不安定な好中球減少患者においては，ポリエン系薬，エキノキャンディン系薬，voriconazole のような次世代のアゾール系薬などのような，より広域スペクトルの抗菌薬が通常は必要となる(表 IV-199)。amphotericin B 脂質製剤は，米国 FDA では初期治療として認可されていないが，amphotericin B デオキシコール酸製剤よりも有害事象が少ないため，よく使用される。現時点では，*Candida albicans* の大部分の分離株は，fluconazole

表 IV-199 播種性 *Candida* 症に対する治療薬

薬物	投与経路	投与量[a]	備考
amphotericin B デオキシコール酸製剤	静注のみ	0.5〜1.0 mg/kg/日	脂質製剤に移行中
amphotericin B 脂質製剤			FDA では初期治療として認可されていないが，amphotericin B デオキシコール酸製剤よりも毒性が少ないので，よく使用される
脂質複合体(AmBisome，Abelcet 社)	静注のみ	3.0〜5.0 mg/kg/日	
脂質複合体(ABLC 社)	静注のみ	3.0〜5.0 mg/kg/日	
コロイド懸濁液剤(ABCD 社)	静注のみ	3.0〜5.0 mg/kg/日	点滴投与時に副反応が高頻度で生じる
アゾール系抗真菌薬			
fluconazole	静注および経口	400 mg/日	最も一般的に使用される
voriconazole	静注および経口	400 mg/日	非好中球減少患者における *Candida* 症に対して認可され，多くの薬物相互作用がある
エキノキャンディン系抗真菌薬			*Candida* 属菌種には広域スペクトルを有する。播種性 *Candida* 症に有用である
caspofungin	静注のみ	50 mg/日	
anidulafungin	静注のみ	100 mg/日	
micafungin	静注のみ	100 mg/日	

[a] 初期投与量と腎不全患者における投与量は，Pappas et al の 2009 年報告を参照。適切な治療期間は，最終血液培養陽性から 2 週間が経過し，感染徴候や症状が改善するまでである。

注意：ketoconazole は播種性 *Candida* 症に対して認可されているが，表にあるような新しい薬物に代替される。posaconazole は，口腔咽頭 *Candida* 症や好中球減少患者における予防薬として認可されている。

に感受性がある。*C. glabrata* と *C. krusei* はポリエン系薬やエキノキャンディン系薬に対してより感受性がある。flucytosine は *Candida* 感染治療には単独では使用されない。flucytosine は，*Candida* 眼内炎や髄膜炎の際に amphotericin B と併用して使用される。

IV-200. **正解は B** 第 203 章(vol.1 p.*1445*〜)

Candida 感染予防に対する抗真菌薬の使用には議論があるが，近年いくつかの一般的な原則が誕生している。多くの医療機関が，同種間幹細胞移植レシピエントに対して fluconazole の予防投与を開始する。また多くの医療機関では，リスクの高い肝移植レシピエントには fluconazole を使用しているが，生体間腎移植レシピエントにはルーチンに使用しない。この予防的投与は，長期の発熱性好中球減少患者における広域スペクトルの抗真菌薬の初期治療とは区別して考えるべきである。voriconazole は血行動態が不安定な *Candida* 血症において広域スペクトルの初期治療として適切であるが，*Candida* 感染の予防薬全体としては，他の薬物よりも優れているわけではない。複雑な手術を受けた後の患者では *Candida* 感染のリスクが高くなり，高リスクの患者に対して予防的投与を行っている医療機関もなかにはある。ただし，外科患者における広範な *Candida* 感染の予防については，播種性 *Candida* 症の有病率は低く，費用効果は準最適であり，この方針が現在の薬物に対する *Candida* の耐性率が増加する可能性があるため，推奨されていない。HIV 感染者における *Candida* 感染予防は，口腔咽頭および食道 *Candida* 症の頻回な再発予防に対しては推奨される。

IV-201. **正解は C** 第 203 章(vol.1 p.*1445*〜)

血流からの酵母様真菌の培養は，汚染菌である可能性はないと考えられる。好中球減少患者における重症敗血症の経過は，倦怠感のみを伴う無症状の場合もあるが，劇症型の場合もある。この感染症治療のために，留置されているカテールはすべて抜去する必要があり，特に菌血症や発熱が続いている患者においては，感染性心内膜炎と眼内炎の評価が強く推奨される。真菌により生じるこれら 2 つの疾患は，治療として外科的処置が必要となるケースが多い。尿培養での酵母様真菌は，特に抗菌薬治療を受けている患者や ICU で治療を受けている患者において判断が難しい。尿培養で酵母様真菌が頻回に認められる場合，尿検査では膀胱の炎症が示されているとしても，汚染を意味しているケースが多い。尿道カテーテルを抜去し，尿培養検査を再度行うことが，つぎの適切な検査方法である。患者の状態が悪く，腎移植患者である場合，しばしば好中球減少患者にも多くみられることだが真菌球が移植片内で進展することがあるため，抗真菌薬投与が示唆される。*Candida* による肺炎は免疫不全者でもまれである。喀痰での酵母様真菌はたいていは口腔内の正常細菌叢を表しており，特に今回の患者のように急性細菌性肺炎がより疑われるケースでは，感染症としては対応すべきでない。

IV-202. **正解は C** 第 203 章(vol.1 p.*1445*〜)

Candida 血症は，他の臓器へ播種する可能性がある。非好中球減少患者では，最大 10％の頻度で網膜に播種を起こす。そのため，眼底検査を徹底的に行うことは重要である。局所臓器への播種は，発熱がなく，感染が消失したとしても *Candida* 血症発症から 2 週間以内に起こることがある。病変は，片側性のことも両側性のこともあり，典型的には網膜に白い滲出液を認める。しかし，網膜の感染は，網膜剥離，硝子体膿瘍，前房に進行することがある。患者は初期には無症状なこともあるが，眼がぼやけたり，痛みを感じたり，暗点を認めることがある。腹腔内膿瘍の可能性もあるが，たいていは好中球減少から改善傾向の患者でみられる。真菌性感染性心内膜炎の可能性はあるが，その場合は静注薬物中毒の患者でより多く認められ，身体所見で心雑音が聴取される。真菌による肺炎と肺膿瘍は非常に珍しく，この患者で起こる可能性は低い。

IV-203. **正解は A** 第 204 章(vol.1 p.*1449*〜)

Aspergillus は世界中に分布し，植物が腐敗するときに，典型的には成長していく。免疫正常

者は一般的に，カビの生えた干し草，木の皮，肥料などの取り扱い，建物の建設などを通じた激しい曝露がなければ，発症することはない。院内感染のアウトブレイクはたいてい，病院内の汚染された空気と直接関連がある。HEPA（high-efficiency particulate air）フィルターによる空気濾過（高性能微粒子除去濾過）は，手術室や高リスク患者の部屋から感染源を排除する場合に有効である。汚染された水は，典型的には院内の *Legionella* 症アウトブレイクの原因となる。*Burkholderia* 感染症を伝搬する嚢胞性線維症患者は，待合室で患者から患者へ伝播する。methicillin 耐性黄色ブドウ球菌（MRSA）や他の多くの原因微生物の供給者から患者への伝播は，有効なアルコールをベースにした殺菌薬により減少させることができる。しかし，*Clostridium difficile* においては，アルコールが胞子を取り除くことができないため，石鹸と水を使用した効果的な手洗いが必要である。

IV-204. **正解は B** 第 204 章（vol.1 p.*1449*〜）

侵襲性肺 *Aspergillus* 症は早期治療が重要であり，約 40％の患者が臨床的に見逃されており，病理解剖で診断がつくために判断が難しい。喀痰培養検査は 10〜30％のみで陽性になる。培地は一般細菌培養で使用される培地よりも真菌用培地を使用したほうが検出率は高くなる。このため，真菌培養を特別に行うことが必要となる。*Aspergillus* 抗原検査は，真菌が成長するときに放出されるガラクトマンナンを調べる検査である。抗原検査は，臨床徴候，X 線検査で異常所見が出現する数日前から陽性となる。この検査は，βラクタム系抗菌薬/βラクタマーゼ阻害薬を使用している患者では偽陽性となる可能性がある。好中球減少状態が長期間持続している患者における感度は，約 80％である。以前に治療を受けたことがある場合または抗真菌薬の経験的治療の場合，喀痰培養検査の感度は低くなる。培養検査は，気管支肺胞洗浄検体においても行うことができる。この患者における CT 所見は典型的には halo sign と呼ばれるが，しばしば侵襲性肺 *Aspergillus* 症でみられる。スリガラス様陰影を周囲に伴った *Aspergillus* 小結節から，出血性梗塞が示唆される。他の真菌でも halo sign を示すことがあるが，*Aspergillus* は血管侵襲性傾向があるために最も一般的である。今回の症例における他の診断については，病歴や放射線学的所見からは可能性が考えにくい。

IV-205. **正解は E** 第 204 章（vol.1 p.*1449*〜）

voriconazole 静注は，侵襲性 *Aspergillus* 症の治療として，現在第 1 選択薬である。caspofungin，posaconazole，amphotericin B 脂質製剤は第 2 選択薬である。amphotericin B は，*Aspergillus terreus*，*A. nidulans* に対して活性がない。fluconazole は *Candida* 属菌種に対しては活性があるが，*Aspergillus* 属に対してはない。ST 合剤は，*Pneumocystis jirovecii* に対して使用される。

IV-206. **正解は A** 第 204 章（vol.1 p.*1449*〜）

Aspergillus 症には多くの臨床徴候がある。侵襲性肺 *Aspergillus* 症は，典型的には免疫不全者に起こり，急速に進行する肺浸潤影として認める。感染は組織を直接浸潤して進行する。空洞病変を認めることがある。アレルギー性気管支肺 *Aspergillus* 症（ABPA）は異なる臨床病態である。しばしば，喘息や嚢胞性線維症を基礎疾患にもつ患者で起こる。*Aspergillus* 属真菌に対するアレルギー反応により特徴づけられる。臨床的には，断続的な喘鳴，両肺浸潤影，褐色がかった喀痰，末梢血の好酸球増加を認める。アレルギー反応を示唆する IgE 値が上昇することがあり，血清抗体や皮膚検査で判断される *Aspergillus* 属真菌に対する特異的反応がしばしば陽性となる。ABPA における X 線所見では，粘液栓子による中心性の気管支拡張症と浸潤影が一般的であり，末梢性の肺空洞病変は一般的には認めない。

IV-207. **正解は E** 第 204 章（vol.1 p.*1449*〜）

アレルギー性気管支肺 *Aspergillus* 症（ABPA）は真の感染症というよりも，定着した *Aspergillus* 属真菌に対する過敏性免疫反応と考える。喘息患者の約 1％，嚢胞性線維症患者の最大 15％で起こる。患者は典型的には一般薬物ではコントロール困難な喘鳴を認め，胸部 X 線所見では気道の粘液栓子による浸潤影を認め，粘液円柱や気管支拡張症をしばしば伴った湿性咳嗽がみられる。グルココルチコイドが投与されていない場合，好酸球増加が一般的に認められる。総 IgE 値は 1,000 IU/mL よりも高値であれば診断価値が高く，重要なアレルギー反応を意味し，ABPA が強く示唆される。適切な臨床的意義においては，*Aspergillus* 抗原に対する皮膚検査は陽性となり，血清 *Aspergillus* 特異的 IgG，IgE 沈降抗体が同定され，診断を強く示唆する。ガラクトマンナン酵素免疫測定法（EIA）は，侵襲性 *Aspergillus* 症には有用だが，ABPA には有用ではない。ABPA 診断のために，気管支肺胞洗浄液からの原因微生物の培養を行う必要はない。胸部 CT 検査では気管支拡張症を示し，肺機能検査では閉塞障害を示すが，診断に有用ではない。

IV-208. **正解は B** 第 204 章（vol.1 p.*1449*～）

侵襲性 *Aspergillus* 症の主要なリスクは，好中球減少とグルココルチコイドの使用である（図 IV-208）。グルココルチコイドの使用量や好中球減少の程度や期間とリスクは比例している。安定した HIV 感染者が侵襲性 *Aspergillus* 症を起こすことはまれである。AIDS 患者では，長期に及ぶ好中球減少や進行した疾患などがあれば，若干のリスクが存在する。移植片対宿主拒絶反応やコントロール不良の患者では，特にリスクが高くなる。実質臓器移植患者，特に拒絶反応に対して高用量のグルココルチコイド投与が必要な場合にみられる。最近では ICU において，特に肺炎や慢性閉塞性肺疾患（COPD）など肺に基礎疾患がある場合で侵襲性 *Aspergillus* 症が増加しているという報告がある。グルココルチコイドの使用は，侵襲性副鼻腔炎のリスクとはならずに肺感染症のリスクのみとなる。抗腫瘍壊死因子（TNF）治療も侵襲性肺 *Aspergillus* 感染症のリスクとなる。

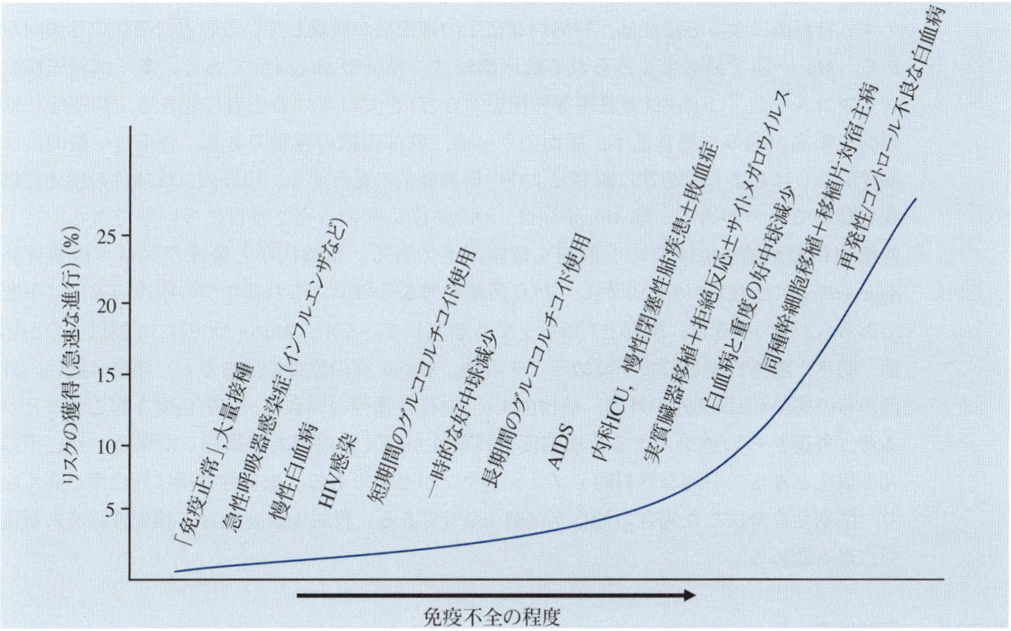

図 IV-208

IV-209. **正解は B** 第 205 章（vol.1 p.*1453*～）

Mucor 症は，真菌の一種であるケカビ目（以前は接合菌として知られていた）によって引き起こされる致死的な感染症である。これら感染症の原因になっている最も一般的な真菌は，*Rhizopus oryzae* である。これら感染症の死亡率は約 50％である。ケカビ目真菌は環境に存在する原因微生物である。この感染症の患者では，殺菌または貪食細胞の機能が低下している。最も一般的な危険因子は，糖尿病，グルココルチコイド治療，好中球減少，鉄過剰である。遊離鉄は，血清や組織での真菌増殖を促し，真菌の生存を助け，病原性が強くなる。鉄キレート剤の deferoxamine による治療はキレート剤が真菌に直接鉄を運ぶシデロホアとして

働くため，致死的疾患の危険因子となる。アシドーシスは血清蛋白からの鉄分離の原因となり，ケカビ目真菌の成長促進因子となる。糖尿病性ケトアシドーシスは，アシドーシスと高血糖に関連した貪食細胞の機能不全を起こすため，特に鼻脳型 *Mucor* 症の高い危険因子となる。低血糖は，*Mucor* 症の危険因子としては考えられない。

IV-210. **正解は E** 第 205 章（vol.1 p.*1453*〜）

この患者は，急性および慢性の高血糖，慢性腎不全による代謝性アシドーシスなどの危険因子を伴った侵襲性鼻脳型 *Mucor* 症と考えられる。50％以上の高い死亡率があるので，鼻脳型 *Mucor* 症の治療には早期診断，基礎疾患の改善，外科的デブリードマン，早期抗真菌薬治療が必要である。インスリンと血液透析は高血糖と代謝性アシドーシスの補正として開始する。amphotericin B 製剤は *Mucor* 症治療の選択肢である。amphotericin B 脂質製剤は脂質複合体製剤と比較して中枢神経系移行性が改善されている。外科的デブリードマンは，早期治療の 1 つとして重要である。治療されなければ，この感染症は篩骨洞から眼窩，海綿静脈洞にすぐに広がる。対側への進展徴候は海綿静脈洞血栓症を示し，著しい予後不良因子の前兆となる。*Mucor* 症と *Aspergillus* 症はいずれも宿主に同じように感染し急速に致命的になるため，その鑑別は重要である。ケカビ目真菌と対照的に，*Aspergillus* 属真菌の菌糸には隔壁があり，細く，鋭角に分岐する。voriconazole は *Aspergillus* 症の初期治療として用いられるが，*Mucor* 症には使用されない。実際，動物モデルでは *Mucor* 症を増悪させることが示されている。エキノキャンディン系抗真菌薬は，ケカビ目真菌に対して高い活性があり，動物のデータからは脂質性ポリエン系抗真菌薬との併用で効果が生じる可能性が示唆されている。

IV-211. **正解は E** 第 205 章（vol.1 p.*1453*〜）

ケカビ目真菌による感染症は，特異的な宿主防御機構が破綻している患者で発症する傾向がある。*Mucor* 症で最もよくみられる臨床徴候は，鼻脳型 *Mucor* 症である。多くは糖尿病やグルココルチコイド治療（実質臓器移植患者など）を受けている患者に起きる。初期症状は，顔面や眼窩の痛みや感覚低下，顔面のうっ血，軟部組織の腫脹である。感染は一般的には，篩骨洞からはじまり，急速に眼窩および中枢神経系に進行する。口腔内に疼痛性の壊死性病変を認めることがある。肺 *Mucor* 症は，*Mucor* 感染症のうち 2 番目に多い型である。ヒト幹細胞移植が肺 *Mucor* 症の一般的な危険因子である。危険因子と臨床徴候は，侵襲性肺 *Aspergillus* 症と似ている。しかし，抗真菌薬が異なるので，これら 2 つの疾患の違いは重要である。2 つの疾患は，胸部 CT 所見上でも類似しているが，*Mucor* 症では 10 個以上の小結節，胸水，随伴性副鼻腔炎を認める。その他，*Mucor* 症の感染型はあるが，頻度は低い。外部からの感染（土壌関連の外傷，植物由来），血行性播種の場合は，皮膚病変を起こすことがある。外部からの感染による皮膚病変は侵襲性が高く，筋膜炎に進行した場合，死亡率は 70％以上となる。急速な外科的デブリードマンが必須である。血行性播種は死亡率が高くなり，脳病変を合併した場合の死亡率は約 100％である。胃腸 *Mucor* 症は，壊死性腸炎の新生児に最も認める。

IV-212. **正解は E** 第 206 章（vol.1 p.*1457*〜）

この患者の診断は，*Trichophyton* 属などの皮膚糸状菌による頭部白癬と考える。皮膚病変を起こさないその他の皮膚糸状菌には，*Microsporum* 属や *Epidermophyton* 属などがある。これらの原因微生物は皮膚の正常細菌叢ではなく，角化した皮膚に定着する。これらの原因微生物による感染症はよくみられ，白癬（ゼニタムシ，ミズムシ）と呼ばれる。原因微生物は虫ではなく，真菌である。これらは，頭部（頭部白癬），足（足白癬），股（股部白癬），爪（爪白癬，爪真菌症）として認める。頭部白癬は，3〜7 歳の小児に認め，成人ではまれである。一般的に，この症例のように典型的な外観を認めるので，診断がつきやすい。病変部の端から採取できたくずは KOH 染色で染色され，診断につながる。皮膚糸状菌感染症は，局所療法にしばしば良好な反応を示す。難治例では itraconazole や terbinafine を 1〜2 週間投与すると，症状寛解が早まる。terbinafine は薬物相互作用が少ないため，使用されることが多い。

IV-213.　正解は D　第 206 章(vol.1 p.*1457*〜)
Sporothrix schenckii は土壌，植物，コケ内にみられ，高温環境下では発育しない二形性真菌であり，一般的に庭師，農業従事者，花屋，林業労働者に認める。*Sporothrix* 症は，汚染された病変の穿刺やひっかき傷により皮膚に原因微生物が侵入することで発症する。病変は，典型的には局所の皮膚病変またはリンパ節に広がった状態でみられる。初期病変は潰瘍化し，その後疣状となる。リンパ管の排出障害は，症例の最大 80％でみられる。潰瘍病変を伴ったリンパ管に沿った無痛性結節として認める。確定診断は原因微生物の培養によって行われる。病変の生検では卵形で葉巻型の酵母を認める。*Sporothrix* 症の治療は，全身治療になる。オプションとして，itraconazole，ヨウ化カリウムの飽和溶液や terbinafine の経口投与がある。しかし，terbinafine は，米国ではこの疾患には承認されていない。局所の抗真菌薬治療は有効ではない。肺 *Sporothrix* 症のような重症な全身疾患の場合，amphotericin B が治療薬となる。caspofungin は，*S. schenckii* に有効ではない。

IV-214.　正解は C　第 207 章(vol.1 p.*1461*〜)
infliximab と etanercept などのような腫瘍壊死因子(TNF)阻害薬などを含む生物学的製剤を受けている患者は，*Pneumocystis* を含む多くの感染症の危険因子となる。*Pneumocystis* は世界中で，5 歳未満の多くの人口が曝露していると考えられる。動物実験で空気感染が証明されており，疫学的研究では院内感染においてヒト-ヒト感染が示されている。細胞性免疫と液性免疫が低下している患者は，*Pneumocystis* 肺炎を起こすリスクが高い。HIV 感染者で肺炎を起こす患者の多くは，$CD4^{+}$T 細胞数 200/μL 未満である。他の危険因子では，悪性腫瘍や臓器移植のために免疫抑制薬(特にグルココルチコイド)を受けている患者，免疫不全の小児，低栄養の早産児，生物製剤を受けている患者である。*Pneumocystis* 肺炎は，典型的には非 HIV 感染者では数日の呼吸苦，発熱，乾性咳嗽によって発症する。しばしば症状は，グルココルチコイドを減量したあとすぐに起きる。*Pneumocystis* は肺機能の拡散能低下と関連があり，典型的には中等度の低酸素血症を起こし，労作時の酸素飽和度低下を起こす。胸部 X 線検査ではしばしば両側性の浸潤影を認め，胸水を認めない。初期には，今回の症例のように胸部 X 線上では特記すべき所見がなく，胸部 CT 検査で広範なスリガラス様の間質性陰影を認める。生物製剤を投与されている患者では，結核(この症例では予防治療が行われていた)，*Aspergillus* 属真菌，*Nocardia* 属菌によって生じる肺炎のリスクがある。*Aspergillus* 属真菌，*Nocardia* 属菌，敗血症性塞栓は典型的には胸部 CT 上は結節として認められる。リウマチ結節は，関節疾患の改善中に発症する可能性は低い。

IV-215.　正解は D　第 207 章(vol.1 p.*1461*〜)
予防は，*Pneumocystis* 肺炎(PCP)の危険因子を減少することが有効である。口腔咽頭 *Candida* 症患者や $CD4^{+}$T 細胞数 200/μL 未満の HIV 感染者，過去に PCP の既往がある HIV 感染者および非 HIV 感染者においては明らかに適応がある。予防治療は，HIV 感染者においては $CD4^{+}$T 細胞数が 200/μL 以上が 3 カ月間継続した場合に中止する。過去に PCP の既往がなく，危険因子(化学療法の導入療法や高用量ステロイド治療)がある non-HIV 感染者における一次予防の適応は，明らかでない。ST 合剤は，一次および二次予防のための有効な薬物である。それは日和見感染症の *Toxoplasma* 症やいくつかの細菌感染症からも予防を受けることができる。

IV-216.　正解は E　第 207 章(vol.1 p.*1461*〜)
Pneumocystis jirovecii 肺炎は初期治療後に増悪することで知られている。これは体内の有機体と細胞内成分に対する自己免疫抗体の溶解によって起こるとされている。グルココルチコイドは *P. jirovecii* による中等度から重症度の肺炎患者において，炎症と続いて生じる肺傷害を減少させるといわれている。グルココルチコイドを使用した場合，室内気で動脈血酸素分圧(Pa_{O_2})が 70 mmHg を下回り，肺胞気-動脈血酸素分圧較差($A\text{-}aD_{O_2}$)が 35 mmHg を超えた中等度から重症度肺炎患者では死亡率の減少がみられた。グルココルチコイドは 3 週間投与

される。患者はある程度の治療期間がないとしばしば改善せず，また初期増悪をきたす。グルココルチコイドは現行の治療が無効と判断してから使用するのではなく，早期の段階で使用するべきである。気胸と急性呼吸促迫症候群は *Pneumocystis* 肺炎の重篤な合併症である。患者が *Pneumocystis* 肺炎による急性呼吸促迫症候群の症状を呈したときは，その重篤な病態のためにグルココルチコイド治療の適応となる。軽度の HIV 感染者でも，非 HIV 感染者でも，補助治療としてのグルココルチコイドの使用については議論の余地がある。

Ⅳ-217.　正解は A　第 208 章（vol.1 p.*1465*〜）

mefloquine は，chloroquine 耐性マラリアが流行している地域のマラリア予防薬として有効である。高用量が治療に用いられることもある。薬物耐性はアフリカ，南アジアで報告されている。quinine と chloroquine に類似している mefloquine は，マラリア感染症の無性生殖期の赤血球内型に唯一効果がある。mefloquine は非可溶性であり，点滴では投与できない。経口薬は食中または食後に内服する。mefloquine はおもに胆汁と糞便に排泄される。腎不全患者では投与量の調節は必要なく，また血液透析でも除去されない。副作用として，睡眠異常や精神疾患，痙攣発作などが報告されている。mefloquine はうつ病や全般性不安障害，精神疾患あるいは発作性疾患など神経精神病学的症状をもつ患者には処方するべきではない。急性の不安発作やうつ病，落ち着きのなさ，混乱がみられた場合は，投与を中断する。quinine, quinidine および β 遮断薬は mefloquine と一緒に使用すると心電図異常や心停止をきたす可能性がある。致命的な QT 延長を起こす可能性があるため，halofantrine は mefloquine が投与されている 3 週間以内は投薬してはいけない。mefloquine については，さらに ritonavir との相互作用も報告されている。

Ⅳ-218.　正解は E　第 209 章（vol.1 p.*1471*〜）

赤痢アメーバ（*Entamoeba histolytica*）は世界中の衛生状態が不良で人口が密着している地域での一般的な病原体である。糞-口感染であり，初発症状は腸炎で，しばしば便潜血陽性となる。肝膿瘍は一般的な合併症であり，赤痢アメーバの有機体が腸管を超えて門脈循環を通り肝臓内に到達することにより生じる。肝膿瘍が出現した時点で，消化管感染症は不明瞭であり，かつ有機体も便中には認められない。血清赤痢アメーバ抗体が陽性である場合，画像検査は補助的診断として有用である。血清学的検査は，赤痢アメーバの診断において感度 94％超，特異度 95％超である。赤痢アメーバによる肝膿瘍の治療薬としては metronidazole がある。腸腔内の感染症は paromomycin または iodoquinol で治療する。*Campylobacter* 感染のおもな原因は食物であり，下痢をきたす。肝膿瘍は生じず，通常自然寛解するが，重篤な腸炎や炎症性下痢をきたす可能性がある。

Ⅳ-219.　正解は B　第 210 章（vol.1 p.*1475*〜）

マラリアの流行地域では，マラリアは急性感染症のような症状を呈する。本症例の厚層および薄層の塗抹標本では栄養型がみられ，本症例でも栄養型が認められた。本症例の神経学的所見は脳マラリアを示唆しており，重篤な症状が出現しているため，quinidine 静注により治療された。低血糖はよくみられる合併症であり，予後不良である。また，quinidine や quinine により膵性インスリン分泌を促進するため，状態を増悪する可能性がある。quinine は quinidine よりも不整脈や低血圧を起こしにくい。quinine は米国の薬局ではしばしば入手できないことがある。宿主や寄生虫によるグルコース消費の増加と肝臓でのグルコース新生の抑制により，マラリアそのものでも低血糖症をきたす。痙攣発作は脳マラリアで生じるが，quinidine の副作用ではない。悪夢はしばしば mefloquine の副作用でみられ，網膜症は chloroquine の長期間投与による副作用である。

Ⅳ-220.　正解は C　第 210 章（vol.1 p.*1475*〜）

重症マラリアは医学的緊急疾患である。三日熱マラリア原虫（*Plasmodium vivax*）による感染症は熱帯熱マラリア原虫（*P. falciparum*）による感染症より重症化することはまれである。昏睡や脳マラリア，24 時間以内の 2 回以上の痙攣発作，重篤な酸血症または貧血，腎不全，肺水腫または急性呼吸促迫症候群，低血糖，低血圧，ショック，播種性血管内凝固，ヘモグロビン尿，極端な筋力低下，ビリルビン 2 mg/dL 超を伴う黄疸，または多臓器不全を伴う場合は重症マラリアと判断し，外来での治療は困難と判断する。免疫力正常の患者で赤血球の 5% 以上が末梢血塗抹標本でマラリアに感染していたら，重症マラリアと判断し，外来での治療は推奨されない。

IV-221. **正解は B** 第 210 章(vol.1 p.*1475*～)

artemisinin 誘導体を含む治療法は現在，熱帯熱マラリア原虫(*Plasmodium falciparum*)の感染に対する第 1 選択薬として WHO で推奨されている。重症熱帯熱マラリアにおいて，artesunate 静注は quinine 静注と比較して死亡率を 35% 減少させた。artemether と artemotil は筋注であり，artesunate ほど効果はない。また，artesunate は quinine より安全で効果的であるが，現在米国では入手できない。そのため，米国では quinidine または quinine が使用される。quinine の静注は quinidine の静注と同程度に効果的であり，より安全である。quinine は quinidine より不整脈と低血圧を起こしにくいが，しばしば米国の病院では使用できないことがある。chloroquine は三日熱マラリア原虫(*P. vivax*)および卵形マラリア原虫(*P. ovale*)，耐性が少ない中東およびカリブ領域の熱帯熱マラリア原虫に対してのみ効果がある。mefloquine は経口薬のみであり，予防薬として使われることが多いが，多剤耐性のマラリアにも同様に使用される。

IV-222. **正解は E** 第 210 章(vol.1 p.*1475*～)

厚層塗抹標本と薄層塗抹標本はマラリア(*Plasmodium* 属)が風土病となっている地域における発熱患者において，重要な評価の 1 つである。厚層塗抹標本はより長い作成時間がかかるが，確率が低い寄生虫血症においては感度が高い。薄層塗抹標本は 4 つの異なる種のマラリアによる感染症を鑑別するためのより正確な形態学的評価が可能であり，寄生虫血症の予後予測が可能である。臨床的に強く疑っているにもかかわらず，検査結果が陰性であるときは再度末梢血塗抹標本を行うべきである。塗抹標本で迅速診断が行えない場合は，熱帯熱マラリア原虫(*Plasmodium falciparum*)による感染で最も重篤な状態を回避するために経験的治療を積極的に考慮する必要がある。熱帯熱マラリアに対する感度および特異度が高い抗体検査が報告されている。高値であれば感染後 4 週間は陽性となり，かつ寄生虫血症の定量化は行えない。

IV-223. **正解は C** 第 211 章(vol.1 p.*1490*～)

Babesia microti の流行地域ではナンタケットアイランド，マーサズ・ビニヤード，ブロックアイランド，シェルターアイランド，ロングアイランド，マサチューセッツ州の南東部沿岸，コネチカット州とロードアイランド州であり，本症例は流行地域での発症である。風邪のような症状とダニ刺傷はこの病気の症状に類似している。患者は一般的にこれらの症状と頸部硬直，咽頭痛，腹痛，体重減少を呈する。身体所見では，発熱以外は特に異常はみられない。皮疹は *Babesia* 症に特異的ではなく，遊走性紅斑の出現はライム病の合併を示唆する。厚層塗抹標本と薄層塗抹標本では典型的な円形の原虫を示すが，これらが陰性であっても，PCR で 18S リボソーム RNA (rRNA)が証明される場合がある。マラリア感染症でみられるような中心の茶色がかったデポジットの欠如によって，熱帯熱マラリアと鑑別される。*B. duncani* は米国の西海岸でみつかることが多い。また，*B. divergens* はワシントン州，ミズーリ州，ケンタッキー州で散発的に報告されている。成人の重篤な *B. microti* 感染の治療は clindamycin と quinine の併用である。赤血球交換は *B. microti* 感染に対しては考慮されるが，*B. divergens* では推奨されていない。

IV-224. **正解は C** 第 212 章(vol.1 p.*1493*～)

Leishmania 症の大部分はインドの亜大陸とスーダンで発症する。内臓 *Leishmania* 症(VL，別

名 kala-azar としても知られる）の診断のために最も一般的に用いられる技術は，*Leishmania infantum* から組換え抗原 rK39 に対する迅速な免疫クロマトグラフィ法である。この検査は広く活用でき，さらに迅速かつ安全である。必要なのは指先穿刺で採取したごく少量の血液のみであり，約 15 分で結果がわかる。組織における無鞭毛型原虫の証明は，内臓 *Leishmania* 症の診断において推奨されるものであり，かつ培養結果は感度が高い。診断には有用であるものの，脾穿刺は観血的で手技が困難である。*Leishmania* 症核酸の PCR はより簡便であるが，通常臨床に定期的な検査として用いられるものではない。また，*Leishmania* 症は便検査では診断できない。

IV-225.　正解は C　第 213 章（vol.1 p.*1499*〜）

Trypanosoma cruzi は Chagas 病（アメリカ *Trypanosoma* 症），すなわち米国における *Trypanosoma* 症の原因となり，米国のみで発症する。原生動物であるサシガメという虫が動物やヒトの血液を吸い込むことによって，原虫は感染する。*T. cruzi* は糞便から排出され，皮膚，粘膜，結膜を通して感染する。また，汚染食品や輸血，臓器移植によっても感染する。急性 Chagas 病は一般的に寄生虫血症である。*T. cruzi* に対する抗体と無症候性である点が特徴である慢性的な疾患で，軽度の発熱が持続する。慢性 Chagas 病の約 10〜30％の患者は循環器や消化器疾患にもとづく徴候を呈する。メクラアブは *Loa* 糸状虫（*Loa loa*，フィラリア症）の媒介をする。

IV-226.　正解は D　第 213 章（vol.1 p.*1499*〜）

本症例は両室収縮不全を伴った慢性 Chagas 病である可能性が高い。Chagas 病はメキシコの地方，中米および南米では健康問題となっている。急性発症は小児で生じるが，診断をつけることは困難であるため，疫学は不明である。心臓は慢性 Chagas 病で最も侵されやすく，両室収縮不全と伝導異常，すなわち右脚ブロック（RBBB）と左脚前枝ブロック（LAH）が生じる。心尖部瘤や壁在血栓も起こりうる。慢性 Chagas 病は *Trypanosoma cruzi* 抗原に対する IgG 抗体により診断される。偽陽性結果は，他の寄生性感染症または自己免疫疾患患者に起こる場合がある。WHO は個別の検査で陽性の確認を行うことを推奨している。慢性的に感染した患者において，*T. cruzi* DNA PCR が血清学的検査より優位であることは証明されておらず，市販の PCR テストは利用できない。この患者の人口統計学では，冠動脈疾患危険因子の不足や無痛症状，急性心筋梗塞，虚血性心筋症，高血圧性心筋症とあり，本疾患の可能性は考えにくい。Swan-Ganz カテーテルによる右心カテーテル検査では，左室圧・右室圧と心拍出量を定量化できる。収縮性心内膜炎も同様に評価できるが，左心不全の徴候としては現れにくい。

IV-227.　正解は A　第 213 章（vol.1 p.*1499*〜）

新規に感染した 18 歳以下の *Trypanosoma cruzi* 感染患者に対しては，急性 Chagas 病の治療を行うことが現在のコンセンサスとされている。残念なことに，唯一利用できる薬物 benznidazole と nifurtimox は，有効性が低く，顕著な副作用がある。急性 Chagas 病では，nifurtimox は症状および寄生虫血症を改善させ，急性期の死亡率を減少させる。ただし，急性期の約 70％しか完全な治療は行われない。benznidazole は nifurtimox と同程度に効果的で，通常ラテンアメリカで選択される。診断が不確定である場合や無症候性の慢性 Chagas 病の治療に関しては，議論の余地がある。一部では治療が推奨されているが，これとは対照的に，ランダム化研究では小児に対する治療の有効性が証明されている。現在のアゾール系抗真菌薬（voriconazole を含む）は *T. cruzi* に対して十分な有効性をもっておらず，現在動物実験で効果が確認されるのみである。*T. cruzi* IgG 検査による血清学的確認は，慢性（急性でない）Chagas 病を診断する際に用いられる。マラリアは 1,000 m 以下の標高のホンジュラスで流行し，primaquine の使用が有効である。薄層および厚層塗抹標本では，*Plasmodium* 属原虫と *T. cruzi* を混同しないように注意が必要である。

IV-228. **正解は A** 第 213 章(vol.1 p.*1499*～)

アフリカ *Trypanosoma* 症すなわち睡眠病は，原虫の *Trypanosoma brucei* 群により生じる。アフリカ *Trypanosoma* 症は 1960 年代にほぼ根絶したが，現在もアフリカの大きな健康問題の 1 つである。アフリカ *Trypanosoma* 症はサハラ以南のアフリカで生じるが，西アフリカ型(ガンビア型，*T. b. gambiense*)と東アフリカ型(ローデシア型，*T. b. rhodesiense*)の区別が重要である。ツェツェバエは，両方の型を媒介する。ヒトはガンビア型アフリカ *Trypanosoma* 症の主要な宿主であり，農村地帯で起こる。観光客にはめったに影響を及ぼさない。アンテロープとウシは *T. b. rhodesiense* の宿主であり，サファリの観光客で感染が報告されている。一次病巣(*Trypanosoma* 下疳)はツェツェバエによる刺傷から 1 週間後に出現することが多い。この後，発熱とリンパ節腫脹(ステージ I)が生じ，全身に広がっていく。心筋症をきたすこともあり，致死的になりうる。中枢神経系病変はステージ II で生じ，髄液の細胞数増加と髄液蛋白の増加，髄圧の上昇をきたす。このステージでは，*Trypanosoma* 属が髄液中にみられることがある。*T. b. rhodesiense* による中枢神経病変は *T. b. gambiense* によるものよりも急性で，かつ病勢がより進行性である傾向がある。ステージ II では眠気と無関心の症状が進行し，ときに不眠症と落ち着きのなさがみられる。治療しなければ，昏睡をきたして死に至る。診断は血液，脊髄液，リンパ組織，骨髄液，下疳の内容液からの原虫を確認することによって行われる。*T. b. gambiense* の血清学的検査は特異度および感度が低い。PCR 検査は一般的には利用できない。すべてのアフリカ *Trypanosoma* 症患者は中枢神経系病変の精査のため，腰椎穿刺が必要となる。suramin はステージ I のローデシア型アフリカ *Trypanosoma* 症に有効である。pentamidine は，ステージ I のガンビア型アフリカ *Trypanosoma* 症の第 1 選択薬である。中枢神経系病変を生じた場合は，eflornithine がガンビア型アフリカ *Trypanosoma* 症，melarsoprol がローデシア型アフリカ *Trypanosoma* 症に使用される。melarsoprol はヒ素薬であり，有毒性が高く，脳症をきたす危険性がある。

IV-229. **正解は C** 第 214 章(vol.1 p.*1504*～)

MRI 所見では，HIV 感染に起因する進行した免疫抑制患者で，*Toxoplasma gondii* に起因する脳炎の古典的な障害を呈している。ネコは *Toxoplasma* の有性生殖相が完成される時期の終宿主であり，オーシストは糞便中に排出される。米国では，19 歳のうち最大で 30%，50 歳以下の成人の最大 67% で *Toxoplasma* に曝露された血清学的所見がみつかる。$CD4^+$T 細胞数 100/μL 以下の場合の HIV 感染症者では，*Toxoplasma* の再燃や脳症を生じるリスクがある。中枢神経系で最も一般的に *Toxoplasma* 症の再燃が起こるが，リンパ節，肺，心臓，眼，消化管にも再燃が起こることがある。*Toxoplasma* 症は髄膜炎でなく脳炎をきたす。したがって髄液検査の結果ははっきりしない場合が多く，髄液細胞の増加と髄液蛋白の上昇(グルコースは正常)をきたすことがある。中枢神経系 *Toxoplasma* 症は pyrimethamine と sulfadiazine の併用によって治療される。ST 合剤も治療の選択肢となる。AIDS 患者における脳炎の鑑別診断は，リンパ腫，転移性腫瘍，脳膿瘍，進行性多巣性白質脳症，真菌感染と *Mycobacterium* による感染症である。本症例では，典型的な MRI 画像が示されていることから，*Toxoplasma* 症が最も考えられる。

IV-230. **正解は C** 第 215 章(vol.1 p.*1510*～)

設問にあげた原虫のうち，*Giardia*(Lambl 鞭毛虫)のみが便の卵虫と寄生虫試験で診断できる。便の抗原免疫測定は *Giardia* 属と *Cryptosporidium* 属を診断するのに用いられる。糞便の抗酸性テストは，*Cryptosporidium*，*Isospora*，*Cyclospora* 属を診断するのに用いられることがある。*Microsporidium*(微胞子虫類)については，診断のために特別な糞便の汚れ，または組織生検を必要とする。

IV-231. **正解は D** 第 215 章(vol.1 p.*1510*～)

Trichomonas 症は，感染したパートナーとの性的接触を通して感染する。多くの男性は症状がないが，尿道炎，精巣上体炎または前立腺炎の徴候が出現することもある。大部分の女性

は，腟の瘙痒感，性行為痛と悪臭を伴う帯下を呈する。これらの徴候は，*Trichomonas* 症と腟炎（細菌性腟疾患など）の症状であり，鑑別が必要である。*Trichomonas* 症は自然治癒はしないため，治療が必要である。腟の直接塗抹標本のウェットマウント顕微鏡検査は 50〜60％の検出感度を有する。分泌物の直接免疫蛍光染色法は，より感度が高く，すぐに結果を知ることができる。培養検査は広く入手できず，同定にも 3〜7 日間かかる。治療は，metronidazole 2 g の単回投与または 500 mg 投与を 1 日 2 回のいずれかを 7 日間行う。すべての性的パートナーに対して治療を行う。metronidazole に対して耐性を示す *Trichomonas* 症が報告されており，metronidazole の増量か tinidazole によって治療される。

IV-232.　正解は E　第 215 章（vol.1 p.*1510*〜）

便中の寄生虫抗原，便または小腸での嚢胞または栄養型を確認することで，*Giardia* 症（Lambl 鞭毛虫症）は診断される。この病気に対する血清学的検査はない。多種多様な病原体が下痢を起こすため，鑑別のために病歴や身体所見の他，さまざまな検査が必要となる。大腸内視鏡検査は *Giardia* 症の診断には有用ではない。Lambl 鞭毛虫は有症状の患者では残存しているため，治療が必要である。吸収不良，体重減少，栄養不足，脱水のような重篤な徴候が長期の経過で発症する。蕁麻疹，前部ブドウ膜炎，関節炎のような腸管外症状は，潜在的 *Giardia* 症で合併する。tinidazole 2 g を 1 回服用する治療は，治癒率が 90％以上ある metronidazole の 5 日間投与による治療よりも効果的であるといわれている。paromomycin（経口で十分に吸収されないアミノグリコシド）が妊娠中の有症状の患者で使用できるが，有効性は証明されていない。clindamycin と albendazole は *Giardia* 症治療には使用できない。治療抵抗性で遷延性の症状がみられる場合，metronidazole をより長期間投与する。

IV-233.　正解は D　第 215 章（vol.1 p.*1510*〜）

Cryptosporidium は，一般的に免疫正常者で下痢症を引き起こすが，自然治癒する。重篤な免疫不全患者（進行した HIV 感染者など）では，重症の衰弱性疾患を引き起こす場合がある。免疫正常者における発症はオーシストの摂取が関係している。伝染性オーシストはヒト糞便に排出され，ヒト-ヒト感染を引き起こす。オーシストの水系伝染は，旅行者による感染やアウトブレイクの原因となる。オーシストは，飲料水や水源の日常的な塩素化によって耐性化する。感染しても，免疫正常者および免疫不全者ともに症状が出現しないこともある。感染すると症状を呈することが多い。下痢は典型的に水様性で，血性ではなく，腹痛，悪心，熱と食欲不振を伴う場合がある。免疫正常者において，徴候は通常 1〜2 週間みられ，治療をせずに治癒する。$CD4^{+}T$ 細胞数 100/μL 以下の進行した AIDS 患者において，重篤な徴候が出現する可能性がある。また，重篤な電解質と体液異常をきたす。nitazoxanide は *Cryptosporidium* 症治療として使用されるが，現在まで HIV 感染者に対して有効であることは証明されていない。これらの患者の治療については，免疫抑制を減らす抗レトロウイルス療法が行われる。tinidazole と metronidazole は，*Cryptosporidium* 症でなく *Giardia* 症（Lambl 鞭毛虫症）と *Trichomonas* 症を治療する際に用いられる。

IV-234.　正解は D　第 216 章（vol.1 p.*1516*〜）

米国では旋毛虫症が毎年 12 例程度報告されている。大部分は症状がないため，この報告数は過小評価である可能性が高い。北米における最近の発生は野生動物，とりわけクマの摂取と関係がある。重篤な感染症では腸炎をきたし，眼窩周囲浮腫，筋炎，そしてまれに死に至る。この感染症は *Trichinella* 類のシスト（被嚢幼虫）を摂取することにより生じるが，ブタまたは他の肉食動物の感染した肉を摂取する際に感染する。ブタに生の残飯を与えることを禁止する法律の施行は，米国で旋毛虫症を減らすうえで重要な公衆衛生処置であった。ヒト-ヒト感染については記載されていない。大多数の感染症は軽度であり，自然寛解する。

IV-235.　正解は E　第 216 章（vol.1 p.*1516*〜）

感染した肉製品（豚肉が最も多い）を摂取する場合，旋毛虫症が起こる。その他，イヌ，ウマ，クマの肉を摂取することにより感染する。米国とカナダの最近のアウトブレイクでは，野生動物（特にクマ肉）の摂取と関連していた。感染した最初の週に下痢，悪心，嘔吐が出現する。寄生虫は胃腸から感染し，発熱と好酸球増加がしばしば生じる。幼虫は筋組織で 2〜3 週間後に被嚢し，筋炎と筋力低下に至る。心筋炎と斑状丘疹は，この病気としてはあまり一般的ではない。ブタでは，肉がピンク色でなくなるまで熱を通すか，3 週間－15° C で凍結させることで幼虫は死滅する。しかし，北極圏のセイウチまたはクマ肉の *Trichinella nativa* 幼虫は，氷点下でも生存する。*Giardia* 属と *Campylobacter* 属については，汚染された水を飲むことによってしばしば感染する。どちらも消化器症状（さらに，*Campylobacter* 属は熱を引き起こす）がみられるが，好酸球増加または筋炎はともに起こさない。有鉤条虫（*Taenia solium*）では *Trichinella* 類に類似した病因がみられるが，筋炎は引き起こさない。サイトメガロウイルス（CMV）による感染でもさまざまな症状が起こるが，今回の症例のような症状は起こらない。

IV-236，IV-237. 正解はそれぞれ D，B 第 216 章（vol.1 p.*1516*〜）

内臓幼虫移行症は，今回の症例の場合はイヌ回虫（*Toxocara canis*）に起因するが，イヌの糞便にさらされる幼児が最もよく影響を受ける。イヌ回虫の卵は摂取されて小腸で感染環を開始し，体内の多くの組織に移動する。肝脾腫と総白血球数の 90％近くの好酸球増加が，この病気特有の症状である。ブドウ球菌は好酸球増加を通常は上昇させない。旋毛虫症（*Trichinella* 類のシストに感染した肉食動物の肉を摂取することによって生じる）では，感染が疑われる食物を摂取していない場合に感染することはまれであり，肝脾腫も引き起こさない。*Giardia* 症（Lambl 鞭毛虫症）では，体全体にわたった特徴や好酸球増加はみられず，大量の下痢と腹痛がみられる点に特徴がある。嚢虫症は一般的に筋肉痛を引き起こし，脳にまで広がる。症状は出現しないことが多いが，発作をきたすことがある。旋毛虫症の多くは自然治癒するため，治療をせずに改善する。まれに中枢神経系や心筋疾患，または呼吸器疾患で死に至ることがある。重篤な心疾患は急性心筋炎として出現する。これらの患者において，炎症性合併症を減らすためにグルココルチコイドが投与される。albendazole，mebendazole または praziquantel のような抗蠕虫薬が，内臓幼虫の幼虫移行症のサイクルを変えるかどうかについては結論がでていない。組織線虫ではない *Trichomonas* 症に対しては metronidazole が使用される。

IV-238. 正解は A 第 216 章（vol.1 p.*1516*〜）

広東住血線虫（*Angiostrongylus cantonensis*，ネズミ肺線虫）は，ヒトの好酸球性髄膜炎で最も一般的な原因である。おもに東南アジアと環太平洋地域に存在するが，症例はキューバ，オーストラリア，日本，中国でも報告されている。感染力のある幼虫はネズミの糞便から排出され，カタツムリとナメクジによって摂取される。ヒトの場合，軟体動物を摂取することによる感染，その軟体動物の粘液が混入した野菜またはその軟体動物を摂取した海産魚（カニ，淡水のエビ）を摂取することによって感染する。感染した幼虫は脳に移動し，出血を伴う好酸球性炎症をきたす。臨床症状は幼虫摂取後 2〜35 日であらわれ，初発症状としては頭痛（進行が緩徐であったり，急激に発症する），発熱，悪心，嘔吐，髄膜症を起こすことが多い。髄液の検査所見では，20％以上の好酸球増加がみられる。広東住血線虫の幼虫は，髄液中にみられることはきわめてまれである。診断は通常，好酸球性髄膜炎の症状と疫学によってつけられる。広東住血線虫による髄膜炎については特殊な化学療法は存在しない。対症療法として，頭蓋内圧をコントロールするために髄液の排出を繰り返し行う。グルココルチコイドは炎症状態を軽減する可能性がある。多くの症例では脳の住血線虫症における完全治癒としては，自然治癒が主体となる。有棘顎口虫（*Gnathostoma spinigerum*）は好酸球性髄膜炎の原因となることはあまりなく，遊走性皮膚腫脹または眼感染症を引き起こす。これは東南アジアと中国でも固有の感染であり，十分に加熱調理されなかった生魚または鳥肉（タイのソムファックと日本の刺身など）を摂取することによって感染する。*Trichinella murrelli* と *T. nativa* は北米と北極圏で旋毛虫病を引き起こす。イヌ回虫（*Toxocara canis*）は，幼虫移行症の原因となる。

IV-239.　正解は B　第 217 章（vol.1 p.*1519*～）

ヒト糞線虫（*Strongyloides stercoralis*）は，ヒトを宿主として体内で複製することができる唯一の蠕虫であり，自己感染を起こす。糞便に汚染された土を通じて皮膚や粘膜から糞線虫に感染する。幼虫は，血流を通して肺に移動し，肺胞腔を通って呼吸気道を上行し，飲み込まれ小腸に達して成虫に成熟する。成虫は，小腸の粘膜を透過することもある。糞線虫は，東南アジア，サハラ以南のアフリカ，ブラジルと米国南部に固有である。糞線虫症患者の多くは症状がないか，軽い胃腸症状または特徴的皮膚発疹（皮膚幼虫移行症）を呈する。初期の重い感染症で小腸閉塞が起こる場合がある。好酸球増加はすべての臨床症状で通常みられる。免疫抑制患者において，特にグルココルチコイド治療中の患者で，重篤な感染症や播種が起こる場合がある。また大腸炎，腸炎，髄膜炎，腹膜炎および急性腎不全に至る可能性がある。菌血症性または Gram 陰性の敗血症が，破壊された消化器官の粘膜を通じた細菌移動のために生じる可能性がある。過剰感染症のリスクがあるため，すべての糞線虫症は（無症候性キャリアの場合も）ivermectin で治療されるが，ivermectin は albendazole よりも効果的である。fluconazole は *Candida* 症の治療に用いられる。mebendazole は鞭虫症，蟯虫症（蟯虫），回虫症および鉤虫の治療に用いられる。mefloquine はマラリア予防のために使用される。

IV-240.　正解は B　第 217 章（vol.1 p.*1519*～）

回虫（*Ascaris lumbricoides*）は，ヒトの腸管寄生虫のうち最も長いものである（15～40 cm）。熱帯や亜熱帯地方に生息している。米国では大部分は南東部の地方でみられる。感染は糞便に汚染された土を通じて起こる。より一般的には，感染虫体数（量）は低く，症状を引き起こすことはない。臨床症状は，肺への幼虫の移行または消化管への成虫の移行と関連している。胃腸に存在する成虫により合併症が生じ，閉塞性合併症（胆管炎，膵炎または虫垂炎など）につながる小さな腸閉塞（狭い腸内腔である小児で起こることが多い）をきたす。まれに成虫は食道に移動し，経口で排出されることがある。幼虫の肺移行期（虫卵摂取後 9～12 日）では，患者は咳，発熱，好酸球増加と肋膜炎による痛みを呈することがある。好酸球性肺炎（Löffler 症候群）はその症状と肺への浸潤に特徴がある。髄膜炎は回虫症の既知の合併症でなく，免疫不全患者における糞線虫症で起こることがある。

IV-241.　正解は A　第 217 章（vol.1 p.*1519*～）

重篤な腸管合併症予防のために，無症候性キャリアの場合でも，回虫症は常に治療する必要がある。albendazole，mebendazole，ivermectin は治療薬として有効であるが，妊婦には禁忌である。pyrantel は妊娠中でも安全に使用できる。metronidazole は嫌気性細菌および *Trichomonas* 症治療に用いられる。fluconazole は多くの場合，*Candida* 症治療に用いられる。diethylcarbamazine は，進行中のリンパ系糸状虫症における第 1 選択の治療薬である。vancomycin は線虫に影響を及ぼさない。

IV-242.　正解は E　第 217 章（vol.1 p.*1519*～）

この症例で最も可能性が高いのは *Anisakis* 症である。*Anisakis* 症はヒトが宿主となりうる線虫感染症である。海産魚の筋肉に存在しているアニサキス科線虫の幼虫を摂取した数時間から数日後に症状が出現する。感染の主要な危険因子は生魚の摂取であり，鋭い腹痛のような症状があらわれる。上部消化管内視鏡検査にて診断，治療を行うため，病歴は重要である。*Anisakis* 症は激しい腹痛を引き起こして，胃の粘膜に入り込むため，内視鏡によって，またはまれではあるが手術によって除去することもある。*Anisakis* 症の治療薬については報告がない。

IV-243.　正解は E　第 218 章（vol.1 p.*1524*～）

この患者は Bancroft 糸状虫（*Wuchereria bancrofti*）に起因する急性リンパ節炎にかかっており，

糸状虫症(フィラリア症)が疑われる。熱帯地方と亜熱帯地方中に固有の疾患であり，アジア，太平洋諸島，アフリカ，南米の一部地域とカリブ海を含む。Bancroft 糸状虫は世界で最も広く分布するヒトを宿主とする糸状虫寄生虫で，蚊によって媒介される。リンパ性感染症は通常よくみられ，重症化および慢性化する場合がある。慢性下肢リンパ性感染症によって象皮病が生じる。決定的な診断は，寄生虫の実証を必要とする。ミクロフィラリアは，直接の顕微鏡検査によって血液，精巣水瘤液，その他体液でみつかることがある。抗原を測定するための固相酵素結合免疫測定法(ELISA)は商業化されており，特異度が非常に高く，感度も 93 % を超える。PCR による分析も有効とされている。急性リンパ節炎の場合，超音波 Doppler 検査によって拡張したリンパ管で運動している成虫がみられることがある。生きている成虫は，特徴的な運動パターン(filaria dance sign)を呈する。Bancroft 糸状虫に感染した男性のうち 80%の精索で成虫が認められる。便中の卵子と寄生虫試験は，Bancroft 糸状虫の診断には役立たない。

IV-244. **正解は B** 第 218 章(vol.1 p.*1524*〜)

diethylcarbamazine は成虫とミクロフィリアの両者に殺虫効果があり，急性糸状虫リンパ節炎治療の第 1 選択薬である。albendazole，doxycycline と ivermectin は，ミクロ糸状虫感染症(マクロ糸状虫でない)の治療にも用いられる。たとえ症状がないとしても，リンパ性損傷を防止するため，実質的にすべての Bancroft 糸状虫による感染症患者に治療を行う。これらの患者の多くは，無症状血尿症，蛋白尿などを呈する。albendazole と doxycycline は，殺ミクロフィラリア効果の面で有効性を示した。diethylcarbamazine と albendazole，ivermectin，doxycycline の併用治療は，根絶プログラムで有効性をもつ。WHO は 1997 年に，diethylcarbamazine の年 1 回投与に albendazole (アフリカ以外の地方)または ivermectin (アフリカ)を追加することによって，リンパ系糸状虫症を撲滅する計画を世界規模で確立している。praziquantel は住血吸虫症治療のために使われる。

IV-245. **正解は B** 第 218 章(vol.1 p.*1524*〜)

この患者は *Loa* 糸状虫症であり，アフリカの *Loa* 糸状虫(*Loa loa*)により生じる。アフリカ西部から中央部の熱帯雨林に特有のものである。ミクロフィラリア血症では，成虫が下位結膜を含む皮下組織で生存と同時に定期的に血液内を循環する。*Loa* 糸状虫症は土着の地方において無症候性であるケースが多く，今回の症例のように成虫のみが認められることがある。血管性浮腫と腫脹は患部で生じる場合がある。diethylcarbamazine による治療は，成虫とミクロフィラリア両方の病期において有効である。複数の選択肢があり，albendazole と ivermectin は，ミクロフィラリアの量を減少させるうえで有効であるが，FDA の認可を得ていない。ivermectin 投与を受けた重篤なミクロフィラリア血症患者で死亡報告がある。terbinafine は白癬の治療薬であり，voriconazole は虫体に対する効果のない抗真菌薬である。

IV-246. **正解は A** 第 219 章(vol.1 p.*1530*〜)

ヒトの住血吸虫症は，5 つの住血吸虫(*Schistosoma*)属により起こる。Manson 住血吸虫(*Schistosoma mansoni*)，日本住血吸虫(*S. japonicum*)，メコン住血吸虫(*S. mekongi*)，そして *S. intercalatum* の 4 つが腸管寄生性であるのに対して，Bilharz 住血吸虫(*S. haematobium*)は尿路寄生性である。住血吸虫には最大で 3 億人が感染していると報告されている。図 IV-246 に世界的な分布を示す。Bilharz 住血吸虫は南米ではみられない。淡水から感染したカタツムリにより排出されるセルカリアの侵入によって，住血吸虫症は変化する。皮膚に侵入後，それぞれの種では静脈やリンパを通して腸管や尿路に移動する。急性の皮膚感染によって，2〜3 日以内に皮膚炎として沼地皮膚症(湖岸病)が生じる。片山熱は急性住血吸虫症で，虫体による住血吸虫への急性の過敏反応として 4〜8 週間以内に生じる可能性がある。好酸球増加は急性感染症で通常みられる。感染した淡水での水泳，またはボート漕ぎにより旅行者が曝露し，より世界規模の健康問題となった。慢性住血吸虫症は，その種と感染状況によりさまざまである。腸管住血吸虫は門脈圧亢進症をきたす。Bilharz 住血吸虫では尿路癌のリスクが高まる。免疫学的検査は住血吸虫症を診断するために有用である。場合によっては，便または尿試験結果で陽性となることがある。

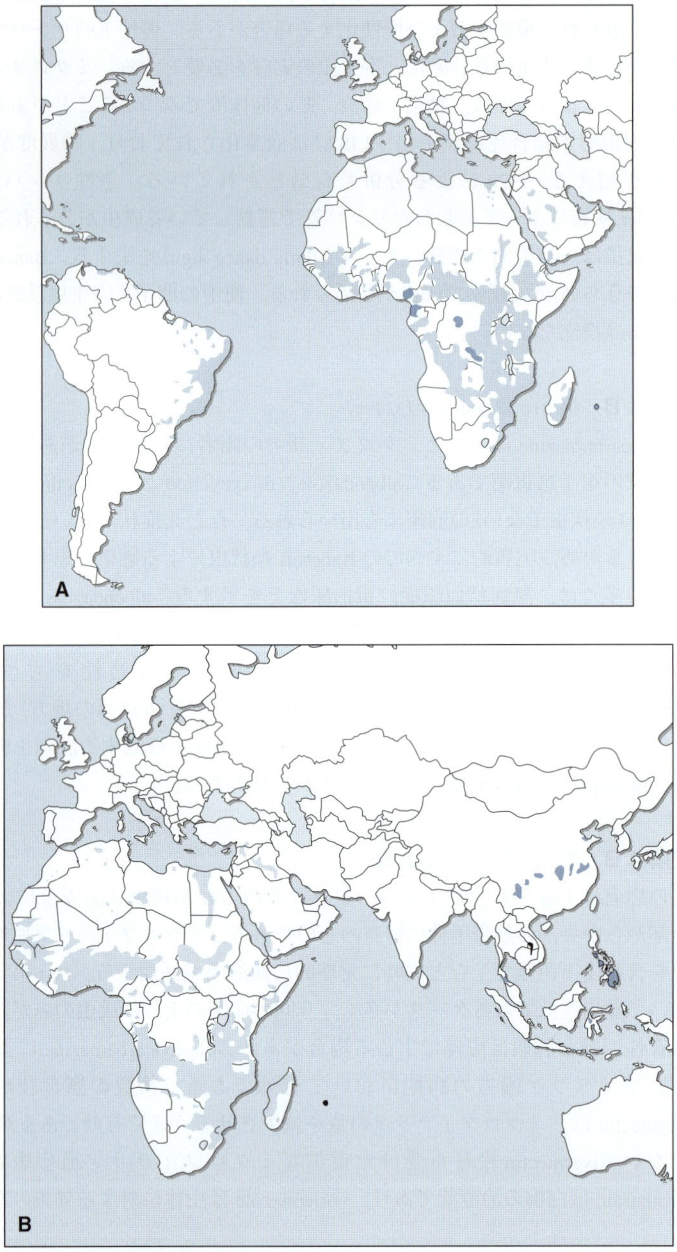

図 IV-246　住血吸虫症の世界的な分布。A. Manson 住血吸虫症（図内の薄い青色）は，アフリカ，中東，南米，2，3 のカリブ海諸国地域に特有である。*S. intercalatum* 感染症（図内の濃い青色）は，アフリカ西部および中央部の散在する地域に特有である。B. Bilharz 住血吸虫症（図内の薄い青色）は，アフリカと中東地域に特有である。日本住血吸虫症（図内の濃い青色）のおもな流行地は，中国，フィリピンとインドネシアである。メコン住血吸虫症（図内黒色）は，東南アジアで局所的に流行している。

IV-247.　**正解は D**　第 219 章（vol.1 p.*1530*〜）

この患者は，Manson 住血吸虫への感染によって生じる片山熱をきたしている。感染後およそ 4〜8 週間後に，寄生虫は門脈と肺循環中を移動する。この病期では症状があらわれないときがあるが，場合によっては過敏症反応と血清病を起こす。通常，好酸球増加はみられる。また消化器官に虫体がそれほど存在していないため，この病期では便検査が陽性とならない場合がある。特に非風土病地域出身の患者において，血清学検査が役に立つ場合がある。片山熱が神経疾患を合併して進行する可能性があるため，praziquantel は選択すべき治療である。praziquantel はほとんどの寄生虫感染症（住血吸虫症を含む）の治療薬である。chloroquine はマラリア治療のために使われる。回虫症，鉤虫，旋毛虫病と内臓幼虫移行症に対しては mebendazole が，アメーバ症，*Giardia* 症，*Trichomonas* 症に対しては metronidazole が，糞線虫属に対しては thiabendazole が選択される。

IV-248.　**正解は B**　第 219 章（vol.1 p.*1530*～）

肝臓の Manson 住血吸虫症によって門脈周囲線維症が生じ，脈管障害が生じる。それにより，小さな肝細胞障害をきたすことで肝硬変に至る。肝脾腫，脾機能亢進と食道静脈瘤がきわめてよくみられる。住血吸虫症は通常，好酸球増加を引き起こす。アルコール性，壊死後の線維症が比較的よくみられ，くも状母斑，女性化乳房，黄疸と腹水はそれほど観察されない。

IV-249.　**正解は B**　第 220 章（vol.1 p.*1537*～）

この患者は，有鉤条虫への感染から神経囊虫症をきたしたことによる痙攣発作を生じている。CT 検査では，実質細胞の囊尾虫壁が増強され，内部の頭節が認められる（矢印）。囊胞は中枢神経系に移動した六鉤幼虫（オンコスフェア）を表す。ヒトの囊虫症を引き起こす感染症は，有鉤条虫卵の摂取によって起こる。これは通常，十分に加熱調理されなかった豚肉の摂取によって腸内感染を起こした条虫キャリアと接触することにより生じる。またキャリアが自身の糞便から排出される有鉤条虫卵を摂取する場合，自己感染が起こる場合がある。囊尾虫は体内のどこにでも存在するが，通常は中枢神経系，髄液，骨格筋，皮下組織または眼に障害があらわれる。神経学的症状は最も一般的にみられる。そして，炎症，髄液流出閉塞による水頭症またはくも膜炎を併発することから，全般発作または焦点発作をきたす。表 IV-249 に示すように，特徴的な頭節を含んでいる囊胞所見は，囊虫症に必須の診断基準である。腸内感染は，糞便検査で卵を検出することによってみつかる可能性がある。より精密な ELISA，PCR，血清学的検査は，現在製品化されていない。神経学的に状態が安定した後の神経囊虫症治療は，albendazole または praziquantel を用いる。プラセボと比較して，臨床で有効性が示されている。治療開始のタイミングはグルココルチコイド治療により炎症が生じ，それにより引き起こされた徴候が増悪することと関係してくる。腸の有鉤条虫症は，praziquantel の 1 回服用で治療される。中枢神経系の囊胞性病変は（頭節はみられない場合），

表 IV-249　ヒト囊虫症の診断基準 [a]

1. 確定的徴候
a. 生検材料中の囊尾虫の組織学的または顕微鏡的な検出
b. 眼底検査による寄生虫の検出
c. 特徴的な頭節を含んでいる囊胞性病変の脳画像診断
2. 大徴候
a. 脳画像上，神経囊虫症を示唆する病変部の存在
b. 血清中の抗囊尾虫抗体の酵素結合免疫電気転移ブロット法を用いた検出
c. 頭蓋内の囊胞性病変の自然治癒，または albendazole や praziquantel 治療による治癒
3. 小徴候
a. 脳画像によってみつけられる神経囊虫に似た病変の存在
b. 神経囊虫症を示唆する臨床症状の出現
c. 髄液中の抗囊尾虫抗体の ELISA による検出
d. 中枢神経系以外の部位（葉巻き型の軟部組織石灰化像など）における囊尾虫の所見
4. 疫学的徴候
a. 囊虫症流行地域での居住
b. 囊虫症流行地域への頻繁な旅行
c. 家庭内での有鉤条虫感染者との接触

[a] 診断は，1 つの確定的徴候，または 2 つの大徴候に加えて 1 つの小徴候と 1 つの疫学的徴候がそれぞれ認められる場合に確定される。確定診断には至らないが，囊胞虫の診断は，(1) 1 つの大徴候に加えて 2 つの小徴候，(2) 1 つの大徴候に加えて，1 つの小徴候と 1 つの疫学的徴候，(3) 3 つの小徴候に加えて 1 つの疫学的徴候，のいずれかを満たす場合に支持される。

ELISA：固相酵素結合免疫測定法

出典：Del Brutto OH et al: Proposed diagnostic criteria for neurocysticercosis. Neurology 57:177, 2001 より改変

進行したHIV感染者における*Toxoplasma*症に特有で，pyrimethamineとsulfadiazineで治療される。しかし，今回の症例ではHIV抗体が陰性であり，かつCT検査では嚢虫症に典型的な所見がみられた。*Toxoplasma*症は進行症例でみられ，急性感染症でないため，HIV検査は役に立たない。心エコー検査はブドウ球菌またはその他の細菌による心内膜炎が疑われる場合に施行すべきである。

IV-250. **正解はB** 第220章(vol.1 p.*1537*〜)

包虫症は通常，単包条虫種群(*Echinococcus granulosus* complex)およびイヌの糞便を通じてヒトに伝播する多包条虫(*E. multilocularis*)によって生じる。包虫類は全大陸でみられ，中国，中央アジア，中東，地中海地域，アフリカ東部，南米地域の一部で高い流行性を有する。多包条虫(多嚢胞性浸潤性肺病変を引き起こす)はアルプス地方，亜北極圏，北極地方に分布し，カナダ，米国，中国，欧州，中央アジアが含まれる。包虫シストは肝臓に最も多く，つぎに肺に多くみられる。占拠性病変のため，ゆっくり拡大し，典型的な症状を呈する。シストが画像検査でしばしば認められる。胆管の圧迫や胆管枝への包虫液の漏出は，胆石症や胆嚢炎に特徴的な症状を引き起こすことがある。また，包虫シストは超音波検査によっても特徴づけられる。より大きなシスト中の娘シストは疾患特異的な症候である。血清学的検査は，単包条虫種群の診断を証明する際に役立つ場合がある。肝包虫症では症例の90%以上で(ただし100%でない)，血清学的検査が一般的に陽性である。肺包虫症では患者のうち血清学的検査が陰性となるのは，最大で50%である。生検は通常，漏出のリスクがあるため，肝臓の端の近くにある包虫には推奨されない。小さな包虫は，albendazoleまたはpraziquantelによる内科的治療に反応することがある。包虫液の経皮的な吸引と殺包虫薬の注入および再吸引(PAIR)治療は，大部分の単純な非表層性シストに対して推奨される。複雑なシスト，漏出のリスクがある表層性シストと胆道系を巻き込むシストでは外科的切除が推奨される。albendazoleによる治療は通常，PAIRまたは外科的治療の前後に行われる。

SECTION V
循環器疾患

QUESTIONS

各設問に対する，最もふさわしい解答を選べ。

V-1. 35 歳の女性が呼吸困難を主訴に外来を受診した。特発性肺動脈性肺高血圧症の診断に合致する所見はどれか。

A. 頸静脈怒張，正常な I 音と II 音，胸骨右縁上部で聴取される II/VI の吹鳴性(blowing)拡張期雑音

B. 頸静脈怒張，非常に大きな II 音，胸骨左縁下部の II/VI の収縮期雑音

C. 頸静脈怒張，大きな II 音の固定性分裂，胸骨左縁下部の III/VI の収縮期雑音

D. 頸静脈怒張，II 音の呼吸性分裂，胸骨左縁上部の II/VI の粗い収縮期雑音

E. 頸静脈怒張，樽状胸郭，呼気延長

V-2. 広範に転移した非小細胞肺癌の 75 歳の女性が血圧 73/25 mmHg で ICU に入室した。患者は全身倦怠感と 3〜5 日間続く悪化する呼吸困難を訴えていた。診察では頸静脈怒張を認めた。胸部 X 線検査では大きな水ガメ様の心陰影があり，肺の浸潤影はなかった。身体診察でみられる可能性の高い所見はどれか。

A. 吸気時に 10 mmHg 以上，収縮期血圧が低下する

B. 吸気時に頸静脈圧の低下がみられない

C. 僧帽弁開放音(オープニングスナップ)に伴う拡張後期の拡張期雑音

D. 小遅脈

E. 頸静脈圧記録でのゆるやかな y 谷

V-3. 78 歳の男性が非代償性心不全で ICU に入室した。患者は虚血性心筋症を長く患っていた。心電図は心房細動と左脚ブロックを示した。胸部 X 線検査では心拡大と Kerley B 線を伴う両側の肺うっ血を認めた。身体診察の所見として最も可能性の低いのはどれか。

A. IV 音

B 不整な心拍

C. 交互脈

D. II 音の逆分裂

E. III 音

V-4. 45 歳男性がうっ血性心不全で ICU に入室した。患者はヘロインとコカインの常習者で，毎日注射していた。血液培養では，12 時間以内に 4 本中 4 本から methicillin 耐性黄色ブドウ球菌が培養された。バイタルサインは血圧 110/40 mmHg，心拍数 132 回/min であった。胸骨左縁に沿って IV/VI の拡張期雑音が聴取された。頸動脈拍動図を図 V-4A に示す。患者の心雑音の原因として最も可能性が高いのはどれか。

A. 大動脈弁閉鎖不全症

B. 大動脈弁狭窄症

C. 僧帽弁狭窄症

D. 僧帽弁閉鎖不全症

E. 三尖弁閉鎖不全症

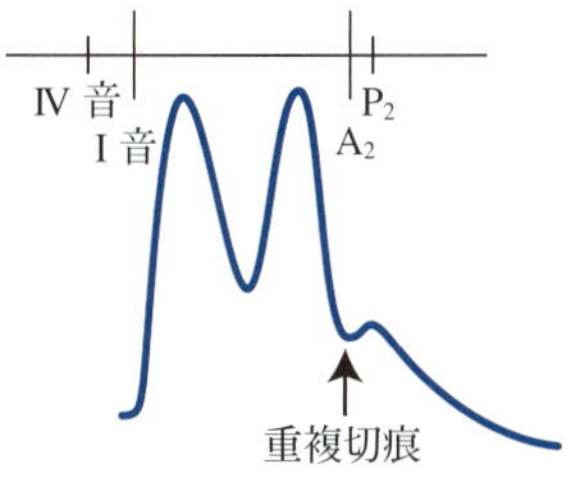

図 V-4A　A_2：II 音の大動脈成分，P_2：II 音の肺動脈成分

V-5. 72歳の男性が歩行時の下肢痛を主訴に受診した。痛みは大腿部の筋肉が痙攣するような感じで，安静にすると数分でおさまった。右足にはまれに安静時にしびれも感じ，夜間には右足の痛みで目が覚めることもあった。患者には高血圧と脳血管障害の既往があった。4年前に一過性脳虚血発作を患い，右頸動脈の内膜剥離術を受けていた。患者はaspirin，irbesartan，hydrochlorothiazide，atenololを毎日服用していた。診察では両側の足背動脈と後脛骨動脈の拍動触知が低下していた。右足背動脈の拍動触知はわずかであった。下腿部は脱毛していた。毛細血管再充満時間は右足で約5秒，左足で約3秒である。右下肢の重度の虚血を示す所見はどれか。

A. 足関節上腕血圧比(ABI)が0.3以下
B. ABIが0.9以下
C. ABIが1.2以上
D. 足背動脈触知不能
E. 下肢の圧痕浮腫

V-6. 24歳の男性がバスケットボール中の失神の原因を精査する目的で紹介受診した。患者にはその当時の記憶はなかったが，目撃者によると走っている途中で急に倒れたとのことであった。彼は地面に横になった状態で意識が戻ったが，転倒により数カ所の打撲傷を負った。彼は生来健康であったが最近は運動時に胸痛があり，運動を控えるようになっていた。彼の父は44歳で岩登り中に死亡した。彼は父親の死は突然死であったと確信しており，心臓が大きいと言われていたことを覚えていた。診察では収縮中期にダイヤモンド型(漸増漸減性)のⅢ/Ⅵの心雑音を聴取した。心電図では左室肥大の所見を認めた。以上から，この患者には肥大型心筋症が疑われる。この心雑音を増強すると考えられるのはどれか。

A. ハンドグリップ運動
B. スクワット
C. 立位
D. Valsalva法
E. AとB
F. CとD

V-7. 左脚ブロックの存在で示唆される疾患の組み合わせはどれか。

A. 心房中隔欠損，冠動脈疾患，大動脈弁疾患
B. 冠動脈疾患，大動脈弁疾患，高血圧性心疾患
C. 冠動脈疾患，大動脈弁疾患，肺高血圧症
D. 肺塞栓症，心筋症，高血圧性心疾患
E. 肺高血圧症，肺塞栓症，僧帽弁狭窄症

V-8. 虚血性心筋症を長く患っている57歳の男性がクリニックを定期受診した。彼は利尿薬を忘れずに服用していると言っていたが，体重は前回受診時から2kg減少していた。定期の血液検査ではカリウムが2.0 mEq/Lであった。患者はカリウム補充のため救急部門に搬送された。カリウム投与前の心電図で認められる可能性の高いのはどれか。

A. P波の減高
B. Osborne波
C. QT間隔の延長
D. 明らかなU波
E. STの盆状降下

V-9. エルサルバドル出身の55歳の女性が，徐々に悪化する労作性呼吸困難を主訴に救急部門を受診した。胸痛，咳，痰，喘鳴，発熱はなかった。胸部X線検査では拡張した肺動脈と左心房を認めたが，肺実質の浸潤影はなかった。心電図ではV_1で高いR波と右軸偏位を認めた。心エコー検査で明らかになる可能性が高いのはどれか。

A. 大動脈弁閉鎖不全症
B. 大動脈弁狭窄症
C. 左室駆出率低下
D. 僧帽弁狭窄症
E. 三尖弁狭窄症

V-10. 29歳の女性が交通外傷で入院した。患者は外傷後の下肢のコンパートメント症候群による横紋筋融解をきたしていた。急性腎不全と強い疼痛を合併していた。そのため減張切開術を受け，ICUに入室した。心電図検査が施行された(図V-10)。この時点での対応として最適なのはどれか。

A. 18誘導心電図
B. 冠動脈造影
C. 血液透析
D. 輸液とループ利尿薬
E. 換気血流シンチグラム

V-11. 急性の高カリウム血症でみられる心電図の変化はどれか。

A. PR間隔の短縮
B. ST部分の延長
C. 顕著なU波
D. QRS幅の延長
E. T波の平低下

V-12. 図V-12の心電図はつぎのどの患者のものか。

A. 33歳の女性で急激な頭痛，見当識障害，CTにて脳室内出血を認めた
B. 42歳の男性でテニス中に急激な胸痛を訴えた
C. 54歳の女性で喫煙歴が長く，2日間続く息切れと喘鳴の増悪
D. 64歳の女性で末期腎不全を患っているが，4日間血

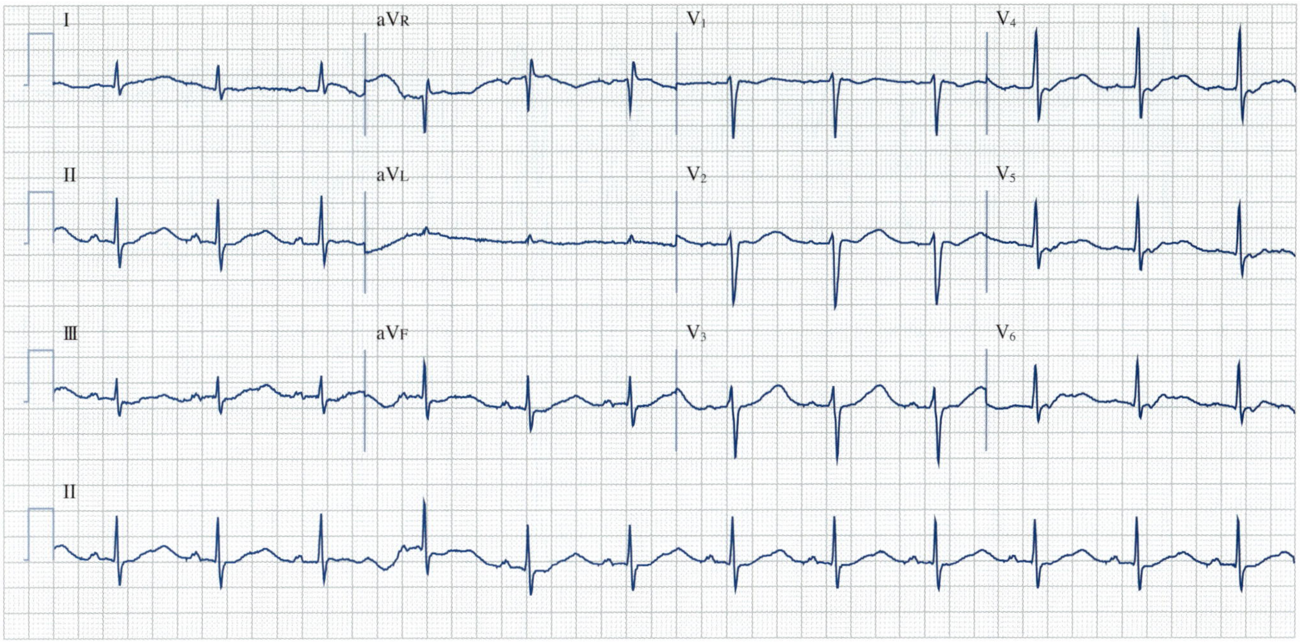

図 V-10

液透析を行っていない

E. 78 歳の男性で失神があり，頸動脈波の立ちあがりの遅延と右第二肋間で強い収縮期雑音を聴取する

V-13. あなたのクリニックに図 V-13 の心電図の患者が受診した。心電図は 2 週間前にとられたものだった。この患者に予想される症状はどれか。

A. 狭心症

B. 血痰

C. 発作性夜間呼吸困難

D. 胸膜痛

E. 頻脈

V-14. 左室肥大の所見でないのはどれか。

A. V_1 の S 波と V_5 あるいは V_6 の R 波の合計が 35 mm 以上

B. aVL の R 波が 11 mm 以上

C. aVF の R 波が 20 mm 以上

D. I の R 波と III の S 波の合計が 25 mm 以上

E. aVR の R 波が 8 mm 以上

V-15. 図 V-15 の心電図から判断して，この患者の頻脈を改善すると考えられる疾患への治療はどれか。

A. 貧血

B. 慢性閉塞性肺疾患（COPD）

C. 心筋虚血

D. 疼痛

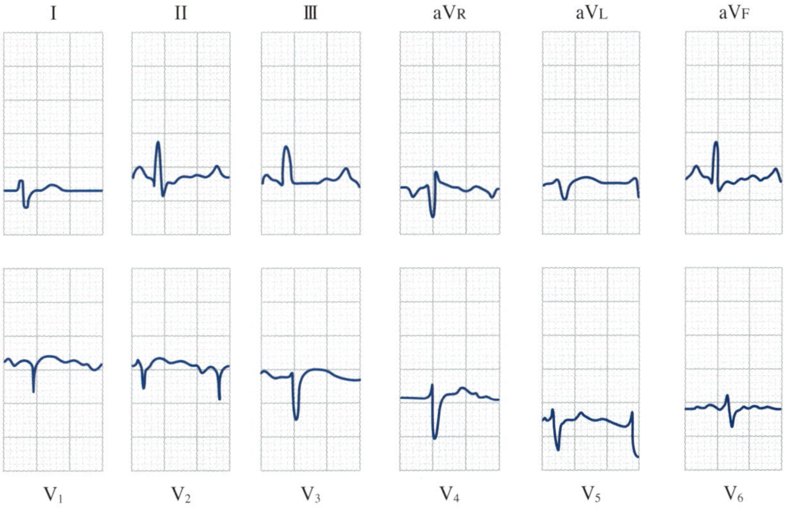

図 V-12

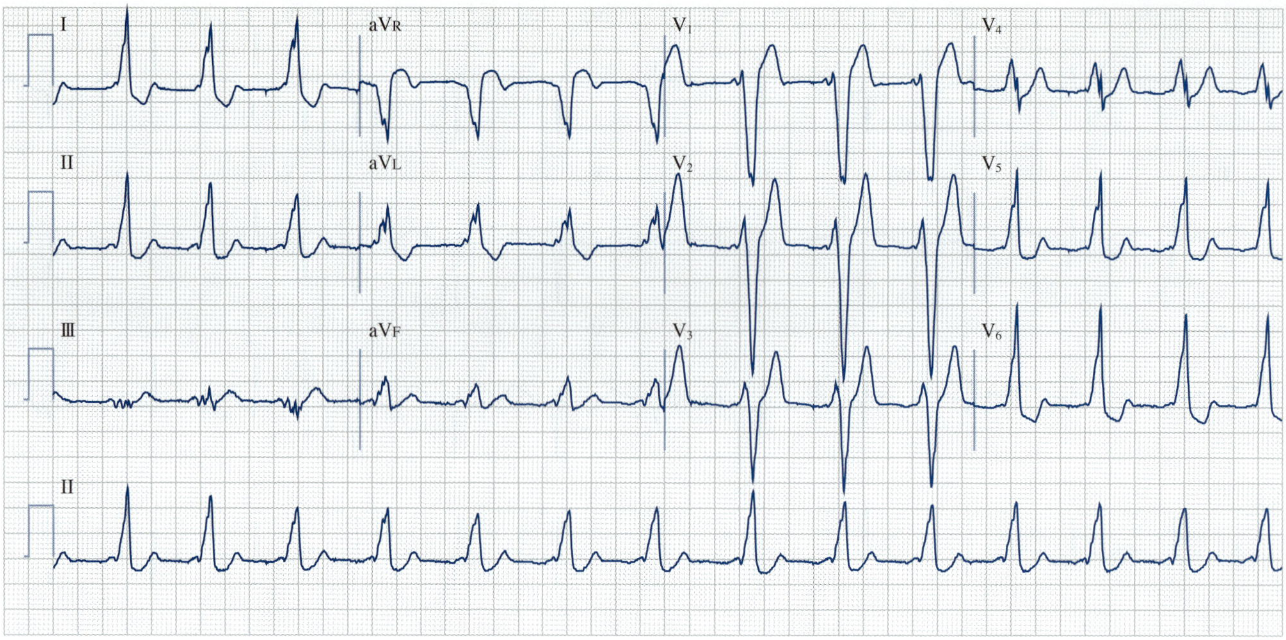

図 V-13

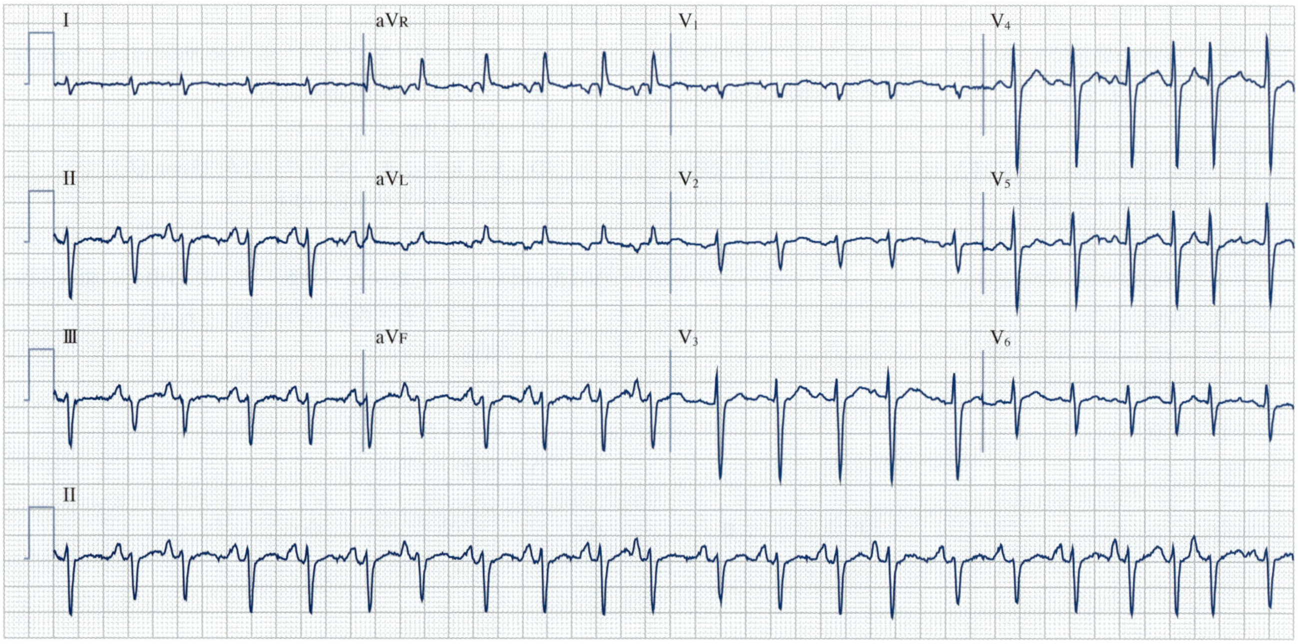

図 V-15

V-16. Doppler 心エコー検査が最も有効なのはどれか。

A. 聴診でドンという音を聴取する心内腫瘤の診断

B. 心筋梗塞の既往のある患者の左室駆出率の評価

C. 非定型的な胸痛を訴える患者の心筋虚血の診断

D. 心膜液貯留の診断

E. 左室駆出率は保たれているが心不全が疑われる患者の拡張期心室充満の評価

V-17. 75 歳の男性が薬物治療に反応しない安定狭心症の評価のために心臓カテーテル検査を受けた。彼に検査に伴うリスクについてたずねられた。心臓カテーテル検査と冠動脈造影検査において最もよくみられる合併症はどれか。

A. 急性腎不全

B. 徐脈

C. 心筋梗塞

D. 頻脈

E. 血管穿刺部位の出血

V-18. 右心カテーテル検査を行うのに最適な患者はどれか。

A. 54 歳の女性で原因不明の呼吸困難を訴えている。大きなII音の固定性分裂があるが，胸部 X 線検査は正常であり，心房中隔に双方向性のシャント血流がある。

B. 54 歳の男性でカジノで持続性単形性心室頻拍を生じ，目撃者に除細動器で除細動された。救急部門に到着したときには血行動態は安定していた。

C. 63 歳の女性で喫煙歴，高コレルテロール血症，2 型糖尿病があり，安静時の胸痛を訴えている。心電図は正常で血清トロポニン値は軽度上昇していた。

D. 66 歳の男性で糖尿病と高コレステロール血症の既往がある。1 時間続く胸骨下の胸痛と息切れで救急部門を受診した。血圧は 95/60 mmHg，脈拍 115 回/min であった。心電図では 1 カ月前のものと比べて新たな左脚ブロックを認めた。

E. 79 歳の男性で，呼吸困難の精査で心エコーを施行し重症の大動脈弁狭窄症がみつかった。

V-19. 55 歳の女性が労作性呼吸困難の評価のため受診した。彼女は 32 歳から高血圧症の既往があり，肥満指数(BMI)は 44 kg/m^2 であった。肺機能検査では軽度の拘束性障害を認めた。心エコーでは左室壁の肥厚があり左室駆出率は 70% であった。推定右室収縮期圧は 55 mmHg で肺高血圧が示唆されたが，心エコーで十分な画像を得るのは困難であった。彼女は右心カテーテル検査を受け以下の結果を得た。

平均血圧	110 mmHg
左室拡張末期圧	25 mmHg
肺動脈収縮期圧	48 mmHg
肺動脈拡張期圧	20 mmHg
平均肺動脈圧	34 mmHg
心拍出量	5.9 L/min

この患者の呼吸困難の原因として最も可能性が高いのはどれか。

A. 慢性血栓塞栓性疾患

B. 拡張不全

C. 閉塞性睡眠時無呼吸症候群

D. 肺高血圧症

E. 収縮不全

V-20. 洞不全症候群の徐脈頻脈症候群患者において血栓塞栓症を引き起こす高リスク因子はどれか。

A. 50 歳以上

B. 心房拡大

C. 糖尿病

D. プロトロンビン 20210 変異

E. 上記のいずれでもない。洞不全症候群の徐脈頻脈症候群では，血栓塞栓症の危険因子はない

V-21. 38 歳の男性が最近生じた全身倦怠感で受診した。彼は忙しい実業家でトライアスロンの選手でもあった。1 週間前にも難易度の高いトライアスロンコースを特に問題なく完走していたが，その後に疲労感を感じるようになった。ヘマトクリット，甲状腺刺激ホルモン(TSH)濃度は正常であった。妻がいびきが大きいと報告し，睡眠検査をすすめられた。明らかな無呼吸は認めなかったが，夜間に洞性徐脈を認めた。睡眠中の心拍数は 42〜56 回/min，覚醒時は 65〜72 回/min であった。この患者の徐脈に対する治療として最適なのはどれか。

A. 頸動脈洞マッサージ

B. 夜間の間欠的な覚醒

C. 遊離チロキシン(T_4)濃度の測定

D. 特に治療は必要ない

E. ペースメーカ治療

V-22. 洞不全症候群の原因として可逆性でないのはどれか。

A. 低体温症

B. 甲状腺機能低下症

C. 脳圧亢進

D. リチウム中毒

E. 放射線療法

V-23. 58 歳の男性が 2 日間続く強い呼吸困難で入院した。彼は 3 週間前に ST 上昇型の心筋梗塞を発症し血栓溶解療法を受けている。服薬は規則的に行っており，atorvastatin，lisinopril，metoprolol，aspirin を服用していた。診察では心拍数 44 回/min，血圧 100/45 mmHg，聴診では両側肺野に断続性ラ音を聴取した。頸静脈怒張があり，徐脈と中等度の下肢の浮腫を認めた。奔馬調律や新たな心雑音は認めなかった。心電図では洞性徐脈で，最近の心筋梗塞の所見はあったが新たな変化はなかった。つぎに行うべき治療として最適なのはどれか。

A. dopamine を開始

B. metoprolol の中止

C. 甲状腺刺激ホルモン濃度の測定

D. ペースメーカ植込み

E. 緊急冠動脈造影

V-24. 23 歳の大学生が夏の帰省時に 3 日間続くめまいで救急部門を受診した。数日前から右下肢に丸い的のような発疹が認められたが，それ以外は健康であった。診察では心拍数 40 回/min と徐脈で，血圧は 88/42 mmHg であった。酸素飽和度は正常であった。右大腿上部に牛の目のような発疹を認める以外は特に所見はなかった。心電図では 3 度房室ブロックを認めた。この患者の徴候の原因を明らかにする検査として最も考えられるのはどれか。

A. 抗核抗体検査
B. HLA-B27 検査
C. 抗 *Borrelia burgdorferi* 抗体の固相酵素結合免疫測定法(ELISA)での測定
D. 血漿レアギン迅速試験
E. 抗トポイソメラーゼ I 抗体検査

V-25. 図 V-25 のモニター心電図が示す伝導障害の型と，障害が認められることの多い伝導路はどれか。
A. 1 度房室ブロック――房室結節内
B. Mobitz I 型 2 度房室ブロック――房室結節内
C. Mobitz II 型 2 度房室ブロック――房室結節以下
D. Mobitz II 型 2 度房室ブロック――房室結節内

V-26. 喫煙歴と潰瘍性大腸炎の既往のある 47 歳の女性が間欠的な動悸にて受診した。過去 6 カ月間に，2〜4 日おきに心臓が踊るような感覚が 5 分程度続くとのことであった。増悪因子はなく胸痛，めまいなどもなかった。診察では明らかな異常はなく，安静時心電図は洞調律であった。血清電解質検査の追加検査として最適なのはどれか。
A. 経口と静注による造影剤を用いた腹部 CT
B. イベントモニター
C. Holter 心電図
D. 追加検査は必要ない
E. 電気生理検査

V-27. V-26 の患者は追加検査の後，上室期外収縮を認めた。この患者の不整脈に関する記述として正しいのはどれか。
A. 長時間心電図モニタリングでは，上室期外収縮は心室期外収縮よりも少ない
B. 器質的心疾患があるかどうかの検査として心エコーがすすめられる
C. 症状に対しては metoprolol を開始するべきである
D. 危険な状態ではないので追加検査は必要ないと説明する
E. 虚血性心疾患があるかどうかを負荷検査で確認する

V-28. 重度の慢性閉塞性肺疾患(COPD)のある 55 歳の男性が COPD の増悪で ICU に入室した。二酸化炭素の貯留があり，気管挿管下に機械換気にて補助呼吸を開始した。十分な鎮静にもかかわらず吸気時の気道内圧が高値で，何度もアラームが鳴る状況であった。この患者の頻脈に関して評価の依頼があった。血圧は 112/68 mmHg，心拍数は 180 回/min で整であった。右肺では呼吸音の減弱があり，心電図は QRS 幅の狭い頻脈を示した。頸動脈洞マッサージで心拍数は一時的に 130 回/min まで低下したものの，すぐに 180 回/min まで上昇した。つぎに行うべきはどれか。
A. adenosine 25 mg 静注
B. amiodarone 200 mg 静注
C. 胸部 X 線検査
D. metoprolol 5 mg 静注
E. 鎮静して除細動を行う

V-29. 心房細動患者における脳梗塞の危険因子でないのはどれか。
A. 糖尿病
B. 心不全の既往
C. 脳梗塞の既往
D. 高血圧症
E. 左心房が 40 mm 以上

V-30. 心房細動の除細動に関する記述として正しいのはどれか。
A. dofetilide は外来で安全に開始できる
B. 薬物治療で洞調律であることが確認できた場合は長時間 Holter 心電図検査を行い，安全に抗凝固療法が中止できるかどうか判断する
C. 薬物療法にて洞調律が維持できている患者は心房細動の心拍数調節と抗凝固療法を行っている患者よりも生命予後がよい
D. 洞調律維持に薬物療法が行われている場合は心房細動の再発はまれである

V-31. 幼少期に心房中隔欠損症の手術の既往がある 57 歳の女性が 3 日間続く動悸を主訴に救急部門を受診した。心拍数は 153 回/min，血圧は 128/75 mmHg であった。心電図では心房粗動を認めた。心エコーでは中等度の右心房と左心房の拡大を認めたが，術後の状態としては正常で左室，右室機能も良好であった。つぎに行うべきはどれか。
A. dabigatran による抗凝固療法を開始
B. 経食道心エコーにて左心房に血栓がなければ抗凝固療法なしで電気的除細動
C. 直ちにヘパリンの静脈内投与

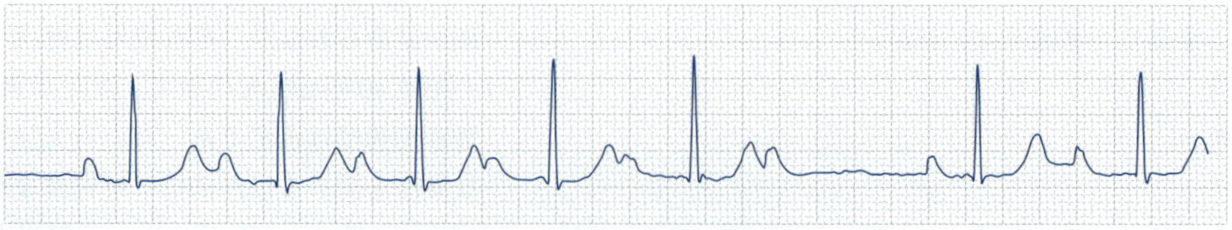

図 V-25

D. 直ちに電気的除細動

E. 左心房内血栓を確認するための経胸壁心エコー

V-32. 6時間続く動悸と息切れのある患者が来院した。救急部門でとられた心電図を示す(図 V-32)。診察で認められる可能性の最も高い所見はどれか。

A. 筋性防御を伴う腹部の圧痛

B. 空気の移動が乏しい肺の過膨張を伴うびまん性の呼気性多音性喘鳴

C. 左室の隆起とⅢ音

D. 鎖骨上リンパ節の腫脹

E. 右第5胸椎に相当する皮膚分節での水疱形成

V-33. 43歳の女性が30分続く突然の動悸を主訴に救急部門を受診した。症状がはじまったときは座ってコンピュータで仕事をしていた。これまでは腰痛を除けば彼女は健康であった。来院時，脈拍は178回/min，血圧は98/56 mmHgで，酸素飽和度は正常であった。診察では頸部に「frog sign」がみられ，頻脈であったがそれ以外は正常であった。心電図はQRS幅の狭い頻脈を示し，P波は認めなかった。この患者の頻脈に対して最初に行うべき最適な治療はどれか。

A. metoprolol 5 mg 静注

B. adenosine 6 mg 静注

C. verapamil 10 mg 静注

D. 頸動脈洞マッサージ

E. 100 J で電気的除細動

V-34. 膝関節手術の既往のある37歳の男性が夕食中に突然発症した動悸を主訴に救急部門を受診した。心拍数は193回/min，血圧は92/52 mmHgで，酸素飽和度は正常であった。診察では頻脈と軽度の発汗以外に異常はなかった。膝を手術する前に行った心電図検査では，胸部誘導でδ波を認めていた。今回の心電図ではQRS幅の広い頻脈を示した。この患者の頻脈に対する治療として禁忌なのはどれか。

A. adenosine

B. 頸動脈洞マッサージ

C. 同期下直流除細動

D. digoxin

E. metoprolol

V-35. QRS幅の広い頻脈を示す心電図において，心室頻拍の診断を最も強く支持するのはどれか。

A. 房室解離

B. 典型的な右脚ブロックパターン

C. QRSの絶対的不整脈

D. 120 ms 以上のQRS幅

E. 頸動脈洞マッサージによる徐拍化

V-36. 糖尿病と統合失調症のある入院中の40歳の男性が慢性の骨髄炎に対して抗菌薬を開始された。骨髄炎はヘロインを静注していた場所にできた潰瘍の直下に生じていた。患者は急に意識を消失し，看護師に発見された。心電図を図 V-36に示す。この不整脈の原因となる薬物として最も可能性が高いのはどれか。

A. furosemide

B. metronidazole

C. droperidol

D. metformin

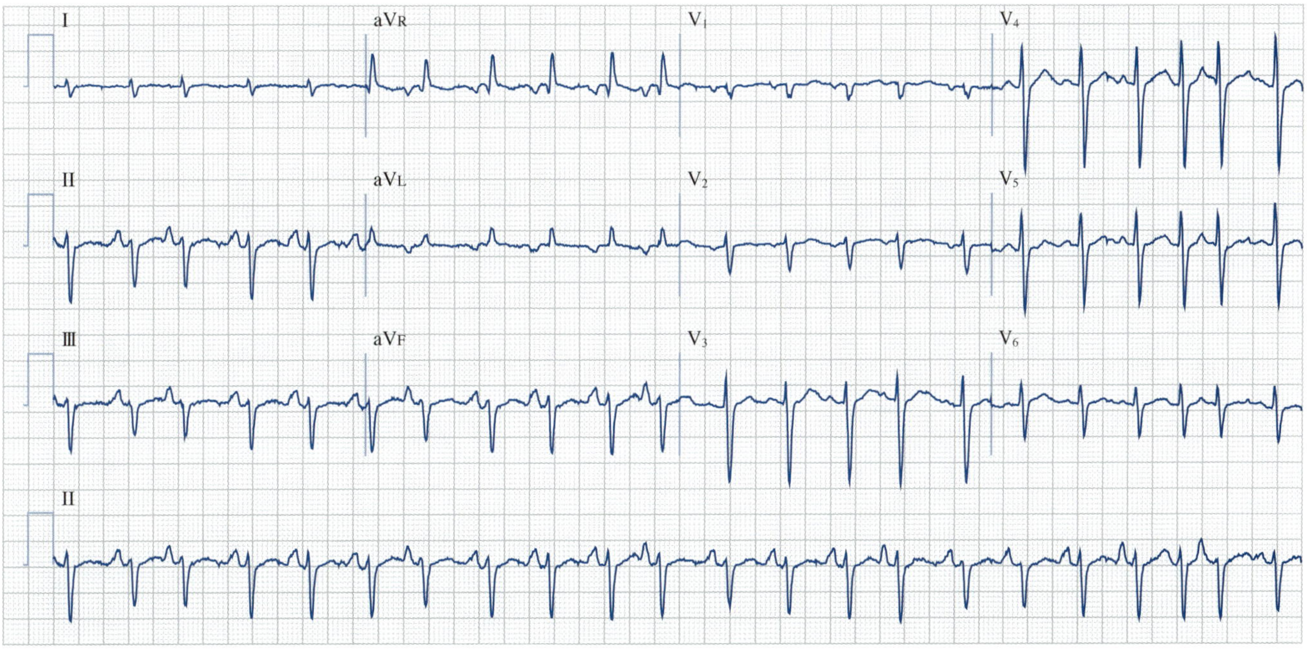

図 V-32

E. ヘロイン

V-37. V-36の患者に対して電気的除細動が施行され洞調律に回復した。12誘導心電図ではQT間隔の延長を認めた。原因薬物の中止に加え，投与するべき静注薬物として最適なのはどれか。

A. amiodarone

B. lidocaine

C. マグネシウム

D. metoprolol

E. カリウム

V-38. 心拍数に関連した狭心症をもつ患者を治療している。心拍数が少し上昇すると患者のQOLを落とすほどの狭心症が発生する。24時間Holter心電図検査では症状時には洞性頻脈を認めた。この患者の不整脈の機序はどれか。

A. 遅延後脱分極

B. 早期後脱分極

C. 異常自動能

D. リエントリー

V-39. 心房細動の発生原因となる解剖学的部位として最も一般的なのはどれか。

A. 左心耳

B. 僧帽弁輪

C. 肺静脈入口部

D. 静脈洞

E. 洞結節

V-40. 心房細動の症状は患者によって大きく異なる。心房細動が生じた際に症状(例えば息切れなど)が最も強くなる可能性の高い臨床状況はどれか。

A. アルコール依存症

B. 肥大型心筋症

C. 甲状腺機能亢進症

D. 低体温症

E. 開胸術後

V-41. 47歳の閉経後女性が突然発症した数週間続く重度の呼吸困難で受診した。胸痛，咳，痰，発熱はないが，下肢の腫脹がみられた。診察では血圧は145/78 mmHg，心拍数は123回/minであった。眼球突出があり，吸気時に両側の肺野下3分の1に断続性ラ音を聴取した。頸静脈怒張を認め，心臓のリズムは整であったが頻脈であった。心雑音はなくⅢ音を聴取した。両側下腿の浮腫と手の振戦が認められた。彼女の心不全の病態として最も可能性が高いと考えられるのはどれか。

A. 貧血と高拍出状態

B. 慢性の高血圧症とそれによる左室肥大と拡張不全

C. ヘモクロマトーシスとそれによる拘束型心筋症

D. 心筋梗塞とそれによる左室収縮障害

E. 甲状腺クリーゼと高拍出状態

V-42. 心不全の診断における血中の脳性ナトリウム利尿ペプチド(BNP)の測定に関する記述として正しいのはどれか。

A. 呼吸困難を示す患者においてBNP値の上昇は左心不全と診断できる

B. 腎不全が存在する場合はBNP値は心不全が存在しても低値にとどまる

C. BNP値は肥満のある心不全患者では低値を示す場合がある

D. 非代償性心不全の治療では治療の目安としてBNP値を経時的に測定するべきである

E. 上記のすべて

V-43. 左室駆出率が35％でステージCの心不全を呈している虚血性心筋症の64歳男性が循環器外来を受診した。彼は週に数回はトレッドミルで運動しており，下肢の浮腫が

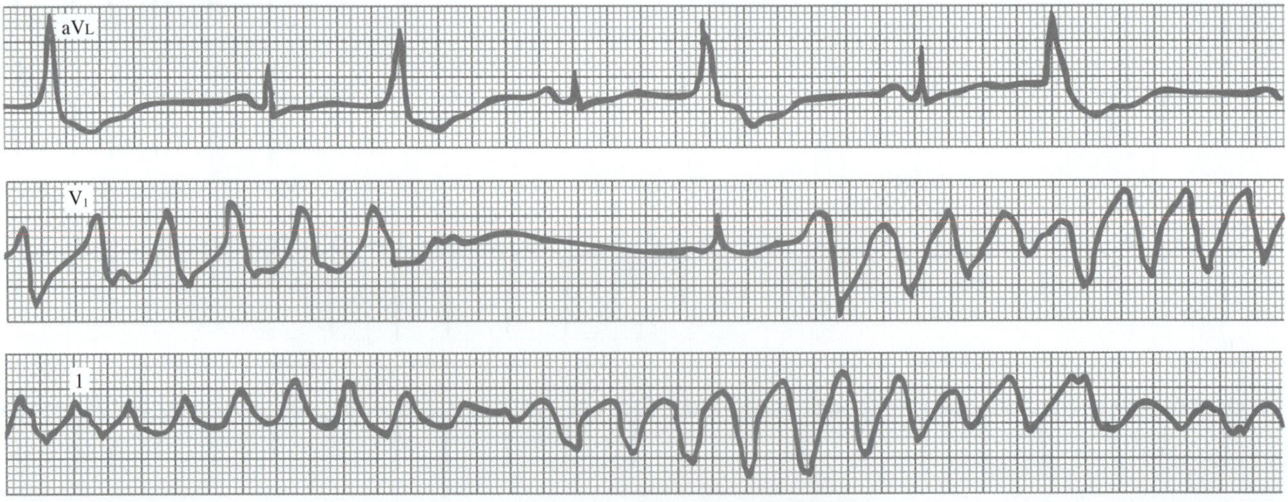

図V-36

悪化した際は furosemide を増量して対応していた。心不全での入院歴はない。内服薬は lisinopril，aspirin，furosemide，atorvastatin，digoxin，spironolactone，metoprolol であった。彼は，薬価が高いので薬物を中止したいと申しでた。彼の服薬内容に関する記述として正しいのはどれか。

A. アンジオテンシン変換酵素（ACE）阻害薬は心不全の症状を改善しない
B. β遮断薬は臨時の furosemide 使用の原因かもしれないため中止するべきである
C. この患者は左室駆出率が 35％以下の患者のように，spironolactone から eplerenone に変更するべきである
D. digoxin を休薬すると症状が悪化する可能性がある
E. 咳で lisinopril が服用できない場合にアンジオテンシン受容体拮抗薬に変更することは理にかなっている

V-44. 78 歳のほっそりした女性が数週間続く労作時の呼吸困難で救急部門を受診した。症状は夏に屋外で野菜のピクルスを何種類か調理してからはじまり，労作時だけでなく安静時にもみられるようになった。下肢の腫脹，起坐呼吸，夜間の呼吸困難もみられた。長い高血圧症の既往があり，子宮脱と不安症ももっていた。診察では心尖拍動が外側に偏移しておりⅣ音も聴取した。入院して利尿薬が投与された。心エコーでは左室肥大が著明で左室駆出率は 70％であった。局所的な壁運動の異常は認めなかった。大動脈弁と僧帽弁の機能は正常であった。右室の収縮期圧は 45 mmHg と推定された。利尿薬で心不全症状が改善した後，退院可能となった。心機能の保持された心不全患者の予後を改善すると考えられる，この患者の治療に加えるべき薬物はどれか。

A. digoxin
B. lisinopril
C. metoprolol
D. sildenafil
E. 上記のいずれでもない

V-45. 心筋梗塞とうっ血性心不全の既往のある 68 歳の男性が，安静時に症状はなかったが，歩いていて呼吸困難と倦怠感，動悸を感じた。症状がよくなるためには数分は安静にしなければならなかった。New York Heart Association（NYHA）心機能分類では，彼はどのクラスに分類されるか。

A. クラスⅠ
B. クラスⅡ
C. クラスⅢ
D. クラスⅣ

V-46. うっ血性心不全がある 68 歳の女性の夫が，妻が睡眠時に呼吸が止まっているようにみえることを心配していた。彼女は約 10 秒ほど呼吸が止まり，その後 10 秒ほど過呼吸になるようであった。だからといって目が覚めることはなかった。いびきはかかなかった。朝になり起床後は，安静時には調子はよかったが，軽度の労作では呼吸困難がみられた。つぎに行うべきはどれか。

A. 脳波
B. 最大限の心不全の治療
C. 睡眠時の経鼻持続気道陽圧（CPAP）
D. 睡眠検査
E. 気管支拡張薬の処方

V-47. 家族性高コレステロール血症による虚血性心筋症が末期の，53 歳の男性が心臓移植を受けた。ドナーは 23 歳の交通事故の犠牲者であった。移植後 3 年間は，急性拒絶反応を 1 回認めた以外は状態は良好であった。prednisone や sirolimus という免疫抑制薬を規則的に服用していた。定期のフォローアップにて労作時の呼吸困難を訴えた。肺機能検査は異常なく，胸部 X 線検査も正常であった。冠動脈造影を施行すると，冠動脈はびまん性求心性で，長軸方向にも強く狭窄していた。組織検査では急性拒絶反応は認めなかった。この患者に認められる冠動脈アテローム性硬化症に関する記述として正しいのはどれか。

A. 移植後に冠動脈硬化をきたしにくい免疫抑制薬はない
B. 冠動脈アテローム性硬化症は移植心の血管内皮に対する免疫学的傷害である
C. 冠動脈アテローム性硬化症は移植される前からもともと存在したものである
D. 患者の家族性高コレステロール血症は移植後の冠動脈硬化には影響しない
E. この移植後合併症に対してスタチンは効果がない

V-48. 末期心不全患者に対する心室補助装置の植込みによる合併症として知られているのはどれか。

A. 脳血管障害
B. 挿入部の感染
C. 装置自体の機械的トラブル
D. 血栓塞栓症
E. 上記のすべて

V-49. 成人の心房中隔欠損症の合併症でないのはどれか。

A. 中心静脈カテーテルによる空気塞栓
B. 労作時の酸素飽和度の低下
C. 塞栓性脳血管障害
D. 肺高血圧症
E. 不安定狭心症

V-50. 甲状腺機能低下症をもつ 32 歳の女性がかかりつけ医を

定期受診した。彼女は複雑な先天性心疾患があり，心室中隔欠損は部分的に修復されたがパッチを通して右-左シャントが有意に残存していた。彼女は強い息切れはなくビルの管理人の仕事ができていた。心不全症状や神経学的症状はなかったが末梢血酸素飽和度は78％であった。血算でヘマトクリット値は65％であった。この患者のヘマトクリット高値に対する治療として最適なのはどれか。

A. 酸素療法を開始
B. 動脈血液でCOオキシメトリを測定
C. 血清エリスロポエチン濃度を測定
D. 経過観察
E. 瀉血のため血液内科を受診

V-51. 43歳の男性が1カ月前に無症候の心房中隔欠損症に対して経皮的に閉鎖術を受け，合併症なく終了した。翌週に歯科で歯根の治療を受けることになったため，かかりつけ医を受診し抗菌薬の予防投与が必要かどうかたずねた。この患者に対する抗菌薬の予防投与に関する記述として正しいのはどれか。

A. 単純な先天性心疾患なので予防投与の必要はない
B. 病変は改善されているので予防投与の必要はない
C. 他に方法がないわけではないので細菌感染リスクのある歯科的処置は避けるべきである
D. パッチ閉鎖から6カ月以内であれば，細菌感染リスクのある歯科的処置では通常は抗菌薬の予防投与を行うべきである
E. 細菌感染リスクのある歯科的処置では，異物を入れる可能性がある場合は常に抗菌薬の予防投与を行うべきである

V-52. 20歳の男性が軍隊入隊時の身体検査のため診察と胸部X線検査を受けた。幼少期より健康で既往歴も特になかった。副鼻腔炎，肺炎，慢性呼吸器疾患もなかった。胸部X線検査では右胸心を認めた。診察では脾臓を右腹部で，肝臓を左腹部で触知した。彼の状態に関する記述として正しいのはどれか。

A. 大動脈弁狭窄症がある
B. 無脾症がある
C. 心房中隔欠損症がある
D. 心室中隔欠損症がある
E. 診察で認められた所見以外は正常である

V-53. 24歳の男性が最近始まった頭痛を主訴に受診した。頭痛はズキズキする感じで日中，夜間ともに生じた。acetaminophenを服用するとわずかに改善した。診察では血圧が右上腕で185/115 mmHgと高く，脈拍は70回/minであった。眼底検査では細動脈硬化を認めた。頸静脈，頸動脈に異常はなく，血圧上昇による心尖拍動の増強と心尖部にⅣ音を聴取した。腹部の血管雑音はなく，両側下肢の動脈の拍動は低下していた。症状は運動時の下肢の倦怠感のみであった。血圧測定を行い，以下の結果を得た。

右上腕	185/115 mmHg
左上腕	188/113 mmHg
右大腿	100/60 mmHg
左大腿	102/58 mmHg

頭痛の原因を明らかにする診断検査として最適なのはつぎのうちどれか。

A. 頭部MRI
B. 腎臓MRI
C. 胸部MRI
D. 24時間蓄尿による尿中5-ヒドロキシインドール酢酸(5-HIAA)測定
E. 24時間蓄尿による遊離コルチゾール測定

V-54. V-53の患者がもっている可能性の高い心臓疾患はどれか。

A. 大動脈二尖弁
B. 僧帽弁狭窄症
C. 早期興奮症候群
D. 右脚ブロック
E. 三尖弁閉鎖

V-55. 僧帽弁狭窄症はしばしば肺高血圧を合併する。僧帽弁狭窄による肺高血圧症の原因として正しいのはどれか。

A. 肺小血管壁の間質性浮腫
B. 左房圧の上昇による受動的上昇
C. 肺血管床の閉塞
D. 肺細動脈の収縮
E. 上記のすべて

V-56. 高血圧症，脂質異常症，喫煙の既往のある58歳男性が，ST上昇と前胸部誘導での小さなQ波を伴う胸痛でICUに入室した。症状は36時間以上続いていたため血栓溶解療法の適応はなかった。入室時点では，血圧123/67 mmHg，脈拍はβ遮断薬投与後で67回/min，経皮的動脈血酸素飽和度は2L酸素投与下で93％であった。診察ではそれ以外に異常はなかった。lisinopril，aspirin，ヘパリン，metoprololが投与された。三次医療施設へ転院する前に患者は強い呼吸困難を訴えた。発汗は著明で脈拍は80回/min，血圧は84/56 mmHg，酸素飽和度は100％酸素吸入下で93％であった。両側肺野には全域にわたって断続性ラ音を聴取し，頸静脈怒張は中等度に認められた。心電図に変化はなかった。胸部X線検査では，左側よりも右側に強い新たな肺胞浸潤影を認めた。診察で認められる可能性の高い所見はどれか。

A. Ⅳ音，心尖から腋窩に放散するⅢ/Ⅵの収縮期雑音

B. 右室の拍動性膨隆，強いII音，吸気時に胸骨右縁下部で増強するIII/VIの心雑音
C. III音，胸骨右縁上部での漸増漸減性のIII/VIの心雑音
D. 全身の蕁麻疹反応，聴診での気管支狭窄音
E. 粘膜浮腫，手指の腫脹，上気道狭窄音

V-57. V-56の患者に対する治療として最適なのはどれか。
A. albuterol吸入
B. noradrenaline静脈内投与
C. nitroprusside静脈内投与
D. methylprednisolone静脈内投与
E. 大動脈内バルーンパンピング開始

V-58. 26歳の健康な女性が子宮頸部細胞診のため受診した。症状は特になく既往歴にも特記するべきことはなかった。診察では胸部聴診にて収縮中期のクリック音を聴取した。心雑音や奔馬調律は認めなかった。この患者の診察で認められる所見に関する記述として正しいのはどれか。
A. このような患者では遺伝性の結合組織病などがみつかる
B. 菌血症の可能性がある歯科処置では感染性心内膜炎の予防の必要がある
C. ほとんどの場合症状はなく生涯そのまますごすことができる
D. aspirin 325 mg/日を開始するべきである
E. 心エコー検査では所見を明らかにすることはできない

V-59. 78歳の男性が労作時の息切れで受診した。患者は長い喫煙歴があり，肥満と糖尿病ももっていた。内服薬としてmetformin，aspirinが処方され，ときにibuprofenを服用していた。診察では脈拍はピークが遅延し，左室の拍動性膨隆を認めた。脈拍は整であったが心基部で強く，頸動脈に放散するIII/VIの収縮中期雑音を認めた。IV音も聴取された。心エコー検査では重度の大動脈弁狭窄があり，他の弁は正常だった。この患者の心病変に影響を及ぼした可能性が最も高いと考えられるのはどれか。
A. 先天性大動脈二尖弁
B. 糖尿病
C. リウマチ性心疾患
D. 結合組織病
E. 上記のいずれでもない

V-60. 63歳の男性が新たに生じた労作時の失神で受診し，大動脈弁狭窄が指摘された。患者へのカウンセリングにあたり，治療しない場合の平均的な余命は何年と説明すればよいか。
A. 5年
B. 4年
C. 3年
D. 2年
E. 1年

V-61. 重度の大動脈弁閉鎖不全症を示唆する身体診察所見はどれか。
A. Corrigan脈
B. 交互脈
C. 二段脈
D. 奇脈
E. 小遅脈

V-62. ソマリア人の41歳女性が妊娠6カ月目に血痰で受診した。今回は4回目の妊娠で，前回の出産は35歳であったが特に合併症はなかった。今回もこれまで特に問題はなかった。妊娠4カ月目から軽度の息切れと下肢の腫脹を認めたが，妊娠によるものと考えていた。息切れはしだいに悪化し，家の周りを歩くのもやっとになっていた。5日前から咳と血痰を認めた。発熱はなく膿性痰はなかった。産科医から処方された抗菌薬も効果はなかった。診察では平熱で，脈拍は110回/min，血圧108/60 mmHg，酸素飽和度は室内気で91%であった。鼻咽頭に出血源は認めなかった。肺では聴診で全体に断続性ラ音を聴取した。頸静脈怒張を中等度認め，脈拍は整，II音の亢進，拡張期に心尖部で低調のランブル音を聴取した。腹部では妊娠子宮があり，下肢では軽度の浮腫を認めた。この患者の症状の原因として最も可能性が高いのはどれか。
A. 気管支鏡
B. 胸部造影CT
C. 心エコー
D. 右心カテーテル検査
E. 耳鼻科医による上気道検査

V-63. V-62の患者に対して，症状を緩和するために処方する薬物はどれか。
A. benazepril
B. digoxin
C. furosemide
D. ヘパリン
E. levofloxacin

V-64. 心エコーで僧帽弁閉鎖不全症を認める患者で，手術療法が最もよい結果につながる可能性が高いのはどれか。
A. 52歳の男性で駆出率が25%，NYHAクラスIII，左室収縮末期径が60 mm
B. 54歳の男性で駆出率が30%，NYHAクラスII，肺高血圧を認める
C. 63歳の男性で洞調律で症状はなく，駆出率は65%，右心カテーテル検査は正常

D. 66歳の男性で症状はなく，駆出率は50%，左室収縮末期径は45 mm

E. 72歳の女性で症状はなく，心房細動が新たにみつかった。駆出率は60%，左室収縮末期径は35 mm

V-65. 三尖弁閉鎖不全症の原因とならないのはどれか。

A. 先天性心疾患
B. 感染性心内膜炎
C. 下壁梗塞
D. 肺動脈性肺高血圧症
E. リウマチ性心疾患
F. 上記のすべて

V-66. 心臓の弁置換術に関する記述として正しくないのはどれか。

A. 耐用年数の長さから，若年患者には機械弁よりも生体弁が望ましい
B. 生体弁は血栓塞栓症の合併症の頻度が低い
C. 機械弁置換術後の血栓症は大動脈弁位よりも僧帽弁位でリスクが高い
D. 妊娠を希望する患者では機械弁は相対禁忌である
E. 二葉弁は一葉弁よりも血行動態的に優れている

V-67. 炎症性心筋炎の原因となる微生物はどれか。

A. コクサッキーウイルス
B. ジフテリア菌
C. Q熱
D. *Trypanosoma cruzi*
E. 上記のすべて

V-68. 周産期心筋症の危険因子でないのはどれか。

A. 高齢出産
B. 栄養不良
C. 初産
D. 双胎妊娠
E. 子宮収縮抑制薬

V-69. 飲酒歴のある67歳の男性が肺水腫とうっ血を伴う左心不全で入院した。患者は両心カテーテル検査を受けた。冠動脈は正常であった。右心カテーテルの結果（表V-69）のうち，脚気心に相当する所見はどれか。

V-70. 20歳のバスケットボール選手が新たなシーズンの開始前に診察を受けた。聴診で胸骨左縁下部に強い収縮期雑音を認めた。肥大型心筋症が原因疾患である場合，この雑音を増強する動きはどれか。

A. ハンドグリップ運動
B. 座位で前かがみになる
C. 左側臥位
D. スクワット
E. Valsalva法

V-71. 62歳の女性が4カ月続く呼吸困難を主訴に来院した。彼女は以前に意義不明の単クローン性免疫グロブリン血症（MGUS）を指摘されていたが，5年間放置していた。彼女はわずかな活動しかできなかったが，安静時に症状はなかった。起座呼吸を認めたが夜間の発作性呼吸困難はなかった。また，全身倦怠感，めまい，下肢の腫脹を訴えていた。診察では血圧は110/90 mmHg，脈拍は94回/minであった。頸静脈圧は上昇しており吸気時に頸静脈波は低下しなかった。Ⅲ音，Ⅳ音，僧帽弁逆流雑音を聴取した。心尖拍動の偏移はなかった。腹部所見で腹水と，腫大し拍動する肝臓を触知した。胸部X線検査では両側の肺水腫を認めた。心電図では以前より左脚ブロックを示していた。収縮性心膜炎を拘束型心筋症と鑑別する臨床的特徴はどれか。

A. 頸静脈圧の上昇
B. Kussmaul徴候
C. 脈圧の低下
D. 拍動性肝臓
E. 上記のいずれでもない

V-72. あなたは新患を診察している。25歳の他の州で心不全と診断されている患者が，転居のため受診した。彼はNYHAクラスⅡの症状があるが，狭心症はなかった。患者は強い脊椎側弯があり車椅子生活であった。脂質異常症の家族歴はない。診察では両側肺野に断続性ラ音を聴取した。心音はⅢ音を聴取した。チアノーゼはなかった。心電図はV_1，V_2に高いR波があり，V_5，V_6には深いQ波を認めていた。心エコーでは駆出率の低下を伴う左室機能低下を認めた。この患者の診断として最も可能性の高いのはどれか。

A. 筋萎縮性側索硬化症（ALS）

表V-69

患者	右房圧（mmHg）	平均肺動脈圧（mmHg）	肺動脈楔入圧（mmHg）	心拍出量（L/min）	体血管抵抗（dyn・s/cm^5）
A.	18	30	24	12	610
B.	4	15	12	6	1,050
C.	24	35	28	3	2,140
D.	24	48	8	5	2,140
E.	2	10	2	4	2,140

B. 心房中隔欠損
C. 慢性血栓塞栓症
D. Duchenne 型筋ジストロフィ
E. 虚血性心筋症

V-73. 喫煙歴のある 35 歳の女性が両側上肢に放散する強い胸痛を主訴に救急部門を受診した。痛みは 8 時間前にはじまり吸気時に増強する。横になろうとすると痛みが増強するため横になれなかったが，座位で前かがみになると改善した。診察では心拍数 96 回/min，血圧 145/78 mmHg，酸素飽和度は 98％であった。肺野は清で摩擦音の 3 つの成分が聞こえ，特に胸骨左縁下部でよく聴取された。彼女の心電図で認められると考えられる所見はどれか。

A. 前胸部誘導での陰性 T 波
B. II，III，aVF での PR 上昇
C. 洞性頻脈
D. I，aVL，V_2〜V_6 での上凹型の ST 上昇と aVR での鏡面的低下
E. V_1〜V_6 での凸型の ST 上昇と aVR での鏡面的低下

V-74. 奇脈に関する記述として正しいのはどれか。

A. 吸気時に収縮期圧が 15 mmHg 以上上昇する
B. 重症の閉塞性肺疾患でもみられる
C. 吸気時に正常でもみられる現象の逆である
D. 呼気時に右室が拡大し左室容量を減少させ，体循環の収縮期圧が低下することにより生じる
E. 上記のすべて

V-75. 心タンポナーデにおける Beck の三徴とはどれか。

A. 低血圧，電気的交互脈，頸静脈波の著明な *x* 谷
B. 低血圧，心音微弱，電気的交互脈
C. 低血圧，心音微弱，頸静脈怒張
D. Kussmaul 徴候，低血圧，心音微弱
E. 心音微弱，低血圧，心膜摩擦音

V-76. 35 歳の女性が全身倦怠感，体重増加，腹囲の増大，浮腫を主訴に入院した。症状は 3 カ月前からはじまり徐々に悪化した。胴周りが約 15 cm 増加していた。下肢の腫脹はしだいに悪化し現在は大腿部も腫脹していた。労作時には呼吸困難があり，夜は枕を 2 段重ねにして使用しないと症状がとれなかった。彼女は 18 歳時に Hodgkin 病の既往があり，化学療法と縦隔への放射線療法を施行していた。診察では元気がなく，体重は 96 kg で，3 カ月で 11 kg 増加していた。バイタルサインは正常であった。頸静脈圧は約 16 cm で吸気時にも虚脱しなかった。心音は微弱で III 音が大動脈弁閉鎖音の直後に聴取された。III 音は短く急激で心尖部で最もよく聴取された。肝臓は腫大し拍動していた。腹水も認めた。下肢全体から腹壁に至る範囲に圧痕浮腫を認めた。心エコーでは心膜の肥厚があり，下大静脈と肝静脈の拡張と，拡張早期に心室充満が突然妨げられる所見が得られた。駆出率は 65％であった。この患者に対する治療として最適なのはどれか。

A. 積極的な利尿のみ
B. 心移植
C. 僧帽弁置換術
D. 心膜切除
E. 心膜穿刺

V-77. これまで健康にすごしてきた 19 歳のホッケー選手が，試合中にゴールを守っていてホッケーのパックが左胸にあたった。急に彼は氷のうえに倒れこんだ。コーチがかけよると彼は意識がなく，脈もなかった。この状態の原因として最も可能性が高い診断はどれか。

A. 大動脈破裂
B. 心タンポナーデ
C. 心臓振盪
D. 肥大型心筋症
E. 緊張性気胸

V-78. 48 歳の白人男性が定期健診で受診した。特に症状はなく，診察では血圧 134/82 mmHg で心拍数も正常，肥満指数（BMI）は 31 kg/m^2 であった。その他の診察でも正常であった。生活習慣の改善に関する記述として正しいのはどれか。

A. 10 分程度の歩行を週に 4 日間行うと血圧は正常範囲に低下する
B. 食事において塩分を 1 日 6 g 以下に制限すると血圧は低下する
C. 生活習慣の改善は血圧には影響しない
D. 飲酒を 1 日に 3 杯以下に控えることで血圧は低下する
E. 体重を約 9 kg 減らすと血圧は正常範囲に低下する

V-79. 46 歳の白人女性が 1 カ月前に高血圧症と診断され，あなたのクリニックを受診した。彼女は腎不全や脳卒中などの合併症が起きる可能性についてたずねた。彼女は高血圧症以外の既往歴はなく，二次性高血圧症を疑わせる症状もなかった。彼女は現在 hydrochlorothiazide 25 mg/日を服用している。彼女はタバコを 1 日に 1/2 箱吸い，飲酒は週に 1 度であった。両親には高血圧歴があった。彼女の母親は脳血管障害で亡くなった。彼女の父親は存命であったが冠動脈疾患があり，血液透析を受けていた。彼女の血圧は 138/90 mmHg で，肥満指数（BMI）は 23 kg/m^2 であった。網膜に白斑はなく，その他の高血圧性網膜症の所見はなかった。心尖拍動の偏移はない。心拍数は正常，リズムは整で，奔馬調律は認めなかった。末梢の脈拍は良好であった。心電図では 30 度の電気軸で左室肥大の基準をかろうじて満たしていた。クレアチニンは 1.0

mg/dL であった。彼女の病歴や身体所見のうち，高血圧患者において予後不良となる危険因子はどれか。

A. 腎不全と脳血管障害の家族歴
B. 治療開始後にも持続する高血圧
C. 喫煙歴
D. 飲酒歴
E. 心電図での左室肥大の所見

V-80. 28 歳の女性がコントロール不良の高血圧症であった。26 歳時に診断され，以来内服薬が増量された。現在の内服薬は，ラベタノール 1,000 mg 1 日 2 回，lisinopril 40 mg 1 日 1 回，clonidine 0.1 mg 1 日 2 回，amlodipine 5 mg 1 日 1 回である。診察では症状は特になく，血圧は 168/100 mmHg，心拍数は 84 回/min であった。心臓の診察では特に所見はなく，心膜摩擦音，奔馬調律，心雑音もなかった。末梢動脈の触知も良好で浮腫もなかった。多毛や脂肪組織の異常分布，性器異常も認めなかった。臨床検査ではカリウムが 2.8 mEq/dL，血清重炭酸が 32 mEq/dL であった。空腹時血糖は 114 mg/dL であった。最も可能性の高い診断はどれか。

A. 先天性副腎皮質過形成
B. 線維筋性形成異常
C. Cushing 症候群
D. Conn 症候群
E. 褐色細胞腫

V-81. V-80 の疾患を診断する最適な方法はどれか。

A. 腎静脈のレニン濃度
B. 24 時間蓄尿によるメタネフリン測定
C. 腎動脈 MRI
D. 24 時間蓄尿によるコルチゾール測定
E. 血漿アルドステロン / レニン比

V-82. 大動脈解離患者や壁内血腫患者で手術を行わずに最も良好に管理できるのはどれか。

A. 74 歳の男性で大動脈基部を含む大動脈解離
B. 45 歳の女性で主要分枝の遠位部から腎動脈近位部に至る大動脈解離
C. 58 歳の男性で下行大動脈の大動脈解離で，大動脈遠位部や両側腎動脈を巻き込んでいる
D. 69 歳の男性で大動脈基部の大動脈壁内血腫
E. 上記のすべての患者に外科的適応がある

V-83. 68 歳の男性がクリニックを定期受診した。調子はよく特に問題はないとのことだった。彼には高血圧症と脂質異常症の病歴があった。喫煙は 1 日 1 箱を続けていた。chlorthalidone 25 mg/日，atenolol 25 mg/日，そして pravastatin 40 mg/日を夜に服用していた。血圧は 133/85 mmHg，心拍数は 66 回/min であった。心臓，肺の診察では特に異常はなかった。腹部の触診で臍左側に拍動性の腫瘤を触れ，大きさは 4 cm であった。CT 検査にて腹部大動脈瘤の診断となった。大動脈瘤は腎動脈下に存在し，大きさは 4.5 cm であった。この患者の診断に関する記述として正しくないのはどれか。

A. この大きさの腹部大動脈瘤の破裂リスクは 5 年間で 1〜2%である
B. この大動脈瘤の大きさから，外科的あるいは血管内ステントグラフト治療が必要である
C. 腎動脈下にあることを考慮すると腎動脈下ステントグラフト治療も選択できる
D. 腹痛や背部痛があれば外科的あるいはステントグラフト治療の適応となる
E. 腹部大動脈瘤の大きさが 5.5 cm 以上であれば外科的あるいはステントグラフト治療の適応となる

V-84. 32 歳の女性が突然の呼吸困難を訴えて救急部門を受診した。CT 検査では肺塞栓症の所見はなかった。しかし上行大動脈が 4.3 cm と拡大していた。この所見に関連しない疾患はどれか。

A. 梅毒
B. 高安動脈炎
C. 巨細胞性動脈炎
D. 慢性関節リウマチ
E. 全身性エリテマトーデス(SLE)

V-85. 冠動脈疾患の既往のある 68 歳の男性が咳，痰を主訴に受診した。肺炎を疑って行った胸部 X 線検査では，蛇行した大動脈と縦隔の拡大を認めた。造影 CT では胸部下行大動脈に 4 cm の大動脈瘤を認めたが，解離はなかった。この患者に対する治療として最適なのはどれか。

A. 血管内ステントグラフト治療のため IVR の可能な放射線科医にコンサルテーションする
B. 動脈瘤の手術目的に外科医にコンサルテーションする
C. これ以上の検査，治療は必要ない
D. 年 1 回の造影 CT 検査を行い動脈瘤の大きさが 4.5 cm 以上になったら外科手術をすすめる
E. β 遮断薬を開始し 1 年に 1 回造影 CT を施行する。年 1 cm 以上の動脈瘤の増大があれば外科に紹介する

V-86. 幼少期に心雑音を指摘されたこと以外に特に既往歴のない 37 歳の女性が，突然の強い右下肢痛で受診した。診察は落ち着かないようで，バイタルサインで脈拍が 110 回/min あったがその他は正常であった。右下肢は膝下が蒼白で触診でも冷たかった。右足背動脈は触知しなかった。原因疾患を診断するための検査として最適なのはどれか。

A. 右下肢の血管造影

B. 血液培養

C. コントラスト心エコー

D. 血清細胞質型抗好中球細胞質抗体(c-ANCA)測定

E. 右上肢の静脈エコー

ANSWERS

V-1.　**正解は B**　第 227 章(vol.2 p.*1590*〜)，第 250 章(vol.2 p.*1800*〜)
肺高血圧症では，心基部でⅠ音よりも大きなⅡ音が聴取される。特発性肺動脈性肺高血圧症では，心房中隔欠損のような先天性心疾患は伴わない。心房中隔欠損ではⅡ音の構成成分である大動脈弁と肺動脈弁の閉鎖時期は呼吸による変動はなく，通常ははっきりと分裂しているため「固定性分裂」といわれる。特発性肺動脈性肺高血圧症では，Ⅱ音の構成成分はほぼ重なって大きな音となる。呼吸性変動はほとんどみられない。どのような原因の肺高血圧症においても，胸骨左縁下部で三尖弁閉鎖不全による柔らかい収縮期雑音が聴取される。特発性肺動脈性肺高血圧症では，定義から肺気腫などの肺実質障害をきたす疾患は含まれず，慢性気道疾患に伴う所見はみられない。

V-2.　**正解は A**　第 227 章(vol.2 p.*1590*〜)
患者は頸静脈怒張と心陰影の大きさや形などから，癌の転移による心タンポナーデである可能性が高い。左右の心室の相互作用により正常時には吸気時に 10 mmHg の収縮期血圧の低下がみられるが，心タンポナーデでは吸気時の血圧低下が 15 mmHg 以上になる。これを奇脈という。これは正常な反応が増強して起こる現象である。Kussmaul 徴候は吸気時に頸静脈圧の低下がみられない現象で，右室のコンプライアンスの低下により生じ，収縮性心膜炎でみられる。また，拘束型心筋症や広範な肺血栓塞栓症でもみられることがある。頸静脈波で *v* 波のピークに引き続いてみられる急峻な *y* 谷は，心タンポナーデを示唆する。小遅脈は小さくゆっくりした動脈拍動で，進行した大動脈弁狭窄症でみられる。僧帽弁開放音(オープニングスナップ)と，それに続く拡張後期の拡張期雑音は僧帽弁狭窄症の所見である。

V-3.　**正解は A**　第 227 章(vol.2 p.*1590*〜)
Ⅳ音は左室の収縮前期の拡張を意味し，心室充満における能動的心房収縮が重要であることを示すものである。したがって心房細動においてⅣ音は聴取されない。不整な心拍は心房細動に特徴的な所見である。不整な心拍はしばしば「不規則に不整」であるといわれる。Ⅲ音は心室拡張期の急速充満期に生じるもので心不全を示唆する。Ⅱ音の逆分裂はこの患者のように左脚ブロックにおいてみられる。交互脈は脈圧が一拍ごとに変動する現象である。カフ圧をゆっくり低下させると，Korotkoff 音が一拍おきに聴取される。これは細胞内カルシウムと活動電位の周期的な変化によるもので，重度の左室不全と関連している。

V-4.　**正解は A**　第 227 章(vol.2 p.*1590*〜)
患者は感染性心内膜炎による急性弁不全の症状を呈している。脈圧が増大し拡張期雑音が胸骨左縁に沿って聴取されることから，大動脈弁閉鎖不全症が最も考えられる。図 V-4B の図 C では大動脈弁閉鎖不全症に特徴的な二峰性脈が示されている。二峰性脈では収縮期に 2 つの明らかな拍動を触れることができる。はじめの拍動は大動脈弁閉鎖不全で増大した 1 回拍出量を反映し，2 つ目の拍動は反射波を示す。

感染性心内膜炎では弁機能が失われ急激に弁逆流が生じる。僧帽弁閉鎖不全症や三尖弁閉鎖不全症では，拡張期雑音ではなく収縮期雑音が生じる。この場合，過収縮な拍動が生じ，特に発熱，敗血症を伴う場合にみられる。過収縮な拍動では，図 E にみられるように通常の重複切痕がより強調される。僧帽弁狭窄症では収縮期雑音が聴取されるが，感染性心内膜炎においては，感染が起きる前から僧帽弁狭窄症が存在していない場合はまれである。その場合，二峰性脈は生じない。大動脈弁狭窄症では，図 B にように，緩徐に立ちあがりピークが遅延する頸動脈拍動である小遅脈がみられる。大動脈弁狭窄は大きな漸増漸減性の収縮期雑音を聴取する。

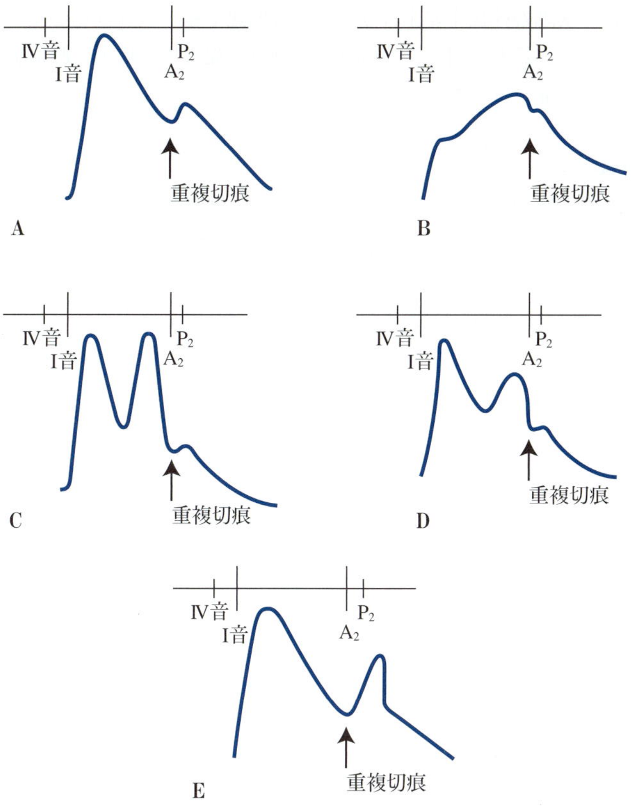

図 V-4B　頸動脈拍動の波形変化の代表例と鑑別診断。心音も同時に示す。A：正常。A_2：Ⅱ音の大動脈成分，P_2：Ⅱ音の肺動脈成分。B：大動脈弁狭窄症。上行脚隆起波はゆっくり上昇しピークも低下する。C：収縮期に二峰性脈を呈す。この脈は重度の大動脈弁閉鎖不全症ではみられなくなる。D：閉塞性肥大型心筋症における二峰性脈。急激な上昇が最初のピークを形成し（パーカッション脈），ゆっくりと２つ目のピークに至る（退潮波）。E：収縮期と拡張期に２つのピークがあり，その間に重複切痕がある。この波形は敗血症や大動脈内バルーンパンピングにおいて，重複切痕直後に大動脈内バルーンを拡張させた場合にみられる。（K Chatterjee, W Parmley (eds): Cardiology: An Illustrated Text/Reference. Philadelphia, JB Lippincott, 1991 より）

V-5.　**正解は A**　第 227 章（vol.2 p.*1590*～）

末梢動脈疾患（PAD）は米国人の 5～8％が罹患し，年齢とともに発症率が増加する。65 歳以上では 12～20％が罹患している。PAD の症状は跛行である。この患者でみられる歩行時に生じる痙攣するような痛みは，安静で改善する。末梢動脈の拍動は微弱であり，毛細血管の血流充満が遅延し，下肢遠位部は脱毛がみられる。皮膚は薄く「てかてか」しており，触ると冷たい。重度では安静時にも疼痛がある。診断は，これらの所見の有無と同時に ABI で確認する必要がある。末梢動脈の拍動を触知しないことは重度の虚血である可能性を示唆するが，それだけでは診断できない。ABI の測定においては，上腕と下肢で血圧測定を行う。下肢は足背動脈，後脛骨動脈のどちらも使用できる。ABI は足関節の収縮期圧を上腕動脈の収縮期圧で除したものである。安静時の ABI が 0.9 以下は異常であるが，安静時疼痛をきたすほどの重度の虚血は 0.3 以下になるまでは起こらない。石灰化の進行例では ABI は異常に上昇する（ABI＞1.2）ため，足趾血圧を測定するか MRI や血管造影のような画像診断を行う必要がある。下肢の浮腫は PAD ではなく心不全の徴候である。

V-6.　**正解は F**　第 227 章（vol.2 p.*1590*～）

診察にて原因の明らかではない心雑音を聴取した場合，さまざまな方法が用いられる。一般に用いられる方法には，呼吸，Valsalva 法，体位，運動などである。肥大型心筋症では心室中隔の非対称性肥大があり，動的な流出路狭窄の原因となる。左室充満を低下させる方法は心雑音を増強させ，逆に左室充満を低下させる方法は心雑音を減弱させる。立位と Valsalva 法は静脈還流を減少させ，左室充満を低下させることにより肥大型心筋症の雑音を増強させる。反対にスクワットは静脈還流を増やし，結果として心雑音を減弱させる。最大限のハンドグリップ運動も心雑音を減弱させる。

V-7.　**正解は B**　第 228 章（vol.2 p.*1598*～）

左脚ブロックは，12 誘導心電図にて V_1 と V_6 で QRS 幅が 120 msec 以上と定義されるが，4 つの疾患と関連がある。すなわち冠動脈疾患，高血圧性心疾患，大動脈弁疾患，心筋症である。左脚ブロックの存在は，どの疾患の死亡率の上昇リスクとも関連する。これは左心室に病変が及んでいることを示している。これに対して右脚ブロックは，先天性心疾患，肺血管疾患，さらに頻度は低いものの弁膜症でみられる。

V-8. **正解は D** 第 228 章(vol.2 p.*1598*〜)

低カリウム血症における心電図の典型的な変化は，明らかな U 波の出現である。これは心室の再分極が延長することによる。ST の盆状降下は通常，digoxin 中毒においてみられる所見である。P 波の減高は高カリウム血症の早期にみられる。QT 間隔の延長は，三環系抗うつ薬，procainamide，quinidine，disopyramide，フェノチアジン系薬などの薬物中毒によりもたらされる。Osborne 波は J 点が凸状に上昇しているもので，低体温などでみられる。これも再分極過程の延長と考えられている。

V-9. **正解は D** 第 228 章(vol.2 p.*1598*〜)，第 237 章(vol.2 p.*1679*〜)，第 250 章(vol.2 p.*1800*〜)

患者は幼少期に溶血レンサ球菌感染の治療を十分に受けられない地域の出身であり，リウマチ性心疾患のリスクが高い。肺実質の浸潤影を伴わない肺動脈の拡張は肺高血圧を示唆する所見で，心電図では V_1 誘導での高い R 波，あるいは R 波が S 波と同程度かそれ以上という右室負荷の所見が認められる。これらは僧帽弁狭窄症でみられる可能性が高い。大動脈弁狭窄症や大動脈弁閉鎖不全症もリウマチ性心疾患で認められるが，頻度は低い。三尖弁狭窄症は右室肥大は示さない。左心不全は肺静脈圧の上昇をきたすが，その場合は診察で心不全症状が認められる。

V-10. **正解は D** 第 228 章(vol.2 p.*1598*〜)，e28 章

この心電図では，V_2，V_3，V_4，V_5 で ST 部分が著明に短い。高カルシウム血症は再分極の時間を短縮させることで，脱分極から再分極の時間を短縮させる。これは体表面心電図では QT 間隔の短縮として示される。この患者では，高カルシウム血症は横紋筋融解と腎不全によってもたらされた。輸液とループ利尿薬は高カルシウム血症に対する治療として適当である。血液透析はめったに適応にはならない。血液透析は重症の高カリウム血症の場合に適応になる。高カリウム血症も横紋筋融解後に発生するが，心電図では T 波の増高によるテント状 T 波や QRS 幅の延長がみられる。肺塞栓の典型的な心電図変化($S_I Q_{III} T_{III}$ パターン)は，重度の肺塞栓症ではみられるものの通常は珍しい。心筋虚血が疑われる場合は冠動脈造影あるいは 18 誘導心電図を行うが，この心電図には心筋虚血の所見はない。

V-11. **正解は D** 第 228 章(vol.2 p.*1598*〜)

高カリウム血症は心筋細胞の脱分極を抑制するため活動電位の上昇が遅延し，再分極の時間も短縮する。T 波は先鋭化し，QRS 幅は延長して T 波と重なるようになる(サインカーブのようにみえる)。P 波は小さくなり消失することもある。顕著な U 波は低カリウム血症でみられる。ST 部分の延長は低カルシウム血症でみられる。

V-12. **正解は C** 第 228 章(vol.2 p.*1598*〜)，第 238 章(vol.2 p.*1697*〜)

心電図は軽度の右軸偏位と低電位を示している。これは肺気腫に特徴的で，胸郭が過膨張し横隔膜が押し下げられ心臓が下方に垂直に位置した際に生じる。くも膜下出血のような急性の中枢神経系(CNS)障害では，QT 間隔が延長し T 波が深く陰転することがある。高カリウム血症では T 波の先鋭化や QRS 幅の延長がみられる。肥大型心筋症では左室肥大と深く幅広い Q 波がみられる。

V-13. **正解は E** 第 228 章(vol.2 p.*1598*〜)，e30 章

この心電図は Wolff-Parkinson-White (WPW) 症候群に特徴的な PR 間隔の短縮，QRS 幅の延長，δ 波(I，II，V_5 でよく観察される)が認められる。WPW 症候群は無症状で，心電図検査を施行した際に典型的な心電図所見で診断されることが多い。症状は副伝導路を伝導すると

きに生じ，頻脈，めまい，失神，心肺虚脱，心臓性突然死などがみられる。生命の危機をきたすような状況は，心房細動や 1：1 伝導の心房粗動でみられ，どちらも心室細動に至るリスクがある。不安定狭心症では伝導障害も起こりうるが，通常は ST 部分の異常がある。肺塞栓症では血痰や胸膜痛がみられるが，心電図では $S_IQ_{III}T_{III}$（急性右心負荷）や T 波異常などの非特異的な変化がみられる。

V-14.　**正解は E**　第 228 章（vol.2 p.*1598*〜）

四肢誘導の aV_R の極性は一般的に陰性であるが，心室の脱分極の初期ベクトルは下方で，この誘導から離れていく方向にある。したがって左室肥大の場合，陰性部分あるいは S 波は R 波の影響を受けずに大きくなる。左室肥大の基準は複数存在する。

V-15.　**正解は B**　第 228 章（vol.2 p.*1598*〜），e30 章

この心電図は多源性心房頻拍，右房負荷，上方軸，前胸部誘導での不十分な R 波の漸増を示している。P 波の波形や PP 間隔にも変化がみられ，P 波も複数みられる（3 種類以上）。多源性心房頻拍は COPD でよくみられるが，冠動脈疾患，うっ血性心不全，弁膜症，糖尿病，低カリウム血症，低マグネシウム血症，高窒素血症，術後，肺塞栓症などでもみられる。貧血，疼痛，心筋虚血なども頻脈の原因となりうるため，新たな頻脈を認めた場合には考慮するべきである。このような場合は洞性頻脈であることが多い。

V-16.　**正解は E**　第 229 章（vol.2 p.*1606*〜）

Doppler 心エコー検査は移動する赤血球が反射するエコーにより，心臓や大血管といった構造物の中の流速を測定する方法である。この症例では心臓と大血管がその構造物にあたる。したがって異常血流や血流障害を診断するうえで非常に有用である。特に弁の逆流や狭窄の評価，断層像と組み合わせての心拍出量の評価，さらに心室充満の評価に有効である。駆出率の保たれた心不全では拡張早期の左室弛緩が障害されるため，正常よりも僧帽弁流入血流が減少する。Doppler 法は心膜液貯留においても心タンポナーデかどうかなどの病態の評価に有用ではあるが，心膜液の診断には断層像（2D）が用いられる。同様に断層像は駆出率の算出や心臓腫瘤の診断に有用である。心筋虚血の診断には運動負荷や薬物負荷を行う必要があるが，Doppler 心エコーでは行われない。

V-17.　**正解は E**　第 230 章（vol.2 p.*1617*〜）

心臓カテーテル検査では心筋梗塞や脳卒中，死亡も報告されている（すべて 1％未満の頻度）が，より多くみられる合併症には頻脈や徐脈，急性腎不全，血管合併症がある。血管穿刺部位の出血は心臓カテーテル検査で最も多くみられる合併症で，1.5〜2％に発生する。心筋梗塞に対する緊急カテーテル検査や血行動態が不安定な患者に行う場合は，合併症の頻度は上昇する。

V-18.　**正解は A**　第 230 章（vol.2 p.*1617*〜）

右心カテーテル検査は左心カテーテル検査時に常に行うものではないが，重要な適応となる場合がある。例えば，原因不明の呼吸困難の精査で特に肺高血圧症が疑われる場合，僧帽弁閉鎖不全症などの弁膜症の診断，心膜疾患，右室と左室機能異常があり特に重症度の評価が必要な場合，先天性心疾患の診断，心内シャントが疑われる場合などである。この症例では，患者は大きな II 音の固定性分裂があり呼吸困難もあることから心房中隔欠損症が疑われる。右心カテーテル検査にて肺動脈圧を測定して肺高血圧を確認すると同時に下大静脈，右心房，右心室，肺動脈の血液酸素飽和度を測定し，心内シャントを示唆する酸素含量の「ステップアップ」があるかどうかを評価する。他の患者はすべて左心カテーテル法と冠動脈造影の適応と考えられる。

V-19. **正解は B** 第 230 章（vol.2 p.*1617*～），第 250 章（vol.2 p.*1800*～）

肺高血圧症の診断アルゴリズムにおいて，右心カテーテル検査は肺高血圧の程度を明らかにするうえで重要である。心エコー検査における右室収縮期圧は肺動脈圧の推定値となるが，正確な推定には三尖弁逆流の存在と画像の質が必要となる。この患者の体格では良好なエコーウインドウを得ることは困難である。したがって，肺高血圧の有無とその原因を明らかにするために右心カテーテル検査は重要である。右心カテーテル検査では，平均血圧の上昇，左室拡張末期圧（肺動脈楔入圧）の上昇，平均肺動脈圧の上昇を認めた。心拍出量と左室駆出率が正常であることから拡張不全と考えられる。収縮不全では右心カテーテル検査にて同様の結果を得るが，左室収縮機能は低下している。ほかに示された選択肢は，みな肺高血圧症の原因となりうるが左室拡張末期圧は上昇しない。閉塞性睡眠時無呼吸症候群では肺動脈圧の上昇は軽度にとどまる。この患者は BMI も高く閉塞性睡眠時無呼吸症候群のリスクはあるが，この右心カテーテル検査の結果を説明できない。慢性の血栓塞栓性疾患や肺高血圧症では肺動脈圧の上昇をきたすが，左房圧は正常である。

V-20. **正解は B** 第 232 章（vol.2 p.*1629*～）

洞不全症候群の徐脈頻脈症候群では血栓塞栓症のリスクが高く，特に心房細動をもつ患者と同様のリスクがあると考えるべきである。最もリスクが高いのは，年齢が 65 歳以上，脳梗塞の既往，弁膜症，左室機能低下，心房拡大である。このようなリスクをもつ患者では抗凝固療法を行うべきである。

V-21. **正解は D** 第 232 章（vol.2 p.*1629*～）

徐脈は運動選手にはしばしばみられ，特に夜間は心拍数が 40～60 回/min になる。睡眠時無呼吸症候群では徐脈を伴う場合もあるが，この患者では睡眠脳波検査で無呼吸は認めなかった。その他の徐脈の原因として甲状腺機能低下症が考えられるが，TSH が正常であれば遊離 T_4 濃度を測定する必要はない。徐脈は生理的なものでありペースメーカ植込みの適応はない。頸動脈洞マッサージはかえって徐脈を悪化させる可能性がある。倦怠感は仕事上のストレスが原因と考えられる。

V-22. **正解は E** 第 232 章（vol.2 p.*1629*～）

洞不全症候群は内因性の原因と外因性の原因に分けられる。この区別は重要で，外因性の原因であれば可逆性でありペースメーカの植込みは必要ない。薬物毒性は外因性の可逆性洞不全症候群の原因としてよくみられ，β遮断薬，カルシウム拮抗薬，リチウム中毒，麻薬，pentamidine，clonidine などがある。甲状腺機能低下症，睡眠時無呼吸症候群，低酸素，低体温症，脳圧亢進などは可逆性の洞不全症候群の原因である。放射線療法は洞結節機能を恒久的に低下させ，不可逆性の洞不全症候群の原因となる。症状のある場合はペースメーカ植込みの適応となる。

V-23. **正解は D** 第 232 章（vol.2 p.*1629*～）

この患者のように洞不全症候群がある場合，最初のアプローチは可逆性の原因があるかどうかを調べることである。この患者ではβ遮断薬が過量であったことが最も考えられる。少なくとも一時的に metoprolol を休薬する必要がある。重度の房室ブロックや失神，ショックなどもないことから，緊急の一時的あるいは恒久的なペースメーカ植込みの適応はない。脈拍数を増やす薬物による治療も考慮されるが症状も安定していることから，β遮断薬が代謝されるのを待つだけでよいと考えられる。新規の心筋梗塞や梗塞後狭心症の徴候はないため緊急の血行再建術は必要ない。状態が安定したら，β遮断薬を少量から再開するリスクと効果を再検討する。

V-24. **正解は C** 第 232 章（vol.2 p.*1629*～）

患者には移動する紅斑といわれる典型的な牛の目様の発疹があり，これはライム病に特徴的である。しばしば房室結節に影響を与える。一時的ペーシングを必要とするが伝導障害の多くは可逆性である。診断には ELISA とウェスタンブロット法を用いる。梅毒や Chagas 病も伝導障害をきたすが特徴的な発疹は認めない。強直性脊椎炎や慢性関節リウマチ，強皮症，全身性エリテマトーデス（SLE）などの自己免疫性疾患なども伝導障害をきたしうる。

V-25. **正解は B** 第 232 章（vol.2 p.*1629*～）

Mobitz I 型 2 度房室ブロックは，ポーズに先行する PR 間隔の延長が進行する特徴がある。このモニター心電図では 3 番目と 4 番目の QRS の間にポーズが認められる。1 度房室ブロックは房室接合部までの伝導遅延であり，PR 間隔が 200 ms 以上である。Mobitz II 型 2 度房室ブロックは，先行する PR あるいは RR 間隔の変化なしに P 波に続く伝導が間欠的に失われるものである。通常は His 束以下の異常で生じる。

V-26, V-27. **正解はそれぞれ B，D** 第 233 章（vol.2 p.*1637*～）

患者には持続する動悸があり，症状は強いものの生命に危険はない。症状が 1 日に数回生じる患者で症状発生時にイベントを記録できれば Holter 心電図は適当であり，長期使用にたえる。消化管の検査は必要ないため，腹部 CT は有用ではない。心房期外収縮が合併することはないためこれ以上の検査は必要なく，健康リスクが生じることはない。電気生理検査は生命に危険のある場合や，失神など症状が激しい場合に必要となる。

V-28. **正解は C** 第 233 章（vol.2 p.*1637*～）

患者は気胸による生理的な洞性頻脈であり，COPD の患者に呼吸管理を行うと起こりやすい。吸気時の気道内圧の上昇は気胸による肺コンプライアンスの低下による。生理的な洞性頻脈は徐々に起こり，頸動脈洞マッサージにはほとんど反応せずもとの心拍数に戻ってしまう。頻脈の治療に薬物的治療による効果は期待できず，基礎疾患の治療が優先される。この患者では胸部 X 線で緊張性気胸が確認され，胸腔チューブの挿入後に頻脈は改善した。その他の原因としては，疼痛，甲状腺機能亢進，不安，貧血，低血圧，発熱，運動などがある。

V-29. **正解は E** 第 233 章（vol.2 p.*1637*～）

心房細動の患者で最も脳梗塞のリスクが高いのは，脳梗塞の既往，一過性脳虚血発作の既往，その他の塞栓症の既往と，高血圧症，糖尿病，うっ血性心不全，リウマチ性弁膜症，左心機能低下，50 mm 以上の左心房の拡大，年齢が 65 歳以上の患者である。こういった患者には抗凝固療法が強くすすめられる。左心房の拡大は心房細動の慢性化の危険因子である。

V-30. **正解は B** 第 233 章（vol.2 p.*1637*～）

AFFIRM 試験と RACE 試験は，心房細動の治療として心拍数調節と抗凝固療法を行う群と洞調律を維持するための薬物療法を行う群とで生命予後，塞栓症の発症を比較した試験である。これらの試験では 2 群間にイベント発生の差は認めなかった。その理由として，薬物療法が十分効果を示さなかったことがあげられる。半数以上の患者が薬物療法を継続できず，またリズムコントロール群では無症候性の心房細動が高率に認められた。したがって洞調律が維持できていても長時間 Holter 心電図検査を行い，無症候性の心房細動がないことを確認するべきである。QT 間隔の延長と多形性心室頻拍のリスクを考慮して，dofetilide と sotalol の投与は入院で行うべきである。

V-31. **正解は C** 第 233 章（vol.2 p.*1637*～）

患者は心房粗動があり，心房細動と同様に血栓塞栓症のリスクが高い。24～48 時間以上経過した心房粗動では，抗凝固療法が行われていなければ左心房内の血栓の確認のために経食道心エコーを施行する。血栓がなければ電気的除細動を行い，1 カ月間抗凝固療法を継続する。経胸壁心エコーは左心房内の血栓の確認には不十分である。この患者は血行動態的には安定しており緊急の電気的除細動は必要ない。dabigatran は，米国 FDA は心房粗動にはまだ認可していない。禁忌がなければ直ちに経静脈的にヘパリンを開始する。

V-32. **正解は B** 第 233 章(vol.2 p.*1637*〜)

心電図は少なくとも 3 誘導で PR 間隔と P 波の波形が異なっており，これは多源性心房頻拍の特徴的な所見である。この頻脈は重度の肺疾患によくみられ，特に呼気時の多音性喘鳴と肺の過膨張を伴う閉塞性肺疾患が特徴的である。

V-33. **正解は D** 第 233 章(vol.2 p.*1637*〜)

この患者は房室結節リエントリー頻拍の古典的特徴を示している。房室解離にみられるキャノン A 波による頸静脈の著明な拍動はいわゆる「frog sign」といわれ，診察時によくみられる。これは心房と心室が同時に収縮していることを示している。このリエントリー性の QRS 幅の狭い頻脈に対する最初の治療は，副交感神経を刺激する頸動脈洞マッサージである。多くの場合この処置で洞調律に回復する。回復しない場合は adenosine 6〜12 mg の静注を試みる。adenosine の効果がない場合は，β 遮断薬あるいはカルシウム拮抗薬(diltiazem あるいは verapamil)の静注も用いられる。血行動態が不安定かこれまでの治療に反応しない場合は，100〜200 J にて同期下に直流除細動を行う。

V-34. **正解は D** 第 233 章(vol.2 p.*1637*〜)

この患者は以前の心電図で δ 波が認められていることから，副伝導路をもっていることがわかる。今回は心房細動となり，これが副伝導路を通り心室を興奮させている。QRS 幅の広い頻脈は，心室頻拍ではなく副伝導路を通る変行伝導である。一般的にはこの場合，digoxin と verapamil は禁忌となる。というのも，これらの薬物は心室細動をきたす可能性があるからである。digoxin は副伝導路の不応期を短縮させ心室細動を誘発する。verapamil は動脈性の血管拡張をきたし，交感神経刺激により心室細動を誘発する可能性がある。

V-35. **正解は A** 第 233 章(vol.2 p.*1637*〜)

房室解離は心室頻拍の古典的所見である。診察では三尖弁閉鎖時に心房収縮が起こることにより頸静脈のキャノン A 波を認める。このとき心電図では心房収縮あるいは融合波がみられる。その他の心室頻拍時の所見としては，QRS 幅が右脚ブロックパターンでは V_1 誘導で 140 ms 以上か，左脚ブロックパターンでは V_1 誘導で 160 ms 以上，前額面で軸が −90°〜180°，QRS の最初の成分が遅れる，通常の右脚ブロックパターンや左脚ブロックパターンを示さない奇妙な QRS 波形などがあげられる。QRS 波形が変化する絶対的不整脈は心室期外収縮を伴う心房細動を示唆する。頸動脈洞マッサージは迷走神経刺激により房室伝導を遅延させるために行われるが，心室頻拍では房室結節以下にリエントリー回路があるため徐拍化することはできない。

V-36, V-37. **正解はそれぞれ C，C** 第 233 章(vol.2 p.*1637*〜)

患者の不整脈は torsade de pointes である。これは多形性心室頻拍で，QRS 波形も周期長も変動し，軸もねじれている。torsade de pointes は QT 間隔の延長と関連しており，QT 間隔に影響するものは torsade de pointes を引き起こす可能性がある。一般には，低カリウム血症や低マグネシウム血症などの電解質異常，フェノチアジン系薬，フルオロキノン系薬，抗不整脈薬，三環系抗うつ薬，頭蓋内病変，徐脈などがこれに関連する。治療では，電気的除細動に加えて増悪因子の改善を行う。また，マグネシウムの投与や心房あるいは心室ペーシングで QT 間隔を短縮させることにより，torsade de pointes を停止させ予防できると報告されている。β 遮断薬は先天性 QT 延長症候群に適応があるが，この患者では適応はない。

V-38. **正解は C** 第 233 章(vol.2 p.*1637*〜)

不整脈が発生し持続する機序は 3 つある。異常自動能，後脱分極，リエントリーである。異常自動能は，洞性頻脈，上室期外収縮，心房頻拍などにみられ，活動電位の第 4 相の亢進による。脱分極の閾値への到達はより早期に繰り返し起こる。後脱分極は，細胞内カルシウムの濃度上昇により活動電位の第3相(早期)，第4相(遅延)で心筋の脱分極を繰り返す状態である。早期後脱分極は torsade de pointes の開始と関連している。遅延後脱分極は，digoxin 中毒やカテコールアミン誘発性心室頻拍による不整脈の原因と考えられている。リエントリーは心筋内の伝導と不応期の不均一性がその原因と考えられる。リエントリーでは伝導は一方向性にブロックされ，他の方向に緩徐に伝導する。これによってブロックされた部位に伝導路を旋回して戻ってきた刺激が再度旋回する時間を与えることになる。リエントリーはほとんどの上室頻拍，心室頻拍の原因と考えられている。

V-39. **正解は C** 第 233 章(vol.2 p.*1637*〜)

心房細動の開始と維持に関してはいまだに議論がある。しかし，その両者で重要な役割を果たす解剖学的な構造が存在する。代謝性の異常(甲状腺機能亢進，炎症，感染など)も頻度の高い原因ではあるが，肺静脈の入口部にある心筋組織が心房細動の発生には重要である。肺静脈入口部組織の高周波カテーテルアブレーションは心房細動を停止させることができるが，再発はまれではなく他の解剖学的原因も存在するかもしれない。左心耳は心房細動の患者で血栓が生じる重要な場所である。右心房，左心房は僧帽弁輪，静脈洞とともに心房頻拍の原因となりうる。洞結節の自動能亢進は洞性頻脈の原因である。

V-40. **正解は B** 第 233 章(vol.2 p.*1637*〜)

心房細動の症状は大きく異なる。最もよくみられるのは動悸であり，左室充満が障害されることによる血行動態的な影響で説明することができる。心房細動では拡張後期に左室充満をもたらす有効な心房収縮が失われる。心房の拡張機能が低下している患者ではこの有効な心房収縮が失われることにより左室充満が障害され，左房圧の上昇をきたし肺うっ血の原因となる。このような血行動態的な影響は，高齢者や，高血圧症，肥大型心筋症，閉塞性肺疾患の患者でよくみられる。心房細動による頻脈も，さらに左室充満を障害し心房圧を上昇させる。心房細動は急性アルコール依存症，低体温患者の復温中，開胸術の術後にも起こりうる。血行動態的な影響や症状の程度は心室応答の速さ(心拍数が遅いほど左室充満時間が得られる)と心機能による。

V-41. **正解は E** 第 234 章(vol.2 p.*1657*〜)

この患者は病歴と診察から心不全と診断できる。眼球突出と振戦は甲状腺機能亢進症を示唆する。甲状腺クリーゼは貧血や栄養障害，全身性動静脈シャントと並んで高拍出性心不全の原因となる。収縮不全と拡張不全は心不全の原因として頻度が高いが，高拍出性心不全は多くの場合は可逆的であり，臨床所見からこれらが疑われる場合は診断を正確にくだす必要がある。

V-42. **正解は C** 第 234 章(vol.2 p.*1657*〜)

循環血液中のナトリウム利尿ホルモン濃度は心不全の診断を補助するものとして有益である。しかし，それは臨床的判断に代わるものではない。N 末端 BNP は最もよく使われ，不全心より放出されるが，左心不全か右心不全かを判別はできない。肺血管疾患による肺性心においても左心不全と同様に BNP 値は上昇する。また，BNP 値は多くの因子に影響される。加齢や腎機能不全により BNP 値は上昇する。肥満者では BNP 値は低値になりがちである。治療後に BNP 値は改善することが多いが，心不全の治療ガイドとして経時的に BNP 値を測定することは現時点では推奨されない。

V-43. **正解は E** 第 234 章(vol.2 p.*1657*〜)

いくつかの薬物は心不全の進行を予防する効果があり，ACE 阻害薬，アンジオテンシン受容体拮抗薬，β遮断薬，アルドステロン拮抗薬がそれにあたる。ACE 阻害薬は症状と生存率の改善効果があり，心肥大の抑制，入院率の改善ももたらす。キニンの活性化による咳がしばしばみられるが，このような場合にはアンジオテンシン受容体拮抗薬に変更することができる。digoxin では生命予後の改善は得られず，中毒になる可能性がある。入院加療を必要としない安定した患者では，通常は中止することができる。β遮断薬は導入時に心不全症状を悪化させることがあるが，通常は利尿薬を増量することで対応できる。この患者でときに利尿薬の追加を必要とすることがあっても，β遮断薬の継続はそれ以上に効果がある。spironolactone と eplerenone はアルドステロン拮抗薬であり，左室駆出率が 35％以下の患者で他の標準的な治療に加えて使用することが推奨されているが，2 つの薬を比較してどちらかがより効果があるかどうかは明らかではない。

V-44. **正解は E** 第 234 章（vol.2 p.*1657*〜）

心機能の低下した心不全患者に症状や予後の改善をもたらす薬物については多くのエビデンスがあるが，心機能の保持された患者におけるエビデンスは少ない。実際，心機能の保持された心不全に効果があると証明された薬物はない。したがって治療は高血圧や虚血の改善など，増悪因子の改善をめざすことになる。暴飲暴食させないことや，心房細動や感染の治療は症状を改善する。sildenafil は肺高血圧症に対してだけ最近認可された薬物であるが，心機能の保持された心不全に伴う肺高血圧症に対して有効であるかどうかは不明である。

V-45. **正解は C** 第 234 章（vol.2 p.*1657*〜）

NYHA 分類は，心不全患者の運動耐容能と臨床所見を記述する基準を定めた方法である。肺高血圧症患者に対しても用いられている。NYHA 分類の段階が増すごとに心不全の予後が悪化する。また，大規模臨床試験における患者の適格基準と除外基準を理解するうえで有益である。クラス I は症状のない患者に用いられる。クラス II は，わずかあるいは軽度の制限がある患者に用いられる。クラス Ⅲ は安静時には症状はないが軽度の労作で呼吸困難や胸痛，動悸が生じる状態で，患者は中等度の制限がある。クラス Ⅳ は，わずかな活動でも症状があり厳格に制限されている患者に用いられる。治療のガイドラインも多くの場合，この臨床段階に応じた推奨をもとにつくられている。この患者は軽度の労作で症状が生じるが安静時には安定しているため，NYHA 分類はクラス Ⅲ である。

V-46. **正解は B** 第 234 章（vol.2 p.*1657*〜）

重度の心不全患者はしばしば Cheyne-Stokes 呼吸を呈する。これは短時間に低換気と過換気を繰り返す状態である。機序は，血液が肺と脳の呼吸中枢を循環する時間が延長することにより，呼吸による動脈血二酸化炭素分圧（Pa_{CO_2}）の調節がうまくいかないことと関連があるといわれている。Cheyne-Stokes 呼吸の程度は心不全の重症度と関連がある。この呼吸パターンは閉塞性睡眠時無呼吸症候群とは異なる。閉塞性睡眠時無呼吸症候群は，いびきが大きく無呼吸があり突然覚醒する。患者はしばしば日中の眠気を訴える。減量させ夜間持続気道陽圧（CPAP）療法を行うことで，睡眠時無呼吸は管理することができる。Cheyne-Stokes 呼吸は収縮機能障害が進行している徴候であり予後不良を意味する。したがって最大限の心不全管理を行う必要がある。睡眠検査では呼吸のパターンを示すことができるが，この症例では病歴も臨床所見も典型的である。気管支拡張薬や脳波検査は必要ない。

V-47. **正解は B** 第 235 章（vol.2 p.*1668*〜）

冠動脈アテローム性硬化症は心移植後の後期合併症としてよくみられるもので，一次的な免疫学的機序による血管内皮傷害と考えられている。非免疫学的な因子として脂質異常症，糖尿病，サイトメガロウイルス感染症も関与する。mycophenolate mofetil や mTOR（mammalian target of rapamycin）活性を阻害する sirolimus は，冠動脈の内膜肥厚を短期的には抑制することが示されている。同様に，スタチンの使用はこの合併症を減少させる。一般的にドナーの年齢は若いため，移植後に生じる冠動脈硬化は移植前から存在するとは考えられていない。

V-48.　正解は E　第 235 章 (vol.2 p.*1668*～)

心室補助装置は心移植対象となる患者の移植までのブリッジとして，あるいは心移植対象とはならない患者の最終的な治療として用いられる。米国 FDA が認可している機器には 4 種類あるが，そのすべてに血栓塞栓症，脳血管障害，装置自体のトラブル，感染が起こりうる。

V-49.　正解は E　第 236 章 (vol.2 p.*1671*～)

心房中隔欠損症は成人になってから診断される先天性心疾患としてまれではない。心内の左-右シャント血流により肺高血圧症が生じることはよく知られている。肺高血圧症が進行するにつれて，空気や塞栓性物質が右心房から体循環に流入する奇異性塞栓の頻度が上昇する。同様に労作時に右-左シャントが増加して動脈血酸素飽和度の低下をきたす場合がある。心房細動や上室頻拍も心房壁の伸展に伴って発生する。動脈硬化症や不安定狭心症は成人で発生するが，心房中隔欠損症の合併症とされてはいない。

V-50.　正解は D　第 236 章 (vol.2 p.*1671*～)

患者は Eisenmenger 症候群と慢性の低酸素血症による二次性の多血症 (赤血球増加症) である。左-右シャントが残存し肺血流の増加が続いたことにより肺高血圧症が進行したと考えられる。肺血圧の上昇により右-左シャントが優位となり動脈血酸素飽和度の低下をきたしている。低酸素血症は慢性閉塞性肺疾患 (COPD) などでみられる換気血流不均等によるものではなく，シャントにより生じているため酸素療法には反応しない。末梢血酸素飽和度の低下は腎臓への酸素運搬をきたしてエリスロポエチンの分泌を促し，その結果，赤血球増加症となる。この症例では，真性多血症と異なりエリスロポエチン濃度は高いと考えられる。瀉血は症状のある赤血球増加症患者に施行される。症状は一過性脳虚血発作などの過粘稠度症候群による神経症状，鼻出血，出血症状，視野変化などが含まれる。鉄の除去はヘマトクリット値が低値でも粘稠度を増加させるため，Eisenmenger 症候群の赤血球増加症の治療では一時的なものでしかない。この患者は赤血球増加症による症状はなく，経過観察が最も適当である。

V-51.　正解は D　第 236 章 (vol.2 p.*1671*～)

手術後の先天性心疾患患者では，細菌感染リスクのある歯科的処置において，特に異物を入れる可能性がある場合は常に抗菌薬の予防投与がすすめられる。パッチ閉鎖後で残存リークがない場合は例外であるが，内皮化されるまでの 6 カ月のみ必要となる。

V-52.　正解は E　第 236 章 (vol.2 p.*1671*～)

患者は胸部 X 線検査での右胸心と，診察にて内臓逆位を示した。右胸心が内臓逆位を伴わない場合は心臓の異常を合併することが多い。反対に右胸心と内臓逆位を合併する場合は心臓の異常を合併することは少ない。内臓逆位には粘膜線毛運動障害を伴う Kartagener 症候群が存在することがあるが，その場合は同時に副鼻腔炎，慢性気管支炎などが生じる。この患者にはそれらは認めない。

V-53，V-54.　正解はそれぞれ C，A　第 236 章 (vol.2 p.*1671*～)

患者は大動脈縮窄症である。大動脈の狭窄部位よりも近位部の血圧が著明に上昇する。狭窄部位は左鎖骨下動脈起始部の遠位が最も多い。これによって上肢の血圧に左右差がなく，下肢の血圧が低下した状態がもたらされる。大動脈縮窄症は先天性心疾患の 7% を占め，頻度は男性で女性の 2 倍高い。生殖器の形成不全と大動脈二尖弁を合併することがある。成人では上肢の高血圧症を示し頭痛や鼻出血を伴ったり，下肢の間欠性跛行を示す。診察では，下肢の動脈拍動が減弱あるいは遅延する。上半身で側副血行血管が発達したり，下肢の発育不全がみられることもある。心臓は左室肥大を認める。心雑音は認めないこともあるが，前胸部や背部で収縮中期に聴取したり，大動脈二尖弁による大動脈の雑音を聴取することもある。診断には経胸壁心エコーや経食道心エコー，胸部 CT，胸部 MRI，さらには心臓カテーテル検査が行われる。頭部 MRI は診断的には有効ではない。臨床像は腎動脈狭窄症や褐色細胞腫，カルチノイド，Cushing 症候群にはあてはまらない。

V-55. **正解は E** 第 237 章(vol.2 p.*1679*〜)

僧帽弁狭窄は世界的にみて肺高血圧症の原因として最も主要なものの 1 つである。溶血レンサ球菌感染に対する治療が十分でない途上国では特に多い。肺動脈圧上昇のおもな原因として，左房圧の上昇，肺血管抵抗の上昇，肺血流の増加があげられる。僧帽弁の狭窄は左房から左室への血流流入を阻害するため，左房圧の上昇と受動的な肺高血圧をきたす。また，左房圧の上昇により能動的に肺血管床の血管収縮をきたす。さらに，肺小血管壁の間質性浮腫や，末期には肺血管床の閉塞もみられる。僧帽弁狭窄症による肺高血圧は多くの場合，弁の治療により改善する。

V-56，V-57. **正解はそれぞれ A，E** 第 237 章(vol.2 p.*1679*〜)

患者は比較的安定した ST 上昇型心筋梗塞である。症状の持続時間と心電図所見からは広範囲の心筋壊死をきたしていると考えられ，心筋梗塞後の合併症のリスクが高い。この症例における急激な呼吸困難，酸素化の悪化，胸部 X 線検査での非対称的な肺水腫などは，乳頭筋断裂による急性僧帽弁逆流を示すものである。薬物に対するアレルギー反応では，重度の低酸素はきたさない。軽度の可逆的な低酸素は起こりうるが，胸部 X 線検査に異常所見は認めない。急性僧帽弁逆流の典型的な所見は，心尖部で最もよく聴取され腋窩に放散する強い収縮期雑音である。雑音はクークーと鳴くような音，あるいはかもめが鳴くような音と表現される。Ⅳ 音はしばしば聴取される。急性僧帽弁逆流の治療は前負荷と後負荷の軽減である。可能であれば nitroprusside の静脈内投与を行うが，この患者のように全身血圧の低下があり薬物投与に耐えられない場合は大動脈内バルーンパンピングの適応となる。albuterol や methylprednisolone の投与は急性の気管支攣縮に対する治療であるが，心原性ショックに対しては効果はない。

V-58. **正解は C** 第 237 章(vol.2 p.*1679*〜)

患者は典型的な僧帽弁逸脱を示しており，収縮中期のクリック音は収縮期雑音を伴う場合も伴わない場合もある。僧帽弁逸脱は良性疾患であり，ほとんどの患者は症状なく生涯をすごすことができる。Marfan 症候群などの遺伝性結合組織病では僧帽弁逸脱を多く認めるが，原因は明らかではない。僧帽弁逸脱では，収縮期に僧帽弁が左房内に少なくとも 2 mm 偏移する所見が心エコーで認められる。Doppler 心エコー検査でより精細な評価ができる。この疾患は良性であり，以前に感染性心内膜炎の既往がなければ予防の必要はない。僧帽弁逸脱に伴って心房頻拍がみられる場合があるが合併症はまれなため，抗血小板薬や warfarin を予防投与する必要はない。

V-59. **正解は B** 第 237 章(vol.2 p.*1679*〜)

患者は年齢が進んでから大動脈弁狭窄が発見された。先天性大動脈二尖弁は大動脈弁狭窄全体の約半数に認められるが，症状は人生の早い時期からはじまり，70 歳以上になってから手術を受ける大動脈弁狭窄症の 40％にすぎない。リウマチ性心疾患も大動脈弁狭窄をきたす場合があるが，ほとんどが僧帽弁狭窄を合併する。結合組織病は大動脈弁狭窄症の基礎疾患としては知られていない。最近の研究では，糖尿病，喫煙，慢性腎臓病，メタボリックシンドロームなどの伝統的な動脈硬化性危険因子が大動脈弁狭窄の進展に影響しているといわれている。ビタミン D 受容体の遺伝子多型も症候性の大動脈弁狭窄に関係するといわれている。

V-60. **正解は C** 第 237 章(vol.2 p.*1679*〜)

労作時の失神は大動脈弁狭窄の後期にみられる症状で，予後不良を示す。この症状や狭心症が認められる場合，治療しなければ余命 3 年といわれている。呼吸困難がある場合は 2 年，心不全をきたした場合は 1.5〜2 年である。これらの結果から症候性の大動脈弁狭窄症では外科治療が強くすすめられる。

V-61. **正解は A** 第 237 章（vol.2 p.*1679*〜）

重度の大動脈弁閉鎖不全症では，収縮後期と拡張後期に急激に動脈圧が低下するため脈が突然触れにくくなる「水槌（water-hammer）」脈がみられ，これは Corrigan 脈といわれる。爪の毛細血管も拍動し，Quincke 拍動といわれる。Traube 徴候はピストル発射音ともいわれ，大腿動脈で聴取される。Duroziez 徴候は大腿動脈で聞かれる往復雑音である。小遅脈は重度の大動脈弁狭窄症にみられる。二段脈は正常収縮の後に短い連結期で早期収縮が起こり通常よりも拍出量の少ない脈になるもので，心室期外収縮などでみられる。奇脈は心タンポナーデや重度の閉塞性肺疾患で認められる。交互脈は拍出量の多い脈と少ない脈が交互にみられるもので，重度の心不全で認められる。

V-62，V-63. **正解はそれぞれ C，C** 第 237 章（vol.2 p.*1679*〜）

患者はリウマチ熱の多い地域におり，妊娠中期に心不全を呈している。したがってリウマチ性僧帽弁狭窄症の可能性がある。妊娠中期には胎児への血流増加に伴い心拍出量が増加する。僧帽弁狭窄があると増加した心拍出量にみあう血流を送りだせず，二次的な肺高血圧を伴ううっ血性心不全をきたす。この患者は肺高血圧症を伴う心不全を呈していた。拡張期ランブル音は僧帽弁狭窄症に特徴的である。血痰は重度の僧帽弁狭窄症でしばしばみられる所見で，肺静脈性肺高血圧による肺-気管支静脈還流の異常が原因であると考えられている。まれに，肺毛細血管圧の上昇による肺胞出血でピンク色の泡状の痰がみられることもある。右心カテーテル検査で肺高血圧と肺毛細血管圧の上昇がみられる場合，左心カテーテル検査を施行しなければ原因は明らかにはできない。心不全を伴う僧帽弁狭窄症では利尿薬が用いられる。心不全症状がなければアンジオテンシン変換酵素（ACE）阻害薬と digoxin は症状の改善には効果はない。β 遮断薬は，心房頻拍がみられる場合は効果がある可能性がある。抗凝固療法は，心房頻拍か肺塞栓症がなければ通常は適応にはならない。感染症は血痰の原因ではないため抗菌薬の投与は有効ではない。

V-64. **正解は D** 第 237 章（vol.2 p.*1679*〜）

僧帽弁閉鎖不全症の外科的適応は左室機能，左室の大きさ，慢性僧帽弁閉鎖不全症による合併症に依存する。外科医の経験値と僧帽弁形成術が可能かどうかも重要である。慢性僧帽弁閉鎖不全症の治療方針は，症状の有無，左室機能，左室径，さらに肺高血圧や心房細動といった合併する因子によって決まる。左室機能が非常に低下している場合（左室駆出率が 30％未満あるいは左室収縮末期径が 55 mm 以上）は手術リスクが高く，左室機能の回復は十分には得られず生存率も低下する。しかし内科治療でも改善は難しいため，僧帽弁形成術の成功率が高ければ（90％以上）考慮するべきである。駆出率が 30〜60％で左室収縮末期径が 40 mm 以上あれば，症状がなくても手術を考慮する。なぜならこの群は手術による予後改善が期待できるからである。左室機能の低下を待つことは不可逆的な左室リモデリングをきたす。肺高血圧と心房細動は逆流が悪化する因子として重要である。正常な左室機能と左室径の症状がない患者で新たに肺高血圧や心房細動が指摘された場合は，僧帽弁形成術のクラス IIa の適応である。

V-65. **正解は F** 第 237 章（vol.2 p.*1679*〜）

三尖弁閉鎖不全症はさまざまな原因で右室が拡大することにより弁輪拡大が生じて引き起こされる。右心不全をもたらす左心不全によっても起こる場合がある。右心不全をもたらす先天性心疾患や肺高血圧症も三尖弁輪拡大を引き起こす。下壁梗塞も右室梗塞をきたす場合がある。リウマチ性心疾患は三尖弁病変をもたらす可能性もあるが，僧帽弁よりも頻度は低い。感染性心内膜炎では，薬物常用者では特に三尖弁に疣贅を認めたり逆流が生じる。その他の原因にはカルチノイド，心内膜線維症，房室管の先天性欠損，右室ペースメーカなどがある。

V-66. **正解は A** 第 237 章(vol.2 p.*1679*〜)

生体弁は人間，ウシ，ブタなどの組織からつくられる。生体弁の優れている点は血栓塞栓症の頻度が低い点である。特に置換後 3 カ月以内では顕著である。置換後早期は抗凝固療法を行うが，3 カ月以降は必要はない。弱点は耐用年数が短いことである。生体弁はしだいに変性し 15 年以内に約 50％が再手術を必要とする。したがって生体弁は，合併症の多い高齢者や妊娠を希望する若年女性などの，抗凝固療法が禁忌の患者に対して有用である。高齢者では余命と生体弁の寿命の兼ね合いから再手術の必要性は低いと考えられる。機械弁は耐用年数が長い。二葉弁は一葉弁より血行動態的に優れているが，血栓塞栓症のリスクは高く抗凝固療法が必須である。抗凝固療法が禁忌ではない若年患者では機械弁が選択される。

V-67. **正解は E** 第 238 章(vol.2 p.*1697*〜)

多くの感染性の病因が炎症性心筋炎の原因となる。ウイルスでは，コクサッキーウイルス，アデノウイルス，HIV，C 型肝炎ウイルス)，寄生虫では *Trypanosoma cruzi* によって引き起こされる Chagas 病が多いが，*Toxoplasma* 症も原因となる。ジフテリア菌，*Borrelia burgdorferi* などのスピロヘータ感染症，リケッチア，真菌も原因となる。

V-68. **正解は C** 第 238 章(vol.2 p.*1697*〜)

周産期心筋症は妊娠のまれな合併症で，妊娠後期あるいは産後 6 カ月以内に発生する。危険因子としては，年齢，多い経産回数，双胎妊娠，栄養不良，早産に対する子宮収縮抑制薬の使用，子癇前症があげられる。

V-69. **正解は A** 第 238 章(vol.2 p.*1697*〜)

脚気心はチアミン欠乏による拡張型心筋症である。先進国ではまれではあるが，アルコールのみが摂取カロリーを占めていたり，加工食品のみを摂取するティーンエイジャーでは今でもみられる。この病態では，早期には体血管抵抗の低下と高心拍出量を示す。病態が進行すると心拍出量は低下する。チアミンの補充により病態は改善する。患者 A は体血管抵抗の低下と心拍出量の増加がみられ脚気心に相当する所見である。これに対して患者 B は正常な血行動態を示している。患者 C は体血管の収縮と低心拍出量を示している。患者 D は右心不全を伴う肺動脈圧の上昇と正常な肺動脈楔入圧を示しており，肺動脈性肺高血圧症などのような原発性の肺血管疾患を示している。患者 E は右心の充満圧の低下と軽度の心拍出量の低下があり，体血管抵抗は上昇している。これは血液量減少性ショックでみられる。

V-70. **正解は E** 第 238 章(vol.2 p.*1697*〜)

肥大型心筋症は通常は 20〜40 歳で発症し，最もよくみられる症状は呼吸困難である。しかし多くの患者は無症状で，突然死の可能性のあるこの疾患の診断のきっかけは身体診察にある。診察では大きな収縮期雑音が胸骨左縁下部に聴取される。これは左室の駆出期に流出路を通る血流によって引き起こされ，しばしば僧帽弁逆流を伴う。Valsalva 法やしゃがんだ状態から立ちあがるなどの動きは左室容量を減少させ，雑音が増強する。反対に左室容量を増加させる動きでは雑音は減弱する。ハンドグリップ運動やスクワットがそれにあたる。患者を左側臥位にしたり前かがみにする動きは心膜摩擦音を増強する。

V-71. **正解は E** 第 238 章(vol.2 p.*1697*〜)

収縮性心膜炎と拘束型心筋症の鑑別はしばしば問題となる。頸静脈圧の上昇はどちらにもみられる。Kussmaul 徴候は，吸気時に頸静脈圧が上昇あるいは変化しない所見で，どちらの疾患においてもみられる。その他の心不全の徴候も 2 つの病態を十分に鑑別はできない。臨床情報と左室や心膜の画像診断とを総合して診断的な所見が得られれば診断の可能性が増す。肥厚した，あるいは石灰化した心膜は収縮性心膜炎を示す。伝導障害は心筋の浸潤性疾患によくみられる。収縮性心膜炎では左右の心室で拡張期圧が等しくなり，拘束型心筋症では左右の心室の拡張期圧は等しくなく左室のみが高い。右心カテーテル検査でみられる古典的な平方根徴候（右室圧が拡張早期に深く，突然に低下した後は横ばいで右室圧は増加しない）は収縮性心膜炎，拘束型心筋症のいずれにおいてもみられる。血清蛋白質異常（MGUS，骨髄腫，アミロイド）は拘束型心筋症に多くみられる。

V-72. **正解は D** 第 238 章（vol.2 p.*1697*〜）

多くの神経筋疾患が心臓に影響を及ぼす。Duchenne 型筋ジストロフィの心電図は特徴的で，右前胸部誘導での高い R 波を示し，肢誘導と前胸部誘導で深い Q 波を伴い R/S 比が 1.0 以上である。また上室頻拍や心室頻拍も起こしやすく，左室駆出率の低下に伴う内因性の心筋症による突然死のリスクとなる。ICD（植込み型除細動器）の適応となる患者も存在する。拡張型心筋症では全体に左室収縮が低下するが，虚血性心疾患では壁運動異常が局所的であり狭心症を伴うことが多い。患者には静脈性血栓塞栓症のリスクがあるが，これは左心不全の程度ではなく肺高血圧の存在を意味している。ALS は運動ニューロン疾患で心臓は影響を受けない。この患者は ALS と診断するには年齢が若い。進行した心房中隔欠損ではチアノーゼと心不全を呈することがある（Eisenmenger 症候群）。

V-73. **正解は D** 第 239 章（vol.2 p.*1713*〜）

患者は，横になると増強し前かがみに座ると改善する胸膜性胸痛があり，典型的な急性心膜炎を示している。血液検査では心筋の炎症に伴う心筋障害の結果として軽度の心筋障害マーカーの上昇があるかもしれないが，ほとんどの場合上昇はない。心膜摩擦音は多くの場合聴取され，3 つの成分をもつ。立位か前かがみにするとよく聴取される。急性期には心電図は 2 つか 3 つの肢誘導と V_2〜V_6 で上凹型の ST 上昇があり，aV_R で鏡面的に低下する。上凸型の ST 上昇は急性心筋梗塞でみられる。PR の低下がみられる場合もある。数日後には ST 変化は改善し，T 波が陰性化する数週から数カ月後に心電図は正常に戻る。

V-74. **正解は B** 第 239 章（vol.2 p.*1713*〜）

奇脈とは，正常の吸気時に 10 mmHg 未満である収縮期血圧の低下が，10 mmHg 以上に強調された現象である。奇脈は，典型的には心タンポナーデや重症の閉塞性肺疾患〔慢性閉塞性肺疾患（COPD），気管支喘息〕でみられる。心タンポナーデでみられる奇脈では，吸気時の血圧低下は心膜が拡張できずに生じる。吸気時には右室が拡大し左室を圧排することで体循環の収縮期圧が低下する。重症の閉塞性肺疾患では吸気時に収縮期血圧が低下するのは胸腔内圧が強い陰圧となり右室への静脈還流が増加し左室の圧排をきたすことと，後負荷の増大による左室の駆出抵抗の増大によるものである。

V-75. **正解は C** 第 239 章（vol.2 p.*1713*〜）

Beck の三徴は心タンポナーデの可能性を想起させるためのものである。三徴とは，低血圧，心音微弱あるいは消失，頸静脈怒張で，しばしば頸静脈波における著明な *x* 谷と *y* 谷の消失を伴う。これは左室の充満障害と心拍出量の低下によるものである。Kussmaul 徴候は拘束型心筋症や収縮性心膜炎でみられ，心タンポナーデではみられない。心膜摩擦音は心膜の炎症に付随してみられる。

V-76. **正解は D** 第 239 章（vol.2 p.*1713*〜）

この患者の症状と所見は収縮性心膜炎を示している。収縮性心膜炎の原因で最も多いのは結核であるが，米国ではその頻度は低く疾患自体もまれである。Hodgkin 病が縦隔への放射線療法により治癒するようになり，放射線療法の 10〜20 年後に生じる収縮性心膜炎が米国では増加している。これらの患者は同時に早期に冠動脈疾患をきたすリスクもある。これらの合併症のリスクは，照射した放射線量や心臓を含む照射野の範囲による。収縮性心膜炎のその他の原因としては，繰り返す急性心膜炎，出血性心膜炎，心臓手術後，縦隔への放射線照射，慢性感染，悪性腫瘍などがある。生理的には，収縮性心膜炎は心膜が硬くなり心室への十分な血液充満が得られないことによる。拡張早期には心室に血液が急激に流入するが，心膜の弾性の限界に達すると流入が急に停止することになる。臨床的に患者は全身倦怠感，悪液質，全身浮腫をきたす。労作性呼吸困難はよくみられ，起座呼吸は比較的軽度である。腹水と肝腫大は静脈圧の上昇によるものである。まれにうっ血性の肝腫大から肝硬変に進行する場合もある。頸静脈圧は上昇し，吸気時に頸静脈が虚脱しない Kussmaul 徴候が認められる。心音は微弱であり，心膜ノック音はしばしば聴取される。この音は心尖部で大動脈弁の閉鎖から 0.09～0.12 秒後に生じるⅢ音である。右心カテーテル検査では，突然 y 谷が出現し，その後徐々に心室圧が上昇する平方根徴候がみられる。しかしこの所見は収縮性心膜炎に特徴的ではなく，拘束型心筋症でもみられる。心エコーでは，肥厚した心膜，下大静脈と肝静脈の拡張，拡張早期に心室充満が急に中断する所見が得られる。収縮性心膜炎の唯一の根治療法は心膜切除である。利尿と塩分制限は手術前の体液量の調節に有益である。腹腔穿刺が必要になる場合もある。手術死亡率は 5～10％である。心機能は正常であるため心移植は適応にならない。心膜穿刺は心エコーでは明らかではない心膜液や心タンポナーデを診断的に除去する場合に適応となる。僧帽弁狭窄も同様に全身浮腫やうっ血性肝不全，腹水をきたすが，肺水腫や胸水もよくみられる。診察では拡張期雑音が認められ，心エコーでは心膜は正常で，可動性の低下した肥厚した僧帽弁が認められる。患者の症状が僧帽弁狭窄症によるものであるならば僧帽弁置換術が適応となる。

V-77.　**正解は C**　第 240 章（vol.2 p.*1720*～）

ここで述べられたような鈍的な非貫通性外傷により，心臓振盪に至ることがある。心臓振盪は T 波のピーク直前の再分極の受攻期に心臓に衝撃が与えられることにより心室細動に至るものである。この症候群は，ホッケー，サッカー，野球，ラクロスなどの競技をしている若いスポーツ選手に多くみられる。大動脈破裂，心タンポナーデを伴う心筋破裂，緊張性気胸などは胸壁外傷により起こりうるが，その発生には外傷後もう少し時間がかかる。肥大型心筋症はこの症例のように心臓性突然死を起こしうるが，先行する胸部外傷は心臓振盪をまず想起させる。

V-78.　**正解は E**　第 247 章（vol.2 p.*1772*～）

患者は血圧が前高血圧の状態である。これは収縮期血圧が 120～139 mmHg であるか拡張期圧が 80～89 mmHg である場合にあてはまる。この血圧の状態では薬物療法は必要ないが，MRFIT 研究では，収縮期血圧を 120 mmHg 未満の正常範囲にまで低下させることで心血管死亡率が低下することが明確に示されている。したがってこの患者の生活習慣の改善は必要である。飲酒は男性は 1 日 2 杯以下，女性は 1 日 1 杯以下にすることがすすめられている。1 日 6 g 以下の塩分制限は，明らかな高血圧症患者やある特定の人種では血圧を下げることが明らかにされている。血圧低下のためには規則的な中等度以上の有酸素運動を週に 6～7 回，30 分間行うことがすすめられる。9.2 kg の体重減少により，血圧が平均で 6/3 mmHg 低下することが明らかになっている。

V-79.　**正解は C**　第 247 章（vol.2 p.*1772*～）

高血圧症では合併症をきたすリスクの高いいくつかの因子がある。この患者には 1 つあり，それはまだ喫煙を継続していることである。予後不良を示す疫学的因子は，アフリカ系米国人，男性，若年発症の高血圧症である。さらに，動脈硬化を進行させる危険因子も高血圧症の予後を不良にする。これには脂質異常症，肥満，糖尿病，喫煙がある。身体診察と臨床検査で臓器障害の所見があることも予後を不良にする。網膜障害や，心拡大あるいはうっ血性心不全を伴う高血圧性心疾患の存在も予後を不良にする。また，心電図での虚血の存在やストレイン型変化を伴う左室肥大の所見も予後を不良にするが，心電図での左室肥大所見のみでは予後は不良とならない。高血圧合併症の家族歴も，拡張期圧が 110 mmHg 以下であれば予後が不良となることはない。

V-80，V-81．正解はそれぞれ D，E 第 247 章(vol.2 p.*1772*～)

若年患者が難治性高血圧であることは二次性高血圧を疑わせる。この患者では原発性アルドステロン症(Conn 症候群)が最も疑わしい。診察において先天性副腎皮質過形成や Cushing 症候群を疑わせる所見はない。Cushing 症候群でよくみられる耐糖能障害もない。強い症状や血圧の動揺がないことから褐色細胞腫は考えにくい。低カリウム血症と代謝性アルカローシスを伴う難治性高血圧は Conn 症候群を示唆する。この疾患の診断は難しいが，血漿アルドステロン / レニン比が推奨されている。採血は朝 8 時が望ましく，比が 30～50 以上であれば Conn 症候群と診断できる。患者がアンジオテンシン変換酵素(ACE)阻害薬を服用している場合は，検査結果の解釈には注意を要する。なぜなら ACE 阻害薬は血漿レニン活性を増加させるからである。しかしながら，ACE 阻害薬を服用していても血漿レニン濃度が測定限界以下である場合や，アルドステロン / レニン比が上昇していれば Conn 症候群の可能性が高い。選択的な副腎静脈のレニン濃度測定は片側性か両側性かの診断に有用である。線維筋性形成異常は若年女性の二次性高血圧の原因として頻度が高いが，低カリウム血症と代謝性アルカローシスは Conn 症候群を示唆する。したがって MRI 検査による腎動脈評価は必要ない。24 時間蓄尿によるカリウム喪失量とアルドステロン分泌の測定は Conn 症候群の診断に有用である。メタネフリンやコルチゾールの測定は必要ない。

V-82． **正解は B** 第 248 章(vol.2 p.*1786*～)

大動脈解離あるいは大動脈壁内血腫の患者に対しては，β遮断薬にてずり応力を減らし，全身血圧を下げ解離にかかる張力を低下させる必要がある。しかし，上行大動脈解離や壁内血腫(A 型)，あるいは合併症を伴う B 型解離(大動脈遠位部)は緊急手術の適応である。外科手術が必要になる合併症には，内科治療にもかかわらず進展する場合や，主要分枝の血流障害，切迫破裂，持続する疼痛がある。したがって選択肢 B の患者は合併症のない遠位部の大動脈解離であるため内科治療が最も適している。

V-83． **正解は B** 第 248 章(vol.2 p.*1786*～)

腹部大動脈瘤(AAA)は 50 歳以上の男性の 1～2％が罹患する。ほとんどの AAA は症状がなく，診察時に偶然発見される。AAA の増悪因子は他の心血管疾患と同様で，90％以上が動脈硬化と関連している。多くの AAA は腎動脈下に存在する。最近のデータでは，腎動脈下の単純な AAA は外科的修復よりも血管内ステントグラフト治療で良好な成績が得られている。外科的適応には，症候性である場合や急激に大きさが増大している場合があげられる。経時的に超音波や CT で評価する必要があり，大きさが 5.5 cm を超える場合は外科的あるいは血管内治療が必要である。なぜなら破裂した AAA の手術は死亡率が高いからである。AAA の破裂リスクは大きさにより決まり，5 cm 以下では 5 年で 1～2％であるが，5 cm を超えると 20～40％になる。待期的手術の死亡率は 1～2％であるのに対して，破裂した AAA の緊急手術の死亡率は 50％以上である。冠動脈疾患を合併することはよくあるため，待期的手術時の術前心臓評価は必須である。

V-84． **正解は E** 第 248 章(vol.2 p.*1786*～)

大動脈炎と上行大動脈瘤は，嚢胞性中膜壊死と大動脈中膜炎により大動脈壁の弾性線維が菲薄化し脆弱化することによって生じる。感染性，炎症性，遺伝性の病態によって引き起こされ，梅毒，結核，真菌感染，高安動脈炎，巨細胞性動脈炎，慢性関節リウマチ，脊椎関節症(強直性脊椎炎，乾癬性関節炎，Reiter 症候群，Behçet 病)などが含まれる。さらに Marfan 症候群や Ehlers-Danlos 症候群などの遺伝性疾患に伴う場合もある。

V-85． **正解は E** 第 248 章(vol.2 p.*1786*～)

下行大動脈瘤は動脈硬化に伴って生じる。平均的な増大率は年に約 0.1～0.2 cm である。破裂リスクは動脈瘤に伴う症状と動脈瘤の大きさに関係する。しかしながら多くの胸部大動脈瘤は症状がない。症状は，周囲の組織を圧迫することによる機械的合併症により生じる。これには気管や食道も含まれ，症状として咳，胸痛，嗄声，嚥下困難などがみられる。動脈瘤の破裂リスクは4 cm以下では年に2〜3%程度であるが，6 cm以上になると7%に増高する。下行大動脈瘤の治療では降圧が重要である。β遮断薬は心収縮を抑制し大動脈壁応力を低下させることにより，動脈瘤の増大を遅らせる可能性があるため推奨される。胸部大動脈瘤の患者は1年に1回，画像検査を受けることがすすめられる。新たな症状が生じた場合も画像検査が必要となる。画像検査にはCT，MRI，経食道心エコーがある。動脈瘤が年1 cm以上増大するか瘤径が5.5〜6.0 cm以上になれば手術の適応となる。胸部大動脈瘤に対する血管内ステントグラフト治療は新しい治療であり，長期成績はまだ不明である。現在までの最大の研究では，400人以上の患者にさまざまな適応で胸部大動脈ステント治療を施行した。そのうち249人が胸部大動脈瘤に対してステント治療を受けた。初期成功率は87.1%で30日死亡率は10%であった。しかし，緊急例では30日死亡率は28%であった。1年後の予後は，249人中96人のみが対象ではあるが，80%は満足のいく結果を維持しており，14%で瘤の増大を認めた(LJ Leurs, *J Vasc Surg* 40:670, 2004)。胸部大動脈瘤に対するステントグラフト治療は，外科手術の適応でない場合には推奨されるが，一般の胸部大動脈瘤の治療として推奨される前に長期成績のフォローが必要である。

V-86. **正解は C** 第249章(vol.2 p.*1792*〜)

患者は下肢痛があり蒼白で，脈拍を触知せず下肢が冷たいという古典的な動脈閉塞の所見を示している。動脈硬化性病変の危険因子はない。したがって血管造影は動脈閉塞の診断を確実にはするが，その原因を明らかにすることはできない。発熱や全身症状がないことから，血管炎や心内膜炎は動脈塞栓症の原因としては考えにくい。幼少期に心雑音を指摘されていることから，心房中隔欠損症に伴う奇異性塞栓症が考えられる。心房中隔欠損症患者は時間とともに肺高血圧症をきたすため，これも奇異性塞栓症のリスクとなる。このような状況では，動脈塞栓症の多くは静脈血栓に由来するが，大きな卵円孔開存や心房中隔欠損症のような右-左シャントが存在しなければ奇異性塞栓症は起こらない。

SECTION VI
呼吸器疾患

QUESTIONS

各設問に対する，最もふさわしい解答を選べ。

VI-1. 胸部の聴診について正しいのはどれか。
A. 片側の胸部で呼吸音が消失していれば，ほぼ全例で気胸を認める
B. 有能な臨床医は「湿性」断続性ラ音と「乾性」断続性ラ音の区別ができるはずである
C. 「心臓喘息」とは，うっ血性心不全の肺水腫に伴う喘鳴を指している
D. 低調性連続ラ音(rhonchi)は，中程度の大きさの気道の拡張を示している
E. ヤギ声(egophony)の評価により，断続性ラ音が間質の線維化によるものか肺胞の液貯留によるものかを区別できる

VI-2. 重喫煙歴がある72歳の男性。3週間にわたり増悪している労作性呼吸困難のため受診。軽度の乾性咳嗽と食欲不振を認めるが，発熱，悪寒，発汗はない。身体所見では，バイタルサインは正常で，酸素飽和度も室内気で正常であった。頸静脈圧は正常で，心音が低下しているほかは，心臓の異常所見は認めなかった。気管に偏位はなく，リンパ節の腫脹もない。肺の診察では，左下肺野の打診が濁音で，触覚振盪音の伝達や呼吸音が低下していたが，右肺は正常であった。胸部X線撮影後の，現時点における適切な初期管理はどれか。
A. 抗菌薬の経静脈的投与
B. 胸腔穿刺
C. 気管支鏡
D. 吸引を深くまで行う
E. 気管支拡張療法

VI-3. 胸壁の外側への収縮力と，肺の内側への弾性収縮力がつり合うのは，つぎの肺気量のうちどれか。
A. 呼気予備量
B. 機能的残気量
C. 残気量
D. 1回換気量
E. 全肺気量

VI-4. 65歳の男性。3カ月前に出現した労作性呼吸困難の増悪のため評価を受けている。特記すべき既往歴として，壊死性膵炎のため多臓器不全と，急性呼吸促迫症候群を合併したことがある。回復までに人工呼吸器を6週間使用した。30 pack-yearsの喫煙歴があるが，15年前に禁煙した。慢性閉塞性肺疾患に罹患しているかどうかは不明である。身体所見では，吸気と呼気時に低調な喘鳴を認め，中肺野で最も認められる。肺機能検査を行うと，1秒量(FEV_1)は2.5 L（予測値の78％），努力肺活量(FVC)は4.00 L（予測値の94％），1秒率(FEV_1/FVC)は62.5％であった。フローボリューム曲線を図VI-4に示した。この

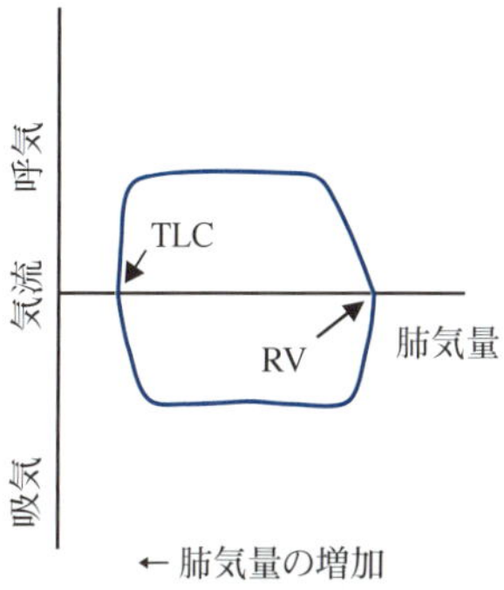

図VI-4　RV：残気量，TLC：全肺気量

患者の症状の原因として最も考えられるものはどれか。

A. 異物の誤嚥
B. 慢性閉塞性肺疾患
C. 特発性肺線維症
D. 声門下の狭窄
E. 片側の声帯麻痺

VI-5. 妊娠36週の32歳の女性。急性の呼吸困難のため，救急外来を受診した。妊娠合併症はなく，他の医学的な問題もなかった。妊婦用のビタミン剤の他には，内服している薬物はない。身体所見では，苦しそうにみえ，バイタルサインは，血圧128/78 mmHg，脈拍数126/min，呼吸数28/minであり，酸素飽和度は室内気で96％だった。発熱はなく，心臓と肺の所見は正常であった。両側の足背に軽度の浮腫を認めた。腹部を保護して行った胸部X線撮影は正常であり，心電図は洞性頻脈であった。動脈血液ガス分析では，pH 7.52，動脈血二酸化炭素分圧($Paco_2$) 26 mmHg，動脈血酸素分圧(Pao_2) 85 mmHgであった。この患者を管理するにあたり，つぎに行うべきことはどれか。

A. 急性気管支炎としてamoxicillinで治療を開始
B. CTで肺動脈造影を施行
C. 心エコー検査
D. 妊娠のこの周期では，息切れは正常であり，検査で異常は認めないと安心させる
E. パニック発作としてclonazepamで治療

VI-6. つぎの肺機能検査の結果(A～D)と最も一致する呼吸疾患(1～4)はどれか。

A. 全肺気量(TLC)の増加，肺活量(VC)の低下，1秒量(FEV_1)の低下
B. TLCの低下，VCの低下，残気量(RV)の低下，1秒率(FEV_1/FVC)の上昇，正常な最大吸気圧(MIP)
C. TLCの低下，RVの増加，正常な1秒率(FEV_1/FVC)，低下したMIP
D. 正常なTLC，正常なRV，正常な1秒量(FEV_1)，正常なMIP

1. 重症筋無力症
2. 特発性肺線維症
3. 家族性肺高血圧症
4. 慢性閉塞性肺疾患

VI-7. 78歳の女性。複数の肺葉にわたる肺炎のため集中治療室に入院。救急外来に最初に来たとき，酸素飽和度は室内気で60％，非再呼吸性のリザーバーマスクを使用しても82％にしか上昇しなかった。呼吸状態が著しく不良であったため，救急外来で挿管された。集中治療室に入室した際は，鎮静薬と筋弛緩薬が使用されていた。人工呼吸器の設定は，アシストコントロールモードで，呼吸数は24/min，1回換気量は6 mL/kg，吸入酸素濃度(Fio_2) 1.0，呼気終末陽圧(PEEP) 12 cmH_20であった。動脈血液ガス分析が行われ，pH 7.20，動脈血二酸化炭素分圧(Pco_2) 32 mmHg，動脈血酸素分圧(Po_2) 54 mmHgであった。低酸素血症の原因はどれか。

A. 低換気のみ
B. 低換気と換気血流比($\dot{V}/\dot{Q}$)不均等
C. シャント
D. 換気血流比($\dot{V}/\dot{Q}$)不均等

VI-8. 65歳男性。半年間にわたり増悪する労作性呼吸困難と乾性咳嗽のため，評価を受けている。安静時に息切れはなく，喘鳴は自覚していない。胸痛もない。冠動脈疾患と心房細動の既往があり，12年前に冠動脈バイパス術を受けている。metoprolol，aspirin，warfarin，enalaprilを内服している。タバコは毎日1箱を40年間吸っていたが，5年前に禁煙した。バイタルサインは，血圧122/68 mmHg，脈拍数68/min，呼吸数18/min，酸素飽和度は室内気で92％であった。胸部の診察では，両側肺底部から，肺の下3分の1に断続性ラ音が認められ，喘鳴は聴取しなかった。心拍リズムは不整で，心尖部でII/VI度の全収縮期雑音を認めた。頸静脈圧は上昇しておらず，浮腫はないものの，ばち指を認めた。肺機能検査では，1秒量(FEV_1)は予測値の65％，努力肺活量(FVC)は予測値の67％，1秒率(FEV_1/FVC)は74％，全肺気量は予測値の68％，一酸化炭素肺拡散能(D_{LCO})は予測値の62％であった。この患者の息切れの原因を特定するのに適切な検査はどれか。

A. 気管支鏡と経気管支肺生検
B. CT肺動脈造影
C. 心エコー検査
D. 胸部の高分解能CT
E. 核医学検査

VI-9. 24歳の女性。息切れと喘鳴を訴えて受診。野外での運動や猫のそばにいるときに症状が増悪するといっている。長年にわたり，春と夏にアレルギー性鼻炎があり，小児期には湿疹の既往がある。身体所見では，呼気時に喘鳴が認められた。肺機能検査では，1秒量(FEV_1)が2.67 L(予測値の79％)，努力肺活量(FVC)が3.81 L(予測値の97％)，1秒率(FEV_1/FVC)が70％であった。albuterolの吸入後では，1秒量は3.0 L(12.4％)に増えた。つぎの記述のうち，この患者の疾患の経過について正しいものはどれか。

A. 診断の確定にはmethacholine負荷試験が必要である
B. この疾患の死亡率は過去10年で上昇している
C. この疾患の最も一般的な危険因子は遺伝的素因である
D. 過去数十年，この疾患の罹患率は変化していない

E. 1人の患者における，この疾患の重症度は有意には変化しない

VI-10. 38歳の女性。喘息の重篤な発作のため救急外来へ搬送された。状態は急速に増悪し死亡した。この患者でみられない病理所見はどれか。

A. 好酸球と活性型Tリンパ球が気道粘膜に浸潤
B. 肺胞腔内に，好酸球と好中球が浸潤
C. 粘液栓による気道閉塞
D. 気道壁の肥厚と浮腫
E. 上皮下のコラーゲン線維沈着を伴う気道の基底膜の肥厚

VI-11. 25歳の女性。喘息のため通院しているが，過去3ヶ月にfluticasone 88 μgを1日2回吸入しても喘息症状が遷延している。National Institutes of Health（NIH）に支持されている喘息ガイドラインによると，どの治療を考慮すべきか。

A. 抗ロイコトリエン薬の追加
B. 長期作用型β_2作動薬の追加
C. 低用量theophyllineの追加
D. 吸入ステロイド薬の増量
E. 上記のいずれも考慮が可能

VI-12. 喘息と適切に診断された患者はどれか。

A. ウイルス性呼吸器感染症に引き続き，咳と喘鳴が6週間遷延し，吸入ステロイド薬で治療されている24歳女性
B. 冷気の中で運動すると，咳嗽を呈し，ときに喘鳴を認める26歳男性
C. 慢性咳嗽のため精査を受けている34歳女性。肺機能検査にて，1秒率（FEV_1/FVC）68％，1秒量（FEV_1）1.68 L（予測値の52％）で，albuterolの吸入後に1.98 L（予測値の61％）と1秒量が18％増加した
D. 医学研究室に技術者として勤務し，マウスを飼育している44歳男性。喘鳴，息切れや咳嗽を訴え，週末前に最も増悪する
E. 40年間，毎日2箱のタバコを吸っている60歳男性。息切れと咳嗽があり，methacholineに対して気道過敏を示す

VI-13. 40歳の女性。中等度持続性の喘息があり，この3カ月は喘息のコントロールが良好であったが，現在は週に1回症状を軽減するために，albuterolの定量噴霧器を使用する。喘息症状のため，月2回は夜間に覚醒するが，支障なく定期的な運動をしている。他に，fluticasone 88 μg/回を1日2回と，salmeterol 50 μg/回を1日2回，毎日吸入している。現在の1秒量（FEV_1）は，彼女の最高値の83％である。現時点における適切な治療はどれか。

A. 現在のalbuterolの使用は，喘息コントロールが不良であることを示すので，montelukast 10 mgの連日内服を追加
B. fluticasoneを44 μg，1日2回吸入に減量
C. fluticasoneの中止
D. salmeterolの中止
E. 現在のalbuterolの使用は，喘息コントロールが不良であることを示すので，何もしない

VI-14. 重度の持続性喘息患者。高用量の吸入ステロイド薬，長期作用型β_2作動薬，montelukastを使用し，さらにprednisone 5～10 mg/日を症状のコントロールのために要する。あなたは，omalizumabの使用を検討している。omalizumabの使用開始前に必要なのはどれか。

A. prednisone内服の中止
B. IgEが1,000 IU/Lより高値であることを示す
C. 1秒量（FEV_1）やピークフロー値の正常化
D. 通年性の吸入抗原への過敏性の存在
E. prednisone内服からprednisoneの静脈投与への変更

VI-15. 76歳の女性。息切れと乾性咳嗽がここ2日間で急性に出現したため受診。発熱も39.2℃まで認めた。既往歴としては，甲状腺機能低下症と糖尿病がある。現在，metformin 1,000 mgを1日2回内服しており，1カ月前にlevothyroxineは100 μgに増量され，尿路感染症に対して，3日前からnitrofurantoin 100 mg1日2回を内服している。バイタルサインは，血圧118/82 mmHg，心拍数96/min，呼吸数24/min，体温38.5℃，酸素飽和度は室内気で94％であった。右肺底部の打診は濁音で，呼吸音は低下している。また，断続性ラ音を両側で聴取する。胸部X線写真では，右側に中等量の胸水と両側肺に浸潤陰影が散在している。入院して胸腔穿刺を行ったところ，滲出性であり，白血球数3,500/mm^3，分画は好中球が60％，好酸球が30％，リンパ球が10％であった。気管支肺胞洗浄（BAL）では，好中球が50％，好酸球が15％，マクロファージが35％であった。つぎの段階でこの患者に行うべき最も重要な処置はどれか。

A. 治療方針を決める前に胸水の培養を行う
B. levothyroxine量の減量
C. nitrofurantoinの中止
D. levothyroxine量の増量
E. 高用量のステロイド薬（methylprednisolone 1 g/日）による治療を開始する

VI-16. 34歳の女性。3カ月前から徐々に悪化する乾性咳嗽と労作時息切れの評価のため受診。喘息などの呼吸器疾患の既往は特になし。6カ月前からペットショップで働いており，おもな仕事は爬虫類と鳥類のゲージの清掃であった。微熱を自覚することはあったが，喘鳴は自覚し

ていない。3カ月前から，2階へ階段であがる際に労作時の息切れを自覚していた。全身状態は良好。パルスオキシメータによる酸素飽和度(Spo_2)は安静時95%(室内気)であり，労作時89%であった。体温は37.7℃。胸部所見は異常なし。ばち指やチアノーゼは認めなかった。胸部X線写真は正常。胸部の高分解能CTにて，両側下葉を中心にびまん性にスリガラス様陰影を認め，一部に小葉中心性の粒状影を伴っていた。気管支鏡を施行し，経気管支肺生検にて形質細胞と，リンパ球の間質への軽度浸潤，一部に好酸球浸潤，さらに非乾酪性肉芽腫もいくつか認めた。抗酸菌，真菌，一般細菌は陰性。この患者の診断名はつぎのうちどれか。

A. *Aspergillus* 症
B. 過敏性肺炎
C. 膠原病による間質性肺炎
D. オウム病
E. サルコイドーシス

VI-17. VI-16の患者に推奨される治療法はどれか。

A. amphotericin B
B. doxycycline
C. グルココルチコイド
D. グルココルチコイド＋azathioprine
E. グルココルチコイド＋抗原回避

VI-18. 75歳の男性。左側胸水の出現と労作時の息切れの評価のため受診。30年間造船業に従事していたが，防塵対策はしていなかった。50 pack-yearsの喫煙歴があり，1秒量(FEV_1)が予測値の55%の慢性閉塞性肺疾患を以前に指摘され，10年前に心筋梗塞の既往がある。現在は，aspirin，atenolol，benazepril，tiotropium，albuterolを内服している。身体診察では，打診上左胸部に濁音を認め，呼吸音は低下していた。胸部X線写真では左胸水を中等量認め，一部胸膜の石灰化を伴っており，肺尖部は一部肥厚していた。肺野に明らかな結節は認められなかった。胸部CTも同様の所見であり，左下葉は一部無気肺を呈していた。胸腔穿刺が施行され，胸水の細胞分画はリンパ球が65%，中皮細胞が25%，好中球が10%であり，細胞診で悪性所見は認められなかった。この患者の胸水に関する説明のなかで，あてはまるものはどれか。

A. 喫煙により悪化しやすい
B. 全身に広がる播種性の転移により死亡しやすい
C. 1〜2年間の原因物質の曝露により40年以上たってから発症する
D. 胸腔穿刺を繰り返すことにより確定診断に至ることが多い
E. 手術による切除とその後の抗癌薬投与により長期間の生存が得られる

VI-19. つぎの病態のうち，慢性珪肺症患者に合併しやすいものはどれか。

A. 侵襲性 *Aspergillus* 症
B. 肺結核
C. 肺癌
D. 関節リウマチ
E. 上記のすべて

VI-20. つぎの職業に関連する肺疾患のうち関連がないものはどれか。

A. ベリリウム症——電子電気関連産業
B. 綿肺症——紡績工場
C. 農夫肺——カビの生えた干し草
D. 進行性塊状線維症——造船業
E. 金属熱——溶接工

VI-21. 45歳の男性。喘息の評価のためクリニックを受診。2年前から咳や喘鳴などの症状が出現し，最初に吸入した気管支拡張薬に一時的に反応，その後副腎皮質ステロイドを吸入したものの，現在は副腎皮質ステロイドの経口投与を常時必要とする。平日に症状が悪化するが，症状悪化のきっかけは特定できていない。現在の投薬内容は，albuterolとfluticasoneの吸入，prednisone 10 mg/日の内服である。喫煙歴はなく，織物工場に勤務している。身体所見では，全肺野に呼気時に聴取する軽度の喘鳴以外は特に異常を認めない。つぎの段階に行うべきこととして最も適切なものはどれか。

A. 運動負荷試験
B. 勤務前後での1秒量(FEV_1)の測定
C. methacholine吸入試験
D. 皮膚パッチテスト
E. *Aspergillus fumigatus* を目的とした喀痰培養

VI-22. 53歳の男性。突然の発熱，悪寒，および喘鳴を伴わない息切れで救急外来を受診した。特記すべき既往はなく，職業は農業である。干し草を積み重ねる作業を，朝早くから行っていた。胸部X線写真では，両側の上肺野に浸潤影を認める。この症状から最も考えられる微生物はどれか。

A. *Nocardia asteroides*
B. *Histoplasma capsulatum*
C. *Cryptococcus neoformans*
D. *Actinomyces*
E. *Aspergillus fumigatus*

VI-23. 施設入所者肺炎における，methicillin耐性黄色ブドウ球菌(MRSA)のリスク増加と関連がないものはどれか。

A. 3カ月以内の抗菌薬の使用
B. 慢性透析

C. 在宅創傷治療
D. 3カ月以内に2日以上の入院
E. 介護施設の居住者

VI-24. 市中肺炎にあてはまるものはどれか。
A. 集中治療室に入院した患者を除き，特定の病原体に向けた治療は，経験的治療よりも効果が高い
B. 入院患者の5〜15％が血液培養陽性となる
C. 肺炎球菌（*Streptococcus pneumoniae*）による菌血症を呈した患者のうち80％以上が喀痰培養陽性となる
D. *Legionella pneumophila* と *Mycoplasma pneumoniae* を同定するための遺伝子検査は可能であり，市中肺炎の入院患者では診断のために利用すべきである
E. 市中肺炎の原因菌のうち，およそ70％が同定される

VI-25. 55歳の男性。2日前から咳と熱が続くため，かかりつけ医を受診。黄色膿性痰を伴っていた。高コレステロール血症のためにrosuvastatinで治療中である。喫煙歴はなく，週に数回運動を行っている。病人との接触はなく，抗菌薬の投与歴も特にない。バイタルサインは，体温38.9℃，血圧132/78 mmHg，心拍数87/min，呼吸数20/min，酸素飽和度は室内気で95％。ヤギ声と断続性ラ音を右の背側部に聴取。胸部X線写真にて，気管支含気像を伴う浸潤影を右下葉に認めた。この患者に対する処置として，最も適切なものはどれか。
A. 痰培養を採取し結果を待って治療を開始する
B. 閉塞性肺炎を除外するために胸部CTを撮像する
C. ただちに緊急入院し，抗菌薬の経静脈投与を開始する
D. doxycycline 100 mg 1日2回内服で治療を開始する
E. moxifloxacin 400 mg 1日1回内服で治療を開始する

VI-26. 65歳の女性。血液透析カテーテルによる感染と，それに関連した敗血症性ショックの管理のために集中治療室に入院。急性呼吸促迫症候群のために，入院第1病日に挿管された。その後，吸入酸素濃度（F_{IO_2}）を0.40まで下げることができ，発熱もみられず，徐々に軽快しつつあり，昇圧薬も不要となっていた。ところが，入院第7病日に，気管内チューブからの黄緑色の膿性痰が増加し，39.4℃の発熱が出現した。担当医は人工呼吸器関連肺炎を疑った。この患者の確定診断の基準となるのはどれか。
A. 吸引痰から新しい微生物が検出されること
B. 胸部X線写真において，新しい浸潤影の出現
C. 吸引痰の定量培養で10^6の微生物が検出されること
D. 検体保護ブラシ法による吸引痰の定量培養で10^3の微生物が検出されること
E. 確定診断の基準は1つではない

VI-27. 次の臨床背景と市中肺炎の病原体の組み合わせのうち一致するものはどれか。
A. 誤嚥性肺炎――*Streptococcus pyogenes*
B. アルコール多飲――非定型肺炎と *Staphylococcus aureus*
C. 口腔内不衛生――*Chlamydia pneumoniae*，*Klebsiella pneumoniae*
D. 肺に基礎疾患あり――*Pseudomonas aeruginosa*，*S. aureus*
E. 米国南西部への旅行歴――*Aspergillus* spp.

VI-28. びまん性気管支拡張症の主たる病因として，世界中でみられるものはどれか。
A. 嚢胞性線維症
B. 免疫グロブリン欠損
C. 非結核性抗酸菌（*Mycobacterium avium-intracellulare*）
D. 結核菌（*Mycobacterium tuberculosis*）
E. 関節リウマチ

VI-29. 54歳の女性。6〜12カ月前より悪化する咳嗽を主訴に受診。咳嗽は緑色の痰を伴い，1日中出現する。喀痰量は1日100 mL程度である。両側下肺を中心に断続性ラ音を聴取する。肺機能検査では，1秒量（FEV_1）1.68 L（予測値の53.3％），努力肺活量（FVC）3.00 L（予測値の75％），1秒率（FEV_1/FVC）56％であった。胸部X線検査では異常所見はみられなかった。この患者の評価のために，つぎに行うべきこととして推奨されるものはどれか。
A. 気管支鏡と気管支肺胞洗浄
B. 胸部の造影CT
C. 胸部の高分解能CT
D. 血清のγグロブリン値の測定
E. 長時間作用型の気管支拡張薬の吸入と吸入ステロイド薬の吸入

VI-30. 48歳の男性。咳嗽と発熱を主訴に入院。アルコール依存症者でホームレスであった。定期通院している医療機関はない。8週間前からの体重減少と倦怠感，微熱，湿性咳嗽を自覚するも放置していた。テーブルスプーン3杯ほどの血痰がでるも放置し，1日にウオッカを1Lを飲酒し，さらに1日1箱喫煙していた。身体所見では，容姿は乱れており，慢性的に体調がすぐれない。心拍数98/min，血圧110/73 mmHg，呼吸数20/min，体温38.2℃，酸素飽和度94％であった。口腔内は不衛生で口臭あり。右下肺で乾性ラ音［訳注：空き瓶の口を吹いたときの音のような聴診所見。空洞のある場合によく聞かれる］を聴取。胸部X線写真にて右下肺に4 cm大の空洞性病変を認めた。直ちに隔離され，喀痰を採取し，一般細菌，抗酸菌，真菌培養が提出された。この患者の第1選択となる治療はどれか。
A. ampicillin/sulbactam 3 g を6時間ごとに静脈投与

B. isoniazid，rifampin，pyrazinamide，ethambutol の内服
C. metronidazole 500 mg を 1 日 4 回内服
D. 経皮的空洞穿刺ドレナージ
E. piperacillin/tazobactam 2.25 g を 4 時間ごとと，tobramycin 5 mg/kg の 24 時間ごとの静脈投与

VI-31. 35 歳の男性。不妊症の評価のためクリニックを受診。子をもうけたことがなく，2 年間妻と避妊せず性交渉を行ってきたが妊娠を達成していない。精子分析では，精子の数は正常であったが，動きが不良であった。既往歴として，反復性副鼻腔肺感染症があり，最近になって気管支拡張症を指摘された。胸部 X 線所見として認められるものはどれか。
A. 両側肺門リンパ節腫大
B. 両側上葉の浸潤影
C. 正常所見
D. 逆位
E. 水風船様の心臓

VI-32. 28 歳の女性。反復する肺や副鼻腔の感染症の評価を受けている。10 歳代前半から少なくとも毎年気管支炎を繰り返している。過去 5 年間は，呼吸器または副鼻腔の感染症に対して，毎年少なくとも 3 回抗菌薬を投与されている。体重が増加しにくく，友人と比較していつも息切れを自覚している。身体所見では，肥満指数（BMI）18.5 kg/m^2，酸素飽和度は安静時室内気で 94％。鼻ポリープがある。両側上肺野に低調性連続ラ音と断続性ラ音を聴取する。軽度ばち指あり。胸部 X 線写真では，両側上葉に粘液栓を伴った気管支拡張を認める。あなたは診断未確定の嚢胞性線維症の可能性について考えている。この患者における嚢胞性線維症の診断において，最も有効な検査の基準はどれか。
A. ΔF_{508} 対立遺伝子のコピーの DNA 解析
B. 鼻腔上皮電位差の減少
C. 繰り返す喀痰培養から緑膿菌（*Pseudomonas aeruginosa*）の検出
D. 汗の Cl^- 濃度試験 35 mEq/L 以上
E. 汗の Cl^- 濃度試験 70 mEq/L 以上

VI-33. 22 歳の男性。嚢胞性線維症の定期フォローアップのため受診。最近では組換えヒト DNase と albuterol をネブライザーで 1 日 2 回吸入している。喀痰の除去はおもに週 5 回の有酸素運動と自己の体位変換ドレナージである。おおむね調子がよく，診察上も特記所見を認めない。肺機能検査では，1 秒量（FEV_1）は 4.48 L（予測値の 97％），努力肺活量（FVC）は 5.70 L（予測値の 103％），1 秒率（FEV_1/FVC）は 79％であった。ルーチンの喀痰培養では緑膿菌（*Pseudomonas aeruginosa*）が検出されている。初回の培養で分離されたのは黄色ブドウ球菌（*Staphylococcus aureus*）だけであった。この患者に推奨する治療法はどれか。
A. 高頻度の胸壁振動
B. 1 日 2 回の高張食塩水（7％）ネブライザー吸入
C. 隔月で 1 日 2 回の tobramycin 300 mg 吸入
D. 14 日間の cefepime と tobramycin 静脈投与
E. 過去 3 カ月の喀痰培養を振り返って，緑膿菌が検出されている場合のみ治療

VI-34. 嚢胞性線維症の患者の喀痰で，最も検出されにくい微生物はどれか。
A. *Haemophilus influenza*
B. *Acinetobacter baumannii*
C. *Burkholderia cepacia*
D. *Aspergillus fumigatus*
E. *Staphylococcus aureus*

VI-35. 慢性閉塞性肺疾患の危険因子でないものはどれか。
A. 気道過敏性
B. 炭塵曝露
C. 受動喫煙
D. 最近の気道感染
E. 換気の悪い場所でのバイオマス燃料の使用

VI-36. 65 歳の女性。労作性呼吸困難と慢性咳嗽の評価を受けている。20 歳から毎日 30 本の喫煙歴がある。明らかな苦痛を感じておらず，体型はやせている。酸素飽和度は室内気で 93％，呼吸数は 22/min。肺は打診で鼓音を呈し，上肺野で呼吸音は減弱している。あなたは慢性閉塞性肺疾患を疑っている。予想される肺機能検査の測定値はどれか（表 VI-36）。

VI-37. 70 歳の男性。既知の慢性閉塞性肺疾患のフォローアップのために受診。過去 6 カ月は増悪もなく臨床的に安定している。しかしながら，彼は概して不調を自覚してい

表 VI-36

	1 秒量（FEV_1）	努力肺活量（FVC）	1 秒率（FEV_1/FVC）	全肺気量（TLC）	一酸化炭素肺拡散能（D_{LCO}）
A.	減少	正常か減少	減少	減少	減少
B.	減少	正常か減少	減少	増加	減少
C.	減少	減少	正常	減少	減少
D.	減少	正常か減少	減少	増加	正常か増加

て，活動も制限されている。日常生活における呼吸困難も訴えている。最近は albuterol 定量吸入を 1 日 2 回行っている。50 pack-years の喫煙歴があり，5 年前に禁煙した。他に，末梢血管疾患，高血圧，良性前立腺過形成を患っている。aspirin，lisinopril，hydrochlorothiazide，tamsulosin を内服している。検査上，酸素飽和度は 93％（安静時室内気）であった。打診では鼓音を呈し，肺尖部の呼吸音は減弱，呼気時にかすかに喘鳴を聴取する。肺機能検査では，1 秒量（FEV_1）は予測値の 55％，努力肺活量（FVC）は予測値の 80％，1 秒率（FEV_1/FVC）は 50％であった。この患者のつぎの段階における最も適切な管理方法はどれか。

A. 呼吸機能の有意な改善があれば，4 週間のグルココルチコイド経口投与と fluticasone 吸入を開始する
B. 1 日 2 回の fluticasone 110 μg 吸入を開始する
C. 1 日 2 回の fluticasone 250 μg 吸入と salmeterol 50 mg 吸入を開始する
D. 18 μg/日の tiotropium 吸入を開始する
E. 運動時と夜間の酸素測定を行い，重大な低酸素血症があるようなら酸素療法を開始する

VI-38. 56 歳の女性。4 日前から増強する息切れと，多量の喀痰を伴った咳嗽のため集中治療室へ入院となった。重度の慢性閉塞性肺疾患〔1 秒量（FEV_1）は予測値の 42％〕を合併していた。室内気での動脈血液ガス分析は，pH 7.26，動脈血二酸化炭素分圧（$Paco_2$）78 mmHg，動脈血酸素分圧（Pao_2）50 mmHg。呼吸障害のため，明らかに呼吸補助筋を用いた努力呼吸だった。呼吸音は減弱しており，呼気で喘鳴と低調性連続ラ音を聴取した。胸部 X 線写真では明らかな浸潤影は認めなかった。この患者の延命に最も寄与する治療はどれか。

A. 吸入気管支拡張薬の投与
B. グルココルチコイドの静脈投与
C. 緑膿菌（*Pseudomonas aeruginosa*）をカバーした広域抗菌薬の早期投与
D. 早期気管挿管と人工呼吸管理
E. 非侵襲的陽圧換気の使用

VI-39. 長期の喫煙歴のある 63 歳の男性。4 カ月前から増強する労作時の息切れと呼吸困難を主訴に受診。最近の症状悪化はなく，進行は緩慢であった。発熱，胸痛，喀血は認めなかった。テーブルスプーン 3〜6 杯分の黄色痰を伴った咳嗽を毎日認めていた。10 年以上，医師の診察を受けていない。身体所見では，バイタルサインは正常で，呼気の延長，散在性の低調性連続ラ音，頸静脈怒張，足の軽度浮腫を認めていた。ヘマトクリットは 49％であった。この患者の延命につながる可能性が最も高い治療はどれか。

A. atenolol
B. enalapril
C. 酸素療法
D. prednisone
E. theophylline

VI-40. 62 歳の男性。10 カ月以上前から進行性に増強する労作性呼吸困難の評価を受けている。50 pack-years の喫煙歴があり，10 年前に禁煙している。身体所見，画像所見では，胸膜直下で優位なびまん性の線維化を伴った拘束性換気障害を認めていた。外科的肺生検が行われ，通常型間質性肺炎の所見が得られた。自己免疫疾患や薬物は原因としてみつからなかった。この患者に対する治療で推奨されるものはどれか。

A. azathioprine 125 mg/日および prednisone 60 mg/日の投与
B. cyclophosphamide 100 mg/日の投与
C. *N*-acetylcysteine 600 mg 1 日 2 回および prednisone 60 mg/日の投与
D. prednisone 60 mg/日の投与
E. 肺移植のための紹介

VI-41. びまん性肺胞出血患者における気管支肺胞洗浄（BAL）所見で，予測されるものはどれか。

A. 非定型過形成性の II 型肺胞上皮細胞
B. 鉄性小体
C. ヘモシデリン貪食マクロファージ
D. CD4/CD8 比上昇を伴ったリンパ球増加
E. 泡沫状マクロファージを伴った乳白色所見

VI-42. 42 歳の男性。増強する労作性呼吸困難と微熱，6 カ月間での体重減少を訴えている。ときおり，粘調な喀痰を伴うこともあるが，乾性咳嗽を訴えている。特記すべき既往歴は認めない。喫煙歴なし。身体所見では，最小限の労作で息切れを認めている。体温は 37.9℃。酸素飽和度は安静時室内気で 91％。基部にかすかな断続性ラ音を聴取した。臨床検査では，多クローン性免疫グロブリン血症を認め，ヘマトクリット 52％であった。CT では両側に浸潤影を認め，陰影は肺門部優位でモザイク像を呈していた。気管支鏡検査を受け，気管支肺胞洗浄（BAL）を施行された。回収液の外観は乳白色であった。細胞診では，過ヨウ素酸 Schiff 染色陽性マクロファージを伴った非晶質組織片を認めた。診断はどれか。

A. 器質化肺炎を伴う閉塞性細気管支炎（BOOP）
B. 剥離性間質性肺炎
C. *Nocardia* 症
D. *Pneumocystis* 肺炎
E. 肺胞蛋白症

VI-43. VI-42 の患者に対し，この時点で最も適切な治療はどれ

か。

A. doxycycline
B. prednisone
C. prednisone と cyclophosphamide
D. ST 合剤
E. 全肺胞洗浄

VI-44. 68 歳の男性。労作性呼吸困難の評価のために受診。はじめに症状に気づいたのは約 2 年前で，その時はゴルフコースを歩くのをやめてカートを使いはじめ，まだ 18 ホールすべてをまわることができていた。この 1 年間，彼は息切れのためにゴルフをやめ，家から 50 m ほどのメールボックスまで歩いて往復することも難しい。また，ほぼ毎日乾性咳嗽を認めている。咳は夜間の悪化はなく，特に誘因もない。喘鳴も認めない。発熱，悪寒，体重減少も認めない。関節痛もない。50 pack-years の喫煙歴があったが，冠動脈疾患を指摘された 8 年前に禁煙している。身体所見では，診察室までの廊下を歩くと息切れを感じるが，休憩するとすぐに回復する。バイタルサインは，血圧 118/67 mmHg，心拍数 88/min，呼吸数 20/min であった。動脈血酸素飽和度（Sa_{O_2}）は安静時 94％で，90 m ほど歩くと 86％にまで下がる。胸部は打診清で拡張良好，両側肺底部に Velcro（血圧測定器のマンシェット）を剥がすような断続性ラ音を聴取するが，喘鳴は聴取しない。心血管系検査は正常で，ばち指を認めている。胸部 CT 像を図 VI-44 に示す。彼は外科的肺生検のために紹介された。この患者に最も可能性の高い病理所見はつぎのうちどれか。

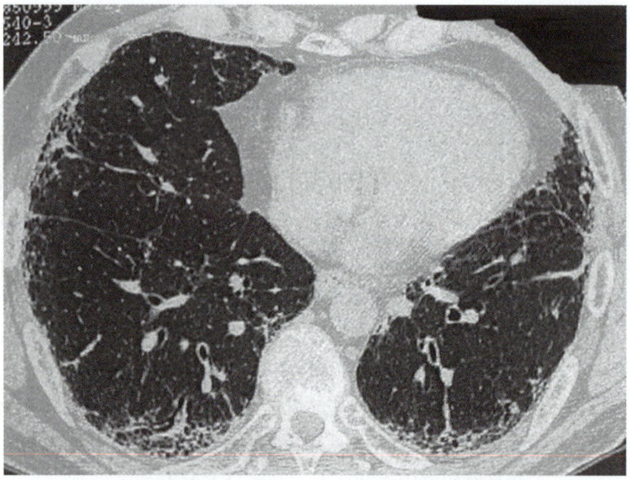

図 VI-44

A. 肺胞の中にびまん性に過ヨウ素酸 Schiff 染色陽性の非晶質物質が充満
B. 上葉優位に気腫領域の肺胞の破壊
C. びまん性肺胞障害
D. 非乾酪性肉芽腫の形成
E. 線維芽細胞と蜂巣肺とを伴う不均一なコラーゲン沈着

VI-45. 全身性エリテマトーデスの肺病変にあてはまらないものはどれか。

A. 空洞を伴った肺結節
B. 肺容量減少を伴う横隔膜機能不全
C. 胸膜炎
D. 肺出血
E. 肺血管疾患

VI-46. 56 歳の女性。2 カ月間続く呼吸困難および咳嗽の評価のため受診。経過中に断続的な発熱，倦怠感，5.5 kg の体重減少を伴っていた。旅行歴や病人との接触はない。看護師をしていて，ツベルクリン反応の試験を毎年行っている。直近では 3 カ月前の検査で陰性が確認されている。有機粉塵の吸入はなく，鳥やペットの飼育歴もない。関節リウマチの既往があり，現在 hydroxychloroquine 200 mg を 1 日 2 回服用している。また，関節症状に増悪傾向はない。胸部聴診上，びまん性に吸気時の断続性ラ音およびキーキー音（squeak）を聴取する。胸部 CT では，斑状の浸潤影および気管支壁の肥厚を認める。肺機能検査では軽度の気流制限を認める。外科的肺生検が施行された結果，細気管，肺胞管，肺胞に肉芽組織を認めた。肺の間質には慢性炎症および器質化肺炎の所見を認めた。この患者に対する最も適切な治療はどれか。

A. azathioprine 100 mg/日
B. hydroxychloroquine の休薬
C. infliximab の経静脈的投与 / 週
D. methotrexate 15 mg/週
E. prednisone 1 mg/kg/日

VI-47. 急性呼吸不全を呈するつぎの患者のうち，肺塞栓症の検索目的に D ダイマーを測定することが有用なのはどれか。

A. 妊娠 32 週の 24 歳の女性
B. 長時間のフライトの後，下腿の疼痛を訴える特に既往のない 48 歳男性。肺胞気-動脈血酸素分圧較差（$A\text{-}aD_{O_2}$）の開大は認めない
C. 乳癌に対して化学療法中の 56 歳の女性
D. 4 週間前に股関節置換術を受けた 62 歳の男性
E. 2 週間前に急性心筋梗塞を発症した 72 歳の男性

VI-48. 急性肺塞栓症にて入院中の 62 歳の女性。重症広範型の肺塞栓症を示唆しない所見はどれか。

A. 血性トロポニン値の上昇
B. 喀血で発症
C. 失神で発症
D. 胸部 CT での右室拡大所見
E. 心エコー検査での右室壁運動能低下

VI-49. 肺塞栓症の画像所見に関する記述について，正しいものはどれか。

A. 高感度の換気血流シンチグラフィは，通常の換気下で1区域の換気欠損から検出できる
B. 高感度の換気血流シンチグラフィは，90％の尤度で肺塞栓の検出ができる
C. 磁気共鳴（MR）血管撮影によって，近位本幹における大きな塞栓から末梢の部分的な肺塞栓まで検出することができる
D. マルチディテクター CT（MDCT）は，微小血栓の検出において肺動脈造影のつぎに選択される方法である
E. 右室を評価するためにルーチンで施行されるいかなる検査も，肺塞栓症のリスク層別化に寄与するものはない

VI-50. 53歳の女性。失神発作を主訴に来院，現在も立ちくらみ，息切れを訴えている。抗リン脂質抗体症候群に伴う肺塞栓症の既往があるものの，最近は抗凝固療法へのコンプライアンスが不良であった。1日7.5 mgのwarfarinが処方されていたが，間欠的にしか内服していなかった。自分の直近の国際標準化比（INR）は知らなかった。救急室への連絡内容としては，患者は発汗状態および過換気の状態にあるとのことであった。バイタルサインは，血圧86/44 mmHg，脈拍数130/min，呼吸数30/min，酸素飽和度は室内気で85％であった。脈拍は洞頻脈であり，心雑音，摩擦音，ギャロップなどの異常心音は聴取しなかった。呼吸音も清であった。さらに診察を進めると，左大腿の腫脹を認めHoman徴候が陽性であった。CT肺動脈造影では鞍状の肺塞栓を認め，左骨盤静脈に血栓が確認された。未分画ヘパリンによる抗凝固療法が施行された。1 Lの外液負荷を行うものの，血圧は88/50 mmHgのままであった。心エコー検査では右室壁運動能低下を認めた。リザーバーマスクによる100％の酸素投与にて，酸素飽和度は92％となった。この患者を管理するうえで，つぎに行うべき処置はどれか。

A. 現在の治療を継続する
B. 細胞外液を500 mL/hで継続し合計4 Lの投与を行う
C. 現在の治療に加えて下大静脈フィルターの挿入を行う
D. 外科的血栓除去を行う
E. dopaminを投与し，また遺伝子組換え組織プラスミノーゲン活性化因子（tPA）を100 mg投与する

VI-51. 42歳の女性。急性発症の呼吸困難を主訴に救急外来を受診。患者は最近，国外に住む両親を訪れるため車で片道9時間の移動をした。2日前，軽いふくらはぎの痛みおよび腫脹を自覚したが，長時間の移動で座っていたことに伴う変化であり，異常とは自覚していなかった。救急外来到着時，過換気の状態であった。バイタルサインは，血圧98/60 mmHg，脈拍数114/min，呼吸数28/min，酸素飽和度は室内気で92％。体重は89 kgであった。呼吸音は両側清であり，右腓腹筋伸展時の疼痛を認めた。右下腿は左に比べて著明に腫脹していた。動脈血液ガス所見は，pH 7.52，動脈血二酸化炭素分圧（P_{CO_2}）25 mmHg，動脈血酸素分圧（P_{O_2}）68 mmHg。肝腎機能は正常であった。ヘリカルCTにて肺塞栓を認めた。この患者の初期治療に用いられない薬物はどれか。

A. enoxaparin 1 mg/kgの1日2回皮下投与
B. fondaparinux 7.5 mgの1日1回皮下投与
C. tinzaparin 175 U/kgの1日1回皮下投与
D. 未分画ヘパリンを活性化部分トロンボプラスチン時間（aPTT）が正常上限の2〜3倍の水準を維持する量の経静脈投与
E. 国際標準化比（INR）を2〜3程度に維持する量の1日1回のwarfarin投与

VI-52. 62歳の女性。4日前からの発熱，咳嗽および右胸膜痛を呈し，市中肺炎の診断で入院中である。入院時の胸部X線写真にて右中葉，下葉の浸潤影および随伴性胸水を認めていた。胸腔ドレーンによるドレナージが必要な複雑性胸水に該当しないものはどれか。

A. 被胞化された胸水
B. 胸水pHが7.2以下
C. 胸水中のグルコース濃度が60 mg/dL以下
D. 胸水培養からGram陽性球菌を検出
E. 初回胸腔穿刺後に再度胸水が増加

VI-53. 呼吸困難の評価を行っている58歳の男性。右に中等量の胸水貯留を認めた。胸腔穿刺を施行したところ下記の所見であった。

外観	漿液血液状
pH	7.48
蛋白	5.8 g/dL（血清蛋白 7.2 g/dL）
LDH	285 IU/L（血清 LDH 320 IU/L）
グルコース	66 mg/dL
白血球	3,800/mm^3
赤血球	24,000/mm^3
多形核白血球	10％
リンパ球	80％
中皮細胞	10％
細胞診	リンパ球増加を伴う慢性炎症，悪性細胞や病原生物は認めず

本症例における胸水の原因として考えにくいものはどれか。

A. 肝硬変
B. 肺癌
C. 胸膜中皮腫
D. 肺塞栓症

E. 結核

VI-54. 66歳の女性。進行する呼吸困難を認める。1カ月前に食道腺癌に対して食道切除術が施行されている。身体診察では，頻呼吸を認め，一文を話しきるのが困難な状況である。呼吸数は28/min，酸素飽和度は室内気で88%。左胸部では打診上濁音であり，呼吸音を聴取しない。胸部X線写真では，左胸水を認め，右側への縦隔偏位を認める。胸腔穿刺にて1.5Lの乳糜様胸水を排液した。胸水中の蛋白濃度6.2 mg/dL，乳酸デヒドロゲナーゼ(LDH) 368 IU/L，白血球1,500/μL（多核球20%，リンパ球80%），トリグリセリド168 mg/dLであった。胸水培養および細胞診で特記事項はなかった。この患者に対する最も適切な治療方針はどれか。

A. 胸腔ドレーン挿入およびoctreotideの投与
B. 胸腔ドレーン挿入および吸引を行い，1日の排液量が100 mL以下になるまで継続する
C. 胸部の再検査を行い，損傷部位と思われる部分の修復手術を行う
D. 緩和ケア医へのコンサルト
E. 胸腔穿刺を行い，細胞診を再検査

VI-55. 28歳の男性。2時間前から認める急性発症の呼吸困難，および右胸膜痛を主訴に救急外来を受診。特記すべき既往歴はない。18歳時より1日20本の喫煙歴がある。身体所見として，身長が高く，やせ型であり肥満指数(BMI)は19.2 kg/m^{2}であった。呼吸数は24/min，酸素飽和度は室内気で95%。右肺尖部の呼吸音減弱を認めた。胸部X線写真では右に20%程度の気胸腔を認めた。気胸に関する記述のうち正しいものはどれか。

A. CTにて気腫性変化を示しやすい
B. 本症例が気胸の再発を示しているのであれば，胸腔胸下での胸膜擦過にてほぼ100%再発を防ぐことができる
C. このような経過をたどるほとんどの症例においては，気胸を改善させるために胸腔ドレナージを行う必要がある
D. 気胸再発に関する尤度比は25%程度である
E. 気胸を発症する危険因子としては，高身長かつやせ型の体型がある

VI-56. 胸水の最も一般的な原因はつぎのうちどれか。

A. 肝硬変
B. 左心不全
C. 悪性腫瘍
D. 肺炎
E. 肺塞栓症

VI-57. 軽度の筋萎縮性側索硬化症があり，神経筋疾患に伴う呼吸不全にて呼吸器科通院中の患者。動脈血二酸化炭素分圧(Pa_{CO_2}) 45 mmHgという要素に加え，つぎの徴候の中で非侵襲的陽圧換気の適応となるのはどれか。

A. 起座呼吸
B. 睡眠障害
C. 改善しない咳嗽
D. 日常生活における呼吸困難
E. 上記のすべて

VI-58. 27歳の男性。筋萎縮があり，かかりつけ医より低酸素血症の評価を受けている。気分は普段通りであり，息切れも認めていないという。身体所見としては，パルスオキシメータによる酸素飽和度は室内気で86%，呼吸音は清であり，筋萎縮という背景以外には特記事項は認めなかった。胸部X線写真では，肺含気量の低下が認められる。酸素飽和度が低い原因として最も考えられるものはどれか。

A. 無気肺
B. 粘液栓
C. 動脈血二酸化炭素分圧(Pa_{CO_2})の上昇
D. 肺炎
E. メトヘモグロビン血症

VI-59. 慢性的な肺胞低換気を有する症例において，起床時に頭痛が認められる。その原因となる徴候はどれか。

A. 睡眠からの覚醒
B. 脳の血管拡張
C. 脳の血管収縮
D. 多血症
E. 夜間の微少な誤嚥および咳嗽

VI-60. 47歳の女性。特発性肺動脈性肺高血圧症を有するが，epoprostenolの静注を含めた薬物治療に効果を示さなかった。心エコー検査にて，重度の右室機能不全を伴う右心不全を呈しており，心係数が1.7 L/min/m^{2}と低下していた。患者は肺移植を勧められた。つぎの記述で正しいのはどれか。

A. 進行する右心不全のため，心肺同時移植を必要とする
B. 特発性肺動脈性肺高血圧症の患者の5年生存率は，その他の診断によって肺移植を受ける患者よりも悪い
C. 特発性肺動脈性肺高血圧症に対しては片肺移植が推奨される
D. 右心機能は肺移植により回復することが予想される
E. 肺移植を行ったあとも肺高血圧症の再発のリスクがある

VI-61. 25歳の囊胞性線維症の女性が肺移植をすすめられた。

患者は自身の長期予後が気になっている。移植後の予後を考えたうえで，最も障害となるのはどれか。

A. 閉塞性細気管支炎症候群

B. サイトメガロウイルス感染症

C. 慢性腎不全

D. 原発性移植片機能不全

E. 移植後リンパ増殖性疾患

VI-62. 30歳の男性。末期嚢胞性線維症であり肺移植を受けた。3年後，6カ月にわたる進行性の腎機能低下を指摘された。腎機能障害の原因となった可能性が最も高い薬物はどれか。

A. prednisone

B. tacrolimus

C. albuterol

D. mycophenolate mofetil

E. 上記のどれでもない

VI-63. 嚢胞性線維症の22歳の男性。最近，感染症の増悪にて毎年3回ほどの入院を繰り返している。緑膿菌(*Pseudomonas aeruginosa*)や黄色ブドウ球菌(*Staphylococcus aureus*)が検出されているが，まだ *Burkholderia cepacia* complex の検出歴は認めない。大学で建築を学んでおり，活動的である。患者は労作時に2Lの酸素投与が必要である。直近の肺機能検査では，1秒量(FEV_1)は予測値の28%，1秒率(FEV_1/FVC)は44%であった。室内気における動脈血液ガス検査では，pH 7.38，動脈血二酸化炭素分圧(PCO_2) 36 mmHg，動脈血酸素分圧(PO_2) 62 mmHg であった。肺移植の適応となるのはどれか。

A. 緑膿菌の検出

B. 1秒量の予測値が30%以下

C. 1秒率が50%以下

D. PCO_2 が 40 mmHg 以下

E. 労作時の酸素使用

ANSWERS

VI-1. **正解は E** 第 251 章(vol.2 p.*1806*〜)

経験を積んだ医師は，肺を徹底的に聴診することによって，患者の息切れや咳嗽の原因に関する有益な洞察を得ることができる。喘鳴(wheeze)は，通常高音で呼気時に優位で，小さな気道の閉塞を示唆している。喘鳴の原因で最も頻度が高いのは喘息であるが，全肺野を通じて気道閉塞が動的に変化するため，喘鳴の音調は多彩である。うっ血性心不全など，他の多くの疾患も喘鳴の原因となる。いわゆる「心臓喘息」といわれているものは，細気管支周囲の浮腫が傍らの気道を狭窄させるために起きる。一方で，低調性連続ラ音(rhonchi)は中等度の大きさの気道閉塞が原因となり，より低く粗い音となる。低調性連続ラ音の原因として，最も多いものは気道内の粘液である。stridor は，吸気性喘鳴と呼ばれるもう 1 つの呼吸音であるが，上気道の狭窄を示唆する。末梢気道疾患による喘鳴と比べると，吸気性喘鳴は呼気時にも聞こえるが，吸気時により増強する。

断続性ラ音〔crackle (rale)〕は，特に吸気時に聴取され，肺胞や間質性の肺疾患の所見と考えられている。断続性ラ音は，肺炎，肺水腫，肺線維症など，さまざまな疾患で認められる。肺水腫や肺炎の「湿性」断続性ラ音と，肺線維症による「乾性」断続性ラ音を区別しようと試みる医師は多いが，信頼できる手段とはいいがたい。断続性ラ音が，肺胞の液貯留によるものか，間質の線維化によるものかを区別するよりよい方法は，ヤギ声(egophony)の有無を確認することである。肺胞を充満する病変がある際は，「イー(EEE)」と発声すると，「アー(AH)」と聞こえるが，間質性肺疾患では「イー」のままで聞こえる。耳語胸声も肺胞を充満する疾患では強調されるが，間質性肺疾患では強調されない。

呼吸音の消失に気づくことは重要であり，重度の嚢胞性疾患，肺気腫，気胸，胸水などで認められる。

VI-2. **正解は B** 第 251 章(vol.2 p.*1806*〜)

この患者は，亜急性の息切れと，胸水に一致する所見を呈している。打診で濁音となるのは，浸潤陰影，無気肺，および胸水である。浸潤陰影では，呼気時に音声の伝達が増すため，耳語胸声やヤギ声(egophony)を認めることもある。しかしながら，胸水や無気肺では，呼吸音は減弱し音声の伝達は増強しない。この患者には無気肺や胸水があるかもしれないが，気管の偏位がないため，胸水の可能性がより高い。無気肺でこれらの所見を呈するには，多くの区域が無気肺になっている必要があり，そのような気道の閉塞は，一般的に気管の片側への偏位を伴う。臨床家は，胸部 X 線撮影で胸水を認めることを予期するだろう。最も適切な今後の管理は，原因を診断する補助と症状緩和のために，胸腔穿刺を行うことである。感染を示唆する症状がないため，抗菌薬の適応はない。同様に，喘鳴や多量の喀痰はないため，気管支拡張薬や吸引は不要であろう。最終的に，特に悪性疾患が疑われる際は，気管支鏡がこの患者の管理に必要になることもある。しかしながら，診断にあたって最初に試みるべきは胸腔穿刺である。

VI-3. **正解は B** 第 252 章(vol.2 p.*1808*〜)

機能的残気量とは，正常な 1 回換気を行った後に，肺に残る気量のことを指している。この気量では，胸郭の外側への収縮力と肺の内側への弾性収縮力が平衡を保っている。呼吸筋が作用しなければ，肺気量はこの気量にとどまる。機能的残気量は，予備呼気量と残気量という 2 つの気量により構成されている。予備呼気量は，呼吸筋が呼気を促した際に，肺から安静呼気位よりさらに呼出される気量を意味している。残気量は，完全に呼出した後に肺に残る気量であり，末梢気道の閉塞圧により決定される。

VI-4. **正解は D** 第 252 章(vol.2 p.*1808*〜)

この患者は，亜急性の呼吸困難，吸気性喘鳴，気道狭窄を呈しており，以前の長期間人工呼吸器を使用したことに起因する声門下の気管狭窄で説明がつく。これはフローボリューム曲線における，固定性気道狭窄の所見で確認できる。フローボリューム曲線はスパイロメトリーから得られることができる。残気量位から最大吸気努力を行った後に，肺から空気を最大に呼出し，その際に確認された流速を肺気量に応じて記録する。慣例的に，吸気は曲線の下に，呼気は上に示される。このフローボリューム曲線を検査することで，気道狭窄を評価できる特徴的なパターンがある。中枢気道に固定した狭窄があると，フローボリューム曲線の吸気，呼気時ともに平定化し，この患者のような箱型の曲線となる。中枢気道の固定化した狭窄には，気管狭窄や腫瘍による中枢気道狭窄が例としてあげられる。他の中枢気道狭窄のパターンとしては，胸腔内外の変動する狭窄がある。これらの狭窄の例では，フローボリューム曲線の平定化は，上下の片方のみで認められ，気管にかかわる圧の動的な変化により，平定化のパターンは説明できる。胸腔内の変動する狭窄は，呼気時のみで，フローボリューム曲線の平定化をきたす。吸気時に胸腔内圧は気管圧より陰圧であり，気流の妨げにはならないが，呼気時に気管内圧よりも胸腔内圧が高くなると，気管は虚脱して，フローボリューム曲線の平定化が起きる。胸腔内の変動する狭窄の例としては，気管軟化症がある。一方，胸腔外の変動する狭窄では，呼気時ではなく吸気時にフローボリューム曲線の平定化が起きる。胸腔外の狭窄が，気管内の気流に及ぼす圧は，大気圧である。吸気時に気管の圧は大気圧よりも低下して，気流が落ちてフローボリューム曲線の特徴的な平定化をきたす。しかしながら，呼気時には気管内圧は大気圧より高く，正常な呼気曲線を描く。

VI-5. **正解は B** 第 252 章(vol.2 p.*1808*〜)

静脈血栓塞栓症は，妊娠が発症の危険因子と知られており，妊婦が急性の息切れを訴えた際は，同症を疑うべきである。妊婦で追加検査をする必要性を検討する際には，胎児の被爆リスクについて考慮が必要である。肺塞栓症の症状や所見は，不幸なことにしばしば非特異的である。胸部 X 線写真はほとんど正常で，心電図では洞性頻脈が唯一の所見かもしれない。それに加えて，子宮の増大やプロゲステロンが呼吸中枢を刺激するなど，妊婦では息切れがさまざまな理由により認められる。妊婦での正常な動脈血液ガス分析では，慢性の呼吸性アシドーシスで，pH は 7.47 まで高く，動脈血二酸化炭素分圧($Paco_2$)は 30〜32 mmHg を呈する。この状況では，肺胞気-動脈血酸素分圧較差(A-aDo_2)を計算することが役立つ。酸素飽和度や動脈血液ガスでの酸素分圧値が正常であるとだまされやすいが，呼吸性アルカローシス下に A-aDo_2 はまだ上昇しているかもしれない。A-aDo_2 を計算するには，肺胞気式として知られる以下の式で，肺胞酸素分圧を計算しなければならない。

$PaO_2 = PIO_2 - (PaCO_2/R)$

PIO_2＝吸入気酸素分圧＝$FIO_2 \times (P_{bar} - PH_2O)$

R＝呼吸商＝二酸化炭素産生量 / 酸素消費量＝約 0.8

この患者の動脈血酸素分圧(Pao_2)を計算すると，[0.21×(760−47)]−(26/0.8)＝117.23 mmHg となる。同時に測定した動脈酸素分圧は 85 であるため，A-aDo_2 は 32 mmHg と上昇しており，肺塞栓症のつぎの検査をするべきである。妊婦での肺塞栓症を診断する検査には，CT での肺動脈造影が最も多く選択されるが，換気血流シンチグラフィも使用されることがある。

VI-6. **正解は 1-C，2-B，3-D，4-A** 第 252 章(vol.2 p.*1808*〜)

換気機能は，肺容量と 1 秒率〔1 秒量(FEV_1) / 努力肺活量(FVC)〕で容易に測定できる。1 秒率が低下していれば，閉塞性肺疾患と診断する。他方，肺容量の低下，特に全肺気量(TLC)の低下や，まれに残気量(RV)の低下で拘束性肺疾患と診断する。閉塞性肺疾患で，著しい空気とらえこみ(air trapping)を伴うと，TLC はしばしば増加し，RV も増加することがあり，肺活量(VC)は相対的に低下する。最大吸気圧(MIP)は呼吸筋の力を測定しており，神経筋疾患の患者では低下する。そのため，重症筋無力症では肺気量は少なく，MIP は低下している。一方で，特発性肺線維症の患者では呼吸筋力は正常なため，MIP は正常で，TLC と RV は低下する。いくつかの肺実質の拘束性肺疾患では，弾性収縮力が増しているため，1 秒率が上昇する。

VI-7. **正解は C** 第 252 章（vol.2 p.*1808*〜）

この患者は，多葉にまたがる肺炎を呈しており，吸入酸素濃度を上昇させることでは改善しない低酸素血症が存在する。低酸素を克服できないことや，吸入酸素濃度を 100％まで上昇しても，動脈血酸素分圧（Po_2）の上昇が十分できないことは，生理的にシャントがあると定義される。脱酸素した血液が，酸素化される機会をもたずに左心や体循環に輸送されるとシャントが起きる。シャントの原因としては，肺胞の虚脱（無気肺），肺胞内を充満する疾病，肺内の血管奇形，もしくは右-左シャントきたす構造的な心臓疾患が含まれる。この症例では，患者は多葉にまたがる肺炎をもち，肺胞に血流はあるが，膿や炎症性浸出物で充満しているため，ガス交換ができない状態である。急性呼吸促迫症候群は，生理学的にシャントを呈するもう 1 つのよくある原因である。換気血流比（$\dot{V}/\dot{Q}$）不均等は，低酸素血症の最も多い原因であり，換気血流比が低く，血流を十分に酸素化できない肺胞が存在すると低酸素血症が起きる。血液が左心に戻ると，酸素化が不十分な血液は，正常な肺胞からの血液と混合する。結果として起きる低酸素血症は，シャントによるものより軽度であり，吸入酸素濃度の上昇で是正できる。他の低酸素血症を伴うか伴わないかに限らず，この症例では動脈血二酸化炭素分圧（$Paco_2$）が 40 mmHg 未満のため，低換気はない。この症例で存在するアシドーシスは呼吸性ではなく，代謝性である。この患者は筋弛緩しているため，代謝性アシドーシスを代償するために呼吸回数を増やすことができない。

VI-8. **正解は D** 第 253 章（vol.2 p.*1815*〜）

この患者は，緩徐に進行する労作性呼吸困難，乾性咳嗽，ばち指，および聴診にて断続性ラ音を認めた。肺機能検査では，拘束性肺障害を示した。間質性肺炎の患者に特徴的なシナリオであり，特にこの年齢では特発性肺線維症が最も多い。さらに詳細に病歴を聴取し，間質性肺炎の原因となる他の原因を特定する曝露歴や症状の有無を確認すべきである。この患者の評価においてつぎに行うことは，胸部の高分解能 CT（HRCT）である。通常の CT では各断層面の厚さが 7〜10 mm であるのに対して，HRCT では厚さ 1〜2 mm の画像が作成される。すぐれた分解能は，間質性肺炎，細気管支炎，気管支拡張症などの，間質や末梢気道の軽微な変化を，より明瞭に認識するのに役立つ。経気管支生検を気管支鏡で行っても，通常は間質性肺炎を的確に診断するために必要となる詳細は得られない。HRCT で別の診断を示唆する特異的な特徴があれば，気管支鏡を行うことも検討される。しかしながら，ほとんどの例では，間質性肺炎の明確な診断を得るため病理診断をするには，外科的肺生検が必要である。この患者の症状は，冠動脈疾患やうっ血性心不全を示唆しないため，心エコーや核医学検査は適応ではない。

CT は長年にわたる進化を遂げ，さまざまな状況で有用な，多岐にわたる技術が備わっている。通常の CT は，肺腫瘤の評価とステージングで最も役に立つ。ヘリカル CT は，たった一度の呼吸停止で撮像ができ，データの連続画像データの収集が可能となった。また，より良好なコントラスト増強効果と薄い撮像スライス厚を可能にした。いったんデータを得られると，画像は矢状断像，冠状断像のみならず，三次元再構成で表示することができる。この技術は，気管支鏡検査の計画と施行を補助するための，「仮想気管支鏡画像」の作成で利用されている。マルチディテクター CT〔多列検出器 CT（MDCT）〕は，一度の管球の回転で，複数のより薄いスライスの画像を短時間で得ることができる。MDCT は，CT 肺動脈造影で用いられる。

VI-9. **正解は E** 第 254 章（vol.2 p.*1822*〜）

本症例の患者は，息切れや喘鳴などの喘息に典型的な症状を訴えている。喘息発症の最も多い危険因子であるアトピー体質をもち，野外のアレルゲンやネコに過敏である。さらに，アレルギー性鼻炎と湿疹の既往があり，両者とも喘息患者によく認められる。実に80％以上の喘息患者は，同時にアレルギー性鼻炎を合併する。アトピーは先進国の人口の40～50％で認められるが，その一部でしか喘息を発症しない。多くの研究が，家族歴による遺伝的な素因を示しているが，近年の遺伝子の大規模な調査によると，単一の遺伝子により，喘息の発症が強く示唆されることはない。全体として，先進国で喘息の罹患率はここ30年で増加したが，最近は，小児で約15％，成人で10～12％と落ち着いた。喘息による死亡はまれで，ここ数十年で低下した。1960年代には短時間作用型β_2作動薬の過剰な使用により，喘息死が増えた。しかしながら，吸入ステロイドを維持薬として導入してからは，死亡率は低下した。致死的な喘息になる危険因子としては，頓用の吸入の頻回な使用，吸入ステロイド薬の未導入，喘息による入院歴がある。興味深いことに，ある患者の喘息の全体的な重症度は，経過中にそれほど変化しない。軽度な喘息の患者は，その後も軽度な一方で，重度な喘息患者は，重度な状態を呈する。気管支拡張薬の投与で有意な気道閉塞の可逆性を示せば，喘息の診断が可能である。この症例では，1秒率(FEV$_1$/FVC)は70％と低下している。加えて，気管支拡張薬の吸入により1秒量(FEV$_1$)は12.4％，230 mLと増加している。これは，少なくとも200 mL，12％の増加という，気管支拡張薬による可逆性の基準を満たす。methacholineによる気管支誘発試験は，喘息が疑われるが，肺機能検査が正常な患者で検討される。

VI-10. **正解はB** 第254章(vol.2 p.*1822*～)

喘息患者の気管支の生検や，喘息死した患者の肺を調べることで，喘息の病理学は確立した。病理学的変化は，肺胞領域を除いた気道中心に認められる。好酸球，活性化したTリンパ球や肥満細胞が気道粘膜に浸潤している。炎症の程度は，喘息の重症度とは一致しない。すべての喘息患者や好酸球性気管支炎の患者で認められるもう1つの所見は，上皮下にコラーゲン線維が沈着することによる，基底膜の肥厚である。また，気道平滑筋も肥大する。これらは，全体として気道壁を肥厚させ，浮腫状となることがあり，特に致死的な喘息ではそうである。致死的な喘息患者では，多くの気道が粘液栓で閉塞していることもよくみられる。しかしながら，喘息は気道に限局するため，炎症細胞が肺胞に浸潤することはない。

VI-11. **正解はE** 第254章(vol.2 p.*1822*～)

適切な治療を3カ月行った後に，患者がまだ喘息の症状を有する場合は，喘息治療のステップアップを検討すべきである。日中に毎日症状がある，週に2回以上夜間に覚醒する，日常生活に制限が必要などの症状があれば，喘息の治療の強化を検討する。治療を強化するときは，頓用の吸入使用や，肺機能も見直すべきである。それに加えて，喘息コントロールスコア(ACS)などの標準的な喘息重症度の質問票も役に立つかもしれない。軽度の持続性喘息で治療を強化する際に好まれる方法は，吸入ステロイド薬を中等度に増量するか，長時間作用型β_2作動薬を追加するかである。しかしながら，吸入ステロイド薬に，抗ロイコトリエン薬，低用量theophylline，もしくはロイコトリエン生成抑制薬であるzileuton［訳注：日本では使用できない］を追加することも，別の方法として考慮が可能である。

VI-12. **正解はC** 第254章(vol.2 p.*1822*～)

スパイロメトリー(肺機能検査)で，閉塞性変化と少なくとも部分的な可逆性を示すことが，喘息の診断では望ましい方法である。これは，選択肢Cであり，1秒率(FEV$_1$/FVC)の低下，そしてalbuterol投与後に有意な1秒量(FEV$_1$)の増加を認める。気管支拡張薬に反応があるとみなされるには，1秒量か努力肺活量(FVC)が少なくとも200 mL，かつ12％増加しなければいけない。選択肢Aは，ウイルス性上気道炎後に数週間持続することがある，ウイルス後咳嗽症候群の患者である。選択肢Bは，運動誘発性気管支攣縮の患者である。他の喘息を示唆する症状がなければ，運動誘発性気管支攣縮のみでは喘息と診断すべきではない。孤立性のものでは，喘息の特徴的な気道炎症はなく，喘息に進展することはない。喘息患者の80～90％が運動誘発性の気管支攣縮を経験するが，運動誘発性気管支攣縮をもつ多くの人が喘息を発症しない。運動誘発性気管支攣縮は，冷たく乾燥した，気管支を攣縮させる空気を吸入して過換気をすることで起きる。選択肢 D は，長年にわたり動物のいる医学研究所に勤務した後に，職業性喘息を発症した例である。症状が勤務中のみにあり，週末や休日に改善することが職業性喘息の特徴である。選択肢 E は，慢性閉塞性肺疾患の患者である。同疾患では，25〜48％の患者で，methacholine に対する気管支過敏性を示す。

VI-13. **正解は D** 第 254 章(vol.2 p.*1822*〜)

臨床的に 3〜6 カ月安定していれば，喘息治療のステップダウンを検討してもよい。適切な喘息コントロールを示す要素として，日中の症状が週 2 回以下，夜間の症状が月に 2 回以下，屯用の吸入が週に 2 回以下，1 秒量(FEV_1)かピークフロー値が自己ベストの少なくとも 80％以上，もしくは，Asthma Control Test や Asthma Therapy Assessment Questionnaire などの妥当な喘息コントロールの質問表で適切なコントロールがある。治療をステップダウンするときは，使用薬物とその用量を確認することが重要である。この患者は現在，少量の吸入ステロイド薬と長時間作用型 β_2 作動薬で管理されている。この時点で，最良の治療選択は，長時間作用型 β_2 作動薬の salmeterol を中止することである。この患者が使用している fluticasone の用量はすでに低用量であるため，さらに減量することはすすめられず，吸入ステロイド薬なしで，長時間作用型 β_2 作動薬単独で治療を行うことは，まったく適切ではない。大きな臨床試験において，吸入ステロイドを併用せずに長時間作用型 β_2 作動薬で治療された患者では，喘息の死亡率が上昇した。他の薬物をこの患者に追加することは，喘息コントロールが良好なため適応がない。

VI-14. **正解は D** 第 254 章(vol.2 p.*1822*〜)

omalizumab は，浮遊している IgE に結合し中和して，IgE を介した反応を抑制する中和抗体である。アレルゲンに過敏で，高用量の吸入ステロイド薬を要する重症な持続性の喘息外来患者に，omalizumab による治療が考慮されることがある。臨床試験では，omalizumab で治療をすると増悪の回数が減少することが示され，内服薬や吸入ステロイド薬の用量も減らすことができた。喘息の患者では血清 IgE 値はしばしば上昇しており，IgE が 30〜700 IU/L の患者では，omalizumab の使用が考慮される。しかしながら，製薬会社は IgE 値が 700 IU/L より高ければ，omalizumab の使用を推奨していない［訳注：現在の日本では 1,500 IU/L まで使用が認可されている］。omalizumab は 2〜4 週ごとに注射で投与されるが，アナフィラキシー反応がまれに起きるため，医療施設で投与する必要がある。患者が急性の喘息増悪を起こしているときは，普通は omalizumab の投与を延期するが，必ずしも肺機能を正常にしたり，内服ステロイドを中止しなくても omalizumab は使用できる。

VI-15. **正解は C** 第 255 章(vol.2 p.*1834*〜)

この患者では，肺浸潤陰影と胸水が急性に出現し，いずれも好酸球増加を伴っている。米国では，好酸球を伴う肺浸潤陰影(PIE 症候群)の最も多い原因では薬物によるものであり，好酸球増加を呈する薬物で最も一般的なものは nitrofurantoin である。同薬は 2 種類の肺障害をきたすことが知られている。急性の反応は，nitrofurantoin を開始してから数時間から数日で出現し，乾性咳嗽，息切れ，発熱を起こす。胸部 X 線写真では，両側の浸潤陰影を認め，胸水を伴うこともまれにある。胸水も気管支肺胞洗浄(BAL)も分画では好酸球増加を示す。nitrofurantoin による肺好酸球症の治療は，同薬を中止することが基本である。重篤な例では，ステロイド薬の内服もするが，nitrofurantoin の中止が最も重要である。薬物性の肺好酸球症に高用量のステロイドは通常必要ない。肺感染症も肺好酸球症の原因となることはあるが，この患者は nitrofurantoin による肺疾患に典型的な経過と所見を呈している。そのため，培養結果が判明する前に nitrofurantoin の中止をすすめるべきである。肺好酸球症を引き起こす薬物には多くのものが知られている。nitrofurantoin に加えて，スルホナマイド，非ステロイド性抗炎症薬(NSAID)，penicillin，サイアザイド系薬，三環系抗うつ薬，hydralazine，chlorpropamide などがある。しかしながら，levothyroxine が肺疾患を合併することは知られていない。甲状腺機能亢進症および低下症も，原疾患や心不全により胸水を合併することがあるが，好酸球性肺炎は合併しないため，levothyroxine の用量調整は行わなくてもよい。

VI-16，VI-17.　正解はそれぞれ B，E　第 255 章(vol.2 p.*1834*〜)

本症例は，鳥の排泄物や羽毛による過敏性肺炎が考えられる。過敏性肺炎は遅延型アレルギーの一種で，多様な臨床像を呈する。6〜8 時間で発熱や咳嗽，呼吸困難を呈する急性の病型や，数週間から数カ月の単位で徐々に労作時息切れや乾性咳嗽が進行する亜急性の病型もある。さらに，慢性の経過だとばち指を伴うこともある。典型的には進行性に悪化し，慢性の低酸素血症や，肺高血圧，間質の線維化を伴い，呼吸不全を伴うことが多い。診断は，さまざまな検査所見を勘案して行われる。本疾患は T 細胞を介した免疫異常であるため，末梢血の好酸球増加は通常はみられない。赤血球沈降速度(ESR)，C 反応性蛋白(CRP)，リウマトイド因子，血清免疫グロブリン値などの非特異的な炎症マーカーは高値を呈する。末梢血の好中球上昇やリンパ球の減少はときにみられることがある。一部の特異抗原に対する沈降抗体の測定は可能であるが，感度，特異度ともに高くはない。胸部 X 線写真は正常であるか，びまん性の網状粒状影を呈する。高分解能 CT が第一選択となる検査であり，下葉を中心としたスリガラス様陰影や小葉中心性の粒状影がみられる。慢性型では一部囊胞を伴うことがある。病理所見では，形質細胞とリンパ球の間質への軽度浸潤を認め，一部に好酸球浸潤も認められることがある。典型的には，粗な非乾酪性肉芽腫を認める。

治療は徹底した抗原回避が重要であるが，不可能ならば，防塵用のマスクを装着する。軽症例では抗原回避のみで治癒することがある。重症例ではグルココルチコイドの投与(1 mg/kg/日を 7〜14 日間)を行い 2〜6 週間で徐々に減量する。

VI-18.　正解は C　第 256 章(vol.2 p.*1838*〜)

悪性胸膜中皮腫は胸膜や腹膜に発生するまれな悪性腫瘍の一種で，多くはアスベスト曝露に関連している。特筆すべきは，アスベスト曝露はわずかであっても，重大な危険因子をもたらすことである。1〜2 年間の曝露でも 40 年後の中皮腫発生のリスクを高めることが知られている。喫煙とアスベスト曝露は肺癌のリスクを数倍に高めるが，中皮腫のリスクを高めるかどうかは明らかではない。胸膜中皮腫は，典型的には片側性の胸水を伴い，胸膜はびまん性に肥厚している。大量に胸水が貯留した場合でも，胸膜肥厚により胸膜が硬くなっており，胸腔のサイズが限られ，拘束を示すため，X 線写真上でも縦隔偏位を伴うことは少ない。喫煙やアスベスト曝露などの危険因子が共通する肺腺癌の胸膜転移との鑑別が，中皮腫の診断においては重要である。胸水の細胞診のみでは診断には不十分なことが多く，陽性率は 50％未満である。多くはビデオガイド下胸腔鏡下で病変部を直接採取し，組織診断をつけることが必要である。残念ながら中皮腫に有効な治療法はいまだなく，多くの中皮腫患者は腫瘍の局所浸潤により死亡する。

VI-19.　正解は E　第 256 章(vol.2 p.*1838*〜)

珪肺症は，採掘，石材の切断，鋳造，採石場などにおける浮遊シリカ(石英結晶)の吸入によって生じる。珪肺症はさまざまな疾患のリスクを増加させる。シリカは肺胞マクロファージに対し細胞傷害性をもち，細胞性免疫に関与するような，結核，非結核性抗酸菌症，真菌症などの呼吸器感染症を増加させる。また，珪肺症はリウマチや強皮症などの膠原病の進行と関連しており，特に珪肺症にリウマチ結節を合併した場合は Caplan 症候群として知られる。また，シリカは肺癌の危険因子として知られている。

VI-20.　正解は D　第 256 章(vol.2 p.*1838*〜)

職業性肺疾患は，職場でのさまざまな有機物質や無機物質の曝露に関連していて，気道病変から進行性の肺線維症にわたるまで多様な病型を呈する。呼吸器系の異常を有する患者を初期評価する場合は，職業性肺疾患を念頭におき，詳細な職業歴を聴取することが重要である。また，特定の原因物質に関連した特定の職業関連肺疾患が知られている。アスベストやシリカ，炭塵，ベリリウム，その他いろいろな金属の粉塵が原因物質となりうる。特にアスベスト曝露は，鉱業や建設業，造船業への従事と関連している。アスベスト採掘場の近くに住んでいる地域住民も，アスベスト関連肺疾患のリスクが増加することが知られている。アスベスト関連肺疾患は，胸膜プラーク，石綿肺，良性石綿胸水，肺癌や中皮腫などのさまざまな病型をとることがある。シリカ曝露は，採石業に関係する鉱夫，石工と関連している。シリカ曝露により，上葉に 1 cm 以上の小結節を伴い，進行性の肺線維化を呈する重篤な病型もある。炭塵の曝露により，珪肺症に類似した進行性の肺線維化を呈する場合もある。ベリリウムは電気の伝導性が高く，ハイテク工業でよく利用される軽量金属である。ベリリウム曝露により，サルコイドーシスと同様の慢性肉芽腫症を呈する。また，他の金属により，さまざまな臨床症候群をもたらすことがある。酸化亜鉛を利用する亜鉛メッキ金属の溶接工は，金属熱にかかりやすく，急性インフルエンザのような病態を呈する。

有機物質の中で，職業性肺疾患に関連するものには，綿や穀物の粉末，その他農業に関連して発生する塵，有毒な化学製品がある。綿肺症として知られている臨床症候群は喘息のような病態を呈する。有機粉塵曝露により，さまざまな物質による過敏性肺炎を引き起こすことがある。職業曝露に関連した過敏性肺炎症候群として，農夫や鳩の飼育業者，麦芽作業者が知られている。通常は，過敏性肺炎の発症の原因である特異抗原を特定することが可能である。農夫肺において，最も一般的な原因は，カビの生えた干し草でみつかる好熱性放線菌である。

VI-21. **正解は B** 第 254 章（vol.2 p.*1822*～），第 256 章（vol.2 p.*1838*～）

この患者は典型的な喘息症状を呈しており，症状は徐々に悪化していて，現在では経口ステロイドの内服を常時必要としている。症状が平日に悪化し，週末に改善することが特徴的である。このことから，平日に何らかの抗原を吸入し悪化していることが示唆される。織物を扱う労働者は，繊維の吸入による喘息にかかっていることが多い。職業関連の喘息を診断する最初のステップは，職業に従事する前後の 1 秒量（FEV_1）をチェックすることである。曝露前後で 1 秒量が低下している所見は，職業曝露による喘息を示唆する所見となりうる。皮膚パッチテストにより，職業関連の喘息の原因がわかることは少ない。*Aspergillus fumigatus* は，アレルギー性気管支肺 *Aspergillus* 症の喘息症状の増悪に関係しているが，同疾患は週末に改善することはない。本症例は，喘息であることは明らかであるため，methacholine 吸入試験は必要ない。運動負荷試験は，通常，息切れの原因が循環器か呼吸器か鑑別するために用いられる。

VI-22. **正解は D** 第 256 章（vol.2 p.*1838*～）

この患者は，喘鳴などの急性の呼吸器症状を呈している以外に医学的問題はない。農夫で，干し草を取り扱っていた。臨床所見と胸部 X 線所見は，好熱性放線菌による過敏性肺炎である農夫肺に合致している。カビの生えた干し草中の *Actinomyces* の胞子を吸入することにより，過敏性肺炎が惹起される。胞子が増える雨季にみられることが多い。曝露後 4～8 時間で，喘鳴を伴わない熱や咳，息切れを呈する。X 線写真では上葉優位に斑状の浸潤影を呈することが多い。曝露歴の聴取が他の肺炎との鑑別には重要である。

VI-23. **正解は A** 第 257 章（vol.2 p.*1846*～）

施設入所者肺炎とは，市中肺炎と明確に区別される新しい疾患概念であり，院内肺炎と同様に多剤耐性菌のリスクが高いことが知られている。多剤耐性菌のリスクを高めるいくつかの因子が知られている。例えば，methicillin 耐性黄色ブドウ球菌（MRSA）は，3 カ月以内に 2 日以上の入院歴や慢性透析，自宅での注射，自宅での創傷治療，多剤耐性菌感染症の家族内での罹患と関係していることが明らかになっている。3 カ月以内の抗菌薬治療歴は，施設入所者肺炎の原因菌として MRSA の出現リスクとは関連しておらず，むしろ緑膿菌（*Pseudomonas aeruginosa*）や多剤耐性腸内細菌のリスクに関連している。

VI-24. **正解は B** 第 257 章(vol.2 p.*1846*〜)

市中肺炎の診断と治療は，胸部 X 線所見や臨床所見，検査所見を総合的に判断して行われる。多くの市中肺炎患者は外来治療が可能で，費用対効果の面からも原因菌の特定は必要ではない。しかしながら，身体所見にもとづいた肺炎診断の感度と特異度がおよそ 58％と 67％であるため，市中肺炎の外来患者の多くは，胸部 X 線撮影による診断を要する。加えて，重篤な経過をたどりうる多発の浸潤影を有する患者を同定することができるため，胸部 X 線撮影は重要である。さらに，集中治療室(ICU)に入院する患者の 2％以外のその他の患者では，特定の病原体に向けた治療は，経験的治療よりも優れているとするデータがない。耐性菌の危険因子がある患者や，最初の抗菌薬治療に反応しない患者であれば，起因微生物に特異的な治療を選択することがありうる。市中肺炎の起因菌を診断するために，Gram 染色と痰培養を施行する。Gram 染色のおもな目的は，高倍率下で，扁平上皮細胞が 10 個以下で好中球が 25 個以上であり，培養のために適している下気道の検体かどうか判断することである。しかし，ときに Gram 染色所見により，起因菌の同定が可能となる。通常，痰培養からの同定率は，菌血症の肺炎球菌性肺炎の場合でさえ 50％以下である。抗菌薬の開始前に採取される血液培養からの同定率も 5〜14％と高くはない。近年，特定の起因微生物に対する抗原検査や遺伝子検査が注目されている。特種な培地でしか培養されない *Legionella pneumophila* に対しては有用である。抗原検査と遺伝子検査は肺炎球菌(*Streptococcus pneumoniae*)と *Mycoplasma pneumoniae* にも利用できるが，コストの面で施行されることは少ない。

VI-25. **正解は D** 第 257 章(vol.2 p.*1846*〜)

市中肺炎の患者に対してまず必要なことは，重症度を評価し入院の適応を判断することである。肺炎の重症度は，Pneumonia Severity Index (PSI) と CURB-65 を用いて評価される。PSI は 20 の変数からなり，臨床試験のためには有用だが，忙しい日常臨床では実用的ではない。CURB-65 は，5 つの変数からなる。(1)意識障害，(2) BUN が 7 mmol/L 以上，(3)呼吸数 30/min 以上，(4)血圧 90/60 未満，(5)年齢 65 歳以上。本症例は入院基準のどれも満たさず，低酸素血症もなく，高リスクの合併症もない。したがって，本症例は病歴や身体所見，胸部 X 線所見のすべてが市中肺炎として合致しており，さらなる診断のための追加検査を必要とせず，外来での治療が可能である。本症例のように健康で，3 カ月以内に抗菌薬投与歴がない場合での米国感染症学会や米国胸部疾患学会より推奨される経験的抗菌薬治療は，doxycycline かマクロライド系薬(例えば azithromycin または clarithromycin)である。外来患者において重篤な合併症や 3 カ月以内に抗菌薬投与歴がある場合は，レスピラトリーキノロン系薬か β ラクタム系薬とマクロライド系薬の併用が推奨される。

VI-26. **正解は E** 第 257 章(vol.2 p.*1846*〜)

人工呼吸器関連肺炎(VAP)は，気管挿管と人工呼吸を施行されている患者に生じることが多い。30 日以上人工呼吸管理を施行している患者の 70％が，VAP を少なくとも 1 度は起こすことが知られている。しかし，VAP を単一の基準で診断することは困難である。一般的に，高い確率で気管内に病原細菌が定着していたり，重症患者においては，多くの因子が発熱や肺の浸潤影の原因となることから，新規の病変かどうか判断がつきにくく，VAP は過剰診断される傾向がある。定量培養により，常在菌と活動性の感染症の区別が可能と考えられ，気管内吸引痰の定量培養で 10^6 の微生物が検出されることや，検体保護ブラシ法による吸引痰の定量培養で 10^3 の微生物が検出されることが診断基準として提唱されたが，いまだ一般的ではない。これらの定量培養は 1 回の抗菌薬使用でさえ影響をうけ，重篤な患者では新規に発熱した場合にすでに抗菌薬を使用中であることが多く，定量培養での評価は困難なことが多い。近年，胸部 X 線所見や臨床所見，血液検査所見でスコアリングして VAP の診断を試みる研究もあるが，いまだ一般的ではない。

VI-27. **正解は D** 第 257 章(vol.2 p.*1846*〜)

誤嚥により嫌気性菌の下気道感染や化学性肺炎を引き起こす。米国南西部への旅行歴がある患者は，*Coccidioides* 属を市中肺炎の起因菌として鑑別にあげるべきである。*Aspergillus fumigatus* は全世界でみられるが，市中肺炎の起因菌としては一般的ではない。アルコール多飲は，肺炎で通常みられる肺炎球菌や肺炎桿菌と同じように，しばしば誤嚥に至る嫌気性菌感染の原因となりやすいが，実際はまれである。嚢胞性線維症や気管支拡張症などの肺に基礎疾患をもつ患者は緑膿菌(*Pseudomonas aeruginosa*)や黄色ブドウ球菌(*Staphylococcus aureus*)の高リスク群である。口腔内の不衛生は嫌気性感染症と相関がある。

VI-28. **正解は D** 第 258 章(vol.2 p.*1856*〜)

気管支拡張症は，限局性またはびまん性に肺を侵す不可逆性の気道拡張である。世界中でみられる気管支拡張の原因のうち最も一般的なものは結核である。先進国では，非結核性抗酸菌感染症は特に中葉の気管支拡張症の原因として結核よりも一般的である。その他の原因として，嚢胞性線維症や放射線照射後の肺炎，免疫グロブリン欠損，肺線維症の末期，繰り返す誤嚥などがあげられる。しかしながら，精密検査をしても 25〜50％の病因は不明である。

VI-29. **正解は C** 第 258 章(vol.2 p.*1856*〜)

気管支拡張症は，原因によりさまざまな病態を呈する。遺伝素因のある疾患である嚢胞性線維症は，通常は小児期に発症する。年齢とともに気管支拡張を呈するが，男性よりも女性に多いのが典型的である。気管支拡張症のおもな症状は日中の咳嗽である。古典的には，痰は濃くて粘性が高く，血痰を伴うこともある。肺機能は軽度の閉塞性障害を呈し，身体所見では断続性ラ音と喘鳴を聴取する。進行例ではばち指を呈することがある。臨床症状で疑った場合は，高分解能 CT (HRCT)による画像診断が推奨されている。胸部 X 線写真では気管支壁の肥厚が軌道陰影(レール状陰影)としてみられることもあるが，正常なことも多く，確定診断には不十分である。HRCT では気管支が伴走している肺動脈よりも 1.5 倍以上拡張している場合を気管支拡張として定義している。さらに，気道が末梢で徐々に細くならずに肋膜直下 1 cm 以内に認められる場合は，明らかに異常である。気管支壁肥厚，濃縮された分泌物がみえることもある。造影 CT は気管支壁の評価のためには必須ではない。症状を伴い HRCT で気管支拡張症と診断されれば，原因検索が必要となる。非結核性抗酸菌や一般細菌の喀痰培養，α_1 アンチトリプシン欠損症や，血清免疫グロブリンの有無などについて検索する必要がある。

VI-30. **正解は A** 第 258 章(vol.2 p.*1856*〜)

本患者の背景は，嫌気性菌を含めた肺膿瘍の存在を示唆するものである。肺膿瘍症の患者は，倦怠感と体重減少を含む非特異的な症状を呈する。悪臭を伴う痰や咳がみられることがある。誤嚥と歯周感染症がある患者は，肺膿瘍の危険因子である。進行例では，肺膿瘍は胸膜に至り胸痛を伴い膿胸に至ることがある。胸部 X 線写真では空洞陰影を呈することがあり，CT は病変の進展範囲を評価するために施行される。一般細菌や抗酸菌，真菌を含めた細菌培養と，培養採取後の速やかな抗菌薬の投与は必須である。痰培養は好気性菌を同定するための検査であり，同時に喀出される口腔内常在嫌気性菌の存在によって，嫌気性菌の同定は困難なことが多い。初期治療は，おもに嫌気性菌をターゲットとするべきである。推奨抗菌薬は，1 日 4 回の clindamycin 600 mg 静注か，または β ラクタム/β ラクタマーゼ阻害薬の組み合わせ(ampicillin/sulbactam，amoxicillin/clavulanic acid)である。metronidazole はレンサ球菌などの嫌気性菌に対する抗菌活性に乏しいために推奨されない。治療期間に定まったものはなく，一部の専門家は膿瘍が完全に消失するまで，治療を続けることを推奨している。治療にもかかわらず 5〜7 日間発熱が持続している場合は，さらなる精査が必要である。膿胸や気管支胸腔瘻の合併に注意が必要である。閉塞機転を除外するために気管支鏡も考慮すべきである。通常は，抗菌薬治療に反応がない場合や 6 cm より大きい肺膿瘍を除き，経皮的ドレナージや外科的治療が必要となることはない。

VI-31. **正解は D** 第 258 章(vol.2 p.*1856*〜)

不妊症と反復性副鼻腔肺感染症からは，一次線毛運動障害と呼ばれる線毛機能障害の基礎疾患の検討をすべきである。これらの障害は，気管支拡張症の症例の約 5〜10％を占める。ダイニン腕，放射状スポーク，微小管など多くの欠損が報告されている。線毛機能を必要とするすべての組織系が影響を受ける。肺は，近位では気道分泌物を運ぶため，つぎに吸入した粒子，特に細菌を除去するため，線毛に依存している。この正常な宿主防御の欠損により，反復する細菌気道感染を起こし，気管支拡張を起こす。中耳炎や副鼻腔炎も同様の理由で起こりやすい。尿生殖器官では，精子は線毛による運動能を必要とする。Kartagener 症候群は副鼻腔炎，気管支拡張症，内臓逆位を三徴とし，一次線毛運動障害の約 50％を占める。嚢胞性線維症は不妊症と両側上葉の浸潤影と関連しており，輸精管の先天性欠如により精子の数の減少や欠如を引き起こす。サルコイドーシスはしばしば両側肺門リンパ節腫大と関連しており，一般的に不妊症は引き起こさない。水風船様の心臓は心膜液貯留患者にみられ，この患者ではみられない。

VI-32. **正解は E** 第 259 章(vol.2 p.*1860*〜)

嚢胞性線維症(CF)は一般的に常染色体劣性遺伝疾患で，北米と欧州の白人においては出生 3,000 人に 1 人の割合でみられる。1,500 以上の CFTR 遺伝子突然変異(CF 患者で同定された異常蛋白)が同定されている。この蛋白は塩化物と他のイオンを輸送する大きな膜貫通蛋白で，CFTR の異常により塩分や水の輸送に異常をきたす。CF の主要徴候は，肺，消化管，膵臓における変異 CFTR の影響によるものである。肺では，異常 CFTR により異常な粘液線毛クリアランスを伴った非常に粘調な粘液となる。患者は徐々に進行する嚢胞性気管支拡張を伴い，反復する呼吸器感染症を起こす。乳児においてはしばしば胎便性イレウスを呈し，成人では便秘や遠位腸閉塞をきたす。膵臓における CFTR の異常により，食物(特に脂肪食)を適切に消化するための膵酵素の適切な分泌を阻害し，栄養障害や脂肪便の原因となる。たいていの CF 患者が幼少期にみつかっている一方で，約 5％の CF 患者は成人まで診断されていない。成人の症状は多岐に及び，しばしば CFTR 遺伝子のマイナー変異に起因する。これらの症状は，反復する肺副鼻腔感染症，栄養障害，副鼻腔疾患，特に男性において輸精管の欠如による不妊症を含む。CF 診断のための標準的な試験は汗の Cl^- 濃度試験である。成人においては 70 mEq/L 以上に上昇するのが特徴的である。35 mEq/L 以上では不確定な範囲内である。共通の CF 遺伝子変異のための DNA 分析がしばしば行われ，常染色体劣性遺伝疾患であるため診断前に CF を引き起こすことが知られている 2 つの対立遺伝子を明らかにしようとする。ただ 1 つの対立遺伝子の同定では，キャリア状態を同定しているにすぎない。なかには診断がはっきりしない場合もある。こういった患者では，鼻電位差(PD)試験のための三次施設への照会が役に立つ。というのも，CF 患者では β_2 作動薬による刺激への反応が障害され基礎の鼻電位差が上昇するからである。緑膿菌(*Pseudomonas aeruginosa*)の存在は成人 CF 患者ではよくあるが，さまざまな原因でみられる気管支拡張は緑膿菌の定着をもたらすため本疾患の診断に特異的ではない。

VI-33. **正解は C** 第 259 章(vol.2 p.*1860*〜)

嚢胞性線維症(CF)患者は肺副鼻腔感染症を繰り返す。小児期で最もよく分離される微生物は，*Haemophilus influenzae* と黄色ブドウ球菌(*Staphylococcus aureus*)である。しかしながら，たいていの成人は徐々に緑膿菌(*Pseudomonas aeruginosa*)を分離するようになる。緑膿菌，特に多剤耐性微生物の慢性的な定着は肺機能のより急速な低下と関連していることが現在分かっている。嚢胞性線維症財団は，3 カ月ごとの診察と呼吸器系の培養の評価を推奨している。緑膿菌が最初に検出された場合は，この微生物を根絶しようとするべきである。臨床試験では緑膿菌を根絶するための最もよいレジメンが決定されていないが，最もよく用いられる治療はアミノグリコシド系抗菌薬の tobramycin で，毎日 2 回隔月でネブライザー吸入を行い，次回診察時のフォローアップの培養を確認して治療を継続するかどうかを判断する。緑膿菌を慢性的に保菌しているすべての患者に対して tobramycin 吸入の隔月投与は無制限に継続するべきである。さらに，azithromycin 500 mg 週 3 回投与，もしくは 250 mg 連日投与もまた有用である。azithromycin が，抗炎症作用と抗菌作用のどちらが，おもな有用性を示しているのかは現時点でははっきりしていない。急性増悪の症状もまったくなく，臨床的に良好な状態であれば，抗菌薬の静脈投与は必要ではない。胸壁振動と高張食塩水はともに気道クリアランスを改善する。病歴と肺機能から，患者は現時点で十分な気道クリアランスを達成しているので，ケアを手厚くする必要はない。

VI-34. **正解は B** 第 259 章(vol.2 p.*1860*〜)

嚢胞性線維症の患者は多くの病原体の保菌や感染のリスクがあり，一般的にこれらの感染とは時間的関連を有している。小児期では，最も頻繁に分離される微生物は *Haemophilus influenzae* と黄色ブドウ球菌(*Staphylococcus aureus*)である。患者の年齢によっては緑膿菌(*Pseudomonas aeruginosa*)は主要な病原菌となる。興味深いことに，*Aspergillus fumigatus* は 50％近くの嚢胞性線維症患者の気道で検出される。これらの病原菌は単に保菌しているにすぎないが，場合によっては疾患を引き起こす。*Burkholderia*(以前は *Pseudomonas* と呼ばれていた) *cepacia* は，ときおり嚢胞性線維症患者の喀痰から検出され，そこでは病原性を有しており，臨床パラメータや呼吸機能の急速な低下と関連している。非結核性抗酸菌はときおり喀痰から検出されるが，しばしば単に保菌しているだけにすぎない。*Acinetobacter baumannii* は嚢胞性線維症とは関連しておらず，むしろ一般的には院内感染で検出される。

VI-35. **正解は D** 第 260 章(vol.2 p.*1864*〜)

慢性閉塞性肺疾患(COPD)は 1,000 万人以上の米国人が罹患しており，最近では米国の死因の第 4 位にまで上昇している。また，世界的には，COPD 発症の第 1 のリスクである喫煙の増加に伴い，世界中で有病率は上昇している。喫煙は COPD の危険因子として明らかに同定されているが，他の因子もまた，COPD のリスクとして同定されている。多くの途上国では，女性の喫煙率は低い水準を維持している。しかしながら，COPD の発症は男性だけでなく女性でも増加している。多くの途上国では，女性における COPD 発症の増加は換気の悪い場所での熱源や料理のためのバイオマス燃料の使用に起因する。さらに，受動喫煙も寄与しているのかもしれない。職業曝露もまた COPD のリスクを上昇させる。例えば，綿繊維の埃や金鉱山のような曝露は COPD との関連は確証は得られていないが，炭塵の曝露は，喫煙者，非喫煙者両者にとって肺気腫の危険因子である。また，気道の固有の特性は COPD のリスクに影響を与える。気道過敏性は肺機能低下のリスクを上昇させ，COPD の危険因子である。COPD の危険因子として，慢性的に繰り返す感染症の役割に大きな関心が集まるが，関連性は示されていない。

VI-36. **正解は B** 第 260 章(vol.2 p.*1864*〜)

慢性閉塞性肺疾患(COPD)は，肺気腫と慢性気管支炎の臨床像を包括する疾患である。COPD は，過膨張とガス交換障害を伴った，不可逆的な気流の閉塞の存在と病態生理学的には定義される。気流制限は，気腫状肺における以下のような肺生理学的連結の欠如に起因する，すなわち肺の弾性収縮力低下，気道炎症の悪化，末梢気道の閉塞を含むいくつかの理由によって起こる。これによって，空気とらえこみ(air trapping)を伴った呼気時の気道早期閉鎖や過膨張が起こる。最後に，気腫状肺における肺胞の欠如によって換気血流比の変化を伴ったガス交換の障害が進行する。肺機能検査では，これらの病態生理学的な変化によって，1 秒量(FEV_1)と 1 秒率(FEV_1/FVC)の低下という COPD に最も特徴的で典型的なパターンを呈する。気流制限の重症度は，1 秒量の予測値の低下に応じて判定される。努力肺活量(FVC)は減少することもあれば，しないこともある。過膨張のため，残気量とともに全肺気量は増加する。最終的に，一酸化炭素肺拡散能(D_{LCO})が多くの COPD 患者において減少するのもまた特徴的である。気腫性変化のない純粋な慢性気管支炎型の患者の中では，D_{LCO} が保持されている場合もある。この肺機能検査と同じパターンは，D_{LCO} の悪化を伴った喘息でもみられるが，喘息では D_{LCO} が正常もしくは上昇している。

VI-37. **正解は D** 第 260 章(vol.2 p.*1864*～)

この患者は，悪化する症状と中等度に相当する呼吸機能障害を伴った慢性閉塞性肺疾患(COPD)とすでに診断されている。Global Initiative for Lung Disease の基準によるとステージ II に相当する。現在は，有症状の場合のみ短時間作用型 β_2 作動薬を使用するという過小治療を受けている。残念なことに，禁煙や慢性低酸素血症に対する酸素療法，厳選された少人数の患者群における肺気量減量手術を除いて，死亡率を改善したり肺機能の低下を決定的に抑制する医学的治療はない。それゆえ，COPD 治療の目的は症状と QOL を改善することにある。この患者にとって最もよい初期治療は，抗ムスカリン薬の tiotropium のような長時間作用型気管支拡張薬の追加だろう。大規模ランダム化比較試験において，tiotropium は COPD の症状改善と急性増悪の頻度の低下を示した。短時間作用型抗コリン薬の ipratropium もまた症状を改善するが，急性増悪率の低下は示せなかった。長時間作用型 β_2 作動薬(LABA)と吸入ステロイド薬(ICS)の合剤は，COPD 患者の急性増悪の頻度を低下させ，QOL を改善することが示された。今までのこの薬物治療の大規模試験では，死亡率改善の傾向があることを示した。現在，LABA と ICS の合剤開始の推奨は，年 2 回以上の急性増悪か，肺機能検査における有意な急性気管支拡張反応を認めた場合に開始するのがよいと考えられている。もし，患者が経口ステロイドを内服してみて肺機能が有意に改善するようであれば，長時間作用型経口グルココルチコイドの処方を 1 度検討してみる。しかしながら，ステロイドの長期使用は体重増加，骨粗鬆症，感染リスク(特に肺炎)の増加といった副作用があり，利益 / リスク比の観点から好ましくない。酸素療法は安静時低酸素血症，もしくは末梢組織障害のエビデンス(肺高血圧，多血症など)を伴った，境界上の低酸素血症の患者のアウトカムを改善する。酸素投与は，短時間の運動時や夜間低酸素血症を伴った患者に対して処方されるかもしれないが，これまでの研究では，この状況において，酸素投与がアウトカムを改善することを示せていない［訳注：本例は，前立腺肥大症の治療中であり，tiotropium(抗コリン薬)投与によって排尿障害の出現がないか留意を要す］。

VI-38. **正解は E** 第 260 章(vol.2 p.*1864*～)

慢性閉塞性肺疾患(COPD)の急性増悪は，呼吸困難および喀痰の量と性状の変化を特徴とする。米国では，COPD の急性増悪に関連する罹患率と死亡率をあわせ，医療費は年間 100 億ドルを超える額になっている。迅速な治療は症状を改善し，この状況での入院期間や死亡率を減少させる。急性増悪時に II 型呼吸不全を呈する患者において，従来の機械換気と比較して死亡率を最も減少させる治療は非侵襲的陽圧換気(NPPV)である。また，NPPV によって，気管挿管の必要性，合併症が減少し，入院期間が短縮する。抗菌薬，気管支拡張薬，グルココルチコイドはすべて COPD 急性増悪の治療における基礎であるが，急性 II 型呼吸不全の状況下での死亡率の改善を示した臨床試験は報告されていない。特に，コルチコステロイドの静脈投与 vs. 経口投与では有用性を示せていない。同様に，抗菌薬の選択は各施設での抗菌薬感受性にもとづいて行われるべきで，緑膿菌(*Pseudomonas aeruginosa*)をカバーする広域スペクトル抗菌薬の必要性は一般的には示されていない。

VI-39. **正解は C** 第 260 章(vol.2 p.*1864*～)

慢性閉塞性肺疾患(COPD)患者の生存率を改善することが示されている治療は，禁煙，低酸素血症患者に対する酸素療法，厳選された少数の患者群における肺気量減量手術だけである。この患者は，頸静脈怒張，足の浮腫，ヘマトクリットの上昇からおそらく安静時低酸素血症がある。theophylline は気管支拡張作用以外の作用機序によって運動耐用性を増加させることが示されている。経口グルココルチコイドは，急性増悪でなければ改善を証明されておらず，もし無差別に使用されれば合併症をきたすかもしれない。atenolol と enalapril は，COPD 治療に特定の役割は担っていないが，高血圧や心血管疾患の合併がある場合によく使用される。

VI-40. **正解は E** 第 261 章(vol.2 p.*1871*〜)

通常型間質性肺炎(UIP)は，特発性肺線維症(IPF)の病理学的特徴であるが，リウマチ性疾患や二次性に起こることがる。病歴や血清学的検査で他の原因が特定されなければ，IPF と診断することができる。IPF は，一般的に高齢者における進行性の労作時呼吸困難と乾性咳嗽を呈する疾患である。50 歳以下ではまれである。身体所見では，吸気時の断続性ラ音とばち指がよくみられる。肺機能検査では，一酸化炭素肺拡散能(D_{LCO})の低下を伴った拘束性換気障害を示す。高分解能 CT では，胸膜直下肺底部優位の間質の線維化を認める。気管支鏡は組織学的確定には不十分で，確定診断には外科的肺生検が必要である。IPF の自然歴は，進行性で高い死亡率を呈する。急性増悪はまた，CT におけるびまん性のスリガラス様陰影と関連した急速な症状進行とともに起こり，高い死亡率と関連している。残念なことに，IPF に効果的な治療法はまだみつかっていない。肺移植のための紹介や臨床試験への参加が，IPF と診断されたすべての患者において考慮されるべきである。

VI-41. **正解は C** 第 261 章(vol.2 p.*1871*〜)

多くの間質性肺疾患患者において，気管支鏡は疾患の原因解明の手がかりを与える。びまん性肺胞出血は，血管炎，Goodpasture 症候群，全身性エリテマトーデス，クラックコカインの使用，僧帽弁狭窄症，特発性肺ヘモジデリン沈着を含む，多くの疾患で起こる病理学的な過程である。気管支鏡では，気管支肺胞洗浄液(BAL)の回収液が徐々に血性となる。顕微鏡では，ヘモシデリン含有マクロファージと赤血球が観察される。非定型過形成の II 型肺胞上皮細胞は，びまん性肺胞障害や薬物中毒の場合にみられる。鉄性小体や粉塵粒子はアスベスト関連肺疾患でみられる。リンパ球増加は過敏性肺炎やサルコイドーシスでよくみられる。過敏性肺炎は CD4/CD8 比の低下，一方で，サルコイドーシスでは CD4/CD8 比の上昇を認める。肺胞蛋白症における BAL 所見は泡沫状マクロファージを伴って乳白色のような外観を呈する。

VI-42，VI-43. **正解はそれぞれ E，E** 第 261 章(vol.2 p.*1871*〜)

肺胞蛋白症(PAP)は，およそ 100 万人に 1 人発症するまれな疾患である。この疾患は通常では 30〜50 歳に多く，やや男性に多い。先天性，後天性，二次性(最も多いのは急性の珪肺症や血液悪性腫瘍)の 3 つのクラスがある。興味深いことに，この疾患の病因は抗 GM-CSF 抗体と関連しており，成人における後天性の多くの症例で認められる。この疾患の病理は肺サーファクタントのクリアランス障害である。患者は一般的に亜急性の労作時呼吸困難，倦怠感，微熱を呈する。関連する臨床検査値異常は，多血症，高 γ グロブリン血症，乳酸デヒドロゲナーゼ(LDH)上昇である。CT では，古典的には「不ぞろいな敷石(crazy paving)」といわれる，肺門部優位のスリガラス様肺胞陰影が正常肺領域に介在する。気管支肺胞洗浄(BAL)では多量の非晶質蛋白性物質を回収でき，特徴的である。過ヨウ素酸 Schiff (PAS)染色陽性物質で充満したマクロファージもよくみられる。最適な治療は，ダブルルーメンチューブを用いた全肺洗浄である。全肺洗浄を何度も必要とする患者もいるが，5 年生存率は 95 % 以上である。二次感染，特に *Nocardia* がよくみられ，これらの患者は綿密にフォローすべきである。

VI-44. **正解は E** 第 261 章(vol.2 p.*1871*〜)

この患者の臨床症状と CT 所見は，組織学的に通常型間質性肺炎(UIP)を呈する特発性肺線維症(IPF)の診断に合致している。顕微鏡学的所見では，UIP は低倍率で重度に線維化した肺胞と正常の肺胞が隣接している不均一な所見が特徴的である。肺胞中隔の中にリンパ球浸潤と散在する線維芽細胞の病巣が存在する。線維化は最終的にすべての肺胞構造が欠如した蜂巣肺となる。IPF/UIP の典型的な臨床症状は，ゆっくりと進行する乾性咳嗽を伴った労作性呼吸困難である。身体所見では，断続性乾性ラ音とばち指を呈する。IPF 患者は通常 50 歳以上であり，3 分の 2 以上は現在もしくは過去に喫煙歴を有する。高齢者の典型的な臨床状況では，胸部高分解能 CT で診断でき，肺底部に優位な胸膜下の線維化を呈する。疾患の進行に従って，牽引性気管支拡張や蜂巣肺が CT 上で認められるようになる。UIP の原因ははっきりしておらず，生存を改善する治療も肺移植を除いては証明されていない。

肺胞腔内の過ヨウ素酸 Schiff（PAS）染色陽性の高密度非晶質物質の存在は，肺胞蛋白症に特徴的である。肺胞蛋白症は進行性の呼吸困難を認め，CT ではスリガラス様陰影と肺胞中隔の肥厚を伴った「不ぞろいな敷石（crazy paving）」が特徴的な間質性肺疾患である。線維化はない。気腫性変化を伴った肺胞の破壊は慢性閉塞性肺疾患（COPD）においてみられる。診察上，喘鳴や鼓音を呈さない乾性断続性ラ音［訳注：通常，Velcro ラ音と呼ぶ］の存在は COPD を示唆しない。さらに，ばち指は COPD では一般的にみられない。びまん性肺胞障害は，急性間質性肺炎や急性呼吸促迫症候群（ARDS）においてみられる。これらの疾患は急性の経過をたどり，本症例とは異なる。非乾酪性肉芽腫の形成はサルコイドーシスに典型的な所見であり，通常は若年者に起こる全身性疾患である。アフリカ系米国人により多く発症する。サルコイドーシスの典型的な CT 所見は，間質性浸潤影と肺門リンパ節腫張である。最終的には肺の線維化に至るが，上葉に優位である。肉芽腫の低形成は過敏性肺炎でみられることがある。

VI-45. **正解は A** 第 261 章（vol.2 p.*1871*～）

肺合併症は全身性エリテマトーデス（SLE）患者によくみられる。最も多いのは胸膜炎で，胸水を伴うこともある。他には肺出血，肺容量減少を伴う横隔膜機能不全（いわゆる shrinking lung syndrome），肺血管疾患，急性間質性肺炎，器質化肺炎を伴う閉塞性細気管支炎（BOOP）などを呈しうる。尿毒症性肺水腫や感染症などもまた，SLE の肺合併症を呈する。慢性的に進行する肺の線維化は SLE の合併症ではない。空洞を伴った肺結節は，多発血管炎性肉芽腫症（Wegener）に典型的だが，さまざまな肺の壊死性感染症でみられることがある。

VI-46. **正解は E** 第 261 章（vol.2 p.*1871*～）

この患者は，呼吸器症状を呈する関節リウマチであり，生検では関節リウマチによくみられる特発性器質化肺炎（COP）パターンを呈するものである。COP〔以前は器質化肺炎を伴う閉塞性細気管支炎（BOOP）と呼ばれていた〕は通常，40～50 歳代において感冒様症状を呈する疾患である。症状としては，発熱，倦怠感，体重減少，咳嗽，呼吸困難があげられる。吸気時の断続性ラ音が通常認められるが，ときに吸気終末にキーキー音（squeak）が聴取されることもある。肺機能検査では拘束性肺障害を示す。典型的な高分解能 CT 所見としては，肺胞腔内における斑状の気腔濃厚陰影や結節状陰影，あるいは下肺野にしばしば認められるスリガラス様陰影があげられる。病理学的には，気道や肺胞管，肺胞を閉塞する肉芽組織を呈する。頻繁に肺間質に慢性炎症を引き起こす。治療法としては高用量ステロイドが一般的であり，3 分の 2 の症例で奏効するとされる。一般的には 1 年以内低用量に減量できるとされている。azathioprine は免疫抑制薬であり，間質性肺炎においては，通常型間質性肺炎（UIP）パターンを呈する疾患に対して用いられる。azathioprine はグルココルチコイドが無効と考えられる COP に対しての投与が考慮されるが，ステロイドを同時に使用しない治療法が利用できない状況下では第 1 選択薬として用いるべきではない。関節リウマチは多様な肺合併症を引き起こす。infliximab や methotrexate は，重症関節リウマチに有用であるが，COP に対する治療としては用いられない。methotrexate は，副作用として肺線維症を引き起こしうる。hydroxychloroquine は自己免疫疾患の関節症状にしばしば有用であるが，おもな副作用として網膜障害があり，COP を引き起こすことはないと考えられている。

VI-47. **正解は B** 第 262 章（vol.2 p.*1879*～）

D ダイマーは，プラスミンによってフィブリンが分解される際に上昇する値で，固相酵素結合免疫測定法（ELISA）によって測定され，特定の状況における D ダイマーの上昇によって深部静脈血栓症や肺塞栓症の存在を疑い，追加の画像検査を必要とする。しかしながら，他の原因によって D ダイマーの上昇が認められる場合もあり注意を要する。問題となった 5 つの症例のうち，D ダイマーが陰性である可能性がある患者は，長時間のフライトの後に下腿の疼痛があるBの症例のみである。肺胞気-動脈血酸素分圧較差（A-aDo_2）の開大の有無のみで確実に肺血栓塞栓症の有無を区別することはできない。その他の症例においては，Dダイマーの上昇はその他の臨床要素で説明が可能であり，肺血栓塞栓症の診断的価値はない。Dダイマーが上昇するその他の要素としては，敗血症，心筋梗塞，癌，肺炎，手術後，妊娠第2・第3三半期（trimester）があげられる。

VI-48. **正解はB** 第262章（vol.2 p.*1879*〜）

広範囲の肺塞栓症における臨床症状は，低血圧，失神，チアノーゼである。血圧低下や失神は急性に発症する右室負荷によって生じ，その結果としてトロポニン値や脳性ナトリウム利尿ペプチド前駆体N端フラグメント（NT-proBNP）の上昇が認められる。トロポニン値やNT-proBNPの上昇は，肺塞栓症における予後不良因子である。肺塞栓症におけるその他の予後因子としては，CTにおける右室拡大の所見や心エコーにおける右室壁運動能低下がある。喀血や胸膜痛，咳嗽などは末梢に生じた小さな肺塞栓を示唆する。

VI-49. **正解はB** 第262章（vol.2 p.*1879*〜）

長年にわたって，換気血流シンチグラフィは肺塞栓症の標準的診断ツールであった。換気血流比（$\dot{V}/\dot{Q}$）不均等の検出は技術的に難しいが，換気血流シンチグラフィを高感度とするためには，正常な換気下で2〜3区域の血流欠損を検出する必要があった。しかし，基礎疾患として肺疾患がある症例では，そもそも換気異常があることも多く，急性肺塞栓症の患者の多くは換気血流シンチグラフィを受けることができる状態にない。一方で，換気血流シンチグラフィは肺塞栓症に対する尤度比が90％と高く，灌流画像が正常な場合の画像検査においてはその尤度比が低い。結果として，肺塞栓を有する確率が低いか，中等度である症例が換気血流シンチグラフィを受けることになる。このような状況から臨床的には肺塞栓が疑われる患者の40％が換気血流シンチグラフィではなく肺動脈造影で診断される。現時点において換気血流シンチグラフィは，マルチディテクターCT〔多列検出器CT（MDCT）〕にとって代わられている。通常の造影CTと比較して，MDCTは肺動脈の6次の枝まで評価することが可能であり，従来の侵襲的な肺動脈造影よりもすぐれた解像度で視覚化できる。また，CTは肺実質と同様に右室や左室の評価が可能であり，広範囲の肺塞栓症や他の呼吸不全症例における追加情報が得られることから，診断的価値が高い。磁気共鳴（MR）血管撮影はめったに用いられないが，造影剤アレルギーのある患者などで候補に挙がる。この検査では，大きな近位の肺塞栓症が検出できるかもしれないが，もっと小さい区域性・亜区域性の肺塞栓症の診断には信頼性に欠ける。

VI-50. **正解はE** 第262章（vol.2 p.*1879*〜）

この患者は，広範囲の肺塞栓症であり，血圧低下，右室機能不全および100％の酸素投与を必要とする低酸素血症を伴っている。このような状況においては，抗凝固療法のみでは不十分であり，禁忌がなければ線維素溶解療法による循環サポートを行うべきである。線維素溶解療法のおもな禁忌要因としては，180/110 mmHg以上の高血圧，既知の頭蓋内疾患，脳出血の既往，最近の外科手術，外傷がある。推奨される線維素溶解薬の使用方法としては，2時間以上かけて100 mgの組換え型組織プラスミノーゲン活性化因子（r-TPA）を経静脈投与する方法がある。ヘパリンは，血栓が溶解した反発に伴う過凝固状態を抑える目的で使用を継続するべきである。線維素溶解薬の使用に関するリスクとしては，10％の大量出血があり，これには1〜3％の頭蓋内出血が含まれる。肺塞栓症における線維素溶解薬の使用について，米国FDAが唯一認可しているのは，血圧低下，右室不全，酸素化不良などの生命を脅かす広範囲の肺塞栓症である。血圧が保たれているものの，右室機能不全を呈するような準広範囲の肺塞栓症において，線維素溶解薬の使用を継続するかどうかは，患者ごとに評価する。線維素溶解薬に加えて，今回の症例のような場合では昇圧薬による循環サポートが必要となる。dopaminやdobutamineは，肺塞栓症に伴うショックに対して頻用される薬物である。右室機能不全状態においては，外液負荷による耐用が低下していることから，現状で行われている多量の外液負荷には注意をしなければならない。過量の外液負荷は右室虚血を助長し，さらなる拡張をきたす。その結果，左室への圧排が進み，左室からの拍出量が低下し血圧低下を招く。もし，線維素溶解療法についての禁忌が該当し，昇圧薬による血圧維持が困難な場合は，外科的塞栓摘出術が考慮される。現時点で下大静脈フィルターの挿入は適応がなく，循環動態の安定化が優先される。下大静脈フィルターの適応は，活動性出血がある場合，抗凝固薬が使用できない場合，あるいは適切な抗凝固療法を行うも静脈血栓が再発する場合である。

VI-51. **正解は E** 第 262 章（vol.2 p.*1879*〜）

warfarin は，単剤で静脈血栓塞栓症（VTE）に対する初期治療として使用すべきではないが，それには 2 つの理由がある。まず第 1 に，warfarin は投与して最低 5 日間は十分な抗凝固活性を得られない。なぜならば，その作用機序は肝臓で産生されるビタミン K 依存性の凝固因子を減少することによるためである。第 2 に，warfarin は投与初期においては逆に凝固を促進することが知られており，それはビタミン K 依存性の抗凝固因子であるプロテイン C，およびプロテイン S を抑制することに起因する。また，それらの半減期は凝固因子よりも短いとされる。長年にわたり，未分画ヘパリンの経静脈投与が VTE の第 1 選択薬とされていた。しかし，それには活性化部分トロンボプラスチン時間（aPTT）の頻繁なチェックが必要であり，warfarin 投与によって，目標の国際標準化比（INR）に到達するまで入院を継続する必要があった。近年，複数の安全で効果的な皮下投与可能な未分画ヘパリンがでてきている。低分子ヘパリン（enoxaparin，tinzaparin）は，低分子の未分画ヘパリンの分解物である。これらは生物学的利用率が高く，半減期が長く，活性が予測しやすい特徴を有する。本薬物は腎排泄の薬物であり，腎機能障害を有する症例においては注意を要する。fondaparinux は直接的な Xa 阻害薬であり，低分子ヘパリンのように抗凝固活性をモニタリングは必要はない。Xa 阻害薬は安全かつ効果的であり，深部静脈血栓症および肺塞栓症の両方に対する治療効果があるとされている。

VI-52. **正解は E** 第 263 章（vol.2 p.*1886*〜）

肺炎随伴性胸水は，最も代表的な滲出性胸水である。肺炎随伴性胸水が認められた場合，安全に行える場合は慎重に胸腔穿刺を施行する。側臥位の X 線撮影において，壁側胸膜面から 10 mm の液体貯留が確認された場合，胸腔穿刺が安全に施行できると判断する。しかしながら，胸水が層を呈さず被胞化された場合もある。被胞化された胸水は感染性の胸水を示唆し，胸腔ドレーン挿入や外科的治療が必要となる。その他の侵襲的処置を要する因子としては，pH が 7.2 未満，胸水中のグルコース濃度が 60 mg/dL 未満（3.3 mmol/L 未満），胸水の Gram 染色または培養が陽性，大量の膿を胸膜腔に認める場合などがある。初回の胸腔穿刺後に胸水量が再増大することは，複雑性胸水を示唆する所見ではあるが，胸腔穿刺を繰り返して，上記の所見を有さないことを確認する必要がある。

VI-53. **正解は A** 第 263 章（vol.2 p.*1886*〜）

本症例における胸水所見の特徴としては，Light の基準における滲出性胸水の所見を呈することである。基準は以下のとおりである。⑴胸水蛋白 / 血清蛋白が 0.5 よりも大きいこと，⑵胸水 LDH/血清 LDH が 0.6 よりも大きいこと，⑶胸水 LDH が血清での正常上限値の 3 分の 2 以上であること，である。上記の 1 項目でも満たせば，滲出性胸水と分類される。本症例においては，明らかに滲出性胸水の定義を満たす。滲出性胸水は，胸水の産生や吸収を行う局所の環境変化によって生じる。最も一般的な滲出性胸水の原因は，感染性あるいは癌性である。その他の比較的まれな原因としては，肺塞栓症，乳糜胸，自己免疫疾患，アスベスト曝露，薬物性，血胸，心臓手術後，胸部外傷などがあげられる。しかしながら，この基準では約 25％の漏出液を滲出性と誤認する。そのような状況は，胸水中の細胞数が増加し LDH が上昇してしまった場合，あるいは利尿薬により胸水中蛋白が上昇してしまった場合に生じうる。漏出性胸水の原因としては，心不全が最も一般的であり，その他には肝硬変やネフローゼ，あるいは粘液水腫で認められる。

VI-54. **正解は A** 第 263 章（vol.2 p.*1886*～）

本症例における胸水は，胸管損傷に伴い胸腔内に乳糜の貯留が認められる，典型的な乳糜胸である。乳糜胸の最も一般的な原因は，特に手術などに伴う胸管の損傷による。乳糜胸と最も関連があるとされる手術は，食道切除術や先天性心疾患に対する修復術があげられる。本症例は術後数週間で急速に進行する呼吸困難を認め，大量胸水を認めた一例である。胸腔穿刺におけるミルク様の液体は乳糜胸を示唆し，胸水中のトリグリセリドの測定を行うべきである。胸水中のトリグリセリド濃度が 110 mg/dL（1.2 mmol/L）以上であれば乳糜胸と考えられる。乳糜胸の治療としては，胸腔ドレーンの挿入を行い，ソマトスタチンアナログである octreotide の投与を行う。なぜこの薬物が有効であるのかは明らかになっておらず，仮説としては octreotide が内臓血流を減少させ，トリグリセリド産生および胸管流量を減少させる機序が考えられている。患者は，乳糜産生を抑制するためにしばしば経口摂取を中止する。保存的な治療が奏効しない場合は，胸管結紮術が施行される。長期間にわたるチューブを用いた胸腔ドレナージは，排液中の蛋白濃度が高く，結果として栄養失調に陥り感染リスクを高めることから，禁忌とされている。

VI-55. **正解は B** 第 263 章（vol.2 p.*1886*～）

原発性自然気胸は，明らかな胸部外傷のない状況で生じる。一般的には若年者に多い。原発性自然気胸は喫煙とは関係なく生じることが多いが，喫煙は気胸の主要な危険因子となりうる。原発性自然気胸は，高身長でやせ型の体型を有する男性に多く認められる。原因としては，肺尖部の小さな胸膜ブレブや嚢胞の破裂によって生じるが，CT ではしばしば異常所見を認めない。原発性自然気胸を起こした患者の約半数は，気胸を再発する。初期治療としては，超音波あるいは CT ガイド下の針吸引がある。酸素は，胸腔内の残存エアーを吸収する速度をあげるために，同時に投与される。保存的治療で改善しない場合は，チューブを用いた胸腔ドレナージが施行される。それでも改善しない，あるいは再発した場合は，胸腔鏡下によるブレブの切除と胸膜擦過が施行されることで，ほぼ 100％の治癒が見込める。

VI-56. **正解は B** 第 263 章（vol.2 p.*1886*～）

胸水の最も一般的な原因は左心不全である。心不全における胸水貯留は，静水圧上昇による肺間質液の増加，およびリンパ管が除去できる体液量を超えているために生じるとされる。心不全では，左胸水よりも右胸水貯留が一般的である。胸腔穿刺では，漏出性胸水の所見を認める。肺炎は肺炎随伴胸水や膿胸の原因となる。肺炎随伴胸水は，滲出性胸水の最も一般的な原因であり，胸水全体では心不全に続き 2 番目の原因疾患である。膿胸は多量の化膿性胸水を呈する疾患である。悪性腫瘍は，滲出性胸水をきたす疾患のなかで 2 番目に頻度が高く，乳癌，肺癌，悪性リンパ腫で 75％を占める。肝硬変や肺塞栓症は，胸水貯留の原因としては比較的まれである。

VI-57. **正解は E** 第 264 章（vol.2 p.*1890*～）

筋萎縮性側索硬化症（ALS）患者では，横隔膜や肋間筋，胸鎖乳突筋などの呼吸筋が障害されることにより，しばしば低換気を呈する。非侵襲的陽圧換気（NIPPV）は，ALS などの患者における低換気の治療によく用いられる。夜間の NIPPV は，日中に高二酸化炭素血症を呈する患者において，それを改善し，生命予後を延長し，健康関連 QOL を改善することが示されている。現行の ALS のガイドラインにおいて，NIPPV は動脈血二酸化炭素分圧（Pa_{CO_2}）が 45 mmHg 以上である場合や，夜間の酸素飽和度が 5 分間にわたり 89％未満の場合，最大吸気圧が 60 cmH_2O 未満の場合，努力肺活量（FVC）が予測値の 50％未満の場合に加えて，低換気に伴う症状が認められる場合に適応とされる。低換気の症状は画一的ではなく，日常生活活動中の呼吸困難，横隔膜機能に影響を及ぼす疾患における起座呼吸，質の悪い睡眠，日中の過度の眠気，早朝の頭痛，不安，神経筋疾患における不十分な咳嗽などがある。

VI-58. **正解はC** 第264章(vol.2 p.*1890*〜)

筋萎縮を有する患者では低換気を生じるリスクが高い。肺胞低換気を呈する患者においては，比較的症状に乏しく，睡眠や早朝の頭痛，横隔膜機能不全に由来する起座呼吸に関する質問をすることによって，はじめて症状を訴える場合が多い。今回の症例では，低酸素血症の症状に乏しく，胸部X線写真においても，含気が不良である以外に特記事項が認められない。換気血流比($\dot{V}/\dot{Q}$)不均等やシャントは，浸潤影がないような状況では考えにくく，無気肺や粘液栓，肺炎などは正解ではない。本症例ではメトヘモグロビン血症を起こすような危険因子は認めない。最も考えやすい病態は，肺胞のガス平衡によって動脈血二酸化炭素分圧($Paco_2$)が上昇したことによる，肺胞低酸素を伴った低換気である。動脈血液ガス分析にて，肺胞気-動脈血酸素分圧較差(A-aDo_2)の開大がなく，$Paco_2$の上昇および動脈血酸素分圧(Pao_2)の低下が認められるであろう。

VI-59. **正解はB** 第264章(vol.2 p.*1890*〜)

肺胞低換気に伴う生理学的影響は，呼吸中枢が抑制される睡眠中に顕著になる。高二酸化炭素血症は，脳の血管拡張を引き起こし，起床時の頭痛につながる。頭痛は，起床後換気が増加することで血管拡張がもとに戻るため，症状は起床後速やかに改善する。患者はしばしば夜間に睡眠から覚醒する。また，夜間の低換気を有する患者は日中の眠気を訴え混乱や疲れを伴う。低換気は，動脈血二酸化炭素分圧($Paco_2$)の上昇および動脈血酸素分圧(Po_2)の低下を認める。低酸素血症は赤血球産生を促し，結果として赤血球増加症を引き起こす。呼吸中枢の抑制によって，脳神経反射あるいは筋機能の障害を引き起こし，誤嚥につながることもある。

VI-60. **正解はD** 第266章(vol.2 p.*1895*〜)

肺移植の一般的な適応となる疾患としては，慢性閉塞性肺疾患(COPD)や特発性肺線維症(IPF)，嚢胞性線維症などの化膿性肺疾患，肺高血圧症があげられる。肺移植の適応となる疾患における5年生存率は，いずれも同程度であり，約50%とされる。移植方法としては，ほとんどの適応疾患において両肺移植が推奨され，嚢胞性線維症などの化膿性肺疾患においては両肺移植が必須である。一般的に，特発性肺動脈性肺高血圧症においては，両肺移植が推奨される。なぜなら，片肺移植を行うと，肺血管抵抗の高い既存の肺ではなく，血管抵抗の低い移植肺へ結果として過剰な血流が循環してしまうからである。原疾患が移植後に再燃するというのは珍しく，特発性肺動脈性肺高血圧症においてはそのような報告はない。右室系は可塑性を有し，通常は肺移植によって高い肺血管抵抗から回復する。また，肺移植では改善が見込めないような先天性心疾患を有する症例を除き，肺高血圧症において心肺同時移植が行われることはまれである。

VI-61. **正解はA** 第266章(vol.2 p.*1895*〜)

肺移植後の長期的合併症は，肺に影響を与える疾患や肺内異物による合併症から，感染や免疫抑制薬による合併症に伴う他臓器の障害まで幅広い。骨粗鬆症，移植後リンパ増殖性疾患や慢性腎不全は，ステロイドやカルシニューリン阻害薬，その他の免疫抑制薬の重要な合併症であるが，移植後の最も主要な合併症は肺で起きる。原発性移植片機能不全は，肺移植後ただちに起こる急性肺障害であるが，重症患者ですら10〜20%の発症頻度と比較的まれである。吻合部裂開や狭窄は同程度の頻度で発症するが，一般的には気管支鏡的な処置により良好な予後が得られる。移植された臓器の拒絶反応は一般的によく認められ，中長期の予後に影響を与える。急性期に拒絶反応が起こると，咳嗽や微熱，呼吸困難，画像上の浸潤影，肺機能の低下などが認められる。一方，慢性拒絶反応の症状としては，肺機能検査において，進行した閉塞性障害を呈し，浸潤影や労作性呼吸困難を伴わない。こういった移植後の一連の症状を，閉塞性細気管支炎症候群と呼ぶ。肺移植を受けた50%の患者が，ある程度の閉塞性細気管支炎症状を呈し，長期予後を左右する重要な要素である。治療には免疫抑制薬がしばしば使用されるが，治療に関するコンセンサスはない。

VI-62. **正解は B** 第 266 章(vol.2 p.*1895*〜)

慢性腎臓病は，肺移植後の患者でしばしばみられ，予後不良因子である。急性発症である溶血性尿毒症症候群を呈する患者はまれであるが，比較的緩徐に進行する腎機能障害を呈するなかで最も一般的なのが，カルシニューリン阻害薬による腎症である。cyclosporine や tacrolimus は肺移植後の免疫抑制薬として頻用されるカルシニューリン阻害薬である。この毒性機序については定かではないが，腎臓内におけるカルシニューリン-NFAT 系を直接阻害し，移植片と宿主との関連に影響を与え糸球体血流を変化させることが考えられる。prednisone や albuterol，mycophenolate mofetil などの腎機能障害は知られていない。

VI-63. **正解は B** 第 266 章(vol.2 p.*1895*〜)

適切な時期に肺移植を行うことは，患者の予後や QOL を考慮するうえで重要である。嚢胞性線維症の患者においては，1 秒量(FEV_1)の予測値が 30％未満となる状況，あるいは急速に進行している病態を認める際に，肺移植が考慮される。嚢胞性線維症における肺移植のその他の適応としては，酸素依存性の呼吸不全，高二酸化炭素血症，肺高血圧症がある。

SECTION VII
腎・泌尿器疾患

QUESTIONS

各設問に対する，最もふさわしい解答を選べ。

VII-1. 虚血性急性腎障害の原因として考えられるのはどれか。
A. 尿細管細胞のアポトーシスと壊死
B. NO（一酸化窒素）に対する反応としての糸球体血管の拡張が低下
C. エンドセリン濃度上昇の結果として生じる糸球体血管の収縮増加
D. 糸球体内の白血球接着の増加
E. 上記のすべて

VII-2. 47 歳の男性で，糖尿病，脂質異常症，タバコ乱用，冠動脈疾患の既往がある患者が，緊急虫垂切除術を受けることになった。術後急性腎障害の危険因子はどれか。
A. 開腹処置，緊急手術，脂質異常症
B. 年齢 40 歳以上，開腹処置，緊急手術
C. 年齢 40 歳以上，緊急手術，糖尿病
D. 冠動脈疾患，タバコ乱用，開腹処置
E. 糖尿病，緊急手術

VII-3. 糖尿病と血清クレアチニン値が 1.8 mg/dL である慢性腎臓病を有する 57 歳男性が急性心筋梗塞に対する心臓カテーテルを受け，その後，ヨード造影剤による急性腎障害と診断された。患者の腎障害に関する記述として正しくないのはどれか。
A. ナトリウム排泄分画（FENa）は低値である
B. 血清クレアチニン値は 3～5 日でピークに達する
C. 糖尿病の既往は急性腎障害のリスクを高める
D. ヨード造影剤による一過性の尿細管閉塞が急性腎障害発症の原因となった
E. 尿沈渣で白血球円柱が認められる

VII-4. 腎超音波検査で水腎症の可能性が最も高いと考えられる急性腎障害患者はどれか。
A. 淋菌性敗血症に伴う電撃性紫斑病の 19 歳男性
B. 37 歳女性で，進行した子宮頸癌に対する化学療法と放射線療法を実施中
C. 53 歳男性で，血栓性血小板減少性紫斑病（TTP）と大腸菌 O157：H7 感染を合併
D. 85 歳で腎盂腎炎と敗血症を有する介護施設入居者
E. 上記のいずれでもない

VII-5. 最近人工心肺を用いた僧帽弁置換術を受けた患者の急性腎障害を評価するにあたり，腎不全の原因としてコレステロール塞栓を示唆する尿沈渣所見はどれか。
A. シュウ酸カルシウム結晶
B. 好酸球尿
C. 顆粒円柱
D. 正常尿沈渣
E. 白血球円柱

VII-6. 54 歳男性が内科 ICU に肺炎球菌性肺炎を合併した敗血症で入院した。平均動脈圧を 60 mmHg 以上に維持するため，彼は呼吸管理と noradrenaline を必要とした。侵襲的血行動態モニターでは，左室充満圧は適正で，左室機能障害があるかどうかは不明である。第 3 病日，尿量が減少し血清クレアチニンが 3.4 mg/dL に上昇した。急性尿細管壊死と診断された。この患者の急性尿細管壊死の転帰を改善するのに有用な薬物はどれか。
A. furosemide
B. bosentan
C. 低用量 dopamine
D. インスリン様成長因子（IGF）

E. 上記のいずれでもない

VII-7. 65歳男性が，脱水による腎前性高窒素血症で入院し5日目を迎えた。入院時クレアチニンは3.6 mg/dLであったが，今日は2.1 mg/dLまで改善した。軽度の腰痛の訴えに対しては，間欠的なnaproxenを処方した。この薬物が腎機能をさらに障害する機序はどれか。

A. 輸入細動脈収縮
B. 輸入細動脈拡張
C. 輸出細動脈収縮
D. 近位尿細管毒性
E. 尿管閉塞

VII-8. 冠動脈造影を受ける55歳男性の術前アセスメントで，推算糸球体濾過量(eGFR)が33 mL/min/1.73 m^2で，コントロール不良の糖尿病を有することが明らかになった。彼は現在，腎毒性のある薬物は服用しておらず，腎臓内科医は現時点で急性腎障害がないことを保証してくれた。手術は4時間後に予定されており，造影剤腎症を予防したいと考えている。造影剤腎症のリスクを確実に低減させる薬物はどれか。

A. dopamine
B. fenoldopam
C. indomethacin
D. *N*-アセチルシステイン
E. 炭酸水素ナトリウム

VII-9. 慢性腎臓病ステージ5での糸球体濾過量はつぎのどの数値未満か。

A. 50 mL/min/1.73 m^2
B. 25 mL/min/1.73 m^2
C. 15 mL/min/1.73 m^2
D. 5 mL/min/1.73 m^2
E. 0 mL/min/1.73 m^2(無尿)

VII-10. 慢性腎臓病患者における死因で最も多いのはどれか。

A. 心血管疾患
B. 高カリウム血症
C. 感染症
D. 悪性腫瘍
E. 尿毒症

VII-11. 慢性腎臓病(CKD)患者に対する赤血球増殖刺激因子製剤(ESA)の使用に関する記述として正しくないのはどれか。

A. ESAを使用する際の目標ヘモグロビン濃度は10.0〜11.5 g/dLである
B. ESAの使用により心血管系の予後が改善する
C. 2型糖尿病患者ではESAの使用により脳卒中リスクが増高する
D. ESAの使用により透析導入時期が早まる
E. ESAの使用により血栓の発症率が上昇する

VII-12. 巣状分節性糸球体硬化症(FSGS)による慢性腎臓病のステージ4の患者が腎臓内科医によって注意深くフォローアップを受けている。維持血液透析開始の適応はどれか。

A. アシドーシスのコントロールに連日のbicarbonate投与を必要としている
B. 出血傾向
C. 無症状であるが，BUNが110 mg/dLを超えている
D. 無症状であるがクレアチニンが5 mg/dL以上
E. sodium polystyrene(イオン交換樹脂)によってコントロールされている高カリウム血症

VII-13. 慢性腎臓病患者である27歳女性が血液透析を受けており，治療中に低血圧になることが明らかになった。血液透析中の低血圧を引き起こす可能性のある機序はどれか。

A. 降圧薬
B. 過剰な限外濾過
C. 自律神経障害
D. 浸透圧の変化
E. 上記のすべて

VII-14. 高血圧性腎臓病を有する35歳の女性が，末期腎不全に至った。1年前に腹膜透析を開始し，順調に継続され，尿毒症症状は消失していた。発熱，意識変容，びまん性の腹痛，排液混濁のため救急搬送された。排液をカテーテルを介して採取し検査したところ，白血球数は125個/mm^3で，85%が多形核好中球であった。排液培養で検出される可能性の高い菌はどれか。

A. *Candida albicans*
B. 大腸菌
C. 結核菌
D. 緑膿菌
E. 黄色ブドウ球菌

VII-15. 45歳女性の糖尿病による末期腎不全に対し血液透析を開始することとなった。彼女の最終的な死因となる可能性の最も高いのはどれか。

A. 認知症
B. 出血
C. 心筋梗塞
D. 進行性の尿毒症
E. 敗血症

VII-16. 透析量の現時点の定義として正しいのはどれか。

A. 透析液の対流量
B. 尿素クリアランス分画

C. 週あたり透析時間数
D. 毎月，実際に実施された透析回数

VII-17. 末期腎不全で血液透析中の患者が常に高カリウム血症を示している。両側腎動脈狭窄の既往があり，透析導入の原因でもある。心電図変化がみられるのは血清カリウム値が 6.0 mEq/L 以上の場合のみで，週に何度かある。精査目的に入院を指示し，検査，栄養指導，薬物の調整を行ったが，血清カリウム値に変化はない。この患者に対してつぎに行うべきはどれか。
A. 透析液の調整
B. furosemide の 1 日量投与
C. 「ナトリウムモデリング」を行う
D. 自動除細動器の植え込み
E. 両側腎摘

VII-18. 腎臓移植に関する記述として正しいのはどれか。
A. 生体腎移植も献腎移植も 5 年生存率に差はない
B. 献腎ドナーの年齢は移植腎生着率に影響しない
C. 腎臓移植は血液透析と比較して費用効果をもたらさない
D. 第一度近親者が生体腎ドナーであれば，献腎ドナーよりも 1 年移植腎生着率は 5〜7％高い
E. 20 年以上フォローアップすると，単腎提供ドナーの腎合併症はよくみられる

VII-19. 腎不全に進行する糸球体障害の原因でないのはどれか。
A. 糖尿病
B. Fanconi 症候群
C. ループス腎炎
D. 悪性高血圧
E. *TRPC6* 陽イオンチャネル変異

VII-20. 21 歳の男性が溶血レンサ球菌感染後糸球体腎炎と診断された。この患者の尿所見と考えられるのはどれか。
A. 3 g/日以上の蛋白尿で，血尿はない
B. 肉眼的血尿と 24 時間尿中アルブミン排泄量 227 mg/日
C. 白血球を伴う顕微鏡的血尿と 24 時間尿中アルブミン排泄量 227 mg/日
D. 尿培養でレンサ球菌陽性
E. 蛋白尿を伴わない無菌性膿尿

VII-21. 5 年前から高血圧に対してサイアザイド系利尿薬を服用している 50 歳の肥満女性が，定期健診で蛋白尿を指摘され精査となった。身体診察では，身長 167.6 cm，体重 91 kg，血圧 130/80 mmHg で，軽度の下腿圧痕浮腫を認めた。検査値は，血清クレアチニン 1.2 mg/dL，BUN 18 mg/dL，クレアチニンクリアランス 87 mL/min で，尿検査では尿 pH5.0，尿比重 1.018，蛋白尿 3+，尿糖(−)，ときおり粗い顆粒円柱が認められ，尿蛋白は 5.9 g/日であった。腎生検では光学顕微鏡により糸球体の 60％に分節状の瘢痕化を認めるが，残る部分については特別な所見はなかった (図 VII-21)。この患者の診断として最も可能性の高いのはどれか。
A. 高血圧性腎硬化症
B. 巣状分節性糸球体硬化症 (FSGS)
C. 微小変化
D. 膜性腎症
E. 半月体形成性糸球体腎炎

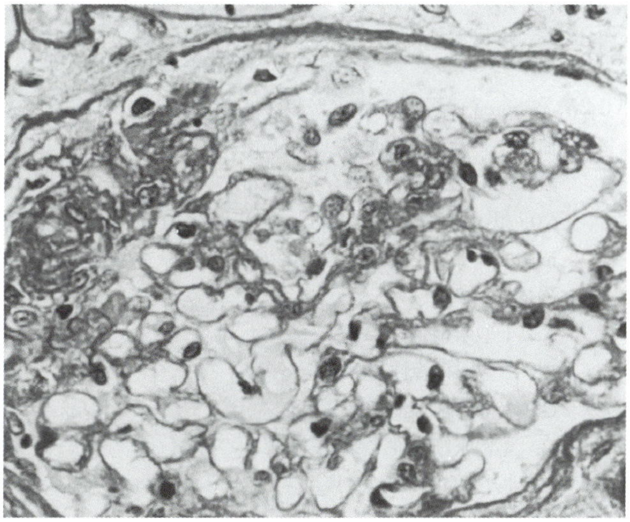
図 VII-21

VII-22. 常染色体優性多発性嚢胞腎の腎外所見はどれか。
A. 大動脈弁逆流
B. 大動脈起始部拡張
C. 大腸憩室
D. 脳動脈瘤
E. 上記のすべて

VII-23. 21 歳の大学生の男性が，数年来続く全身倦怠感が最近強くなってきたため精査となった。足つりもみられ，ときに手に負えなくなる。それ以外には異常はなく健康で，常用薬はなく，喫煙も飲酒もしない。身体所見では発達は正常で，血圧を含めたバイタルサインも正常である。その他の所見も正常である。検査所見は，血清ナトリウム濃度が 138 mEq/L，カリウム 2.8 mEq/L，塩素 90 mEq/L，重炭酸 30 mmol/L である。マグネシウムは正常である。尿検査では，利尿薬反応は陰性，尿中塩素濃度は高値である。この患者の診断として最も可能性の高いのはどれか。
A. 神経性過食症
B. 利尿薬の乱用
C. Gitelman 症候群

D. Liddle 症候群
E. 偽性低アルドステロン症 1 型

VII-24. 28 歳女性が血尿のため常染色体優性多発性嚢胞腎と診断された。彼女は脳動脈瘤のリスクを心配している。脳動脈瘤のリスクに関する記述として正しいのはどれか。

A. 脳動脈瘤破裂の家族歴があっても破裂リスクは増高しない
B. 脳出血の既往があっても出血リスクは増高しない
C. 動脈瘤の大きさと自然破裂のリスクには関連がない
D. この疾患での脳動脈瘤のリスクは高くない
E. コントロール不良の高血圧は自然破裂リスクを増高させる

VII-25. Sjögren 症候群の患者が以下の検査所見を示している。血清ナトリウム濃度は 139 mEq/L，塩素 112 mEq/L，重炭酸 15 mEq/L，カリウム 3.0 mEq/L で，尿検査では尿 pH 6.0，ナトリウム 15 mEq/L，カリウム 10 mEq/L，塩素 12 mEq/L である。この患者の診断として最も可能性の高いのはどれか。

A. 1 型尿細管性アシドーシス
B. 2 型尿細管性アシドーシス
C. 3 型尿細管性アシドーシス
D. 4 型尿細管性アシドーシス
E. 慢性下痢

VII-26. 16 歳の体操の女子スター選手が，倦怠感，全身の脱力，筋肉のつりを訴えて受診した。既往歴はなく，喫煙も飲酒もしない。違法薬物の使用もない。家族歴にも特記すべきことはない。診察では痩せ型で，血圧は正常であった。肥満指数（BMI）は 18 kg/m^2。口腔内診察では歯の状態が悪かった。筋肉緊張は正常で，神経学所見も正常である。検査所見では，ヘマトクリット値が 38.5％，クレアチニンは 0.6 mg/dL，血清重炭酸 30 mEq/L，カリウム 2.7 mEq/L であった。つぎに行うべき検査はどれか。

A. 尿沈渣と尿培養
B. 血漿レニンとアルドステロン濃度
C. 麻薬に関する尿毒物検査
D. 利尿薬に関する尿毒物検査
E. 血清マグネシウム濃度

VII-27. 腎生検により確定している間質性腎炎に対する副腎皮質ホルモン療法が長期的な腎機能の回復に最も効果がある症例はどれか。

A. サルコイドーシスの 37 歳女性
B. 48 歳男性で，腎生検で線維化がみられ，2 カ月間にわたり徐々に進行する間質性腎炎
C. 54 歳男性で，糖尿病とサルモネラ感染症がある
D. 63 歳男性で，cephalosporin 投与後のアレルギー性間質性腎炎
E. 上記のいずれでもない

VII-28. 58 歳の女性が，子宮摘出術後に急性呼吸促迫症候群（ARDS）を発症した。機械換気と広域抗菌薬による治療を受けている。甲状腺機能低下症以外には基礎疾患はない。第 5 病日に尿量が減少し，血清クレアチニンが 1.2 mg/dL から 2.5 mg/dL に上昇した。cephalosporin によるアレルギー性間質性腎炎が疑われた。診断を確定する所見はどれか。

A. 血尿
B. 末梢血好酸球増加
C. 尿顕微鏡検査で尿中好酸球
D. 尿顕微鏡検査で白血球円柱
E. 上記のいずれでもない

VII-29. 44 歳の肥満女性が胆石症に対する胆嚢摘出術を受けた。術後経過は良好で，3 日で退院した。退院後 2 日目に意識変容と発熱があり，家族に連れられて救急外来を受診した。患者は抗うつ薬を服用している以外は健康である。体温は 39.4℃，脈拍は 127 回/min，血圧は 110/78 mmHg で，呼吸数と酸素飽和度は正常である。診察所見は混乱と完治した創傷があるのみである。生化学検査では電解質正常，BUN 80 mg/dL，クレアチニン 2.5 mg/dL，白血球数 17,300/μL，ヘマトクリット 30％，血小板数 25,000/μL であった。末梢血塗抹標本では分裂赤血球を認め，血小板凝集のない真の血小板減少を確認した。患者の病態に関する記述として正しいのはどれか。

A. メタロプロテアーゼ ADAMTS13 活性の低下が末梢血で認められる
B. 血漿交換の効果は期待できない
C. 大腸菌 O157：H7 の不顕性感染によるものである
D. 女性より男性に多い
E. 無治療での死亡率は低い

VII-30. 35 歳女性が 2 週間ほど前からの両側下肢の浮腫，多尿，中等度の左側腹部痛を訴えている。既往歴はない。常用薬はなく，喫煙も飲酒もしない。違法薬物の使用もない。診察では，バイタルサインは正常で，血圧も正常である。両側下肢には中等度の浮腫がある。24 時間蓄尿では尿蛋白は 3.5 g である。尿沈渣では，蛋白尿以外異常はない。血清クレアチニンは 0.7 mg/dL で，超音波検査では左腎が 13 cm，右腎は 11.5 cm である。腎静脈血栓が心配であるが，評価に用いる検査はどれか。

A. 腎静脈の CT
B. 造影剤を用いた静脈造影
C. MR 静脈造影
D. 腎シンチグラフィ
E. 腎静脈の Doppler 超音波検査

VII-31. 糖尿病と脂質異常症のある48歳男性が，3時間ほど前から続く激しい右側腹部痛と鼠径部痛のために救急外来を受診し，腎結石と診断された。石の成分である可能性が最も高いと考えられるのはどれか。

A. カルシウム

B. システイン

C. シュウ酸

D. ストルバイト

E. 尿酸

VII-32. 大腸癌の切除と化学療法を2年前に受けた54歳の女性が，かかりつけ医の定期検査でBUN 65 mg/dL，クレアチニン4.5 mg/dLであったため入院となった。軽度の倦怠感と最近の腰痛を訴えているが，それ以外は問題ない。彼女は最近非ステロイド性抗炎症薬（NSAID）を開始したが，推奨量以上は服用していない。NSAIDを中止し，腎毒性のある薬物を避ける以外に，指示すべきはどれか。

A. 経口造影剤を用いた腹部と骨盤のCT

B. 排尿後残尿量の測定

C. 逆行性尿路造影

D. 腹部と腎臓の超音波検査

E. 尿中のナトリウム排泄分画

VII-33. 67歳男性が激烈な腹部の膨満と痛みで救急外来を受診した。膀胱が触知され，Foleyカテーテル留置後に1.5 Lの尿が排出された。前立腺特異抗原（PSA）は上昇していないが，数週間にわたって排尿が困難で，2日間は排尿がなかったとのことだった。BUNは89 mg/dL，クレアチニンは6.4 mg/dLである。入院後4日間でBUNとクレアチニンは低下したが，尿量は増加傾向にある。点滴での補液は受けていない。第3，4病日の尿量は6 Lである。尿量増加の原因として可能性が最も高いと考えられるのはどれか。

A. 中枢性塩類喪失

B. 髄質浸透圧の低下

C. レニン-アンジオテンシン系の活性亢進

D. 尿細管圧の上昇

E. 閉塞後性利尿

VII-34. VII-33の患者に生じるリスクのある合併症はどれか。

A. 多血症（赤血球増加症）

B. 高クロール血性代謝性アシドーシス

C. 高カリウム血症

D. 腎前性高窒素血症

E. 全身性高血圧

VII-35. 急性尿路閉塞に伴う痛みの原因はどれか。

A. 代償性ナトリウム利尿

B. 髄質血流の低下

C. 腎血流の増加

D. 血管拡張性プロスタグランジン

VII-36. 腹痛を訴えているペルー出身の28歳の男性患者を担当している。診断的検査として実施した腹部超音波で，両側性の水腎症と水尿管を認めた。最も考えられる可能性の低い病態はどれか。

A. リンパ腫

B. 外尿道口狭窄

C. 包茎

D. 後腹膜線維症

ANSWERS

VII-1. **正解は E** 第 279 章(vol.2 p.*1988*〜)

虚血性急性腎障害の原因はさまざまである。微小血管障害としては，エンドセリンや他のメディエータによる血管収縮の亢進，NO・プロスタグランジン・ブラジキニンを介する血管拡張の低下，内皮細胞や血管平滑筋細胞の傷害，白血球接着の亢進などがある。尿細管性の原因としては，細胞骨格の破壊，極性の消失，アポトーシスと壊死，生存細胞ならびに壊死細胞の剥離，尿細管閉塞，バックリークなどがある。炎症性ならびに血管作動性メディエータが尿細管や微小血管の病態生理学的な機序に関与していると考えられる。

VII-2. **正解は E** 第 279 章(vol.2 p.*1988*〜)

心臓手術に比べ開腹手術に対する急性腎障害リスクはまだ十分に研究されていないが，ほぼ同等と考えられる。ただ，開腹処置が，他の胸部外科や整形外科の大手術に比べ特別にリスクが高いわけではない。術後急性腎障害の共通する危険因子としては，基礎疾患としての慢性腎臓病，高齢，糖尿病，うっ血性心不全，緊急処置である。多くの場合，術後急性腎障害には多くの因子が関与している。

VII-3. **正解は E** 第 279 章(vol.2 p.*1988*〜)

心血管や CT の画像診断によく使用されるヨード造影剤は急性腎障害の主要な原因である。腎障害の発生機序としては，造影剤による一過性の尿細管閉塞，腎微小循環の変化や小血管の閉塞による腎髄質外層の低酸素，直接あるいは造影剤によるフリーラジカルの産生による尿細管の細胞傷害である。造影剤腎症の危険因子としては，糖尿病，うっ血性心不全，既存の慢性腎臓病，多発性骨髄腫関連腎障害などがある。血清クレアチニンは 24〜48 時間以内に上昇しはじめ，3〜5 日でピークに達し，通常は 1 週間程度でもとに戻る。尿沈渣所見は特に異常はなく，円柱は認めない。FENa は多くの場合低値で，特に微小血管障害のために尿細管障害が拡大する前の初期はそうである。

VII-4. **正解は B** 第 279 章(vol.2 p.*1988*〜)

腎後性閉塞は急性腎障害の重要な原因で，改善できる可能性がある。超音波検査では典型的には両側の水腎症を示す。というのも，片側の閉塞では，単腎や既存の慢性腎臓病，まれではあるが非閉塞腎が反射性に血管収縮していない限り腎機能障害を示さないからである。尿路系や後腹膜に浸潤が認められる進行した子宮頸癌は，閉塞性尿路疾患のよくみられる原因である。TTP，敗血症を伴った播種性淋菌感染症，腎盂腎炎は腎性急性腎障害の原因であり両側水腎症を生じない。

VII-5. **正解は B** 第 279 章(vol.2 p.*1988*〜)

コレステロール塞栓は心臓の処置を受けた患者における急性腎障害の重要な原因である。というのも，心臓の処置は大動脈のアテローム性疾患を破綻させ，コレステロール結晶を血中に散布するからである。網状皮斑は身体所見としてよくみられ，末梢血の好酸球もみられることがある。好酸球尿症が認められれば高い確率で診断につながる。好酸球尿症の他の原因としては，急性間質性腎炎がある。白血球円柱は，間質性腎炎，腎盂腎炎，糸球体腎炎，腎臓への悪性腫瘍の浸潤を示唆する。シュウ酸カルシウム結晶はエチレングリコール中毒でみられる。顆粒円柱は急性虚血性腎障害(急性尿細管壊死)，糸球体腎炎，血管炎，尿細管間質性腎炎でみられる。

VII-6. **正解は E** 第 279 章(vol.2 p.*1988*〜)

多くの研究によれば，複数の医学的問題をもった集中治療患者において，急性腎障害は独立した予後不良因子である。予後を改善する特異的治療法が明らかになっていないため，集中治療患者の急性腎障害の治療は支持療法が中心となる。急性尿細管壊死に効果がないことが示されている薬物として，心房性ナトリウム利尿ペプチド(ANP)，低用量dopamine，エンドセリン拮抗薬，ループ利尿薬，カルシウム拮抗薬，α遮断薬，プロスタグランジン類似薬，抗酸化薬，IGF，抗白血球接着分子抗体がある。適正な腎灌流を維持するために補液は重要であり，利尿薬が適応となるのは体液量が十分であるにもかかわらず尿量が少ない患者に限られる。

VII-7.　**正解は A**　第279章(vol.2 p.*1988*〜)

非ステロイド性抗炎症薬(NSAID)は健常人に対しては糸球体濾過量を変化させない。また，軽度から中等度の(腎前性高窒素血症にみられるような)腎灌流の低下や慢性腎臓病がみられる場合には，糸球体灌流と濾過量はいくつかの代償機構によって維持される。灌流圧の低下に対しては，輸入細動脈の圧受容体が輸入細動脈拡張と輸出細動脈収縮を起こすカスケードの引き金となり，糸球体濾過量を維持する。この機序の一部は血管拡張性プロスタグランジンE_2とプロスタサイクリンを介している。NSAIDは局所プロスタグランジン合成と，その保護反応を阻害することで，灌流圧の低下に対する腎臓の代償能を障害する。尿管閉塞はこの症例でNSAIDが腎障害を起こす機序ではない。NSAIDが近位尿細管毒性を起こすことは知られていない。

VII-8.　**正解は E**　第279章(vol.2 p.*1988*〜)

造影剤は腎内血管収縮と活性酸素産生により急性尿細管壊死を起こし，腎障害を引き起こす。造影剤は腎血流量と糸球体濾過量を急速に減少させる。慢性腎臓病，糖尿病，心不全，多発性骨髄腫，脱水のある患者は，造影剤腎症のリスクが高い。生理食塩液での補液は造影剤腎症の予防に有効である。選択肢に示されている薬物の中では炭酸水素ナトリウムと*N*-アセチルシステインが，造影剤腎症リスクを低減するとして臨床的に用いることが推奨される。dopamineは造影剤腎症の予防に有効でないことが示されている。D_1受容体作動薬であるfenoldopamはいくつかの臨床試験で研究されたが，造影剤腎症の予防に対する有効性は示されていない。*N*-アセチルシステインの有効性を示す小規模研究はあるもののメタ解析の結果は一定せず，仮に有効であるとしても術前のかなり前から投与しなければならない。造影剤投与1時間前からの炭酸水素ナトリウムの投与は単施設ランダム化比較試験で有効性が示されている。時間的制約とエビデンスから，炭酸水素ナトリウムのみがこの症例では有用といえる。

VII-9.　**正解は C**　第280章(vol.2 p.*2001*〜)

慢性腎臓病は糸球体濾過量(GFR)で分類される。GFR90 mL/min/1.73 m^{2}以上はステージ0ないし1〔訳注：『ハリソン内科学 日本語版第4版』vol.2 p.2001では，GFR＞90 mL/min/1.73 m^{2}では慢性腎臓病の危険因子があればステージ0，蛋白尿などの腎障害がある場合をステージ1としている〕，60〜89 mL/min/1.73 m^{2}はステージ2，30〜59 mL/min/1.73 m^{2}はステージ3，15〜29 mL/min/1.73 m^{2}はステージ4，GFR15 mL/min/1.73 m^{2}未満はステージ5である。

VII-10.　**正解は A**　第280章(vol.2 p.*2001*〜)

慢性腎臓病(CKD)患者の有病率と死亡率の原因で最も多いのは，ステージにかかわらず心血管疾患である。CKDは虚血性心疾患のおもな危険因子である。従来の心血管危険因子に加え，CKDは貧血，高リン酸血症，副甲状腺機能亢進症，睡眠時無呼吸，全身性炎症などの危険因子を有する。CKD患者では左室肥大と拡張型心筋症もよくみられ，心血管病の有病率と死亡率に強く関連する。

VII-11.　**正解は B**　第280章(vol.2 p.*2001*〜)

貧血はCKDによくみられる合併症であり，その原因はエリスロポエチンの相対的欠乏，鉄欠乏，慢性炎症，赤血球寿命の短縮，出血傾向などさまざまである。CKD 患者を対象としたエリスロポエチン補充療法に関する臨床試験では，心血管の予後の改善効果は示されなかった。実際には，これらの試験では血栓塞栓性イベントと 2 型糖尿病患者における脳卒中の発症率が上昇し，透析導入時期が早まることが示されている。そうしたことから ESA の使用は，昔の推奨とは異なり，現在では目標ヘモグロビン濃度は 10.0〜11.5 g/dL となっている。

VII-12.　**正解は B**　第 281 章（vol.2 p.*2012*〜）

維持透析の開始基準として一般に受け入れられている基準は，尿毒症症状の存在，治療抵抗性の高カリウム血症，利尿薬の投与によっても存在する細胞外液量の過剰状態，治療抵抗性のアシドーシス，出血傾向，クレアチニンクリアランスや推算糸球体濾過量（eGFR）が 10 mL/min/1.73 m^2 未満である。BUN やクレアチニンの値だけでは，透析の開始には不十分である。

VII-13.　**正解は E**　第 281 章（vol.2 p.*2012*〜）

低血圧は血液透析で最も多くみられる合併症である。低血圧の原因は多く，降圧薬の使用，過剰な限外濾過，血管収縮や自律神経機能の障害，心予備能の低下，浸透圧の変化である。頻度は低いものの，ダイアライザーに対する反応や，動静脈瘻による高拍出性心不全などもある。透析液のアルカリ緩衝剤や除水タイミングを変更したり，midodrine を用いて血液透析に対する忍容性を改善する。安定した維持透析中に患者に予期せぬ新たな低血圧が認められた場合，人工血管の感染や敗血症を疑い評価する。

VII-14.　**正解は E**　第 281 章（vol.2 p.*2012*〜）

腹膜透析のおもな合併症は腹膜炎で，ほかには腹膜炎以外のカテーテル関連感染症，体重増加，代謝異常，尿毒症の残存などがある。腹膜炎はバッグ交換時の不潔操作によることが多い。腸管からの経臓器感染の頻度は低い。透析液のグルコース濃度は高いため，細菌感染の発症を促進する環境にある。診断は，排液細胞数が 100 個/mm^3 以上かつ多形核好中球が 50% 以上である。排液混濁と腹痛が最も多い症状である。最も多い原因菌は皮膚常在菌であるブドウ球菌である。グラム陰性菌，真菌，抗酸菌も認められる。最近の Cochrane レビューでは，抗菌薬の腹腔内投与のほうが静脈内投与よりも効果的であり，ウロキナーゼや腹腔洗浄による補助的な治療の効果はないとされている（Wiggins KJ et al: Treatment for peritoneal dialysis-associated peritonitis. *Cochrane Database of Systematic Reviews* 2008, Issue 1. Art. No.: CD005284. DOI: 10.1002/14651858.CD005284.pub2）。vancomycin の腹腔内投与が経験的治療としてよく行われる。

VII-15.　**正解は C**　第 281 章（vol.2 p.*2012*〜）

末期腎不全患者の死因で最も多いのは心血管疾患（脳卒中と心筋梗塞）である。この原因については現在研究されているが，糖尿病，高血圧，脂質異常といった危険因子に加え，炎症，高ホモシステイン血症，貧血，血管機能障害といった特異的なリスクが関与していると考えられる。透析アクセスが不良であったり，透析をさぼったりする患者では，効率が悪く不適正な透析量がリスクとなる。血液透析患者では，神経学的，血液学的，感染性の合併症のリスクが高く，これらを起こすことが多い。それにもかかわらず，透析患者の生存に対する最大のリスクは，一般人口における死因で最も多いものでもある。

VII-16.　**正解は B**　第 281 章（vol.2 p.*2012*〜）

透析量は現在，尿素クリアランスの分画から導き出すと定義されているが，患者の体格，残存腎機能，食事蛋白摂取量，合併症，同化や異化の程度も重要である。透析効率は透析液の対流量に依存する。透析の時間数と回数は透析量から算出され，個々の患者に適用される。

VII-17. **正解は A** 第 281 章(vol.2 p.*2012*～)

透析液のカリウム濃度は通常は 2.5 mEq/L である〔訳注：日本で市販されている透析液のカリウム濃度は 2.0 mEq/L〕が，透析前の血清カリウム値に応じて変更してよい。この患者では低カリウム濃度の透析液が必要である。ナトリウムモデリングとは，透析終了時の低血圧を軽減するために透析液のナトリウム濃度を調整することである。アルドステロン欠乏が生じたとしても，腎臓が機能していない(灌流されていない)この患者では関与しない。ゆえに，腎臓の摘出を行っても血清カリウム値はコントロールされない。同様に，この患者は無尿であるため，カリウム利尿を意図したループ利尿薬は効果がない。除細動器の植え込みの適応はない。

VII-18. **正解は D** 第 282 章(vol.2 p.*2016*～)

生体腎移植も献腎移植も，ともに成功率が高い。血液透析と比較すれば，合併症率，入院率，死亡率の低下といった個人的，社会的利益がある。第一度近親者がドナーであれば，1 年生着率は 5～7%高くなる。この差は 10 年間持続する。ドナーの合併症の報告はほとんどなく，高血圧や糖尿病がなければ特にそうである。献腎ドナーでは，高齢，腎合併症の存在，長時間の虚血は移植腎生着率を低下させる。

VII-19. **正解は B** 第 283 章(vol.2 p.*2023*～)

腎臓の糸球体障害を引き起こす疾患は，陽イオンチャネル障害や関連する巣状分節性糸球体硬化症(FSGS)を引き起こす *TRPC6* 変異のような遺伝子異常から，全身性高血圧や糖尿病による糸球体ストレスまで，幅広くさまざまである。ループス腎炎，多発血管炎性肉芽腫症(Wegener)，溶血レンサ球菌感染後糸球体腎炎などの炎症性疾患も，糸球体障害を起こす。Fanconi 症候群は尿細管機能障害を起こす古典的な疾患で，アミノ酸尿症，2 型尿細管性アシドーシス，くる病を引き起こすが，糸球体疾患は起こさない。

VII-20. **正解は C** 第 283 章(vol.2 p.*2023*～)

糸球体疾患の特徴は，顕微鏡的血尿と蛋白尿である。IgA 腎症と鎌状赤血球症は例外で，肉眼的血尿がみられることがある。蛋白尿は大量(>3 g/1 日)のこともあれば微量アルブミン尿(30～300 mg/日)レベルのこともあり，原因となる疾患や免疫反応の部位による。溶血レンサ球菌感染後糸球体腎炎の患者では膿尿がみられることも多いが，感染は皮膚や粘膜で，腎臓の障害は免疫反応によるものであり，尿培養が陽性となるとは考えられない。

VII-21. **正解は B** 第 283 章(vol.2 p.*2023*～)

巣状(すべての糸球体ではない)や分節状(糸球体全体ではない)といった，糸球体瘢痕の特徴的パターンが示されている。病歴ならびに検査所見は病理所見に合致する(高血圧による傷害，クレアチニンクリアランスの減少，尿所見に比較的異常がない)。「肥満関連腎症」は糸球体過剰濾過に続発する。この病変は，低酸素血症，閉塞性睡眠時無呼吸，右心不全の肥満患者にみられることが多い。高血圧性腎硬化症はもっと顕著な血管障害と，糸球体の線維化，虚血，硬化を呈す。さらに，腎硬化症ではネフローゼ域の蛋白尿を呈することはまれである。微小変化は症候性の浮腫と光学顕微鏡で正常にみえる糸球体を伴っている。患者の所見は膜性腎症と同じであるが，腎生検所見は異なる。膜性腎症では，すべての糸球体で上皮下に高密度沈着物がみられる。半月体形成性糸球体腎炎の所見はまったくない。

VII-22. **正解は E** 第 284 章(vol.2 p.*2041*～)

常染色体優性多発性囊胞腎はよくみられる遺伝性疾患であり，米国の末期腎不全患者の約 4%を占める。最も一般的な症状は腎囊胞，血尿，尿路感染症と，ときに腎結石であるが，脳動脈瘤，大動脈起始部と大動脈弁輪の拡張，大動脈弁逆流や僧帽弁逸脱といった弁膜症，肝囊胞，ヘルニア，穿孔を起こしやすい大腸憩室などの腎外症状もみられる。

VII-23. **正解は C** 第 284 章(vol.2 p.**2041**〜)

患者は高血圧を伴わない低カリウム血症と低クロール血性代謝性アルカローシスを呈している。隠れての嘔吐や利尿薬の乱用によることが最も多いが，この患者では利尿薬反応は陰性である。隠れての嘔吐では，血管内容量を維持するために尿中塩素濃度は低値となり，この患者とは合致しない。Bartter 症候群と Gitelman 症候群では，低カリウム血症，低クロール血性代謝性アルカローシス，尿中塩素濃度の不適切な上昇がみられる。Gitelman 症候群は Bartter 症候群より症状は軽度で，発症も中年期以降である。Bartte 症候群は小児期に成長障害で明らかになることが多い。加えて，Gitelman 症候群ではより顕著な倦怠感と足つりがみられることが多い。Bartter 症候群では多くの亜型が低マグネシウム血症と低カルシウム尿を示す。偽性低アルドステロン症 1 型では，重度の腎ナトリウム喪失と高カリウム血症を示す。Liddle 症候群では，明らかなアルドステロン過剰症状である重度の高血圧，低カリウム血症，代謝性アルカローシスを示す。

VII-24. **正解は E** 第 284 章(vol.2 p.**2041**〜)

常染色体優性多発性囊胞腎の患者では，一般人口に比べてくも膜下出血ないし脳出血のリスクが 2〜4 倍高い。脳出血の家族歴，自分自身の脳出血の既往，10 mm 以上の動脈瘤，コントロール不良の高血圧患者では，50 歳以前に出血が起こりやすい。

VII-25. **正解は A** 第 284 章(vol.2 p.**2041**〜)

この患者はアニオンギャップ正常の代謝性アシドーシスを示している(アニオンギャップ＝12)。尿アニオンギャップ($Na^{+}+K^{+}-Cl^{-}$)は 3 であり，消化管からの重炭酸の喪失によるアシドーシスは考えにくい。この患者の診断は 1 型尿細管性アシドーシス，すなわち遠位尿細管性アシドーシスである。これは遠位尿細管が正常に尿を酸性化できない(pH を下げることができない)疾患である。尿 pH は 5.5 以上で低カリウム血症を示すが，重炭酸尿はみられない。リン酸カルシウム結石や腎石灰症を伴うことも多い。2 型尿細管性アシドーシス，すなわち近位尿細管性アシドーシスでは，尿 PH は 5.5 未満で低カリウム血症を示し，尿アニオンギャップは正で，重炭酸尿，低リン酸血症，高カルシウム尿症を示す。この原因は近位尿細管での炭酸水素イオン(HCO_3^{-})再吸収障害である。3 型尿細管性アシドーシスはまれであり小児期にみられる。4 型尿細管性アシドーシスは高カリウム血性遠位尿細管性アシドーシスとも呼ばれる。低レニン性低アルドステロン症が最も多い原因で，通常は糖尿病性腎症にみられる。

VII-26. **正解は D** 第 284 章(vol.2 p.**2041**〜)

低カリウム血症の患者に対しては全例で利尿薬使用を除外するべきである。この患者では，年齢，性別，競技スポーツへの参加といった，体重を変化させる薬物の使用を示唆する徴候が認められる。BMI は低く，口腔所見は慢性的な嘔吐を示唆している。慢性的な嘔吐では尿中塩素濃度が低値となる。利尿薬の使用と嘔吐が否定されたら，低カリウム血症と代謝性アルカローシスの鑑別診断としてマグネシウム欠乏，Liddle 症候群，Bartter 症候群，Gitelman 症候群を確認する。Liddle 症候群は高血圧と，アルドステロンとレニンの低値(測定限界以下)を伴う，まれな常染色体優性遺伝性疾患である。古典的 Bartter 症候群は，この患者と同様の所見を示す。低カリウム血症誘発性の尿崩症による多尿症と夜間頻尿も認められる。Gitelman 症候群は低マグネシウム血症と低カルシウム尿症がみられる点で，Bartter 症候群と異なる。

VII-27. **正解は A** 第 285 章(vol.2 p.**2052**〜)

急性間質性腎炎は急性と慢性の腎機能障害の，よくみられる原因である。間質性腎炎の原因の多くは副腎皮質ホルモン療法により長期的な腎機能の回復が期待でき，それには Sjögren 症候群，サルコイドーシス，全身性エリテマトーデス(SLE)，成人のブドウ膜炎随伴尿細管間質性腎炎，特発性ないし他の肉芽腫性間質性腎炎などがある。徐々に進行したり腎生検で線維化がみられる患者では，その効果は明らかではない。また，アレルギー性間質性腎炎は副腎皮質ホルモン療法により回復が促進されるが，長期的な腎機能の回復は明らかになっていない。感染症後間質性腎炎は多くの細菌性やウイルス性の病原体に合併しているが，一般に基礎疾患に対する治療により回復する。

VII-28. **正解は E** 第 285 章(vol.2 p.*2052*〜)

アレルギー性間質性腎炎は原因不明の急性腎障害の一般的な原因である。原因となる可能性のある薬物〔非ステロイド性抗炎症薬(NSAID)，抗菌薬，抗てんかん薬，プロトンポンプ阻害薬〕に曝露後の急性腎障害であることが多く，原因薬物の中止とともに腎機能は改善する。末梢血好酸球増加は診断を示唆するが，認められることは少ない。尿顕微鏡検査で白血球円柱と血尿を示すが，特異的ではない。尿中好酸球はアレルギー性間質性腎炎に対して感度も特異度も低い。腎生検は通常は必要ないが，実施されれば顕著な尿細管間質への白血球(好酸球を含む)浸潤が示される。

VII-29. **正解は A** 第 286 章(vol.2 p.*2059*〜)

この患者は，発熱，神経学的所見，腎不全，溶血性貧血，血小板減少という，血栓性血小板減少性紫斑病(TTP)の古典的な五徴を呈している。この病態は男性より女性に多く，白人より黒人に多い。妊娠，感染，手術，膵炎など，多くの原因によって引き起こされる。原因となる薬物も多く，免疫抑制薬，抗癌薬，抗血小板薬などがある。TTP は溶血性尿毒症症候群(HUS)と人口学的な特徴で区別される。HUS は典型的には幼児に多く，TTP は中年成人に多い。さらに，HUS は下痢によって引き起こされることが多いが，TTP ではまれである。分子レベルでは，活動性の TTP では，von Willebrand 因子(vWF)特異的メタロプロテアーゼである ADAMTS13 活性が陰性ないし低値であることが多い。HUS の発症原因は，大腸菌 O157:H7 が産生することが多い志賀毒素ないし志賀様毒素であることが多い。TTP は自己抗体による低蛋白血症を伴うため，血漿交換は，自己抗体を除去し蛋白を補充するという 2 つの目的で有用である。適切な治療を行えば，1 カ月死亡率は 20％程度である。無治療では死亡率は 90％近くとなり，その死因は微小血管血栓症と多臓器不全である。

VII-30. **正解は C** 第 286 章(vol.2 p.*2059*〜)

腎静脈血栓症は，膜性腎症と悪性腫瘍を合併しているネフローゼ症候群患者の 10〜15％でみられる。臨床所見は個人差が大きいが，発熱，腰部の圧痛，白血球増加，血尿などがある。腎静脈血栓の診断には，MR 静脈造影が最も感度，特異度が高く，非侵襲的な画像診断法である。Doppler 超音波は検査実施者(術者，検査技師)に依存する部分が大きく，感度は低くなる。造影剤を用いた静脈造影は診断のゴールドスタンダードではあるが，侵襲的であり造影剤が負荷となる。核医学検査は診断目的には実施されない。

VII-31. **正解は A** 第 287 章(vol.2 p.*2065*〜)

カルシウム結石がすべての腎結石の 75〜85％を占める。特発性高カルシウム尿症によることが最も多いが，低クエン酸尿症，高尿酸尿症，原発性副甲状腺機能亢進症によることもある。尿酸結石はつぎに多く，そのつぎにシステイン，ストルバイトとなる。シュウ酸はカルシウムなどの陽イオンと錯体を形成しなければ結石化しない。ストルバイト結石は *Proteus* 属などの細菌感染により尿素をアンモニウムに変換し，尿 pH が上昇することで結石を形成する。カルシウム結石に対する一般的な管理は，飲水，低蛋白質食，低カルシウム食を促すことである。効果がなければサイアザイド系利尿薬が用いられる。

VII-32. **正解は D** 第 289 章(vol.2 p.*2077*〜)

尿路閉塞症は腎不全の原因として重要で，可逆性である可能性がある。この患者は大腸癌の既往があり，尿路閉塞のリスクが高い。最近の NSAID の使用が急速な腎障害に寄与している可能性はあるが，既存の腎障害がなければ通常量の服用が急性腎障害を引き起こす可能性は低い。腎超音波検査が尿路閉塞のスクリーニング検査として最適である。水尿管と水腎症が明らかになり，尿路閉塞を示唆するだろう。閉塞は片側性のこともあるが，既存の腎疾患がなければ臨床的な症状をきたすことはまれである。腹部 CT は腹部超音波後に実施すれば，閉塞部位の同定に有用である。排尿後残尿量の測定は，尿貯留のような機能的閉塞が疑われた場合には有用である。閉塞部位を同定したら，逆行性尿路造影とステント留置の適応があるだろうが，あくまでも閉塞の有無が確定してからである。

VII-33，VII-34．　**正解はそれぞれ E，D**　第 289 章（vol.2 p.2077～）

患者は最近の尿路閉塞が解除され，その後，大量の尿量がみられる。これは閉塞後性利尿と考えられ，閉塞の解除によって，糸球体濾過量の数日間にわたる上昇，尿細管圧の低下，ネフロンあたりの溶質負荷の増加が生じ，多尿がもたらされる。髄質浸透圧の低下は慢性もしくは持続性尿路閉塞の特徴である。患者は最近の頭部外傷の既往や脳外科処置の既往もないため，中枢性塩類喪失は考えにくい。レニン-アンジオテンシン-アルドステロン系の亢進は慢性の，未解除の尿路閉塞に合併する。閉塞後性利尿の患者は体液量の減少による腎前性高窒素血症とその結果生じる急性腎障害，また特にナトリウム，カリウム，リン，マグネシウム，自由水の喪失による電解質異常を発症する可能性がある。多血症（赤血球増加症）は閉塞患者でみられることがあるがまれであり，閉塞後性利尿に合併しない。全身性高血圧よりも，体液量の減少による全身性低血圧のほうがよくみられる。

VII-35．　**正解は C**　第 289 章（vol.2 p.2077～）

急性尿路閉塞では，集合管系や腎被膜の拡張により痛みが生じる。急性時には，腎機能が閉塞で障害された際に代償性の腎血流の増加がみられ，特に被膜伸展があれば増強される。最終的には，血管拡張性プロスタグランジンが糸球体濾過量の減少時に腎機能を保持するために作用する。閉塞による圧が腎灌流を阻害すると髄質血流はいっそう低下する。閉塞が解除されると，尿細管圧の解除，ネフロンあたりの溶質負荷の増加，ナトリウム利尿因子による閉塞後性利尿がみられる。おびただしい量の利尿がみられることがあるが，痛みはない。

VII-36．　**正解は D**　第 289 章（vol.2 p.2077～）

閉塞の程度は，尿路閉塞を検討する際に重要である。両側性の水腎症と水尿管は全身性の作用か，尿管膀胱移行部もしくはそれ以下の機械的閉塞を示唆する。後腹膜線維症はそのような像を示すが，中年男性に最も多い。生殖年齢の患者では生殖路感染によって，未治療ないし感染が再燃性であれば外尿道口狭窄が生じる。後腹膜リンパ腫は両側性水尿管の原因となり，さらに遠位の閉塞である包茎でも同様である。途上国では，住血吸虫症や泌尿生殖器結核も考慮する。

SECTION VIII
消化器系疾患

QUESTIONS

各設問に対する，最もふさわしい解答を選べ。

VIII-1. 嚥下障害を評価する際に，上部消化管内視鏡検査がバリウム透視検査と比較し優れている点としてあてはまらないものはどれか。
A. 診断とともに治療介入ができる
B. 生検が可能である
C. 色調の異常を検出する感度をあげる（例：Barrett 上皮）
D. 異常粘膜の検出感度をあげる
E. 手技自体にリスクがない

VIII-2. 47 歳の男性。レストランでステーキを嚥下した後に生じた胸痛を主訴に来院，救急外来で診察を受けている。ここ 3 年の間，胸の下のほうで肉が詰まることがたびたびあったとのことだが，今回ほど症状が強いものではない。上記以外では食べ物が逆流してくるようなことはなく，胸やけもなかった。流動食は問題なく嚥下することができ，体重減少は認めない。最も可能性の高い診断はどれか。
A. アカラシア
B. 食道腺癌
C. 食道憩室
D. Plummer-Vinson 症候群
E. Schatzki 輪

VIII-3. 胃食道逆流と最も関連性のあるものはどれか。
A. 慢性副鼻腔炎
B. 齲蝕
C. 肺線維症
D. 反復性誤嚥性肺炎
E. 睡眠時無呼吸

VIII-4. AIDS が指摘されている CD4 数 35/mm^3 の 36 歳の女性。嚥下痛および進行性の嚥下障害を主訴に来院。連日の発熱と 9 kg の体重減少を訴える。clotrimazole トローチを使用しているが，症状の改善に乏しい。悪液質を認め，肥満指数（BMI）は 16 kg/m^2，体重は 39 kg。体温 38.2℃，血圧や脈拍数に起立性変動あり。中咽頭に鵞口瘡はみられない。上部消化管内視鏡検査を施行したところ，食道下部に水疱形成のない蛇行性潰瘍を認めた。黄色苔はない。数個所生検したところ，内皮細胞や線維芽細胞の核内や細胞質内に封入体がみられた。この患者の食道炎に対する最も適切な治療はどれか。
A. ganciclovir
B. グルココルチコイド
C. fluconazole
D. foscarnet
E. thalidomide

VIII-5. 57 歳の男性。吐血で来院し，上部消化管内視鏡検査を受けている。喫煙歴があり，高コレステロール血症が指摘されているが，その他の基礎疾患はない。この 1 カ月は背部痛があり，除痛目的の acetaminophen 1,000 mg を頓服していた。内視鏡所見では 3 cm 大の十二指腸潰瘍を認める。この所見に関する記述で正しいものはどれか。
A. 十二指腸潰瘍が癌によるものの可能性が高いため生検をすべきである
B. 初期治療としては acetaminophen の使用を控える
C. 関連性のある癌発症のリスクはない
D. 発症のリスクとして貧困などの社会経済的背景があげられる

E. 前庭部の胃炎が随伴することはまれである

VIII-6. 58歳の男性。腹痛のためかかりつけ医を受診。この3カ月間は仕事で重度のストレスがかかっており，食後や牛乳を飲んだ後に改善する心窩部痛を自覚している。逆流症状はなく，嚥下障害，血便や下痢はない。胸部の症状はまったくない。消化性潰瘍が疑われている。*H. pylori* 感染診断のための非侵襲的な検査法の記述について正しいのはどれか。

A. 信頼度の高い非侵襲的な検査法はない
B. 便中 *H. pylori* 抗原検査は診断および治療後判定にも有用である
C. 血清 *H. pylori* 抗体検査は検査感度が最も高い
D. 尿素呼気試験には低線量放射線を被曝する短所がある。
E. 非ステロイド性抗炎症薬(NSAID)服用中の場合には尿素呼気試験が偽陰性になることがある

VIII-7. 44歳の女性。空腹時の心窩部痛が6カ月持続している。胸やけも訴えている。これらの症状は市販の制酸薬で改善することが多い。黒色便を認めたため受診した。特記すべき既往はなく，常用薬もない。身体所見では，心窩部に圧痛があるものの，その他に有意な所見はない。便潜血は陽性である。上部消化管内視鏡検査を施行したところ，境界明瞭な2cm大の十二指腸潰瘍を認め，*H. pylori* 陽性だった。初期治療として適切なのはどれか。

A. lansoprazole＋clarithromycin＋amoxicillin 14日間投与
B. pantoprazole＋amoxicillin 21日間投与
C. pantoprazole＋clarithromycin 14日間投与
D. omeprazole＋bismuth＋tetracycline＋metronidazole 14日間投与
E. omeprazole＋metronidazole＋clarithromycin 7日間投与

VIII-8. 消化性潰瘍の既往がある57歳の男性。*H. pylori* 除菌に伴い一過性に症状改善を認めた。しかしながら，3カ月後に制酸療法を継続しているにもかかわらず症状の再燃があった。非ステロイド性抗炎症薬(NSAID)の服用はない。便中 *H. pylori* 抗原は陰性である。上部消化管内視鏡検査を施行したところ，以前みられた十二指腸球部の潰瘍を認めるとともに，めだつ粘膜の引きつれがある。また，潰瘍の4cm口側に新たな潰瘍が生じている。空腹時のガストリン値は上昇しており，基礎酸分泌は15 mEq/hである。診断に最も適している検査法はどれか。

A. 追加検査は必要ない
B. 食後血中ガストリン値測定
C. セクレチン投与後の血中ガストリン値測定
D. 膵臓超音波内視鏡検査
E. MEN1遺伝子変異の遺伝子検査

VIII-9. 23歳の女性。腹部全体の疝痛の評価のためかかりつけ医を受診。腹痛はこの数年間あったが，増悪しており，腹満感を伴わない下痢を繰り返すようになっている。夜間にこの症状で中途覚醒することはない。便器に便は浮かず，問題なく流すことができる。特定の食べ物で増悪するわけではないが，ときおり下腿に皮疹が出現することがある。この1年で約5kg体重減少がある。その他の問題はなく，常用薬もない。この時点で最も適切な検査もしくは治療法はどれか。

A. 繊維質の摂取量を増やす
B. 抗筋内膜抗体を測定する
C. 24時間の便脂肪量を測定する
D. 内視鏡検査を消化器内科医に依頼する
E. 乳糖を含まない食材を試す

VIII-10. 短腸症候群の直接的な合併症でないものはどれか。

A. コレステロール胆石
B. 冠動脈疾患
C. 胃酸過多
D. シュウ酸カルシウム腎結石
E. 脂肪便

VIII-11. 54歳の男性。約1カ月にわたる下痢の評価のため消化器内科を受診。便が便器に浮いており，トイレで流すのが難しいとの訴えがある。このようなことは昼夜問わず起きるが，脂質の多い食事をした後に顕著になっているとのこと。さらに，多関節痛があり，数日から数週間持続し，ibuprofen内服で改善しない。彼の妻はここ数カ月記憶障害があるという。13.6kgの体重減少があり，間欠的な微熱を訴える。その他に特記すべき既往はなく，常用薬はない。内視鏡検査が推奨されている。小腸の生検ではどのような所見がみられるか。

A. リンパ管拡張
B. 陰窩過形成を伴う絨毛平坦化
C. 粘膜下層への単核球浸潤
D. 正常小腸組織像
E. 小桿菌を含んだPAS染色陽性マクロファージ

VIII-12. 54歳の男性。1カ月間の下痢を主訴に受診。1日8〜10回下痢の訴えあり。この間4kgの体重減少がある。バイタルサインや身体所見は異常なし。血液検査でも異常なし。24時間便検査では500gの便があり，測定便浸透圧が200 mosmol/Lであり，計算便浸透圧が210 mosmol/Lであった。これらの所見から，下痢の原因として最も考えられるものはどれか。

A. セリアック-スプルー
B. 慢性膵炎
C. ラクターゼ欠損
D. 血管作動性腸管ペプチド産生腫瘍

E. Whipple 病

VIII-13. コバラミン吸収不良を起こさない疾患はどれか。

A. 腸内細菌異常増殖症候群
B. 慢性膵炎
C. Crohn 病
D. 悪性貧血
E. 潰瘍性大腸炎

VIII-14. 炎症性腸疾患の疫学について述べた記述のうち正しいのはどれか。

A. 一卵性双生児では潰瘍性大腸炎が高率に同時発生する
B. 経口避妊薬の使用は Crohn 病の発生率を減少させる
C. アジア人は潰瘍性大腸や Crohn 病の有病率が高い
D. 喫煙は潰瘍性大腸炎の発生率を減少させる
E. Crohn 病の典型的な発症年齢は 40〜50 歳である

VIII-15. 24 歳の女性。1 年間にわたる強い腹痛と，最近 2 カ月では血便となった慢性の下痢を主訴に入院。9 kg の体重減少，頻回な発熱，寝汗を認めたが，嘔吐したことはなかった。腹痛の最強点は右下腹部であり，絞扼感を伴うものであった。しかしながら，全身状態は良好であった。身体所見では，反跳痛と筋性防御を認めた。CT では腹腔内に遊離ガス像を認めた。緊急手術が施行され，回腸末端に多発する狭窄があり，穿孔を認めた。直腸には炎症はみられず，十二指腸から空腸の交通を認めた。穿孔部位を切除した。切除検体にみられるいずれの病理学的特徴から診断がくだされたか。

A. 陰窩膿瘍
B. 平坦な絨毛
C. 非乾酪性肉芽腫
D. *Clostridium difficile* の毒素
E. 腸管壁全層性の急性炎症と慢性炎症

VIII-16. 45 歳の男性。潰瘍性大腸炎で過去 5 年間 infliximab を使用し，腹部症状の著明な改善と内視鏡での正常大腸粘膜を確認できていた。その他の点では彼は健康であった。右下肢の潰瘍形成を伴った増大する膿疱について皮膚科医の診察を受けた。潰瘍はやや強い痛みを伴っていた。思い起こしても同部位に外傷を受けたことはない。診察上，潰瘍は 15 cm × 7 cm あり中心に壊死が存在した。潰瘍の辺縁は赤紫色(スミレ色)であった。その他の病変はみられなかった。最も可能性の高い診断はどれか。

A. 結節性紅斑
B. Crohn 病の転移性病変
C. 乾癬
D. 壊疽性膿皮症
E. 増殖性膿皮症

VIII-17. 炎症性腸疾患(IBD)は外因性の要因でも起こることがある。腸内細菌叢は炎症反応を惹起することもあれば抑制する働きもある。プロバイオティクスは炎症性腸疾患の治療に用いられてきた。どの微生物が IBD の治療に用いられているか。

A. *Campylobacter* 属
B. *Clostridium difficile*
C. *Escherichia*(大腸菌属)
D. *Lactobacillus* 属
E. *Shigella* 属

VIII-18. 33 歳の男性。Crohn 病であり，副腎皮質ステロイドと 5-アミノサリチル酸(5-ASA)製剤による治療効果が減弱してきていた。患者はステロイドの減量が可能となる他の薬物に興味があった。肝機能にも腎機能にも問題はない。あなたは週に 1 回の methotrexate の注射を処方した。肝機能と血算に加えて，どの methotrexate の合併症に留意するように患者に伝えるか。

A. 播種性 *Histoplasma* 症
B. リンパ腫
C. 膵炎
D. 肺炎
E. 原発性硬化性胆管炎

VIII-19. 追加検査を行わずに過敏性腸症候群と診断し，初回治療を開始できる症例はどれか。

A. 76 歳の女性，6 カ月以上持続するストレスで増悪するさしこむような腹痛と腹部膨満感，下痢を訴えている
B. 25 歳の女性，6 カ月以上持続し増悪し続けている腹痛，腹部膨満感，下痢の訴えがあり，排便のために夜間起きてしまうことがある
C. 30 歳の男性，6 カ月以上持続するさしこむような下腹部痛があり，痛みは通常排便で和らぎ改善する。症状は日中仕事の際に増悪し週末には改善する。体重減少は現在ない
D. 19 歳の女子大学生，2 カ月間の下痢と増悪する腹痛，ときおり血便もみられる
E. 27 歳の女性，6 カ月持続し体重減少を伴わない間欠的な腹痛，腹部膨満感，下痢を訴えている。さしこむような痛みと下痢は 48 時間の絶食の後に起こる

VIII-20. 29 歳の女性。腹部不快感を主訴にクリニックを受診。週のうち大部分で腹部不快感を自覚しており，痛みの部位や強さは一定ではなかった。下痢とともに便秘もみられたが，下痢が優位であった 6 カ月前と比較し腹部膨満感が強くなっていた。食事とストレスが増悪因子であることを認識しており，排便により症状は改善した。あなたは過敏性腸症候群を疑った。臨床検査で白血球数

8,000/μL，ヘマトクリットは32%，血小板は210,000/μL，赤血球沈降速度（ESR）は44 mm/hであった。便の検査ではラクトフェリンが存在したが，血液はみられなかった。現時点で最も適切な対処法はどれか。

A. 抗うつ薬
B. ciprofloxacin
C. 大腸内視鏡検査
D. 患者を元気づけ，カウンセリングを行う
E. 膨張性下剤

VIII-21. 24歳の女性。注意深い問診と身体診察，費用対効果の高い各種検査にもとづき，あなたは過敏性腸症候群と診断した。この患者からは，他にどのような疾患がみつかると予測されるか。

A. 脳の解剖異常
B. 自己免疫疾患
C. 性感染症の既往
D. 精神疾患
E. 末梢刺激に対する過敏性

VIII-22. 78歳の女性。発熱，食欲不振，左下腹部痛を主訴に入院。便秘はないが，ここ最近腸の動きがよくないことを自覚していた。血液検査では，白血球の上昇を認めた。症状は少なくとも3日前からあり，徐々に増悪していた。彼女の状態を評価するために行う画像検査についての記述のうち，正しいのはどれか。

A. 鏡面形成像が腹部X線写真で通常みられる
B. バリウム注腸は穿孔のリスクがあり行ってはならない
C. 下部消化管出血がCT血管造影で確認できる
D. CTで観察される大腸壁肥厚は診断に有用な所見ではない
E. 骨盤腔の超音波検査が病態を把握するのに最も適している

VIII-23. 憩室炎の治療に際して，手術が最も適している患者はどれか。

A. 45歳の女性，リウマチ性関節炎に対してinfliximabとprednisoneで治療中
B. 63歳の女性，下行結腸の憩室炎で遠位側の狭窄を有する
C. 70歳の女性，CTで8 mmの結腸壁肥厚がある末期腎臓病患者
D. 77歳の女性，過去2年間で憩室炎を2回起している
E. いずれの症例も手術の適応ではない

VIII-24. 67歳の男性，排便後にトイレの便器内に血液があり救急外来を受診した。血液は排便後に拭きとったトイレットペーパーにも付着していた。最近便秘があり，排便時にいきんでいた。既往としては高血圧，高脂血症があった。バイタルサインは安定しており，起立性低血圧もみられなかった。肛門鏡では外痔核を認めた。ヘマトクリットは正常で，出血は救急外来の受診後6時間みられなかった。最も適切な管理はどれか。

A. ciprofloxacinとmetronidazole
B. cortisone坐剤，食物繊維の補給
C. 痔核結紮術
D. 痔核切除手術
E. 上部消化管内視鏡検査

VIII-25. 肛門直腸膿瘍に関する記述のうち正しいのはどれか。

A. 肛門直腸膿瘍は糖尿病患者でより多い
B. 肛門直腸膿瘍は女性でより多い
C. 排尿困難はみられないことが多く，さらなる肛門直腸膿瘍に関する評価が必要である
D. 多くの症例で，診断に際して手術室での全身麻酔下の検査が必要となる
E. 好発年齢は70歳代である

VIII-26. 88歳の女性。徐々に引き込もりがちになってきたために，家族に付き添われ受診。独居であり，家族との往来はなかった。7人の子ども含め家族は皆，患者が住んでいるアパートと患者からの悪臭に気づいた。体重減少は認められない。診察室では1人，痔核について訴えている。精神状態に関する検査ではうつの徴候が認められた。現時点における，最も適切な介入はどれか。

A. 頭部CT検査
B. 抗うつ薬による治療
C. 生殖器系と直腸診などの身体診察
D. 潜在的な悪性疾患のスクリーニング
E. 血清甲状腺刺激ホルモン（TSH）の測定

VIII-27. 37歳の女性。腹痛，食欲不振，4日間続く発熱を主訴に受診。腹痛は左下腹部が最も顕著である。既往歴としては，過敏性腸症候群，6カ月前に治療した憩室炎，虫垂切除歴がある。最近の憩室炎の治療後からは，繊維質をつとめて摂取し，ナッツやポップコーンを控えている。体重減少，日々の冷感と発汗があり，排尿時には尿に泡が混じると感じている。体温は39.6℃である。CTでは結腸壁の肥厚（5 mm）と結腸周囲脂肪組織濃度の上昇が認められる。患者は憩室炎疑いで入院している。この患者に対する最も適切な管理はどれか。

A. rifaximinの投与と高線維質の食事摂取
B. 腸管安静とciprofloxacin，metronidazoleおよびampicillinの投与
C. 尿沈渣検査
D. 24時間の尿中蛋白定量
E. 病変となっている結腸の切除と開腹のうえでの腹腔

内の検査

VIII-28. 85歳の女性。家族につれられて，地元の救急センターを受診。断続的な腹痛を訴えており，人生の中で最も強い痛みであった，と朝方話していた。患者自身，腹部の鋭いつき刺さる痛みであると説明している。家族の話では，患者はずっと食事摂取ができておらず，食欲もないようである。心房細動と高脂血症の既往がある。2回嘔吐し，救急センターにおいても潜血検査陽性の下痢をしている。発熱はなく，心拍数105/min，血圧111/69 mmHgである。腹部は軽度膨隆し，腸管蠕動音は弱い。反跳痛や筋性防御はない。精査加療目的に入院となっている。入院数時間後，患者は無反応となった。血圧の測定は困難で，せいぜい60/40 mmHgである。腹部は板状硬であった。外科的治療が必要と考えられ，緊急開腹術が施行された。急性腸間膜虚血が認められている。この診断に合致するのはどれか。

A. 死亡率は50％以上である
B. 危険因子として低線維食と肥満がある
C. 診断のゴールドスタンダードは腹部CT検査である
D. 今回の症例のような腹部症状の欠落は，腸間膜虚血で通常認められない
E. 内臓循環の側副路は不十分である

VIII-29. 虫垂閉塞，虫垂炎の原因とならないものはどれか。

A. 回虫感染症
B. カルチノイド腫瘍
C. 胆石症
D. 糞石症
E. 麻疹

VIII-30. 急性虫垂炎の原因となる可能性の最も高い微生物はどれか。

A. *Clostridium* 属
B. 大腸菌（*Escherichia coli*）
C. 結核菌（*Mycobacterium tuberculosis*）
D. 黄色ブドウ球菌（*Staphylococcus aureus*）
E. 腸炎エルシニア（*Yersinia enterocolitica*）

VIII-31. 32歳の女性。救急センターで腹痛のため診察を受けている。昨日は1日中食欲がなく，進行性の腹痛が認められた。はじめは臍部であったが現在は右下腹部である。痛みはさしこむ感じである。腸管蠕動はなく，嘔吐している。患者の話ではその他は健康で，病人との接触はないようである。体温は38.2℃，心拍数105/minで他のバイタルは正常である。右下腹部に圧痛はあるが，骨盤の診察は正常である。尿妊娠反応は陰性である。最も確定診断に至る可能性の高い画像検査はどれか。

A. 腹部単純CT検査
B. 大腸内視鏡検査
C. 骨盤超音波検査
D. 腹部単純X線検査
E. 腹部超音波検査

VIII-32. 38歳の男性。数時間続く強い腹痛で救急センターを受診。症状は突然始まるが，患者の話では食後の心窩部痛は数カ月間に及び，結果として4.5 kgの体重減少があった。市販の制酸薬以外に内服薬はない。特記すべき既往歴，習慣はない。身体診察では，体温38.0℃，脈拍数130/min，呼吸数24/min，血圧110/50 mmHgである。腸管蠕動音は消失し，腹部全体に筋性防御が認められる。腹部X線撮影が施行されたが，横隔膜下に遊離ガス像が認められている。手術所見として認められる可能性が最も高いものはどれか。

A. 腸管壊死
B. 膵壊死
C. 十二指腸穿孔
D. 胆嚢穿孔
E. 胃穿孔

VIII-33. VIII-32の患者の腹膜炎の原因となっているものはどれか。

A. 胆汁
B. 血液
C. 異物
D. 胃内容物
E. 膵酵素

VIII-34. 肝障害の症状や徴候として最もよくみられるものはどれか。

A. 倦怠感
B. 瘙痒感
C. 黄疸
D. 悪心
E. 右上腹部痛

VIII-35. 女性の場合，1日あたりアルコールをどの程度摂取すれば慢性肝障害が生じるか。

A. 1杯
B. 2杯
C. 3杯
D. 6杯
E. 12杯

VIII-36. 肝疾患と関連性のない検査値の上昇はどれか。

A. 5′ヌクレオチダーゼ
B. アスパラギン酸塩アミノ基転移酵素
C. 抱合型ビリルビン
D. 非抱合型ビリルビン

E. 尿中ビリルビン

VIII-37. 61歳の男性。腹部膨満のため入院。臨床検査では腹水を認め，腹腔穿刺を行った。その結果は，白血球数300/μLで，分画は35％が多形核白血球であった。腹水中のアルブミン1.2 g/dL，蛋白2.0 g/dL，トリグリセリド320 mg/dL。腹水培養の結果はでていない。血清アルブミンは2.6 g/dL。最も考えられる診断はどれか。

A. うっ血性心不全
B. 結核性腹膜炎
C. 癌性腹膜炎
D. 乳糜性腹水
E. 細菌性腹膜炎

VIII-38. 26歳の男性研修医が，24時間オンコール業務の後に指導医から眼の黄染を指摘された。たずねてみると，研修医には病歴はないというが，疲れたり，4〜5 L以上のアルコールを飲むと，軽度の黄疸があるかもしれないと思っていた。はっきりしなかったし，眼も2日以内にはまったく正常に戻ったので，特に検査や治療を受けようとはしなかった。悪心，腹痛，濃縮尿，白色便，瘙痒感，体重減少などはなかった。肥満指数（BMI）は20.1 kg/m^2，バイタルサインは正常。眼球の黄染あり。慢性肝疾患の徴候はない。腹部は軟で圧痛もない。打診上，肝臓は8 cmの範囲で確認でき，肝縁は整で深呼吸をしたときにのみ触知する。脾臓は触知しない。血液検査では，総ビリルビン3.0 mg/dL，直接ビリルビン0.2 mg/dLである。AST，ALT，ALPも正常で，ヘマトクリット，LDH，ハプトグロビンも正常である。最も可能性の高い診断はどれか。

A. 自己免疫性溶血性貧血
B. Crigler-Najjar症候群I型
C. 総胆管結石
D. Dubin-Johnson症候群
E. Gilbert症候群

VIII-39. VIII-38の患者の評価と管理においてつぎに行うべきことはどれか。

A. 遺伝子検査
B. 末梢血液像
C. prednisone
D. 経過観察
E. 右上腹部の超音波検査

VIII-40. 34歳の男性。眼の黄染を主訴に内科を受診。前の週には食欲低下，微熱（約37.8℃），倦怠感，悪心，ときどき嘔吐もあり，気分が悪かった。黄疸とともに右上腹部痛がある。現在マリファナとエクスタシー（MDMA）を使用し，以前にコカインの注射使用歴もある。その他に特に既往歴はないが，4年前に献血を拒否された経緯がある。職業は獣医助手である。性交歴はこの6カ月間で5人の同性のパートナーがいて，コンドームの使用もない。身体所見では，具合が悪そうで眼球の黄染を伴う明らかな黄疸がある。肝臓は打診で15 cmあり，右肋骨弓下に6 cm触れる。辺縁は整で，触診上は軟である。脾臓は腫大していない。慢性肝疾患の徴候もない。AST 1,232 U/L，ALT 1,560 U/L，ALP 394 U/L，総ビリルビン13.4 mg/dL，直接ビリルビン12.2 mg/dL，INR 2.3, aPTT 52秒。肝炎の血清学的検査は以下の通りである。

A型肝炎IgM型：陰性
A型肝炎IgG型：陰性
B型肝炎コア抗原IgM型：陽性
B型肝炎コア抗原IgG型：陰性
B型肝炎表面抗原：陽性
B型肝炎表面抗体：陰性
B型肝炎e抗原：陽性
B型肝炎e抗体：陰性
C型肝炎抗体：陽性

この患者の現在の症状の原因はどれか。

A. A型急性肝炎
B. B型急性肝炎
C. C型急性肝炎
D. B型慢性肝炎
E. 薬物性肝炎

VIII-41. VIII-40の症例において，慢性肝炎への移行を防ぐ最適な治療はどれか。

A. 抗A型肝炎ウイルスIgGの投与
B. lamivudine投与
C. ペグインターフェロンαとribavirin投与
D. 初期投与量1 mg/kg日のprednisone投与
E. この疾患は99％の症例で回復するため，特に何もせず経過観察のみ

VIII-42. つぎの急性肝炎のうち，妊婦に劇症肝炎を引き起こす可能性が最も高いものはどれか。

A. A型肝炎
B. B型肝炎
C. C型肝炎
D. D型肝炎
E. E型肝炎

VIII-43. 16歳の女性。1カ月前に黄疸，嘔吐，倦怠感および食思不振であなたのクリニックを受診。他の2人の家族が同様の症状を呈していた。患者は血清学的検査で肝炎Aウイルス（HAV）抗体IgMが陽性のため，A型肝炎と診断され，保存的に治療された。1週間後の再診時には十分

に回復していた。ところが本日，1カ月前と同じ症状を訴え再度受診してきた。黄疸がありトランスアミナーゼがふたたび上昇していた。この患者の病態について正しい記述はどれか。

A. C型肝炎との重複感染
B. 初感染に対する不適切な治療
C. 初期診断の誤り。この患者はB型肝炎と思われる
D. A型肝炎の再感染
E. A型肝炎の再燃

VIII-44. 26歳の女性。あなたのクリニックを受診し，妊娠に関心をもっている。接種すべきワクチンに関してあなたのアドバイスを求め，特にB型肝炎ワクチンについてたずねている。彼女は受付係として働いており，アルコールまたは違法薬物の使用はなく，一夫一婦の関係にある。B型肝炎予防接種に関して正しいのはどれか。

A. B型肝炎ワクチンは，1カ月間隔で，2つのIM用量からなる
B. 危険因子を有する患者のみ，ワクチン接種を受ける必要がある
C. 妊娠は，B型肝炎ワクチンに対する禁忌ではない
D. この患者の肝炎マーカーを，予防接種の前に確認しなければならない
E. vaccinationは，2歳未満の小児に投与してはならない

VIII-45. 18歳の男性。悪心，嘔吐，摂食障害，腹部不快感，筋肉痛と黄疸で地方のクリニックを受診。彼はときおりアルコールを摂取し，性的に活発である。ヘロインとコカインを「過去に2，3回」使用している。レストランで簡単な料理をつくるコックとして働いている。クリニックを最終受診して以来15.5 kgの体重減少があり，衰弱してみえる。黄疸と，右肋弓下に肝臓を触知し，圧痛を認める。急性肝炎に関して正しいのはどれか。

A. 原因となるウイルスは，臨床的基準のみでは判断できない
B. 年齢や危険因子から，B型肝炎感染の可能性がある
C. 妊婦だけに感染するため，E型肝炎ウイルスはもっていない
D. あまりに急性の様相であるので，C型肝炎ではない
E. あまりに劇症であるので，A型肝炎ではない

VIII-46. 36歳の男性。疲労と5日間続く褐色尿がある。身体所見では黄疸と肝腫大がみられるが，他に明らかな所見はない。臨床検査は，AST 2,400 U/L，ALT 2,640 U/Lと高値であり，ALPは，210 U/Lである。総ビリルビンは8.6 mg/dLである。この臨床像と検査値の異常と最も合致しない診断名はどれか。

A. A型急性肝炎
B. B型急性肝炎
C. C型急性肝炎
D. acetaminophenの摂取
E. Budd-Chiari症候群

VIII-47. 肝細胞に直接的な毒性がある薬物はどれか。

A. acetaminophen
B. chlorpromazine
C. halothane
D. isoniazid
E. rosuvastatin

VIII-48. 32歳の女性。アルコールとacetaminophenの過量摂取後，集中治療室(ICU)に入院。彼女が，ボーイフレンドとけんかをして彼が家をでた約4時間前には意識清明で反応があることがわかっている。ボーイフレンドが6時間後に帰宅したとき，acetaminophen 500 mgのカプセルの入った空き瓶，ならびにウォッカボトルの空き瓶をみつけた。瓶の中に入っていたカプセルの正確な数はわからないが，瓶には最大で50ものカプセルが入る。患者の反応が鈍く，嘔吐したので，ボーイフレンドは救急車の要請をした。救急隊の到着時に，患者は昏迷状態であった。バイタルサインは以下のとおりである。脈拍数109/min，呼吸数20/min，血圧96/52 mmHg，酸素飽和度は室内気で95％。身体所見では，軽度の非特異的な腹痛があり，拍動を伴う。肝臓は腫大していない。初診時の検査値は，正常な全血球計算(CBC)と正常な電解質と腎機能を示す。ASTは68 U/L，ALTは46 U/L，ALPは110 U/L，総ビリルビンは1.2 mg/dLである。グルコースと凝固検査は正常。血清アルコール濃度は210 g/dL。acetaminophen濃度は350 μg/mL。この患者の治療にあたり，この時点で行うべき最も適切な処置はどれか。

A. 活性炭またはcholestyramineの投与
B. *N*-acetylcysteine 140 mg/kgの投与，その後4時間ごとに70 mg/kg投与し合計15～20用量とする
C. *N*-acetylcysteineを投与し4時間ごとに肝機能，グルコースと凝固検査をモニタリング
D. 肝機能検査および凝固検査が正常であることは，摂取量が深刻でないことを示唆しているため，なにもしない
E. 毒素クリアランスのための血液透析の開始

VIII-49. 38歳の女性。生命保険のための検診にて，トランスアミナーゼの高値を指摘された。彼女はタイの出身で，10年前に米国に移住してきた。12年前に米国人と結婚しており，彼が海外出張中に出会った。彼女は，以前に政府の副観光大臣としてタイで働いていたが，現在は仕事に就いていない。特記すべき既往はない。22歳のときに正常分娩した。肝疾患の危険因子について問診すると，アルコール摂取，薬物服用を否定した。輸血もこれまで受

けたことがない。彼女は約15年前に精査しなかったが，自然軽快した黄疸のエピソードを思い出した。現在は状態がよく，夫は，彼女を彼の生命保険に加入させたがっていた。慢性肝疾患の徴候はない。臨床検査では，AST 346 U/L，ALT 412 U/L，ALP 98 U/L，総ビリルビン1.5 mg/dLであった。さらなる精査では，A型肝炎IgG＋，B型肝炎表面抗原＋，B型肝炎e抗原＋，抗HBVコアIgG＋とC型肝炎IgG陰性という結果であった。HBV DNAレベルは4.8×10^4 IU/mLである。この患者に対して，どのような治療を推奨するか。

A. entecavir
B. ペグインターフェロン
C. ペグインターフェロン＋entecavir
D. 治療の必要はない
E. AまたはC

VIII-50. 46歳の男性。慢性C型肝炎ウイルス(HCV)に感染していることが判明している。この1年間は薬物使用から距離をおいているものの，20年以上の静注薬物常用者である。彼はHCV感染の治療を受けなければならないか質問している。B型肝炎ウイルス(HBV)の既往があり，HBs抗体が陽性である。3年前に，三尖弁心内膜炎の治療を受けた。その他の病歴はない。いつHCVに感染したかわからない。臨床検査では，10^6コピーを超えるウイルス量で，HCV IgG抗体陽性を示す。ウイルスは，遺伝子型1である。ASTは62 U/Lで，ALTは54 U/L。肝生検を受け，中等度の線維化を示す。感染の進行の見込みと治療ついて，患者に何を伝えるか。

A. 遺伝子型1であり，ペグインターフェロンとribavirinに対する奏効率は40％未満である
B. 12週の治療で，予想されるウイルス量は検出感度以下である
C. 臨床検査での肝臓酵素は正常であり，進行性の肝障害へと進展しないと思われる
D. 治療を選択するのであれば，遺伝子型1の患者への最善の治療は，24週間のペグインターフェロンとribavirinである
E. 肝生検における線維化の存在が，つぎの10〜20年にわたる肝硬変の発症を最も予測できる因子である

VIII-51. 34歳の女性。6〜8週前からの，疲労感，倦怠感，関節痛，4.5 kgの体重減少のために受診。既往歴に特記事項はない。体調不良の出現後，acetaminophen 500 mgを1〜2錠前後を毎日内服した。身体所見では，体温37.9℃，呼吸数18/min，血圧100/48 mmHg，心拍数92/min，酸素抱和度は室内気で96％。眼球結膜の黄染あり。右肋骨縁に肝辺縁を3 cm触知し，表面平滑で弾性軟である。脾腫は認めない。手指関節に軽度滑膜炎を認める。血液検査所見では，AST 542 U/L，ALT 657 U/L，ALP 102 U/L，総ビリルビン5.3 mg/dL，直接ビリルビン4.8 mg/dL。陽性の可能性が最も低いと考えられる検査はどれか。

A. 抗核抗体(均質型)
B. 抗肝腎ミクロゾーム抗体
C. 抗ミトコンドリア抗体
D. 高γグロブリン血症
E. リウマトイド因子

VIII-52. B型慢性肝炎ウイルス感染症において，HBe抗原陽性はどのような病態を示すか。

A. 肝硬変に移行する線維化の進展
B. HBe抗原陽性では病原性や伝染性は弱い
C. 1〜2週後に急性増悪の可能性が高い
D. 持続的なウイルスの複製
E. 感染の鎮静化

VIII-53. 32歳の女性。発熱，腹痛，黄疸を主訴に入院。毎日およそ6本のビールを飲み，最近では毎日12本以上に増加している。薬物乱用歴はなく，アルコール性肝炎や膵炎の既往もない。薬物服用歴もなし。身体所見では，全身状態は不良で，甘い感じの口臭を認める。バイタルサインは，心拍数122/min，血圧95/56 mmHg，呼吸数22/min，体温38.4℃，酸素抱和度は室内気で98％。患者の眼球結膜は黄染し，体幹にくも状血管腫を認める。肝辺縁は右肋骨縁に10 cm触知した。肝辺縁は平滑で弾性。脾臓は触知しない。腹水や下肢浮腫は認めない。検査所見は，AST 431 U/L，ALT 198 U/L，ALP 201 U/L，ビリルビン8.6 mg/dL，アミラーゼ88 U/L，リパーゼ50 U/L，総蛋白6.2 g/dL，アルブミン2.8 g/dL。プロトロンビン時間は28.9秒。この患者にとって最適な治療はどれか。

A. 輸液，チアミン(ビタミンB_1)，葉酸を点滴し，検査結果や臨床症状が改善するのを経過観察する
B. 輸液，チアミン(ビタミンB_1)，葉酸，imipenemを点滴し，血液培養結果を待つ
C. prednisone 40 mg/日を4週間連日投与し，その後漸減していく
D. 急性胆嚢炎の管理のため外科を受診
E. 壊死性膵炎の評価のために腹部造影CTを行う

VIII-54. 48歳の女性。疲労感と瘙痒感を主訴に受診。6週間前より疲労感が出現し，最近になって全身の瘙痒感が出現した。症状は夕方に増悪するが，間欠的である。入浴やシャワーの後に瘙痒感が悪化するような自覚はない。内服歴における唯一の特記事項としては，甲状腺機能低下症に対し125 μg/日のlevothyroxine投与されていることがある。身体所見では，軽度の黄疸と眼球結膜の黄染を認める。肝臓は15 cmに腫大し，右肋骨縁に肝臓を5 cm触知する。黄色腫が両肘にみられる。著明な色素沈着が擦過傷のある体幹や腕にめだつ。検査所見では，白血球

数 8,900/μL，ヘモグロビン 13.3 g/dL，ヘマトクリット 41.6 %，血小板 160,000/μL。クレアチニン 1.2 mg/dL, AST 52 U/L，ALT 62 U/L，ALP 216 U/L，総ビリルビン 3.2 mg/dL，直接ビリルビン 2.9 mg/dL，総蛋白 8.2 g/dL，アルブミン 3.9 U/L，TSH 4.5 U/mL，抗ミトコンドリア抗体陽性。核周辺型抗好中球細胞質抗体(p-ANCA)と細胞質型抗好中球細胞質抗体(c-ANCA)は陰性。この患者の症状の原因として最も可能性の高い疾患はつぎのうちどれか。

A. リンパ腫
B. 真性多血症
C. 原発性胆汁性肝硬変
D. 原発性硬化性胆管炎
E. 未治療の甲状腺機能低下症

Ⅷ-55. 63 歳の男性，吐血を主訴に救急部を受診。嘔吐は突如出現し，先行する腹痛や他の症状は認めない。約 500 mL の鮮血を嘔吐したと訴えている。黒色便や鮮血便は認めない。患者はアルコール性肝硬変で，毎日少なくともビール 12 本の飲酒を継続している。定期的な治療は受けておらず，過去に静脈瘤のスクリーニング目的での内視鏡検査を受けたことはない。救急部で初期評価を受け，125/min の頻脈および血圧 76/40 mmHg であった。1 L の生理食塩液の負荷後，血圧は 92/56 mmHg に改善した。救急部受診後さらに 300 mL の吐血を認めた。初回のヘマトクリット値は 32 %。この患者の初期管理において，ふさわしくないのはどれか。

A. octreotide 100 μg/h 持続静注
B. propranolol 10 mg を 1 日 4 回投与
C. 上部消化管内視鏡検査のために消化器科を緊急コンサルト
D. 血圧を維持するために必要な生理食塩液と赤血球輸血の継続
E. 肘窩に大口径の静脈ルートもしくは中心静脈を確保

Ⅷ-56. 42 歳の男性，C 型肝炎とアルコール依存による肝硬変があり，頻回に多量の腹腔穿刺を要する腹水を認める。本症例にふさわしくない治療はどれか。

A. 2 L/日以下の水分制限
B. furosemide 40 mg/日投与
C. 2 g/日以下の塩分制限
D. spironolactone 100 mg/日投与
E. 内服治療に抵抗性の場合，経頸静脈的肝内門脈シャント(TIPS)

Ⅷ-57. 心臓性肝硬変についての記述で正しいものはどれか。

A. AST および ALT 値は，急性ウイルス性肝炎でみられる高値に類似する
B. Budd-Chiari 症候群は心臓性肝硬変と臨床的に区別することができない
C. 心エコーは肝硬変の原因となる収縮性心内膜炎を診断する最も有用な検査である
D. 右心不全による長期間のうっ血は，まず門脈三つ組(portal triads)のうっ血と壊死が起こり，その結果，線維化が生じる
E. 肝静脈閉塞性疾患は，心臓性肝硬変と混同されることがあり，肝移植患者における罹患と死亡の主要な原因となっている

Ⅷ-58. 62 歳の白人女性。4 カ月間続く瘙痒感を主訴に受診。進行する倦怠感と 2.3 kg の体重減少を自覚している。間欠的な悪心を認めるが，嘔吐はなく，排便習慣の変化もない。飲酒歴，輸血歴や薬物使用歴はない。夫を亡くしており，患者の人生においては 2 人の異性のパートナーがいた。病歴で特記すべきものは甲状腺機能低下症のみで，levothyroxine を内服している。家族歴に特記事項はなし。身体所見では，軽度の黄疸がある。体幹にはくも状血管腫がある。右肋骨縁の 2 cm 下に結節状の肝辺縁を触知する。その他の身体所見に特記事項はない。右上腹部の超音波検査では肝硬変が疑われる。あなたは，血算と生化学検査をオーダーした。この患者に行う最も適切な検査はどれか。

A. 24 時間尿中銅測定
B. 抗ミトコンドリア抗体
C. 内視鏡的膵胆管造影検査
D. B 型肝炎ウイルス血清
E. 血清フェリチン

Ⅷ-59. 58 歳の男性。新たに診断された肝硬変の評価を受けた。糖尿病，脂質異常症，高血圧の既往があり，pioglitazone, lovastatin，lisinopril，atenolol を内服している。喫煙歴はなく静注薬物の使用歴もない。アルコールは，20 歳代の 4～8 年間ビールを浴びるほど(週末にビール 12～18 本)飲んだことはあるが，その後は長い間，週に 1 回ワインをグラスに 2 杯に満たない程度，現在は週 1 回ワインをグラス 1 杯飲む程度である。輸血歴はなく性交渉は 30 年間夫人のみである。肝疾患の家族歴はない。航空機のエンジンをつくる会社に修理工としてつとめ，化学物質の曝露はない。身体所見では，肥満指数(BMI) 45.9 kg/m^2，慢性肝疾患に特有なくも状血管腫，腹壁静脈怒張があり，中等度の腹水も認められる。各種検査では，ウイルス性肝炎，ヘモクロマトーシス，Wilson 病，自己免疫性肝炎，α_1 アンチトリプシン欠損症を疑う所見はなかった。肝生検では中心静脈周囲および門脈域に線維化がみられた。この患者の肝硬変の原因に関して正しい記述はどれか。

A. メタボリックシンドローム単独の症例とは異なり，これらの症例ではインスリン抵抗性を呈することはない

B.　通常，AST 値は ALT 値の 2 倍以上である

C.　肝生検において脂肪性肝炎の所見を認めなければ，この患者の肝硬変の原因として非アルコール性脂肪性肝疾患は除外できる

D.　米国，欧州において軽症を含めたこの疾患の有病率は 10～20％であり，そのうち 10～15％の患者が肝硬変に進展する

E.　ウルソデオキシコール酸と HMG-CoA レダクターゼ阻害薬による治療は，この疾患の予後を改善させることが知られている

VIII-60. 肝移植について正しい記述はどれか。

A.　胆管癌症例は早い段階から肝移植を考慮すべきである

B.　生体肝移植は小児においてのみ行われる

C.　肝移植後の B 型肝炎ウイルスの再感染は 35％以上である

D.　肝移植後の 5 年生存率はおよそ 50％である

E.　B 型肝炎症例は肝移植の最もよい適応である

VIII-61. 55 歳の男性。肝硬変のフォローアップのため受診。最近まで特発性細菌性腹膜炎にて入院していた。現在の状態は良好で，抗菌薬投与も終了している。propranolol と lactulose を服用。患者は肝硬変症末期の合併症に加えて，糖尿病の既往があるが安定している。また，5 年前に基底細胞癌を切除している。肝硬変の原因はアルコール多飲と考えられていて，最後に飲酒をしたのは 2 週間前である。患者と妻は肝移植を希望している。この患者への助言として適切なものはどれか。

A.　皮膚癌の既往があるので肝移植の適応にはならない

B.　糖尿病があるので肝移植の適応にはならない

C.　肝移植の適応であり，早急に移植外科に紹介されるべきである

D.　アルコール依存症があるので肝移植の適応にはならない

E.　現在は肝移植の適応ではないが，禁酒を継続していると判断されれば移植対象者になりうる

VIII-62. 44 歳の女性。腹痛の評価のため受診。腹痛は食後に焼けるような痛みがあり，刺激の強い，あるいは脂肪分の多い食事で増強した。胃潰瘍と診断され *Helicobacter pylori* に対する治療が行われた。腹痛精査中の腹部エコー検査で胆石を指摘されている。*H. pylori* 除菌治療後，症状は改善したが胆石症治療について意見を求めている。超音波検査のレポートを見直すと胆嚢頸部を含む胆嚢内に最大径 2.8 cm までの結石が無数認められていた。この患者への胆石症の合併症の危険性と，明確な治療方針についての適切なアドバイスはどれか。

A.　結石の大きさ，数の多さから予防的胆嚢摘出術がすすめられる

B.　胆石発作が頻繁に起こり，患者の生活に支障をきたすことがなければ，治療の必要はない

C.　胆嚢摘出術を行う唯一の理由は，胆石膵炎あるいは胆管炎をきたすからである

D.　急性胆嚢炎をきたす可能性は年間約 5～10％である

E.　胆石を溶解するためウルソデオキシコール酸 10～15 mg/kg/日を最低 6 カ月服用させるべきである

VIII-63. 62 歳の男性。交通事故による長管骨多発骨折，および急性呼吸促迫症候群（ARDS）のため 3 週間前より集中治療が行われている。ゆっくりと改善してきているが，依然として人工呼吸器が装着されている。現在，発熱があり血圧が低下しているため昇圧薬を必要としている。経験的に cefepime と vancomycin が投与されている。複数回の血液培養検査は陰性。胸部 X 線写真では新たな病変や浸潤影の増強はない。血液検査では肝機能，ビリルビン，ALP の上昇がみられるがアミラーゼ，リパーゼは正常。右上腹部の超音波検査では胆嚢内にスラッジ（胆泥）がみられるが結石はない。胆管拡張もみられない。この患者につぎに行われるべき，最も適切な検査および治療はどれか。

A.　cefepime の中止

B.　clindamycin の開始

C.　metronidazole の開始

D.　肝胆道シンチグラフィ

E.　試験開腹

VIII-64. 胆石のリスクを増加させる因子と関連のないないものはどれか。

A.　慢性溶血性貧血

B.　女性

C.　高蛋白食

D.　肥満

E.　妊娠

VIII-65. 41 歳の女性。1 週間前からの黄疸を主訴にクリニックを受診。症状には，瘙痒感，黄疸，褐色尿がある。発熱，腹痛，体重減少は認めない。身体所見では，皮膚の黄染以外に特記すべき所見はない。血液検査では，総ビリルビン 6.0 mg/dL，直接ビリルビン 5.1 mg/dL，AST 84U/L，ALT 92 U/L，ALP 662 U/L である。腹部 CT では特記すべき所見を認めない。右上腹部の超音波検査では，胆嚢は正常であり，総胆管は拡張しておらず描出されなかった。つぎに行うべき処置として，最も適切なものはどれか。

A.　抗菌薬投与

B.　内視鏡的逆行性胆管膵管撮影（ERCP）

C.　肝炎に関する血液検査

D.　肝胆道系イミノ二酢酸（HIDA）スキャン

E. 抗ミトコンドリア抗体

VIII-66. 27歳の女性。背部への放散を伴う，急性発症の重篤な右上腹部痛を主訴に入院。痛みは一定で，食事や腸蠕動による変化はない。血液検査でアミラーゼとリパーゼが高値であり，急性膵炎と診断された。膵炎の機序を明らかにするための最も適切な検査はつぎのうちどれか。

A. 右上腹部の超音波検査
B. 血清アルコール濃度
C. 血清中性脂肪濃度
D. テクネチウム HIDA スキャン
E. 尿中薬物濃度

VIII-67. 58歳の男性。重度のアルコール依存症であり，急性膵炎で入院。入院3日前から症状が続いていたが，その後も大量飲酒を続けていた。来院時に持続性の嘔吐と，立位でのめまいを呈していた。身体所見では，心窩部と右上腹部に重度の圧痛があり，腸蠕動音は低下し気分不良であった。臍周囲にかすかな青色の変色域があった。この所見は何を意味しているか。

A. 腹部CTで重篤な壊死性膵炎を認める
B. 腹部X線写真で膵性石灰化を認める
C. 虫垂炎の合併を除外しなければならない
D. 膵臓大動脈瘻孔がある
E. 膵仮性嚢胞が存在する

VIII-68. 36歳の男性。急性膵炎で入院。重症度と死亡率のリスクを測定するために，Bedside Index of Severity in Acute Pancreatitis (BISAP) を算出した。このスコアを算出するのに用いられる変数として適切でないものはどれか。

A. 60歳以上
B. BUN 35 mg/dL 以上
C. 意識レベル低下
D. 胸水
E. 白血球数 15,000/μL

VIII-69. 54歳の男性。重症膵炎で集中治療室に入院。肥満指数 (BMI) 30 kg/m^2 以上であり，糖尿病の既往がある。腹部CTでは，重篤な壊死性膵炎だった。現在，発熱はない。つぎの薬物のうち，急性壊死性膵炎の治療に効果のあるものはどれか。

A. calcitonin
B. cimetidine
C. glucagon
D. imipenem
E. 上記のいずれでもない

VIII-70. 急性膵炎の経腸栄養に関する記述で正しいものはどれか。

A. 発症2週間後のCTにおいて持続性の膵壊死の所見のある患者では腸管安静を保つべきである
B. アミラーゼとリパーゼの上昇があり，CTで膵炎の所見のある患者は，アミラーゼとリパーゼが正常化するまで絶食にする必要がある
C. 急性膵炎の患者において，経鼻空腸チューブでの経腸栄養は完全静脈栄養と比較して感染性合併症が少ない
D. 感染性膵仮性嚢胞の外科的切除が必要となる患者は，完全静脈栄養を行わなければいけない
E. 急性膵炎の患者において，完全静脈栄養は腸管の健全性を維持することが示された

VIII-71. 47歳の女性。背部への放散痛を伴う，激しい腹痛を主訴に救急部を受診。疼痛の性状は急性の鋭い痛みである。胃痙攣や腹部膨満は否定的である。痛みが生じたときに胆汁性嘔吐が2回あり，嘔吐しても疼痛は改善しなかった。痛みの強さは10/10であり，仰臥位で増悪する。ここ2～3カ月の間，食後に生じ，数時間後に改善する間欠的な右季肋部痛および心窩部痛を認めていた。そのときには腹部膨満感を伴っていた。本人はアルコール依存を否定している。高血圧，脂質異常症の既往はない。身体所見上，彼女は苦痛に悶え苦しんでおり，わずかに冷汗を認める。バイタルサインは，心拍数 127/min，血圧 92/50 mmHg，呼吸数 20/min，体温 37.9℃，酸素飽和度は室内気で 88%。肥満指数 (BMI) は 29 kg/m^2 である。心血管系診察では洞性頻脈を認めた。胸部所見は両側肺底部で打診上濁音で，わずかにパチパチという断続性ラ音を伴っていた。腹部所見では腸蠕動音が低下し，視診上，紅斑や紫斑は認めなかった。触診で筋性防御を認めた。圧痛の最強点は臍周囲から心窩部にかけてであり，反跳痛は認めなかった。黄疸はなく，打診で肝臓の厚さは 10 cm 程度であった。血液検査では，アミラーゼ 750 IU/L，リパーゼ 1,129 IU/L，AST 168 U/L，ALT 196 U/L，ALP 268 U/L，総ビリルビン 2.3 mg/dL，LDH 300 U/L，クレアチニン 1.9 mg/dL，ヘマトクリット 43%，白血球数 11,500/μL，好中球 89%であった。動脈血液ガス分析では，pH 7.32，P_{CO_2} 32 mmHg，P_{O_2} 56 mmHg であった。腹部エコーでは総胆管の拡張と膵炎を示す膵臓の浮腫性腫大を認めた。腹部CTでは壊死は認めなかった。生理食塩液を 3 L 補液した後に血圧 110/60 mmHg，心拍数 105/min となった。この疾患の病態生理を最もよく表している記述はどれか。

A. 自己消化および腺房細胞障害を伴う消化酵素の膵内活性化
B. 好中球の遊走およびそれに引き続く浸潤と炎症
C. 膵酵素とサイトカインの放出および活性化に伴う遠隔臓器の病変と全身性炎症反応症候群
D. 上記のすべて

VIII-72. 嚢胞線維症の25歳の女性が慢性膵炎と診断された。彼女に起こりうる合併症として，あてはまらないものはどれか。

A. ビタミンB_{12}欠乏症
B. ビタミンA欠乏症
C. 膵癌
D. ナイアシン欠乏症
E. 脂肪便

VIII-73. 64歳の男性。慢性下痢の評価のためかかりつけ医を受診。1日に2，3回の下痢があるという。下痢は嫌な匂いがあり，しばしば油脂がトイレの水に浮く。また，脂っこい食事の後は下痢になり，空腹時や低脂肪の食事をとっていると，形のある便になる。過去6カ月で約18 kgの体重減少をきたした。また，この期間内は激しい腹痛を間欠的に認めていた。痛みは鋭く，心窩部に限局していた。痛みの原因はわからなかったが，ひとたび痛みが生じたときには経口摂取を制限し，非ステロイド性抗炎症薬(NSAID)を内服して対処していた。痛みは48時間以上は続かず，食事とは関係はなかった。既往歴は，末梢血管障害と1日1箱の重喫煙歴，またビール1日2〜6本の飲酒歴がある。アルコール摂取を週1回まで減らしても，離脱症状はでなかった。現在の常用薬は，aspirin 81 mg/日，albuterolの定量吸入である。身体所見上，やせてはいるが全身状態はよくみえる。肥満指数(BMI)は18.2 kg/m^2，バイタルサインは正常。心血管系，胸部所見は正常。腹部所見は心窩部に軽い圧痛あり，反跳痛・筋性防御はない。打診上，肝臓の厚さは12 cm程度であり右肋骨弓下2 cm触知する。脾腫や腹水はない。両側下腿の脈拍は減弱している。腹部X線写真では心窩部に石灰化した陰影を認め，腹部CTで石灰化陰影は膵体部にあることが確認された。膵管拡張は認めなかった。アミラーゼは32 U/L，リパーゼ22 U/Lであった。この患者の診断と治療にあたり，つぎの段階として最も適切なものはどれか。

A. アルコール摂取をやめるよう指導し，膵酵素薬を処方
B. アルコール摂取をやめるよう指導し，オピオイド系鎮痛薬と膵酵素薬を処方
C. 虚血性腸疾患の評価のため血管造影を施行
D. 胃の排泄相を促進するために消化管運動促進薬を処方
E. 乳頭切開術を施行するために内視鏡的逆行性胆管膵管撮影(ERCP)を施行

ANSWERS

VIII-1. **正解は E** 第 292 章(vol.2 p.*2103*〜)

上部消化管内視鏡検査は，食道胃十二指腸鏡検査(EGD)ともいうが，上部消化管の評価には最も優れている検査である。画質が優れており，Barrett 上皮などの色調変化や粘膜不整を容易に検出できる。異常粘膜の検出感度はバリウム透視検査と比較し内視鏡検査のほうが優れている。内視鏡には鉗子口があり，生検が可能であり，狭窄部の拡張術も可能である。バリウム透視検査が唯一優れている点は鎮静を要さない点であり，鎮静困難な症例で検討される。

VIII-2. **正解は E** 第 292 章(vol.2 p.*2103*〜)

固形物の間欠的な嚥下障害は Schatzki 輪に典型的である。Schatzki 輪は扁平円柱上皮接合部で下部食道の輪状狭窄を引き起こす。この輪状狭窄の原因は不明であるが，管腔の直径が 13 mm 以上の輪状狭窄程度であればたびたび認められる(15％に至る)。13 mm 未満であれば，嚥下障害が生じることがある。典型的には Schatzki 輪は 40 歳以上に発生し，狭窄部に食物(一般的に肉)が詰まってしまう「ステーキハウス症候群」をたびたび発症する。治療は拡張術が容易に可能である。Plummer-Vinson 症候群も輪状狭窄を起こすが，通常は食道上部に発症し，鉄欠乏性貧血と関連があり，中年女性に生じる。アカラシアは固形食や流動食ともに嚥下障害が生じ，逆流症状も随伴する。腺癌の末期では固形食，流動食ともに嚥下障害が生じる。食道憩室は基本的には無症状である。

VIII-3. **正解は B** 第 292 章(vol.2 p.*2103*〜)

胃食道逆流症(GERD)は不快な局所症状以外に，消化管外にも影響を及ぼすといわれている。GERD と強い関連のある疾患は慢性咳嗽，喉頭炎，気管支喘息，齲蝕である。その他にも GERD との関連性は弱いが，関連があると考えられる疾患は咽頭炎，肺線維症，慢性副鼻腔炎，不整脈，睡眠時無呼吸や反復性誤嚥性肺炎などである。

VIII-4. **正解は A** 第 292 章(vol.2 p.*2103*〜)

この患者には食道炎の症状がある。HIV 患者においてはさまざまな感染症が食道炎の原因となる。単純ヘルペスウイルス(HSV)，サイトメガロウイルス(CMV)，水痘帯状疱疹ウイルス(VZV)，*Candida* であり，HIV 自体も原因になる。鵞口瘡を認めないからといって *Candida* 感染は否定できず，診断には上部消化管内視鏡検査が必要である。CMV は典型的には食道下部に非連続性潰瘍を生じ，融合することにより巨大潰瘍になることもある。ブラッシングのみでは診断に不十分であり，生検が必須である。生検では線維芽細胞や内皮細胞内の核内および細胞質内に封入体がみられる。嚥下痛もあり，ganciclovir 静脈内投与が治療の選択肢にあげられる。valganciclovir は効果的な経口剤である。foscarnet は ganciclovir 耐性の CMV に有用である。HSV は食道に水疱を形成し，抜き打ち潰瘍となる。生検では球状変性があり，核はスリガラス様となる。治療法としては acyclovir であり，治療抵抗性には foscarnet が用いられる。*Candida* 性食道炎は周囲に発赤を伴う黄色調の顆粒状の付着があり，fluconazole での治療を要する。HIV 自体も食道炎の原因となり，治療抵抗性である。内視鏡では深い線状の潰瘍を認める。thalidomide や経口グルココルチコイドを使用するが，より効果の強い抗レトロウイルス薬を考慮すべきである。

VIII-5. **正解は D** 第 293 章(vol.2 p.*2113*〜)

十二指腸潰瘍は一般的に *Helicobacter pylori* 感染が原因で発症する。非ステロイド性抗炎症薬(NSAID)服用により十二指腸潰瘍を発症する場合もあり，NSAID 服用が唯一の原因となることもある。本症例では acetaminophen を服用しており，*H. pylori* 関連の消化性潰瘍である可能性が最も高い。*H. pylori* 感染は高齢，社会経済的貧困層，低教育レベルと強く関連している。初感染後には前庭部胃炎は非常に多く，十二指腸潰瘍や胃潰瘍として発症することもある。*H. pylori* 感染は胃癌や MALT リンパ腫の発症のリスクになる。胃癌により胃潰瘍になることはあるが，癌による十二指腸潰瘍の発症はきわめてまれである。十二指腸潰瘍を認めたら，最初に行うべき治療としては制酸薬投与に加え，*H. pylori* の除菌治療である。

VIII-6. **正解は D** 第 293 章（vol.2 p.*2113*〜）

非侵襲的な *Helicobacter pylori* 検査は，*H. pylori* 感染による症状があり，内視鏡検査の適応（消化管出血やその他の症状）がない場合に推奨される。*H. pylori* 抗体検査，^{14}C または ^{13}C 標識尿素呼気試験，便中 *H. pylori* 抗原検査などいくつか感度・特異度が高い検査法が存在する。*H. pylori* 抗体検査の感度は 80％以上であり，特異度は 90％以上である。一方で，尿素呼気試験および便中 *H. pylori* 抗原は感度・特異度ともに 90％以上である。除菌後，抗体検査では抗体価が低下するまで数週間から数カ月かかるため，早期の除菌判定には有用でない。尿素呼気試験は *H. pylori* がもつウレアーゼ酵素により服用した放射活性をもつ尿素を分解し，アンモニア産生の副産物である ^{14}C および ^{13}C を検出する検査である。尿素呼気試験は簡便であり，結果も迅速である。*H. pylori* 自体が存在しないとウレアーゼ分泌がなく，陽性にはならないため除菌効果判定には適している。この検査の短所は，少なからず放射活性のある物質を服用しなくてはならず，プロトンポンプ阻害薬，抗菌薬，bismuth 内服により偽陰性になる。便中 *H. pylori* 抗原は安価であり，簡便だが，効果判定の信頼性が確立していない。

VIII-7. **正解は A** 第 293 章（vol.2 p.*2113*〜）

消化性潰瘍を認めたら，症状出現回数，重症度，危険因子の存在（非ステロイド性抗炎症薬の内服），症状の有無にかかわらず *Helicobacter pylori* を除菌するべきである。確立した除菌療法を行えば再発率はきわめて低く，症状の改善を認める。制酸薬投与を長期間投与しなければならない胃食道逆流症（GERD）を有する症例や，胃癌予防目的の除菌療法には議論の余地がある。14 日間のレジメンは最も効果的である［訳注：日本での保険適応は 1 週間のみである］。14 日間未満の投与期間では再発率が高くなる。2 剤併用のレジメンでは 80％以下の除菌成功率であり，推奨されない。いくつかの併用療法が存在する（表 VIII-7）14 日間の 3 剤併用療法（1 種類の制酸薬＋2 種類の抗菌薬）は除菌成功率が 85〜90％である。耐性菌の存在が除菌不成功の最も大きな原因である。残念なことに，除菌療法を決定する *H. pylori* 感

表 VIII-7　*H. pylori* 除菌のために推奨される治療法

薬物	用量
3 剤併用療法	
1. 次サリチル酸ビスマス＋	2 錠を 1 日 4 回
metronidazole＋	250 mg を 1 日 4 回
tetracycline[a]	500 mg を 1 日 4 回
2. ranitidine クエン酸ビスマス＋	400 mg を 1 日 2 回
tetracycline＋	500 mg を 1 日 2 回
clarithromycin または metronidazole	500 mg を 1 日 2 回
3. omeprazole（lansoprazole）＋	20 mg を 1 日 2 回（30 mg を 1 日 2 回）
clarithromycin＋	250 または 500 mg を 1 日 2 回
metronidazole[b] または	500 mg を 1 日 2 回
amoxicillin[c]	1 g を 1 日 2 回
4 剤併用療法	
omeprazole（lansoprazole）	20 mg（30 mg）/ 日
次サリチル酸ビスマス	2 錠を 1 日 4 回
metronidazole	250 mg を 1 日 4 回
tetracycline	500 mg を 1 日 4 回

[a]代替：あらかじめパッケージ化された Helidac を使用。
[b]代替：あらかじめパッケージ化された Prevpac を使用。
[c]metronidazole または amoxicillin のいずれかを使用。両方は使用しない。

受性の検査は存在しない。4 剤併用療法は初回治療に失敗したときにとっておくべきである。

VIII-8. **正解は C** 第 293 章(vol.2 p.*2113*〜)
空腹時ガストリン値は悪性貧血を伴う萎縮性胃炎，悪性貧血を伴わない萎縮性胃炎，G 細胞過形成，制酸療法で上昇する(ネガティブフィードバック消失の結果，ガストリン値が上昇する)。適切な治療にもかかわらず潰瘍が改善しない場合は Zollinger-Ellison 症候群(ZES)を考える。ガストリン値はさまざまな状態で上昇しうるため，ガストリン値上昇のみでは診断はつかない。ZES では基礎酸分泌量が上昇しているが，消化性潰瘍患者の 12％は 15 mEq/h の基礎酸分泌量上昇を認める。よって追加の検査が必要である。食後のガストリン値は 2 倍以上に上昇することがあるため，G 細胞過形成と ZES の区別はつかない。このような状況で最も適しているのはセクレチン刺激試験である。2 μg/kg のセクレチンを静注後 15 分以内にガストリン値が 200 pg/mL 以上上昇した場合，ZES 診断の感度および特異度がともに 90％以上である。セクレチン試験が陽性だった場合にはガストリン産生腫瘍の同定に超音波内視鏡検査が有用である。MENIN 蛋白をコードする遺伝子変異の遺伝子検査は MEN I 型(Wermer 症候群)の 1 つであるガストリノーマを有する患者を検出できることがある。副甲状腺腫に続きガストリノーマは 2 番目に多い腫瘍であるが，30 代に最も有病率が高い。

VIII-9. **正解は B** 第 294 章(vol.2 p.*2133*〜)
非特異的な消化器症状を呈しているが，体重減少は吸収障害を示唆する。乳糖不耐症の患者は乳製品摂取とともに症状の出現が自覚でき，強い腹部疝痛や腹部膨満感の病歴がある。そのため，本症例では乳糖を除いた食事は解決策とはならないだろう。脂肪便の場合には夜間の下痢や便器に浮く便を呈することが多いが，本症例ではそのような病歴はない。脂肪吸収障害の症状が乏しい場合には，初回の検査は便中脂肪量を測定すべきである。体重減少があることから過敏性腸症候群の可能性は低く，繊維質を多く摂取しても症状改善にはつながらないだろう。最終的に，彼女の症状はセリアック病の可能性がある。グリアジン，筋内膜，組織トランスグルタミナーゼ(tTG)に対する抗体検査は末梢血液検査で容易にできる。抗筋内膜抗体は感度・特異度ともに 90〜95％であり，疑わしい症例の初回検査に適している。抗体の存在が確定診断にはつながらず，十二指腸生検が推奨される。十二指腸生検では絨毛の萎縮，絨毛の消失や短縮を認める。上皮細胞が立方上皮型となり，粘膜固有層にリンパ球や形質細胞浸潤が増加する。これらの変化はグルテン制限食で改善する。

VIII-10. **正解は B** 第 294 章(vol.2 p.*2133*〜)
短腸症候群はさまざまな長さの小腸が外科的切除された後に起こる合併症を指す。まれに，小腸の先天異常によるものがある。成人のほとんどの症例では，腸間膜血管異常，粘膜もしくは粘膜下層を中心とした疾患(Crohn 病)，外傷などで外科的切除を要した症例に出現する。下痢と脂肪便には以下の多くの要因が影響している。胃酸過多によるもの，小腸でほとんど再吸収されなくなった胆汁酸が大腸で増加することによるもの，胃酸過多により乳糖不耐症が生じたことによるものなどがあげられる。消化管以外の症状はシュウ酸カルシウムの腎結石がある。大腸からシュウ酸吸収が増加することにより高シュウ酸尿になり発症する。これは大腸内に脂肪酸が増加することによりカルシウムと結合し，シュウ酸と結合できるカルシウムが減り，シュウ酸が大腸より吸収されることにより生じると考えられる。胆汁酸貯蔵能が増加することにより，過飽和からコレステロール胆石が生じる。胃酸過多は，小腸から分泌されるべき抑制ホルモンが産生されないことが原因と考えられている。冠動脈疾患は短腸症候群に含まれない。

VIII-11. **正解は E** 第 294 章(vol.2 p.*2133*〜)
本症例は下痢 / 脂肪便，遊走性関節痛，体重減少，中枢神経系(CNC)異常や心機能異常などを含む慢性的な全身疾患である Whipple 病を疑う。一般的には潜行性に進行し，認知症は遅れて出現，予後不良を示す徴候である。この疾患はおもに白人の中年男性に発症する。診断には小腸生検を要し，過ヨウ素酸 Schiff（PAS）染色陽性のマクロファージを同定する。小桿菌をしばしば認め，Whipple 病の診断の一助となっている。同様なマクロファージは CNS などにも認めることがある。リンパ管拡張症で拡張したリンパ管はみられる。熱帯性スプルーでしばしば粘膜下層への単核球浸潤を認め，陰窩過形成と絨毛平坦化はセリアック病に特徴的な所見である。

VIII-12.　正解は D　第 294 章（vol.2 p.*2133*〜）

本症例では便浸透圧ギャップ（測定便浸透圧－計算された便浸透圧）は 50 mosmol/L 以下であり，浸透圧性下痢よりも分泌性下痢の可能性を考える。分泌性下痢は毒素による下痢（コレラ，毒素原性大腸菌）や消化管粘膜や全身性の腸管ペプチドによる下痢があげられる。浸透圧性や分泌性の 2 つを区別することにより鑑別疾患をあげられる。分泌性下痢は絶食により下痢の改善はなく，浸透圧ギャップが低値である。浸透圧性下痢は絶食により症状は改善し，50 mosmol/L 以上と浸透圧ギャップが高値である。セリアック-スプルー，慢性膵炎，ラクターゼ欠損症や Whipple 病は浸透圧性下痢の原因となる。

VIII-13.　正解は E　第 294（vol.2 p.*2133*〜），e37 章

コバラミン（ビタミン B_{12}）吸収不良は胃から回盲部までに起きる疾患で起こりうる。過去にはコバラミンの吸収を評価する Schilling 試験があったが，現在は使用していない。コバラミンはおもに肉類に含まれており，重度な菜食主義者でなければ摂取不足はまれである。摂取したコバラミンは唾液腺や胃で合成された R 結合蛋白と胃で結合する。コバラミン R 結合体は酸性環境が必要である。したがって，無酸症ではコバラミンが食べ物から離れ，R-binder 蛋白に結合することができない。コバラミン吸収には内因子が絶対的に必要である。内因子が回腸の特定受容体からコバラミンを吸収する役割を担っている。内因子は胃壁細胞で産生され，放出される。悪性貧血，自己免疫性の胃壁細胞萎縮はコバラミン吸収不良の原因となる。膵プロテアーゼ酵素がコバラミン R 結合蛋白を分解し，近位小腸に放出し，そこで内因子抗体と結合する。したがって，慢性膵炎などによる膵酵素欠損はコバラミン吸収不良の原因となる。最終的に，コバラミン-内因子は回腸の上皮より吸収される。炎症性疾患（Crohn 病）や外科的切除による回腸切除はコバラミン吸収不良の原因となる。大腸はコバラミン吸収に携わっていない。潰瘍性大腸炎は吸収不良を起こさない。

VIII-14.　正解は D　第 295 章（vol.2 p.*2146*〜）

炎症性腸疾患の罹患率は人種，居住地域，環境因子に大きく左右される。潰瘍性大腸炎，Crohn 病の両者は英国と北米において罹患率が高く，好発年齢は 15〜30 歳，60〜80 歳と 2 峰性のピークをもつ。アシュケナージユダヤ人の炎症性腸疾患の有病率が最も高い。有病率は，ユダヤ人以外の白人，アフリカ系米国人，ヒスパニック，アジア人の順に低くなる。喫煙は潰瘍性大腸炎の発生率を下げるが，Crohn 病のリスクを増加させる。経口避妊薬の使用は Crohn 病の発生率を軽度上昇させるが，潰瘍性大腸炎とは関連がない。一卵性双生児では Crohn 病が高率に同時発生するが，潰瘍性大腸炎の同時発生は少ない。

VIII-15.　正解は C　第 295 章（vol.2 p.*2146*〜）

体重減少を伴う慢性の血性下痢と若年者の全身症状は，炎症性腸疾患を高率に示唆するものである。彼女の手術検体の所見は非連続性の病変であり，Crohn 病の典型的な所見である。対照的に，潰瘍性大腸炎は直腸から連続性に炎症がなくなる部位まで病変が進展する。また，潰瘍性大腸炎の特徴ではない狭窄や瘻孔が存在することは，Crohn 病の診断を支持する。病理所見においては，Crohn 病，潰瘍性大腸の両者で陰窩膿瘍がみられる。Crohn 病は腸管壁全層性の炎症であることが多いが，全層性の炎症は潰瘍性大腸炎でも存在しうる。Crohn 病を示唆する顕著な特徴として非乾酪性肉芽腫があり，腸管壁，リンパ節，腸間膜，腹膜，肝臓そして膵臓でみられる。非乾酪性肉芽腫は Crohn 病において特徴的な所見であるが，病理検体において約半数でのみ認める。絨毛の平坦化は潰瘍性大腸炎，Crohn 病で常にはみられ

ず一般的にはセリアック病と関連している。

VIII-16. **正解は D** 第 295 章(vol.2 p.*2146*〜)

炎症性腸疾患(IBD)では種々の皮膚合併症があり，それぞれの IBD の種類によって特徴的な皮膚病変がある。本症例では壊疽性膿皮症を呈した。壊疽性膿皮症は潰瘍性大腸炎の 1〜12% 程度に認められ，膿疱として出現し，同心円状に周囲の正常皮膚粘膜へ拡張していく。紅斑に囲まれた赤紫色の辺縁をもつ周堤を伴う潰瘍を形成する。潰瘍は典型的には下肢に発見される。壊疽性膿皮症による病変は治療が困難なことが多く，結腸切除によっても改善がみられないことが多い。同様に結腸切除後にもこの病変が発生することがある。治療には抗菌薬，副腎皮質ステロイド，dapsone，infliximab，他の免疫調節薬が含まれる。結節性紅斑は Crohn 病でより多くみられ，腸管病変の活動性と関連している。病変は通常多発する発赤で圧痛のある直径 1〜5 cm のもので，下腿と腕に好発する。乾癬は潰瘍性大腸炎でより多く生じうる。最後に，増殖性膿皮症は間擦部に発生するまれな病変で炎症性腸疾患に特徴的であるとされている。

VIII-17. **正解は D** 第 295 章(vol.2 p.*2146*〜)，*Cochrane Database Syst Rev* 2007 Oct 17;(4)

この 1 世紀以上において臨床像が日増しに明らかになる中，炎症性腸疾患の病因には究明の余地が残されている。一般には炎症性刺激と個々の遺伝的素因の相互作用が関与していると考えられている。近年の研究で炎症性腸疾患のリスクを増加させる遺伝子や遺伝子多型が同定されてきている。「正常腸内細菌叢」に存在するとされる多数の微生物が炎症性腸疾患の炎症反応を惹起し合うことがあるともいわれている。嫌気性菌(*Bacteroides* や *Clostridia* 属)は炎症を誘発するとされている。その他の微生物は，機序は不明であるが炎症を抑制する効果があると考えられている。これらのいわゆるプロバイオティクスには，*prausnitzii*, *Lactobacillus* 属，*Bifidobacterium* 属，*Taenia suis*，*Saccharomyces boulardii* が含まれる。*Shigella* 属，*Escherichia*(大腸菌属)，*Campylobacter* 属は炎症を惹起するか不明である。小児または成人の炎症性腸疾患に対するプロバイオティクスの臨床研究では，疾患の活動性の低下に対して有効であると考えられている。

VIII-18. **正解は D** 第 295 章(vol.2 p.*2146*〜)

中等症以上の Crohn 病患者に対して，methotrexate，azathioprine，cyclosporine，tacrolimus，抗 TNF 抗体などの薬物が Crohn 病に対してよい治療法のオプションとなる。肺炎は methotrexate 療法においてまれだが非常に重篤な合併症である。原発性硬化性胆管炎は炎症性腸疾患の腸管外合併症である。膵炎は，頻度は少ないが azathioprine の副作用として知られている。また，azathioprine での治療は悪性リンパ腫の発生リスクを 4 倍に増加させる。抗 TNF 抗体製剤は結核，播種性 *Histoplasma* 症，さまざまな感染症のリスクを増加させる。

VIII-19. **正解は C** 第 296 章(vol.2 p.*2164*〜)

過敏性腸症候群は，著明な増悪はないがある期間にわたって排便週間の変化を伴う繰り返す下腹部痛，ストレスや感情の変化に伴う増悪，発熱や体重減少等他の全身症状がない，血便ではない少量の排便等によって特徴づけられる。高齢になってからの発症，発症から急激に増悪する臨床経過，48 時間の絶食後も続く下痢，夜間の下痢や脂肪性の下痢の存在等は過敏性腸症候群以外の疾患を考慮する「警告徴候」である。選択肢 C 以外の症例はこの「警告徴候」があり，さらなる検査を要する。

VIII-20. **正解は C** 第 296 章(vol.2 p.*2164*〜)

患者は過敏性腸症候群(IBS)と一致する症状と所見を呈しているが，鑑別疾患は多岐にわたる。典型的な IBS の症状を有し，警告徴候がない症例では必要な検査はほとんどない。本症例では警徴兆候として貧血，赤血球沈降速度の上昇，便中白血球の存在があげられる。これらの警告兆候は大腸憩室疾患や，炎症性腸疾患を否定するために，大腸検査を施行し大腸粘膜の病理検査を行うことが妥当であることを示す。この症例では大腸検査で内腔，粘膜面の状態を評価することがまず行うことであろう。現時点ではIBSに対しての経験的治療は早すぎる。元気づけることや，膨張性下剤，抗うつ薬はいずれも患者がIBSと確証が得られた時点で考慮するものである。

VIII-21. **正解は D** 第296章(vol.2 p.*2164*〜)

過敏性腸症候群(IBS)の患者のうち80%が精神的異常を有する。しかしながら，特定の精神疾患が優位に過敏性腸症候群と結び付いていることはない。機序は不明だが，疼痛閾値と関連していると考えられている。これらの患者は大腸の刺激には過敏となっているが，末梢神経までは疾患の影響が及ばない。脳の機能イメージングでは，例えば中帯状皮質等で活性化が明らかに異なるが，解剖学的にはIBSの症例と健常者では違いがない。性的虐待の既往がある症例では，IBSとの関連性があることが報告されている，しかしながら性感染症との関連は報告がない。またIBSの症例で自己免疫性疾患のリスクが高いことはない。

VIII-22. **正解は B** 第297章(vol.2 p.*2169*〜)

この症例は憩室炎の典型的な症状である発熱，通常左下腹部の腹痛，食思不振もしくは便秘，白血球増加を認める。高齢者で発症することが多い。25%以下の症例ではあるが，穿孔により突然の腹痛を呈することがある。腹部X線写真はほとんど役に立たない，左下腹部に鏡面形成像がみられることがあるが，これは穿孔が切迫した大きな憩室を示唆している。経口造影剤を使用したCTによって，S状結腸憩室，4 mm以上に肥厚した大腸壁，造影剤や液体が貯留している，もしくはしていない，結腸周囲所見の炎症所見が得られる。膿瘍がもしあればCTで確認できる。注腸造影や大腸鏡は急性期の憩室炎では空気の注入により穿孔をきたす可能性があり避けるべきである。憩室は血便を呈することがあるが，憩室炎で典型的に出血するものではない。

VIII-23. **正解は B** 第297章(vol.2 p.*2169*〜)

合併症を伴わない多くの憩室炎患者に対しては内科的治療が適している。合併症を伴わない症例では発熱，腹痛，白血球増加，食思不振/便秘を伴う。合併症としては膿瘍形成，穿孔，狭窄，瘻孔があげられる。75%は合併症を伴わない症例である。内科的治療としては一般的に腸管安静と抗菌薬投与が行われる。抗菌薬は通常，trimethoprim/sulfamethoxazole，ciprofloxacin，metronidazoleがGram陰性桿菌，嫌気性菌を標的に使用される。今までに2回以上の憩室炎の既往がある症例では手術が必要と考えられるが，最新のデータでは，これらの症例で内科的治療を継続したとしても，穿孔のリスクが高まることはないと示唆している。免疫抑制薬を使用している症例，慢性腎不全の症例，膠原病による血管炎の症例は再発を繰り返すうちに穿孔のリスクが5倍となる。手術は合併症を有する症例で手術によるリスクが低い症例に行われる。

VIII-24. **正解は B** 第297章(vol.2 p.*2169*〜)

痔核は内痔核と外痔核に分けられる。通常内側にあるが，外に脱出することがある。痔核は以下のようなステージに分けられる。ステージI，出血を伴う肥大。ステージII，自然還納する脱出。ステージIII，用手的還納を要する脱出。ステージIV，還納不能な脱出。ステージIの治療は，cortisone坐剤と食物繊維の補給で加療され硬化療法を行うこともある。ステージIIの治療は，cortisone坐剤と食物繊維の補給。ステージIIIの治療は，今までの加療に痔核結紮切術や痔核切除術が考慮される。ステージIVの治療は，cortisone坐剤と食物繊維の補給と痔核切除術が行われる。急激な上部消化管出血では血便を呈することがあるが，上部消化管出血を疑う症状や所見がなく，痔核を明らかに認めていることは上部消化管内視鏡検査が必要ないことを示唆している。

VIII-25. **正解は A** 第 297 章(vol.2 p.*2169*〜)

肛門直腸膿瘍は肛門周囲に異常な液体が貯留した空洞である。肛門管を囲む肛門腺の感染によって生じる。男性に多く好発年齢は 30〜40 歳代である。糖尿病，炎症性腸疾患，易感染性の症例は発症リスクが高い。排便時の肛門周囲の痛みと発熱がおもな症状である。

VIII-26. **正解は C** 第 297 章(vol.2 p.*2169*〜)

この患者には直腸脱や便失禁に対しての症状(社会的孤立)，徴候(悪臭)および危険因子(多産)が認められている。直腸脱は男性よりも女性に多く認められ，骨盤底疾患との関連性がしばしば認められる。便失禁が原因で社会的に引き込もりになったり，うつに陥ったりすることもまれではない。異臭は，脱出した直腸，それによって肛門周囲の不衛生状態になったことが原因である。うつは高齢者にとって重要な医学的問題であるが，薬物療法を開始するには評価はまだ時期尚早である。潜在的悪性腫瘍や甲状腺機能異常が便失禁やうつを生じることもある。ただし身体診察で今回は確定診断に至ると考えられ，身体診察により高価な検査費用を省くことができるだろう。しばしば患者は直腸の腫瘤や癌を心配している。注腸の後に診察をすると直腸脱が顕在化することも多い。薬物療法としては便膨化剤や食物線維製剤に限定される。外科的修復が治療の中心である。

VIII-27. **正解は E** 第 297 章(vol.2 p.*2169*〜)

手術自体の危険因子の少ない患者では，外科的治療が複雑型憩室疾患の適応である。入院を要する発作が 2 回以上ある，薬物療法に不応である，腹腔内の合併症が生じている場合は，複雑型疾患と考えられる。今回の合併症はおそらく結腸膀胱瘻であり，それによって気尿を生じているのだろう。若年者(50 歳未満)は高齢者よりも進行性であることが多い，と報告されている。若年者では 2 回以上の発作を我慢したうえで外科的切除が施行されることが多いからであろう。rifaximin は低吸収性の広域抗菌薬であり，高線維質の食事摂取と併用することで，非複雑型憩室疾患患者において発作の低減が可能である。気尿は潜在的な外科的緊急状態なので，蛋白尿と混同すべきではない。

VIII-28. **正解は A** 第 298 章(vol.2 p.*2176*〜)

腸間膜虚血は比較的まれな恐ろしい疾患である。急性腸間膜虚血は，動脈塞栓(ふつうは心臓由来)や病的な血管床の血栓が原因であることが多い。おもな危険因子として加齢，心房細動，心弁膜症，最近の動脈カテーテル検査や心筋梗塞がある。内臓循環によって腸管が十分に灌流されなくなると虚血が生じる。血液の供給は十分な側副血行路のもとでなされており，心拍出量の 30％に及ぶ。そのため灌流が不十分になることはまれである。急性腸間膜虚血の患者は痛みを訴えるが，その程度は初回の身体診察所見とは不釣り合いなことが多い。虚血が続くと腹膜刺激症状や心血管虚脱が生じる。死亡率は 50％を超える。放射線画像検査は虚血を診断しうるが，開腹が診断法としても最も適切である。

VIII-29. **正解は C** 第 300 章(vol.2 p.*2180*〜)

虫垂の管腔閉塞によって虫垂炎が引き起こされると信じられている。野菜繊維にからまりついた糞便の集積と濃縮から生じた糞石によって，閉塞されることが多い。ウイルス感染症によるリンパ組織の拡張，濃縮したバリウム，寄生虫(蟯虫，回虫，条中など)，癌やカルチノイドといった腫瘍も原因となる。胆石症は急性膵炎のおもな原因である。

VIII-30. **正解は E** 第 300 章(vol.2 p.*2180*〜)

Yersinia 感染症は，虫垂管腔の閉塞後に急性虫垂炎をきたす可能性がある。30％の急性虫垂炎症例において，補体結合反応での *Yersinia* 抗体の上昇が認められる。慢性虫垂炎はまれであるが，結核，アメーバ，および放線菌症で認められることがある。

VIII-31. **正解は A** 第 300 章(vol.2 p.*2180*〜)

患者は急性虫垂炎の古典的な所見を呈している。すなわち，食思不振に続いての臍周囲の鈍痛，そして右下腹部に限局した痛みである。微熱と白血球増加がしばしば認められる。急性虫垂炎はまず臨床的に診断されるが，症状が典型的でない場合には画像検査が施行されることも多い。腹部単純 X 線検査は，右下腹部に不透明な糞石が認められる場合を除き(5％未満)ほとんど役に立たない。超音波検査で腫大した虫垂が描出されることもあるが，むしろ，卵巣疾患，卵管卵巣膿瘍，子宮外妊娠の否定に有用といえる。最近，単純 CT と造影 CT 検査が，超音波検査や腹部単純 X 線検査よりも急性虫垂炎の診断において優れていると報告されてきており，その陽性的中率は 95〜97％，精度は 90〜97％である。周囲脂肪織濃度の上昇を伴った腫大虫垂が所見として認められ，糞石もしばしば観察される。遊離ガス像は穿孔した虫垂においても通常認められない。CT で虫垂が認識できない場合は，外科的手術時には 98％の確率で正常虫垂のようである。大腸内視鏡検査は急性虫垂炎の診断において何の役割も果たさない。

VIII-32，VIII-33. **正解はそれぞれ C，D** 第 300 章(vol.2 p.*2180*〜)

患者は数カ月間，食後に増悪する心窩部痛を訴えている。患者の症状は食後増悪するというものであり，消化性潰瘍，特に十二指腸潰瘍を示唆する所見である。急性腹症および横隔膜下遊離ガスで消化管穿孔と診断される。胆嚢穿孔は有症状期間と全身状態を考慮すると考えにくい。患者は腸間膜虚血の危険因子のない若年者であり，梗塞による腸管壊死は考えにくい。膵炎は同様の症状を呈するが，穿孔および遊離ガスは生じない。腹膜炎は細菌感染症と最も関連性がある。しかし，胃内容物，胆汁，膵酵素，血液，尿といった生理的な液体の異常分布や異物によっても腹膜炎は生じる。今回の腹膜炎の原因としては，十二指腸穿孔によって胃液が腹腔内に漏れたことが最も考えやすい。

VIII-34. **正解は A** 第 301 章(vol.2 p.*2184*〜)

肝疾患の最もありふれた，また特徴的な症状は倦怠感である。不幸なことに倦怠感はあまりに非特異的であり，診断の特異性はほとんどない。肝疾患でみられる倦怠感は朝には改善し，その日を通して増悪する。しかし間欠的である。黄疸は肝疾患であることの証明になり，特異性も高い。しかし，黄疸は進行した肝疾患において特徴的である。瘙痒感も進行した肝疾患で特徴的であり，特に胆汁うっ滞型の肝疾患でみられる。悪心は重篤な疾患に認められ，しばしば嘔吐も生じる。右上腹部痛はあまりみられないが，肝被膜の伸展が原因で生じる。

VIII-35. **正解は B** 第 301 章(vol.2 p.*2184*〜)

女性の肝臓はアルコールの効果を受けやすい。1 日平均 2 杯の摂取量で慢性肝障害に至る。男性では 3 杯である。アルコール性肝硬変患者では，平均摂取量はさらに多い。典型例としては肝障害になる前には 10 年以上摂取していることが多い。

VIII-36. **正解は D** 第 302 章(vol.2 p.*2189*〜)

肝疾患の存在を示唆する検査成績の異常パターンを理解することは重要である。肝疾患についての検査値を評価する 1 つの方法が 3 つのカテゴリーを知ることである。すなわち肝臓の排泄機能にもとづく検査，合成機能の検査，および凝固因子である。最もよく使用される肝機能検査は解毒と排泄にもとづく検査カテゴリーにはいる。血清ビリルビン，尿中ビリルビン，アンモニアおよび肝酵素が含まれる。ビリルビンは抱合型と非抱合型として存在する。非抱合型はしばしば間接型としても扱われる。非抱合型ビリルビンの上昇は肝疾患とは関係がなく，溶血や，Gilbert 症候群などの良性遺伝性疾患でみられる。一方，抱合型の高ビリルビン血症ではほとんどの場合，肝胆道系疾患が存在する。抱合型ビリルビンは水溶性であり，尿から排出される。しかし，非抱合型ビリルビンは異なり，血中ではアルブミンと結合する。すなわちビリルビン尿も肝疾患の存在を示唆するのである。血清酵素は，肝細胞傷害に関連するものなのか，あるいは胆汁うっ滞を反映したものなのかを考慮するのに役立つ。

アラニンおよびアスパラギン酸塩アミノ基転移酵素は肝細胞傷害を示唆する主要な酵素である。アルカリホスファターゼ(ALP)は胆汁うっ滞で上昇するが，骨疾患でも上昇がみられる。症例によっては，ALPの上昇が肝由来なのか，骨由来なのか判断するために追加の検査情報が必要になる。胆汁うっ滞型肝疾患で上昇するものとしては，5′ヌクレオチダーゼやγグルタミン転移酵素がある。合成機能の主要は検査としては，血清アルブミンの測定がある。凝固因子自体を直接測定することは可能であるが，肝疾患で損なわれた凝固因子はプロトロンビン時間の延長からまず推測される。

VIII-37.　正解は A　第 43 章(vol.1 p.*278*〜)，第 302 章(vol.2 p.*2189*〜)

診断的腹腔穿刺は，腹水を認める患者にはルーチンに行われる検査の 1 つである。腹水は，外観，蛋白量，細胞数と分画およびアルブミン量を調べる必要がある。感染や悪性腫瘍を疑えば，細胞診と培養検査も行う。血清-腹水のアルブミン濃度勾配(SAG)は門脈圧に最も相関する。高勾配(>1.1 g/dL)は肝硬変自体による腹水の特徴で，95％以上の症例で門脈圧亢進症による腹水と門脈圧亢進症以外からくる腹水とを区別することができる。低勾配となるのは，感染，悪性腫瘍，炎症などのような，より滲出性の経過のあるときである。同様に，うっ血性心不全やネフローゼ症候群も高勾配となる。この患者では，SAG は 1.5 g/dL で高勾配である。白血球や多核球数が少ないので，細菌性や結核性感染は考えにくい。乳糜性腹水はしばしば低 SAG に加え，1,000 mg/dL 以上のトリグリセリドを含む不透明な乳白色の液体である。

VIII-38，VIII-39.　正解はそれぞれ E，D　第 303 章(vol.2 p.*2193*〜)

この患者には特に症状がなく，ストレス，疲労の増加時やカロリー摂取が低下したときに起こる間接ビリルビンの軽度上昇がみられる。これらのことは，非遺伝的ビリルビン抱合不全である Gilbert 症候群に特徴的である。Gilbert 症候群ではビリルビン UDP-グルクロノシルトランスフェラーゼ(UGT1A1)をコードする *UGT1A1* 遺伝子の変異があり，酵素活性が正常の 10〜35％に減少している。この酵素はビリルビン抱合には不可欠である。ビリルビン抱合能は減少していても，黄疸がでるほどには減少していないので，ほとんどの場合には，黄疸がでない。しかしストレス，アルコール摂取，カロリー摂取不足や病気の併発などで酵素活性が下がることがあり，軽度のビリルビン上昇になる。病気や絶食状態でもなければ通常はビリルビンは 4.0 mg/dL 以下である。通常，診断は若年成人でされることが多く，経過は特徴的で良好である。肝生検をしたとしても，肝組織は正常である。Gilbert 症候群では長期にわたっても問題はないので，特に治療は必要なく経過観察が推奨されている。他の遺伝性ビリルビン抱合不全には Crigler-Najjar 症候群 I 型と II 型がある。Crigler-Najjar 症候群 I 型は先天性疾患でビリルビンな 20〜45 mg/dL にまで上昇することが特徴で，新生児期に診断され生涯続く。このまれな疾患は核黄疸に進展するため，かつては幼児期に死亡していた。しかし現在では，神経障害は残るが，光線療法で成人まで生存することができる。Crigler-Najjar 症候群 II 型は I 型と似ているが，ビリルビンの上昇はより軽度である。核黄疸はまれである。これは，UGT1A1 酵素活性が少し残存していてる(<10％)ことによる。I 型ではまったく残っていない。溶血ではよく間接ビリルビンの上昇がみられる。溶血は薬物，自己免疫性疾患，遺伝的異常等多くの原因により引き起こされる。ただ，ヘマトクリット，LDH，ハプトグロビンが正常値ならば，溶血の可能性はない。Dubin-Johnson 症候群はもう 1 つの先天性高ビリルビン血症である。しかしながら，これは肝細胞からの胆汁排泄に問題があるので，おもに直接ビリルビンの上昇である。閉塞性総胆管結石は脂肪食によりしばしば増悪する。右上腹部痛が特徴的である。症状がなかったり，特に ALP などの上昇がみられない場合は，その可能性は低いと考える。

VIII-40.　正解は B　第 304 章(vol.2 p.*2198*〜)

この患者の状態は急性肝炎であり，多くの原因がある。ウイルス，毒素/薬物，自己免疫性疾患，代謝性疾患，アルコール，虚血，妊娠，その他リケッチアや *Leptospira* 症を含む伝染病も病因となる。この臨床経過では，男性との性交歴や薬物使用歴もあり，A 型，B 型，C 型肝炎の感染のリスクがある。潜伏期間はさまざまであるが，多くの急性ウイルス性肝炎は同じような臨床経過をとる。最も一般的の初期症状は，倦怠感，食欲低下，悪心，嘔吐，筋肉痛および頭痛があり，黄疸の現れる約 1〜2 週間前に生じる。黄疸が出現すれば，前駆症状は消失していく。身体所見では，通常肝腫大を伴った，明らかな黄疸がある。脾腫も起こりうる。AST，ALT の上昇は，最高値は 400〜4,000 U/L とさまざまで，ALP はそれほど高くはないが上昇する。高ビリルビン血症（5〜20 mg/dL）が現れ，おもに抱合型ビリルビンが上昇する。したがって，ウイルス性肝炎の診断には抗体系を認識することが重要である。A 型肝炎は，急性肝炎を引き起こす RNA ウイルスによるもので糞便-経口経路で伝播する。急性期には，IgM 型 HA 抗体が上昇するが，この症例ではみられない。B 型肝炎は，血清学的に検出される 3 個の共通抗原を有する DNA ウイルスであり，これらの抗原によって病気の経時的推移が左右される。これらの抗原とは，HBs 抗原，HBc 抗原，HBe 抗原である。HBe 抗原は，HBc 抗原と同じ遺伝子から産生されるヌクレオカプシド蛋白であるが，免疫学的には異なるものである。いくつかのはっきりしたパターンがある。B 型急性肝炎では，IgMHBc 抗体，HBs 抗原，HBe 抗原がすべて陽性になる。これはこの症例でみられている。ここでのポイントは，患者の唾液を含め，体液中のウイルス飛散による感染率が高いことである。急性肝炎の後期では，HBs 抗原と HBe 抗原陽性と同時に IgGHBc が陽性になることもある。B 型慢性肝炎では血清学的には同様のパターンがみられる。慢性肝炎に進展していない既往感染では，IgGHBc 抗体と HBs 抗体が陽性である。しかし，ワクチン接種で免疫が得られた場合は，HBs 抗体（Sab）のみ陽性で，感染はしていないので HBe 抗原や HBs 抗原は陰性である。考えられる抗原抗体陽性のパターンは表 VIII-40 で概説する。C 型急性肝炎はアミノトランスフェラーゼが陽性であれば，最新の免疫測定で早い時期に同定できる。したがって，HCV 抗体が陽性であった本症例は C 型急性感染であったかもしれない。しかしながら，この症例が薬物注射や献血不可能であった病歴を考えると，おそらく C 型慢性肝炎に感染していたと思われる。エクスタシー（MDMA）が薬物性肝炎を引き起こすという報告はいくつかあるが，この症例のようなウイルスの血清学的検査結果からすると考えにくい。

表 VIII-40. **B 型肝炎の血清学的パターン**

HBs 抗原	HBs 抗体	HBc 抗体	HBe 抗原	HBe 抗体	解釈
+	−	IgM	+	−	B 型急性肝炎，感染性は高い
+	−	IgG	+	−	B 型慢性肝炎，感染性は高い
+	−	IgG	−	+	1. B 型急性肝炎末期あるいは B 型慢性肝炎，感染性は低い 2. HBe 抗原陰性（プレコア変異）B 型肝炎（慢性，まれに急性）
+	+	+	±	±	1. あるサブタイプの HBs 抗原と他のサブタイプに対する HBs 抗体の存在（一般的） 2 .HBs 抗原から HBs 抗体へのセロコンバージョンの過程（まれ）
−	−	IgM	±	±	1. B 型急性肝炎 2. HBc 抗体「ウインドウ」
−	−	IgG	−	±	1. 低レベルの HBV キャリア 2. 遠い過去の HBV 感染
−	+	IgG	−	±	B 型肝炎からの回復
−	+	−	−	−	1. HBs 抗原での免疫（ワクチン接種後） 2. 遠い過去の HBV 感染（？） 3. 偽陽性

VIII-41.　正解は E　第 304 章（vol.2 p.*2198*〜）

感染した患者の 99％は特に治療なしに改善するので，B 型急性肝炎のほとんどの患者では治療しないで，経過観察が推奨される。よって，治療することで得られることは期待されていない。支持するような臨床試験データはないが，重症のB型急性肝炎では，lamivudineを含むヌクレオシドアナログが使われて効果を示してきた。それに対し，C型急性肝炎では，C型慢性肝炎への進展を防ぐための，インターフェロンα療法の有効性を示す文献がある。44人の患者に関する研究では，98％が3カ月後にもウイルス学的反応を示し，治療は計24週続けられた。こちらも支持する臨床試験データは不足しているが，現在では，多くの専門家がC型急性肝炎の新しい治療として，ペグインターフェロンα＋ribavirin療法をすすめている。A型肝炎は慢性肝疾患に進行することのない急性肝炎で決まった経過をたどる。それゆえ，特に治療は不要である。抗A型肝炎ウイルス免疫グロブリンは，病気の重症化を防ぐために，既知の曝露の後に予防的に投与可能だが，肝炎の発症後には役立たない。いずれのタイプのウイルス性急性肝炎の治療にも，経口または経静脈的なステロイド投与は意味がない。臨床的な利点がないばかりか，慢性疾患へ進展するリスクを高める可能性がある。

VIII-42.　**正解はE**　第304章（vol.2 p.*2198*～）

ほとんどの場合，急性ウイルス性肝炎患者が劇症化し死亡することはない。しかしながら，妊婦がE型急性肝炎に罹患した場合，劇症肝不全に陥りやすい。このRNAウイルスは腸内ウイルスで，インド，アジア，アフリカ，中東および中央アメリカで流行し，汚染水によって蔓延する。人から人への感染はまれである。一般的に，E型肝炎の臨床経過は軽く，劇症化の割合は1～2％である。しかしながら，妊婦が感染し発症した場合，劇症化は10～20％と高い。A型，C型急性肝炎では劇症肝炎の割合は約0.1％以下であるがB型肝炎にはわずかに高くで0.1～1％である。D型肝炎はB型肝炎ウイルスに重複感染した場合に発症する。2つのウイルスが同時に感染した場合，劇症化の割合は約5％あるいはそれ以下であるが，B型慢性肝炎がすでにありそこにD型肝炎が重感染した場合は劇症化は20％まで上昇する。

VIII-43.　**正解はE**　第304章（vol.2 p.*2198*～）

A型肝炎は，急性，一過性のウイルス感染症であるがその感染経路はほとんどが糞口感染である。古典的には不衛生で過密な環境に関連した疾患である。集団発生を追跡調査すると汚染された水，ミルク，冷凍のラズベリーおよびイチゴ，エシャロットおよび貝類が原因となっていた。感染はほとんどが子どもと若年層である。これは感染が一過性であり感染後は終生免疫を獲得するからである。劇症化は0.1％あるいはそれ以下で，B型，C型肝炎と異なり慢性化はみられない。問題文にあるように診断はHAVのIgM抗体陽性により確定する。HAVIgG抗体の存在は，既感染あるいは予防接種によって得られた免疫を示す。少数の患者であるが肝炎から完全に回復した後数週間から数カ月後に再燃する症例がある。これもまた一過性である。A型肝炎に対する抗ウイルス治療はない。不活化ワクチンは発生率を減少させた。ワクチン接種はすべての米国の子ども，ハイリスクの成人および流行地域への旅行者に推奨される。さらに，免疫グロブリンによる受動免疫も効果がある。免疫グロブリンはウイルスに曝露される前および潜伏期に用いても発病の予防効果がある。

VIII-44.　**正解はC**　第304章（vol.2 p.*2198*～）

現在のB型肝炎ワクチンは，酵母から派生したB型肝炎表面抗原粒子からなる組換えワクチンである。米国で高リスク個人だけに予防接種をする戦略は効果がないことが示され，現在では，B型肝炎の広範な予防接種が推奨されている。妊娠は，予防接種の禁忌でない。予防接種は，理想的には幼少時に行われるべきである。肝炎血清のルーチンの評価は，費用効果的でなく，推奨されない。ワクチンは，0カ月，1カ月と6カ月に，3つのIM用量で処方される。

VIII-45.　**正解はA**　第304章（vol.2 p.*2198*～）

急性肝炎の原因ウイルスの明確な区別は，臨床所見や疫学的特徴だけで判断できない。この患者は，生活様式から多くの型の肝炎の危険がある。飲食業に就いており，公衆衛生の観点から，正確な診断をすることが重要である。血清学的検査は，診断をするために行わなければばならない。C 型肝炎ウイルスが典型的に急性肝炎として発症しないことは絶対ではない。E 型肝炎ウイルスは等しく男性と女性に感染し，臨床症状の点で A 型肝炎ウイルスに似ている。この患者は静注薬物使用に関して問診しなければならない，そして，肝炎血清学的検査に加えて，HIV 検査も行われなければならない。

VIII-46. **正解は C** 第 302 章（vol.2 p.*2189*〜），第 304 章（vol.2 p.*2198*〜）

血清トランスアミナーゼの急激な上昇は一般的にいくつかの主要カテゴリーに分類され，ウイルス感染，中毒，血管性が含まれる。A 型急性肝炎と B 型肝炎感染も，トランスアミナーゼ高値に特徴づけられる。特に A 型急性肝炎が C 型慢性肝炎感染のうえで起こるか，B 型肝炎と D 型肝炎が同時に起こると，劇症肝炎になることがある。成人における A 型急性肝炎または B 型肝炎感染の大部分の症例は，自己限定的である。C 型肝炎は，急性肝炎を概して引き起こさない RNA ウイルスである。しかし，慢性化の確率が高い。よって，肝硬変と肝癌に対する進行は，C 型慢性肝炎感染患者で増加する。極度のトランスアミナーゼ上昇は，C 型急性肝炎感染ではほとんどない。acetaminophen は劇症肝炎のおもな原因の 1 つであり，*N*-acetylcysteine の迅速な投与によって管理される。Budd-Chiari 症候群は，肝後性の血栓形成によって特徴づけられる。黄疸，疼痛を伴う肝腫大，腹水とトランスアミナーゼ上昇をしばしば呈する。

VIII-47. **正解は A** 第 305 章（vol.2 p.*2216*〜）

肝臓は多くの薬物代謝のための重要な臓器であり，それだけに薬物や毒物に関連した障害をきたしやすい。事実，急性肝不全の原因で最も多いのは薬物誘発性の肝障害である。一般的に，化学的肝毒性を考える際には 2 つのカテゴリーに分けるのが有用である。すなわち，薬物の直接的な作用によるものと，個人の特異体質反応によるものである。直接的な肝毒性をきたす薬物や毒素はそれ自体が毒薬であり，また毒性物質に代謝されるものである。肝細胞に直接的な毒性効果をきたす薬物は予測可能で，用量に関連し，効果出現までの時間が比較的短い。直接肝細胞毒性をきたす最も一般的な薬物あるいは毒物は acetaminophen である。治療量では acetaminophen は肝障害をきたさない。しかしながら，高用量では acetaminophen の代謝産物の 1 つである *N*-アセチル-p-ベンゾキノンイミン（NAPQI）は，NAPQI を無毒性代謝産物に変換するのに必要な肝グルタチオン貯蔵量を超え，肝細胞を死に至らしめる。直接的に肝障害を引き起こす他の薬物あるいは毒物は，四塩化炭素，トリクロロエチレン，tetracycline とタマゴテングタケである。タマゴテングタケには，1 本のキノコに十分致死的な肝毒物が含まれる。特異体質反応はまれで，予測は不可能である。用量依存性はなく，発症時期と薬物服用期間にも関連がない。薬物の多くが特異体質反応をきたすが，いつ，より重篤な肝不全を引き起こすのかを知ることは難しい。しばしばトランスアミナーゼ値の緩やかな上昇が起こるが，時間とともに順応し肝酵素は正常値に復する。一方で，特異体質反応は劇症肝不全をきたす。まれではあるが，重篤な肝障害をきたす薬物は，市場から除外される。現在，多くの特異体質反応質が，肝障害をきたす代謝産物と関連しているのが確認されている。しかしながら，肝代謝における個々の遺伝子変異が主因のようであり，現在の知識では予測することはできない。特異体質反応を起こしうる薬物には，halothane，isothane，isoniazid，HMG-CoA レダクターゼ阻害薬と chlorpromazine が含まれる。

VIII-48. **正解は B** 第 305 章（vol.2 p.*2216*〜）

acetaminophen 過量は，移植につながる急性肝不全と薬物性肝不全で最も頻度が高い原因である。acetaminophen は，2 つの経路を通して肝代謝される。主要経路は，無毒性硫酸塩とグルクロニド代謝物を産生する薬物代謝の第 II 相反応である。一部は，*N*-アセチル-p-ベンゾキノンイミン（NAPQI）を産生する第 I 相反応の経路で代謝される。この代謝物は肝細胞に直接有毒で，肝細胞壊死を起こしうる。治療用量の acetaminophen では，肝臓のグルタチオンにより，NAPQI は急速に無毒化され尿中に排泄される。しかしながら，一度での大量服薬，慢性アルコール依存あるいは長期の過剰服用の状況下では，グルタチオン貯蔵が消耗する。加えて，アルコールは代謝経路の第1酵素を抑制するため，アルコール依存者ではNAPQIは急速に蓄積する。acetaminophenの肝毒性について，既知の情報から，米国FDAは1日最大量を3.25g以下とした。常習アルコール飲酒者では，さらに少ない量を推奨した。一度にacetaminophen 10〜15gの摂取は肝障害を引き起こすのに十分な量であり，25gを超える用量は致命的な肝壊死に至らしめることが可能である。一度に大量服薬したときの臨床経過は予測可能である。悪心，嘔吐，腹痛とショックが，摂取後4〜12時間以内に起こる。肝臓酵素と合成能は，この間正常である。24〜48時間以内にこれらの症状は鎮静化して，肝障害の所見が出現する。アミノトランスフェラーゼの最大レベルは，10,000 U/L以上に達するが，摂取後4〜6日まで起こらない場合がある。これらの患者は，脳症，脳浮腫，著しい凝固異常，腎不全，代謝性アシドーシス，電解質異常と難治性ショックを合併する，劇症肝炎に進展するため慎重に経過観察されなければならない。acetaminophen濃度は，肝毒性の進展を予測する。初回レベルは，摂取後の4時間以内に測定されるべきである。acetaminophenレベルは，服薬後，経時的にノモグラム上にプロットするとよい。摂取4時間後にacetaminophen濃度が300 μg/mL以上の場合，有意の肝毒性はありそうである。過剰服薬の状況下では，正確な量と服薬の時間を知ることは，難しい場合がある。設問の症例では，300 μg/mLを超えるacetaminophen濃度で大量服薬が考えられるため，治療を直ちに開始しなければならない。acetaminophen過量の初期治療は，*N*-acetylcysteineである。*N*-acetylcysteineは肝臓のグルタチオン量を満たすように作用し，また有毒な代謝物と結合するスルフヒドリル基の貯蓄を供給する。*N*-acetylcysteineの標準用量は，初期投与量で140 mg/kg，4時間ごとに70 mg/kgを投薬し，合計15〜20用量とする。この薬物は，持続点滴によって投与することもできる。患者が服薬後30分以内の場合，活性炭またはcholestyramineが投与される。血液透析はacetaminophenの排除を加速させることはなく，肝臓を保護しない。劇症肝炎患者の大部分は急性腎不全を発症し，しばしば血液透析を必要とする。患者がacetaminophen肝障害を乗り越えた場合，通常，慢性肝障害を残さない。

VIII-49. **正解は E** 第306章(vol.2 p.*2224*〜)

この症例は，活動性B型慢性肝炎の患者である。HBe抗原の存在はウイルス増殖能を示し，HBe抗原陽性の患者は概して高レベルのHBV DNAをもつ。B型慢性肝炎はさまざまな様相を呈し，しばしば無症候性で，他の目的で受けた検査で肝酵素の上昇を指摘されることがある。それゆえB型慢性肝炎の治療を決定する際は，臨床的特徴にもとづいてはならない。多くの専門家は，ALTが正常の上限の2倍を超え，2×10^4 IU/mL以上のHBV DNAレベルで，HBe抗原陽性の慢性B型肝炎患者の治療を推奨する。現時点では，多くの治療選択肢がB型慢性肝炎の治療にあり，ヌクレオシドアナログとインターフェロンの，おおむね2つのカテゴリーに分類される。lamivudineとインターフェロンがB型慢性肝炎の治療に使用されていたが，これらの薬物はentecavir，tenofovirとペグインターフェロンにとって代わられた。これらの薬物を選択する際，治療法は患者の状況に合わせて調整される。ペグインターフェロンはHBe抗原をより迅速に排除し，ウイルスの突然変異をきたさない。しかしながら，ペグインターフェロンは多くの人々に耐えがたい全身性副作用を伴い，毎週の皮下注射を要する。対照的に経口薬物は，しばしば治療のより長期間の継続を必要とするが，非常に忍容性が高く，HBV DNAのより深い抑制を得る。しかし，これらの薬物を用いて突然変異が起こりうる。併用療法は単剤療法よりも効果的とはいえない。患者の夫は，B型肝炎のスクリーニング検査を受けるべきである。

VIII-50. **正解は E** 第306章(vol.2 p.*2224*〜)

慢性C型肝炎ウイルス(HCV)感染の進行と治療について，ここ数十年間に多くの情報が得られた。HCV感染者の約85%で慢性肝炎に進展し，20〜25%は約20年の間に肝硬変に進展する。HCV感染者の約3分の1はアミノトランスフェラーゼ値が正常範囲あるいはほぼ正常であるが，肝生検を行うと患者の2分の1が活動性肝炎を示す。さらに，一時は正常なアミノトランスフェラーゼ値を示す患者の約25%は，後でこれらの酵素の上昇が認められ，慢性肝疾患へ至る。このように，正常なアミノトランスフェラーゼ値を呈していても，肝硬変発症の可能性を完全に除外できない。C 型慢性肝炎患者の肝病変が進行しやすい患者要因として，高齢，感染期間が長期，組織学的病期やグレードが進行している，遺伝子型 1，複雑で多様な変異体，付随する他の肝疾患，HIV 感染，肥満がある。これらの因子の間で進行性肝疾患の発症における最適の予後指標は，肝組織像である。具体的には，中等度から重度の炎症や中隔または架橋線維化を有する細胞壊死を呈する患者は，10～20 年の経過で肝硬変に進展する最大のリスクがある。HCV 感染患者の治療適応には，HCV RNA が検出され，肝生検にて門脈域または架橋線維化があり，中等度から重度の肝炎が含まれる。治療禁忌には，60 歳以上，肝生検で炎症軽度，重篤な腎機能不全がある。HCV 感染に対する標準治療は，ペグインターフェロン＋ribavirin である。遺伝子型 1 と 4 は遺伝子型 2 と 3 より治療抵抗性があるが，最近の知見では，遺伝子型 1 と 4 では少なくとも 40％の奏効率を示す。興味深いことに，ウイルス学的あるいは生化学的反応を示さない患者においてさえ，75％には，肝生検で組織学的改善を認める。遺伝子型 1 と 4 に対する治療コースは，最低 48 週間であるが，遺伝子型 2 と 3 はわずか 24 週間で治療を受けることができる。いったん治療が開始された場合，開始 12 週の時点で再度ウイルス量を測定する必要がある。この時点で，ウイルス量が開始時と比較して 100 分の 1 に低下していることが期待される。このレベルに達成されていない場合，ウイルス学的持続効果(SVR)を得られない可能性がある。相当のウイルス量低下があれば治療終了時に SVR を得る可能性は約 66％であるが，12 週の時点でウイルス量が検出感度以下の場合，SVR は 80％以上の可能性がある［訳注：SVR＝HCV RNA の持続的消失］。

VIII-51. **正解は C** 第 306 章(vol.2 p.*2224*～)

自己免疫性肝炎には 3 つの型があり，臨床像および血清学的にそれぞれ特徴がある。I 型自己免疫性肝炎は典型的には若い女性にみられる病気である。臨床像は慢性肝炎から急速に肝不全に陥ることがありうる。自己免疫性肝炎の臨床像の多くは，その他の慢性肝炎と鑑別が困難である。臨床所見として，疲労感，倦怠感，体重減少，食思低下や関節炎といった肝外徴候は重要な所見である。肝逸脱酵素は上昇するが，必ずしも臨床的重症度と相関するわけではない。より重症な症例では，血清総ビリルビン値の上昇が 3～10 mg/dL 程度でみられる。低アルブミン血症は進行した病状で出現し，高 γ グロブリン血症(＞2.5 g/dL)は特徴的である。自己免疫性肝炎における血液中の抗体は肝炎のタイプによりある程度関係する。抗核抗体は均質型が最も特徴的で陽性となり，リウマトイド因子もよくみられる。核周辺型抗好中球細胞質抗体(p-ANCA)が陽性となることがあるが，非典型的である。抗平滑筋抗体や抗肝腎ミクロゾーム抗体がしばしばみられるが，これらは特異的でなく，その他の慢性肝疾患でも陽性となることがある。特徴的な自己免疫の性質を欠くこともあり，自己免疫性肝炎の診断基準はさまざまな臨床所見と検査所見を併せたものである。自己免疫性肝炎ではないと判断される臨床所見には，ALP の著明な上昇，抗ミトコンドリア抗体陽性，ウイルス性肝炎マーカー陽性，肝障害性薬物の使用歴，過度の飲酒歴，胆管障害を示す組織学的所見，鉄の過剰，脂肪浸潤，ウイルス封入体といった非典型的な組織所見の存在がある。抗ミトコンドリア抗体は原発性胆汁性肝硬変に特徴的である。

VIII-52. **正解は D** 第 306 章(vol.2 p.*2224*～)

B 型急性肝炎の経過は，HBe 抗原陽性が典型的でたいてい一過性である。3 カ月以上の血清 HBe 抗原の持続は B 型慢性肝炎への発症の可能性が高まる。B 型慢性肝炎では，血清 HBe 抗原陽性はウイルスの持続的な複製を示し，感染性が高いことを示す。炎症による肝障害はあるが，線維化はない。HBe 抗原に対する抗体産生は B 型肝炎ウイルス感染症の非複製期を示すものである。非複製期では，ウイルスの複製はなく，感染性も弱い。一般的には，PCR 法による HBV DNA の量が 10^3 ビリオン/μL を境として肝障害と感染性のリスクが変わる。

VIII-53. **正解は C** 第 307 章(vol.2 p.2242〜)

この患者は重症型急性アルコール性肝炎である。最も初期の段階では，アルコール性肝疾患は肝臓への脂肪沈着が特徴的である。急性アルコール性肝炎でより高度な膨化変性や壊死を伴う肝細胞障害を認める。アルコール性肝炎の多くは無症状である。しかし，この症例のように，発熱，黄疸，くも状血管腫，急性腹症類似の腹痛は重症な臨床症状である。血液検査所見では，AST 優位のトランスアミナーゼの上昇で，400 U/L を超えることはまれである。高ビリルビン血症は著明で，ALP の上昇は軽度である。低アルブミン血症と凝固障害は予後不良因子である。判別係数は，〔(プロトロンビン時間－正常値)×4.6＋血清ビリルビン値〕で計算できる。判別係数＞32 では予後不良であり，急性アルコール性肝炎の治療適応である。Model for END-Stage Liver Disease (MELD) スコアも急性アルコール性肝炎の予後予測に有用であり，MELD スコアが 21 以上でも同様に治療適応である。この患者は判別係数が 73 で，重症で予後不良が示唆される。断酒の徹底が必要である。prednisone 40 mg/日または prednisolone 32 mg/日を 4 週間初期投与し，それ以降ステロイドを 4 週間かけて減量していく。その他の治療法としては pentoxifylline 400 mg を 1 日 3 回 4 週間投与する。

VIII-54. **正解は C** 第 308 章(vol.2 p.2245〜)

臨床所見は疼痛のない黄疸と瘙痒のある胆汁うっ滞像に一致している。瘙痒は特徴的で，診断時に約 50％の患者で認められる。瘙痒は典型的には間欠的で夕方に増悪する。真性多血症で引き起こされるような入浴やシャワーで増悪するような特徴はない。胆汁うっ滞以外の瘙痒の原因はリンパ腫や未治療の甲状腺機能低下症がある。しかしながら，この患者の検査所見は ALP とビリルビンの上昇を伴う胆汁うっ滞を明らかに示している。臨床的特徴は原発性硬化性胆管炎よりも原発性胆汁性肝硬変で，ミトコンドリア抗体陽性の中年女性がより一般的である。一方で，原発性硬化性胆管炎は核周辺型抗好中球細胞質抗体(p-ANCA)が約 65％で陽性を示し，患者の半数で潰瘍性大腸炎の既往がある。

VIII-55. **正解は B** 第 308 章(vol.2 p.2245〜)

食道静脈瘤は一般的には肝硬変による門脈圧亢進症により引き起こされる。近年では，肝硬変患者に対して食道静脈瘤の有無を内視鏡でスクリーニングすることが行われており，検査を受けた 33％に食道静脈瘤が合併している。さらに，静脈瘤を有する患者の 3 分の 1 が出血をきたすと推定されている。この患者は定期的な医療は受けておらず食道静脈瘤を有しているかは不明であるが，患者は大量出血があり，治療する医師は食道静脈瘤からの出血を仮定し，状況に応じ対処しなければならない。急性消化管出血のいかなる病態においても治療の第 1 段階は大口径の静脈ルートをできれば中心静脈もしくは肘窩に確実に確保し，輸液負荷を開始する。輸液負荷は生理食塩液ではじめるべきで，血液製剤は用意ができしだい投与すべきである。輸液負荷を開始し，内視鏡施行につき消化器科と緊急で検討をすべきである。内視鏡治療は食道静脈瘤結紮術であるが，急性出血に対し硬化療法が食道静脈瘤結紮術とともに再出血の局所コントロールに行われることもある。もし緊急内視鏡が選択できない場合，圧迫止血のために Sengstaken-Blakemore チューブまたは Minnesota チューブを留置すべきである。さらに，血管収縮薬を臓器血流量の低下に使用する。Vasopressin は初期治療に使用されるが，消化管出血に使用される高用量では心血管は虚血が起こる場合がある。現在推奨される薬剤は，octreotide やソマトスタチンの持続投与である。propranolol や nadolol などの β 遮断薬は食道静脈瘤出血の一次・二次予防に使用されるが，急性出血時に低血圧を助長するため使用しない。

VIII-56. **正解は A** 第 308 章(vol.2 p.2245〜)

腹水の管理の基本は 1 日 2 g 以下の塩分制限である。一般的な誤解としては水分制限をすることである。しかしながら，水分制限は効果的でなく必要ない。1 日 2 g の塩分制限で，軽症の腹水は非常によく管理される。塩分制限だけで腹水のコントロールが不良の際は利尿薬が必要となる。spironolactone 100〜200 mg/日が腹水に対する初期投与量であり，400〜600

mg/日まで許容されれば増量する。ループ利尿薬はspironolactoneに追加可能である。一般的な薬物はfurosemideで40〜80 mg/日から開始し，最大で120〜160 mg程度まで増量できる。ループ利尿薬による腎機能障害を避けるために注意すべきであり，高用量は許容されないかもしれない。治療抵抗性の腹水は，経頸静脈的肝内門脈シャント(TIPS)が検討される。この手技は，肝静脈から肝臓を介し門脈に自己拡張型金属ステントを挿入し，門脈大循環シャントを作成する。したがって，TIPSは門脈圧を低下させることにより，腹水や食道静脈瘤破裂のリスクを低下させる。しかし，肝性脳症は一般的にはTIPS後に増悪する。

VIII-57. **正解は A** 第308章(vol.2 p.*2245*〜)

重症の右心不全は慢性の肝障害と心臓性肝硬変をもたらす。上昇した静脈圧は肝類洞・中心静脈・肝小葉のうっ血をもたらす。小葉中心性の線維化が起こり，線維化は門脈三つ組(portal triads)からではなく中心静脈から小葉末梢に向かって外方に広がる。肝臓の肉眼所見からはにくずく肝(nutmeg liver)のパターンをみる。一般的にはトランスアミナーゼは典型例では軽度上昇し，重症のうっ血像，特に低血圧を伴った場合，正常より50〜100倍にASTやALTが劇的に上昇する。Budd-Chiari症候群，肝静脈や下大静脈の閉塞症は，うっ血肝と鑑別困難な場合がある。しかしながらうっ血性心不全による徴候や症状はBudd-Chiari症候群の患者にはなく，Budd-Chiari症候群の患者は心不全の患者からは臨床的には容易に鑑別できる。肝静脈閉塞性疾患は造血幹細胞移植に対する前治療である肝照射や高容量の化学療法により生じることがある。肝移植における典型的な合併症ではない。心エコーは左心・右心機能を評価する有用な検査ではあるが，収縮性心内膜炎患者において特徴的な所見はない。収縮性心内膜炎を疑う重要な指標があれば(例えば心内膜炎や縦郭の照射の既往)右心カテーテルを行い，平方根徴候(square root sign)を証明するべきである。平方根徴候とは，拘束性心筋症を示唆する拡張期の右室充満圧の限界を指すものである。心臓MRIは心臓手術をすすめるべき患者の判断に有用である。

VIII-58. **正解は B** 第308章(vol.2 p.*2245*〜)

ウイルス性やアルコール性肝硬変の危険因子のない高齢女性の肝硬変は原発性胆汁性肝硬変の可能性を考慮すべきである。原発性胆汁性肝硬変は慢性炎症と細胆管の線維性閉塞が特徴である。原因は不明だが，自己免疫機序が推測されている。橋本病，CREST症候群，乾燥症候群など他の自己免疫異常症との関連性がいわれている。症候性の患者の大半が女性である。抗ミトコンドリア抗体は原発性胆汁性肝硬変患者の90%以上が陽性となり，他の病態で陽性になるのはまれである。抗ミトコンドリア抗体は原発性胆汁性肝硬変の診断において最も有用な初期検査である。偽陽性もあるが，仮に抗ミトコンドリア抗体が陽性であれば肝生検が確定診断のために行われている。24時間尿中銅はWilson病の診断に有用である。Wilson病による肝不全は典型では50歳以前に起こる。ヘモクロマトーシスは肝硬変になる場合がある。ヘモクロマトーシスは，無気力，倦怠感，性欲減退，皮膚の色素沈着，関節痛，糖尿病や心筋症の原因となる。フェリチン値はたいてい増加しており，最も疑わしい検査異常はトランスフェリン飽和度の上昇である。ヘモクロマトーシスはこの症例で可能性があるが，原発性胆汁性肝硬変がより臨床経過からは疑わしい。慢性のB型・C型肝炎は確実に鑑別疾患となり，否定が必要となるが，慢性のB型・C型肝炎は患者の病歴と危険因子がないことから可能性は低い。

VIII-59. **正解は D** 第309章(vol.2 p.*2253*〜)

この患者は肝硬変に進展した非アルコール性脂肪性肝疾患(NAFLD)症例である。現在では以前原因不明とされていた肝硬変患者の多くがその原因にNAFLDが関与していると考えられている。米国および欧州では肥満者の増加に伴ってNAFLD患者も増え続けるであろうと予測され，現在その有病率は14〜20%と推定されている。NAFLD症例の30〜40%は非アルコール性脂肪肝炎であり，高度線維化に進展する。また10〜15%は典型的な肝硬変に進展する。NAFLDと診断されたほとんどの症例は症状がなく，他の理由で受けた血液検査で偶然発見されている。NAFLDでは肝トランスアミナーゼは軽度上昇(正常値の1.5〜2倍)していて，典型例ではALT値>AST値であることが多い。NAFLDではしばしばメタボリック症候群を構成する病態を伴うことがあり，インスリン抵抗性は2つの疾患の共通項である。NAFLDの診断は注意深い病歴聴取と他の慢性肝疾患の除外である。アルコール摂取量は20 g/日以下であり，検査ではウイルス性肝炎，鉄・銅代謝性疾患，α_1アンチトリプシン欠損症，自己免疫性肝疾患を除外する。肝生検では小葉内炎症細胞浸潤を伴う大滴性脂肪沈着が最も典型的である。線維化は中心静脈周囲，門脈域に生じるのが特徴的である。肝硬変など線維化が進行した状態では脂肪沈着が減少，消失しているかもしれない。肝移植後に脂肪沈着が再発することもありえる。NAFLDの唯一知られている効果的治療は減量と運動である。薬物療法ではインスリン抵抗性の改善をめざしたチアゾリジン誘導体やスタチン系薬物，ウルソデオキシコール酸の投与が試みられているが現時点で推奨される薬物はない。

Ⅷ-60. **正解はC** 第310章(vol.2 p.*2256*〜)

米国では年間6,000件以上の肝移植が行われているが，臓器の需要は供給をはるかに上回り現在の移植者リストは16,000件を超えている。肝移植を行う最も多い理由はアルコール性肝硬変とC型肝炎である。肝移植を考慮する場合，その患者が適正な対象者であることを確認することは重要なことである。アルコール性肝硬変症例では禁酒を継続し改善していることを証明する必要があるが肝移植後にもとの常習飲酒者に戻る確立は25%と高率である。肝移植の絶対的禁忌には，コントロールされていない感染症，麻薬・アルコール乱用，肝外悪性腫瘍(非メラノーマ性皮膚癌を除く)，転移性肝癌，AIDS，進行性全身性疾患が含まれる。胆管癌は肝移植後にほとんどの症例が再発しているため適応外とされている。生体肝移植は当初小児症例で行われていたが，屍体臓器が不足している成人症例でいっそう考慮されるようになった。生体肝移植では適合した健康ドナーより肝右葉が提供される。最近では生体肝移植は全肝移植の4%を占める。生体肝移植はまったくリスクがないわけではない。健康ドナーは平均して少なくとも10週間は医学的制約を受け，ドナーの死亡率は0.2〜0.4%である。過去数十年を通して肝移植後患者の生存の増加がみられている。最近の移植後の5年生存率は60%以上である。移植後に，拒絶，感染，基礎疾患の再発が起こりうる。B型肝炎では移植後に再感染がしばしば起こるが，移植後にHBに対する免疫グロブリンを用いることで35%以下に抑えることができる。C型肝炎では再感染は一般的であり5年以内に20〜30%の症例で移植肝に肝硬変への進展がみられる。自己免疫性疾患でも移植肝に再発が起こりうるが，この場合基礎疾患の再発なのか拒絶なのか区別することは難しい。Wilson病，α_1アンチトリプシン欠損症では再発はみられない。

Ⅷ-61. **正解はE** 第310章(vol.2 p.*2256*〜)

患者は肝硬変の末期状態にあり特発性細菌性腹膜炎などの致死的な合併症にさらされている。糖尿病，皮膚癌の既往(メラノーマではなく基底細胞癌)は肝移植の絶対的禁忌でないがアルコール依存症者は禁忌である。それ以外の絶対的禁忌として重篤な全身性疾患，コントロールされていない感染症，重篤な心・肺疾患，転移を有する悪性腫瘍，重篤な先天性悪性腫瘍があげられる。薬物あるいはアルコール依存症状態にある患者は肝移植の絶対的禁忌であるがそれ以外は移植の条件を満たしている患者は断酒遂行のため直ちに適切は施設に紹介されるべきである。断酒が適切な期間遂行されれば肝移植は考慮される。事実，肝移植が行われている患者の相当数がアルコール性肝硬変である。

Ⅷ-62. **正解はB** 第311章(vol.2 p.*2263*〜)

国民健康栄養調査では，米国における胆石症の有病率は男性7.9%，女性16.6%である。胆石保有者は多いがすべての人が胆嚢摘出術が必要なわけではない。合併症を併発し手術が必要となる症例は年間，無症候性胆石症患者の1〜2%である。それゆえ無症候性胆石患者の外科的適応について熟知しておく必要がある。手術を考慮する第1の要因は胆石による症状の出現頻度，程度である。胆石疝痛発作の典型的症状は突然発症する右上腹部痛と膨満感で

5時間程度持続し悪心嘔吐を伴う。食後の心窩部腹満感，ディスペプシアなどの不定愁訴は胆石疝痛発作とみなされない。手術を考慮する第2の要因は患者に膵炎や急性胆嚢炎などの胆石症の合併症の既往歴がある場合である。もう1つの要因として解剖学的な異常があげられる。磁器様胆嚢や先天的胆管異状がある場合，胆石の合併症を増加させる可能性があり手術がすすめられる。3 cm以上の非常に大きな結石の場合も手術の適応について慎重に考慮するべきである。ウルソデオキシコール酸は胆汁のコレステロール飽和度を減少させることで結石の溶解効果をもたらす。カルシウム沈着のないX線透過性胆石で径10 mm以下の結石にのみ効果がある。

VIII-63. **正解は D** 第311章(vol.2 p.2263〜)

重症患者で基礎疾患の治療にもかかわらず悪化し，他に明らかな感染源がない場合，臨床医は無石胆嚢炎を真っ先に疑う必要がある。無石胆嚢炎をきたしやすい状態とは，重症外傷あるいは熱傷，遷延分娩の産後，長期の中心静脈栄養，整形外科的や他の大きな外科手術後である。無石胆嚢炎の症状は有石胆嚢炎と同じであるが診断がより難しい。超音波検査，CT検査では典型的には胆泥だけの所見であるが，胆嚢が腫大し緊満していることもある。肝胆道シンチグラフィでは胆嚢の描出遅延あるいは欠損所見としてとらえられる。良好な治療結果は正確な早期診断にかかっている。重篤な患者では経皮的胆嚢穿刺術が感染胆嚢を減圧する最も安全で迅速な方法であろう。患者の状態が安定した後，速やかに待期的胆嚢摘出術を考慮すべきである。嫌気性菌をカバーするためmetronidazoleを追加すべきであるが，これだけでは原因疾患の診断もつかず治療も不十分である。

VIII-64. **正解は C** 第311章(vol.2 p.2263〜)

胆石は特に欧米諸国では非常にありふれた疾患である。胆石症の80％はコレステロール結石であり，残りの20％は色素石である。コレステロールは基本的に水溶性でない。結石の形成はコレステロール代謝のバランスがくずれることにより生じる。肥満，高コレステロール食，高カロリー食，ある種の薬物が胆汁へのコレステロール分泌を増加させる。肝内でのコレステロールの分泌と処理に影響しうる遺伝子変異をもつ人々もいる。妊娠後期においては胆汁のコレステロール飽和度が増加し，胆嚢の収縮性が変化する。色素石は慢性溶血，肝硬変，Gilbert症候群，腸肝循環の乱れなどがある患者で増加する。急速な体重減少と低カロリー食は胆石に関連しているが，高蛋白食が胆石のリスクを増やすというエビデンスはない。

VIII-65. **正解は B** 第42章(vol.1 p.273〜)，第311章(vol.2 p.2263〜)

臨床症状は胆汁うっ滞の病態と合致している。無痛性黄疸の基礎疾患が多岐にわたり，また予後不良であること，早期の診断と介入が唯一予後改善に寄与しうることから，常に広範囲な検査を行う必要がある。胆嚢結石がなく，臨床的に胆嚢炎の所見もないため，肝胆道系イミノ二酢酸(HIDA)スキャンは適応でない。同様に，この時点では抗菌薬は必要ない。トランスアミナーゼの有意な上昇を伴わない胆汁うっ滞の像は急性肝炎とは考えにくい。抗ミトコンドリア抗体は今回と同様の症状を起こしうる原発性胆汁性肝硬変(PBC)で上昇する。しかし，PBCは女性のほうが男性よりはるかに生じやすく，平均発症年齢は50〜60歳代である。CTにおいて明らかな所見がなくても，胆道系における胆汁うっ滞は除外できない。胆管癌やVater膨大部の腫瘍のような悪性疾患，また硬化性胆管炎やCaroli病のような良性疾患は内視鏡的逆行性胆管膵管撮影(ERCP)により直接胆管造影することでしか指摘できない。ステント留置による減黄を行うこともできるため，ERCPは診断と治療の両方に有用である。

VIII-66. **正解は A** 第313章(vol.2 p.2277〜)

米国において最も一般的な急性膵炎の原因は，胆石による総胆管の閉塞である。総胆管閉塞はテクネチウムHIDAスキャンで診断することができるが，右上腹部の超音波検査はより簡便であり，胆嚢結石と総胆管の閉塞が描出できるため好ましい。2番目はアルコール性膵炎であり，内視鏡的逆行性胆管膵管撮影（ERCP）後膵炎が続く。高トリグリセリド血症は全体の1.4％であり，トリグリセリド濃度は通常1,000 mg/dLを超える。他の原因として，外傷，術後，薬物（例えば，バルプロ酸，抗HIV薬物，エストロゲン），Oddi括約筋機能不全がある。他にも多くのまれな原因が報告されている。最も有用な最初に行うべき検査は胆石の検索であり，最も頻度が高い原因が除外された後にまれな原因を検索すべきである。

VIII-67. **正解は A** 第313章（vol.2 p.2277〜）

急性膵炎の身体所見は，一般的に気分不良であり微熱，頻脈と血圧低下を示す。腹部の圧痛と筋性防御は，さまざまな程度で存在する。Cullen徴候は，腹膜腔内の出血の結果として生じる臍周囲の淡青色の変色である。Turner徴候は，側腹部の青〜紫〜赤色または緑〜褐色の変色であり，ヘモグロビンの組織異化を反映している。これらの徴候は重篤な壊死性膵臓炎の存在を示す。

VIII-68. **正解は E** 第313章（vol.2 p.2277〜）

Bedside Index of Severity in Acute Pancreatitis（BISAP）は，膵炎の重症度評価のため推奨されていたRansonスコアとAPACHE II重症度スコアが煩雑であり多くの臨床的・血液学的データを必要とするため，それらに代わり近年用いられるようになった。さらに，APACHE IIとRansonスコアは，重症急性膵炎の予後予測において陽性適中率・陰性適中率ともにあまり役立たなかった。BISAPスコアは，重症度を決定するためにBUN 35 mg/dL以上，意識レベル低下，全身性炎症反応症候群（SIRS）の存在，年齢60歳以上，胸部X線写真における胸水の5つの変数を組み込んだ。3つ以上にあてはまる場合，院内死亡のリスクが増加する。重症度を予測するさらなる危険因子は肥満指数（BMI）30以上と併存疾患の有無である。

VIII-69. **正解は E** 第313章（vol.2 p.2277〜）

過去数十年にわたるいくつかの試験において，間質性膵炎あるいは壊死性膵炎のどちらにおいても予防的抗菌薬は役に立たないことが示された。抗菌薬は所見から敗血症が疑われ，培養データの結果を待っている間のみすすめられる。培養が陰性だった場合，抗菌薬は菌類の重複感染のリスクがあるため中止しなければならない。同様に，いくつかの薬物が急性膵炎の治療に有効でないことがわかった。ヒスタミンH_2受容体拮抗薬，glucagon，蛋白質分解酵素阻害薬（例えばaprotinin），グルココルチコイド，calcitonin，非ステロイド性抗炎症薬（NSAID）とlexipafant（血小板活性因子抑制薬）である。急性膵炎の治療におけるソマトスタチン，octreotideとプロテアーゼ阻害薬gabexate mesilateの近年のメタ解析によれば，octreotideは死亡率を低下させたが合併症には差がなかった。gabexateは死亡率には影響しないが膵臓の障害を減少させた。

VIII-70. **正解は C** 第313章（vol.2 p.2277〜）

膵臓の持続的な炎症性変化は，急性膵炎症状の発現の後，数週間から数カ月持続する可能性がある。また，アミラーゼとリパーゼの上昇も長引く可能性がある。この点において，持続性のCT変化や膵酵素上昇があるからといって経腸栄養の開始を遅らせてはならない。膵炎の患者の摂食は炎症を悪化させるという懸念があったが，それは実証されなかった。同様に，急性膵炎患者における経鼻空腸管からの経腸栄養は完全静脈栄養と比較して感染性合併症を減少させることが示された。これにより，経腸栄養は急性膵炎における栄養療法としてより好ましい方法とされる。経腸栄養はまた，腸管の健全性の維持も助ける。

VIII-71. **正解は D** 第313章（vol.2 p.2277〜）

急性膵炎の病態生理は3段階で展開する。第1段階では膵臓の傷害が消化酵素の膵内活性化を誘導し，膵臓の自己融解と腺房細胞の傷害が生じる。腺房細胞の傷害はリソソームの加水分解酵素によって一次的にチモーゲン（酵素前駆体），特にトリプシノーゲンを活性化する。ひとたびトリプシノーゲンがトリプシンに変換されると，他のチモーゲンを活性化する過程においてトリプシンの活性化がさらに持続し，自己融解に至る。チモーゲンの膵内活性化によって炎症がはじまり，局所のケモカイン産生が膵における好中球の活性化と捕捉を引き起こし急性膵炎の第2段階となる。また好中球による炎症はトリプシノーゲンを活性化させ，腺房細胞傷害のカスケードをさらに進める可能性があることが実験的に示されている。急性膵炎の第3段階は，炎症性サイトカインと活性化された酵素前駆体が血流内に放出されることによる全身性の反応である。この過程は急性呼吸促迫症候群（ARDS），サードスペースへの体液貯留，多臓器不全を伴う全身性炎症反応症候群を引き起こす。

VIII-72.　正解は D　第313章（vol.2 p.2277〜）
急性膵炎の再発を繰り返す患者，特にアルコール依存症や膵管癒合不全，嚢胞線維症の患者では，慢性膵炎はありふれた疾患である。慢性膵炎の特徴は，膵の内分泌機能と外分泌機能の両方が障害されることである。島細胞の機能低下により膵性糖尿病が生じることがある。インスリン依存性だが，他の糖尿病のタイプと比較して一般的に糖尿病性ケトアシドーシスや昏睡にはなりにくい。膵酵素は脂肪の消化に不可欠なものなので，膵酵素が欠乏すると脂肪の吸収不良と脂肪便が生じる。さらに，脂溶性ビタミンであるビタミンA，ビタミンD，ビタミンE，ビタミンKが吸収できなくなる。ビタミンA欠乏は神経障害の原因となる。ビタミンB_{12}やコバラミンも通常は欠乏する。これは，通常膵酵素で分解される余分なコバラミン結合蛋白とコバラミンの過剰な結合によるといわれている。食事摂取時に経口で膵酵素を補充すれば，ビタミン欠乏と脂肪便は改善する。慢性膵炎の患者では膵癌の発生率は高く，20年の累積発症率は4％である。慢性の腹痛はこの疾患にはつきもので，麻薬常用者も多い。ナイアシンは水溶性ビタミンであり，その吸収は膵外分泌機能の影響は受けない。

VIII-73.　正解は A　第313章（vol.2 p.2277〜）
この患者は長期の飲酒による慢性膵炎と思われる。アルコール性慢性膵炎は米国における成人の慢性膵炎の最も一般的な原因である。慢性膵炎はわずかエタノール50 g/日（ビール1L程度）の摂取で生じうる。患者の下痢は脂肪便によくあてはまっており，再発性の腹痛は膵炎によるものであろう。多くの患者において，腹痛が最もめだつ症状である。しかし，慢性膵炎患者の20％では消化不良が唯一の症状となることもある。慢性膵炎の評価において，大管疾患と小管疾患に分けることができる。大管疾患は男性に多く，脂肪便とより関係する。さらに，腹部X線写真で指摘される膵臓の石灰化と膵外分泌機能の異常を呈する。女性では小管疾患が多く，外分泌機能，腹部X線写真ともに正常である。小管疾患は脂肪便にまで発展するのはまれであり，腹痛は膵酵素投与に反応する。この患者の画像所見の特徴は慢性膵炎の特徴に一致し，これ以上のワークアップを続けると膵酵素による治療が遅れるだろう。経口の膵酵素薬投与は消化不良を改善し体重を増加させるが，消化不良のすべての症状が改善するわけではない。慢性膵炎患者においては激しい腹痛がたびたび再発するため，麻薬依存が頻繁に生じる。しかしこの患者の疼痛は軽度であり，現時点で麻薬系鎮痛薬を処方する必要はない。内視鏡的逆行性胆管膵管撮影（ERCP）や磁気共鳴胆管膵管造影（MRCP）は治療に適している構造かどうかを評価する際に考慮される。乳頭切開術はERCP中に行われる処置であり慢性膵炎に関係する痛みの治療には有効であるが，この患者には適応にならない。虚血性腸疾患の評価のための血管造影は，この患者のように腸管虚血として一致しない症状に対しては適応とならない。体重減少はこの状況では生じうるが，患者は通常は食後の腹痛が主訴になり，腹痛は臨床所見に比べて突出して強い。腸管運動促進薬は吸収不良の症状を悪化させるだけであり，適応とならない。

SECTION IX
リウマチ学および免疫学

QUESTIONS

各設問に対する，最もふさわしい解答を選べ。

IX-1. 自然免疫系の特徴にあてはまらないものはどれか。
- A. 脊椎動物だけにそなわっている
- B. マクロファージやナチュラルキラー細胞が重要な細胞に含まれる
- C. 無害な外来分子や微生物は認識しない
- D. 生殖細胞系列にコードされた宿主分子により認識を行う
- E. 微生物由来の主要な病原因子は認識するが，自己分子は認識しない

IX-2. 29 歳の男性。間欠的な腹痛と，ストレスによって誘発される口唇，舌，ときに喉頭の浮腫を伴う。どの蛋白の低機能または低下が疑われるか。
- A. C1 阻害因子
- B. C5A（補体カスケード）
- C. シクロオキシゲナーゼ
- D. IgE
- E. T 細胞受容体 α 鎖

IX-3. ヒトの主要組織適合遺伝子複合体クラス I およびクラス II について，最も適切な記述はつぎのうちどれか。
- A. 補体系の活性化
- B. 顆粒球およびマクロファージの細胞表面受容体に結合して，貪食を起こす
- C. 非特異的に抗原と結合し T 細胞に提示する
- D. B 細胞の活性化に反応して抗原特異的に結合し，中和と促進を行う

IX-4. 37 歳の男性。最近，全身性高血圧と診断された。彼は lisinopril を単剤で処方されている。服用を開始してから 3 日目に，軽度の瘙痒とうずきを伴う右手の腫脹を認めた。同日の午後に，口唇が腫脹し，呼吸困難を生じた。この患者の症状について正確な記述はどれか。
- A. 症状は lisinopril による直接的な肥満細胞活性化によるものである
- B. 症状は lisinopril によるブラジキニン分解の減弱によるものである
- C. enalapril に変更すれば症状は再発しないと思われる
- D. 末梢血分析では C1 阻害因子欠損を認める
- E. 血漿 IgE 値は上昇している可能性が高い

IX-5. 35 歳の女性。6 カ月間持続し，しばしば色素沈着を残して繰り返す蕁麻疹様病変のため地元のクリニックを受診。関節痛も訴えている。赤血球沈降速度は 85 mm/h。この患者に対して，確定診断のために最も有用と考えられる処置はどれか。
- A. 一連のアレルギー皮膚試験
- B. 血清総 IgE 値の測定
- C. C1 エステラーゼ阻害因子活性の測定
- D 皮膚生検
- E. パッチテスト

IX-6. 28 歳の女性。「寒冷な気候へのアレルギー」による繰り返す蕁麻疹の評価のためプライマリケア医を受診。10 年以上にわたり，腕や足が寒い気温に曝露されるとたいてい蕁麻疹が起きるという。検査を受けたことはなく，ここ数年で症状は頻回にみられるようになった。寒冷曝露以外には，蕁麻疹を発症する刺激は思いあたらない。喘息やアトピー性皮膚炎の既往はなく，食物不耐症も否定している。内服薬は，5 年にわたって飲み続けている経

口避妊薬のみである。2年前に建てられた一戸建て住宅に住んでいる。身体所見では，前腕を舌圧子で叩いた後に線状のミミズ腫れが認められる。冷水に手を浸けると，手が発赤し腫脹する。さらに，寒冷刺激部よりも上の腕にも数カ所，ミミズ腫れと発赤反応を認める。この患者の管理において，つぎに行うべきものはどれか。

A. 抗サイログロブリン抗体および抗マイクロゾーム抗体の測定
B. C1 阻害因子値の測定
C. 経口避妊薬の中止
D. cetirizine 10 mg/日
E. cyproheptadine 8 mg/日

IX-7. 23歳の女性。季節性の鼻炎の評価のため来院。毎年春と秋になると，鼻炎と後鼻漏と咳を発症し，睡眠が阻害される症状がでるという。さらに，眼の痒みと涙眼の症状も伴う。症状が起きると，処方箋なしに購入できる loratadine 10 mg/日を内服することで症状は著明に改善する。この患者における最も可能性の高いアレルゲンはどれか。

A. 牧草
B. ブタクサ
C. 樹木
D. A および B
E. B および C
F. 上記のすべて

IX-8. 全身性エリテマトーデス患者にみられる可能性が最も高い自己抗体はどれか。

A. 抗 dsDNA 抗体
B. 抗 RNP 抗体
C. 抗 Ro 抗体
D. 抗リン脂質抗体
E. 抗リボソーム P 抗体

IX-9. 23歳の女性。ラジオの公衆衛生告知を聞いた後に，自分が全身性エリテマトーデス（SLE）ではないかと心配になり，プライマリケア医を受診した。特に既往歴はなく，薬物はときおり使用する ibuprofen のみである。彼女は性的に活発ではなく，食料品店で働いている。間欠的な口内炎と右膝痛を訴えている。身体所見では，脱毛，皮疹，関節腫脹/関節炎の所見はない。血液検査では，抗核抗体が 1：40 で陽性であったが，その他の異常は認めなかった。この患者に関する記述で，正しいものはどれか。

A. SLE の診断には 4 項目が必要であり，この患者は 3 項目をみたしている
B. SLE の診断には 4 項目が必要であり，この患者は 2 項目をみたしている
C. もし蛋白尿を認めれば，SLE の基準を満たす
D. 彼女は 3 項目を満たしているため，SLE の基準に合致する
E. 抗核抗体のみが陽性である点は SLE の診断基準をみたしている

IX-10. 32歳の女性。長期の全身性エリテマトーデス罹患歴があり，経過観察のためリウマチ科医を受診した。心雑音が新規に聴取され，心エコー検査が依頼された。気分は良好であり，発熱，体重減少，既存の心疾患はない。僧帽弁の疣贅が指摘された。この患者に関する記述で，正しいのはどれか。

A. 血液培養が陽性となる可能性は低い
B. グルココルチコイド療法がこの状態を改善させることが証明されている
C. 心外膜炎が頻繁に併発する
D. この病変は塞栓のリスクが低い
E. この患者はひそかに静注薬物を使用している疑いがある

IX-11. 24歳の女性。新規に全身性エリテマトーデスと診断された。彼女の生涯にわたる経過の中で，合併する可能性の最も高い臓器病変はどれか。

A. 心肺系
B. 皮膚
C. 血液
D. 筋骨格系
E. 腎臓

IX-12. 27歳の女性。azathioprine 75 mg/日と prednisone 5 mg/日の治療により，全身性エリテマトーデス（SLE）は寛解状態にある。昨年，生命に危険を及ぼす増悪を経験した。現在，彼女は妊娠を強く希望している。この患者への対応として，最も適切でないのはどれか。

A. 自然流産のリスクが高いことを説明する
B. 妊娠第 1 三半期および産褥期に増悪する可能性があることを警告する
C. 新生児がループスに罹患する可能性は低いことを伝える
D. 抗カルジオリピン抗体が血清から検出されれば，胎児の死亡率が高くなることを伝える
E. 妊娠する直前に prednisone を中止する

IX-13. 全身性エリテマトーデス（SLE）に罹患している 45 歳のアフリカ系米国人女性。頭痛と倦怠感を訴えて救急外来を受診した。これまでの SLE の症状は，関節痛，溶血性貧血，頬部皮疹，口腔内潰瘍であり，高力価の抗 dsDNA 抗体がある。現在，prednisone 5 mg/日と hydroxychloroquine 200 mg/日を服用している。受診時の血圧は 190/110 mmHg，心拍数は 98/min。尿検査では，高倍率視野で赤

血球数が 25，蛋白尿 2＋。赤血球円柱は認めない。BUN 88 mg/dL，クレアチニン 2.6 mg/dL（ベースライン 0.8 mg/dL）。これまで SLE に関連した腎病変はなく，非ステロイド性抗炎症薬（NSAID）は使用していない。最近の感冒や食事量低下，下痢はない。この患者の管理において，最も適切なものはどれか。

A. cyclophosphamide 静注を体表面積あたり 500 mg/m^2 で開始し，3〜6 カ月間毎月の投与を予定する
B. 血液透析を開始する
C. 高用量ステロイド（methylprednisolone 1,000 mg/日を 3 日間の後に経口 prednisone 1 mg/kg/日）および mycophenolate mofetil 2 g/日を開始する
D. 血漿交換を行う
E. 腎生検を行うまで，すべての治療は保留する

IX-14. 25 歳のアフリカ系米国人。6 カ月前に全身性エリテマトーデス（SLE）と診断されて以来，専門のクリニックでフォローされている。診断時，軽度の関節症状，日光過敏，頬部皮疹，抗核抗体陽性，抗 dsDNA 抗体陽性を認めていた。腎機能および尿検査は正常であり，acetaminophen と hydroxychloroquine で治療中である。ビーチに外出した後で彼女は救急外来を受診した。過去 2 日間にわたり，倦怠感と朝のこわばりの明らかな増悪を自覚していて，赤色尿にも気づいていた。身体所見では，露光部の皮疹と，手首，膝，足首にびまん性の滑膜肥厚がみられた。血小板は正常値から 45,000 まで低下し，新たに白血球減少も伴っている。さらに，血清クレアチニン値は 2.5 mg/dL で赤血球円柱も認める。緊急に施行された腎生検所見は，活動性びまん性ループス腎炎に合致する。この患者に対して，methylprednisolone 1 g 静注を 3 日間の後に行う治療として不適切なのはどれか。

A. prednisone 60 mg/日
B. prednisone 60 mg/日＋azathioprine
C. prednisone 60 mg/日＋cyclophosphamide
D. prednisone 60 mg/日＋mycophenolate mofetil
E. rituximab

IX-15. 27 歳の女性。3 日前の満期産後に集中治療室（ICU）に入室した。右片麻痺があり，左手は青くなっている。身体所見では，網状皮斑を認める。検査値は，白血球数 10.2/μL，ヘマトクリット値 35 %，血小板数 13,000/μL，BUN 36 mg/dL，クレアチニン 2.3 mg/dL。今回の妊娠では異常はなかったが，過去の 3 回の妊娠は流産に終わっている。末梢血塗抹標本では分裂赤血球を認めない。この患者の基礎疾患を確定するための検査で，最も有用なものはつぎのうちどれか。

A. 抗カルジオリピン抗体検査
B. 抗核抗体検査
C. 左手動脈系の Doppler 検査
D. 心エコー検査
E. 脳 MRI

IX-16. 28 歳の女性。1 日で増悪した右足痛と腫脹を訴えて救急外来を受診した。2 日前，ハイキングの帰りに 8 時間車を運転し，その時足の痛みに気がついた。最初は運動による痛みだと思っていたが，時間がたつにつれて増悪した。既往歴は不妊症のみで，2 回の自然流産歴がある。身体所見ではバイタルサイン，心肺所見は正常。右下肢は大腿中部より腫脹し圧痛を伴う。Doppler 検査では，骨盤内にのびる巨大な静脈血栓を大腿静脈および腸骨静脈に認めた。治療開始前の入院時検査では電解質，白血球数，血小板数，プロトロンビン時間（PT）は正常で，活性化部分トロンボプラスチン時間（aPTT）の延長を認める。妊娠検査は陰性であった。救急室で低分子ヘパリン治療が開始された。これに続く適切な治療はどれか。

A. rituximab 375 mg/m^2 を週に 1 回，4 週間続ける
B. warfarin を国際標準化比（INR）2.0〜3.0 を目標とし，3 カ月間続ける
C. warfarin を INR 2.0〜3.0 を目標とし，12 カ月間続ける
D. warfarin を INR 2.5〜3.5 を目標とし，生涯続ける
E. warfarin を INR 2.5〜3.5 を目標とし，12 カ月間行い，aspirin を生涯続ける

IX-17. 進行した関節リウマチが最もよくみられる罹患関節部位はどれか。

A. 遠位指節間関節
B. 股関節
C. 膝関節
D. 脊椎
E. 手首

IX-18. 進行した関節リウマチ患者でみられる肺の画像所見の中で，原病によって説明できないのはどれか。

A. 両側性の間質影
B. 気管支拡張
C. 大葉性の浸潤影
D. 孤発性肺結節影
E. 片側性胸水

IX-19. 単純 X 線検査で最も早期に認められる関節リウマチの所見はどれか。

A. 関節周囲の骨量減少
B. 異常所見なし
C. 軟部組織の腫脹
D. 軟骨下部の骨糜爛
E. 対称性の関節裂隙狭小化

IX-20. 関節リウマチ(RA)に関する記述で，正しいのはどれか。

A. アフリカ人とアフリカ系米国人は，HLA-DR4 の主要組織適合抗原クラス II 分子をもっている可能性が最も高い

B. 女性は男性よりも 3 倍罹患しやすく，全年齢を通じてこの差は変わらない

C. RA に最も早期に認められる病変は，滑膜表層細胞数の増加と微小血管障害である

D. HLA-B27 型の主要組織適合抗原クラス II 分子と関連がある

E. リウマトイド因子の値は，RA の重症度や関節外症状に対する予測因子とはならない

IX-21. 46 歳の女性。多数の主訴があり，あなたのクリニックを受診。2〜3 カ月間にわたる倦怠感と全身の体調不良を訴えている。食欲は減少し，5.5 kg の意図しない体重減少がある。後になって，朝と繰り返す運動時に，症状の強い両手の痛みとこわばりがあることを訴えた。祖母と姉妹に関節リウマチ(RA)の家族歴があり，自分も発症したのではないかと非常に心配している。進行した RA の最も一般的な臨床症状を述べているものはどれか。

A. 2 カ月間の，関節痛を伴う倦怠感と食欲不振

B. 1 時間以上持続する朝のこわばり

C. 運動によって増悪する対称性の関節痛

D. 第 2 度近親者の RA の家族歴

E. 疾患の活動期における 4.5 kg の体重減少

IX-22. 関節リウマチの関節外症状としてあてはまらないのはどれか。

A. 貧血

B. 皮膚血管炎

C. 心外膜炎

D. 二次性 Sjögren 症候群

E. 血小板減少

IX-23. 関節リウマチの治療において，疾患修飾性抗リウマチ薬(DMARD)としての効果をもたないのはどれか。

A. infliximab

B. leflunomide

C. methotrexate

D. naproxen

E. rituximab

IX-24. 急性リウマチ熱に最も一般的な臨床徴候はどれか。

A. 心炎

B. 舞踏病

C. 輪状紅斑

D. 多発性関節炎

E. 皮下結節

IX-25. エチオピアから最近移民してきた 19 歳の女性。プライマリケアのため，あなたのクリニックを訪れた。彼女は現在体調がよい。少し前に，心房細動を新規に発症し，病院に入院した既往歴がある。エチオピアでの小児期に，四肢と舌の自制できない自動運動を発症し，約 1 カ月持続したことがある。また，青年期には 3 度の移動性大関節炎の既往があり，薬局で処方された薬物によって症状は改善した。現在，metoprolol と warfarin を内服しており，薬物アレルギーはない。身体所見では心拍の絶対的不整を認め，血圧は正常。心尖拍動は鎖骨中線上で最大で，サイズは正常。早期拡張期ランブルと 3/6 の全収縮期雑音を心尖部で聴取する。弱い早期拡張性雑音もまた，左第 3 肋間で聴取される。弁置換と心エコーによる評価のため，あなたは患者を循環器内科に紹介した。この時点で，他に検討すべき介入はどれか。

A. グルココルチコイド

B. aspirin の連日投与

C. doxycycline の連日投与

D. 毎月の penicillin G 注射

E. 咽頭痛があるたびに penicillin G 投与

IX-26. びまん性の皮膚硬化があり，強皮症の診断を受けている患者が，悪性高血圧，乏尿，浮腫，溶血性貧血，腎不全のため受診した。あなたは強皮症腎クリーゼと診断した。最も推奨される治療薬はどれか。

A. captopril

B. carvedilol

C. clonidine

D. diltiazem

E. nitroprusside

IX-27. 57 歳の女性。うつ病と慢性片頭痛があり，数年にわたる口腔乾燥と眼乾燥のため受診。当初の訴えは大好きなクラッカーが食べられなくなったことであるが，追加の問診により，光線過敏と眼の灼熱感の訴えもあることがわかった。その他に随伴する症状はない。身体所見では口腔粘膜は乾燥し，紅斑がみられ，ねばついている。この患者において，陽性となる可能性が低い検査はどれか。

A. 抗 La/SS-B 抗体

B. 抗 Ro/SS-A 抗体

C. Schirmer 試験第 1 法

D. 抗 Scl-70 抗体

E. 唾液分泌量の測定

IX-28. 原発性 Sjögren 症候群の腺外症状として最も一般的なのはどれか。

A. 関節痛 / 関節炎

B. リンパ腫

C. 末梢性ニューロパチー

D. Raynaud 現象

E. 血管炎

IX-29. 44 歳の女性。眼と口腔の乾燥症状の評価のため受診。5 年前にはじめて症状に気づき，年月が経過するごとに症状の増悪を感じている。眼に砂が入ったようなザラザラした感覚があるという。ときおり眼に灼熱感を感じ，明るい日光の下にでるのは難しいとも話している。さらに，口内は非常に乾燥している。仕事上，プレゼンテーションを依頼されることがよくあるが，30〜60 分のプレゼンテーションをすることがしだいに難しくなってきている。彼女は常に水を持ち歩いている。自分の歯の衛生には問題なく，最近の変化もないと彼女は報告しているが，歯科医は過去 3 年間でう歯のために 2 回詰めものをする必要があったと話している。他の既往歴は，20 代に平和部隊として東南アジアへ行った際に罹患し，治療を受けた結核のみである。常用薬はなく，喫煙はしていない。眼の診察ではローズベンガル試験で角膜潰瘍を，Schirmer 試験で 5 分後に 5 mm 以上の湿りを認めた。口腔粘膜は乾燥し，粘稠度の高い粘液性分泌物を伴い，耳下腺は両側性に腫大している。検査所見では，抗 Ro 抗体および抗 La 抗体（抗 SS-A および SS-B 抗体）が陽性であった。さらに，生化学検査では，Na 142 mEq/L，K 2.6 mEq/L，Cl 115 mEq/L，重炭酸 HCO_3 15 mEq/L である。この患者における低カリウム血症と酸血症の原因として，最も可能性が高いのはどれか。

A. 下痢

B. 遠位（1 型）腎尿細管性アシドーシス

C. 低アルドステロン症

D. 神経性食欲不振症による排泄行為

E. 慢性呼吸性アルカローシスに対する腎性代償

IX-30. 6 年前に原発性 Sjögren 症候群と診断され，対症療法として涙液の補充を行っている患者が，3 カ月間持続する耳下腺腫脹と，後部リンパ節が腫大しつつあることを訴えている。検査では，白血球減少と補体成分 C4 低値を認めた。最も可能性が高い診断はどれか。

A. アミロイドーシス

B. 慢性膵炎

C. HIV 感染症

D. リンパ腫

E. 二次性 Sjögren 症候群

IX-31. 組織適合抗原 HLA-B27 は，強直性脊椎炎の何％で認められるか。

A. 10％

B. 30％

C. 50％

D. 90％

E. 100％

IX-32. 強直性脊椎炎の関節外徴候として最も一般的なものはどれか。

A. 前部ブドウ膜炎

B. 大動脈弁閉鎖不全

C. 炎症性腸疾患

D. 肺線維症

E. 3 度房室ブロック

IX-33. 25 歳の男性。腰背部痛の評価のためプライマリケア医を受診。痛みは重度で，朝に症状が強く，運動で改善し休息で増悪する。特に夜間には睡眠困難をきたす。朝に最低 30 分間の強いこわばりを感じている。腰背部の MRI が撮像され，活動性の仙腸関節炎を認めた。追加の問診によって，2 年前に片側性の眼充血を副腎皮質ステロイドで治療した既往が明らかとなった。HLA-B27 は陽性である。この患者における第 1 選択薬はどれか。

A. infliximab

B. naproxen

C. prednisone

D. rituximab

E. tramadol

IX-34. 27 歳の男性。痛みを伴う右膝の関節炎とびまん性の指腫脹のためプライマリケア医を受診した。それ以外は健康であるが，3〜4 週間前に下痢症状があり自然に軽快したことを訴えている。内服薬はなく，まれにマリファナを使用する。review of systems（ROS）では排尿時の疼痛がある。身体所見では，右膝の炎症性関節炎，指炎を認め，泌尿器科的検査は正常である。診断は反応性関節炎であるが，患者の下痢の原因微生物として最も考えられるものはどれか。

A. *Campylobacter jejuni*

B. *Clostridium difficile*

C. *Escherichia coli*

D. *Helicobacter pylori*

E. *Shigella flexneri*

IX-35. 28 歳の女性。体重減少と血性下痢の評価を受けるため来院。最終的に Crohn 病と診断を受けた。過去 6 カ月以内に，指炎と両側性の仙腸関節炎と診断されている。Crohn 病に対して，2 週間以内に infliximab による治療を開始する予定である。彼女の関節炎に対する infliximab の効果として，適切なものはどれか。

A. infliximab は症状を軽減させる可能性が高いが，最初は非ステロイド性抗炎症薬（NSAID）を用いるべきである。

B. infliximab は Crohn 病に対して非常に効果的ではある

が，関節炎に対しては効果がない。
C. 関節炎は Crohn 病とは無関係であるため，免疫抑制治療を開始する前に感染症の詳細な検査を受けるべきである。
D. infliximab はこのタイプの関節炎に非常に有効である。
E. 上記のどれでもない

IX-36. Whipple 病の関節炎に関する記述として正しいものはどれか。
A. 関節炎はまれである
B. 関節症状は通常，腸管症状と吸収不良とともに起きる
C. X 線検査にて頻繁に関節糜爛を認める
D. 関節液中に多形核細胞を認めることはあまりない
E. 上記のどれでもない

IX-37. 35 歳の男性。重症の強直性脊椎炎であり，非ステロイド性抗炎症薬（NSAID）治療に反応しない。infliximab による治療が推奨されるが，患者は副作用の可能性を心配している。infliximab による一般的な副作用ではないものはどれか。
A. 脱随疾患
B. 播種性結核
C. うっ血性心不全の増悪
D. 過敏性肺炎
E. 汎血球減少

IX-38. 付着部炎の定義に合致するのはつぎのうちどれか。
A. 関節のアライメント不良によって，関節表面同士が不完全に接している
B. 腱や靭帯が骨に付着する部位の炎症
C. 関節包を覆っている関節周囲膜の炎症
D. 関節周囲で摩擦を減らす役割を果たしている嚢状の腔の炎症
E. 関節の運動によって起きる，触知可能な，またはクリック音を伴う感覚

IX-39. 35 歳の女性。全身の広範な関節痛を訴えてプライマリケア医を受診。どの関節に最も症状が強いのか質問すると，「すべて」と答える。関節のこわばり，発赤，腫脹はない。Raynaud 現象がこれまで認められたことはない。ときおり，指と爪先にしびれ感がある。慢性疼痛と，彼女自身は痛みが原因と考えている睡眠障害を訴えている。過去に，緊張性と思われる慢性頭痛でクリニックを受診していた。市販の ibuprofen を 1 日 2 回服用したが，疼痛は改善しなかった。その他の医学的な問題はない。診察では，関節可動域は正常，炎症性関節炎の所見はない。後頭下筋付着部，C5 領域，外側上顆，殿部上外側，両側の膝蓋下脂肪体内側に圧痛があり，右第 2 肋骨に片側性の圧痛がある。赤血球沈降速度は 12 mm/h。抗核抗体は 1：40 の speckled pattern（斑紋型）陽性である。HLA-B27 陽性で，リウマトイド因子陰性である。頸椎，殿部，肘の画像所見は正常だった。最も可能性の高い診断はどれか。
A. 強直性脊椎炎
B. 播種性淋菌感染症
C. 線維筋痛症
D. 関節リウマチ
E. 全身性エリテマトーデス

IX-40. 42 歳の男性。皮疹と関節痛を訴えて受診。6 カ月前に初めて皮疹に気がついた。皮疹は基本的に両手（図 IX-40），肘の伸側，膝，腰背部，頭部に認める。彼はこれらの病変の外見について訴えるが，痒みや痛みはない。過去に病変についての評価を受けたことはなく，最近では爪床部の変化に気がついている。この 2 週間，手足の遠位関節の増悪する強い痛みがある。手の痛みのため，書字やものをつかむことがしづらくなっている。発熱，体重減少，倦怠感，咳，息切れ，排便や排尿の変化はない。最も可能性の高い診断はどれか。
A. 炎症性腸疾患に関連した関節炎
B. 痛風
C. 変形性関節症
D. 乾癬性関節炎
E. 関節リウマチ

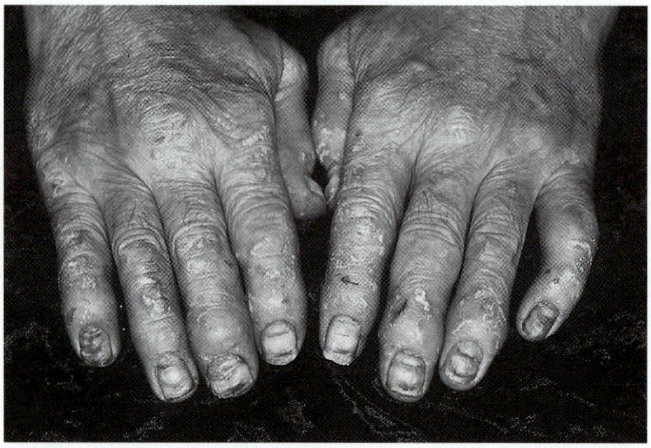

図 IX-40 （巻末のカラー写真参照）

IX-41. つぎの血管炎症候群のうち免疫複合体沈着を原因としないものはどれか。
A. クリオグロブリン血症性血管炎
B. Henoch-Schönlein 紫斑病
C. B 型肝炎ウイルス関連結節性多発動脈炎
D. 血清病
E. 多発血管炎性肉芽腫症（Wegener）

IX-42. 53 歳の男性。血管炎症候群にて受診。細胞質型抗好中球細胞質抗体(c-ANCA)が陽性。つぎの症候群のうち最も可能性が高いのはどれか。

A. Churg-Strauss 症候群
B. Henoch-Schönlein 紫斑病
C. 顕微鏡的多発血管炎
D. 潰瘍性大腸炎
E. 多発血管炎性肉芽腫症(Wegener)

IX-43. 40 歳の男性。2 日間継続する少量の喀血で救急外来を受診。喀血量は 1 日にテーブルスプーン 2.5 杯ほど。軽度の胸痛，微熱，体重減少の訴えもあり。さらに，1 年ほど前から重度の上部気道症状(頻回の血性および膿性の鼻汁)があり，複数回の抗菌薬投与歴があった。軽度の脂質異常症以外の既往歴はなく，内服薬は aspirin と lovastatin のみ。身体所見では，鞍鼻変形を認めるが，バイタルサインおよび肺野は正常。胸部 CT では複数の空洞を伴う結節を認め，尿検査では赤血球を認めた。診断検査として最も有用性が高いのはどれか。

A. 深めの皮膚生検
B. 経皮的腎生検
C. 肺動脈造影
D. 外科的肺生検
E. 上気道生検

IX-44. 84 歳の女性。重度の頭痛の評価のためプライマリケア医を受診。発症から数週間が経過し，悪化傾向にある。頭痛に前駆症状はないが，過去数日間左目の視力が一時的に失われるエピソードあり。脱力やしびれはないが，食事の際に顎の痛みがある。既往歴として，10 年前に冠動脈疾患でバイパス手術，糖尿病，脂質異常症，軽度のうつ病がある。他の症状として，寝汗と朝に悪化傾向のある腰背部痛がある。つぎに行うべき最も適切な処置はどれか。

A. aspirin 975 mg/日を経口
B. 赤血球沈降速度測定
C. prednisone 60 mg/日
D. 側頭動脈生検のため紹介
E. 側頭動脈超音波検査のため紹介

IX-45. 54 歳の男性。皮膚血管炎と末梢神経障害の精査を受けたところ，腎障害がみられた。腎生検の結果，糸球体腎炎であった。血清にクリオグロブリンがみられた。原因検索に最も有用な検査はどれか。

A. B 型肝炎表面抗原(HBs 抗原)
B. 細胞質型抗好中球細胞質抗体(c-ANCA)
C. C 型肝炎ウイルス PCR
D. HIV 抗体
E. リウマトイド因子

IX-46. 54 歳の男性。7 カ月前に始まった下腹部痛および鼠径部痛にて入院。入院 2 カ月前に，胆嚢炎を疑う急な腹痛で腹腔鏡検査を行った際に，大網の壊死と胆嚢周囲炎を認め，大網切除術と胆嚢摘出術が必要となった。手術後も痛みに変わりはない。臍周囲から鼠径部と下肢に放散する痛みで，食事の摂取によって悪化する。他に，間欠的なひどい精巣痛，便意切迫，悪心，嘔吐，頻尿の訴えもあり。6 カ月で 22.7 kg の体重減少あり。既往歴として重篤な高血圧があり，ここ最近コントロール不良になった。

入院時の薬物は，aspirin，hydrochlorothiazide，hydromorphone，lansoprazole，metoprolol，quinapril。診察上は落ち着いてみえる。バイタルサインは，血圧 170/100 mmHg，心拍数 88/min，発熱はない。心音は I，II 音正常で，雑音はないが，IV 音あり。頸動脈，腎動脈，腹部大動脈，大腿動脈の雑音なし。

肺野は雑音なく，腸蠕動音正常。腹部触診では，軽度の圧痛を全体に認めるが，反跳痛や筋性防御，腫瘤は認めない。便潜血は陰性。診察中に，右手の Raynaud 現象が数分にわたって継続。神経診察は正常。入院時検査では，赤血球沈降速度は 72 mm/h，BUN 17 mg/dL，クレアチニン 0.8 mg/dL。血尿および蛋白尿は認めない。抗核抗体，抗 dsDNA 抗体，抗好中球細胞質抗体(ANCA)は陰性。肝機能検査では，AST 89 IU/L，ALT 112 IU/L と異常があり，B 型肝炎表面抗原，B 型肝炎 e 抗原は陽性。腸間膜の動脈造影でビーズ状の動脈瘤を上 / 下腸間膜静脈に認めた。最も考えられる診断はどれか。

A. 肝細胞癌
B. 虚血性大腸炎
C. 顕微鏡的多発血管炎
D. 混合型クリオグロブリン血症
E. 結節性多発動脈炎

IX-47. 18 歳の男性。30 分前に急性発症した押しつぶされるような胸骨下の痛みにより入院。頸部と右腕への放散痛があり，それ以外は健康である。マーチングバンドでトランペットをやっていて，特に定期的な運動はしていない。診察上，冷汗がみられ，頻呼吸。血圧は 100/48 mmHg，心拍数は 110/min。不整脈はないが頻脈であり，II/VI 音と前収縮期雑音が心尖部から腋窩にかけて聴取される。両側肺底部にラ音あり。心電図では，前胸部誘導で 4 mm の ST 上昇を認める。さらに詳細な病歴聴取により，2 歳のときに何らかの心疾患で入院歴があったことがわかった。母親によると当時 aspirin と γ グロブリンで治療を受けたということで，以降は心エコー検査を定期的に受けていた。この患者の急性冠症候群の原因として最も可能性の高いものはどれか。

A. 左冠動脈入口部を巻き込む大動脈基部の解離
B. 左前下行枝上の心筋組織(心筋ブリッジ)

C. 冠動脈瘤の狭窄
D. コカイン摂取による血管攣縮
E. 左前下行枝の血管炎

IX-48. Behçet 病の診断に必須とされるものはどれか。
A. 大型血管炎
B. 皮膚針反応陽性
C. 再発性口腔内アフタ性潰瘍
D. 再発性陰部潰瘍
E. ブドウ膜炎

IX-49. 25 歳の女性。有痛性の口腔内潰瘍にて受診。浅い潰瘍が 1〜2 週間持続しているという。潰瘍は過去 6 カ月間出現を繰り返しており，直近の 2 日間は片目が有痛性の発赤をきたしている。陰部潰瘍，関節炎，皮疹，日光過敏は認めない。患者は体型上異常なく，苦しんでいるようすはみられない。体温 37.6℃，心拍数 86/min，血圧 126/72 mmHg，呼吸数 16/min。口腔内の所見として，頬粘膜に潰瘍低の黄色い，浅い潰瘍を 2 つ認めた。眼科診察では全ブドウ膜炎を認めた。心肺所見は正常。関節炎はないが，右の大腿内側の伏在静脈に索状物を触知。臨床検査では，赤血球沈降速度は 68 mm/h。白血球数 10,230/μL（多核球 68 %，リンパ球 28 %，単球 4 %）。抗核抗体と抗 dsDNA 抗体は陰性で，C3 89 mg/dL，C4 24 mg/dL。最も考えられる診断はどれか。
A. Behçet 症候群
B. 瘢痕性類天疱瘡
C. 円盤状エリテマトーデス
D. Sjögren 症候群
E. 全身性エリテマトーデス

IX-50. IX-49 の患者に最初に行うべき治療はどれか。
A. colchicine
B. 創部へのインターフェロン α 注入
C. グルココルチコイドの全身投与と azathioprine
D. thalidomide
E. 局所グルココルチコイド（眼科用 prednisolone を含む）

IX-51. 再発性多発軟骨炎は単独で起こることも，他のリウマチ性疾患を合併することもある。再発性多発軟骨炎に関連しない疾患はどれか。
A. 骨髄異形成症候群
B. 原発性胆汁性肝硬変
C. 強皮症
D. 脊椎関節炎
E. 全身性エリテマトーデス

IX-52. 47 歳の男性。1 年間にわたる再発性の両側耳の腫脹で受診。発作が起こると耳の痛みがあり，右の耳はしまりがなくなってしまった。その他の点は健康で，違法薬物使用などはないという。職場は事務系で，スポーツはテニスのみ行っている。身体所見では，左の耳は発赤しており，耳介に圧痛と腫脹がみられる。耳垂はわずかに腫れているようだが，発赤も圧痛もない。これらの所見の説明がつく適切な診断はどれか。
A. Behçet 症候群
B. Cogan 症候群
C. 異常ヘモグロビン症
D. 繰り返す外傷
E. 再発性多発軟骨炎

IX-53. 25 歳のアフリカ系米国人女性。腹腔鏡下胆嚢切除術前の評価のための胸部 X 線検査において，両側の肺門部リンパ節腫脹を指摘され受診。縦隔鏡検査が実施され，多数の非乾酪性肉芽腫がリンパ節内にみつかった。これらの所見を説明できない疾患はどれか。
A. 肺胞蛋白症
B. 非定型抗酸菌症
C. ベリリウム曝露
D. Histoplasma 症
E. 悪性疾患
F. サルコイドーシス

IX-54. 34 歳の女性。過去 5 年にわたり皮膚サルコイドーシスを hydroxychloroquine で治療している。右側腹部痛と血尿の後に腎結石を指摘された。この患者の腎結石に関する記述として正しいものはどれか。
A. ビタミン D の過剰摂取と日光曝露は，サルコイドーシス関連の高カルシウム血症を悪化させ，腎結石に至る可能性がある
B. サルコイドーシスでは高カルシウム血症はまれであり，腎結石とは関係ない
C. サルコイドーシスの高カルシウム血症は，皮膚における 1,25-ジヒドロキシビタミン D の産生亢進による
D. 経口カルシウムによる治療を開始するのであれば，治療前後の 24 時間尿中リン酸塩測定が必要である
E. 上記のいずれでもない

IX-55. サルコイドーシスの症状を改善させることが示されていない薬物はどれか。
A. etanercept
B. hydroxychloroquine
C. infliximab
D. methotrexate
E. prednisone

IX-56. サルコイドーシスの臨床症状についての記述として正しくないものはどれか。

A. 心病変は25%の患者でみられる
B. 眼病変は前部ブドウ膜炎のことが多い
C. 肝病変があるとアルカリホスファターゼ値の上昇が認められることが多い
D. 肺病変は90%以上の患者でみられる
E. 皮膚病変は3分の1の患者でみられる

IX-57. 56歳の女性。関節痛とこわばりのため受診。炎症性疾患の関節炎を示唆しない症状もしくは徴候はどれか。

A. 赤血球沈降速度の亢進
B. 疲労感，発熱，体重減少
C. 6週間以上の継続
D. 関節周囲の軟部組織の腫脹
E. 長時間の朝のこわばり

IX-58. 22歳の男性。野球のプレー中に肩を痛めて受診。ボールを投げる際に左の肩にコリッとした違和感を感じて急に痛みが生じたとのこと。回旋筋腱板の断裂を疑わせる所見はどれか。

A. 上腕を他動的に90度外転した位置に維持できない
B. 上腕を90度以上前方に屈曲できない
C. 上腕を内外旋するときに結節間溝に圧痛がある
D. 上腕を内外旋するときに関節裂隙前方に圧痛がある
E. 上腕を他動的に外転する際に痛みがある

IX-59. 62歳の白人男性。右膝の痛みと腫脹で受診。既往歴として，肥満があり肥満指数(BMI)は34 kg/m^2，2型糖尿病があるが食事療法のみ，高血圧もみられる。薬物は疼痛時にhydrochlorothiazide，acetaminophenを服用。身体所見では，右膝関節の中程度の液体貯留がみられ，関節可動域は屈曲が90°，伸展が160°に制限されている。やや熱感はあるが発赤はない。関節運動に伴い軋轢音がある。加重すると，両側とも変形しO脚の状態。X線所見では，右膝に骨棘と関節裂隙の狭小化がみられる。この患者の関節液所見で最も可能性の高いものはどれか。

A. Gram陽性球菌の集合
B. 白血球数1,110/μL
C. 白血球数22,000/μL
D. 偏光顕微鏡で正の複屈折
E. 偏光顕微鏡で負の複屈折

IX-60. 62歳の女性。過去1年で徐々に悪化した両側の手の痛みを訴えて受診。過去に裁縫業務で手袋工場に35年の勤務歴がある。あなたは変形性関節症を疑った。変形性関節症に一致しない病歴および身体所見はどれか。

A. 両側の手関節に限局する熱感と腫脹
B. X線写真にみられる，近位指節間関節(PIP関節)と遠位指節間関節(DIP関節)に限局する骨棘と関節裂隙の狭小化
C. 調理の際に痛みが悪化する
D. Heberden結節
E. こわばりは，関節を短い間不動にした後に悪化し，関節のロッキングもみられる

IX-61. 73歳の女性。肥満と糖尿病があり，徐々に悪化する右膝の痛みを訴えて受診した。立位や歩行で特に悪化するという。市販の非ステロイド性抗炎症薬(NSAID)を使用したが，痛みの改善はみられなかった。患者は膝の痛みの原因を知りたがっている。X線所見として，関節軟骨の消失と骨棘の形成を認める。変形性関節症に対して最も影響を与える危険因子はどれか。

A. 年齢
B. 性別
C. 遺伝
D. 肥満
E. 外傷の既往

IX-62. 53歳の男性。両側の膝の痛みで受診。歩行で悪化し，安静時は痛みはないという。痛みは数カ月続いており，市販の鎮痛薬では痛みが改善しなかったという。高血圧と肥満の既往がある。高校と大学ではフットボールとバスケットボールをしていた。この患者に対する初期の治療戦略として望ましいのはどれか。

A. 数週間歩行を避ける
B. 連日の軽い歩行による運動
C. 低用量，長時間作用型のオピオイド
D. 経口ステロイドパルス療法
E. 減量

IX-63. 74歳の男性。急性痛風発作の6週間後にプライマリケア医を受診。過去6カ月で同様の発作が他に2回あった。既往歴として，うっ血性心不全，脂質異常症，慢性腎臓病(CKDステージⅢ)がある。pravastatin，aspirin，furosemide，metolazone，lisinopril，metoprolol XLを内服している。糸球体濾過量(GFR)は38 mL/min，クレアチニン2.2 mg/dL，尿酸値9.3 mg/dL。発作の頻度を減らせないかどうかを患者は気にしている。この患者に対する最も適切な治療はどれか。

A. allopurinol 800 mg/日
B. colchicine 0.6 mgを1日2回
C. febuxostat 40 mg/日
D. indomethacin 25 mgを1日2回
E. probenecid 250 mgを1日2回

IX-64. うっ血性心不全の既往のある64歳の男性。急性発症した右足の痛みで救急外来を受診。夜間に痛みが発症し，

目が覚めたという。痛みがひどいため，靴も靴下もはけないほどであったという。内服薬は，furosemide 40 mg 1日2回，carvedilol 6.25 mg 1日2回，candesartan 8 mg 1日1回，aspirin 325 mg 1日1回。身体所見上，38.5℃の発熱がみられる。右の母趾は発赤しており，触れると非常に強い圧痛がある。腫脹は強く，第1中足趾節関節に液体貯留がみられる。他の関節は特に所見なし。この患者の関節穿刺で予測される所見はどれか。

A. グルコース 25 mg/dL 以下
B. Gram 染色で細菌を認める
C. 偏向顕微鏡で負の複屈折性を有する針状の結晶
D. 偏向顕微鏡で正の複屈折性を有する長方形の結晶
E. 白血球数 100,000/μL 以上

IX-65. 24歳の女性。発熱と右膝の腫脹と痛みにより受診。3週間前に発熱，悪寒，移動性の関節痛(手指，手関節，膝，股関節，足関節)があり，小さな丘疹が前胸部と手にあることに気がついた。症状はその後落ち着いている。既往歴は特にない。造園設計の仕事をしているが，虫に刺された記憶は特にないという。薬物は経口避妊薬のみ。結婚はしておらず，性交渉のパートナーが複数いる。身体所見では，38.4℃の発熱がみられ，心拍数 124/min，呼吸数 24/min，血圧 102/68 mmHg。右膝に発赤，熱感，腫脹があり，動作時に痛みがある。関節穿刺では，白血球数 66,000/μL (好中球 90%)がみられたが，結晶も細菌もみられない。正しい診断へと行き着く診断検査として最適なものはどれか。

A. 子宮頸部の細菌培養
B. 関節液の細菌培養
C. 血液培養
D. *Borrelia burgdorferi* に対する IgG の検査
E. リウマトイド因子

IX-66. 66歳の女性。関節リウマチと右膝の頻回の偽痛風発作の既往がある。寝汗と2日間にわたる左膝の痛みで受診。内服薬は，methotrexate 15 mg/週，葉酸 1 mg/日，prednisone 5 mg/日，痛みに応じて ibuprofen 800 mg1日3回。身体所見では，体温 38.6℃，心拍数 110/分，血圧 104/78 mmHg，酸素飽和度は室内気で 97%。左膝に腫脹がみられ，発赤，疼痛，熱感がある。可動域は5°動かすだけで強い痛みがある。手，膝，脊椎に慢性の変形あり。白血球数は，末梢血で 16,700/μL で 95% が好中球。左膝の関節穿刺では，白血球数 168,300/μL で 99% が好中球。針状の複屈折のある結晶を認めた。Gram 染色では陽性球菌を房状に認める。この患者の管理において適切でないものはどれか。

A. 血液培養
B. グルココルチコイドの使用
C. 関節液の穿刺吸引
D. 整形外科への紹介
E. vancomycin の投与

IX-67. 42歳の女性。全身の痛みと疲労感を訴えてプライマリケア医を受診。上肢，下肢，頸部，股関節に痛みがあるというが，局在を示すことは困難。痛みの重症度は 10/10。こわばりはあるというが，朝にひどくなるいうことはない。過去6カ月間痛みが続いており，痛みは強くなってきている。市販の ibuprofen と acetaminophen を試したが，改善は乏しかった。痛みにより安眠できず，集中力も低下しているという。ウェイトレスの仕事を何日も休んでおり，仕事を解雇されるのではないかと心配している。既往として，うつ病と肥満がある。薬物は持続型の venlafaxine 150 mg/日を内服している。母親に関節リウマチの家族歴がある。1日一箱の喫煙習慣がある。身体所見ではバイタルサインは正常，肥満指数(BMI)は 36 kg/m^2。関節所見として，発赤，腫脹，関節液貯留なし。触診すると，後頭下筋腱付着部，僧帽筋の上縁中央部，第2肋軟骨接合部，外側上顆，膝の内側脂肪堆積部の広範囲に痛みがある。この患者のびまん性疼痛の原因について，正しくない記述はどれか。

A. 認知障害，睡眠障害，不安，抑うつが，神経心理学的症状として併発しやすい
B. 誘発される痛覚感受性の亢進と関連する
C. 特定の関節に局在することが多い
D. 一般人口の 2〜5% にみられ，変性疾患や炎症性リウマチ性疾患の患者では 20% 以上にみられる
E. 女性は男性よりも9倍この症候群になりやすい

IX-68. 36歳の女性。全身の痛みと疲労感，不眠，集中力の欠如で受診。痛みの局在ははっきりせず，重症度は 7〜8/10 程度で，非ステロイド性抗炎症薬(NSAID)で改善がないという。不安障害の既往があり，sertraline 100 mg 1日1回と clonazepam 1 mg 1日2回で治療を受けている。身体所見では，いくつかの点に圧痛を認める。臨床検査では血球，一般生化学検査，赤血球沈降速度，リウマトイド因子に異常を認めない。あなたは線維筋痛症と診断をくだした。この患者の治療法として推奨されないものはどれか。

A. 筋力トレーニング，有酸素運動，ヨガなどの運動
B. 不眠に対しての認知行動療法
C. milnacipran
D. oxycodone
E. pregabalin

IX-69. 53歳の女性。疲労感と全身の痛みが，2年間にわたって悪化してきたことを訴えて受診。イライラ感と睡眠障害があり，うつ病ではないかと気にしている。最近離婚したこと，職場でストレスが多いことも述べている。米

国リウマチ学会の線維筋痛症の基準を満たすのはどれか。

A. 広範な慢性疼痛と睡眠障害
B. 他に原因のない広範な疼痛と大うつ病の徴候
C. 大うつ病，日常生活のストレス，慢性疼痛，女性
D. 18 カ所中 6 カ所の圧痛点と大うつ病
E. 広範な慢性疼痛と 18 カ所中 11 カ所の圧痛点

IX-70. 42 歳の男性。身体診察で図 IX-70 の所見がみられた。この所見に関連しないものはどれか。

A. 慢性閉塞性肺疾患
B. チアノーゼ性先天性心疾患
C. 嚢胞性線維症
D. 肝細胞癌
E. 甲状腺機能亢進症

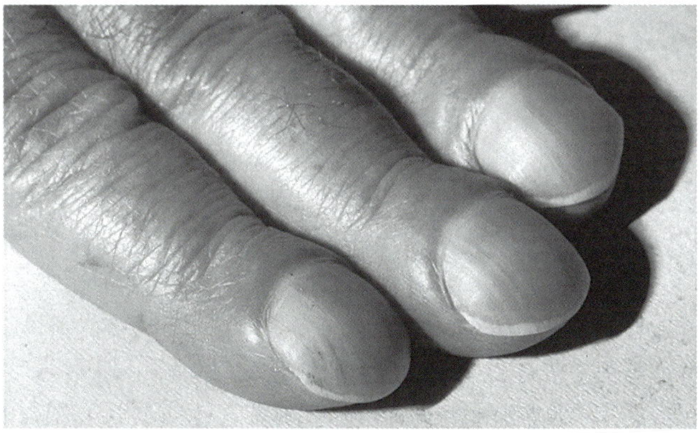

図 IX-70 （Clinical Slide Collection on the Rheumatic Disease より American College of Rheumatology の許可を得て掲載。Copyright 1991, 1995）

IX-71. 64 歳の女性。1 週間にわたる股関節痛を訴えてプライマリケア医を受診。痛みは右股関節の外側に位置し，鋭い痛みがあるという。運動で悪化し，右側を下にして横になれない状態。痛みは庭仕事の後に発症した。肥満，両膝の変形性関節症，高血圧症の既往がある。内服薬は losartan 50 mg，hydrochlorothiazide 25 mg。痛みに対して ibuprofen 600 mg を頓用して，軽度の改善がみられた。身体所見では発熱はなく，バイタルサインは正常。股関節の診察では，外旋と負荷をかけながらの外転の際に痛みがみられる。股関節付近の大腿骨の外側部分に圧痛あり。最も可能性の高い診断はどれか。

A. 阻血性大腿骨頭壊死
B. 腸脛靭帯症候群
C. 感覚異常性大腿神経痛
D. 化膿性関節炎
E. 大転子部滑液包炎

IX-72. 32 歳の女性。左膝の痛みを訴えて受診。長距離走が趣味で，マラソンのためのトレーニングをしている。週の走行距離は約 48〜64 km 程度。左膝の外側に痛みがあり，焼けるような感じが大腿外側に放散する。外傷歴はない。熱感や腫れは感じない。他は特に問題なく，ハーブ系のサプリメント以外に服用している薬物はない。身体所見では膝外側大腿顆部の圧痛があり，屈曲時に痛みが悪化する。右膝と股関節を 90° に曲げた状態で横になり，左足を内転すると左膝の痛みが惹起された。この患者に推奨できない治療はどれか。

A. 靴が合っているかの確認
B. 次回のマラソンに備えてグルココルチコイドの注射
C. ibuprofen 600〜800 mg 6 時間おきに痛みにあわせて
D. 理学療法士への紹介
E. 保存療法がうまくいかない場合は外科的切除を検討する

IX-73. 58 歳の女性。右肩の痛みを訴えて受診。外傷歴は特になく，この数カ月間で徐々にこわばりが強くなっている。過去に滑液包炎の既往があり，非ステロイド性抗炎症薬（NSAID）とステロイド注射で改善していた。他の既往として，糖尿病（metformin と glyburide を使用）がある。身体所見では，右肩に熱感や発赤はないが，圧痛あり。関節可動域は屈曲，伸展，外転運動が他動，自動ともに低下。右肩の X 線写真では，骨量減少がみられるが，糜爛や骨棘はない。最も可能性の高い診断はどれか。

A. 癒着性関節包炎
B. 阻血性骨壊死
C. 上腕二頭筋腱炎
D. 変形性関節症
E. 回旋筋腱板断裂

IX-74. 32 歳の女性。数週間の経過で悪化する右母指と手関節の痛みのため受診。つまみ動作で痛みが誘発される。8 週間前に出産の既往があり，育児中である。身体所見では，橈骨茎状突起に軽度の腫脹と圧痛があり，母指を他の指で握ると痛みが悪化する。Phalen 徴候は陰性。最も可能性の高い病態はどれか。

A. 手根管症候群
B. de Quervain 腱鞘炎
C. 第 1 中手指節関節の痛風
D. 手掌筋膜炎
E. 関節リウマチ

ANSWERS

IX-1. **正解は A** 第 314 章(vol.2 p.2292～)

自然免疫系は，系統発生学的に免疫防御系の中で最古のものであり，無脊椎動物から受け継がれている。この防御系は，生殖細胞系列にコードされた蛋白を用いて病原体由来の分子パターンを認識する。自然免疫系の細胞には，マクロファージ，樹状細胞，ナチュラルキラー細胞などがある。自然免疫系の重要な要素として，生殖細胞系列にコードされた宿主分子により認識を行うこと，微生物由来の主要な病原因子は認識するが，自己分子は認識しないこと，無害な外来分子や微生物は認識しないことなどがある。適応免疫系は脊椎動物にだけ存在する。この免疫系は，遺伝子再編成によって T 細胞および B 細胞上に抗原受容体が生成されることを基本とする。すなわち，T 細胞や B 細胞の表面上に個々の抗原受容体が発現することで，環境中に存在する無数の抗原を認識できるようになる。

IX-2. **正解は A** 第 314 章(vol.2 p.2292～)

補体の活性化は，膨大な数の血漿蛋白および細胞表面蛋白の逐次的な相互作用によって引き起こされるものであり，炎症反応において重要な役割を果たしている。補体の古典経路は抗原-抗体反応によって開始される。最初の補体成分(C1，3 つの蛋白から構成される複合体)は C1q の活性化によって免疫複合体に結合する。活性化された C1 は，つぎに C4 および C2 の切断と活性化を行う。活性化された C1 は，血漿プロテアーゼ阻害酵素である C1 エステラーゼ阻害因子によって破壊される。C1 エステラーゼ阻害因子は凝固第 XI 因子とカリクレインも制御している。C1 エステラーゼ阻害因子の欠損患者は血管性浮腫を発症することがあり，喉頭に浮腫が生じると，窒息によって死に至ることもある。発作はストレスや外傷によって誘発されることがある。C1 エステラーゼ阻害因子の低抗原性や低機能に加え，常染色体優性遺伝の患者では，C1 と C3 が正常値でも C4 および C2 が低下していることがある。danazol による治療はこの重要なインヒビターの値を著明に上昇させ，多くの患者で症状を緩和する。後天性の C1 エステラーゼ阻害因子欠損による血管性浮腫は自己免疫疾患や悪性疾患の患者で報告されている。

IX-3. **正解は C** 第 315 章(vol.2 p.2320～)

ヒトの主要組織適合遺伝子複合体(MHC)遺伝子は，6 番染色体上に 4 メガベース(Mb)にわたって存在している。MHC 遺伝子のおもな機能は，T 細胞に提示するために抗原に結合する免疫学的に特異的な蛋白を生成することであり，重要である。この過程は非特異的であり，ヒト白血球抗原(HLA)分子が特定の蛋白と結合する能力は，その分子と対応する MHC 分子とのアミノ酸配列との分子適合性に依存する。ひとたび分子が結合すると，MHC-ペプチド複合体は T 細胞受容体に結合し，T 細胞は免疫反応が起こるべきかどうかを決定する。もし抗原が内因性蛋白に類似していれば，蛋白抗原は自己蛋白と認識され抗原寛容は継続する。MHC クラス I およびクラス II 複合体は，T 細胞が蛋白を自己抗原と認識するのに失敗し，免疫反応が起こることを許してしまった場合には，多くの自己免疫疾患の発症に関与する。MHC クラス I およびクラス II 遺伝子は，移植組織の適合性においても中心的な役割を果たしており，免疫反応による拒絶の発生において重要である。正解以外の選択肢は免疫グロブリンについて述べている。免疫グロブリンの可変領域は，B 細胞に特異的な抗原に対する反応として凝集と沈降によって中和する。免疫グロブリンの定常領域は，補体を活性化し好中球およびマクロファージによる貪食を促進して，免疫系を非特異的に活性化する。

IX-4. **正解は B** 第 317 章(vol.2 p.2340～)

この患者は急性に発症し，しばしば口唇を含む顔面浮腫と，頻繁に先行する四肢症状という血管性浮腫の古典的な症状を呈している。血管性浮腫と蕁麻疹は背景となる病因によってグループ化されている。この症例では，アンジオテンシン変換酵素(ACE)阻害薬使用がブラジキニン濃度の上昇と関連しているため，血管性浮腫が起きた。遺伝性血管性浮腫はブラジキニンの分解にかかわるC1阻害因子の慢性的な低下と関連している。IgE介在性の血管性浮腫は特異抗原感受性によって起きる。補体介在性の疾患は，血管炎，血清病，血液製剤反応によって起きることがある。非免疫性の血管性浮腫の原因としてはオピエート製剤や，非ステロイド性抗炎症薬(NSAID)に代表されるアラキドン酸代謝阻害薬がある。ブラジキニン介在性の血管性浮腫ではIgE値は上昇しない。致死的になりうる疾患であるため，他のACE阻害薬に変更しての再投与は推奨されない。

IX-5. **正解は D** 第317章(vol.2 p.*2340*〜)

蕁麻疹と血管性浮腫は一般的な疾患であり，人口の約20%に起きる。持続期間が6週未満の蕁麻疹や血管性浮腫が反復して出現する場合は急性と定義され，それ以上持続する場合は慢性とされる。蕁麻疹は通常瘙痒を伴い，体幹と四肢近位に認められる。血管性浮腫は一般的に瘙痒の程度が軽く，手，足，陰部，頭部に発症しやすい。この女性は慢性の蕁麻疹であり，おそらく皮膚の壊死性血管炎によるものである。診断の手がかりとしては，関節痛，色素沈着を残し，赤血球沈降速度(ESR)が上昇している点があり，これらは蕁麻疹をきたすその他の疾患ではみられない所見である。診断は皮膚生検によって確定することができることが多い。慢性蕁麻疹はアレルギー性の原因があることはまれであり，アレルギー皮膚試験および血清総IgE値の測定は診断の助けにはならない。C1エステラーゼ阻害因子活性の測定は，遺伝性血管性浮腫の診断に有用であるが，蕁麻疹とは無関係である。パッチテストは接触皮膚炎の診断に用いられる。

IX-6. **正解は D** 第317章(vol.2 p.*2340*〜)

この患者は，IgE依存性の寒冷刺激に対する蕁麻疹様反応である，寒冷蕁麻疹の症状を呈している。寒冷曝露後に，蕁麻疹様病変が曝露部位に出現し，通常は2時間以内に消退する。蕁麻疹様病変の組織学的検査では，肥満細胞の脱顆粒と真皮および皮下の浮腫を認める。寒冷浴などの実験的な寒冷曝露負荷によって，寒冷曝露されている四肢では静脈血中のヒスタミン値の上昇を認め，寒冷曝露されていない四肢では正常のヒスタミン値を認める。強く叩くと線状のミミズ腫れが出現することは，皮膚描記症を示している。この病変は人口の1〜4%に認められ，寒冷蕁麻疹の患者に通常認められる。一般的に寒冷蕁麻疹は局在性で，重篤な結果にはならないが，冷水に浸った場合には血管虚脱が生じることがある。患者の多くは，繰り返す蕁麻疹，痒みに困惑しているため治療を希望する。H_1ヒスタミン受容体拮抗薬は通常，症状のコントロールに適している。cyproheptadinまたはhydroxyzineは，もしH_1ヒスタミン受容体拮抗薬が不適当であった場合に，治療に加えられる。この患者では，寒冷曝露という明らかな症状誘発因子があり，他の評価は不要である。慢性蕁麻疹における評価と管理では，誘発因子の排除が重要である。可能性のある原因として食事，花粉，カビ，薬物などがある。この症例では蕁麻疹は経口避妊薬に先行して認められており，経口避妊薬の中止は有用とは考えがたい。抗サイログロブリンおよび抗マイクロゾーム抗体は，慢性蕁麻疹の患者で原因が同定できない場合には有用かもしれない。C1欠損またはC1阻害因子の存在は蕁麻疹よりも血管性浮腫の原因となる。

IX-7. **正解は E** 第317章(vol.2 p.*2340*〜)

アレルギー性鼻炎は，北米で一般的であり，5人に1人がアレルギー性鼻炎を経験すると見積もられている。発症率は小児期および青年期に最も高く，加齢とともに症状が軽快する傾向にある。しかし，完全な寛解は一般的ではない。多くの患者が季節性の症状のみを経験する。昆虫ではなく，風が運ぶ花粉によって受粉する比較的少数の雑草，牧草および樹木は，広い範囲に大量の花粉をまき散らすため，季節性のアレルギー性鼻炎を引き起こす。受粉の時期は，特定の地域では毎年ほとんど変化しないため，季節による症状の程度を予測することができる。このパターンにもとづいて，どのアレルゲンが患者の症状の原因となっている可能性が最も高いかを予測することができる。北米の温暖な地域では樹木花粉は春，ブタクサ花粉は秋である。牧草は夏の季節性アレルギー症状に関連する。カビは胞子を形成する気候によって，さまざまな症状パターンを呈することがある。通年性鼻炎は季節性がなく，継続的に存在する。通年性鼻炎の原因としては，動物の鱗屑，ホコリ，ゴキブリ由来の蛋白などがある。

IX-8. **正解は A** 第 319 章(vol.2 p.2355〜)

抗核抗体は，全身性エリテマトーデス(SLE)患者において一般的であり，90％で認められている。その他にも多くの抗体が認められる。つぎによくみられる抗体は，抗 dsDNA 抗体と抗ヒストン抗体である。抗 dsDNA 抗体は SLE に非常に特異的で，疾患活動性，腎炎，血管炎と関連することがある。抗ヒストン抗体は，薬物誘発性ループスでより頻繁にみられる。抗リン脂質抗体は SLE 患者の半数で認められ，その他の抗体は半数以下の SLE 患者で認める。

IX-9. **正解は B** 第 319 章(vol.2 p.2355〜)

全身性エリテマトーデス(SLE)には，広く公表されている厳密な診断基準があり，表 IX-9 のうち 4 項目以上を満たす必要がある。この患者は関節炎の基準を満たしておらず，口内炎と弱陽性の抗核抗体の 2 項目しか満たしていない。

表 IX-9 **全身性エリテマトーデス(SLE)の分類基準**

頬部紅斑	固定した紅斑。平坦または隆起性。頬骨隆起部上
円板状紅斑	隆起性の円形紅斑。角化性落屑の付着と毛包塞栓を伴う。萎縮性瘢痕がみられることがある
光線過敏性	紫外線への曝露が発疹を引き起こす
口腔内潰瘍	口腔および鼻咽頭の潰瘍が医師により確認される
関節炎	2 カ所以上の末梢関節を傷害する非糜爛性関節炎。圧痛，腫脹または滲出液を伴う
漿膜炎	心電図，摩擦音または滲出液によって証明される胸膜炎または心膜炎
腎障害	0.5 g/日以上または 3＋以上の蛋白尿，あるいは細胞円柱
神経障害	他に原因のない痙攣発作または精神病
血液学的異常	有害な薬物の投与なしでの溶血性貧血，白血球減少症(＜4,000/μL)，リンパ球減少症(＜1,500/μL)，血小板減少症(＜100,000/μL)
免疫学的異常	抗 dsDNA 抗体，抗 Sm 抗体や抗リン脂質抗体
抗核抗体	抗核抗体を誘導することが知られている薬物の投与なしで，任意の時期に，免疫蛍光検査などの分析法により異常な力価の抗核抗体が検出される

11 項目中の 4 項目以上が患者の病歴中のいずれかの時期に証明されれば，SLE と診断される可能性が高い(特異度は約 95%，感度は約 75%)。
出典：この基準は，EM Tan et al: Arthritis Rheum 25: 1271, 1982; update by MC Hochberg, Arthritis Rheum 40: 1725, 1997 により公表

IX-10. **正解は A** 第 319 章(vol.2 p.2355〜)

この患者は，Libman-Sacks 心内膜炎を全身性エリテマトーデス(SLE)に合併している。この病変は線維素性の心内膜炎を起こし，多くは弁閉鎖不全(おもに僧帽弁と大動脈弁)をきたし，塞栓の原因となることがある。心外膜炎は SLE にみられる一般的な心症状であるが，併存が頻繁にみられるわけではない。グルココルチコイド療法および抗炎症療法が心内膜炎を改善させることは証明されていないが，しばしば支持療法とともに用いられる。Libman-Sacks 心内膜炎は培養陰性の心内膜炎であり，微生物感染によるものではないと考えられているため，血液培養は陽性とはならない。

IX-11. **正解は D** 第 319 章(vol.2 p.2355〜)

全身性エリテマトーデス(SLE)は多様な臓器障害と，1 つの臓器系の中でも複数の異なった症状を呈する疾患である。最も高率に障害される臓器系は筋骨格であり，95％の患者が，関節痛や筋痛の症状を発症する。関節炎もまた一般的であり，SLE の診断基準の一項目に含まれている。皮膚および血液障害は約 80〜85％の患者で認め，神経および心肺の障害は約 60％で認める。腎臓および消化管が障害されるのは 50％以下の患者である。

IX-12. **正解は E** 第 319 章(vol.2 p.2355〜)

ほとんどの臨床医が，全身性エリテマトーデス(SLE)の女性は，活動性の病変や高度な腎病変または心病変がある場合には妊娠すべきではないと考えているが，SLE であるというだけでは妊娠は絶対禁忌ではない。妊娠の転帰は妊娠時点で寛解にある患者で最もよい。病状が落ち着いている患者であっても，(通常は妊娠第 1 三半期または産褥期に)増悪が起きることがあり，その場合には 25〜40％で自然流産する。胎児死亡率はループスアンチコアグラントまたは抗カルジオリピン抗体のある患者で高い。再燃が予期される患者には，ステロイドで積極的に治療すべきである。ステロイドはすべての妊娠期間にわたって，胎児には通常は無害である。この症例では，1 年前に命を脅かす症状があった点から，薬物を中止することには賛成できない。血小板減少症，皮疹，心ブロックで特徴づけられる新生児ループスは，まれであるが，母体が抗 Ro 抗体陽性の場合に起きることがある。

IX-13. **正解は C** 第 319 章(vol.2 p.2355〜)

この患者は血尿，蛋白尿，急性のクレアチニン上昇など，急性のループス腎炎の症状を呈している。全身性エリテマトーデス(SLE)と診断されてから 10 年間の死因の第 1 位を感染症と並んで腎炎が占めていて，即座に免疫抑制療法を行う必要がある。可逆性の急性腎不全をきたしうる他の原因を検索することは重要であるが，この患者では他に症状はなく，腎障害の原因となる薬物は使用していない。尿検査では，急性腎炎の所見である血尿および尿蛋白を認める。赤血球円柱を認めない場合でも，SLE の診断がすでについており，臨床症状と尿検査所見が診断と合致する場合には，生検の結果を得るまで治療を待つべきではない。この患者はループス腎炎の発症予測因子として知られている高力価の抗 dsDNA 抗体とアフリカ系米国人という因子をもっている。生命にかかわるものや，主要臓器を障害するような症状に対する治療の中心は高用量ステロイドの全身投与である。免疫抑制薬(cyclophosphamide, azathioprine, mycophenolate mofetil)は重症の SLE 治療において推奨されているが，ステロイドが 24 時間以内に奏効するのに対し，免疫抑制薬は効果発現までに治療開始後 3〜6 週間を要する。そのため，これらは単剤で急性の重症 SLE に用いられるべきではない。免疫抑制薬の選択は治療にあたる医師によって異なる。ステロイドと cyclophosphamide を組み合わせた治療は，ステロイド単剤と比較して末期腎不全に至る率を下げることが示されている。同様に，mycophenolate mofetil もまたステロイドとの組み合わせによって末期腎不全への進展を防ぐことが知られており，アフリカ系米国人は cyclophosphamide よりも mycophenolate mofetil に反応しやすいことが，いくつかの研究から示唆されている。血漿交換は腎障害の治療には用いられないが，SLE に合併する重度の溶血性貧血および血栓性血小板減少性紫斑病の治療では有用である。この患者は透析の適応ではなく，治療によって腎機能は改善する可能性がある。

IX-14. **正解は E** 第 319 章(vol.2 p.2355〜)

紫外線はループス再燃の一般的な原因であり，この患者は明らかに日光の紫外線によって誘発された増悪例である。紫外線は皮膚のアポトーシスを起こし，全身性エリテマトーデス(SLE)の増悪を誘発すると考えられている。さらに，この患者は重症の急性ループス腎炎も伴っている。高用量の methylprednisolone による積極的な治療が，患者の生命を救い，腎機能回復の可能性が最も高い。重症の SLE に対する治療は，ループス腎炎の研究から派生している。これらの研究は，静注による高用量 methylprednisolone による「パルス」療法後に prednisone による治療を続けて行うことが腎機能を改善することを示している。ループス腎炎に対する免疫抑制薬治療の研究は，副腎皮質ステロイドとの併用で行われている。これらの研究は cyclophosphamide, mycophenolate mofetil および azathioprine が重篤患者の寛解導入薬として有効であることを示している。アフリカ系米国人は mycophenolate に対して反応しやすいことが判明している。cyclophosphamide または mycophenolate で治療されたループス腎炎患者のうち，1 年後に 80〜90％で症状の改善が認められる。しかし，多くの患者で増悪があり，末期腎不全へと進展する可能性が高い。rituximab を含む生物学的製剤の使用に関しては盛んに研究が行われている。非盲検試験で，治療抵抗症例に対してこれらの薬物を用いた研究が発表されている。この症例は初回の腎炎のエピソードであり，この時点ではrituximabによる治療の適応とはならない。

IX-15. **正解は A** 第320章(vol.2 p.2365〜)

この患者は手と脳の動脈塞栓症状を呈している。胎盤不全と思われる3回の流産の病歴と併せて，抗リン脂質抗体症候群の可能性がある。さらに，急性腎障害も認めており，多臓器疾患が示唆される。血小板減少は溶血性貧血が原因の可能性もあるが，分裂赤血球を認めない点から，血栓性血小板減少性紫斑病の可能性は低い。脳MRIと四肢のDoppler検査は血栓の存在を確定させるかもしれないが，抗リン脂質抗体症候群の診断はできない。抗カルジオリピン抗体検査は，カルジオリピンとβ_2グリコプロテインIに対する抗体を検出するスクリーニング検査である。ラッセル蛇毒法などのループスアンチコアグラントに対する追加検査や，迅速血漿レアギン(RPR)測定による梅毒偽陽性，および活性化部分トロンボプラスチン時間(aPTT)の延長も診断に役立つ場合がある。全身性エリテマトーデスのオーバーラップがよくみられるため，抗核抗体は陽性となる率が高いが，非特異的である。

IX-16. **正解は D** 第320章(vol.2 p.2365〜)

この患者は典型的な抗リン脂質抗体症候群(APS)であり，深部静脈血栓症(DVT)，自然流産歴，ループスアンチコアグラントによる活性化部分トロンボプラスチン時間(aPTT)単独延長を呈している。動脈または静脈に対するAPSの他の症状は，網状皮斑(24%)，肺塞栓(14%)，脳卒中(20%)，一過性脳虚血発作(10%)，心筋虚血(10%)，片頭痛(20%)，妊娠高血圧症候群(10%)，血小板減少症(30%)，自己免疫性溶血性貧血(10%)である。検査による診断基準には，ループスアンチコアグラントの存在(ミキシングによって補正されないaPTT延長)と抗カルジオリピン抗体あるいは抗β_2グリコプロテインI抗体が，3カ月間隔をおいて2回検出されることが含まれる。APSによる血栓症と診断された後は，患者は生涯にわたって国際標準化比(INR) 2.5〜3.5を目標にしたwarfarinをaspirinと併せて内服しなくてはならない。妊娠中の患者は，ヘパリンとwarfarinによって治療されるべきである。適切な抗凝固治療下にあっても血栓症を再発する患者には，5日間の免疫グロブリン静注療法または4週間のrituximab治療が有効かもしれない。血栓症を認めないAPS患者に対する治療は定まっていないが，aspirin (80 mg)の内服が全身性エリテマトーデスに合併した抗リン脂質抗体患者において血栓症を予防する。INR 2.0〜3.0を目標に3カ月間のwarfarin治療を行うことは，可逆的な誘発因子がある場合のDVT治療において推奨される。INR 2.0〜3.0を目標に6カ月間のwarfarin治療を行うことは初回の特発性DVT治療において推奨される。

IX-17. **正解は E** 第321章(vol.2 p.2367〜)

関節リウマチ(RA)が進行した場合，最も多く罹患する関節は手首，中手指節間関節，近位指節間関節である。遠位指節間関節はRAで罹患することはまれであり，併存する変形性関節症による影響を受けることが多い。

IX-18. **正解は C** 第321章(vol.2 p.2367〜)

関節リウマチ(RA)では多臓器が障害される可能性がある。最も一般的な肺合併症は胸水であり，典型的には滲出性で胸痛と呼吸困難を伴う。RAはびまん性肺疾患と関連しており，呼吸困難と両側性の間質影をきたし，蜂巣肺に進行することがある。RAに関連する肺結節は孤発性もしくは多発性であり，しばしば皮下結節と関連して起こる。気管支拡張症および細気管支炎もRAが原因となっている可能性がある。これらの症状の多くは免疫抑制療法に反応する。RAに伴う大葉性の浸潤影は報告されておらず，しばしばRAに対する免疫抑制療法の合併症として起きる，急性の感染症によりみられる所見である。

IX-19. **正解は A** 第 321 章(vol.2 p.2367〜)

関節の画像検査は，関節リウマチ(RA)の診断と病状評価に必須の検査である。単純 X 線検査は，撮影の簡便さと画像を比較しやすいことから，最も頻用されている検査である。RA に臨床的に最も早期に認められる X 線所見は(最新のデジタル X 線画像では評価が難しいものの)関節周囲の骨量減少である。単純 X 線検査で認められるその他の所見としては，軟部組織の腫脹や対称性の関節裂隙狭小化，そして最も高頻度にみられる，手関節，手指(中手指間関節と近位指節間関節)，足趾(中足趾節関節)の軟骨下部の骨糜爛などがある。

IX-20. **正解は C** 第 321 章(vol.2 p.2367〜)

関節リウマチ(RA)の有病率は 0.8％であり，女性は男性よりも 3 倍罹患しやすい。年齢が上昇すると，有病率は上昇し性差は減少する。RA は世界中で認められ，すべての人種が発病する。発病時の年齢は，最も一般的には 35〜50 歳である。家系調査からは，明らかに遺伝的な要因があることが示されている。第 1 度近親者では，RA の発症率は通常の 4 倍になる。他の RA 発症リスクとしては，HLA-DR4 型の主要組織適合抗原クラス II 分子があげられる。RA 患者の約 70％は HLA-DR4 をもっている。しかし，この関連はアフリカ人およびアフリカ系米国人にはあてはまらず，約 75％は HLA-DR4 をもたない。RA の病態におけるこの分子の役割はいまだ不明である。最も早期に認められる病変は滑膜表層細胞数の増加と微小血管障害である。滑膜表層細胞において単核球の増加が認められ，これは $CD4^+$ T リンパ球によって制御されていると考えられている。炎症が持続すると，関節のマトリックスは炎症細胞から産生されるコラーゲン分解酵素とカテプシンによって分解される。炎症細胞から産生されるその他のサイトカインとしては，IL-1 や TNF-α などがあげられる。時間が経過すると，骨と軟骨は破壊され，末期の臨床症状へと至る。リウマトイド因子は IgG の Fc 部分に対する IgM 抗体であり，RA 患者の 3 分の 2 に認める。しかし，この分子は健常者の約 5％，60 歳以上の 10％以上に認められる。リウマトイド因子が直接の病因となるかは不明であるが，リウマトイド因子の値は臨床症状の重症度や関節外症状の予測因子となる。

IX-21. **正解は C** 第 321 章(vol.2 p.2367〜)

関節リウマチ(RA)は慢性，対称性，炎症性の多関節炎である。3 分の 2 の患者で，倦怠感，食欲不振および脱力の初期症状が関節症状に先行する。進行した RA では(例えばすでに RA と診断されている患者では)，最も一般的な臨床症状は運動によって増悪する関節痛である。1 時間以上の朝のこわばりも非常に一般的であるが，これによって炎症性と非炎症性の関節症状を鑑別することはできない。関節痛が由来する関節包は，神経が分布しておらず緊満に対して非常に敏感である。10％の RA 患者が第 1 度近親者に同じ病気の家族がいる。体重減少は非特異的な症状で，活動性の疾患に必ずしも関連しているわけではない。

IX-22. **正解は E** 第 321 章(vol.2 p.2367〜)

貧血は関節リウマチ(RA)に一般的にみられ，C 反応性蛋白(CRP)や赤血球沈降速度(ESR)で測定される炎症の程度に相関する。Felty 症候群は，典型的には晩期のコントロール不良の患者にみられ，好中球減少症，脾腫，リウマチ結節の三徴を認める。リウマチ性血管炎は一般的ではなく，典型的には長期罹患患者にみられ，低補体と関連する。皮膚所見は，一般的には触知可能な紫斑，指尖梗塞，網状皮斑，および潰瘍を伴う血管炎病変である。心外膜炎の臨床徴候は 10％の患者に認めるが，心エコーまたは剖検では約 50％に認められる。乾性角結膜炎または口内乾燥症で特徴づけられる二次性 Sjögren 症候群は，RA 患者の約 10％に認められる。RA もまた，B 細胞リンパ腫発症のリスクを高め，発症率を一般人口の 2 倍から 4 倍にする。リンパ腫発症のリスクは高疾患活動性および Felty 症候群と関連している。血小板数は，RA の患者では急性炎症反応を反映して上昇していることが一般的である。免疫性の血小板減少症はまれである。

IX-23. **正解は D** 第 321 章（vol.2 p.2367〜）

関節リウマチ（RA）の治療は，治療薬の登場によって過去 20 年間に劇的に変化した。methotrexate は，早期関節リウマチ治療に対する疾患修飾性抗リウマチ薬（DMARD）の第 1 選択薬である。その他の標準的な DMARD としては，hydroxychloroquine，sulfasalazine，leflunomide などがある。leflunomide はピリミジン合成阻害薬であり，単剤または methotrexate との併用によって有効である。hydroxychloroquine と sulfasalazine は通常，軽症の RA 患者に用いられる。生物学的製剤の DMARD は過去 10 年間で RA の治療を著しく進歩させた。現在 infliximab を含む 5 つの抗 TNF 製剤が RA 患者において使用を認可されている。抗 CD20 抗体である rituximab は治療抵抗性の RA に対して methotrexate との併用を認められており，抗体陽性患者においてより有効である。その他に，anakinra（IL-1 受容体拮抗薬），abatacept（CD28/CD80/86 拮抗薬），tocilizumab（IL-6 拮抗薬）などが RA 治療において認められている。naprosyn（naproxen）などの非ステロイド性抗炎症薬は，以前は RA 治療の中心として用いられていたが，現在は症状コントロールのための追加的な治療薬として用いられている。

IX-24. **正解は D** 第 322 章（vol.2 p.2379〜）

ほとんどすべての溶血レンサ球菌がリウマチ熱（ARF）の原因となりうるが，現在では，ARF はほぼすべて A 群溶血レンサ球菌の感染によるものである。皮膚感染症がリウマチ熱に関連することがあるものの，先行する咽頭炎に関係して発症することのほうがはるかに多い。咽頭痛から ARF の発症までには約 3 週間の潜伏期間がある。最もよくみられる臨床所見は，発熱と多関性関節炎である。多発性関節炎は 60〜75％の患者に認める。心炎も起こりうるが，頻度は 50〜60％程度とやや少ない。舞踏病と非活動性心炎は，亜急性の経過をたどることがある。舞踏病は 2〜30％の患者にみられ，輪状紅斑および皮下結節はまれである。ARF の 60％はリウマチ性心疾患に進行し，心内膜，心外膜，心筋すべてが侵され得る。すべての ARF 患者には，誘因となる A 群溶血レンサ球菌の治療のために，十分な抗菌薬を投与すべきである。

IX-25. **正解は D** 第 322 章（vol.2 p.2379〜）

この患者には，再発性の急性リウマチ熱（ARF）を強く示唆する病歴と僧帽弁逆流，僧帽弁狭窄，大動脈弁逆流の身体所見がある。これらと心房細動の存在は，重症のリウマチ性心疾患を示唆する。この疾患の危険因子としては，貧困や過密住居などがある。結果として，ARF は途上国により多くみられる。aspirin の連日投与は，ARF の一般的な症状である移動性大関節炎と発熱に対する治療の選択肢である。プラクティショナーは，急性の心臓炎に対して炎症を鎮静化させるために，ときどきステロイドを用いることもあるが，この治療については賛否両論があり，ARF 増悪時の治療としては用いられない。penicillin の連日経口投与，できれば毎月の筋注投与による二次予防は，ARF の再発を防ぎ，結果として心臓弁膜症を予防するための最良の治療と考えられている。必要時の penicillins 投与による一次予防も，心炎の再発予防に同等に有効であるが，ほとんどの咽頭痛発作はあまりにも軽度であるため，患者が医師を受診しないことがある。ゆえに，二次予防はすでに重症の弁膜症患者において，より好ましい治療といえる。doxycycline は，ARF の原因となる A 群溶血レンサ球菌に対する第 1 選択薬ではない。

IX-26. **正解は A** 第 323 章（vol.2 p.2383〜）

強皮症腎クリーゼ患者（SRC）は予後が悪い。SRC 患者において，アンジオテンシン変換酵素（ACE）阻害薬による迅速な治療によって，急性腎不全が改善することがある。最近の研究では，ACE 阻害薬の導入によって 61％の患者である程度の腎機能改善がみられ，慢性の血液透析が必要なかったことが報告されている。生存率は 8 年間で 80〜85％と推定されている。透析が必要となった患者では，ACE 阻害薬で治療を受けていれば，50％以上が 3〜18 カ月後に透析を中止できていた。それゆえ，ACE 阻害薬は透析を必要とする患者であっても用いるべきである。

IX-27. **正解は D** 第 324 章(vol.2 p.*2394*〜)

この患者は，口腔および眼の乾燥という Sjögren 症候群の古典的な症状を呈している。この疾患は単独でみられる原発性のこともあるが，場合によっては強皮症や関節リウマチなど他の膠原病疾患に続発してみられる二次性のこともある。抗 Ro/SS-A 抗体や抗 La/SS-B 抗体など，多くの自己抗体が血清中で陽性となることがある。唾液測定では唾液産生の低下を認め，唾液腺の MRI または MR 唾液腺造影も検査に用いられる。眼症状は Schirmer 試験第 1 法によって涙液産生低下が認められる。抗 Scl-70 抗体は強皮症に関連しており，原発性 Sjögren 症候群で陽性になることはない。

IX-28. **正解は A** 第 324 章(vol.2 p.*2394*〜)

Sjögren 症候群は一般的には眼と口腔に影響するが，腺外にも症状が起きる部位が多数知られている。最も多くみられるのは関節炎または関節痛であり，60％もの患者で合併する。Raynaud 現象は 2 番目に多い腺外症状である。肺障害および血管炎は 20％未満の患者でみられる。リンパ腫は注意すべき死亡率の高い合併症ではあるが，比較的まれであり，Sjögren 症候群患者のわずか 6％に合併する。

IX-29. **正解は B** 第 324 章(vol.2 p.*2394*〜)

この患者の抗 Ro 抗体および抗 La 抗体(SS-A および SS-B，抽出可能な核および細胞質抗原)を伴う重度の眼と口腔の乾燥描写は，Sjögren 症候群に合致する。この自己免疫疾患は外分泌腺に対するリンパ球浸潤と関連しており，涙液および唾液の産生減少がおもな症状である。女性は男性の 9 倍の頻度で Sjögren 症候群を発症し，通常は中年期に症状が現れる。他の自己免疫疾患が，眼および口腔の乾燥と合併することもしばしばある(二次性 Sjögren 症候群)。高力価の抗 Ro および La 抗体は，長期の病気罹患，耳下腺腫大，腺外症状，特に皮膚血管炎と脱髄疾患に関連している。腺外症状は Sjögren 症候群患者の 3 分の 1 に認められ，最も多くみられるのは肺障害と腎障害である。酸血症と低カリウム血症を認める患者では，Sjögren 症候群に合併した腎障害の可能性を考えるべきである。間質性腎炎が Sjögren 症候群に伴う腎障害のうち最も一般的である。遠位(1 型)尿細管性アシドーシスもまた頻度が高く，Sjögren 症候群患者の 25％に認められる。診断は，尿電解質と尿アニオンギャップの存在によって確定することができる。腎生検の必要はない。酸血症の補正は重炭酸塩の補充によって可能であるため，免疫抑制薬は治療において必要としない。下痢は同様に，アニオンギャップが開大しない電解質異常をきたしうるが，患者に症状を認めるはずである。さらに，消化管症状が Sjögren 症候群患者に起きることは一般的ではない。低アルドステロン症は 4 型尿細管性アシドーシスと関連しており，高カリウム血症およびアニオンギャップが開大しないアシドーシスを生じる。呼吸性アルカローシスの腎性代償では低カリウム血症になることはない。神経性食欲不振症に伴う排泄行為によって低カリウム血症になることはあり，う歯の増加と関連するが，代謝性アシドーシスではなく代謝性アルカローシスになる。

IX-30. **正解は D** 第 324 章(vol.2 p.*2394*〜)

リンパ腫は Sjögren 症候群の特に病後期に起きることがよく知られている。この悪性疾患の一般的な症状としては，持続的な耳下腺腫脹，紫斑，白血球減少，クリオグロブリン血症，補体成分 C4 低値がある。多くのリンパ腫は，節外性で悪性度の低い濾胞辺縁帯 B 細胞リンパ腫である。悪性度の低いリンパ腫は口唇生検の結果，偶然に発見されることがある。B 症状(発熱，寝汗，体重減少)を呈する患者，リンパ節の直径が 7 cm 以上の患者，組織学的検査での悪性度が高度または中等度の患者は死亡率が高い。

IX-31. **正解は D** 第 325 章(vol.2 p.*2397*〜)

強直性脊椎炎(AS)は組織適合抗原 HLA-B27 と密接に関係している。北米の白人では，B27

の陽性率は7%であるが，AS患者では90%である。すべてのB27陽性患者がASを発症するわけではなく，B27陽性患者のわずか1.6%に認められるのみである。

IX-32. **正解は A** 第325章(vol.2 p.2397〜)

強直性脊椎炎(AS)の最も重大な合併症は脊椎の骨折であるが，多くの重要な関節外徴候も合併する。前部ブドウ膜炎は最も頻度が高く，AS患者の40%に起こる。炎症性腸疾患も高い頻度で合併することが報告されている。あまり一般的ではない合併症としては，大動脈弁閉鎖不全，3度房室ブロック，肺結節および上葉の肺線維症，心不全，後腹膜線維症，前立腺炎，アミロイドーシスなどが知られている。

IX-33. **正解は B** 第325章(vol.2 p.2397〜)

非ステロイド性抗炎症薬(NSAID)が，この患者が典型的な症状を示している強直性脊椎炎(AS)の第1選択薬である。NSAIDで疼痛と圧痛が緩和され，可動性が高まる。疾患の進行を遅らせるというエビデンスもいくつか報告されている。効果，忍容性，安全性が証明されたために，NSAIDは第1選択であり続けている。抗TNF-α製剤による治療が，ASに対して劇的な効果があることが報告されており，infliximab，etanercept，adalimumab，golimumabによる有効例が報告されている。副作用として，重症感染症，過敏反応などが起こる可能性があることから，これらの薬物はNSAIDによる治療が失敗した場合に限り使用すべきである。

IX-34. **正解は E** 第325章(vol.2 p.2397〜)

反応性関節炎は，関節外の臓器で起きた感染症に合併する急性非化膿性関節炎である。症状はしばしば，下痢症状の1〜4週間後に発症する下肢の炎症性関節炎からはじまり，ブドウ膜炎や結膜炎，指趾炎，尿生殖器の病変，そして膿漏性角皮症などの特徴的な皮膚病変を起こすことがある。反応性関節炎の最も多い原因微生物は赤痢菌(*Shigella*)であり，*Yersinia*や*Chlamydia*，はるかに頻度は少ないが*Salmonella*や*Campylobacter*も原因となることが報告されている。

IX-35. **正解は D** 第325章(vol.2 p.2397〜)

この患者は，炎症性腸疾患に関連した付着部炎と仙腸関節炎という脊椎関節炎の症状を呈している。この合併はよくみられるものであり，腸炎性関節炎と呼ばれる。一般に，腸炎性関節炎はinfliximabなどの抗TNF-α製剤を用いた腸管病変への治療によく反応する。グルココルチコイドやsulfasalazineなどによる治療もまた，関節炎の改善に有効である。非ステロイド性抗炎症薬(NSAID)は有効かもしれないが，炎症性腸疾患の再燃と潰瘍を起こすおそれがある。

IX-36. **正解は E** 第325章(vol.2 p.2397〜)

Whipple病は，中年男性に最も多くみられる腸管のまれな慢性感染症である。関節炎は早期の一般的な症状であり，関節炎が消化管症状よりも5年以上先行する。大小の関節が障害されることがあり，よく仙腸関節炎を起こす。関節炎はしばしば移動性で，数日間持続して自然に改善する。関節液は通常，炎症所見を示す。X線上の関節糜爛はまれにしかみられないが，仙腸関節炎が認められることがある。多くの場合，小腸の生検による組織のポリメラーゼ連鎖反応(PCR)増幅によって，*Tropheryma whippli*遺伝子物質を同定することにより診断される。

IX-37. **正解は D** 第325章(vol.2 p.2397〜)

infliximabなどの抗TNF-α製剤は比較的安全で有効であるが，副作用が生じることもはまれではない。副作用の中には，播種性結核，真菌(*Histoplasma*症，*Aspergillus*，*Pneumocystis*)，細菌(*Legionella*，肺炎球菌)などによる重症感染症，汎血球減少などの血液障害，脱随疾患，全身性エリテマトーデス関連の自己抗体陽性，リンパ腫の潜在的なリスクなどがある。さらに，うっ血性心不全の増悪，薬物注入時の過敏反応または注射局所の皮膚反応，重症肝障害が報告されている。過敏性肺炎の単発の報告はあるものの，肺毒性のある薬物が同時に投与されている。

IX-38.　**正解は B**　第 325 章(vol.2 p.*2397*～)

付着部症または付着部炎は，腱または靭帯が骨に付着する部位の炎症を指す。この炎症は脊椎関節炎，およびさまざまな感染症，特にウイルス感染症の患者によくみられる。他の定義は整形外科的所見またはリウマチ的所見に関するものである。脱臼は，関節のアライメント不良で，関節表面同士が完全に接していない状態を指す。滑膜炎は関節包を覆っている関節周囲膜の炎症である。滑液包炎は，関節周囲で摩擦を減らす役割をはたしてる嚢状の腔の炎症である。軋轢は，関節の運動によって起きる，触知可能な，またはクリック音を伴う感覚のことである。

IX-39.　**正解は C**　第 325 章(vol.2 p.*2397*～)

この患者は線維筋痛症(FM)に合致する症状を訴えている。FM 患者は全身の痛み，こわばり，しびれ感，睡眠障害，易疲労感，頭痛などを訴える。FM の有病率は，女性で約 3.4％，男性で約 0.5％である。この疾患は疼痛知覚の障害によるものと考えられている。ステージ 4 の睡眠が障害されていることが病因として関与している。脳脊髄液中のセロトニンも一般的にみられ，病因となっている可能性がある。FM の診断は，症状と身体所見を組み合わせた米国リウマチ学会の分類基準にもとづく。患者は身体のあらゆる部位にびまん性の痛みがあり，18 カ所中 11 カ所に触診による圧痛がなければならない。評価部位には，後頭部，僧帽筋，頸椎，外側上顆，棘上筋，第 2 肋骨，殿筋，大転子部，膝が含まれる。指による触診は，中程度の圧力によって行われるべきである。関節の診察では，炎症性関節症の所見を認めない。診断に特異的な検査はない。抗核抗体陽性を認めることがある。HLA-B27 は白人の 7％で陽性であるが，1.6％しか強直性脊椎炎を発症することはない。画像検査は正常である。

IX-40.　**正解は D**　第 325 章(vol.2 p.*2397*～)

この患者は，乾癬性関節炎の典型的な特徴をみせている。5～10％の乾癬患者が皮疹に関連する関節炎を発症する。60～70％の症例では，乾癬が関節炎に先行する。しかし，15～20％の患者では関節炎が乾癬に先行する。通常は 30～40 歳代に好発する。乾癬性関節炎はさまざまな症状を呈することがあり，一般的には，(1)遠位指節間関節(DIP 関節)の関節炎，(2)非対称性の少関節炎，(3)関節リウマチに似た対称性多関節炎，(4)体軸関節の障害，(5) X 線所見で典型的な "pencil-in-cap" 変形を伴うムチランス型関節炎，という 5 つの関節症状のパターンに分類されている。大多数の患者で糜爛性関節病変が進行し，ほとんどが肢体不自由に陥る。指趾の爪の病変は乾癬性関節炎患者の 90％で認める。爪の病変は頻繁にみられ，陥凹，水平皺襞，爪甲剥離症，爪周囲黄変，異栄養性角質増殖などがある。乾癬性関節炎の診断は原則として臨床診断である。ゆえに，関節症状が乾癬に先行している患者では，皮膚または爪の症状を発症するまで診断が見逃されていることがよくある。乾癬の家族歴は，診断の確定していない炎症性関節病変を有する患者で確認すべき重要な点である。DIP 関節の病変の鑑別診断は容易であり，変形性関節症と痛風のみが頻繁にみられる。X 線所見では，とりわけムチランス型関節炎の患者で，特徴的な変化を認めることがある。治療は皮膚症状と関節症状の両方に対して行う。抗 TNF-α 製剤は，近年皮膚と関節両方の症状に対して有効であることが示されている。他の治療として，methotrexate，sulfasalazine，cyclosporine，レチノイン酸誘導体，psoralen＋UV-A 照射(PUVA)がある。

IX-41.　**正解は E**　第 326 章(vol.2 p.*2408*～)

血管炎症候群の病態は十分に解明されていないが，以下の疾患では免疫複合体が多く観察される。Henoch-Schönlein 紫斑病，C 型肝炎ウイルス関連クリオグロブリン血症性血管炎，血清病，皮膚血管炎症候群，B 型肝炎ウイルス関連結節性多発動脈炎。また，多発血管炎性肉芽腫症（Wegener），Churg-Strauss 症候群，顕微鏡的多発血管炎については抗好中球抗体（ANCA）の形成に関連していると考えられている。巨細胞性動脈炎，高安動脈炎（大動脈炎症候群），多発血管炎性肉芽腫症（Wegener），Churg-Strauss 症候群では，病的な T 細胞応答との関連が示唆されている。

IX-42. **正解は E** 第 326 章（vol.2 p.*2408*～）

抗好中球細胞質抗体（ANCA）は，好中球や単球の細胞質顆粒に存在する特定の蛋白に対する抗体である。細胞質型抗好中球細胞質抗体（c-ANCA）は，好中球のアズール顆粒に存在するプロテイナーゼ 3 に対する抗体である。多発血管炎性肉芽腫症（Wegener）の 90％以上で陽性になる［訳注：全身型かつ疾患高活動の時期では陽性率は高いが限局型や非活動期では陽性率は低下する］。核周辺型好中球細胞質抗体（p-ANCA）は，核周囲に限局した染色パターンを示し，主要な標的抗原はミエロペルオキシダーゼであるが，他の抗原も報告されている。p-ANCA は，顕微鏡的多発血管炎，Churg-Strauss 症候群，多発血管炎性肉芽腫症（Wegener）やその亜型の患者にさまざまな頻度みられることが報告されている。また，抗ミエロペルオキシダーゼ抗体以外による p-ANCA 染色パターンは，リウマチ性あるいは非リウマチ性自己免疫性疾患，炎症性腸疾患などで報告されている。

IX-43. **正解は D** 第 326 章（vol.2 p.*2408*～）

患者は多発血管炎性肉芽腫症（Wegener）の典型的な症状を呈している。平均発症年齢は約 40 歳で，男性に多い。上気道症状が肺症状や腎症状に先行することが多く，鼻中隔穿孔に至ることもある。生検で壊死性肉芽腫性血管炎を証明することによって確定診断がくだされる。肺組織は最も診断率が高い。上気道組織の生検では通常，肉芽腫性炎症がみられるが，血管炎はみられないことが多い。腎生検では，pauci-immune 型糸球体腎炎の存在を認めることがある。

IX-44. **正解は C** 第 326 章（vol.2 p.*2408*～）

患者は巨細胞性動脈炎とリウマチ性多発筋痛症の古典的な症状（頭痛，下顎跛行，視覚障害）をきたしている。年齢も典型的である。確定診断は，側頭動脈の生検によって行われるが，視覚症状がある場合は，グルココルチコイド療法を開始して 2 週間後の生検でさえ陽性である可能性があり，生検の結果を待たず，治療の開始が優先される。治療により，症状が劇的に改善された場合，本症の診断は確定的になる。治療は，prednisone を 40～60 mg/日からはじめて，約 1 カ月後から漸減を開始する。赤血球沈降速度（ESR）の亢進はほとんど常にみられるが特異的ではない。側頭動脈の超音波検査で所見が得られることもあるが，確定診断ではない。

IX-45. **正解は C** 第 326 章（vol.2 p.*2408*～）

クリオグロブリン血症性血管炎の最も多い症状は，皮膚血管炎，関節炎，末梢性ニューロパチー，糸球体腎炎である。循環血液中のクリオプレシピテートの存在を示すことが診断上重要である。リウマトイド因子もほとんど陽性で，併存していることが多い。ほとんどの患者で C 型肝炎ウイルス感染がみられることから，クリオグロブリン血症性血管炎を疑う患者では，C 型肝炎ウイルス感染の存在を検索するべきである。

IX-46. **正解は E** 第 326 章（vol.2 p.*2408*～）

この患者は，B 型肝炎ウイルス関連結節性多発動脈炎である。結節性多発動脈炎（PAN）は小型および中型の血管の血管炎であり，典型的には腸間膜や腎臓の筋型動脈を侵す。肺動脈は侵されない。古典的結節性多発動脈炎とも呼ばれ，まれな疾患であり，顕微鏡的多発血管炎などと分離されずに報告されてきたことから，正確な罹患率は不明である。1992 年にチャペルヒルでコンセンサス会議が開催される以前は，顕微鏡的多発血管炎とPANは同一疾患と考えられていたが，それ以降は血清学的な特徴や血管の分布が異なる，違う疾患であることが知られている。PANの臨床症状は，はっきりしないものが多く，診断までに数カ月かかることもある。症状は疲労，体重減少，腹痛，頭痛，高血圧などがある。病理学的には壊死性炎症性変化が小型から中型の筋型動脈にみられ，これらの病変を生検で認めることにより診断がくだされる。しかしながら，生検が難しい場合は，腸間膜血管での複数の瘤形成があり，他の疾患の可能性が低ければ，PANが強く疑われる。特異的な血清学的検査はなく，核周辺型好中球細胞質抗体(p-ANCA)あるいは細胞質型抗好中球細胞質抗体(c-ANCA)が陽性となることはまれである。30％がB型肝炎に併発し，血中の免疫複合体が関連していると考えられる。PANと異なり，顕微鏡的多発血管炎は，小動脈に加えて，小静脈や毛細血管もおかされる。病理学的には免疫複合体の沈着の乏しいpauci-immune型の壊死性血管炎である。典型的な初発症状は，急速進行性糸球体腎炎や肺出血であり，いずれもPANには少ない。p-ANCAもよくみられる。混合性クリオグロブリン血症は，C型肝炎と関連することが多い小血管炎である。初発症状は白血球破砕性血管炎と触知する紫斑を特徴とした皮膚症状が多い。増殖性糸球体腎炎が20〜60％にみられ，1番問題になりやすい。虚血性大腸炎は，身体所見が乏しいのに非常に強い腹痛としてみられ，腸間膜の動脈造影では動脈瘤性拡張よりむしろ，動脈硬化性変化(狭窄)がみられる。肝細胞癌は血管炎とは関連せず，はっきりとしない腹痛と閉塞性黄疸が症状としてみられる。

IX-47.　正解は C　第326章(vol.2 p.*2408*〜)，JW Newberger et al: *Circulation* 110: 2747, 2004.

この患者の急性冠症候群の原因として最も可能性が高そうなのは，川崎病の既往のある患者における冠動脈瘤の血栓である。川崎病はおもに5歳以下の小児に起こる多臓器疾患である。主要症状には非化膿性頸部リンパ節炎，指端皮膚の落屑，口腔内/口唇/手掌足底の紅斑がある。約25％の患児が，罹患後期の回復期に冠動脈瘤を経験する。発症7〜10日以内の免疫グロブリン静注療法(IVIg)と高用量aspirinを用いた早期治療が冠動脈瘤の発症リスクを5％に減らす。冠動脈瘤を形成した場合も，多くは1年以内に6 mm未満のサイズになる。8 mm以上のものは退縮しにくい。残存する冠動脈瘤の合併症として破裂，血栓および再開通，出口付近での狭窄がある。大動脈基部の冠動脈開口部を巻き込む解離は，Marfan症候群の死亡原因として多く，高安動脈炎でもみられることがある。この患者では，高血圧，四肢虚血，全身症状など血管炎を思わせる症状はない。また，高安動脈炎を疑わせる他の虚血症状もない。冠動脈をまたぐ心筋ブリッジは剖検所見として多くみられるが，虚血の原因としては考えにくい。コカイン使用歴は若い患者の心筋梗塞では考慮が必要だが，この患者の場合は病歴から可能性が低い。

IX-48.　正解は C　第327章(vol.2 p.*2421*〜)

再発性口腔内アフタ潰瘍はBehçet病の診断の必須条件である。潰瘍には単発性のものや多発性のものがある。浅いものもあれば，黄色く壊死した潰瘍底をもつものもあり，有痛性である。小さいものが多く10 mm以下のことが多い。Behçet病の診断には口腔内潰瘍に加えて，再発性陰部潰瘍，眼病変，皮膚病変，皮膚針反応陽性のうち2つを必要とする。擦過や生食の皮内注射などへの非特異的な皮膚の炎症反応(針反応陽性)は多く，特異的である［訳注：通常は針をさして抜くだけで生食注入はしないものを針反応と呼んでいる］。

IX-49，IX-50.　正解はそれぞれ A，C　第327章(vol.2 p.*2421*〜)

Behçet症候群は，口腔粘膜および陰部の潰瘍と眼病変を特徴とする原因不明の多臓器疾患である。男女比は1：1であり，地中海沿岸地域，中東および極東地域の出身者に多い。50％の患者は口腔粘膜への自己抗体をもつ。症状はかなり幅がある。再発性口腔内アフタ性潰瘍は診断の必須条件である。口腔内潰瘍のほうが多いが，陰部潰瘍のほうが特異的である。潰瘍は有痛性であり，浅いことも深いこともあり，1〜2週間続く。他の皮膚症状としては，毛包炎，結節性紅斑，血管炎などがある。眼病変は，急速に増悪して失明をきたすこともある最も痛ましい合併症である。全ブドウ膜炎，虹彩炎，網膜血管閉塞，視神経炎も認められる。この患者では，他に表在性静脈血栓をきたしている。5分の1の患者では表在性および深在性の静脈血栓をきたす。神経病変は10％に起こる。検査所見は非特異的であり，赤血球沈降速度(ESR)の亢進や白血球増加などがある。治療は重症度による。粘膜病変だけであれば，局所グルココルチコイドでよい。より重症な症例では，thalidomideが効果的である。他の粘膜病変への治療方法としては，colchicineや局所へのインターフェロンα注入がある。眼病変や神経病変ではグルココルチコイドの全身投与に加えて，azathioprineあるいはcyclosporineが必要である［訳注：日本では眼病変に対してのステロイド全身投与には否定的な意見が多いが，世界的には使用する場合が多い］。神経病変がなければ生命予後は変わらないが，眼病変は失明へと進展することがある。

IX-51. **正解は C** 第328章(vol.2 p.*2422*〜)

再発性多発軟骨炎は原因不明で，耳，鼻，気道の軟骨の炎症を特徴とする疾患である。単独で起こることもあるが，全身性血管炎，全身性エリテマトーデス，Sjögren症候群，脊椎関節炎，Behçet病，炎症性腸疾患，原発性胆汁性肝硬変，骨髄異形成症候群などがしばしば関連する。炎症が乏しく，皮膚が劇的な変化をきたす強皮症との関連は報告されていない。

IX-52. **正解は E** 第328章(vol.2 p.*2422*〜)

再発性多発軟骨炎の最も多い所見は，再発性で有痛性の耳の腫脹である。鼻や気管気管支領域なども炎症を起こすことがあるが，頻度はさらにまれである。耳の炎症の結果として，耳介軟骨が柔らかくなってしまうことがある。通常耳朶には軟骨がないため，耳介のみに炎症が起こる。Cogan症候群はまれな血管炎症候群で，聴覚障害を起こすが軟骨炎は特徴的でない。繰り返す外傷は考慮が必要だが，この場合は病歴上は疑わしくなく，両側性であったり炎症所見があったり，耳垂の病変がないなどといった所見とは合致しない。

IX-53. **正解は A** 第329章(vol.2 p.*2425*〜)

非乾酪性肉芽腫は，サルコイドーシスを強く疑わせるものの確定診断とはいえない。より特異的な診断に至るには，2つ以上の障害されていることを示す必要がある。多くの場合は胸部X線検査で疑い，生検の結果で十分とすることが多い。確定診断をつけるには，非乾酪性肉芽腫を起こしうる他の疾患を除外する必要がある。これには，原子力産業の労働者にみられるベリリウム症，非定型抗酸菌症，*Histoplasma*症などの真菌感染などがある。リンパ腫や精巣癌などの悪性疾患は，周囲の反応性リンパ節腫脹に肉芽腫を認めることがあり，悪性疾患の除外のためには十分な生検組織の確保が必要である。肺胞蛋白症は，肺胞内に過ヨウ素酸Schiff(PAS)染色陽性の蛋白質が蓄積する疾患であり，感染が起こらない限りは炎症性の変化はみられない。

IX-54. **正解は A** 第329章(vol.2 p.*2425*〜)

サルコイドーシスの10％で高カルシウム血症や高カルシウム尿症が起こることが知られている。これは，肉芽腫からの1,25-ジヒドロキシビタミンDの過剰産生によって，小腸のカルシウム吸収を亢進させるからである。日光曝露やビタミンDの摂取は悪化を招く。このため，腎結石は比較的多くみられる。サルコイドーシスの患者がカルシウムの投与を受けるときは，治療前後の24時間尿中のカルシウム量測定が必要である。少量の副腎皮質ステロイドでコントロールがつくことが多い。

IX-55. **正解は A** 第329章(vol.2 p.*2425*〜)

サルコイドーシスは慢性か急性かによって治療が異なる。多くの場合は，急性で神経，心臓，眼科，内分泌的な異常を伴わない場合は治療の必要がない。治療の中心となるのは，依然として副腎皮質ステロイドによる全身的治療である。慢性サルコイドーシスの治療は副腎皮質ステロイドの忍容性が10 mg/日以下に減量できるかどうかによって決まる。hydroxychloroquine は皮膚病変に対して有効であり，methotrexate は症状にかかわらず，サルコイドーシス患者の約 3 分の 2 に用いられている。azathioprine は後ろ向きなエビデンスしかないものの，慢性型の病態に使われることがある免疫抑制薬である。前向き研究により，infliximab と etanercept では，etanercept はステロイドの減量効果だけが認められたが，infliximab は副腎皮質ステロイドと免疫抑制薬を投与されていた慢性患者の肺機能を有意に改善した。2 つの薬物の相違は，作用機序によるものではないかとされる（etanercept は TNF 受容体型製剤，infliximab は抗 TNF 抗体型製剤）。

IX-56. **正解は A** 第 329 章（vol.2 p.*2425*〜）

サルコイドーシスは無症状の患者の胸部 X 線検査で両側肺門リンパ節腫脹としてみつかることが多い。CT スキャンは感度の高い検査法であるが，肺病変には Scadding が発表した胸部 X 線写真を用いたスコアが今日でも用いられている。ステージ 1 は肺門リンパ節腫脹のみで，しばしば右の器官近傍の病変を伴う。ステージ 2 はリンパ節腫脹と肺浸潤を合併し，ステージ 3 は肺浸潤のみ，ステージ 4 は肺繊維症を呈する。肺浸潤があるときは，上葉に優位である点が多くの肺疾患と異なる。皮膚病変には，結節性紅斑，斑状丘疹性病変，色素沈着と色素低下，ケロイド形成，皮下結節，凍瘡状狼瘡などがある。結節性紅斑は急性サルコイドーシスにみられ，予後がよいサインである。肝病変は診断が難しい。サルコイドーシスの患者では 50％に生検で肉芽腫がみられるが，肝機能検査では 20％にしか異常は認められない。肉芽腫性肝炎の特徴として血清アルカリホスファターゼ値の上昇がみられる。血清アミノトランスフェラーゼ値の上昇がみられることもある。眼病変は前部ブドウ膜炎として起こることが多いが，後部ブドウ膜炎が起こることもある。サルコイドーシスの眼病変には人種差が大きい。日本ではサルコイドーシス患者の 70％に眼症状をきたすが，米国では 30％程度である（白人よりもアフリカ系米国人に高率にみられる）。心病変の発現は人種差が大きく，米国や欧州では 5％以下であるが，日本では 25％以上と多い。心病変は白人とアフリカ系米国人の差はない。心病変は伝導系障害と，心筋の肉芽腫性変化による収縮障害である。

IX-57. **正解は C** 第 331 章（vol.2 p.*2436*〜）

炎症性関節炎にはさまざまな原因があり，急性か慢性か，単関節性か多関節性か，などさまざまな経過を呈する。急性関節炎では感染性のもの（淋菌，化膿性関節炎，ライム病）と結晶誘発性のもの（痛風，偽痛風）が多い。慢性関節炎では自己免疫性のもの（関節リウマチ，反応性関節炎，乾癬性関節炎）の可能性型が高い。炎症性関節炎の特徴として朝のこわばりがみられる。こわばりは長時間の安静で増悪することから，朝に悪化しやすい。こわばりの程度は強く，数時間続くこともあり，活動することで改善する。一方で，変形性関節症のような非炎症性疾患でみられる間欠的なこわばりは，短時間の休息でも悪化するが，持続時間は通常 60 分以内であり，活動でかえって増悪する。炎症性関節炎は全身症状がでることも多く，倦怠感，発熱，皮疹，体重減少などがみられることがある。身体診察では罹患関節に，発赤，腫脹，熱感，運動時の疼痛などの炎症の徴候があるかを観察する必要がある。臨床検査では，非特異的な炎症の徴候がみられることが多く，赤血球沈降速度（ESR）の亢進，C 反応性蛋白（CRP）の増加，血小板増加，慢性疾患に伴う貧血，低アルブミン血症を認める。

IX-58. **正解は A** 第 331 章（vol.2 p.*2436*〜）

肩痛の原因として，回旋筋腱板の腱炎や断裂は高頻度に認められる。回旋筋腱板は上腕骨頭に付着する棘上筋，棘下筋，小円筋，肩甲下筋の 4 つの筋肉からなる。これらの筋肉が上腕骨頭を関節に固定する働きをしている。上腕の運動にも関連しており，特に外転に重要である。若い患者では外傷なしで完全断裂に至ることはまれである。痛みの原因は，多くの場合腱炎であることが多い。自動的に上肢を外転したときに痛みがあるが，他動的に外転したときに痛みがない場合は腱炎が疑われる。他の症状としては三角筋外側部の疼痛，夜間痛，インピンジメント徴候がある。腕を前方に屈曲した場合に前方挙上 180 度に達するまでに痛みが生じる場合はインピンジメント徴候陽性である。回旋筋腱板に繰り返し負荷のかかるスポーツをする患者では断裂に及ぶ場合があり，手術が必要になることがある。例えば，野球，ボート，テニスなどで起こることがある。回旋筋腱板断裂の評価のためには患者の腕をしっかりのばしたまま他動的に外転位をとらせていき，外転90度に達したときに腕の挙上を保持できなければ陽性とし，断裂が疑われる。二等筋溝に圧痛がある場合は上腕二頭筋腱炎の存在が疑われる。上肢を外旋内旋するとき関節裂隙前方に圧痛がある場合は肩(肩甲上腕)関節に問題がある徴候である。

IX-59. **正解は B** 第331章(vol.2 p.*2436*～)

患者は変形性の関節炎である。肥満は変形性関節症の危険因子であり，体重を支える大関節で悪化しやすい。関節可動域の低下，軋轢音，荷重で悪化する内反変形は一致する身体所見である。X線検査では，関節裂隙の狭小化と骨棘形成がみられる。過度の運動などの後に関節液貯留がみられることがある。関節液検査では，透明で粘稠度の高い関節液を認め，白血球数は2,000/μL以下である。偏光顕微鏡で正の複屈折性を有する結晶がみられるのは偽痛風であり，膝関節に最も多い。偏光顕微鏡で負の複屈折性を有するのは痛風である。結晶誘発性関節炎の関節液では，白血球数は50,000/μL程度であり，黄色で半透明に混濁した関節液が得られる。化膿性関節炎では発熱があり，関節には熱感と圧痛がある。関節液は完全に膿のこともあり，不透明に混濁している。白血球数は50,000/μL以上のことが多く，Gram染色で菌を認めることもある。

IX-60. **正解は A** 第332章(vol.2 p.*2445*～)

変形性関節症(OA)は高齢者の身体障害の最も多い原因の1つであり，女性に多くみられる。OAの特徴として，障害されやすい関節と障害されにくい関節がある。手の関節の中で障害されやすのは，近位指節間関節(DIP関節)，遠位指節間関節(PIP関節)と母指の基部［訳注：第1 CMC関節］である。手関節の病変は少ない。また，OAは股関節，膝関節，頸椎，腰仙椎にも多い。痛みは運動中とその直後に生じることが多く，休息とともに改善する。このため，調理(選択肢C)や裁縫の際には悪化する可能性が高い。変形性関節症のこわばりは，炎症性関節炎のように朝に著明ということはなく，短時間の休息の後に悪化する傾向がある。これは短時間の休息の後に関節がロック(引っかかる)してしまう，ゲル化現象と関連がある。身体所見では，骨性の腫脹がDIP関節(Heberden結節)，PIP関節(Bouchard結節)にみられる。血液検査は通常特に必要なく，病歴と身体所見で十分である。X線検査を行うと，軟骨の消失に伴う関節裂隙の狭小化や骨棘と骨の肥大がみられる。関節腫脹，熱感，発赤は炎症性関節炎に多く，手関節単独の罹患は考えにくい。

IX-61. **正解は A** 第332章(vol.2 p.*2445*～)

変形性関節症(OA)は関節のすべての構造に病的変化を生じさせる関節疾患である。主要な病態としては，関節軟骨の消失がある。OAの発症に関与する因子として，関節負荷にかかわるものと，関節の脆弱性にかかわるものに分けられる。OAに対して最も影響を与える危険因子は年齢であり，関節の脆弱性に影響する。OAのX線所見は，40歳未満ではまれにしか認められないが，70歳を超える高齢者の50％以上では変化がみられる。若年者の関節は負荷に耐えられるような防御機構を備えている。特に，若年者の関節軟骨は過剰な負荷に耐えることができるが，高齢者の関節軟骨は耐えられず損傷を受けてしまう。女性は男性よりもOAになりやすく，とりわけ50歳以降にその傾向が強いが，年齢自体の影響のほうが強い。関節の外傷の既往は将来のOA発症の危険因子である。肥満は，負荷を増加させることから，膝OAおよび股関節OA発症の危険因子として広く認識されている。肥満と手指OAが相関することが知られ，負荷増大のみならず代謝因子が関連しているものと考えられる。OAの遺伝的危険因子についてはあまりわかっていない。遺伝子多型が，手指関節と股関節のOAで関連するようだが，他の関節ではそれほどでもない。

IX-62.　正解は E　第 332 章(vol.2 p.*2445*〜)

患者は変形性関節症(OA)を疑わせる病歴で受診している。OA は機械的に進行する疾患であるため，軽度あるいは間欠的な症状では非薬物療法が初期治療として望ましい。痛みの原因となるような，関節に過剰な負荷がかかる活動を避けること，関節周辺にある筋肉の機能改善をはかること，副木や松葉杖で免荷することが OA の原因に対する根本的な治療である。この患者では，体重の減量が初期治療においては最も重要である。膝にかかる体重は体重約 0.5 kg ごとに 3〜6 倍増加する。連日の軽度負荷による運動療法と食事療法で徐々に体重を減らすのが望ましい。歩行を避けるのは現実的でないため，杖や支持装具を併用するのもよい。この患者の場合には，ステロイドやオピオイドは適応がない。

IX-63.　正解は C　第 333 章(vol.2 p.*2453*〜)

この患者は最近 3 回の痛風発作を起こしており，慢性腎臓病(CKD)と利尿薬使用などの再発リスクがある。さらに尿酸値の上昇もみられる。尿酸低下療法の開始にあたっては，発作の回数，平常時の尿酸値，生涯の継続治療への意欲を考慮する必要がある。さらに，尿酸結石や結節形成がみられる痛風患者は尿酸低下療法を受けるべきである。高尿酸血症の治療薬としては，尿酸排泄薬とキサンチンオキシダーゼ阻害薬がある。probenecid は最もよく使用される尿酸排泄薬である。1 回 250 mg，1 日 2 回からはじめ，1 日最大 3 g まで増量可能である。ただし，Cr 2.0 mg/dL を超えると無効である。benzbromarone は腎不全の患者でより有効な尿酸排泄薬であるが，米国では使用できない［訳注：重篤な肝障害の報告があり使用できない国もあるが，日本では使用できる］。再発性の痛風で第 1 選択薬となるのは allopurinol である。このキサンチンオキシダーゼ阻害薬は産生過多のタイプの尿酸を下げるが，中毒性表皮壊死剥離症，骨髄抑制，腎不全などの副作用の可能性がある。開始量は通常 300 mg/日であるが，800 mg/日まで増量することもできるが，腎不全の場合は注意が必要である。febuxostat は，allopurinol とは化学構造的の異なる新しいキサンチンオキシダーゼ阻害薬である。効果は allopurinol と同様である。開始量は 40〜80 mg/日で，軽度から中等度の腎不全では容量調節は必要ない。colchicine は微小管構造の安定化［訳注：最近は IL-1 による炎症の経路を抑制することが知られている］により急性炎症を抑える薬物であるが，尿酸値は下げない。他の治療と併用して急性発作を予防するのに使われる。indomethacin は非ステロイド性抗炎症薬(NSAID)であり，急性発作の治療に使われるが，高尿酸血症の治療には使わない。腎不全の患者では NSAID の使用は注意が必要である。

IX-64.　正解は C　第 333 章(vol.2 p.*2453*〜)

急性痛風発作は，利尿薬使用中の患者でよくみられる。利尿薬は，体液量減少によって近位尿細管での尿酸塩の吸収を促し，高尿酸血症を惹起する。高尿酸血症の患者の多くは無症状であるが，痛風発作を起こすこともある。急性痛風発作は強い炎症を特徴とした炎症性関節炎であり，夜間に頻発する。どの関節も罹患する可能性もあるが，初発症状としては母趾の中足指節関節(第 1 中足指節関節)が最も多い。関節の腫脹，液体貯留，発赤，強い圧痛がみられる。典型的な患者では，痛みが強くて靴下がはけず，シーツがあたるのも痛いほどだという。関節液の穿刺吸引では，炎症性の半透明の液体が得られ，好中球の細胞内外での尿酸一ナトリウム(MSU)結晶を認めることで確定診断となる。MSU 結晶は偏光顕微鏡で強い負の複屈折を有する針状または桿状の結晶としてみられる。白血球数は通常 50,000/μL 以下であり，100,000/μL を超えていれば化膿性関節炎を疑う。同様に，グルコース低下や Gram 染色での細菌検出は急性痛風発作の徴候ではなく，化膿性関節炎を疑うものである。ピロリン酸カルシウム二水和物(CPPD)結晶は，偏光顕微鏡で弱い正の複屈折を有する長方形の結晶で，偽痛風でみられる。

IX-65.　正解は A　第 334 章(vol.2 p.*2458*〜)

この患者の症状と病歴は淋菌による化膿性関節炎と一致する。近年，淋菌感染は減少傾向であるが，40 歳以下の患者の感染性関節炎では 70％を占める。女性は男性の 2〜3 倍も播種性淋菌感染症をきたしやすく，これは子宮頸部に不顕性感染を起こしやすいからと考えられる。月経または妊娠期間中に感染するリスクは高まる。播種性淋菌感染症では発熱，悪寒，移動性の関節炎と腱鞘滑膜炎，体幹および四肢末梢の伸側に丘疹が生じる。丘疹は皮下出血を伴う膿疹になることもある。関節炎や皮疹は免疫複合体沈着によるためと考えられる。播種性淋菌感染症では関節液中の白血球数はわずか 10,000〜20,000/μL にすぎない。関節液の培養は陰性であり，血液培養の陽性率は 45％以下である。

この患者では，白血球数は 50,000/μL 以上と化膿性関節炎が疑われる状況である。淋菌による化膿性関節炎は播種性淋菌感染症より頻度は低いが，常に播種性淋菌感染症に続発して生じる。このシナリオでは，3 週間前の発熱，悪寒，移動性の関節痛と皮疹がみられ，その後に単関節の化膿性関節炎が起こっている。血液培養は陰性がほとんどであり，関節液の培養も陽性となるのは 40％以下である。感染の可能性の高い粘膜部位の検体を用いた培養が最も感度が高く，子宮頸部，尿道，咽頭の培養が行われる。

ライム病で未治療の患者は関節症状をきたしやすい。症状としては，増悪と寛解を繰り返す単関節炎あるいは少関節炎をきたす。未治療例では 10％で破壊性の関節炎をきたす。この患者の症状はライム病とは一致しないので血清検査は不要である。同様に，単関節炎で関節リウマチとは一致しないため，リウマトイド因子の検査も不要である。

IX-66. **正解は B** 第 334 章（vol.2 p.*2458*〜）

結晶は偽痛風発作の併存を示唆するが，化膿性関節炎が医学的にはより重大な問題である。関節液中の白血球数 100,000/μL 以上，好中球が多い点，Gram 染色で陽性球菌を認める点から可能性が高い。結晶性関節炎，関節リウマチ，その他の非感染性の関節炎では白血球数は 30,000〜50,000/μL 程度である。真菌性や抗酸菌性などの慢性感染では 10,000〜30,000/μL 程度のことが多い。化膿性関節炎では血行性に，滑膜の毛細血管を介して関節内に菌が入る。関節リウマチの患者は黄色ブドウ球菌による化膿性関節炎を起こしやすい。これは，慢性炎症とグルココルチコイド治療の影響である。偽痛風の併発時には，化膿性関節炎の診断を除外しない。成人における，化膿性関節炎の最も多い起因菌は淋菌と黄色ブドウ球菌である。抗菌薬投与，ドレナージ適応の外科的評価，敗血症の除外のための血液培養はすべて必要である。迅速に局所的，全身的な感染症の治療を行えば関節軟骨の破壊，関節の不安定性，変形を防ぐことができる。抗菌薬の関節内投与は必要ない。関節液の Gram 染色で菌体がみられない場合は，経験的治療として第 3 世代セファロスポリン系薬の使用が望ましい。房状のグラム陽性球菌がみれた場合は，ブドウ球菌に対する治療が必要であり，地域的に methicillin 耐性黄色ブドウ球菌（MRSA）が多い場合，最近の入院歴がある場合は vancomycin が望ましい。偽痛風の急性発作はグルココルチコイドで治療が可能であるが，感染症がある場合には高いリスクとなることがある。非ステロイド性抗炎症薬（NSAID）は，腎機能障害と胃腸障害の病歴を踏まえて使用可能である。

IX-67. **正解は C** 第 335 章（vol.2 p.*2463*〜）

この患者は，痛覚感受性が亢進する疼痛症候群の線維筋痛症（FM）に特徴的な症状を呈している。中枢神経系における痛覚処理の変化が病態の基礎にあると考えられている。疫学的には，女性は男性と比べて 9 倍頻度が高い。世界的な有病率は 2〜3％であるが，プライマリケア診療では 5〜10％とされる。変性疾患や炎症性リウマチ性疾患の患者では 20％以上と多い。最も一般的な愁訴は，局在性に乏しい広範な痛みであり，上半身および下半身，体幹部や四肢いずれにも痛みがある。特定の関節に局在することはない。やりすごすのが困難な耐えがたい強さの痛みであり，日常生活に支障をきたす。圧痛点に痛みをきたすことがあるが，現在の米国リウマチ学会では FM の診断に圧痛点の評価を含めていない。現在の基準は，広範な痛みと神経心理学的症状が少なくとも 3 カ月以上続いていることとしている。神経心理学的症状として多いのは，睡眠障害，認知機能障害，筋肉のこわばり，不安，抑うつがある。FM 患者の気分障害の生涯有病率は 80％に達する。睡眠障害には入眠障害，中途覚醒，疲れがとれないことなどがある。

IX-68. **正解は D** 第 335 章(vol.2 p.*2463*〜)

線維筋痛症(FM)はよくある疾患であり，一般人口の 2〜5％程度にみられる。症状には，広範囲の痛みに加えて，神経心理学的症状として，抑うつ，不安，疲労感，認知機能障害，睡眠障害がみられる。治療には非薬物療法と薬物療法の組み合わせが必要である。症状を理解するための枠組みを提供する患者教育は重要である。治療は，痛みの除去よりも，改善される機能や QOL を高めることに焦点をあてるべきである。身体機能調整は，機能の改善において重要であり，有酸素運動，筋力トレーニング，リラクセーションを取り入れた運動(ヨガ，太極拳)のように多面的な運動プログラムを治療に含めるべきである。睡眠障害を改善し，病んだ行動を減少させる認知行動療法も有益である。

薬物療法として有効な薬理学的アプローチは，求心性あるいは下行性の疼痛経路を標的としている。薬物としては，抗うつ薬と抗痙攣薬が多く用いられる。amitriptyline，duloxetine，milnacipran はいずれも有効であり，後二者は FDA により FM に対する承認を得ている。抗痙攣薬では，電位依存性カルシウムチャネルの α_2-δ サブユニットのリガンドとして，gabapentin，pregabalin があり，FDA により FM に対する承認を得ている。

抗炎症性薬やグルココルチコイドは，FM の治療には有効なわけではないが，関節リウマチなどの併存疾患があればそちらの適切な治療は重要である。oxycodone などオピオイド系鎮痛薬は避けるべきである。FM の治療には無効であり，症状と機能をともに悪化させる痛覚過敏をもたらすことがある。

IX-69. **正解は A** 第 335 章(vol.2 p.*2463*〜)

線維筋痛症(FM)は慢性で広範な筋骨格系疼痛を特徴とし，筋肉のこわばり，感覚異常，睡眠障害，易疲労感をきたす。9：1 の割合で男性より女性にはるかに多くみられる。地域性，民族性，気候との関連はない。はっきりとした病因はわかっていないが，睡眠障害と痛覚感受性の亢進は関連している。診断は，3 カ月以上続く広範な痛みと神経心理学的症状(疲労感，睡眠障害，認知機能障害)からなる。過去の診断基準では 18 カ所中 11 カ所の圧痛点が必要とされていたが，閾値の厳格な適用は診断の感度の低下を招くとして，新しい基準では削除された。FM の患者では，圧痛以外には，神経や筋骨格系の診察において異常がみられない。精神疾患，特にうつと不安障害が併存疾患として多くみられるが，診断基準には入っていない。

IX-70. **正解は A** 第 336 章(vol.2 p.*2466*〜)

図 IX-70 の所見は，ばち指である。ばち指は手指の末端に起こり，手指先端部の幅の広がり，爪の輪郭の凸状の変化，正常なら 15 度ある爪の基節部と爪小皮との間の角度が小さくなるのが特徴である。臨床的には，ばち指があるのかどうかを見分けるのは難しいこともある。診断方法の 1 つとして，10 本の指の周囲径を爪の基節部および遠位指節間関節部で測定し，10 指の爪の基節部 / 遠位指節間関節比の合計が 10 以上の場合に，ばち指があると判定される。簡便な方法としては，患者の両手の第 4 指末節骨を背側同士でくっつけてみる。正常であれば向かい合う爪の基節部の間に隙間がみられるが，ばち指ではみられない。

ばち指は，重度の肺疾患で起こりやすく，特に気管支拡張症，囊胞性線維症，サルコイドーシスや特発性肺線維症のような間質性肺疾患で起こりやすい。ばち指はもともと膿胸の患者で報告され，肺膿瘍，結核，真菌感染症などの慢性肺感染症でも起こる可能性がある。肺血管病変や肺癌も関連することがある。しかしながら，慢性閉塞性肺疾患ではばち指を起こさない。

ばち指の原因は肺疾患のみとは限らない。良性の家族性のばち指であったり他の原因疾患と関連して起こったりする。原因疾患としては，チアノーゼ性先天性心疾患，亜急性細菌性心内膜炎，Crohn 病，潰瘍性大腸炎，セリアック病，癌(食道，肝臓，小腸，大腸)などがある。未治療の甲状腺機能亢進症では，骨膜炎に合併してばち指を認めることがあり，これは甲状腺末端肥厚症と呼ばれている。このような関連は何世紀も前から知られているが，ばち指の原因についてはわかっていない。

IX-71. **正解は E** 第337章(vol.2 p.2472〜)

大転子部滑液包炎は，股関節部分の痛みの原因として多く，大腿骨大転子上の中殿筋付着部周囲の滑液包の炎症である。滑液包は骨隆起上の腱や筋肉の動きを円滑にするために存在する。滑液包炎は使いすぎ，外傷，全身疾患，感染症などの原因で起こる。大転子部滑液包炎では急性あるいは亜急性の痛みが起こり，痛みの質はさまざまである。痛みは股関節や大腿近位部の外側にかけて限局する。患者の大転子の後方を触診することにより痛みが再現され，患側を下にして寝ようとすると痛みを伴う。股関節の外旋や抵抗下の外転が痛みを誘発する。治療としては非ステロイド性抗炎症薬(NSAID)の投与と使いすぎを避けること。痛みが持続するならば，局所へのステロイドの注射が有益である。

他の股関節部痛の原因としては，変形性関節症，阻血性骨壊死，感覚異常性大腿神経痛，化膿性関節炎，不顕性の大腿骨頸部骨折，腰仙椎疾患からの関連痛がある。股関節自体の疾患(変形性関節症，阻血性大腿骨頭壊死，不顕性の大腿骨頸部骨折)の場合は痛みは鼠径部にあることが多い。感覚異常性大腿神経痛(外側大腿皮神経絞扼性症候群)では神経原性の痛みが大腿外側に局在し，チクチクした感じから焼けるような痛みまで幅がある。脊椎の変性疾患による関連痛が股関節痛の原因の場合には，通常腰痛を伴うことが多い。さらに，股関節の外側を触診しても圧痛を認めない。腸脛靭帯症候群は膝外側の痛みをきたすが，股関節痛は生じない。

IX-72. **正解は B** 第337章(vol.2 p.2472〜)

腸脛靭帯は，大腿外側を腸骨から脛骨に走る厚い結合組織でできている。この靭帯が緊張もしくは炎症を起こしたときは，膝の外側(靭帯が大腿骨外側顆を通過する付近)に痛みを認めることが多い。焼けるような，あるいはうずくような痛みが大腿外側に放散する。ランナーに頻度が高い使いすぎによる障害であり，靴が合っていない状態，不整地でのランニング，走りすぎなどから起こる。内反膝(O脚)の患者で起こりやすい。腸脛靭帯症候群の治療としては，安静，非ステロイド性抗炎症薬(NSAID)，理学療法，合わない靴や不整地のような危険因子への対処がある。疼痛部位(大腿骨外側顆付近)へのグルココルチコイドの注射は，痛みを軽減できるが，注射後少なくとも2週間はランニングを中止する必要がある。保存療法で改善がみられない患者には，外科的な腸脛靭帯切除術が有用なこともある。

IX-73. **正解は A** 第337章(vol.2 p.2472〜)

癒着性関節包炎は，肩の痛みと運動制限を特徴とする疾患である。通常は，変形性関節症や阻血性骨壊死といった内因性の肩疾患は存在しない状態で起こる。肩の滑液包炎や腱炎の既往がある患者に起こりやすく，慢性肺疾患，心筋梗塞，糖尿病などの全身性疾患に合併する場合もある。病因は不明だが，腕の長期安静が癒着性関節包炎を進行させるようである。反射性交感神経性ジストロフィが併発することもある。臨床的には50歳以降の女性によく起こる。痛みやこわばりは数カ月から数年の単位で徐々に起こってくる。身体診察では，触診で圧痛を認め，関節可動域の制限がある。診断においては，関節造影で注入できる造影剤の量が15 mL未満しか入らないことが，判断基準となる。多くの患者では発症後1〜3年で自然に改善がみられる。癒着性関節包炎の治療では，非ステロイド性抗炎症薬(NSAID)，グルココルチコイド注射，理学療法，早期からの上腕の可動域訓練が有効である。

IX-74. **正解は B** 第337章(vol.2 p.2472〜)

de Quervain腱鞘炎は，長母指外転筋腱と短母指伸筋腱が橈骨茎状突起の腱鞘を通る部分で起きる炎症である。手首の反復ねじれ運動を繰り返すと起こりやすく，母指を指で握って伸展すると，痛みが橈骨茎状突起に現れる。母指を過伸展して赤ちゃんを抱く母親にもよくみられる。母指を掌側に屈曲させ，それを他の指で覆い，その状態で手首を尺側に屈曲すると，橈骨茎状突起の領域の罹患腱鞘に痛みが誘発される(Finkelstein徴候)。Finkelstein徴候が陽性ならば，de Quervain腱鞘炎である。治療としては，非ステロイド性抗炎症薬(NSAID)の投与と手首の副子固定で，グルココルチコイド注射も有効である。Phalen徴候は手根管症候群の徴候であり，痛みではなくしびれを誘発する。手関節屈曲位で，両手指を 60 秒間強く押しつけ合う動作で正中神経を圧迫し，しびれ，焼けるような感覚，チクチク感を誘発する。痛風性関節炎は，急性に炎症を起こした障害関節の関節液に結晶がみられる。関節リウマチは全身性疾患であり，滑膜炎と X 線所見における糜爛が特徴的である。

SECTION X
内分泌・代謝疾患

QUESTIONS

各設問に対する，最もふさわしい解答を選べ。

X-1. 視床下部-下垂体系における負のフィードバックの例としてあてはまらないのはどれか。

A. CRH-ACTH 系におけるコルチゾール
B. GnRH-LH/FSH 系における性腺ステロイド
C. 成長ホルモン放出ホルモンにおけるインスリン様成長因子 I
D. レニン-アンジオテンシン-アルドステロン系
E. TRH-TSH 系における甲状腺ホルモン

X-2. 内分泌障害は腺の機能亢進と機能低下，ホルモン抵抗性に分けることができるが，以下の疾患のうちホルモン抵抗性に起因するのはどれか。

A. Graves 病
B. 橋本甲状腺炎
C. 褐色細胞腫
D. Sheehan 症候群
E. 2 型糖尿病

X-3. ゴナドトロピン放出ホルモン（GnRH）の分泌は，通常は黄体形成ホルモン（LH）と卵胞刺激ホルモン（FSH）の放出を刺激し，それによってテストステロンとエストロゲンの合成と放出が促進される。長時間作用型 GnRH 誘導体（リュープロレリン酢酸塩など）が前立腺癌治療時にテストステロン値を下げる機序を説明した，最適なのはどれか。

A. GnRH 誘導体は性ホルモン結合グロブリンの産生を促進し，テストステロンの利用率を低下させる
B. GnRH と LH/FSH 間の負のフィードバックループ
C. GnRH の拍動性分泌に対する LH と FSH の感受性
D. GnRH の構成的活性化に伴う細胞質から核への受容体の移行

X-4. ミネラルコルチコイド受容体は腎尿細管において，アルドステロン分泌腫瘍のようなミネラルコルチコイド過剰状態でみられるナトリウム貯留や，カリウム喪失と深くかかわっている。もっとも，グルココルチコイド過剰状態（Cushing 症候群など）もナトリウム貯留と低カリウム血症を引き起こす可能性がある。この所見を説明しうるミネラルコルチコイド-グルココルチコイド経路の特徴はどれか。

A. グルココルチコイドに対するミネラルコルチコイド受容体のより高い親和性
B. グルココルチコイド過剰状態におけるグルココルチコイド分解経路の過飽和
C. 同じ代謝効果を生む，類似してはいるが別個の DNA 結合領域
D. グルココルチコイド過剰状態におけるミネラルコルチコイド結合蛋白のアップレギュレーション

X-5. 下垂体前葉で産生されないホルモンはどれか。

A. 副腎皮質刺激ホルモン
B. 成長ホルモン
C. オキシトシン
D. プロラクチン
E. 甲状腺刺激ホルモン

X-6. 健康な 22 歳女性が何事もなく経腟分娩による満期産を迎えた。産後のある日，彼女は視覚の変化と激しい頭痛を訴えた。この訴えの 2 時間後に，彼女には無反応と極度の低血圧が認められた。彼女は挿管され，人工呼吸器

による管理を受けた。血圧は68/28 mmHg，心拍数は148/min，整で，FiO_2は0.40で酸素飽和度95％であった。身体所見は特記事項なし。検査所見では血糖値49 mg/dLと顕著であったが，ヘマトクリット値と白血球数は正常であった。最も低血圧を改善する可能性があるのはどれか。

A. 活性型ドロトレコジンα
B. ヒドロコルチゾン
C. ピペラシリン/タゾバクタム
D. チロキシン
E. 濃厚赤血球輸血

X-7. 45歳の男性がかかりつけ医に，妻が彼の顔貌の粗大化を数年前から気にしていたと報告した。加えて，彼は性欲の低下と活力の減退も訴えた。身体所見では，前頭隆起と手の巨大化を認めた。MRIでは下垂体に腫瘤が確認された。腫瘤の原因を診断するスクリーニング検査として適当なのはどれか。

A. 24時間尿中遊離コルチゾール
B. 副腎皮質刺激ホルモン（ACTH）測定
C. 成長ホルモン濃度
D. 血清インスリン様成長因子（IGF）I濃度
E. 血清プロラクチン濃度

X-8. 高プロラクチン血症の原因とならないのはどれか。

A. 肝硬変
B. 多毛症
C. 乳頭刺激
D. オピオイド乱用
E. Rathke嚢胞

X-9. 28歳の女性が，無月経が1年間続くためかかりつけ医を受診した。彼女は軽度の乳汁漏出症と頭痛を訴えている。彼女は性的には活発であるが，尿の妊娠反応は陰性である。血清プロラクチン濃度は上昇しており，その結果，顕微鏡的プロラクチノーマと診断された。彼女の状態に対するブロモクリプチン療法の，第一目標として示されるのはどれか。

A. 高プロラクチン血症の制御
B. 腫瘍サイズの縮小
C. 乳汁漏出症の解消
D. 月経と受胎能の回復
E. 上記のすべて

X-10. 58歳の男性が重度の頭部外傷を受傷し，下垂体機能低下症を発症した。回復後，甲状腺ホルモン，テストステロン，グルココルチコイド，バソプレシンが補充された。定期検診の際に，彼はかかりつけ医に成長ホルモン欠損の可能性について質問した。成長ホルモン欠損の徴候や症状ではないのはどれか。

A. 脂質プロファイル異常
B. アテローム性動脈硬化
C. 骨密度増加
D. ウエスト/ヒップ比増加
E. 左室機能不全

X-11. 75歳の男性が腹部肥満，近位ミオパチー，皮膚の色素沈着を呈した。臨床検査では低カリウム性代謝性アルカローシスを示した。Cushing症候群が疑われるが，この症候群に関する記述として正しいのはどれか。

A. 副腎皮質刺激ホルモン（ACTH）基礎値は低値であることが多い
B. 血中副腎皮質刺激ホルモン放出ホルモンは上昇していることが多い
C. 下垂体MRIはすべてのACTH産生腫瘍を描出することができる
D. 下錐体静脈洞サンプリングを至急に実施するため照会することが望ましい
E. 血清カリウム濃度が3.3 mmol/L未満の場合は異所性のACTH産生を示唆する

X-12. 23歳の大学生が保健管理センターで，小児期の頭蓋咽頭腫切除後の，汎下垂体機能低下症の薬物治療の経過観察を受けた。彼女の服薬コンプライアンスは中等度であるが，体調はおおむね良好であった。甲状腺刺激ホルモン（TSH）濃度が検査されたが測定感度以下であった。つぎに行うべきはどれか。

A. levothyroxine量を半減
B. なにもしない
C. 遊離チロキシン（T_4）濃度測定
D. 頭部MRI検査
E. 甲状腺スキャン

X-13. 23歳の女性がクリニックを受診し，数カ月にわたる体重増加，疲労感，無月経，にきびの悪化などを訴えた。症状がいつ発症したか正確には確認できなかったが，食事量が変化していないにもかかわらず過去6カ月にわたって体重が12〜3 kg増加していた。彼女はこの数カ月無月経であった。診察時，両脇腹の紫色の皮膚線条と，中心性肥満が認められた。Cushing症候群が疑われた。診断をくだすために行うべき検査はどれか。

A. 24時間尿中遊離コルチゾール
B. 副腎皮質刺激ホルモン（ACTH）基礎値
C. 午前8時時点の副腎皮質刺激ホルモン放出ホルモン（CRH）値
D. 下錐体静脈洞サンプリング
E. オーバーナイトdexamethasone（1 mg）抑制試験

X-14. 1週間前，頭痛で女性が救急搬送された。彼女は頭部

MRI 検査を受けたものの，症状の原因は明らかにならなかった。しかしながら「空虚トルコ鞍が認められる。臨床的関連について勧告すること」と記された報告書とともに，できるだけ早くかかりつけ医の経過観察を受けることを指示されて救急外来を退院した。頭痛は軽快し，なんの症状もなかった。しかし彼女はこの思いがけないMRI 所見を非常に心配して，翌日あなたの外来を受診した。彼女の管理としてつぎに行うべきはどれか。

A. 無症候性の汎下垂体機能低下症と診断し，低用量のホルモン補充療法を開始
B. 彼女を安心させ，検査所見を注意深く経過観察
C. 彼女を安心させ，6 カ月後に MRI で再検査
D. 早期の悪性の内分泌腫瘍を示しているため，ポジトロン放出断層撮影(PET)や CT で全身検査を行う
E. この MRI 所見は良性腺腫の存在を示唆しており，脳外科に切除を照会する

X-15. 31 歳の女性が急性虫垂炎による虫垂切除術後に入院した。手術による合併症はなかったが，術後に大量の尿(8 L/日)を排泄し，著しい口渇を訴えた。術後 3 日目に，BUN とクレアチニン値の上昇を認めた。さらに問診を進めると，彼女は長い間，著しい口渇と頻尿，ときには夜尿もあったが，非常に困惑するあまり医師に相談することができなかったとのことであった。彼女は経口避妊薬以外の薬物は服用しておらず，既往症もなかった。診断を確認する最初のステップとして最適なのはどれか。

A. 24 時間尿量と尿浸透圧測定
B. 早朝空腹時の血漿浸透圧測定
C. 水制限試験
D. 頭部 MRI 検査
E. 血中抗利尿ホルモン(ADH)値測定

X-16. 63 歳の男性が急性骨髄単球性白血病(AML-M4)に対する導入化学療法をはじめるために入院した。熱はなく，疲労感や紫斑のほかは，気分は良好である。身体所見でも，バイタルサインは正常で，AML-M4 の皮膚への進展を示すと思われる過去の 3 つの 1×2 cm の皮下腫瘤を認める以外に局所所見を認めなかったことは注目すべきである。入院当夜，彼の精神状態が変化したため，妻が援助に呼びだされた。彼は混乱しており，傾眠状態にあった。あなたはベッドの傍らに，いっぱいになった 4 個の蓄尿瓶に気づいた。妻は過去 6 時間の間に患者が頻回に排尿し，絶えず水を飲み続けていたと告げた。しかしながら 1 時間以上前から，頻尿にもかかわらず，傾眠のために飲水できなくなっていた。検査所見では，好中球絶対数 400/μL，血小板数 35,000/μL で，血清ナトリウム濃度は 155 mmol/L であった。直ちに投与するべきはどれか。

A. 全 *trans*-レチノイン酸(ATRA)
B. desmopressin
C. hydrochlorothiazide
D. hydrocortisone
E. リチウム

X-17. 予防可能な精神発達遅滞の原因のうち世界中で最も一般的なのはどれか。

A. 脚気
B. クレチン症
C. 葉酸欠乏症
D. 壊血病
E. ビタミン A 欠乏症

X-18. 血漿でチロキシン(T_4)と結合する蛋白として最適なものはどれか。

A. アルブミン
B. γグロブリン
C. トランスサイレチン
D. 甲状腺ペルオキシダーゼ
E. チロキシン結合グロブリン

X-19. 遊離チロキシン(T_4)濃度が正常で総 T_4 濃度が上昇している例ではないのはどれか。

A. 肝硬変
B. 妊娠
C. 正常甲状腺疾患症候群
D. 家族性異常アルブミン血症性高チロキシン血症
E. 家族性チロキシン結合グロブリン過剰

X-20. 甲状腺機能低下症の原因として世界的に最も一般的なのはどれか。

A. Graves 病
B. 橋本甲状腺炎
C. 医原性甲状腺機能低下症
D. ヨウ素欠乏
E. 放射線被爆

X-21. 75 歳の女性が甲状腺機能低下症と診断された。彼女は長期にわたって冠動脈疾患を有しており，心血管系への影響の可能性が疑われた。甲状腺機能低下症と心血管系の関連についての記述として正しいのはどれか。

A. 心筋収縮性は甲状腺機能低下症では増加する
B. 甲状腺機能低下症では 1 回拍出量が減少する
C. 心膜液貯留は甲状腺機能低下症のまれな徴候である
D. 甲状腺機能低下症では末梢血管抵抗は低下し，低血圧を伴う
E. 甲状腺機能低下症では血流が皮膚に行きわたる

X-22. 38 歳の 3 児の母親が，疲労を訴えてかかりつけ医を受

診した。彼女は過去3カ月間，活力レベルの低下を感じていた。彼女はこれまでは健康で，常用薬はなかった。体重が約5 kg増加し，ひどい便秘に悩まされているため，大量の下剤を服用しているとのことであった。甲状腺刺激ホルモン濃度が25 mU/Lまで上昇しており，遊離チロキシン(T_4)濃度は低い。彼女はなぜ自分が甲状腺機能低下症なのか不思議に思った。病因の診断に最適な検査はどれか。

A. 抗チログロブリン抗体
B. 抗甲状腺ペルオキシダーゼ抗体
C. 放射性ヨウ素取り込みスキャン
D. 血清チログロブリン値
E. 甲状腺超音波検査

X-23. 長期にわたって甲状腺機能が低下している54歳の女性が，定期検診でかかりつけ医を受診した。彼女は倦怠感を訴え，若干便秘気味である。前回受診時から，高コレステロール血症や全身性高血圧症といった他の健康状態は安定している。彼女は子宮筋腫と診断されており，最近鉄剤の服用を開始した。ほかにはlevothyroxine，atorvastatin，hydrochlorothiazideを服用している。甲状腺刺激ホルモン(TSH)濃度は15 mU/Lまで上昇している。TSH濃度が上昇した原因として最適なのはどれか。

A. セリアック病
B. 結腸癌
C. 服薬コンプライアンス不良
D. 硫酸鉄によるlevothyroxineの吸収障害
E. TSH分泌下垂体腺腫

X-24. 87歳の女性が，意識レベルの低下，低体温，洞徐脈，低血圧，低血糖によりICUに運び込まれた。彼女は甲状腺機能低下症と全身性高血圧症を除けば，以前は健康であった。家族によれば，最近彼女は経済的な問題から薬を服用していなかったようである。診察，尿の顕微鏡検査，胸部X線写真からは感染の確証は得られなかった。血液検査による軽度の低ナトリウム血症と血糖値48 mg/dLに注目すべきであり，甲状腺刺激ホルモン濃度は100 mU/L以上だった。この状態に関する記述として正しくないのはどれか。

A. 体温が34℃以上の場合に外部から温めることが，この患者の治療の重要な特徴である
B. 低張液の静脈内投与は避けるべきである
C. levothyroxineをグルココルチコイドとともに静脈内投与するべきである
D. 鎮静薬はできるかぎり避けるべきである
E. この状態は高齢者に特有のものであり，病気とは関連なく突然起こることが多い

X-25. 29歳の女性が不安，動悸，下痢で診察を受け，Graves病が明らかになった。甲状腺に対する治療の開始前に，急性の胸痛の発症があった。CT血管造影がオーダーされたが，放射線科医は危険をはらんでいると感じて治療医を呼んだ。放射線科医の勧告として最適なのはどれか。

A. Graves病患者のヨウ素造影剤への曝露は甲状腺機能を悪化させる可能性がある
B. 肺塞栓はGraves病ではきわめてまれである
C. 甲状腺機能亢進症患者は放射線被爆により悪性疾患リスクが増高する
D. Graves病における頻脈はCT血管造影の質を限定し，また肺塞栓の正確な評価を困難にする
E. 放射線科医は誤りを犯している。Graves病ではCT血管造影は安全である

X-26. 甲状腺機能亢進症と心房細動を有する患者に対して前者の治療だけを行った後に，正常洞調律に復帰する患者の割合はどれか。

A. 20%
B. 30%
C. 50%
D. 70%
E. 90%

X-27. Graves眼症の記述として最適なものはどれか。

A. 美容的な問題は存在するかもしれないが，重大な眼合併症と関連することはまれである
B. 眼窩周囲の筋肉の腫脹により，複視が起こる可能性がある
C. 必ず甲状腺機能亢進症が随伴する
D. 最も重篤な合併症は角膜剥離である
E. 片側性の眼症は認められない

X-28. Graves病治療におけるpropylthiouracilの作用で，最も重要な機序はどれか。

A. トランスチレチン産生障害
B. 甲状腺刺激免疫グロブリン産生抑制
C. 甲状腺ペルオキシダーゼ機能阻害
D. チロキシン(T_4)からトリヨードチロニン(T_3)への末梢変換減少
E. ヨウ素有機化の反転

X-29. 44歳の男性が自動車の衝突に巻き込まれた。彼は顔面，胸部，骨盤のあちこちに受傷した。現場では反応がなく，気道の確保のため気管挿管された。静脈ラインが設置された。患者は整形外科的な多発外傷を有し，ICUに運び込まれた。医学的に安定したため第2病日には観血的整復と，右大腿骨と右上腕骨の内固定を受けた。彼がICUに戻った後，あなたは臨床検査データを再検討した。甲状腺刺激ホルモン(TSH)濃度は0.3 mU/L，総チロキシン

(T_4)濃度は正常，トリヨードチロニン(T_3)濃度は0.6μg/dLであった。つぎに行うべきは，つぎのうちどれか。

A. levothyroxine 開始
B. prednisone 開始
C. 経過観察
D. 放射性ヨウ素取り込みスキャン
E. 甲状腺超音波検査

X-30. 29歳の女性が嚥下困難，咽頭痛，圧痛を伴う頸部の腫脹を訴えてクリニックを受診した。彼女は過去1週間以上，発熱を繰り返している。今回の症状の数週間前に上気道感染症を経験している。既往歴はない。身体所見では，触ると痛む小さな甲状腺腫が特筆される。中咽頭は清である。臨床検査の結果によれば，正常分画で白血球数14,100/μL，甲状腺刺激ホルモン(TSH)濃度は21μIU/mL，甲状腺抗体は陰性であった。この患者の診断として最も可能性の高いのはどれか。

A. 自己免疫性甲状腺機能低下症
B. ネコひっかき病
C. Graves 病
D. 口腔底蜂窩織炎
E. 亜急性甲状腺炎

X-31. X-30の患者に対する治療として最適なものはどれか。

A. ヨウ素による甲状腺切除
B. 高用量の aspirin
C. 局所的放射線療法
D. 治療は必要ない
E. propylthiouracil

X-32. 亜急性甲状腺炎の診断に合致するのはどれか。

A. 2週間の甲状腺の痛み，チロキシン(T_4)濃度の上昇，トリヨードチロニン(T_3)濃度の上昇，甲状腺刺激ホルモン(TSH)濃度の低下，および放射性ヨウ素の取り込みの増加を認めた38歳の女性
B. 疲労感，倦怠感，T_4濃度の低下，T_3濃度の低下，TSH濃度の上昇と，4カ月前に甲状腺痛を認めた42歳の男性
C. 痛みのない腫大した甲状腺，TSH濃度の低下，T_4濃度の上昇，遊離T_4濃度の上昇，放射性ヨウ素の取り込みの増加を認めた31歳の女性
D. 有痛性甲状腺，T_4濃度の軽度上昇，TSH濃度正常で，超音波で腫瘤が認められた50歳の男性

X-33. 健康な53歳の男性が，年に1度の定期検診で受診した。彼には特に訴えはなく，目立った病歴もない。市販のマルチビタミン剤以外には，薬物を服用していない。身体診察の際に痛みのない甲状腺結節に気づき，甲状腺刺激ホルモン(TSH)濃度を測定したところ低下が認められた。つぎに行うべきはどれか。

A. 6カ月以内の精密な経過観察とTSH測定
B. 細針吸引生検
C. 低用量の甲状腺ホルモン補充療法
D. ポジトロン放出断層撮影(PET)後に手術
E. 放射性核種の甲状腺スキャン

X-34. 患者は下垂体の切除が必要な下垂体腫瘍の外科的処置を必要としている。この患者において術直後でも温存される副腎の機能はどれか。

A. 朝の血漿コルチゾールのピーク濃度
B. ストレスに対するコルチゾールの放出反応
C. 循環血液量の減少に反応したナトリウム貯留
D. 上記のいずれでもない

X-35. Cushing 症候群の最も一般的な原因はどれか。

A. ACTH 産生下垂体腺腫
B. 副腎皮質腺腫
C. 副腎皮質癌
D. 異所性 ACTH 分泌
E. McCune-Albright 症候群

X-36. Conn 症候群の特徴でないのはどれか。

A. アルカローシス
B. 高カリウム血症
C. 筋痙攣
D. 正常な血清ナトリウム濃度
E. 重度の全身性高血圧症

X-37. 無症候性の副腎腫瘤(偶発腫)に関する記述として正しくないのはどれか。

A. 偶発腫をもつすべての患者は褐色細胞腫のスクリーニングを受けるべきである
B. 細針吸引生検は原発性副腎腫瘤が良性か悪性かを鑑別可能である
C. 悪性腫瘍の既往がある患者では，腫瘤が転移である可能性は約50%である
D. 副腎偶発腫の大多数は非分泌性である
E. 副腎偶発腫の圧倒的大多数は良性である

X-38. 突発性の重篤な高血圧を有する43歳の男性が，二次性高血圧の可能性の評価で紹介されてきた。彼は，概して気分はよいが，血圧上昇を伴う突発的な不安，動悸，頻脈を認めることがあるといっている。運動がこれらの症状を引き起こすことが多い。彼は軽度のうつ病で sertraline を服用しており，また血圧のコントロールのために labetalol，amlodipine，lisinopril を服用している。24時間尿中総メタフリン濃度の測定を指示し，正常上限の1.5倍の上昇を認めた。つぎに行うべきはどれか。

A. labetalol を 1 週間中止し再検査
B. sertraline を 1 週間中止し再検査
C. 直ちに外科的評価を依頼
D. 24 時間尿中バニリルマンデル酸濃度測定
E. 腹部 MRI 検査

X-39. 45 歳の男性が，錯乱，250/140 mmHg の著しい高血圧，頻脈，頭痛，顔面潮紅といった症状発現後に褐色細胞腫と診断された。彼の血漿メタネフリン分画は，ノルメタネフリン濃度が 560 pg/mL，メタネフリン濃度が 198 pg/mL であった（正常値は，ノルメタネフリン 18〜111 pg/mL，メタネフリン 12〜60 pg/mL）。静脈内造影剤を用いた腹部 CT スキャンでは，右副腎に 3 cm の腫瘤が認められた。ガドリニウム造影剤を用いる頭部 MRI 検査では頭頂後頭葉接合部近傍の白質に浮腫が認められ，可逆性後頭葉白質脳症と合致している。あなたは治療に関してコンサルテーションを依頼された。この患者の褐色細胞腫に対する治療に関する記述として正しいのはどれか。

A. α遮断薬による効果が適切に得られていたとしても，頻脈に対するβ遮断薬は絶対禁忌である
B. 患者は脳症を伴う高血圧クリーゼを呈しており，直ちに腫瘤を外科的に切除することが望ましい
C. 患者の高血圧のさらなる増悪を防ぐため，塩分と水分の摂取は制限するべきである
D. 直ちに血圧をコントロールするため高用量（20〜30 mg 1 日 3 回）の phenoxybenzamine による治療を開始するべきであり，外科的処置も 24〜48 時間以内に行うことができる
E. 高血圧クリーゼに対する治療には静脈内 phentolamine が望ましい。phenoxybenzamine は低用量から開始し，2〜3 週間かけて最大耐用量まで漸増する。外科的処置は，血圧が 160/100 mmHg 未満に低下し維持されるまで計画するべきではない

X-40. 米国で糖尿病リスクが最も高い人種はどれか。

A. アジア系米国人
B. ヒスパニック
C. 非ヒスパニック系黒人
D. 非ヒスパニック系白人

X-41. 正常耐糖能を定義している記述はどれか。

A. 空腹時血糖値 100 mg/dL 未満
B. 経口グルコース負荷後空腹時血糖値 126 mg/dL 未満
C. ヘモグロビン A_{1c}（HbA_{1c}）5.6 % 未満，空腹時血糖値 140 mg/dL 未満
D. HbA_{1c} が 6.0 % 未満
E. 空腹時血糖値 100 mg/dL 未満，経口グルコース負荷後の血糖値 140 mg/dL 未満で，HbA_{1c} は 5.6 % 未満

X-42. 37 歳の肥満女性が定期検診を受診した。彼女は昨年，真菌に 2 度感染して市販薬で治療し，また口渇をしばしば感じたことを訴えた。さらに，夜中に目が覚めてトイレに行くとのことであった。患者が糖尿病であるかを評価するうえで最適な最初の検査はどれか。

A. ヘモグロビン A_{1c}（HbA_{1c}）
B. 経口グルコース負荷試験
C. 血漿 C ペプチド濃度
D. 血漿インスリン濃度
E. 随時血糖値

X-43. 2 型糖尿病の危険因子でないのはどれか。

A. 肥満指数（BMI）25 kg/m^2 以上
B. 体重 3.5 kg 以上の児の分娩
C. 高比重リポ蛋白（HDL）35 mg/dL 未満
D. ヘモグロビン A_{1c}（HbA_{1c}）5.7〜6.4 %
E. 全身性高血圧

X-44. 27 歳の軽度肥満の女性が，口渇の増加と多尿のためにかかりつけ医を受診した。糖尿病が疑われ，随時血糖値 211 mg/dL がその診断を裏づけた。彼女が 1 型糖尿病であることが判明する検査はどれか。

A. 抗 GAD-65 抗体
B. ペルオキシソーム増殖因子活性化受容体（PPAR）γ2 多型検査
C. 血漿インスリン濃度
D. HLA-DR3 検査
E. 1 型糖尿病が判明する臨床検査はない

X-45. 空腹時血糖異常患者に対する介入で，2 型糖尿病への進展を抑えることが証明されていないのはどれか。

A. 食生活の改善
B. 運動
C. glyburide
D. metformin

X-46. 患者が日常生活によるストレスが原因の，糖尿病合併症症状と診断された。糖尿病性ケトアシドーシスの診断に合致しない検査結果はどれか。

A. 動脈血 pH が 7.1
B. 血糖値が 550 mg/dL
C. 血漿ケトン体が強陽性
D. 正常な血清カリウム濃度
E. 血漿浸透圧が 380 mosm/mL

X-47. 非増殖性糖尿病性網膜症と合致しない記述はどれか。

A. 斑状出血
B. 綿花様白斑
C. 血管新生

D. 糖尿病発症後 10～20 年で発症
E. 網膜細小血管瘤

X-48. 血糖コントロール不良の 2 型糖尿病の 68 歳男性が，痛みを伴い化膿した右下肢外側表面の潰瘍で入院した。彼は 3 日間発熱を認めた。糖尿病性潰瘍患者の治癒改善に推奨されない治療法はどれか。

A. 抗菌薬の適切な使用
B. デブリードマン
C. 高圧酸素療法
D. 除圧
E. 血行再建

X-49. インスリン作用の発現とその持続について，正しい組み合わせはどれか。

A. insulin aspart：1 時間，6 時間
B. insulin detemir：2 時間，12 時間
C. insulin lispro：0.5 時間，2 時間
D. NPH insulin：2 時間，14 時間
E. レギュラーインスリン：0.25 時間，6 時間

X-50. 54 歳の女性で空腹時血糖異常のルーチンの経過観察後にヘモグロビン A_{1c} (HbA_{1c}) が 7.6％に達しており，2 型糖尿病と診断された。体重減少と運動を試みたが HbA_{1c} はまったく改善せず，そのため薬物療法が推奨された。彼女は軽度の全身性高血圧を有していたが，よくコントロールされており，他の薬物を必要とする状態ではなかった。第 1 選択薬として最適なのはどれか。

A. acarbose
B. exenatide
C. glyburide
D. metformin
E. sitagliptin

X-51. Diabetes Control and Complications Trial (DCCT) によって慢性高血糖の軽減に関する信頼のおけるエビデンスが得られたのはどれか。

A. 1 型糖尿病における細小血管合併症の改善
B. 1 型糖尿病における大血管合併症の改善
C. 2 型糖尿病における細小血管合併症の改善
D. 2 型糖尿病における大血管合併症の改善
E. 2 型糖尿病における細小血管合併症と大血管合併症の両者の改善

X-52. 2 型糖尿病の経過観察に患者が受診した。彼女のヘモグロビン A_{1c} (HbA_{1c}) はコントロール不良で，最近は 9.4％であった。血糖コントロールの改善によって寄与が期待できないのはどれか。

A. 微量アルブミン尿減少
B. 腎症リスク低減
C. 神経障害リスク低減
D. 末梢血管疾患リスク低減
E. 網膜症リスク低減

X-53. 1 型糖尿病の既往のある 21 歳の女性が，悪心，嘔吐，嗜眠，脱水で救急搬送された。彼女の母親によると，彼女は発症 1 日前からインスリン投与を行っていなかったようである。彼女は嗜眠状態で，粘膜は乾燥しており，反応が乏しかった。血圧は 80/40 mmHg，心拍数は 112/min，心音は正常，肺は清である。腹部は柔らかく，臓器肥大を認めなかった。彼女は反応はあり，見当識は×3 であったが全体的に弱かった。血清ナトリウムは 126 mmol/L，カリウムは 4.3 mmol/L，マグネシウムは 1.2 mmol/L，BUN は 76 mg/dL，クレアチニンは 2.2 mg/dL で，重炭酸塩は 10 mmol/L，塩素は 88 mmol/L である。血糖値は 720 mg/dL である。治療として適当ではないのはどれか。

A. 3％生理食塩液
B. 動脈血液ガス
C. 静脈内インスリン
D. 静脈内カリウム
E. 静脈内輸液

X-54. 糖尿病性腎症を検出するうえで最も感度の高い検査はどれか。

A. クレアチニンクリアランス
B. グルコース負荷試験
C. 血清クレアチニン値
D. 超音波検査
E. 尿中アルブミン

X-55. 低血糖に対する防御機構として最初に濃度が変化する物質はどれか。

A. コルチゾール
B. アドレナリン
C. グルカゴン
D. インスリン
E. インスリン様成長因子

X-56. 再発性低血糖の 25 歳の医療従事者を診察した。彼女は過去 1 年間で，ぶるぶる震え，不安となり，発汗を認め，簡易血糖測定では血糖値が 40～55 mg/dL という発作を仕事中に数回認めた。彼女はオレンジジュースを飲むと気分がよくなる。これらの発作は職場以外では起きたことがなかった。彼女は経口避妊薬以外の薬物は服用しておらず，その他の点では健康である。低血糖の根底にある原因を明らかにする検査として最適なのはどれか。

A. インスリン様成長因子 I 測定

B. 空腹時インスリン濃度と血糖値の測定
C. 空腹時インスリン濃度，血糖値，C ペプチド濃度の測定
D. 症状のある発作時のインスリン濃度，血糖値，C ペプチド濃度の測定
E. 血漿コルチゾール濃度測定

X-57. 糖尿病における低血糖に関する記述として正しくないのはどれか。
A. 2 型糖尿病患者のほうが，1 型患者よりも低血糖を経験する頻度が低い
B. 1 型糖尿病の死亡の 2～4 % が低血糖に直接起因している
C. 低血糖の発作を何度も起こしていると自律神経障害によりグルコース拮抗調節の障害が進み，低血糖に気がつきにくくなる
D. 1 型糖尿病患者は平均で週に 2 回，症候性の低血糖を起こす
E. metformin とチアゾリジン系薬はスルホニル尿素より頻繁に低血糖を引き起こす

X-58. 58 歳の男性が両乳房のふくらみについてかかりつけ医を受診した。彼はこれに数カ月前に気づき，両側に軽度の痛みを伴っている。ほかの症状は訴えていない。うっ血性心不全の既往のある冠動脈疾患，心房細動，肥満，2 型糖尿病が，彼のほかの医学的状態である。現在の服用しているのは，lisinopril，spironolactone，furosemide，インスリン，digoxin である。身体所見では両側で 2 cm の触知可能な腺組織を伴う，両側の乳房の拡大が確認された。女性化乳房に関する記述として正しいのはどれか。
A. 乳癌を除外するため，マンモグラフィを行う
B. 彼の女性化乳房は肥満が原因であり，乳房の脂肪組織もそれによる可能性が最も高い
C. アンドロゲン不応症を評価するため，血清テストステロン，黄体形成ホルモン（LH），卵胞刺激ホルモン（FSH）を測定する
D. spironolactone を中止し，退縮するかを経過観察する
E. 肝硬変のスクリーニングのために肝機能検査を行う

X-59. 精巣機能を妨げる可能性のない薬物はどれか。
A. cyclophosphamide
B. ketoconazole
C. metoprolol
D. prednisone
E. spironolactone

X-60. 排卵を示す臨床的な徴候や所見ではないのはどれか。
A. 尿中 LH の急上昇
B. 月経周期の分泌期にエストロゲン濃度が上昇
C. 月経周期の後半に基礎体温が 0.25℃以上上昇
D. 中間痛の存在
E. 月経予定日の 7 日前にプロゲステロン濃度が 5 ng/mL を超える

X-61. ある夫婦は 5 年前に結婚してこの 12 カ月間妊娠を試みてきたが，定期的に性交渉をもったにもかかわらず，妊娠には至らなかった。夫婦はともに 32 歳で，なんの医学的問題もない。どちらも薬物は服用していない。この夫婦の不妊の原因として最も可能性が高いのはどれか。
A. 子宮内膜症
B. 男性側の要因
C. 排卵機能障害
D. 卵管の疾患
E. 説明できない

X-62. ある夫婦に不妊に関する助言を求められた。妻は 35 歳である。彼女は一度も妊娠したことがなく，20 歳から 34 歳まで経口避妊薬を服用していた。経口避妊薬を中止してから 16 カ月になる。彼女の月経周期は約 35 日に 1 回であるが，ときに間隔が 60 日ほどになる。たいていの月で月経周期の開始後約 2～3 週間，乳房の圧痛をきたす。大学時代，発熱と骨盤痛でかかった保健管理センターで淋病と診断され，治療を受けた。彼女にその他の薬歴はなかった。週に約 60 時間企業弁護士として働き，運動は毎日している。コーヒーは毎日飲むが，アルコールはおつきあい程度である。肥満指数（BMI）は 19.8 kg/m^2 である。夫は 39 歳で，彼女の診察に付き添ってきた。彼も今まで子どもはいない。24 歳から 28 歳まで結婚していた前妻とも約 15 カ月間妊娠を試みたが，達成されなかった。当時，彼はマリファナを常用しており，原因は薬物使用にあると考えていた。ただ，この 9 年間，彼は薬物をまったく使用していない。高血圧のため，毎日 lisinopril を 10 mg 服用している。BMI は 23.7 kg/m^2 で，肥満ではない。この夫婦から彼らの不妊の評価と，妊娠への支援を求められた。この夫婦の不妊と妊娠する可能性に関する記述として正しいのはどれか。
A. 妻のほとんどの月経周期は規則的であり，中間期における乳房の圧痛は排卵を示すことから，女性側で排卵を確定する必要はない
B. lisinopril の使用は先天異常リスクと関連するため，直ちに中止するべきである
C. 妻は子宮卵管造影による卵管疎通性検査を受けるべきである。有意な瘢痕化が認められた場合には，子宮外妊娠のリスクを低減させるため，体外受精を積極的に考慮するべきである
D. 経口避妊薬の 10 年以上にわたる長期使用は無排卵や不妊のリスクを増高させる
E. マリファナ使用には精子の運動性に対する直接的な

毒性があり，不妊の原因となっている可能性がある

X-63. 理論上 90％を超える効果をもつ避妊法はどれか。

A. コンドーム

B. 子宮内避妊具

C. 経口避妊薬

D. 殺精子薬

E. 上記のすべて

X-64. 3児の父親である 30 歳男性が，最近の 6 カ月，進行性の乳房のふくらみを認めた。彼は薬物はなにも服用していない。臨床検査では，黄体形成ホルモン（LH）とテストステロン濃度のいずれも低値を示している。この患者につぎに行うべきはどれか。

A. 24 時間尿中の 17-ケトステロイドの測定

B. 血清グルタミン酸オキサロ酢酸トランスアミナーゼ（SGOT），血清アルカリホスファターゼ，ビリルビンの測定

C. 乳房生検

D. Klinefelter 症候群を除外するための核型分析

E. エストラジオールとヒト絨毛性ゴナドトロピン（hCG）の測定

X-65. Women's Health Initiative（WHI）では，閉経後女性に対するホルモン療法が研究された。ある疾患の estrogen 単独療法群でリスクが増高したことにより研究が早期に終了されたが，その疾患はどれか。

A. 深部静脈血栓症

B. 子宮内膜癌

C. 心筋梗塞

D. 骨粗鬆症

E. 脳卒中

X-66. 37 歳の男性が不妊と診断された。彼と妻は過去 2 年間妊娠を試みてきたが，達成されなかった。当初，彼は不妊症専門医を受診したが，精子分析で精子を認めなかったため内分泌専門医に紹介された。彼はその他の点では健康で，服用しているのはマルチビタミン剤だけである。身体所見では，バイタルサインは正常である。彼は身長が高く，精巣は小さく，女性化乳房を認め，ひげと腋毛はわずかである。染色体分析で Klinefelter 症候群が確認された。記述として正しいのはどれか。

A. この状態では，アンドロゲン補充はほとんど用いられない

B. 乳癌リスクの増高はない

C. 血漿エストロゲン濃度が上昇している

D. ほとんどの場合，思春期前に診断される

E. 黄体形成ホルモン（LH）と卵胞刺激ホルモン（FSH）の血漿濃度はこの状態では低下している

X-67. 原発性無月経の 17 歳の女性を診察した。彼女は一度も月経になったことがなく，また腋毛と陰毛もわずかで，思春期を迎えていないようであった。身体所見では，身長が 150 cm で，毛髪線の低位とわずかな翼状頸が認められた。卵胞刺激ホルモン濃度は 75 mIU/mL，黄体形成ホルモン濃度は 20 mIU/mL，エストラジオール濃度は 2 pg/mL である。Turner 症候群が疑われる。この患者に対する検査として適当ではないのはどれか。

A. 核ヘテロクロマチン（Barr 小体）に対する口腔粘膜塗抹検査

B. 心エコー検査

C. 核型分析

D. 腎エコー検査

E. 甲状腺刺激ホルモン（TSH）

X-68. 35 歳の男性が心窩部痛，下痢，胃酸の逆流で救急搬送された。彼には頻繁に同様の症状があり，今までも何度か内視鏡検査を受けていて，そのつど十二指腸潰瘍を指摘されている。潰瘍は細菌が原因であることが多く，治療可能で，何度潰瘍生検を行っても *Helicobacter pylori* は認められないため，彼はきわめて不満に感じている。現在服用しているのは高用量 omeprazole と oxycodone/acetaminophen である。疼痛コントロールのため，彼は入院することになった。診断的評価にもとづいてつぎに行うべきはどれか。

A. 腹部 CT

B. omeprazole を 1 週間中止し，血漿ガストリン濃度を測定する

C. 胃の pH 測定

D. 血漿ガストリン測定

E. 副甲状腺過形成のスクリーニング

X-69. 48 歳の女性が顔面潮紅と下痢と診断された。結節性の肝腫大以外は，身体所見は正常である。腹部 CT で，肝臓の両葉に肝内転移と思われる多発結節と，回腸に 2 cm の腫瘤が明らかになった。24 時間尿中 5-ヒドロキシインドール酢酸（5-HIAA）排泄は著しく増加していた。治療として適当ではないのはどれか。

A. diphenhydramine

B. インターフェロン α

C. octreotide

D. ondansetron

E. phenoxybenzamine

X-70. X-69 の患者が医学生の臨床実習で身体診察の最中に，重度の顔面潮紅，喘鳴，悪心，立ちくらみを呈した。血圧 70/30 mmHg，心拍数 135/min が注目すべきバイタルサインである。治療として最適なのはどれか。

A. albuterol

B. atropine
C. adrenaline
D. hydrocortisone
E. octreotide

X-71. 錯乱と脱水のため，49 歳の男性が家族の手で病院へ搬送された。ここ 3 週間，大量の水様性下痢が続き，市販薬では効果がなかった。下痢は食物摂取とは関連がなく，空腹時でも持続した。便は脂肪が少ないようにみえ，悪臭を伴わない。患者は弁護士として働き，菜食主義者で，最近旅行はしていない。家庭内同居人で同じ症状を呈した者はいなかった。下痢の発症前に，彼には軽度の食欲不振と 2 kg 強の体重減少があった。下痢がはじまってからは，体重は少なくとも 5 kg 減少した。血圧 100/70 mmHg，心拍数 110/min，体温 36.8℃は注目すべきである。皮膚のツルゴール低下，錯乱，びまん性筋力低下以外に目立った身体所見はない。検査値では正常の全血球計算と，つぎの結果に注目すべきである。

Na^+	146 mmol/L
K^+	3.0 mmol/L
Cl^-	96 mmol/L
HCO_3^-	36 mmol/L
BUN	32 mg/dL
クレアチニン	1.2 mg/dL

24 時間蓄便により 3 L の紅茶色の便が得られた。便のナトリウムは 50 mmol/L，カリウムは 25 mmol/L で，便の浸透圧は 170 mosmol/L である。正しい診断へと行き着く診断検査として最適なのはどれか。

A. 血清コルチゾール
B. 血清甲状腺刺激ホルモン
C. 血清血管作動性腸管ペプチド(VIP)
D. 尿中 5-ヒドロキシインドール酢酸
E. 尿中メタネフリン

X-72. 18 歳の女性が定期検診でかかりつけ医の診察を受けた。現在は健康であるが，家族歴で父親と 2 人のおばが多発性内分泌腫瘍 1 型(MEN1)であることに注意すべきであった。そのため彼女は遺伝子検査を受け，*MEN1* 遺伝子のキャリアであることが明らかになっている。この遺伝子変異のキャリアでまず明らかになる最も一般的な症状はどれか。

A. 消化性潰瘍
B. 高カルシウム血症
C. 低血糖
D. 無月経
E. コントロール不良の全身性高血圧

X-73. 35 歳の男性が，健康診断で発見された高カルシウム血症の評価で紹介された。彼は過去 2 カ月にわたり，多少の疲労感，倦怠感，2 kg 弱の体重減少に気づいている。また，便秘と胸やけも気にとめている。食事を食べ過ぎた後に悪心を感じることがあり，胸やけと口の中が酸っぱい感じを自覚している。彼は嘔吐，嚥下障害，嚥下痛は否定している。また，性欲の減退と，気分の落ちこみも気にとめている。バイタルサインでは特になにもなく，身体所見では中咽頭の異常はなく，甲状腺腫瘤の徴候はなく，リンパ節の腫脹もない。頸静脈圧は正常である。心音は正常で，雑音も奔馬調律もない。胸部は清である。腹部は軟で，心窩部に軽度の圧痛を多少認める。反跳痛や臓器肥大はない。便潜血は陽性。局所神経所見はなし。臨床検査で全血球計算が正常であることに注目すべきである。カルシウムは 11.2 mg/dL，リン酸は 2.1 mg/dL，マグネシウムは 1.8 mmol/dL，アルブミンは 3.7 g/dL，総蛋白は 7.0 g/dL である。甲状腺刺激ホルモン濃度は 3 μIU/mL，プロラクチンは 250 μg/L，テストステロンは 620 ng/dL，血清インスリン様成長因子 I は正常であった。血清インタクト副甲状腺ホルモン濃度は 135 pg/dL である。腹部不快感と便潜血陽性を踏まえて腹部 CT スキャンを行うと，膵頭部に 2×2 cm の病変が描出された。診断はつぎのうちどれか。

A. 多発性内分泌腫瘍(MEN) 1 型
B. MEN2A 型
C. MEN2B 型
D. 多腺性自己免疫症候群
E. von Hippel-Lindau 症候群

X-74. 55 歳の男性が発熱と咳で ICU に搬送された。彼は 1 週間前までは調子がよく，その後進行性の息切れ，咳，大量の痰を認めた。当日は妻が，彼の嗜眠に気づいた。救急救命士は患者に反応がないことを確認し，その場で挿管して搬送した。患者の常用薬にはインスリンも含まれている。既往歴ではアルコール乱用と糖尿病に注目すべきである。体温 38.9℃，血圧 76/40 mmHg で，酸素飽和度は室内気で 86%である。患者は機械換気のため挿管されている。頸静脈圧は正常である。右肺基底でヤギ声を伴って呼吸音が低下している。心音は正常，腹部は軟である。末梢の浮腫はない。胸部 X 線では，中等量の胸水とともに右下葉に浸潤が認められた。心電図は正常である。喀痰 Gram 染色は Gram 陽性双球菌を示す。白血球数は $23 \times 10^3/\mu L$，70%が多形核細胞で，6%が桿状核球である。BUN は 80 mg/dL，クレアチニンは 3.1 mg/dL，血糖値は 425 mg/dL である。広域抗菌薬，静脈内輸液，omeprazole，インスリンの静脈内投与を開始する。経鼻胃管を挿入し，経管栄養を開始する。第 2 病日には，クレアチニンは 1.6 mg/dL まで改善した。しかしながら，血清リン酸は 1.0 mg/dL (0.3 mmol/L)，カルシウムは 8.8 mg/dL である。この患者の低リン酸血症の原因とならないのはどれか。

A. アルコール依存
B. インスリン
C. 栄養不良
D. 腎不全
E. 敗血症

X-75. X-74 の患者において，低リン酸血症を是正する方法として最適なのはどれか。

A. グルコン酸カルシウム 1 g を静脈内投与後，リン酸を 8 mmol/h で 6 時間かけて静脈内投与
B. リン酸を単独で，2 mmol/h で 6 時間かけて静脈内投与
C. リン酸を単独で，8 mmol/h で 6 時間かけて静脈内投与
D. その後 24～48 時間でリン酸の再分布の正常化が期待されるため，詳細な経過観察を継続
E. 経口リン酸補充を 1,500 mg/日の用量で開始

X-76. 妊娠 37 週の 35 歳の女性が 190/96 mmHg への血圧上昇に関連した発作後に入院した。彼女は直ちに子癇に対する硫酸マグネシウムの静脈内投与を受けた。そして硫酸マグネシウムの持続投与が 1 g/h で開始され，発作後 24 時間継続された。緊急帝王切開が計画された。血清マグネシウム濃度は 6 時間ごとに測定される。中枢神経系の機能低下，呼吸筋麻痺，心不整脈の発症が考えられるマグネシウム濃度はどれか。

A. 0.5 mmol/L
B. 1.0 mmol/L
C. 2.5 mmol/L
D. 3.0 mmol/L
E. 5.0 mmol/L

X-77. 介護施設で 3 年間生活している 72 歳の男性を診察した。彼は重度の慢性閉塞性肺疾患で，3 L/min の持続的酸素を必要としている。また，彼には脳卒中の既往があり，右片麻痺が残っている。現在服用しているのは aspirin，losartan，hydrochlorothiazide，fluticasone/salmeterol，tiotropium，albuterol である。肥満指数(BMI)は 18.5 kg/m^2 である。ビタミン D 欠乏症が懸念されるが，その有無を明らかにする検査として最適なのはどれか。

A. 1,25-ジヒドロキシビタミン D〔1,25(OH)$_2$D〕
B. 25-ヒドロキシビタミン D〔25(OH)D〕
C. アルカリホスファターゼ
D. 副甲状腺ホルモン(PTH)
E. 血清総カルシウムおよびイオン化カルシウム濃度

X-78. 42 歳の男性が，急性発症の右側腹痛のため救急搬送された。痛みの重症度は 10/10 で，鼠径部に放散するとのことである。また，血尿発作の既往がある。非造影 CT により，右腎の腎結石が現在は遠位尿管に存在することが確かめられる。彼には肺サルコイドーシスの既往があるが，現在治療は受けていない。これは気管支鏡生検で，非乾酪性肉芽腫が示されたことにより診断された。胸部 X 線は両側肺門リンパ節腫脹を示している。彼の血清カルシウム濃度は 12.6 mg/dL である。この患者における高カルシウム血症の機序はどれか。

A. 肉芽腫でのマクロファージによる 25-ヒドロキシビタミン D〔25(OH)D〕から 1,25-ジヒドロキシビタミン D〔1,25(OH)$_2$D〕への活性化の促進
B. 腎臓での 25(OH)D から 1,25(OH)$_2$D への活性化の促進
C. 肉芽腫でのマクロファージによるビタミン D から 25(OH)D への活性化の促進
D. 骨髄浸潤と局所破壊による骨の再吸収を伴うリンパ腫の誤診
E. 肉芽腫でのマクロファージによる副甲状腺ホルモン(PTH)関連ペプチドの産生

X-79. 長期にわたる高血圧と糖尿病が原因の末期腎不全を有する 52 歳の男性。彼は過去 8 年間，血液透析により管理されてきた。この間，服薬と透析スケジュールのコンプライアンスが不良で，週に 1 度は透析を受けないことがたびたびあった。彼は現在，骨痛と呼吸困難を訴えている。酸素飽和度が室内気で 92％であることに注目すべきであり，胸部 X 線では両側にぼんやりとした浸潤影が認められる。胸部 CT では両側にすりガラス様の陰影が認められた。カルシウム濃度は 12.3 mg/dL，リン酸濃度が 8.1 mg/dL，副甲状腺ホルモン(PTH)濃度が 110 pg/mL である。この患者の現在の臨床的な状態に対する治療として最適なのはどれか。

A. calcitriol 0.5 μg を透析とともに静脈内投与と，sevelamer の 1 日 3 回投与
B. calcitriol 0.5 μg の経口投与と，sevelamer 1,600 mg の 1 日 3 回投与
C. 適切な体液平衡と電解質平衡を達成するために，より積極的に透析を行う
D. 副甲状腺摘出術
E. sevelamer 1,600 mg の 1 日 3 回投与

X-80. 54 歳女性が甲状腺濾胞癌のため甲状腺を全摘した。手術の約 6 時間後，患者は口の周囲がピリピリすると訴えた。その後，彼女は手足の指にしびれを感じた。血圧測定を行った際に看護師がときに手にひどい痙攣を認め，その評価のためにベッドサイドに医師を呼んだ。診察の間も，彼女は手の間欠的な痙攣を訴えている。手術後，彼女は痛みに対して 2 mg の morphine sulfate と，悪心に対して 5 mg の prochlorperazine を服用していた。バイタ

ルサイン上は変化はなく，発熱もない。耳の前方2cm，頬骨弓下部を叩打することにより，口角の収縮が引き起こされる。心電図ではQT間隔が575 msecを示す。つぎに行うべき患者の評価と治療はどれか。

A. benztropine 2 mg 静脈内投与
B. calcium gluconate 2 g 静脈内投与
C. magnesium sulphate 4 g 静脈内投与
D. カルシウム，マグネシウム，リン酸，カリウム濃度の測定
E. 努力肺活量測定

X-81. ⅢB期の肺扁平上皮癌の68歳の女性が，精神状態の変化と脱水で入院した。入院時に，カルシウム濃度が19.6 mg/dL，リン酸濃度が1.8 mg/dLであった。同時に測定された副甲状腺ホルモン(PTH)濃度は0.1 pg/mL(正常は10〜65 pg/mL)で，副甲状腺ホルモン関連ペプチド(PTHrP)のスクリーニングでは陽性だった。24時間，患者はfurosemide利尿薬とともに生理食塩液を4 L静脈内投与された。翌日のカルシウム濃度は17.6 mg/dLで，リン酸濃度は2.2 mg/dLであった。患者は譫妄状態が続いている。この患者の高カルシウム血症の継続的治療として最適なのはどれか。

A. 大量の輸液とfurosemideの強制利尿による治療を継続
B. 大量輸液療法は継続するがfurosemideを中止し，hydrochlorothiazideで治療
C. calcitonin単独療法を開始
D. pamidronate単独療法を開始
E. calcitoninとpamidronateによる治療を開始

X-82. 60歳の女性が12.9 mg/dLの高カルシウム血症の評価で紹介された。頸椎症で入院中に行われた生化学検査で偶然発見されたとのことである。病院での輸液にもかかわらず，彼女の退院時の血清カルシウム濃度は11.8 mg/dLであった。患者は無症候性である。その他の点では健康で，年齢に適した癌検診をすすめられ受けていた。便秘や骨痛は否定しており，頸椎手術からは8週間経過している。当日の血清カルシウム濃度は12.4 mg/dL，リン酸濃度は2.3 mg/dLで，ヘマトクリット値や，クレアチニンといった他の生化学所見は正常だった。この患者の診断として最も可能性の高いのはどれか。

A. 乳癌
B. 副甲状腺機能亢進症
C. 甲状腺機能亢進症
D. 多発性骨髄腫
E. ビタミンD中毒

X-83. 副甲状腺ホルモン(PTH)の作用ではないのはどれか。

A. 骨形成を増加させる骨芽細胞への直接刺激
B. 骨吸収を増加させる破骨細胞への直接刺激
C. 腎遠位尿細管からのカルシウム再吸収の増加
D. 腎近位尿細管からのリン酸再吸収の抑制
E. 1,25-ジヒドロキシビタミンD〔1,25(OH)$_2$D〕を産生する腎臓での1α-ヒドロキシラーゼの刺激

X-84. 骨粗鬆症と骨折に関する疫学的な記述として正しいのはどれか。

A. 70歳以降は5歳ごとに25%，大腿骨頸部骨折の発生率が上昇する
B. 橈骨遠位端骨折の発生率は50歳前から上昇して60歳代までに頭打ちになり，それ以降はあまり変化しない
C. 大部分の女性が，60〜70歳の間に骨粗鬆症の診断基準を満たすようになる
D. 白人女性と黒人女性では，大腿骨頸部骨折のリスクは同等である
E. 女性の骨粗鬆症は男性に比べ約10倍多い

X-85. 50歳の女性から，骨粗鬆症関連骨折のリスクについて問い合わせを受けた。彼女の母親は骨粗鬆症であったが，大腿骨頸部骨折や脊椎椎体骨折は経験しなかった。彼女自身も骨折の経験はない。彼女は白人で，20 pack-yearsの喫煙歴があり，10年前に禁煙した。37歳の時に子宮内膜症のため，両側卵管卵巣摘除を含めた子宮全摘出術を受けている。彼女はラクトース不耐性で，乳製品は摂取しない。炭酸カルシウムを毎日500 mg服用している。体重は52 kgである。この女性の骨粗鬆症による骨折の危険因子でないのはどれか。

A. 早期の閉経
B. 女性であること
C. 喫煙歴
D. 低体重
E. カルシウム摂取量の不足

X-86. 骨粗鬆症リスクの増高に関係ないのはどれか。

A. 神経性食欲不振症
B. 慢性閉塞性肺疾患
C. うっ血性心不全
D. 吸収不良症候群
E. 副甲状腺機能亢進症

X-87. 54歳の女性が腰背部痛の検査でT4椎体の圧迫骨折が明らかになった後，骨粗鬆症の評価で内分泌科に紹介された。彼女は月経周期が不規則で，頻繁に顔面潮紅を認め，更年期を迎えている。タバコは吸わず，その他の点では健康である。体重は70 kg，身長は168 cmで，最高時より5 cm低くなった。骨密度を測定すると，Tスコアが−3.5 SD，Zスコアが−2.5 SDである。この患者の骨粗

鬆症を評価する検査としてふさわしくないのはどれか。

A. 24時間尿中カルシウム
B. 卵胞刺激ホルモンと黄体形成ホルモン濃度
C. 血清カルシウム
D. 甲状腺刺激ホルモン
E. ビタミンD濃度(25-ヒドロキシビタミンD)

X-88. 45歳の白人女性が骨粗鬆症リスクと骨密度測定の必要性に関して，かかりつけ医に助言を求めた。彼女はタバコは吸ったことがなく，アルコールはおつきあい程度である。12歳から中等度の持続性喘息がある。fluticasoneを1日2回，44 mg吸入しており，現在はコントロール良好である。彼女が最後にprednisoneによる経口治療を必要としたのは約6カ月前，インフルエンザに罹患して喘息の合併症がでたときである。最終的に14日間，prednisoneを服用した。彼女は3回妊娠し，39歳と41歳時の2回，生児を分娩した。現在は月経不順で，周期は約42日である。月経周期12日目での卵胞刺激ホルモン濃度は25 mIU/Lで，17β-エストラジオール濃度は115 pg/mLである。母親と母方のおばが骨粗鬆症と診断されている。母親は関節リウマチでもあり，1日5 mgのprednisone治療が必要である。母親は68歳のときに腰椎を圧迫骨折した。身体所見では，患者は健康にみえた。彼女の身長は168 cmで，体重は66.4 kgである。胸部，心臓，腹部，筋肉，神経学的所見は正常である。患者に骨密度測定の必要性についてどのように説明するか。

A. 現在彼女は更年期にあるため，完全に閉経するまでは1年おきに，それ以降は毎年骨密度測定を行うべきである
B. 家族歴から，彼女は骨密度測定を毎年行うべきである
C. 骨密度測定は完全に閉経するまで推奨しない
D. 40歳代や50歳代の高齢出産は骨粗鬆症リスクを低減させるため，骨密度測定は推奨しない
E. 彼女の用いている低用量吸入グルココルチコイドは骨粗鬆症リスクを3倍増高させるため，1年に1回骨密度測定を行うべきである

X-89. 二重エネルギーX線吸光光度定量法(DXA)による骨粗鬆症の定義はどれか。

A. 骨密度が，年齢，人種，性別で補正した標準値に満たない患者
B. 骨密度が，人種，性別で補正した標準値に1.0 SD未満の患者
C. 骨密度が，年齢，人種，性別で補正した標準値に1.0 SD未満の患者
D. 骨密度が，人種，性別で補正した標準値に2.5 SD未満の患者
E. 骨密度が，年齢，人種，性別で補正した標準値に2.5 SD未満の患者

X-90. 66歳のアジア人女性が骨粗鬆症の治療を求めている。彼女は3カ月前に転倒して右大腿骨頸部を骨折し，外科的処置を受けた。入院中に骨粗鬆症であるといわれたが，以前にそのような診断を受けたことはなかった。彼女は入院中に肺動脈塞栓を伴った深部静脈血栓症(DVT)を起こし，それに対してwarfarinを服用中である。彼女は52歳で閉経した。以前は喫煙していたが，約6年前にやめた。彼女ずっと痩せ型で，肥満指数(BMI)は19.2 kg/m^{2}である。カルシウムは8.7 mg/dL，リン酸は3.0 mg/dL，クレアチニンは0.8 mg/dL，25-ヒドロキシビタミンDは18 ng/mL(通常は>30 ng/mL)である。二重エネルギーX線吸光光度定量法(DXA)による骨密度測定では，Tスコアは−3.0である。この患者に対する初期治療として最適なのはどれか。

A. 経鼻calcitoninを200 IU/日
B. 炭酸カルシウムを1,200 mg/日とビタミンDを400 IU/日
C. ethinyl estradiolを5 μg/日とmedroxyprogesterone acetateを625 mg/日
D. raloxifeneを60 mg/日
E. risedronate 35 mgを週1回と，炭酸カルシウムを1,200 mg/日，ビタミンDを400 IU/日

X-91. 52歳の男性で転職後の生命保険加入前のルーチンの血液生化学検査中に，アルカリホスファターゼ濃度の上昇が認められた。彼は高血圧と脂質異常症の既往がある。過去に胆石症で胆嚢摘出術を受けている。現在はlosartanを25 mg，hydrochlorothiazideを25 mg，rosuvastatinを20 mg，それぞれ毎日服用している。彼はよく運動しており，肥満指数(BMI)は25.2 kg/m^{2}である。唯一の訴えは腰痛で，最近さらに悪化している。腰痛に対する精査は受けていない。身体診察では異常はない。肝臓は打診上10 cmで，深吸気時に右肋骨縁で触知可能であり，平滑であることは注意が必要である。Murphy徴候はない。腰仙椎の椎体上の触診では，熱感や圧痛はない。アルカリホスファターゼは468 U/L，アラニンアミノトランスフェラーゼは22 U/L，アスパラギン酸アミノトランスフェラーゼは32 U/L，総ビリルビンは1.0 mg/dL，カルシウムは9.4 mg/dL，リン酸は3.2 mg/dL，γグルタミルトランスフェラーゼは20 U/Lである。この患者の診断として最も可能性の高いのはどれか。

A. rosuvastatinの副作用
B. 骨Paget病
C. 原発性胆汁性肝硬変
D. 総胆管結石の保持
E. 椎骨の骨髄炎

X-92. X-91 の患者の診断を導く検査として最適なのはどれか。
A. 磁気共鳴胆管膵管撮影
B. 腰仙椎の MRI
C. 腰仙椎の単純 X 線
D. 右上腹部の超音波検査
E. 血清オステオカルシン

X-93. 骨 Paget 病ながら健康で活動的な人が正常範囲を示す可能性の高い生化学検査はどれか。
A. 血清アルカリホスファターゼ
B. 血清 C-テロペプチド
C. 血清カルシウム
D. 血清 N-テロペプチド
E. 血清オステオカルシン

X-94. 67 歳の女性が氷の上で転倒した 1 週間後に，クリニックを受診した。彼女は転倒直後に救急搬送され，股関節の X 線画像では骨折や脱臼はなかったものの，その際，骨 Paget 病と合致する仙腸関節の癒合と腸骨の骨梁粗造が明らかになった。幅広い代謝検査も行われ，アルカリホスファターゼ濃度 257 U/L が顕著で，血清カルシウムとリン酸濃度は正常であった。彼女は鎮痛薬を処方されて退院し，画像所見のこれ以降の管理についてはかかりつけ医で経過観察を受けるよう指示された。彼女は転倒からの回復期にあり，長時間持続する痛みや股関節の不動は否定している。彼女の父親は，晩年に頭痛と難聴を引き起こす骨疾患に苦しんだそうである。彼女は画像所見について非常に心配しており，それが意味するところを知りたがっている。この時点の治療戦略として最適なのはどれか。
A. 股関節を強くするために，理学療法と荷重のかからない運動を開始
B. ビタミン D とカルシウムによる治療を開始
C. 経口ビスホスホネートによる治療を開始
D. 1 mg/kg のプレドニンによる治療を開始し，6 カ月にわたって漸減
E. 彼女は無症候のため，治療は不要である

X-95. 32 歳の男性が定期通院の際に冠動脈疾患の危険因子の評価を受けた。彼は健康で，タバコを吸っておらず，血圧は正常で，糖尿病もないとのことだった。家族歴では，母親と母方の祖父母の高コレステロール血症に注目すべきである。身体所見では腱の黄色腫を認める。空腹時コレステロールが，低比重リポ蛋白(LDL)コレステロール(LDL-C)で 387 mg/dL と顕著である。この男性の遺伝子異常として最も可能性が高いと考えられるのはどれか。
A. 常染色体優性高コレステロール血症
B. 家族性欠陥アポ蛋白 B-100 血症
C. 家族性肝性リパーゼ欠損症
D. 家族性高コレステロール血症
E. リポ蛋白リパーゼ欠損症

X-96. 低比重リポ蛋白(LDL)濃度の上昇を引き起こす原因とならないのはどれか。
A. 神経性食欲不振症
B. 肝硬変
C. 甲状腺機能低下症
D. ネフローゼ症候群
E. サイアザイド系利尿薬

X-97. 16 歳の男性が体重を心配されて，両親に連れられ受診した。彼は数年間医者にかかっていない。彼が言うには，活動性の低下により体重が増え，労作時胸痛が原因でさらに活動性が低下したとのことである。薬物はなにも服用していない。彼は養子で，両親は生物学的な実の両親の既往歴を知らない。身体所見では，ステージ 1 の高血圧と肥満指数(BMI) 30 kg/m^2 に注目すべきである。手と踵と殿部に黄色腫があり，低比重リポ蛋白(LDL)が 210 mg/dL，クレアチニンが 0.7 mg/dL，総ビリルビンが 3.1 mg/dL，ハプトグロビンが 6.0 mg/dL 未満，ヘモグロビン A_{1c} が 6.7％である。臨床所見や検査所見から，遺伝性のリポ蛋白血症が疑われる。この男性の原発性のリポ蛋白異常を診断するための検査として最適なのはどれか。
A. 黄色腫生検のコンゴレッド染色
B. 肝臓の CT
C. 家系分析
D. ガスクロマトグラフィ
E. 皮膚生検での LDL 受容体機能

X-98. 60 歳の意義不明の単クローン性高γグロブリン血症(MGUS)患者が，最新の検査データの再検討と経過観察で受診した。クレアチニン値は新たに 2.0 mg/dL に上昇し，カリウムは 3.7 mg/dL，カルシウムは 12.2 mg/dL，低比重リポ蛋白(LDL)は 202 mg/dL，トリグリセリドは 209 mg/dL であった。さらに質問すると，3 カ月前から眼の周囲がむくみ，尿が「泡立つ」とのことであった。身体所見では，彼は全身浮腫を呈している。多発性骨髄腫とネフローゼ症候群が懸念されたため尿蛋白/クレアチニン比の検査を指示すると，14：1 という結果であった。この患者の脂質異常の治療として最適なのはどれか。
A. コレステロールエステル転送蛋白阻害薬
B. 食事療法
C. HMG-CoA レダクターゼ阻害薬
D. 脂質アフェレーシス
E. niacin とフィブラート系薬

X-99. 40 歳の男性が定期検診を受けた。彼はインターネットでさまざまな疾患の検査法があることを知って，ヘモク

ロマトーシスのスクリーニングを受けることに関心をもっている。彼は健康で，服用しているのはマルチビタミン剤だけである。ヘモクロマトーシスのスクリーニングの第1段階の検査として最適なのはどれか。

A. C282Y 変異の遺伝子検査

B. *HFE* 活性測定

C. 肝臓の MRI

D. ヘモクロマトーシスのスクリーニングは費用効果が低く，すすめられない

E. トランスフェリン飽和度，血清鉄，血清フェリチン測定

X-100. 55歳の糖尿病歴のある白人男性が，全身衰弱，体重減少，非特異的なびまん性の腹痛，勃起障害を訴えて外来を受診した。患者は高コレステロール血症の既往と atorvastatin の服用歴がある。身体所見では，圧痛のない肝腫大，精巣の萎縮，女性化乳房が有意である。皮膚にはびまん性に青銅色が認められるが，顔面と頸部でわずかに目立つ程度である。関節には，右手の第2，第3中手指節関節に軽度の腫脹を認める。正しい診断を導く検査として最適なのはどれか。

A. 抗平滑筋抗体

B. セルロプラスミン

C. 肝臓の Doppler 超音波検査

D. B型肝炎の表面抗体

E. *HFE* 遺伝子変異スクリーニング

X-101. 28歳の男性が反復性腹痛の評価を受けた。過去5年にわたってひどい腹痛の発作があり，痛みは膨満を伴うびまん性で，嘔吐や下痢を伴わないとのことである。差し込むような痛みはなく，1年に4，5回起こる。そのうち1回は幻覚を伴うとのことである。その他の点では健康であり，ウエイトリフティングをしているそうで，ときどき蛋白同化ステロイドを使用していることを認めている。以前にも何度か発作で評価を受けており，造影剤を用いた腹部 CT を含め，精密検査を行っている。その際には原因は特定されず，症状は1日ほど経つと自然に消滅した。彼の評価に際してつぎに行うべき最適なものはどれか。

A. 上部消化管内視鏡と大腸内視鏡検査

B. 発作中の血漿ガストリン濃度の測定

C. 発作中の尿中ポルホビリノーゲン測定

D. hyoscyamine の処方

E. 精神科への紹介

X-102. 58歳の男性が生命保険に加入する際の健康診断を受診した。気分は良好で，不都合は特にないとのことである。既往歴としては，軽度の脂質異常症と数年前の虫垂炎が目立つ程度である。週に2回ほどテニスをしており，喫煙はしない。服用しているのは atorvastatin だけである。身体所見では軽度肥満であったが，バイタルサインほかは正常である。検査でも，尿酸値が 12 mg/dL である以外は正常である。この所見に関する記述として正しいのはどれか。

A. allopurinol を処方するべきである

B. インスリン抵抗性の徴候に対する注意深い評価を行うべきである

C. 尿酸結石のリスクが増高している

D. 高尿酸血症患者の大半が，一般人よりも多くの尿酸を産生している

E. 10年以上経過すると，高尿酸血症患者の大半は痛風を発症する

X-103. 高尿酸血症と合併しないのはどれか。

A. 心血管疾患

B. 痛風性関節炎

C. 腎結石症

D. 末梢神経障害

E. 尿酸塩腎症

X-104. 28歳の女性から妊娠前に助言を求められた。彼女の弟は Lesch-Nyhan 症候群で，9歳で亡くなっており，自分が遺伝子異常のキャリアであると判明している。彼女には有意な既往歴はなく，夫にも有意な家族歴はない。これに関する記述として正しいのはどれか。

A. 彼女は無症候性であるため，彼女の子どもにリスクはない

B. 夫は Lesch-Nyhan 症候群の遺伝子異常のスクリーニングを受けるべきである

C. 娘ができたら，その子がキャリアになる可能性は 50%である

D. 息子に疾患が生じたら，生下時から allopurinol を開始することで症状の発現を予防できる

E. 痛風と尿酸塩腎症のリスクを低減させるため，彼女は allopurinol の服用を開始するべきである

X-105. 28歳の男性が劇症肝不全と溶血で，ICU に運び込まれた。家族によると5年前からうつ病と診断されており，また肝障害があるといわれていたとのことである。彼は抗うつ薬と，ときどき ibuprofen を服用しているが，それ以外の薬物は服用していない。身体所見では腹水と，ジストニアを伴う精神状態の変化が顕著である。腹部 CT スキャンでは胆道の閉塞はないものの，肝硬変が示された。原因疾患の診断を確定する所見として最適なのはどれか。

A. 24時間尿中鉄濃度

B. 脳 MRI によって示された大脳基底核障害

C. *HFE* 遺伝子変異型

D. 末梢血塗抹標本による分裂赤血球
E. 眼球の細隙灯検査で観察された Kayser-Fleischer 輪

X-106. X-105 の患者に対する初期治療として最適なのはどれか。

A. cholestyramine
B. D-penicillamine
C. 肝移植
D. trientine
E. 亜鉛

X-107. Wilson 病に関する記述として正しいのはどれか。

A. 非常に有効な治療法が利用可能であるため，早期診断が非常に重要である
B. 常染色体優性形式で遺伝する
C. 血清銅濃度は通常，正常よりも 2〜3 倍高い
D. 頻度は約 1％
E. 主として侵される臓器は通常，肝臓と膵臓である

X-108. 19 歳の女性が反復性の長管骨骨折への評価をかかりつけ医により受けた。彼女は大腿骨を 2 回，上腕骨を 3 回骨折している。彼女は異常に転倒しているわけではなく，またあざができやすいとのことである。これら整形外科的外傷を繰り返している以外は，彼女は健康である。身体所見では，外観が軽度に損なわれた骨，琥珀色に黄色がかった小さな歯，青色強膜が認められる。骨形成不全症が疑われる。この疾患に関する記述として正しいのはどれか。

A. この患者では I 型プロコラーゲンに変異が存在する可能性が高い
B. 確定診断には骨生検が必要である
C. ビスホスホネートによってこの疾患での長管骨骨折の予防が長期間成功したことが示されている
D. 女性の骨折は思春期以降に増加する傾向がある
E. 骨塩密度の増加は X 線吸収測定法で示されるかもしれない

X-109. Marfan 症候群患者の 90％以上が有する遺伝子変異はどれか。

A. *BMPR2*
B. *COL1A1*
C. フィブリリン遺伝子
D. TGF-β遺伝子
E. Ⅳ型コラーゲン遺伝子

X-110. 21 歳の女性が，ヨガのインストラクターからアドバイスを受けてクリニックを受診した。彼女は最近，身体活動のレベルを上げるためにレッスンをはじめたが，インストラクターから未経験者なのに関節が信じられないほど柔軟だと言われた。特にサソリのポーズでは，ほかの受講者に比べてはるかに体を反らすことができた。彼女は健康で，座りがちな生活を送っているとのことである。彼女はもともと関節が柔らかく，ヨガのポーズのようなことをやってみせることができた。身体所見では，なめらかな皮膚と柔軟な関節だけが目立った。手首の関節は少なくとも 90 度伸展させることが可能である。この患者に関する記述として正しいのはどれか。

A. 彼女は今後 20 年の間に大動脈解離や大動脈破裂のリスクがある
B. 彼女は今後 20 年の間に股関節脱臼のリスクがある
C. 彼女は妊娠中に子宮破裂のリスクがある
D. 彼女はエラスチン遺伝子の変異をもっている可能性がある
E. 彼女はフィブリリン遺伝子の変異をもっている可能性がある

ANSWERS

X-1. **正解は D** 第 338 章（vol.2 p.2476～）

フィードバック調節は正か負かのいずれかである。内分泌系におけるホルモン調節のおもな手段は負のフィードバックである。例えば，ストロイドホルモンの低値を視床下部で感知すると放出ホルモンが放出され，下垂体からの刺激ホルモンの放出に影響を及ぼす。そして標的となる腺がステロイドホルモンを分泌し，血中濃度は上昇する。視床下部はこれを感知し，放出ホルモンの放出を減らす。これは内分泌系において甲状腺ホルモン，コルチゾール，性腺ステロイド，成長ホルモンの濃度調節に用いられている。レニン-アンジオテンシン-アルドステロン系は視床下部-下垂体系から独立しており，肝臓，肺，および腎臓とかかわる。

X-2. **正解は E** 第 338 章（vol.2 p.2476～）

ホルモン抵抗性は受容体の変異やシグナル伝達経路の変異が原因で，最も一般的なのは受容体以降の変化である。2 型糖尿病とレプチン抵抗性は受容体以降の変化によりホルモン抵抗性をきたした例である。Graves 病と褐色細胞腫は機能亢進疾患であり，橋本甲状腺炎と Sheehan 症候群は機能低下疾患である。Sheehan 症候群で障害される器官は下垂体前葉である。

X-3. **正解は C** 第 338 章（vol.2 p.2476～）

GnRH の間欠的な拍動性はホルモンに対する感受性を維持するうえで不可欠である。GnRH への持続的曝露は下垂体の性腺刺激ホルモン産生細胞の感受性低下を引き起こし，最終的にテストステロン値の低下をもたらす。GnRH が LH と FSH の分泌を引き起こすとき，GnRH と LH/FSH の関係は正のフィードバックループである。細胞質から核への受容体の移行はグルココルチコイドなどの特定のホルモンで起こっているが，この現象はどの調節機構でも特異的なものではない。GnRH は，性ホルモン結合グロブリンの産生は促進しない。また，結合グロブリンは血中ホルモン量を減少させることは可能であるが，放出ホルモン量は通常は増加しているため，一般に結合グロブリンの異常値はいかなる臨床的な意義ももたない。

X-4. **正解は B** 第 338 章（vol.2 p.2476～）

ごくわずかな例外を除いて，ホルモンの結合は単一型の核受容体に非常に特異的である。ミネラルコルチコイド受容体はグルココルチコイドに対して高い親和性をもっているため，ミネラルコルチコイドとグルココルチコイドの関係は注目すべき例外である。腎尿細管に存在する 11β-ヒドロキシステロイドデヒドロゲナーゼという酵素がグルココルチコイドを不活性化し，それによりミネラルコルチコイドに対する選択的な反応を可能にしている。グルココルチコイドが過剰な場合には酵素は過飽和となり，グルココルチコイドがミネラルコルチコイドの効果を示しうる。この効果は，異なる物質がそれぞれ固有の転写機構をもつエストロゲン受容体とは対照的である。ミネラルコルチコイドには血清結合蛋白はない。血清結合蛋白とともに循環するホルモンの例としては，チロキシン，トリヨードチロニン，コルチゾール，エストロゲン，成長ホルモンがあげられる。放出ホルモンの濃度は正常に維持されていることが多いため，大部分の結合蛋白の異常は臨床的にほとんど問題とならない。

X-5. **正解は C** 第 339 章（vol.2 p.2485～）

下垂体前葉で産生されるホルモンには，副腎皮質刺激ホルモン，甲状腺刺激ホルモン，黄体形成ホルモン，卵胞刺激ホルモン，プロラクチン，成長ホルモンがある。下垂体後葉では，バソプレシンとオキシトシンが産生される。下垂体前葉と後葉では血管支配が異なる。下垂体後葉は下垂体茎を通って視床下部から直接神経が送られているため，ずり応力に関連した機能障害が起こりやすい。下垂体前葉機能に対する調節は分泌されたホルモンを介して行われるため，外傷による障害が比較的起こりにくい。

X-6. **正解は B** 第 339 章(vol.2 p.*2485*〜)

患者には分娩後に生じる Sheehan 症候群の徴候がある。この症候群では，分娩後の下垂体の過形成による出血や梗塞のリスクが高い。それによって両側の視覚変化，頭痛，髄膜刺激徴候がもたらされる。眼筋麻痺も認められることがある。重症例では心血管系の虚脱や意識レベルの変化も認められる。通常，検査所見では低血糖を認める。下垂体の CT あるいは MRI 像があれば，トルコ鞍での出血の所見を示すだろう。最も急性の所見では副腎皮質刺激ホルモン不全による低血糖や低血圧が認められることが多いが，すべての下垂体前葉ホルモンの影響が認められると考えられる。この症例に生じた低血糖と低血圧は副腎皮質機能不全を示唆しており，したがって副腎皮質ステロイドによる治療が望ましい。敗血症の根拠となるものはなく，したがって抗菌薬や活性型ドロトレコジンαは不要である。ヘマトクリット値は正常で，大量出血の根拠となる報告はないため，濃厚赤血球の輸血が有効である可能性は低い。この患者で甲状腺刺激ホルモンの産生が低下していることは間違いないが，差し迫った課題はグルココルチコイドの補充である。

X-7. **正解は D** 第 339 章(vol.2 p.*2485*〜)

機能性下垂体腺腫はこの患者のように，先端巨大症，プロラクチノーマ，Cushing 症候群を伴う。特に腫瘍による異所性の成長ホルモンの分泌が報告されているものの，下垂体腫瘤を有する患者のこの症候群の根底には，成長ホルモンの過剰分泌が存在する。成長ホルモンは非常に脈動性に分泌されており，ランダムに測定された血清濃度はあてにならない。したがって成長ホルモンの過剰分泌のスクリーニングでは，成長ホルモンによる全身性作用の下流の指標として IGF-I が測定される。IGF-I は成長ホルモンの刺激に反応して肝臓で産生される。経口グルコース負荷試験では，0，30，60 分後の成長ホルモン濃度が，正常人ではこれによって抑制されるため，先端巨大症のスクリーニングとして用いられる。血清プロラクチン濃度はプロラクチノーマのスクリーニングに有用であり，24 時間尿中遊離コルチゾールと ACTH 測定は Cushing 病のスクリーニングに有用である。

X-8. **正解は B** 第 339 章(vol.2 p.*2485*〜)

高プロラクチン血症は，男性と女性のどちらにおいても最も一般的な下垂体ホルモン過分泌症候群である。下垂体腺腫が原因となることが多いが，生理的，薬物性，改善の可能性のある病因がいくつかある。プロラクチン濃度は通常は妊娠期や授乳期に上昇し，授乳中止後 6 カ月以内に正常化する。乳頭刺激，睡眠，ストレスはプロラクチン濃度を上昇させる可能性がある。慢性腎不全や肝硬変などの全身疾患も，プロラクチン濃度が上昇する原因となる。プロラクチン濃度は全身性発作後にも典型的な上昇を示すが，これは偽発作の評価に有用と考えられる。薬物性の過剰分泌はドパミン受容体拮抗薬，ドパミン合成阻害薬，オピオイド，H_2 受容体拮抗薬，イミプラミン，選択的セロトニン再取り込み阻害薬，カルシウム拮抗薬と関連する。視床下部下垂体茎の障害も高プロラクチン血症の原因となる。Rathke 嚢胞は良性のトルコ鞍内病変であるが，下垂体腺腫と同様の内分泌学的異常を引き起こすと考えられる。

X-9. **正解は E** 第 339 章(vol.2 p.*2485*〜)

下垂体のプロラクチン産生細胞から発生する腫瘍は機能性下垂体腫瘍の半数を占め，通常，女性に影響を及ぼす。最も一般的な症状は無月経や不妊，乳汁漏出症である。微小腺腫が巨大腺腫に進展することはまれである。症状のある疾患の治療の第一目標は，高プロラクチン血症の制御，腫瘍サイズの縮小，月経と受胎能の回復，乳汁漏出症の解消である。通常，cabergoline や bromocriptine といった経口ドパミン作動薬がこの目的に用いられる。

X-10. **正解は C** 第 339 章(vol.2 p.*2485*〜)

成人の成長ホルモン欠損症は通常，視床下部か下垂体の障害によって生じる。最終身長に到達するうえで成長ホルモンは重要ではなくなっているため，症状は小児の成長ホルモン欠損症とは異なる。成長ホルモンは組織へ直接作用もするが，主としてインスリン様成長因子(IGF) Iの分泌増加を介して作用する。その結果，IGF-Iは脂肪分解を促進し，血中の脂肪酸を増やし，大網の脂肪量を減らし，除脂肪体重を増加させる。したがって，成長ホルモンの欠損は逆の効果を引き起こす。加えて，高血圧，左室機能不全，血清フィブリノーゲン値の上昇は，成長ホルモンの欠損でも生じる。また，骨密度の増加ではなく減少も，成長ホルモン欠損の成人で起こっていると考えられる。

X-11. **正解は E** 第 339 章(vol.2 p.*2485*〜)

患者はCushing症候群の臨床所見を有している。不適切なACTHの上昇は，多くの場合下垂体腫瘍が原因であるが，異所性のACTH分泌が原因であることもある。この疾患の診断の糸口は，皮膚の色素沈着や重症ミオパチーに関連した副腎皮質機能亢進症の徴候の急激な発症である。加えて，高血圧，低カリウム性代謝性アルカローシス，耐糖能障害，浮腫は下垂体腫瘍でよりも異所性ACTH分泌で顕著である。異所性ACTH分泌患者の70％で血清カリウム濃度が3.3 mmol/L未満であるが，下垂体性Cushing症候群患者では10％に満たない。ACTH値は上昇しており，これが両方の型のCushing症候群の基礎にある原因である。副腎皮質刺激ホルモン放出ホルモンはCushing症候群の原因としてはまれである。残念ながら，下垂体MRIは2 mm以下の病変は描出できないと考えられているため，この例ではこの時点の評価には必要ではないが，下錐体静脈洞サンプリングが必要となることもある。

X-12. **正解は C** 第 339 章(vol.2 p.*2485*〜)

この患者は汎下垂体機能低下症を有し，TSHをつくることができない。そのため，T_4補充が十分であるかどうかにかかわらず，血漿TSH濃度は常に低い。遊離T_4濃度により，患者の血中濃度が甲状腺ホルモン濃度の正常範囲内にあるかどうかを確定することができる。これは，症状とともに適切なlevothyroxine量を決定する際の参考となる。臨床的に疾患が再発するエビデンスはないため，MRIは不要である。彼女は原発性甲状腺疾患とは考えられず，また現時点ではT_4濃度は不明であるため，甲状腺スキャンは不要である。

X-13. **正解は A** 第 339 章(vol.2 p.*2485*〜)

Cushing症候群の診断は内因性の副腎皮質機能亢進に依存する。示された選択肢のうち最も費用効果が高く正確な検査は，24時間尿中遊離コルチゾールである。オーバーナイトdexamethasone (1 mg)抑制試験は，そのかわりとなるものである。ACTH産生下垂体腺腫は直径が5 mm未満のことが多く，高感度MRIでもほぼ半分は検出できない。さらに，偶発的な微小腺腫は下垂体では一般的であり，MRIでの下垂体異常の存在はACTH産生源の確証とはならないと考えられる。ACTH基礎値は副腎皮質機能亢進の原因がACTH非依存性(副腎性または外因性グルココルチコイドによる)であるか，ACTH依存性(下垂体性，異所性ACTH)であるかの鑑別に用いられる。ACTH基礎値の平均値は，異所性ACTH産生腺腫患者のほうがACTH産生下垂体腺腫患者よりも高い。しかしながらACTH値はかなり重なるため，この検査は診断検査の第一選択として用いるべきではない。まれに，CRH産生腫瘍によって血中ACTH濃度が上昇したCushing症候群患者がいるが，この場合，CRH値は上昇している。下錐体静脈洞サンプリングは，画像検査によってACTH分泌の産生源を明らかにできない場合に，産生源が下垂体であることを確定するために用いられる。

X-14. **正解は B** 第 339 章(vol.2 p.*2485*〜)

空虚トルコ鞍の同定は偶発的なMRI所見によってもたらされることが多い。通常は正常な下垂体機能を有していると考えられるため，患者を安心させるべきである。下垂体組織の外側縁は正常に機能している可能性が高い。空虚トルコ鞍は無症候性の下垂体機能低下症が発症する徴候である可能性があるため，検査所見を注意深く経過観察するべきである。彼女の臨床的な状況に変化がない限り，MRI検査を再度行う必要はない。悪性の内分泌腫瘍は考えにくいため，空虚トルコ鞍治療に外科的処置は行わない。

X-15.　**正解は A**　第 340 章 (vol.2 p.*2508*〜)

この患者は長期持続する頻尿，口渇，夜尿，夜間頻尿といった特発性尿崩症の典型的な症状を呈している。夜間頻尿に伴う頻回の覚醒から，おそらく患者は軽度の疲労も訴えているだろう。尿崩症は腎性，もしくは中枢性と考えられるが，これだけではこれ以上の特定はできない。尿崩症は 24 時間尿量の測定により確認される。尿量が 1 日で 50 mg/kg (体重 70 kg の男性で 3,500 mL) 以上，尿浸透圧は 300 mosmol/L 未満である。中枢性尿崩症と腎性尿崩症を鑑別するため，先行する頭部外傷，脳外科手術，下垂体後葉を障害しうる肉芽腫性疾患，あるいは腎性尿崩症の原因となることが知られているリチウムなどの服用を確かめる病歴聴取は有用である。水制限試験では，患者は液体摂取を制限され，数時間にわたって尿量，体重，血漿浸透圧やナトリウム濃度，尿浸透圧を測定される。水制限によって尿浸透圧の持続的な上昇が確認された場合は，続いて重症尿崩症の確認が行われる。desmopressin はこの時点で投与される。電解質，尿，臨床的指標が改善された場合は，中枢性尿崩症が確定する。腎性尿崩症であれば ADH に対する最低限の反応が認められ，障害は腎臓に存在する。頭部 MRI は中枢性尿崩症の確定後でなければ有用ではない。

X-16.　**正解は B**　第 340 章 (vol.2 p.*2508*〜)

この患者は急性骨髄単球性白血病に関連して，急性の中枢性尿崩症を呈している。特に，骨髄外の腫瘤の病歴があることから，MRI では下垂体後葉に緑色腫 (急性骨髄単球性白血病でしばしば認められる骨髄腫瘍) が描出される可能性が高い。尿は ADH の欠乏により希釈され，高ナトリウム血症をもたらす。1 日 5 L を超える尿排泄に飲水が追いつかないために中枢性尿崩症で典型的に認められる高ナトリウム血症が，精神状態の変化引き起こしたと考えられる。desmopressin の形で ADH が即時に補充され，尿量が低下して症状が軽減すれば，中枢性尿崩症の診断は確定する。desmopressin は経鼻的，あるいは経静脈的に投与され，迅速に作用が発現する。hydrochlorothiazide は腎性尿崩症に用いられ，近位尿細管でのナトリウムと水分の再吸収を増加させる。ATRA は急性骨髄単球性白血病ではなく急性前骨髄球性白血病の治療に用いられる。hydrocortisone は中枢性尿崩症ではなく副腎クリーゼに対して選択される治療法である。リチウムは腎性尿崩症の原因としてよく知られている。

X-17.　**正解は B**　第 341 章 (vol.2 p.*2516*〜)

栄養の欠乏や母親のヨウ素欠乏は多くの途上国でごく一般的であり，重度の場合はクレチン症をきたすことがある。クレチン症は精神および身体の発達遅滞を特徴とするが，ヨウ素や甲状腺ホルモンの補充を生後間もない時期に行えば予防が可能である。随伴するセレン欠乏は神経症状を発症させる可能性がある。パンや塩，他の食品へのヨウ素の添加により，この疾患の発生率は大幅に低下した。脚気は食品中のチアミン欠乏が引き起こす神経系疾患である。壊血病はビタミン C 欠乏が引き起こす疾患である。妊婦における葉酸欠乏は，早産リスクや数多くの先天性奇形 (特に神経管が関連するもの) のリスクの増高にかかわっている。葉酸の補充によって二分脊椎，無脳症，先天性心疾患，口唇裂，四肢の奇形のリスクが低減しうる。途上国では，ビタミン A 欠乏は失明の原因として一般的である。

X-18.　**正解は E**　第 341 章 (vol.2 p.*2516*〜)

T_4 はトリヨードチロニン (T_3) の約 20 倍の量が甲状腺から分泌される。両ホルモンはアルブミン，トランスサイレチン，チロキシン結合蛋白などの血漿蛋白と結合する。チロキシンン結合蛋白は T_4 との親和性が高く，そのため低濃度であるにもかかわらず血漿ホルモンの 80%を輸送する。それにつぐのがアルブミン，そのつぎがトランスサイレチンである。妊娠中の女性はチロキシン結合グロブリンが増加するため，総 T_4 濃度は上昇するものの甲状腺機能は正常である。T_3 は T_4 と比べて蛋白との結合は少ない。結合していないホルモンは組織に対して生物学的に利用が可能と考えられており，結合していない分画の正常化は恒常性維持機構の第一目標である。遊離 T_4 濃度の測定は，総 T_4 濃度に比べて生物学的により意味がある。甲状腺ペルオキシダーゼは甲状腺内でヨウ素の有機化にかかわる酵素である。

X-19. **正解は C** 第 341 章(vol.2 p.*2516*〜)

血中チロキシンが高値であるにもかかわらず，甲状腺が正常に機能する状態が数多く存在する。一部は甲状腺機能亢進症に合併するが，多くは単に総 T_4 濃度が高いだけでトリヨードチロニン(T_3)への変換は正常であり，したがって臨床的に正常である。妊娠，エストロゲンを含んだ経口避妊薬，肝硬変，家族性チロキシン結合グロブリン過剰産生など，チロキシン結合グロブリンの肝臓での産生を増加させるものは，総 T_4 濃度の上昇と正常な遊離 T_4，T_3 濃度という状態をもたらす。家族性異常アルブミン血症性高チロキシン血症はアルブミンの変異を引き起こし，T_4 濃度の上昇と正常な遊離 T_4，T_3 濃度をもたらす。正常甲状腺疾患症候群は急性の内科的疾患や精神疾患で生じる。この症候群では，一過性に遊離 T_4 濃度が上昇し甲状腺刺激ホルモン濃度が低下する。特に，疾患の後期には総 T_4，T_3 濃度は低下すると考えられる。

X-20. **正解は D** 第 341 章(vol.2 p.*2516*〜)

ヨウ素欠乏は，いまだに世界で最も一般的な甲状腺機能低下症の原因である。欧州を含む先進国においても，比較的高水準で認められる。ヨウ素が充足している地域では自己免疫疾患(橋本甲状腺炎)と医原性甲状腺機能低下症(甲状腺機能亢進症の治療)が最も一般的な原因である。

X-21. **正解は B** 第 341 章(vol.2 p.*2516*〜)

甲状腺ホルモンには(あるいはその欠乏には)，心血管系に対する多くの重要な作用がある。特に重要なのは，甲状腺機能低下症が徐脈と心筋収縮性の低下に関与し，それによって 1 回拍出量を減少させることである。末梢血管抵抗の上昇は全身性高血圧に，甲状腺機能低下症では特に拡張期高血圧に随伴すると考えられる。心膜液貯留は甲状腺機能低下症患者の最大 30％に認められるが，心機能の低下を引き起こすことはまれである。また，甲状腺機能低下症患者では血流が皮膚に行きわたらないため，四肢は冷たい。

X-22. **正解は B** 第 341 章(vol.2 p.*2516*〜)

ヨウ素の充足した地域である米国では，最も一般的な甲状腺機能低下症の原因は自己免疫性甲状腺炎である。病初期には放射性ヨウ素取り込みスキャンでは，びまん性のリンパ球浸潤からの取り込みの増加が認められるが，浸潤が「燃え尽きた」際にはほとんど認められない可能性が高い。同様に甲状腺超音波検査も，多結節性甲状腺腫と推測される場合には有用である。抗甲状腺ペルオキシダーゼ抗体は自己免疫性甲状腺炎患者で一般に認められるが，一方で抗チログロブリン抗体はそれほど一般的ではない。抗チログロブリン抗体は全身性自己免疫疾患(SLE)においてだけでなく，他の甲状腺疾患(Graves 病，甲状腺中毒症)でも認められる。チログロブリンは甲状腺薬中毒症を除くすべての甲状腺中毒症で，甲状腺から放出される。しかしながら，この患者は甲状腺機能低下症であり，そのため血清チログロブリン値が有用となる可能性は低い。

X-23. **正解は D** 第 341 章(vol.2 p.*2516*〜)

薬物治療でこれまで長年安定していた甲状腺機能低下症患者での TSH 濃度の上昇は，服薬コンプライアンスが不良であるか，腸管疾患による吸収障害があるか，薬物相互作用や薬と薬の相互作用がクリアランスに影響を及ぼしているかのいずれかである。1 日 200 μg 以上の levothyroxine を服用している正常体重の患者で TSH 濃度の上昇を認めたら，服薬コンプライアンスの不良が強く示唆される。1 週間の目標用量を達成させるため，そのような患者には思い出したときに一度に 2 錠服用するようすすめるべきである。半減期の長い薬物であるため，このような投与法であっても危険はない。チロキシン(T_4)必要量が増加する他の原因には，セリアック病や小腸手術，エストロゲン治療などによる吸収障害，もしくは T_4 の吸収を阻害する薬物(例えば，硫酸鉄や cholestyramine)や lovastatin，amiodarone，carbamazepine，phenytoin といったクリアランスを阻害する薬物がある。

X-24. **正解は A** 第 341 章（vol.2 p.*2516*〜）

患者は粘液水腫性昏睡を発症している。この重篤な甲状腺機能低下症は一般的に高齢者に起こり，突然生じることも多く心筋梗塞や感染症とされる可能性がある。臨床症状は意識レベルの変化，徐脈，低体温などである。治療は levothyroxine の静脈内投与による甲状腺ホルモンの補充だけでなく，甲状腺機能の重度の低下により副腎の予備能が傷害されているためグルココルチコイドの補充も必要である。心血管虚脱が突然生じる可能性があるため，復温には注意が必要である。そのため体温が 30℃以下の場合にだけ，外部からの加温が推奨される。高張食塩液とグルコースは，低ナトリウム血症や低血糖が重度の場合には使用されるが，低張液は体液貯留を悪化させる可能性があるため避けるべきである。多くの物質の代謝が著しく障害されているため，鎮静は避けるか最低限にすべきである。同様に，可能であれば薬物の血中濃度もモニターするべきである。

X-25. **正解は A** 第 341 章（vol.2 p.*2516*〜）

Graves 病患者は甲状腺刺激免疫グロブリンを産生する。その結果，正常人よりも高濃度のチロキシン（T_4）を産生することになる。その結果，Graves 病患者の多くに軽度のヨウ素欠乏があり，そのため T_4 の産生はヨウ素の利用度によって多少制限される。ヨウ素造影剤への曝露はヨウ素欠乏を反転させ，甲状腺機能亢進症を突然悪化させる可能性がある。加えて，軽度のヨウ素欠乏の反転は Graves 病に対する ^{125}I 治療の成功率を下げる可能性がある。というのも，甲状腺のヨウ素取り込みはヨウ素飽和状態では低下するからである。

X-26. **正解は C** 第 341 章（vol.2 p.*2516*〜）

甲状腺機能亢進症は，頻脈，動悸，反跳脈を伴う高心拍出量，脈圧拡大，動脈の収縮期雑音を含む多くの心血管合併症に関連している。これは素因のある患者で狭心症を悪化させる可能性がある。心房細動は 50 歳以上の患者で起こることが多く，甲状腺に対する治療だけで半数の患者が正常洞調律に復帰する。このことは，正常洞調律に復帰しない患者には心臓に基礎疾患が存在することを示唆する。

X-27. **正解は B** 第 341 章（vol.2 p.*2516*〜）

眼瞼の後退はどのタイプの甲状腺機能亢進症でも起こりうるが，Graves 病は眼窩周囲の筋肉と自己抗体の相互作用によると考えられる特異的な眼徴候に関連する。Graves 眼症の発症は甲状腺機能亢進前あるいは後に起こり，まれに甲状腺機能亢進症とまったく関係なく，単に眼窩周囲の筋肉に自己抗体が存在することの影響だけで起こることがある。細かな症状としては，目がざらざらする，不快感，涙の分泌過剰などがある。眼球突出は患者の 3 分の 1 に起こり，眼瞼の閉鎖が障害されると，特に睡眠中に角膜の剥離をきたす。最も重篤な症状は眼窩先端部の視神経の圧迫であり，未治療の場合には乳頭浮腫と永続的な視力喪失を起こしうる。

X-28. **正解は C** 第 341 章（vol.2 p.*2516*〜）

Graves の治療で主として用いられる抗甲状腺薬は，propylthiouracil，carbimazole，carbimazole の活性代謝物，methimazole である。これらはすべて，甲状腺ペルオキシダーゼの機能を阻害するように作用する。propylthiouracil は T_4 から T_3 への末梢変換を減少させるが，これは作用の重要な機序ではなく，Graves 病の治療における薬物の効果にはほとんど関与しない。

X-29. **正解は C** 第 341 章（vol.2 p.*2516*〜）

正常甲状腺疾患症候群は，重篤な急性疾患で生じる可能性がある。血中の TSH 濃度と甲状腺ホルモン濃度の異常は，重篤なストレスに反応したサイトカインの放出によって起こると考えられている。複数の異常が起こりうる。最も一般的なホルモンパターンは，T_4 から T_3 への末梢変換の障害による総 T_3 と遊離 T_3 濃度の低下である。目的論的にいえば，最も活性の高い甲状腺ホルモンである T_3 濃度の低下は，飢餓状態にあったり具合の悪い患者の異化を制限すると考えられる。疾患が経過する間に，TSH 濃度は 0.1 から 20 mU/L 以上へと非常に劇的に変化する。非常に体調の悪い患者では，T_4 濃度も低下する可能性がある。この患者の場合は，自動車事故による外傷が甲状腺機能検査で異常を示している原因であることに疑いの余地はない。これからさらに画像検査を行う必要はない。ステロイドはなんの役割も果たさない。最適な管理は単純な経過観察である。数週から数カ月かけて，患者の回復にしたがって甲状腺機能は正常へと回復する。

X-30，X-31.　正解はそれぞれ E，B　第 341 章（vol.2 p.*2516*〜）

亜急性甲状腺炎は，de Quervain 甲状腺炎，肉芽腫性甲状腺炎，ウイルス性甲状腺炎としても知られており，女性のほうが男性よりも 3 倍罹患しやすい多相性の疾患である。数多くのウイルスが関与すると考えられてきたが，亜急性甲状腺炎の要因として特定されたウイルスは 1 つもない。咽頭炎に似た症状を呈し，同様に良性の経過をたどることが多いため，診断を見落とす可能性がある。TSH 濃度が上昇した甲状腺抗体が陰性の患者からは，Graves 病は考えにくい。自己免疫性甲状腺機能低下症は考慮されるべきであるが，病期の速度，身体所見での甲状腺の圧痛，先行するウイルス感染などが，その可能性を低くしている。口腔底蜂窩織炎は生命にかかわる可能性のある咽頭後隙と顎下腺隙の細菌感染であり，先行する歯科感染によって引き起こされることが多い。ネコひっかき病はリンパ節腫脹，発熱，倦怠感などの症状を呈する通常は良性の疾患である。*Bartonella henselae* が原因となり，真皮に達したネコのひっかき傷によってしばしば伝播するが，TSH 濃度が上昇する原因とはならない。亜急性甲状腺炎は，甲状腺機能低下症や甲状腺中毒症を伴って，あるいは単独で発症する。病初期には，甲状腺の炎症が濾胞の破壊と甲状腺ホルモンの放出を引き起こす。結果として甲状腺中毒症が生じる。数週間経過するとホルモンが枯渇し，その結果甲状腺機能が低下する。通常は回復期がこれに続き，炎症が抑制されることで濾胞が治癒し，ホルモンの再産生が可能になる。

X-32.　正解は B　第 341 章（vol.2 p.*2516*〜）

亜急性甲状腺炎は，de Quervain 甲状腺炎，肉芽腫性甲状腺炎，ウイルス性甲状腺炎としても知られており，発熱，全身症状，痛みのある腫大した甲状腺が臨床的な特徴である。病因はウイルス感染と考えられている。30〜50 歳に発症のピークがあり，女性のほうが男性より罹患する頻度が高い。症状は疾患の相による。濾胞が破壊される初期段階ではチログロブリンと甲状腺ホルモンが放出される。その結果血中の T_3，T_4 濃度が上昇し，TSH 濃度が低下する。甲状腺中毒症の症状が現れるのはこの時点である。放射性ヨウ素の取り込みは少ない，もしくは検出感度以下である。数週間後，甲状腺ホルモンが枯渇して甲状腺機能が低下し，遊離 T_4 濃度の低下と TSH 濃度の軽度の上昇を伴う。放射性ヨウ素の取り込みは正常に復す。最終的に，4〜6 カ月後に疾患が落ち着くにしたがって，甲状腺ホルモン濃度と TSH 濃度は正常化する。患者 A は放射性ヨウ素の取り込みの増加以外は，亜急性甲状腺炎の甲状腺中毒相と合致する。患者 C は TSH 濃度の抑制，放射性ヨウ素の取り込みの増加，甲状腺刺激免疫グロブリンによる甲状腺ホルモンの増加を伴う Graves 病に合致する。患者 D は新生物に合致する。

X-33.　正解は E　第 341 章（vol.2 p.*2516*〜）

甲状腺結節は成人の約 5％に認められる。結節は加齢に伴って，また女性，およびヨウ素欠乏地域でより一般的となる。その有病率，スクリーニングの費用，また概してほとんどの結節が良性の経過をたどるため，スクリーニング検査の方法や検査をすること自体に議論の余地があった。偶然発見された結節のうち，少ない割合ではあるが甲状腺癌が明らかとなる。TSH 濃度の測定は，甲状腺結節を発見したら最初に行うべき検査である。大多数の患者で甲状腺機能は正常である。TSH 濃度が正常であった場合，細針吸引生検や超音波ガイド下生検を行う。TSH 濃度が低下している場合には，その結節が甲状腺機能亢進の原因である

〔ホットノジュール(高摂取結節)〕かを調べるため，放射性核種スキャンを行うべきである。この例では，これが最もふさわしい方法である。ホットノジュールは，薬物，切除，あるいは放射性ヨウ素による焼灼で治療可能である。コールドノジュール(低摂取結節)は細針吸引生検でさらに評価されるべきである。生検を行った結節のうちの4%は悪性であり，10%は悪性が疑われ，86%が判定不能か良性である。

X-34. **正解は C** 第342章(vol.2 p.*2542*〜)

副腎は，グルココルチコイドの産生，アルドステロンの産生，アンドロゲン前駆体の産生という3つの主要な機能をもつ。グルココルチコイドの産生は下垂体のACTH分泌により制御されている。アルドステロンの産生は，おもに下垂体とは独立したレニン-アンジオテンシン-アルドステロン系に刺激される。このように，朝のコルチゾール分泌やストレスに対するコルチゾールの放出は下垂体により調節されている。一方，アルドステロンによるナトリウムの貯留とカリウムの排泄は下垂体とは独立しており，そのためこの患者では保持されると考えられる。

X-35. **正解は A** 第342章(vol.2 p.*2542*〜)

Cushing症候群とは，なんらかの病因によるコルチゾールの上昇への慢性的な曝露によって生じるさまざまな特徴をいう。最も一般的な病因はACTH産生下垂体腺腫であり，Cushing症候群の75%を占める。15%は気管支腫瘍，膵腫瘍，小細胞肺癌ほか，異所性ACTH症候群である。ACTH非依存性Cushing症候群はさらにまれである。副腎皮質腺腫が5〜10%の例に潜在しており，副腎皮質癌はCushing症候群の1%に存在する。McCune-Albright症候群は骨異常，皮膚病変(カフェオレ斑)，特に女子の思春期早発症を引き起こす遺伝要因である。興味深いことに，子宮内の特発性の変異が原因であるため遺伝性疾患ではなく，したがって子孫には伝わらない。

X-36. **正解は B** 第342章(vol.2 p.*2542*〜)

Conn症候群とは，アルドステロン産生副腎線腫をいう。高アルドステロン状態の40%を占めるが，小結節性の両側性副腎過形成のほうがより一般的である。他の原因による高アルドステロン症はかなりまれであり，1%未満を占めるにすぎない。Conn症候群の大きな特徴は低カリウム血症を伴う高血圧である。アルドステロンはナトリウム貯留とカリウム排泄を刺激するため，すべての患者が発症時には低カリウム血症であると考えられる。血清ナトリウム濃度は，体液貯留を伴っているため通常は正常である。低カリウム血症には，筋力低下，近位筋ミオパチー，あるいは麻痺さえ関連する可能性がある。低カリウム血症はサイアザイド系利尿薬により増悪する。その他の特徴としては，筋痙攣やテタニーを引き起こす可能性のある代謝性アルカローシスがある。

X-37. **正解は B** 第342章(vol.2 p.*2542*〜)

副腎偶発腫は別の疾患の画像検査の際に発見されることが多く，剖検では約6%の成人に認められる。悪性腫瘍の既往があり，新たに副腎に腫瘤が発見された患者の50%に，実際に副腎転移が認められる。転移性悪性腫瘍が疑われる場合の細針吸引生検は，診断的検査となる。副腎以外の悪性腫瘍の疑いがない患者では，副腎偶発腫はほとんどが良性である。悪性の原発性副腎腫瘤はまれなため(0.01%未満)，細針吸引生検は良性と悪性を鑑別するうえでは有用ではない。副腎偶発腫の90%は非分泌性であるが，褐色細胞腫や副腎皮質機能亢進症を，それぞれ血漿中の遊離メタネフリン濃度の測定やオーバーナイトdexamethasone抑制試験によりスクリーニングするべきである。画像検査により腫瘤が良性であることが示された場合(3 cm未満)には，3〜6カ月後に再検査を行う。6 cmを超える場合には，外科的切除(原発性副腎腫瘍の可能性が高い場合)や細針吸引生検(転移性腫瘍の可能性が高い場合)が選択される。

X-38. **正解は A** 第 343 章（vol.2 p.*2560*〜）

褐色細胞腫の診断の第 1 段階は，カテコールアミン濃度やメタネフリン濃度の測定である。これは，バニリルマンデル酸，カテコールアミン，メタネフリン分画，あるいは総メタネフリンに対する尿検査によって明らかになる。総メタネフリンは感度が高いため，頻繁に用いられる。正常上限の 3 倍以上の値は褐色細胞腫を強く示唆する。境界域の上昇は，この患者のように，偽陽性である可能性が高い。つぎに行うべきは，食事や薬物の服用といった交絡因子となる可能性のあるものを取り除いてからの再検査である。悪影響を及ぼす可能性のある薬物には，levodopa，交感神経興奮薬，利尿薬，三環系抗うつ薬，αおよびβ遮断薬（この例では labetalol）がある。sertraline は選択的セロトニン再取り込み阻害薬（SSRI）と呼ばれる抗うつ薬であり，三環系抗うつ薬ではない。また，クロニジン抑制試験も有効である。

X-39. **正解は E** 第 343 章（vol.2 p.*2560*〜）

90％の腫瘍が良性であるが，褐色細胞腫の完全な除去が長期の治癒を導く唯一の治療である。しかしながら，術前の高血圧のコントロールは外科的合併症を防ぎ，死亡率を下げるために必須である。この患者は高血圧クリーゼにおいて脳症を発現した。最初の 24 時間は平均動脈圧を約 20％低下させるよう，薬物の静脈内投与により当初は高血圧を管理するべきである。褐色細胞腫における高血圧クリーゼに使用可能な薬物には，nitroprusside，nicardipine，phentolamine がある。急性の高血圧クリーゼが解決したら，α遮断薬の経口投与への切り替えが望ましい。phenoxybenzamine は最も一般的に用いられる薬物であり，低用量（5〜10 mg 1 日 3 回）で開始し，最大耐用量（通常は 20〜30 mg）まで漸増する。α遮断薬が開始されればβ遮断薬も安全に利用することができ，特に頻脈には使用が推奨される。自由な塩分と水分の摂取は血漿量の増量と起立性低血圧の治療の助けとなる。血圧が 160/100 mmHg 未満に維持され適度な起立効果が得られたら，外科的処置に進んでも安全である。α遮断薬による治療にもかかわらず血圧が高いままであったら，カルシウム拮抗薬，アンジオテンシン受容体拮抗薬，アンジオテンシン変換酵素阻害薬を考慮すべきである。利尿薬は起立効果を増悪させるため，避けるべきである。

X-40. **正解は C** 第 344 章（vol.2 p.*2566*〜）

すべての人種で 1 型と 2 型のどちらの糖尿病リスクも増高しているが，2 型糖尿病のリスクはかなり速いペースで増高している。特に米国では，糖尿病の年齢調整有病率は非ヒスパニック系白人で 7.1％，アジア系米国人で 7.5％，ヒスパニックで 11.8％，非ヒスパニック系黒人では 12.6％である。アメリカインディアン，アラスカ先住民，太平洋諸島民に属する人々に関する相当するデータはないが，有病率は非ヒスパニック系黒人よりも高いと考えられている。

X-41. **正解は E** 第 344 章（vol.2 p.*2566*〜）

耐糖能は，正常耐糖能，グルコース恒常性異常，糖尿病に分類される。正常耐糖能は，空腹時血糖値が 100 mg/dL 未満，経口グルコース負荷後の血糖値が 140 mg/dL 未満，HbA_{1c} が 5.6％未満と定義される。グルコース恒常性異常は，空腹時血糖値が 100〜125 mmol/dL か，経口グルコース負荷試験後の血糖値が 140〜199 mg/dL，もしくは HbA_{1c} が 5.7〜6.4％である。実際の糖尿病は，空腹時血糖値が 126 mg/dL 以上か，経口グルコース負荷試験後の血糖値が 200 mg/dL 以上，もしくは HbA_{1c} が 6.5％以上のいずれかで定義される。

X-42. **正解は E** 第 344 章（vol.2 p.*2566*〜）

患者は症状を有するため，今まで糖尿病のスクリーニングは受けていない。スクリーニングには，空腹時血糖値か HbA_{1c} が推奨される。患者は症状を有しているため，随時血糖値が 200 mg/dL 以上であれば糖尿病と診断するのが適当である。他の診断基準としては，空腹時血糖値が 126 mg/dL 以上，HbA_{1c} が 6.5％以上，経口グルコース負荷試験の 2 時間後血糖値が 200 mg/dL 以上である。C ペプチドは，インスリンがその前駆体から正常に分断されているかを確認することのできる有用なツールである。低血糖でありながらCペプチド濃度が正常な場合はインスリンの不正使用が示唆され，高血糖でCペプチド濃度が低下している場合は膵臓の障害が示唆される。

X-43. **正解は B** 第 344 章（vol.2 p.*2566*〜）

2 型糖尿病の危険因子には，親や兄弟姉妹の家族歴，BMI が 25 kg/m^2 以上，運動不足，人種や民族，過去に空腹時血糖異常とされたことや HbA_{1c} が 5.7〜6.4％であること，全身性高血圧，妊娠糖尿病もしくは 4 kg を上回る児の分娩歴，HDL が 35 mg/dL 未満かトリグリセリドが 250 mg/dL を上回る，多嚢胞性卵巣あるいは黒色表皮腫，心血管疾患歴がある。

X-44. **正解は A** 第 344 章（vol.2 p.*2566*〜）

1 型糖尿病はしばしば糖尿病性ケトアシドーシスを伴うより重篤な症状を呈し，2 型糖尿病に比べて若年層に生じることが多い。しかしながら，ときどき 1 型と 2 型の鑑別が簡単にできない症例がある。1 型糖尿病には HLA-DR3 が局在する傾向がある。1 型糖尿病の小児の 40％でいくつかのハプロタイプが存在するが，それはなお少数派である。1 型糖尿病のおもな原因は β 細胞の免疫的破壊であり，膵島細胞抗体は一般的に存在する。GAD，インスリン，IA/ICA-512，ZnT-8 が最も一般的な標的である。市販されている GAD-65 自己抗体検査は広く利用可能で，最近発症した 1 型糖尿病患者の 85％以上の抗体を検出することができる。これらの自己抗体は 2 型糖尿病で存在することはまれで，5〜10％である。1 型糖尿病の初期には血漿にインスリンが残存することがあり，それが 1 型と 2 型の鑑別の信頼性に影響を及ぼしている。PPAR γ2 の多型検査によって 2 型糖尿病であることが判明するが，1 型と 2 型を鑑別することはできない。

X-45. **正解は C** 第 344 章（vol.2 p.*2566*〜）

2 型糖尿病では空腹時血糖異常や耐糖能障害の時期が先行するため，この期間に薬物や介入によって明らかな糖尿病への進展を防ぐための研究が，数多く行われた。Diabetes Prevention Program（糖尿病予防プログラム）では，食事や運動といった生活習慣の徹底した見直しによって，プラセボ群に対して 58％，糖尿病の進展を予防，あるいは遅らせることができた。metformin もこの研究で用いられ，31％で糖尿病への進展を予防した。α-グルコシダーゼ阻害薬，チアゾリジン系薬，orlistat でも糖尿病への進展を遅らせる効果が示されたが，米国糖尿病協会（ADA）が耐糖能障害に対する metformin の使用を推奨しているだけで，この目的のための使用ではいずれの薬物も認可されていない。glyburide などのスルホニル尿素薬はグルコース分泌を刺激するが，2 型糖尿病への進展を遅らせる効果は示されていない。

X-46. **正解は E** 第 344 章（vol.2 p.*2566*〜）

糖尿病性ケトアシドーシスは 1 型糖尿病患者でより一般的であり，また一定の頻度で 2 型糖尿病患者でも起こるといったように，糖尿病ケトアシドーシスと高血糖性高浸透圧状態は幅広く存在している。いずれの病態も，高血糖，脱水，絶対的または相対的なインスリン欠乏，酸塩基平衡異常を伴う。ケトーシスは糖尿病性ケトアシドーシスで起こることが多い。糖尿病性ケトアシドーシスでは通常，血糖値は 250〜600 mg/dL であるが，高血糖性高浸透圧状態では 600〜1,200 mg/dL であることが多い。ケトアシドーシスではナトリウムはしばしば軽度に抑制され，高浸透圧状態で維持される。カリウムは，糖尿病性ケトアシドーシスでは正常から高値であり，高血糖性高浸透圧状態では正常である。マグネシウム，塩素，リンは，いずれの病態においても正常である。クレアチニン値は糖尿病性ケトアシドーシスでわずかに上昇しているが，高血糖性高浸透圧状態では軽度上昇していることが多いと考えられる。血漿ケトン体は高浸透圧患者では弱陽性で，糖尿病性ケトアシドーシスでは常に強陽性である。高浸透圧は高血糖性高浸透圧状態の顕著な特徴で，330〜380 mosm/mL の範囲にあるが，一方で糖尿病性ケトアシドーシスでは，血漿浸透圧は 300〜320 mosm/mL である。血清重炭酸塩濃度は糖尿病性ケトアシドーシスでは著しく低下しており，高浸透圧状態では正常あるいはわずかに低下している。動脈血 pH は糖尿病性ケトアシドーシスでは 7.3 未満であり，高浸透圧状態では 7.3 以上である。アニオンギャップは糖尿病性ケトアシドーシスでは増加しており，高血糖性高浸透圧状態では正常からわずかに増加している。

X-47. **正解は C** 第 344 章(vol.2 p.*2566*〜)

糖尿病性網膜症は米国における 20〜74 歳の成人の，失明のおもな原因である。失明は黄斑浮腫と，非増殖性と増殖性の進行性網膜症によって引き起こされる。非増殖性網膜症は糖尿病診断後 10 年〜15 年程度で起こる傾向があり，網膜細小血管瘤，斑状出血，綿花様白斑が特徴である。血管新生は増殖性網膜症の顕著な特徴であり，網膜の低酸素血症に反応して起こる。新生血管は網膜に生じ，もろく，容易に破裂するため，硝子体出血，線維化，最終的には網膜剥離を引き起こす。

X-48. **正解は C** 第 344 章(vol.2 p.*2566*〜)

糖尿病性潰瘍は糖尿病患者の罹患率や死亡率の多くを占める。数多くの治療が試みられているが，米国糖尿病協会(ADA)によって推奨されているのは，(1)除圧，(2)デブリードマン，(3)創傷保護(ドレッシング)，(4)抗菌薬の適切な使用，(5)血行再建，(6)限定的な切断術という，6 つの治療法だけである。高圧酸素療法も治療に用いられており，広く一般に普及しつつあるが，効果の厳密な証明を欠いている。

X-49. **正解は D** 第 344 章(vol.2 p.*2566*〜)

インスリン製剤は短時間作用型と長時間作用型に分類される。短時間作用型インスリンにはレギュラーインスリンと，insulin aspart，insulin glulisine，insulin lispro といった新製剤がある。レギュラーインスリンの作用の発現は 0.5〜1 時間で，4〜6 時間有効である。ほかの 3 つの短時間作用型インスリンの作用発現は 0.25 時間未満で，3〜4 時間有効である。長時間作用型インスリンは insulin detemir，insulin glargine，NPH insulin である。insulin detemir と insulin glargine の作用発現は 1〜4 時間で，最大 24 時間持続する。一方，NPH insulin の作用発現は 1〜4 時間で，10〜16 時間有効である。異なる発現時間と持続時間を生かして適切な効果と服薬コンプライアンスをもたらすために，たくさんの組み合わせ処方が存在する。

X-50. **正解は D** 第 344 章(vol.2 p.*2566*〜)

2 型糖尿病患者の経口の第 1 選択薬は metformin である。GFR が 60 mL/min 未満，アシドーシス，慢性心不全，肝疾患，重度の低酸素血症のある患者では禁忌であるが，たいていの患者で良好な忍容性を示す。インスリン分泌促進薬，ビグアナイド，α-グルコシダーゼ阻害薬，チアゾリジン系薬，GLP-1 受容体作動薬，インスリンジペプチジルペプチダーゼ Ⅳ(DPP-Ⅳ)阻害薬，インスリンは，2 型糖尿病の単独治療として認められている。広範な臨床経験，副作用の面で優れていること，比較的低コストであることから，metformin は第 1 選択薬として推奨される。加えて，軽度の体重減少を促し，インスリン濃度を下げ，脂質プロファイルを改善するといった利点もある。glyburide などのスルホニル尿素薬，exenatide などの GLP-1 受容体作動薬，sitagliptin などの DPP-Ⅳ 阻害薬は，併用療法としては適当であるだろうが，多くの患者に対する第 1 選択としては考えられていない。

X-51. **正解は A** 第 344 章(vol.2 p.*2566*〜)

DCCT によって，慢性高血糖の軽減が 1 型糖尿病の多くの合併症を予防できる確実なエビデンスが明らかになった。この多施設ランダム化試験では，1,400 人以上の 1 型糖尿病患者を強化療法群と従来療法群のいずれかに登録し，網膜症，腎症，神経障害の進展を前向きに評価した。強化療法群では毎日複数回のインスリン投与を行うとともに，教育と心理カウンセリングを行った。従来療法群のヘモグロビン A_{1c} (HbA_{1c})の平均が 9.1％であったのに対して，強化療法群では 7.3％を達成した。血糖コントロールの改善は網膜症を 45％，腎症を 54％，神経障害を 60％減少させた。大血管合併症の改善に対しては有意差は認めなかった。DCCT

の結果により，強化療法群患者は失明を最大7年以上，下肢切断を最大5年以上先送りできることが示された。その後，United Kingdom Prospective Diabetes Study（UKPDS）で5,000人以上の2型糖尿病患者が調査された。徹底治療群患者では細小血管合併症の改善が認められたが，大血管合併症には変化が認められなかった。これら2つの試みは，1型，2型糖尿病のそれぞれの細小血管合併症を改善する血糖コントロールの利点を示すきわめて重要なものであった。UKPDSによってもたらされた結果としては，厳格な血圧コントロールが大血管合併症を改善するというものもある。

X-52. **正解はD** 第344章（vol.2 p.*2566*〜）

Diabetes Control and Complications Trial（DCCT）では1型糖尿病患者において，またUnited Kingdom Prospective Diabetes Study（UKPDS）では2型糖尿病患者において，HbA_{1c}を7％以下に厳格にコントロールすることで細小血管疾患が改善することが示された。特に，神経障害，網膜症，微量アルブミン尿，腎症の発生率は，厳格に血糖コントロールされた患者で低下した。興味深いことに，血糖コントロールは大血管の予後には影響を及ぼさなかった。一方でUKPDSでは，少なくとも中等度の血圧コントロール（142/88 mmHg）を目標とした群で，大血管の予後，すなわち糖尿病関連死，脳卒中，心不全などの発生率が低下した。また，血圧コントロールの改善は細小血管症の予後も改善した。

X-53. **正解はA** 第344章（vol.2 p.*2566*〜）

糖尿病性ケトアシドーシスは糖尿病の急性合併症で，インスリンの拮抗調節ホルモンの過剰を伴った，相対的あるいは絶対的なインスリンの欠乏から生じる。特に，インスリン/グルカゴン比の減少は肝臓における糖新生，グリコーゲン分解，ケトン体生成を促進する。ケトーシスは，肝臓におけるケトン体生成へのシフトに伴い，脂肪細胞からの遊離脂肪酸の放出の増加により生じる。これはインスリンと酵素カルニチンパルミトイルトランスフェラーゼIとの関係によって調節される。生理的pHでは，ケトン体はケトン酸として存在し，重炭酸塩によって中和される。重炭酸塩の蓄えが枯渇するにしたがいアシドーシスは進展する。臨床的には，アシドーシス患者は悪心，嘔吐，腹痛を訴える。彼らは脱水状態にあり，低血圧であると考えられる。嗜眠と重度の中枢神経系の機能低下も起こると考えられる。治療は，ケトン酸の生成を止めアシドーシスの改善をもたらすインスリンの補充に焦点があてられる。動脈血液ガスによってアシドーシスの重症度は評価される。アシドーシス患者はアニオンギャップアシドーシスを有し，同時に体液量減少により代謝性アルカローシスを有することが多い。静脈内輸液による体液量の回復はきわめて重要である。多くの電解質異常が起こると考えられる。患者は全身で，ナトリウム，カリウム，マグネシウムが枯渇している。アシドーシスの結果，細胞内のカリウムは細胞外に移動し，カリウム濃度を正常あるいは上昇させる要因となる。しかしながら，アシドーシスの改善とともに血清カリウム濃度は急速に低下する。したがってカリウムの補充が，「正常」であってもきわめて重要である。グルコースの浸透圧効果のために，体液は血管内に引き込まれる。これは測定される血清ナトリウム濃度を低下させる。血糖値が100 mg/dL上昇するごとに，血清ナトリウム濃度は1.6 mmol/L低下する。この例では，血清ナトリウム濃度は水分補給だけで回復するだろう。患者に神経学的欠損はなく，静脈内輸液だけで迅速な解決が期待できるため，3％生理食塩液の使用は望ましくない。

X-54. **正解はE** 第344章（vol.2 p.*2566*〜），Nathan, *N Engl J Med* 328: 1676-1685, 1993.

腎症は糖尿病患者のおもな死因である。糖尿病性腎症は，10〜15年の間は機能的には無症状である。臨床的に糖尿病性腎症が検出可能になるのは，微量アルブミン尿（24時間でアルブミンが30〜300 mg）の進展からである。糸球体濾過率は実際のところ，この時期には上昇している。さらに時間が経過してからでなければ，蛋白尿が標準的な尿試験紙で検出できる（0.5 g/L）ようにはならない。インスリン非依存型とインスリン依存型のいずれの糖尿病患者でも，微量アルブミン尿症は腎症に先行する。腎臓の肥大も，過剰濾過の初期に起こると考えられる。尿蛋白が尿試験紙で検出できるほど有意になると，糸球体濾過率は月に平均1 mL/min 低下し，腎機能は着実に低下する。そのため，高窒素血症は糖尿病と診断された約12年後にはじまる。高血圧は糖尿病腎症の明らかな増悪因子である。

X-55. **正解は D** 第345章(vol.2 p.*2598*〜)

正常血糖の維持には，上昇した血糖値を低下させるだけでなく，低血糖が存在したり切迫している場合に正常域に回復させるといった，多くのシステムがかかわっている。インスリン分泌の減少が第1のグルコース調節因子であり，血糖値が80〜85 mg/dL の時点で抑制される。グルカゴン分泌は低血糖に対する第2の防御機構であり，65〜70 mg/dL 時点で分泌される。アドレナリンとコルチゾールは第3の防御機構で，65〜70 mg/dL 時点で分泌される。患者がエネルギー源を摂取するといった症状は血糖値が50〜55 mg/dL の時点で生じ，血糖値が50 mg/dL 未満になると認知機能が低下する。

X-56. **正解は D** 第345章(vol.2 p.*2598*〜)

患者は低血糖の発作を何度も起こしている。症状のある発作時に血糖値の低下が確認され，グルコースの投与によって症状が回復するという Whipple の三徴を満たしているため，低血糖であるといえる。鑑別は低血糖時のインスリン濃度の測定からはじまる。発作の間に得たその測定値はそのまま解釈する。インスリンが上昇している場合，インスリン分泌腫瘍からの内因性のインスリン過剰産生か，詐病性低血糖に起因する外因性のインスリン投与が示唆される。C ペプチドはプロインスリンから分泌産物をつくるために切り離されたものであるため，内因性高インスリン血症のときには高値に，詐病性低血糖のときには低値になるだろう。スルホニル尿素薬は膵臓からのインスリン分泌を刺激するため，その不正使用はインスリンとCペプチドの高値を伴った低血糖を引き起こす。その場合はスルホニル尿素薬のスクリーニングが望ましい。この例では，患者は医療従事者で症状が仕事中にのみ発現することから，インスリンの不正使用が疑われる。糖尿病患者の家族や他の薬物を乱用した既往のある患者でも，このようなことは一般的である。彼女がインスリン分泌膵B細胞腫瘍を有している可能性は非常に低く，有しているのであれば症状は職場以外でも発現するだろう。評価は，膵臓のインスリン分泌が低血糖発作の際に抑制されていることの立証が目的である。インスリン拮抗ホルモンの障害が低血糖を起こす可能性があるが，きわめてまれな病因であり，これを目的とした評価は薬物の不正使用の除外後に行えばよい。

X-57. **正解は E** 第345章(vol.2 p.*2598*〜)

低血糖の最も一般的な原因は糖尿病の治療に関連している。1型糖尿病患者は2型糖尿病患者よりも症候性の低血糖を起こしやすい。平均すると1型患者は週に2回，少なくとも年に1回は症候性低血糖を経験する。また，1型患者は一時的に手足が動かなくなるような重度の低血糖発作を起こし，2〜4%が低血糖で死亡すると推定されている。加えて，1型糖尿病で低血糖の発作を何度も起こしていると，低血糖に関連した自律神経障害が進展する。臨床的には，これによって低血糖に気がつきにくくなるのと，血糖値低下時にグルカゴンとアドレナリン分泌の欠損を伴うグルコース拮抗調節の障害が生じる。2型患者は低血糖をきたしにくい。2型糖尿病の低血糖に関連する薬物は，インスリン，あるいはスルホニル尿素などのインスリン分泌刺激薬である。metformin，チアゾリジン系薬，α-グルコシダーゼ阻害薬，グルカゴン様ペプチド-1(GLP-1)受容体作動薬，ジペプチジルペプチダーゼⅣ(DPP-Ⅳ)阻害薬は，低血糖は引き起こさない。

X-58. **正解は D** 第346章(vol.2 p.*2604*〜)

女性化乳房は比較的よくある訴えである。乳房における脂肪組織の増加を伴う肥満が原因であるか，この例のように実際に腺が腫脹する，エストロゲン/アンドロゲン比の増加が原因であると考えられる。乳房が片側性に拡大している場合，硬い場合，下部組織に固定されている場合には，マンモグラフィが望ましい。また，特に以前は生殖能力のあった中年男性に女性化乳房が生じた際に肝硬変や原因薬物が存在する場合は，これらが原因であると考えられる。乳房組織が 4 cm より大きかったり，精巣が非常に小さい，肝疾患や原因薬物が存在しない場合には，血清テストステロン，LH，FSH，エストラジオール，hCG の変化を調べるべきである。アンドロゲンの欠乏や抵抗性症候群があったり，hCG 分泌腫瘍が発見されるかもしれない。この例ではスピロノラクトンに原因があると考えられるため，中止して eplerenone に切り替え，女性化乳房を再評価するべきである。

X-59. **正解は C** 第 346 章（vol.2 p.*2604*〜）。

さまざまな機序により，多くの薬物が精巣機能を妨げると考えられる。cyclophosphamide は用量および時間依存性に精細管を障害し，開始数週間以内に無精子症を引き起こす。この効果は患者の約半数で回復可能である。ketoconazole はテストステロン合成を抑制する。spironolactone はアンドロゲン作用を阻害し，また女性化乳房の原因となる可能性がある。グルココルチコイドは主として視床下部下垂体機能の抑制を介して性腺機能低下を引き起こす。性機能の障害は β 遮断薬の副作用とされている。しかしながら，精巣機能への影響のエビデンスはない。性機能障害で報告されている多くは，propranolol や timolol などの古い β 遮断薬を服用している患者である。

X-60. **正解は B** 第 347 章（vol.2 p.*2620*〜）

女性には規則的な月経周期があり，通常，排卵周期は 5 日以上前後することはないが，排卵が起こりそうであることを示す指標はほかにもある。中間痛は中間期の骨盤の不快感で，排卵時の優位卵胞の急激な発育，あるいは乳房の圧痛，腹部膨満感，食欲過多といった月経前症状が原因であると考えられている。月経予定日の 7 日前にプロゲステロン濃度が 5 ng/mL を超える，月経の後半に基礎体温が 0.25℃以上上昇する，尿中 LH の急激な上昇といった客観的な指標が排卵の存在を補強する。エストロゲン濃度は排卵時と月経の分泌期に上昇するが，排卵の検知には有用ではない。

X-61. **正解は C** 第 347 章（vol.2 p.*2620*〜）

12 カ月間，避妊せずに性交を行っても妊娠しないことと定義される不妊症は，カップルの 15％に見込まれる米国におけるよくある問題である。初期評価には，現在の月経歴の評価，適切な性交渉のタイミングに関するカウンセリングと，薬物使用，アルコール摂取，喫煙，カフェイン摂取，肥満などの修正可能な危険因子に関する教育がある。不妊例の約 25％で男性側に原因があり，17％は説明がつかず，残る 58％で女性側に原因がある。女性の原因の中で最も一般的なものは無月経 / 排卵機能障害であり，不妊症の 46％に認められる。その原因としては視床下部性や下垂体性の疾患，あるいは多嚢胞性卵巣症候群で最も頻度が高い。卵管障害や子宮内膜症はあまり一般的ではない。

X-62. **正解は C** 第 347 章（vol.2 p.*2620*〜）

不妊の評価には，原因となりうる男性側と女性側の一般的な要因に対する評価を含めるべきである。女性不妊の最も一般的な原因は月経機能の異常であり，不妊の初期評価には排卵の評価と，卵管と子宮が開存しているかの評価を含めるべきである。妻は，卵管での瘢痕化や卵管閉塞による不妊リスクを増高させる可能性のある骨盤内炎症性疾患を伴う淋菌感染症の既往を報告しているため，子宮卵管造影の実施が望ましい。卵管に異常の確証があった場合，妊娠した際に子宮外妊娠が生じるリスクが高いため，多くの専門家は体外受精を推奨する。妻は無排卵性周期を示唆する月経不順も報告しているため，ホルモン濃度の評価により排卵の有無を確かめるべきである。長期にわたる経口避妊薬の使用が妊孕性に悪い影響を及ぼすという確証はない（A Farrow, et al: *Hum Reprod* 17: 2754, 2002）。lisinopril などのアンジオテンシン変換酵素阻害薬は，女性が服用した場合には催奇形性を示すと知られているが，男性では染色体異常に影響しない。最近のマリファナの使用は不妊リスクの増高に関連する可能性があり，*in vitro* の研究では，カンノビノイド誘導体に曝露した男性の精子は運動性が低下することが示されている(LB Whan, et al: *Fertil Steril* 85: 653, 2006)。しかしながら，過去にマリファナを使用した男性の妊孕性が長期的に低下することを示す研究はない。

X-63. **正解は E** 第 347 章(vol.2 p.*2620*〜)

示された選択肢のすべてが妊娠予防に 90％を超える理論上の効果をもつ。しかしながら，実際の効果は幅広く変化しうる。殺精子薬の失敗率は最大で 21％である。障害式避妊法(コンドーム，子宮頸管キャップ，ペッサリー)は，実際には 82〜88％の効果である。経口避妊薬と子宮内避妊具の妊娠予防効果は，臨床では同じ 97％である。

X-64. **正解は E** 第 347 章(vol.2 p.*2620*〜)

テストステロン産生の減少(原発性精巣機能不全におけるように)，あるいはエストロゲン産生の増加によるテストステロン / エストロゲン比の低下によって，病的な女性化乳房が起こる。エストロゲン産生の増加は，LH や hCG に刺激された精巣からのエストラジオールの直接的な分泌，あるいは前駆ステロイド(なかでも注目すべきはアンドロステンジオン)の末梢組織における芳香化によって生じると考えられる。アンドロステンジオン濃度の上昇は副腎腫瘍による分泌増加(尿中 17-ケトステロイド濃度の上昇をもたらす)や，慢性肝疾患患者における肝クリアランスの低下から起こっている可能性がある。diethylstilbestrol，ヘロイン，ジギタリス，spironolactone，cimetidine，isoniazid，三環系抗うつ薬といった薬物も，女性化乳房を引き起こす可能性がある。この患者は，父親となっていることやその他の正常な身体所見からも核型分析は必要ないと考えられる。両側性の乳房の拡大では癌の存在の除外が必須であり，生検が必要である。LH とテストステロン濃度の低下は，エストロゲンか hCG の産生を示唆する。精巣の身体所見は正常であるため，原発性の精巣腫瘍は疑われない。肺癌や胚細胞腫瘍は hCG を産生し，女性化乳房を引き起こす可能性がある。

X-65. **正解は E** 第 348 章(vol.2 p.*2631*〜)

WHI は 50〜79 歳の閉経後女性 27,000 人に平均 5〜7 年間行われた，今までで最大のホルモン療法の研究である。estrogen-progestin 併用療法群においてリスク便益比が不良となったことと，estrogen 単独療法群において冠動脈疾患リスクの低減では相殺できないほど脳卒中リスクが増高したことにより，研究は早期に終了した。子宮内膜癌リスクは子宮をもつ estrogen 単独治療群で増高した。progesterone の使用により，このリスクは除去される。progesterone による拮抗のない状態での estrogen 曝露により脳卒中リスクが増高し，それは冠動脈疾患リスクの低減を大幅に上回るものであった。estrogen-progestin 併用療法群では冠動脈疾患リスクが増高した。estrogen 単独療法群と estrogen-progestin 併用療法群の療法で骨粗鬆症リスクは低減した。静脈血栓塞栓症リスクは，両治療群でより高かった。これらの治療によって，ほてりや腟の乾燥といった重要な閉経症状は減少した。この影響力の大きな研究によって，閉経後女性での心血管系リスクの低減に対する estrogen と progesterone の使用が劇的に見直された。

X-66. **正解は C** 第 349 章(vol.2 p.*2636*〜)

Klinefelter 症候群は 47,XXY の染色体異常である。この疾患のおもな特徴は性腺機能不全であるためテストステロンが低く，したがって性ホルモンのフィードバックループにおいて，テストステロン産生を増加させようと LH と FSH 濃度が上昇している。エストロゲン濃度の上昇は，LH による慢性的な Leydig 細胞の刺激と，脂肪細胞におけるアンドロステンジオンの芳香化によってしばしば起こる。テストステロン / エストロゲン比の低下は女性化乳房を伴う軽度の女性化を引き起こす。低テストステロン濃度の特徴は，小さな精巣と，長い脚と不十分な男性化の類宦官体型である。精巣生検はまれにしか行われないが，精細管の硝子化と無精子症が認められる。重度の場合は小さな精巣と男性化障害によって思春期前に診断がくだされるものの，約 75％は診断されず，頻度は 1,000 人に 1 人である。Klinefelter 症候群患者では，乳癌，血栓塞栓症，学習障害，肥満，糖尿病，静脈瘤のリスクが増高している。

X-67. **正解は A** 第 349 章(vol.2 p.*2636*〜)

Turner 症候群は 45,X の核型によって生じるものが最も多いが，45,X/46,XX モザイクでもこの疾患を呈する。臨床的には，Turner 症候群が青年期に生じると，低身長と原発性無月経として現れる。また，手足の慢性リンパ浮腫，項部の過剰な襞，毛髪線の低位，高口蓋も，一般的な特徴である。Turner 症候群の診断のためには，核型分析を行うべきである。Barr 小体は女性の X 染色体の 1 つが不活性化された結果生じるが，男性では認められない。Turner 症候群では Barr 小体は存在しないはずであるが，核型が 45,X の患者はこの疾患の 50％だけである。そのためモザイクや他の X 染色体の構造異常の患者では，診断を誤る可能性がある。

Turner 症候群患者では複数の疾患の併発が認められるため，適切なスクリーニングを行うことが望ましい。Turner 症候群の女性では，30％が大動脈二尖弁，大動脈縮窄，大動脈起始部拡張といった先天性心奇形を有する。心エコーは実施するべきであり，また上腕と下肢の血圧を評価するべきである。高血圧でも腎臓や尿路系の構造異常が関連している可能性があり，最も一般的なのは馬蹄腎である。腎臓の超音波検査も推奨される。Turner 症候群女性の 15〜30％に自己免疫性甲状腺疾患があり，TSH のスクリーニングで評価されるべきである。併存疾患としては，ほかに感音性難聴，肝酵素値の上昇，骨粗鬆症，セリアック病が含まれる。

X-68. **正解は B** 第 350 章(vol.2 p.*2644*〜)

H. pylori 感染のエビデンスがなく再発性の消化性潰瘍を呈している。Zollinger-Ellison 症候群と診断するべきだろう。非古典的な特発性潰瘍であることを示唆するその他の特徴としては下痢があり，Zollinger-Ellison 症候群では一般的であるが，特発性潰瘍では認めない。診断は通常，血漿ガストリン濃度の測定によってくだされる。血漿ガストリン濃度は著しく上昇しているはずであるが，強力に胃酸分泌を抑制するプロトンポンプ阻害薬(PPI)を用いている場合は測定値に交絡が生じる。PPI を使用すると胃酸の産生が抑制されるため，ガストリン濃度は上昇する。そのため，血漿ガストリン濃度の測定前 1 週間は PPI の使用を中止すべきである。安全性の確保と，その間別の薬物を代用するため，胃腸科専門医との協力が必要になることが多い。高ガストリン血症が確認されたら，ガストリン濃度が上昇する最も一般的な原因は悪性貧血による無酸症であるため，胃内 pH が低いことを確認する。高ガストリン血症の確認後には，腹部の撮像も必要である。Zollinger-Ellison 症候群は多発性内分泌腫瘍 1 型とも関係し，副甲状腺過形成や副甲状腺腺腫を伴うことも多いが，その頻度は孤発性の Zollinger-Ellison 症候群より低い。

X-69, X-70. **正解はそれぞれ E, E** 第 350 章(vol.2 p.*2644*〜)

転移のないカルチノイドでは，外科的処置のみが根治的治療の可能性がある。転移リスクは腫瘍サイズと関連しているため，外科的切除の範囲は原発性腫瘍のサイズによる。対症療法は血中循環物質の量と効果の減少を目的としている。セロトニン 5-HT_1，5-HT_2 受容体拮抗薬(methysergide，cyproheptadine，ketanserin)は下痢の管理に用いられるが，顔面潮紅には効果はない。5-HT_3 受容体拮抗薬(ondansetron，tropisetron，alosetron)はほぼ 100％の患者の悪心と下痢を抑制し，また顔面潮紅も軽減する。ヒスタミン H_1，H_2 受容体拮抗薬の併用は，特に前腸カルチノイド腫瘍において，顔面潮紅を抑制する。ソマトスタチンアナログ(octreotide，lanreotide)はカルチノイド症候群の症状を抑制するために，最も効果的かつ広く用いられており，尿中 5-HIAA 排泄と 70〜80％の患者の症状を減らす。インターフェロン α は単独，もしくは肝動脈塞栓術と併用して，40〜85％の患者で顔面潮紅と下痢を抑制する。phenoxybenzamine は褐色細胞腫の治療に用いられる α 遮断薬である。

カルチノイドクリーゼはカルチノイド症候群患者の生命を脅かす合併症である。前腸腫瘍の症状が激烈な患者や，尿中 5-HIAA 濃度が極端に高い患者でよくみられる。クリーゼは，外科的処置，ストレス，麻酔，化学療法，腫瘍に対する物理的な外傷(生検や，ここでは肝病変の物理的圧迫)により誘発される。患者は重度の典型的な症状に加え，頻脈に伴う低血圧や高血圧といった全身症状を呈する。ソマトスタチンアナログ(octreotide, lanreotide)はカルチノイドクリーゼに対する最適な治療である。また，上記の誘因の事前にソマトスタチンアナログを投与することで，クリーゼの予防にも効果がある。カルチノイドクリーゼを引き起こす可能性のある処置の24〜48時間前から，octreotide 150〜250 μg を6〜8時間ごとに皮下投与するべきである。

X-71. **正解はC** 第350章(vol.2 p.*2644*〜)

この患者は，大量の水様性下痢，低カリウム血症，脱水，低塩酸症(WDHA症候群，あるいはVerner-Morrison症候群)といった，VIP腫瘍の古典的所見を呈している。腹痛は通常はなく，分泌性下痢は便の浸透圧ギャップ〔2(便Na＋便K)－(便浸透圧)〕が35未満で，空腹時に持続することで確かめられる。浸透圧性下痢や下剤誘発下痢では，便の浸透圧ギャップは100を超える。成人ではVIP腫瘍の80％以上は孤発性の膵腫瘤で，診断時には通常3 cm以上である。肝臓への転移は一般的で，根治的外科的切除を困難にさせる。鑑別診断は，ガストリノーマ，下剤の乱用，カルチノイド症候群，全身性肥満細胞症である。診断には大量の分泌性下痢(700 mL/日以上)と血清VIPの上昇が必要である。腹部CTで，しばしば膵腫瘤と肝転移が明らかになる。

X-72. **正解はB** 第351章(vol.2 p.*2659*〜)

多発性内分泌腫瘍症候群は，家系内の数人に，2つ以上の異なる内分泌組織で腫瘍が生じる疾患と定義される。最も一般的なのはMEN1で，これはメニンと呼ばれる核蛋白をコードする遺伝子が原因である。MEN1は副甲状腺，膵臓，下垂体，副腎皮質，前腸の腫瘍や過形成，あるいは皮下や内臓の脂肪腫に関連している。最も一般的で最も早期の症状としては症候性高カルシウムを伴う副甲状腺機能亢進症である。これは一般的には10歳代後半に発症することが多く，キャリアの93〜100％でこの合併症が認められる。ガストリノーマ，インスリノーマ，プロラクチノーマはあまり一般的ではなく，キャリアが20〜40歳代の頃に発症する傾向がある。褐色細胞腫はMEN1でも起こるが，MEN2Aやvon Hippel-Lindau症候群でより一般的である。

X-73. **正解はA** 第351章(vol.2 p.*2659*〜)

この患者の臨床経過は，MEN1すなわち「3P」，副甲状腺，下垂体，膵臓に沿ったものである。MEN1は常染色体優性遺伝性症候群で，副甲状腺，下垂体，膵島細胞の新生物が特徴である。最も一般的な症状は副甲状腺機能亢進症で，多くの副甲状腺に腫瘍性変化を引き起こして外科的処置を困難にする。それにつぐ一般的な症状は膵島細胞新生物で，膵ポリペプチド，ガストリン，インスリン，血管作動性腸ペプチド(VIP)，グルカゴン，ソマトスタチンなどの膵島細胞ホルモンが増加する。膵腫瘍は多中心性であることが多く，最大30％が悪性で，最初に肝臓に転移する。症状は，分泌されるホルモンに左右される。Zollinger-Ellison症候群は血中のガストリン濃度の上昇を引き起こし，潰瘍の素因となる。保存的治療は奏効しないことが多い。インスリノーマは，インスリンとCペプチド濃度の上昇を伴う低血糖を引き起こすことが確認されている。グルカゴノーマは，高血糖，皮疹，食欲不振，舌炎，下痢を引き起こす。VIP濃度の上昇は大量の水様下痢を引き起こす。MEN1患者のほぼ半数に下垂体腫瘍が生じる。プロラクチノーマが最も一般的である。腫瘍が多中心性であることが，切除を困難にしている。成長ホルモン産生腫瘍がつぎに一般的で，副腎皮質刺激ホルモン産生腫瘍や副腎皮質刺激ホルモン放出ホルモン産生腫瘍は比較的まれである。また，カルチノイド腫瘍も胸腺，肺，胃，十二指腸に生じる可能性がある。

X-74，X-75. **正解はそれぞれD，C** 第352章(vol.2 p.*2668*〜)

腸管からのリン酸吸収不良，腎臓からのリン酸排泄過剰，細胞外から骨や軟部組織へのリン酸の急速な再分布という3つの機序のうちの1つにより，低リン酸血症は生じる。水酸化アルミニウム制酸薬の処方は現在では一般的ではないため，腸管からのリン酸吸収不良はまれである。絶食や飢餓による栄養不良は，リン酸の枯渇を引き起こすと考えられる。これはアルコール依存でも一般的に認められる。入院患者では再分布がおもな原因である。インスリンはリン酸の細胞内への流入を，グルコースともに促進する。栄養補給をはじめると細胞へのリン酸の再分布が増加し，またグルコースを単独で静脈内投与するとそれがさらに顕著になる。敗血症は細胞の破壊と代謝性アシドーシスが原因であり，細胞外から細胞へのリン酸の移動を引き起こす。腎不全は低リン酸血症ではなく高リン酸血症に関連しており，この例のような初期の腎前性高窒素血症は潜在するリン酸の枯渇をわかりにくくする可能性がある。

低リン酸血症の治療へのアプローチは，リン酸の枯渇が潜在する可能性（およびその程度），腎機能，血清カルシウム濃度，非経口グルコースの同時投与といったいくつかの因子を考慮に入れる必要がある。また，治療を行っている医師は，神経筋脱力，心機能障害，溶血，血小板機能異常などの低リン酸血症の合併症について，患者を評価するべきである。重度の低リン酸血症は通常，血清リン酸濃度が 2 mg/dL（0.75 mmol/L）未満に低下すると生じる。慢性的な低リン酸血症が潜在する場合には，特に危険である。しかしながら，リン酸の大部分は細胞内にあるため，血清リン酸濃度から身体のリン酸必要量を決定できるような単純な公式はない。血清リン酸濃度が 1.5～2.5 mg/dL（0.5～0.8 mmol/L）より高ければ，一般に経口リン酸補充が推奨される。経口リン酸の用量は，分割投与で 750～2,000 mg/日である。この例のようなより重度の低リン酸血症では，静脈内投与が必要となる。静脈内リン酸補充は，リン酸ナトリウムとリン酸カリウムの中和混合物を，0.2～0.8 mmol/kg の用量で 6 時間かけて投与するべきである。血清リン酸濃度に対する総投与量と推奨される投与速度を，表 X-75 にまとめた。この患者では 1.0 mg/dL であるため，推奨投与速度は 8 mmol/h で，6 時間かけて総投与量は 48 mmol である。潜在する低リン酸血症が是正されるまで，リン酸濃度とカルシウム濃度を 6 時間ごとに測定しなければならない。リン酸カルシウム産物が 50 以上に上昇したら，異所性石灰化リスクの低減のために投与を中止するべきである。一方，低リン酸血症と同時に低カルシウム血症が存在するなら，リン酸投与に先行してカルシウムの是正が重要である。

表 X-75　低リン酸血症に対する静注療法

考慮すること

リン酸欠乏が潜在する可能性と重症度
非経口グルコースの同時投与
低リン酸血症による神経筋系，心肺系，血液系の合併症
腎機能〔血清クレアチニン値が＞220 μmol/L（＞2.5 mg/dL）の場合は 50％減量する〕
血清カルシウム濃度（まず低カルシウム血症を是正する。高カルシウム血症の場合は 50％減量する）

ガイドライン

血清リン酸（mg/dL）	投与速度（mmol/h）	期間（h）	総投与量（mmol）
＜2.5	2	6	12
＜1.5	4	6	24
＜1.0	8	6	48

注意：投与速度は体重 70 kg の患者を想定した数値である。血清リン酸濃度とカルシウム濃度は治療中，6～12 時間ごとに測定しなければならない。投与は血清リン酸濃度が 0.8 mmol/L（＞2.5 mg/dL）を超えるまで繰り返すことができる。米国で入手できる製剤組成の多くは，リン酸ナトリウムかリン酸カリウム 3 mmol/mL である。

X-76.　**正解は E**　第 352 章（vol.2 p.2668～）

硫酸マグネシウムは妊娠子癇に関連する発作に対する第 1 選択薬である。発作と高血圧を呈した妊娠女性は，当初は約 4 g の硫酸マグネシウムのボーラス投与，つぎに 1 g/h の持続投与によって治療される。子癇の根治的治療は児の娩出ではあるものの，発作後 24 時間硫酸マグネシウムによる継続的治療が推奨される。投与の間は高マグネシウム血症の徴候の監視が必要であり，マグネシウム濃度は 6 時間ごとに測定しなければならない。通常，マグネシウム濃度は 0.7～1.0 mmol/L で，高マグネシウム血症の徴候と症状は 2 mmol/L 以上で生じるものの，1.7～3.5 mmol/L が子癇前症の治療に望ましい濃度であることが多い。高マグネシ

ウム血症の早期の徴候は，QRS 複合の延長，腱反射の低下，昇圧薬に不応性の低血圧である。4 mmol/L 超の高濃度では悪心，嗜眠，脱力が生じ，麻痺や呼吸不全に進行する。マグネシウム濃度が高くなるほど症状は重篤となり，10 mmol/L に達すると心停止が起こる。

X-77. **正解は B** 第 352 章（vol.2 p.*2668*〜）

ビタミン D 欠乏症の有病率は米国では非常に高く，病院に入院していたり施設に入所している高齢者では非常に一般的である。ビタミン D 欠乏症は，食物摂取の不良，皮膚での合成の減少，腸管での吸収不良，喪失の促進，肝臓や腎臓でのビタミン D の活性化障害の結果として生じる。臨床的には，高齢者のビタミン D 欠乏症は，多くの場合は無症候性である。患者が骨粗鬆症と診断されるか骨折するまで，ビタミン D 欠乏症を考慮に入れることができない医師が多い。しかしながら患者によっては，筋肉や骨のびまん性の痛みを訴えることがある。ビタミン D 濃度を評価する適切な検査は，25（OH）D である。適正な 25（OH）D 濃度は 80 nmol/L（32 ng/mL）以上であるが，37 nmol/L（15 ng/mL）未満になるまでは欠乏症とはみなされない。これよりも低下する場合には PTH 濃度が上昇し，また骨密度の減少が関連する。ビタミン D 欠乏症によって腸管からのカルシウム吸収が減少し，結果として低カルシウム血症と続発性副甲状腺機能亢進症が引き起こされる。これに反応して骨代謝回転が亢進し，アルカリホスファターゼ濃度が上昇する。加えて PTH 濃度の上昇は，腎臓での 25（OH）D からビタミン D の活性型である 1,25（OH）$_2$D への変換を刺激する。したがって，重篤なビタミン D 欠乏症に直面しても活性型ビタミン D 濃度は正常であると考えられ，ビタミン D 貯蔵量を正確に反映しない。そのため 1,25（OH）$_2$D はビタミン D 欠乏症の診断に使用するべきではない。ビタミン D 欠乏症は，PTH，アルカリホスファターゼ，カルシウム濃度における異常に関連すると考えられている一方，これらの生化学的異常は他の多くの疾患でも認められるため，ビタミン D 欠乏症の診断に対して感度や特異度が高いということはない。

X-78. **正解は A** 第 353 章（vol.2 p.*2680*〜）

サルコイドーシス，結核，真菌感染といった肉芽腫性疾患では，肉芽腫でのマクロファージによる 1,25（OH）$_2$D の合成の促進に由来する高カルシウム血症と関連しうる。この過程は正常なフィードバック機構を迂回するため，25（OH）D と 1,25（OH）$_2$D の両者の濃度の上昇が認められる。通常，1,25（OH）$_2$D 濃度は，正常環境における活性型ビタミン D のおもな合成組織である腎臓の 1α-ヒドロキシラーゼにおけるフィードバック機構によって厳しく制御されているため，このような事態は生じない。加えて，PTH 濃度によってもたらされる正常なフィードバックも迂回するため，PTH 濃度は低いと考えられる。

X-79. **正解は D** 第 353 章（vol.2 p.*2680*〜）

この患者はカルシウム濃度やリン酸濃度の上昇にかかわらず PTH 濃度の不適切な上昇を伴っており，三次性副甲状腺機能亢進症の徴候を示している。加えて，骨痛と異所性石灰化といった徴候も示している。三次性副甲状腺機能亢進症は長期にわたる腎不全患者で，コンプライアンスが低い者に最も一般的に認められる。この例では，低酸素血症と胸部 CT でのすりガラス様陰影は肺の異所性石灰化を示している。これは標準的な画像で確定することが難しいため，^{99m}Tc 骨シンチグラフィによって肺への取り込みの増加が明らかになるだろう。重度の臨床症状を伴う三次性副甲状腺機能亢進症の治療には，副甲状腺摘出術が必要とされる。

X-80. **正解は B** 第 353 章（vol.2 p.*2680*〜）

4 つの副甲状腺は甲状腺のすぐ後ろに位置しているため，甲状腺摘出術中に不注意に摘除してしまうと，低カルシウム血症によって生命が脅かされる可能性がある。術前や術中の副甲状腺の位置確認が進歩したため，最近はそのようなことはまれである。しかしながら副甲状腺機能低下症は，脈管遮断や外傷によっても起こりうる。副甲状腺摘出後の低カルシウム血症は24〜72時間のうちに生じるため，カルシウム濃度の72時間の連続監視が推奨される。低カルシウム血症の最初期の症状は，典型的には口周囲の異常感覚と四肢のしびれである。血圧測定用のカフをふくらませたときに発現する手根攣縮は低カルシウム血症の典型的な徴候であり，Trousseau 徴候として知られている。Chvostek 徴候はもう1つの典型的な徴候で，耳介前部の顔面神経の叩打により顔面筋の攣縮が誘発される。心電図における QT 間隔の延長は，致死的不整脈に進展する可能性のある生命を脅かす低カルシウム血症を示唆するため，低カルシウム血症の原因が明らかな患者に血清検査を行うことで治療を遅らせてはならない。直ちにカルシウムの静脈内投与による治療を開始するべきである。後天性副甲状腺機能低下症の継続的治療には，calcitriol とビタミン D による維持療法が必須である。また，副甲状腺を摘除したと考えられる場合には，前腕の軟部組織内に副甲状腺組織を移植する方法もある。低マグネシウム血症は，低カルシウム血症が存在するにもかかわらず副甲状腺ホルモンの分泌を減少させて，低カルシウム血症の原因になる。しかしながらこの例では，甲状腺摘出術後も低マグネシウム血症の疑いはなく，マグネシウム投与は望ましくない。benztropine は中枢作用性抗コリン薬で，metoclopramide や prochlorperazine といったドパミン活性をもつ中枢作用性制吐薬によって引き起こされる，ジストニア反応の治療に用いられる。ジストニア反応は，顔面，頸部，四肢の局所的攣縮である。この患者はジストニア反応を引き起こしうる薬物(morphine)を服用している一方，患者が経験している痙攣は，ジストニア反応よりも低カルシウム血症の強縮性収縮に合致している。努力肺活量の測定は，重症筋無力症や Guillain-Barré 症候群の重症度を決定する際に，最も一般的に用いられている。筋力の低下が症状の典型的な特徴であり，異常感覚ではない。

X-81. **正解は E** 第 353 章(vol.2 p.*2680*〜)

悪性腫瘍は，骨への転移，骨代謝回転へのサイトカインによる刺激，腫瘍による PTH に似た構造をもつ蛋白の産生といったいくつかの機序によって，高カルシウム血症を引き起こす可能性がある。この蛋白は PTHrP と呼ばれ，PTH と同じ受容体に作用する。肺の扁平上皮癌は，PTHrP 産生に関連する最も一般的な腫瘍である。PTHrP は高カルシウム血症を制御する負のフィードバックの埒外にあり，無制限に産生されるため，悪性腫瘍で血清カルシウム濃度はきわめて高くなりうる。この状況では，PTH のホルモン濃度はきわめて低値か感度以下であるはずである。高カルシウム血症が重度(>15 mg/dL)の場合，脱水と精神状態の変化といった症状を伴うことが多い。心電図は QT 間隔の短縮を示すだろう。初期治療は，高カルシウム血症によって生じた脱水から回復させるための大量輸液である。さらに，カルシウム尿を促進するため furosemide による治療を加える。この患者のようにカルシウム濃度の高値が持続する場合は，血清カルシウム濃度を低下させる追加措置を講じるべきである。calcitonin は血清カルシウム濃度を迅速に低下させる作用をもち，その効果は数時間以内に認められる。しかしながらタキフィラキシーが生じるため，有効な期間は限られている。pamidronate は悪性腫瘍による高カルシウム血症に対して有用なビスホスホネートで，骨吸収と骨からのカルシウムの放出を阻害し，血清カルシウム濃度を低下させる。pamidronate の効果の発現は静脈内投与後 1〜2 日で，少なくとも 2 週間は持続する。したがって，重度の症候性高カルシウム血症患者というこの例では，calcitonin と pamidronate の両方の投与が最もよい治療法である。患者には静脈内輸液と furosemide を続けなければならない。腎臓におけるカルシウムの再吸収を促し高カルシウム血症を悪化させるため，サイアザイド系利尿薬の追加は禁忌である。

X-82. **正解は B** 第 353 章(vol.2 p.*2680*〜)

高カルシウム血症の最も一般的な原因は副甲状腺機能亢進症であり，無症候性高カルシウム血症の成人における原因としては最も可能性が高い。つぎに多い原因は癌であるが，通常は症候性である。臨床的には，その悪性腫瘍ならではの臨床像がみられることが多い。原発性副甲状腺機能亢進症は副甲状腺ホルモン(PTH)の自律的な分泌(それはもはや血清カルシウム濃度で制御されない)によって生じ，通常は副甲状腺腺腫の発症に関連する。多くの患者が診断時には無症候であるか，ごくわずかな症状があるだけである。発現する症状には，再発性の腎結石症，消化性潰瘍，脱水，便秘，精神状態の変化がある。臨床検査では，血清カルシウム濃度の上昇と血清リン酸濃度の低下を示す。診断は副甲状腺ホルモン濃度の測定により確かめることができる。一般的には自律性腺腫の外科的切除が治癒的治療であるが，すべての患者に外科的処置が必要なわけではない。50歳未満であれば外科的切除が推奨されるが，50歳以上では頻繁な監視による注意深いアプローチがとられることが多い。患者が症状を発症したり，高カルシウム血症が悪化したり，骨減少症などの合併症が起こった際には，外科的処置が行われる。乳癌は骨へ転移するため，高カルシウム血症の原因であることが多い。この例では，患者は年齢に適した癌検診の一部として所定のマンモグラフィを受けており，無症候性であるため，その可能性は低いと考えられる。多発性骨髄腫も，腫瘍によるサイトカインや液性因子の産生が原因であると考えられる高カルシウム血症に関連することの多い悪性腫瘍である。多発性骨髄腫は高カルシウム血症だけではなく，貧血やクレアチニン値の上昇も引き起こす。

甲状腺機能亢進症患者の約20％で，骨代謝回転の亢進に関連した高カルシウム血症をきたす。この例では，患者は甲状腺機能亢進症の所見や症状をまったく示していないため，そう診断する可能性は低い。ビタミンD中毒は高カルシウム血症のまれな原因である。高カルシウム血症をきたすには，推奨されている1日量の40～100倍摂取しなければならない。ビタミンDは腸管からのカルシウムとリン酸の吸収を増加させるように作用するため，両電解質の血清濃度は上昇するが，この例ではそれは認められない。

X-83. **正解は B** 第353章（vol.2 p.*2680*～）

PTHは甲状腺後部に存在する4つの小さな副甲状腺から産生される，血清カルシウムとリン酸のバランスを調節する主要なホルモンである。血清カルシウムとビタミンD濃度による副甲状腺に対する負のフィードバックで，PTHの分泌は厳密に調節されている。PTHはその骨と腎臓における作用を介して，おもに血清カルシウムとリン酸濃度に影響を及ぼす。骨では，骨芽細胞と破骨細胞に対する作用を介して，骨の再形成を促進する。PTHは骨形成を増加させるために骨芽細胞を直接刺激するが，その作用は骨粗鬆症の治療に利用されて来た。一方，破骨細胞に対する作用は間接的であり，骨芽細胞への作用を介して調節されていると考えられている。破骨細胞にはPTHの受容体がない。PTHは骨芽細胞が存在しないと破骨細胞に対して作用を示さないため，PTH投与後に認められる破骨細胞の活性亢進は骨芽細胞から産生されたサイトカインが原因であるという仮説が唱えられてきた。PTHの骨に対する最終的な効果は，骨リモデリングの亢進である。究極的には，これが血清カルシウム濃度の上昇をもたらし，その効果は薬物投与後数時間で認められる。腎臓では，PTHはリン酸排泄を増加させる一方で，カルシウム再吸収を亢進させるように作用する。近位尿細管では，PTHはリン酸輸送を抑制させるように作用し，したがってその排泄を促進する。遠位尿細管でのPTHの作用によりカルシウム再吸収は亢進する。また腎臓では，1α-ヒドロキシラーゼの刺激により活性型ビタミンDである1,25(OH)$_2$Dの産生を増加させる。その後，活性型ビタミンDは腸管からのカルシウムとリン酸の再吸収を増加させることにより，カルシウム濃度の上昇を助ける。

X-84. **正解は B** 第354章（vol.2 p.*2702*～）

骨粗鬆症とは骨強度の低下を特徴とする病態で，脊椎椎体骨折や大腿骨頸部骨折として現れることが多い。米国では，男性約200万人に対して女性では約800万人が骨粗鬆症であり，その比率は1対4である。また，骨減少症は1,800万人と推測されている。骨粗鬆症リスクは年齢を重ねるほど高まり，女性では閉経後急速に悪化する。大部分の女性が，70～80歳の間に骨粗鬆症の診断基準を満たすようになる。白人女性は黒人女性に比べて骨粗鬆症リスクが高い。

骨折の疫学は骨粗鬆症の疫学に準じる。橈骨遠位端骨折（Colles骨折）は50歳前から増加して60歳代までに頭打ちになり，それ以降はあまり変化しない。これは大腿骨頸部骨折とは対照的である。大腿骨頸部骨折の発生率は，70歳以降は5歳ごとに2倍になる。この発生率の相違は骨粗鬆症によるものではなく，高齢者は転倒時に手をつくことが少なく，直接腰から転倒することが多いためであると考えられる。黒人女性の大腿骨頸部骨折は白人女性の約半分である。大腿骨頸部骨折後の年間の死亡率は5〜20％である。脊椎椎体骨折も骨粗鬆症の一般的な症状である。その多くが胸部X線で偶然発見されるが，重篤な例では身長低下，拘束性肺疾患，呼吸不全が生じる可能性がある。

X-85.　**正解はC**　第354章（vol.2 p.2702〜）

骨粗鬆症による骨折には数多くの危険因子があり，修正可能なものと不可能なものがある。それについては表X-85にまとめた。修正不可能な危険因子には，成人になってからの骨折の既往，女性であること，白人であること，認知症，高齢，第1度近親者の（骨粗鬆症でない）骨折の家族歴がある。修正可能な危険因子には，体重58kg未満，カルシウム摂取量の不足，アルコール依存，視力の低下，繰り返す転倒，不十分な身体活動，不健康，45歳以前の閉経や閉経前の長期の無月経といったエストロゲン欠乏などがある。現在の喫煙は骨粗鬆症関連骨折の危険因子であるが，過去の喫煙歴は危険因子ではない。

表X-85　**骨粗鬆性骨折の危険因子**

修正不可能	修正可能
成人になってからの骨折の既往	現在の喫煙
第1度近親者の骨折の家族歴	低体重（58kg未満）
女性であること	エストロゲン欠乏
高齢	早期閉経（45歳未満）あるいは両側卵巣摘除
白人であること	閉経前の長期の無月経（1年以上）
認知症	カルシウム摂取量の不足
	アルコール依存
	矯正によっても補いきれない視力の低下
	繰り返す転倒
	不十分な身体活動
	不健康／虚弱

X-86.　**正解はC**　第354章（vol.2 p.2702〜）

成人におけるさまざまな疾患が，骨粗鬆症リスクを増高させる。まず，エストロゲン欠乏あるいは性腺機能の低下をもたらす疾患は骨粗鬆症を引き起こす可能性がある。特に，Turner症候群，Klinefelter症候群，高プロラクチン血症がこれにあたる。広範囲にわたる内分泌障害も骨代謝異常を引き起こす可能性があり，特に副甲状腺機能亢進症と甲状腺中毒症がこれにあたる。栄養障害と胃腸障害は骨粗鬆症を進展させる可能性を高める。神経性食欲不振症は性腺機能低下症と栄養不良状態の原因となる。吸収不良症候群は，骨の良好な健康状態に必須なカルシウムとビタミンDの摂取の減少をもたらす。また，慢性閉塞性肺疾患も骨粗鬆症の有病率が高いが，それは副腎皮質ステロイドの頻用，頻繁なビタミンD欠乏，不十分な身体活動によって増悪する骨代謝回転の亢進を伴う慢性的な炎症状態に関連していると考えられる。ほかにも，リウマチ性疾患，悪性血液疾患，骨形成不全症などのいくつかの遺伝性疾患，Marfan症候群，ポルフィリン症といったさまざまなカテゴリーの疾患が，骨粗鬆症を引き起こす可能性がある。また，不動，妊娠，授乳も，骨粗鬆症の原因となることがよく知られている。

X-87.　**正解はB**　第354章（vol.2 p.2702〜）

骨粗鬆症は米国では女性800万人と男性200万人が罹患しているありふれた病気である。閉経後の女性で最も多いが，男性でも発生率が上昇している。エストロゲンの欠乏は，骨リモデリング部位の活性化と，骨吸収と骨形成の間の不均衡の拡大によって骨量の減少を引き起こすと考えられる。骨粗鬆症は骨密度測定で診断される。二重エネルギーX線吸光光度定量法（DXA）は最も正確な骨密度測定検査である。骨密度の臨床的な測定は，最も一般的には腰椎と大腿骨頸部で行われる。DXA 法では，2 種類のエネルギーの X 線を用いて石灰化組織の面積を測定し，性別と人種によって補正した標準値と比較する。若年集団と比較する場合は T スコアを，同年齢と比較する場合は Z スコアを使用する。T スコアが腰椎，大腿骨頸部，股関節全体で −2.5 SD であった場合に骨粗鬆症と診断される。若年で骨粗鬆症性骨折を呈していたり，Z スコアが非常に低い場合は，骨粗鬆症の二次性の原因に対する評価を考慮するべきである。初期評価は，血清カルシウム濃度，24 時間尿中カルシウム濃度，腎機能検査，肝機能検査，血清リン酸濃度，ビタミン D 濃度について行うべきである。甲状腺機能亢進症と副甲状腺機能亢進症といった他の内分泌異常を評価するべきであり，Cushing 症候群が臨床的に疑われたら尿中コルチゾール濃度を確認するべきである。卵胞刺激ホルモンと黄体形成ホルモンの濃度は上昇しているかもしれないが，この例では更年期を迎えていることが明らかになっているため，有用ではない。

X-88. **正解は C** 第 354 章（vol.2 p.2702〜）

骨密度測定による骨粗鬆症スクリーニングの開始時期の決定については，数多くの因子が複雑に絡み合っている。一般的に，原因不明の骨折か骨粗鬆症を示唆する他の危険因子がない限り，ほとんどの女性は閉経が完了するまで骨粗鬆症スクリーニングを必要としない。更年期に骨粗鬆症スクリーニングを開始することに利益はない。実際，多くの専門家は，危険因子が存在しない限り，65 歳以上になるまでルーチンの骨粗鬆症スクリーニングを推奨していない。骨粗鬆症の危険因子には，高齢，現在の喫煙，低体重（57.7 kg 未満），大腿骨頸部骨折の家族歴，長期のグルココルチコイドの使用がある。吸入グルココルチコイドは骨密度の減少を亢進させる原因となるが，この例では，患者は低用量吸入 fluticasone を用いておりエストロゲン欠乏ではなく，この時点では骨密度測定は推奨できない。吸入グルココルチコイドに関連する骨粗鬆症リスクは明確に定義されていないが，多くの研究でリスクが比較的低いことが示唆されている。40 歳代や 50 歳代の高齢出産は骨粗鬆症リスクを増高させるが，閉経前に骨粗鬆症が早期発現する原因にはならない。同様に，患者家族の閉経歴があっても骨粗鬆症の早期スクリーニングは必要ではない。

X-89. **正解は D** 第 354 章（vol.2 p.2702〜）

骨粗鬆症は骨量の減少や骨密度の減少，あるいは脆弱性骨折が認められることと定義されている。運用上 WHO は，骨粗鬆症を，同じ人種で同じ性別の健康な若年成人集団の骨密度の平均値に対して 2.5 SD 以上減少した状態と定義している。DXA 法は骨密度の測定に最も広く用いられている。骨密度は T スコアとして示され，その SD は同じ人種で同じ性別の若年成人集団の平均値を下回る。T スコア 2.5 SD 以上は骨粗鬆症とみなされ，1 未満の場合には骨粗鬆症リスクがあるとされる。Z スコアは，年齢，人種，性別を合致させた集団との比較の際に用いる。

X-90. **正解は E** 第 354 章（vol.2 p.2702〜）

骨折の予防と骨粗鬆症における骨量減少の回復には数多くの治療を選択することが可能であり，患者に対して適切な選択を行うために副作用の全体像について注意深く考慮すべきである。risedronate はビスホスホネートと呼ばれる薬物群に属する。ビスホスホネートは破骨細胞の活性を減弱させるように作用して，骨吸収を減少させ骨量を増加させる。alendronate，risedronate，ibandronate が，閉経後の骨粗鬆症の治療に認可されている。また，alendronate と risedronate はステロイド誘発性の骨粗鬆症や男性の骨粗鬆症にも認可されている。臨床治験では，risedronate は 3 年にわたり骨粗鬆症の女性における大腿骨頸部骨折と椎骨骨折のリスクを約 40％低減する。しかしながら risedronate は，骨粗鬆症が明らかではない 80 歳以上の女性の大腿骨頸部骨折の減少には効果を示さなかった。経口で服用されるビスホスホネート化合物のおもな副作用は食道炎である。この薬物はコップいっぱいの水で服用し，服用後 30 分間は立位を維持しなければならない。また，高用量ビスホスホネート静注療法や長期の経口療法を受けた患者では，顎骨壊死リスクの増高に一定の懸念があるが，この例では，患者は重度の骨粗鬆症で，最近骨折してるため，利益が潜在的リスクを上回る。estrogen も骨粗鬆症の予防と治療に有効である。疫学的なデータからは，estrogen を服用している女性で大腿骨頸部骨折リスクが 50％低減することが示されている。raloxifene は選択的エストロゲン受容体調節薬（SERM）である。raloxifene の骨密度に対する効果は estrogen より若干劣るが，椎骨骨折リスクを 30～50％低減する。しかしながら DVT を起こしたばかりのため，estrogen も SERM もこの患者には禁忌である。どちらの薬物も，DVT と肺動脈塞栓のリスクを数倍増高させる。estrogen を用いる場合，子宮が正常な女性では，progesterone による拮抗のない状態での estrogen 曝露に伴う子宮癌リスクを低減させるために，プロゲスチン化合物と併用するべきである。カルシウムとビタミン D の補給が補充療法として推奨されるが，骨粗鬆症の程度を考慮すると単独では不十分である。calcitonin は経鼻スプレーとして用いることが可能であり，骨密度を少し増加させるが，骨折の予防効果については証明されていない。

X-91，X-92.　正解はそれぞれ B，C　第 355 章（vol.2 p.2717～）

この例では，最も可能性の高い診断は骨 Paget 病である。γグルタミルトランスフェラーゼが正常値であることは，アルカリホスファターゼの上昇の原因が骨に局在することを示す。したがって，肝胆道系疾患は除外される。椎骨の骨髄炎と Paget 病でもアルカリホスファターゼの上昇が生じる可能性があるが，この患者では椎骨骨髄炎で一般的に認められる全身性疾患の徴候がない。Paget 病は限局性の骨リモデリングに関連した一般的な骨形成異常で，広範囲にわたる非連続的な骨格の領域に影響を及ぼす。ほとんどが無症候性ではあるものの，この疾患は比較的頻度が高く，剖検例では 40 歳以上の約 3％で Paget 病変が明らかになっている。診断は，別の理由で生化学検査や画像検査を受けて，アルカリホスファターゼ濃度が無症候性に上昇していたり，特徴的な画像所見が認められた人に対してくだされることが多い。症候性の患者では，限局性な痛みが最も一般的にみられる。大腿骨，頭蓋骨，骨盤，椎体，脛骨が病変部位となることが多く，特異的な症状は Paget 病変の位置によって異なる。椎体が侵されると，椎骨の拡大，脊椎の圧迫骨折，脊柱管狭窄によって背部痛が起こる可能性がある。脊髄の圧迫が起こるのはまれである。この例では，患者の背部痛は診断されていない Paget 病が原因の可能性がある。診断は通常，画像検査と生化学検査における典型的な所見にもとづいて行われる。X 線画像では，骨全体の拡大や伸展，皮質の肥厚，骨梁の粗造化と，溶解性および硬化性変化が明らかになる。椎骨の特徴的な所見は上終板と下終板の皮質の肥厚で，「額縁様椎体」を形成する。びまん性に拡大した椎体は，その放射線不透過性から「ゾウゲ椎骨」として知られている。アルカリホスファターゼ濃度の上昇は Paget 病の古典的所見であり，その検査は診断や治療に対する反応を評価する際に行われる。血清オステオカルシンは骨形成マーカーであるが，Paget 病では必ずしも上昇しているわけではなく，その原因も不明で，診断や治療に対する反応の評価に用いることは推奨されていない。また，血清または尿中 N-テロペプチド，C-テロペプチドは骨吸収マーカーで，活動性の Paget 病で上昇している。このマーカーはアルカリホスファターゼよりも治療に対して早く反応して，低下する。血清カルシウムとリン酸濃度は，患者が不動状態にならない限り Paget 病では正常である。

X-93.　正解は C　第 355 章（vol.2 p.2717～）

骨 Paget 病は限局性の骨リモデリングに関連した疾患で，広範囲にわたる非連続的な骨格の領域で起こりうる。病理学的には，破骨細胞の活性亢進が骨代謝回転の亢進を引き起こして骨芽細胞を活性化し，骨の溶解性および硬化性病変をきたす。生化学的には，アルカリホスファターゼ濃度の上昇を伴う骨代謝回転の亢進は特徴的な生化学的異常であり，Paget 病の診断や治療に対する反応の評価に用いられる。他の骨吸収マーカーとして C-テロペプチドと N-テロペプチドがあり，通常は血清と尿で上昇する。これらのホルモンはアルカリホスファターゼよりも治療に対して早く反応して，低下する。また，血清オステオカルシンは高骨代謝回転のマーカーで，Paget 病患者では上昇しているか正常であると考えられる。一方で血清カルシウムは，不動状態にならない限りPaget病患者では常に正常である。

X-94. **正解はC** 第355章(vol.2 p.*2717*〜)

無症候性ではあるが，彼女が骨Paget病であると診断するに足る十分な証拠がある。X線画像では，Paget病で症状が発現する頻度が最も高い部位ある骨盤に，活動性疾患の特徴的な変化を示している。アルカリホスファターゼ濃度の上昇は，活発な骨代謝回転のさらなる証拠をもたらす。血清カルシウムとリン酸濃度が正常なのはPaget病の特徴である。効果的な治療法を用いることが可能となったことで，無症候性のPaget病の治療は変化した。症候性の患者すべてと，無症候性の患者であっても活動性疾患の証拠(アルカリホスファターゼあるいはヒドロキシプロリン高値)がある場合や，荷重を浮ける部位，椎骨，頭蓋骨に隣接する部位に疾患を認める場合，治療を開始するべきである。tiludronate，alendronate，risedronateといった第2世代の経口ビスホスホネートは骨代謝回転の減弱能があるため，優れた選択である。おもな副作用は食道潰瘍や逆流で，服用は朝に胃が空の状態で，逆流リスクを最小限に抑えるために背すじを伸ばして座って行うべきである。服用期間は臨床反応にしたがうが，アルカリホスファターゼの正常化の開始には通常，3〜6カ月必要である。ほかの選択肢としては，zoledronateとpamidronateの静脈内投与が適当である。静脈内投与では逆流を避ける必要があり，また投与24時間以内にインフルエンザ様症候群をきたす可能性がある。この副作用が出現しても薬物を中止する必要はない。薬物への反応時間は同じと予想される。

X-95. **正解はD** 第356章(vol.2 p.*2726*〜)

LDL受容体の変異は高コレステロール血症を引き起こす。この変異にはホモ接合体とヘテロ接合体があり，ヘテロ接合体型の頻度は約500人に1人である。ホモ接合体型はより重度で，小児期に症候性の冠動脈アテローム性硬化症をきたす。ヘテロ接合体型では生下時から高コレステロール血症を認める一方で，成人になって腱の黄色腫や冠動脈疾患が認められるまで疾患は認識されないことが多い。ヘテロ接合体型では，概して父方か母方のどちらかに家族歴がある。家族性高コレステロール血症患者のLDL-Cは200〜400 mg/dLで，カイロミクロンと超低比重リポ蛋白(VLDL)は変化しない。家族性欠陥アポ蛋白B-100血症にも同様の症状があるが，一般的ではない(1/1,000)。この家系で常染色体優性遺伝性の既往があった場合，常染色体優性高コレステロール血症を示唆する。しかしながらこれはきわめてまれで(1/100万未満)，したがって可能性は低い。家族性肝性リパーゼ欠損症とリポ蛋白リパーゼ欠損症は，LDL-Cではなくカイロミクロンの増加に関連し，発疹性黄色腫，肝脾腫，膵炎を発症する。これらもきわめてまれ(1/100万未満)である。

X-96. **正解はB** 第356章(vol.2 p.*2726*〜)

LDL異常を認める患者には，LDL濃度が上昇する考慮に値する二次性疾患が数多く存在する。その疾患には，副甲状腺機能低下症，ネフローゼ症候群，胆汁うっ滞，急性間欠性ポルフィリン症，神経性食欲不振症，肝細胞癌や，サイアザイド，cyclosporine，tegretolといった薬物がある。肝硬変は，LDLの産生不良による減少に関連する。吸収不良，栄養不良，Gaucher病，慢性感染症，甲状腺機能亢進症，niacin毒性も，LDLの減少に関連する。

X-97. **正解はD** 第356章(vol.2 p.*2726*〜)

この患者は，血漿LDL上昇，トリグリセリド正常，腱の黄色腫，早発性の冠動脈疾患といった，家族性高コレステロール血症の徴候と症状を有している。家族性高コレステロール血症は常染色体優性のリポ蛋白異常で，単一の遺伝子異常に起因するこの症候群では最も一般的なものである。アフリカ人，キリスト教系レバノン人，フランス系カナダ人で有病率が高い。確定診断が得られる検査はない。皮膚生検で培養線維芽細胞におけるLDL受容体の活性の低下を明らかにすることで，診断できるかもしれない(正常人とかなりオーバーラップするが)。分子診断にも進展がみられるが，家族性高コレステロール血症は圧倒的に臨床的に診断される。溶血は家族性高コレステロール血症の特徴ではない。シトステロール血症とは溶血発作により鑑別される。シトステロール血症はまれな常染色体劣性遺伝性疾患で，食事由来の植物性ステロールの吸収を著しく増加させる。溶血は植物性ステロールの赤血球膜への取り込みによって引き起こされる。シトステロール血症は，ガスクロマトグラフィを用いて血漿中のシトステロール濃度の上昇を明らかにすることで確定する。肝臓のCTでは高リポ蛋白血症を十分に鑑別することはできない。シトステロール血症を含め，原発性リポ蛋白血症は常染色体劣性遺伝形式で遺伝することが多く，そのため家系分析での疾患の鑑別は難しいと考えられる。

X-98. **正解は C** 第356章(vol.2 p.*2726*〜)

この患者はネフローゼ症候群で，多発性骨髄腫によって引き起こされたと考えられる。ネフローゼ症候群の脂質異常症は，LDL産生の亢進と，超低比重リポ蛋白(VLDL)の肝臓での産生の亢進とクリアランスの低下が原因のようである。通常は複合型であるが，高コレステロール血症や高トリグリセリド血症が単独で現れることもある。腎臓の基礎疾患に対する有効な治療によって，脂質プロファイルが正常化する。示された選択肢のなかで患者のLDLを以上減少させるのに最も有効と考えられるのは，HMG-CoAレダクターゼ阻害薬である。食事療法はライフスタイルの改善における重要な要素の1つであるが，LDLを10％以上減少させることはめったにない。niacinとフィブラート系薬は，トリグリセリド値が高い場合には望ましいが，この例ではLDLのほうが，対処するべきより重要な脂質異常である。脂質アフェレーシスは，脂質低下薬に不耐性の患者や薬物抵抗性の遺伝性脂質異常患者で用いられる。コレステロールエステル転送蛋白阻害薬はVLDL濃度を上昇させることが明らかになっているが，リポ蛋白血症の治療における役割はまだ研究中である。

X-99. **正解は E** 第357章(vol.2 p.*2741*〜)

遺伝性ヘモクロマトーシスは一般的な遺伝子疾患で，北欧系では10人に1人がヘテロ接合体，0.3〜0.5％がホモ接合体である。常染色体劣性の遺伝形式は，鉄代謝にかかわる*HFE*遺伝子の変異によって起こる。当初は症状を伴わない鉄過剰(生化学的に測定される)で，その後症状を伴うようになる。初発症状は，嗜眠，関節痛，皮膚色の変化，性欲の減退，糖尿病であることが多い。肝硬変，心臓不整脈，浸潤性心筋症は進行後の症状である。症状は鉄のキレート化で予防可能であるが，変異は非常に一般的であるため，鉄過剰を示す集団に対するスクリーニングを行うべきという主張もある。ルーチンのスクリーニングには議論の余地があるものの，かかりつけ医による血清鉄，トランスフェリン飽和度，血清フェリチンを用いたスクリーニングが非常に有効であることが，最近の研究で示されている。これによって貧血と鉄欠乏も検知することができる。肝臓の生検やMRIでは進行後の所見である鉄沈着の増加や肝硬変は明らかになるかもしれないが，費用がかかることと侵襲的でリスクが高いことから，スクリーニングの推奨ではない。遺伝子検査も，この例で示されているように鉄過剰が血清鉄検査で判明した場合には適当であるが，第1段階の検査としては推奨しない。*HFE*活性測定は現時点では利用できない。

X-100. **正解は E** 第357章(vol.2 p.*2741*〜)

この患者は，ヘモクロマトーシスによる臓器へのびまん性鉄沈着という古典的所見を呈している。膵臓，精巣，肝臓，関節，皮膚における鉄の蓄積が，この所見の原因である。ヘモクロマトーシスは鉄代謝異常による一般的な疾患で，消化管からの鉄吸収の不適切な増加が，さまざまな臓器，とりわけ肝臓における過剰な鉄沈着を引き起こす。大半が*HFE*遺伝子の変異に関連する遺伝性ヘモクロマトーシスであるが，サラセミアや鉄芽球性貧血のような鉄過剰性貧血が通常は関連する二次性鉄過剰症であることもある。この例では，先行する血液学的疾患の既往がないため，最も可能性の高い診断は遺伝性ヘモクロマトーシスである。血清フェリチン検査と血漿鉄検査は極めて診断を示唆するものであり，フェリチンは500 μg/L以上，トランスフェリン飽和度は50〜100％であることが多い。しかしながら，これらの検査は決定的なものではなく，診断にはさらなる検査が必要である。肝生検と鉄沈着の評価，あるいは肝臓鉄指標〔μg/g（乾燥重量）〕/56×年齢が2を超えていると確定診断になるが，現在では遺伝子検査が広く用いられており，遺伝性ヘモクロマトーシス患者が *HFE* 遺伝子変異を有していることが非常に多いため，診断的評価として推奨されている。遺伝子検査で確定しなかった場合は，侵襲的である肝生検による評価が用いられる。抗平滑筋抗体検査は自己免疫性肝炎の評価に有用であり，特発性肝硬変のどの例に対しても用いられる。血漿セルロプラスミンは Wilson 病の評価のための初期検査であり，また潜在する肝疾患の原因になる。しかしながら，Wilson 病は膵臓，関節，皮膚に関連する可能性は低い。慢性B型肝炎が疑われたら，ウイルス量，あるいはウイルスの表面抗原検査が望ましいだろう。HBs抗体は，B型肝炎が寛解したか，あるいは事前にワクチンを接種をしたことによるのかを明らかにするのに有用である。肝臓の超音波検査は門脈流や血管の閉塞を示すため，急性および慢性の肝疾患の評価において有用である。この患者の生理学的な評価においては有用であるかもしれないが，診断的な価値はほとんどないと考えられる。

X-101. **正解は C** 第358章（vol.2 p.*2746*～）

患者は，（骨髄ではなく）肝臓におけるヘム合成の障害である急性間欠性ポルフィリン症の古典的症状を呈している。この疾患は一般的には常染色体優性遺伝性で，広く存在しており，特にスカンジナビア半島と英国に多い。疾患の症状と浸透度は非常に多様であるが，思春期以降に発現した腹痛と神経症状の発作が最も一般的に関連する。症候性の発作を突然起こす原因は，ステロイドホルモンの使用，経口避妊薬，全身疾患，摂取カロリーの減少，他の多くの薬物であることが多い。この診断は，反復性の腹痛を訴える患者に対しては，特に神経精神医学的な訴えを伴う場合には考慮するべきである。腹部の症状はしばしば顕著であり，ときに嘔吐や下痢，腸閉塞を伴う。神経所見には，末梢神経障害，知覚変化，痙攣発作などがある。診断は，発作中に採取された1回尿での尿中ポルホビリノーゲン測定によってくだされる。発作の間，ヘム合成の前駆体が増加する。尿中アミノレブリン酸も，発作中にほぼ一様に増加する。ポルホビリノーゲンは回復期には減少し，発作間では正常になる。急性発作の治療は糖質負荷，麻薬による疼痛管理，抗不安薬で，また hemin の静脈内投与によってヘム合成の最終産物は十分に補われる。

X-102. **正解は B** 第359章（vol.2 p.*2757*～）

高尿酸血症は一般的な所見であり，総人口の約5%，入院患者の25%で認められる。尿酸値の上昇は，尿酸の過剰産生（腫瘍が存在する場合など）か排泄の減少が原因であるが，後者がはるかに一般的な機序である。高尿酸血症は非常に一般的で，患者の多くは合併症を起こさず，無症候性であれば治療の必要はない。高尿酸血症患者の尿酸結石リスクが高いということは明らかになっていない。近年，メタボリック症候群（中心性肥満，インスリン抵抗性，脂質異常症，高血圧）は高尿酸血症と関連づけられている。高尿酸血症は尿酸とナトリウムの腎排泄を減少させる。したがって高尿酸血症は2型糖尿病の早期の指標になると考えられる。

X-103. **正解は D** 第359章（vol.2 p.*2757*～）

高尿酸血症患者の多くは，決して合併症を起こさないが，いくつかは認められている。最も一般的な合併症は痛風関節炎で，高尿酸血症の期間と重症度に左右される。高尿酸血症に関連する腎疾患には，尿酸一ナトリウム結晶が腎間質に析出する尿酸塩腎症，大量の尿酸結晶が腎集合管・腎盂・尿管に析出する尿酸腎症，腎結石症がある。心血管疾患や腎疾患は高尿酸血症に関連しているが，尿酸値の低下がそれらの特異的なアウトカムに影響を及ぼすことは示されていない。高尿酸血症と末梢神経障害にはなんの関連もない。

X-104. **正解は C** 第359章（vol.2 p.*2757*～）

Lesch-Nyhan 症候群は，プリンのイノシン一リン酸やグアノシン一リン酸への再利用に関連するプリン代謝を構成する酵素，ヒポキサンチンホスホリボシルトランスフェラーゼ(HPRT)の完全な欠損が特徴である。高尿酸血症は尿酸の過剰産生によって引き起こされる。HPRT をコードする遺伝子は X 染色体上に位置しているため，Lesch-Nyhan 病は X 染色体連鎖性(伴性劣性)遺伝性疾患である。ホモ接合体の男性で疾患が生じ，ヘテロ接合体のキャリア女性は無症候性である。そのためキャリア女性の娘は 50％の可能性でキャリアとなり，息子は 50％の可能性で疾患が生じる。キャリア女性での痛風や尿酸塩腎症のリスクの増高はない。Lesch-Nyhan 症候群は，高尿酸血症，痛風性関節炎，腎結石症，自傷行為，舞踏アテトーシス，精神発達遅滞が特徴である。罹患患者は allopurinol による治療で高尿酸血症に関連する問題を取り除き，予防することができるが，行動や神経学的な徴候に対する有益な効果はまったくない。伴性劣性遺伝性疾患であるため，夫に対するスクリーニングには意味がない。

X-105，X-106.　正解はそれぞれ E，D　第 360 章(vol.2 p.*2763*〜)

患者は肝疾患，溶血，精神障害を呈し，Wilson 病を示唆する。Wilson 病は，膜結合型銅輸送 ATPase をコードする *ATP7B* 遺伝子の変異を原因とする常染色体劣性遺伝性疾患である。この変異の結果，異常に高濃度の銅が当初は患者の肝臓に，その後は脳などの他の臓器に蓄積される。肝機能障害は疾患の特徴である一方，肝炎，肝硬変，あるいはこの例のような肝不全といった症状を引き起こす。大量の銅が肝臓から血中に遊離して溶血が生じ，急性の代償不全を悪化させる。大脳基底核への銅の蓄積は Parkinson 病様の症候群を引き起こす。Wilson 病患者の最大 50％に，眼球の細隙灯検査で Kayser-Fleischer 輪を認める。この角膜周囲の茶色がかった輪は角膜への銅の沈着によるもので，観察された場合には確定診断とすることができる。24 時間尿中銅濃度はこの疾患では例外なく上昇しており，Kayser-Fleischer 輪が認められない場合の第 1 の診断法である。また，肝生検も銅含有量の増加の確認に用いることができる。MRI でも大脳基底核の障害は示されるが，Wilson 病に特異的ではない。*HFE* 変異はヘモクロマトーシスに存在するもので，Wilson 病患者にはない。尿中鉄濃度は望ましくない。

Wilson 病に対する治療は発症時の病気の程度に左右される。軽度の肝炎を伴う患者は亜鉛で治療される。亜鉛は腸管での銅吸収を阻害して銅バランスを負に傾け，また肝臓におけるメタロチオネイン合成を誘導することで毒性のある銅を減少させる。銅キレートとして働くトリエンチンは，より重篤な肝機能障害や神経疾患，精神疾患に用いられる。亜鉛は銅の代わりにキレート化する可能性があるため，肝代償不全で急性に使用してはならない。初期治療に失敗した患者に対しては肝移植が適当である。

X-107.　正解は A　第 360 章(vol.2 p.*2763*〜)

Wilson 病は *ATP7B* 変異が原因の常染色体劣性遺伝性疾患で，銅蓄積と銅毒性を引き起こす。*ATP7B* 遺伝子は膜結合型銅輸送 ATPase をコードしている。この蛋白の欠乏により胆汁への銅の排泄が減少し，その結果組織中の銅濃度が増加する。主として侵される臓器は肝臓と脳である。患者は肝炎，肝硬変，肝不全，運動障害，精神疾患を呈する。血清銅と結合する血中のセルロプラスミンが通常は少ないため，血清銅濃度は正常値以下であることが多い。人口の約 1％が *ATP7B* 変異のキャリアで，30,000〜40,000 人に 1 人が発症する。疾患の浸透度は 100％近いため，ほぼすべての患者で治療が必要である。DNA のハプロタイプ分析を用いて，患者の同胞の遺伝子型を知ることができる。消化管からの銅吸収を阻害して負の銅バランスを達成する亜鉛と，強力な銅キレート薬として働く trientine のどちらか，あるいは両方で患者は治療される。重度の肝代償不全では肝移植が必要となる。

X-108.　正解は A　第 363 章(vol.2 p.*2777*〜)

骨形成不全症は骨量の大幅な減少を認める結合組織の遺伝性疾患で，骨がもろくなり骨折しやすくなる。この疾患は常染色体優性形式で遺伝することが多い。サブタイプがいくつかあり，I 型は最も軽度で，成人期に症状を発現しやすい。他のサブタイプでは小児期早期に発現することが多く，致死的である。I 型骨形成不全症患者の 90％に I 型コラーゲン遺伝子の変異が存在する。I 型は成人期に症状が発現し，特徴的な青色強膜と，歯の色と形に異常があるのが一般的である。骨折は男性でも女性でも思春期以降は減少するが，女性は妊娠と閉経後に増加するかもしれない。骨塩密度の減少は X 線吸収測定法や単純 X 線といったさまざまな画像技術によって示される。骨生検は診断には不要であり，疾患を引き起こす可能性がある。特徴的な身体所見，骨折の既往，家族歴によって，臨床的に診断されることが多い。ビスホスホネートは忍容性に優れ，しばしば重症例で骨痛を減少させるが，骨形成不全症に対する長期的な効果と安全性は明らかになっていない。

X-109. **正解は C** 第 363 章（vol.2 p.2777〜）

Marfan 症候群は，長くほっそりとした四肢といった骨格変化，動揺関節，水晶体の転位による視力の低下，大動脈瘤を特徴とする，常染色体優性遺伝性の症候群である。発生率は高く，ほとんどの人種や民族で 3,000〜5,000 人に 1 人の割合で発生する。Marfan 症候群患者の 90％以上がフィブリリン 1 遺伝子の変異をもつ。TGF-β遺伝子の変異が関連することはまれであるが，近年ではフィブリリン変異と TGF-βシグナル伝達における変化との密接な相互作用の研究に光があてられており，新しい治療の可能性が示されている。*BMPR2* 変異は遺伝性肺動脈性肺高血圧と関連する。*COL1A1* 変異は Ehlers-Danlos 症候群と骨形成不全症で認められる。Ⅳ 型コラーゲン遺伝子の変異は Alport 症候群で報告されている。

X-110. **正解は B** 第 363 章（vol.2 p.2777〜）

この患者は Ehlers-Danlos 症候群（EDS）で，最も可能性の高いのは II 型である。EDS には，臨床的，生化学的，遺伝学的に異なる 10 以上の病型がある。古典型 EDS には，通常は小児期から症状が発現する重度の I 型と軽度の II 型があり，関節の過可動性と，瘢痕ができやすい過伸展性のなめらかな皮膚が特徴である。古典型 EDS 患者では股関節や他の大関節の脱臼リスクがある。ヨガのような極端な関節の伸展は望ましくないと考えられる。古典的 EDS 患者の多くで，装具や関節安定化手術が有益である。最も危険な EDS は血管型（Ⅳ 型）である。Ⅳ 型の患者では関節よりも皮膚の症状が顕著で，大血管イベントや中空器官（食道や腸管）破裂のリスクがある。Ⅳ 型 EDS の妊娠女性では，妊娠中に子宮破裂のリスクがある。臨床徴候が重複するため，多くの患者や家族は EDS の型の確定診断を受けられない。表現型と遺伝子型の多様性が幅広いため，EDS の診断は依然として臨床的である。合併症リスクが高いため，EDS Ⅳ 型患者の家族での遺伝子検査は最も有用である。フィブリリン遺伝子の変異をもつ Marfan 症候群の患者は，同様に大動脈解離と大動脈破裂のリスクがある。エラスチン遺伝子の変異は大動脈弁上部狭窄と皮膚弛緩症と関連している。

SECTION XI
神経疾患

QUESTIONS

各設問に対する，最もふさわしい解答を選べ。

XI-1. つぎの神経症状のうち，イオンチャネルの機能異常に関係のないのはどれか。
A. てんかん
B. Lambert-Eaton 筋無力症症候群
C. 片頭痛
D. Parkinson 病
E. 脊髄小脳失調症

XI-2. 神経疾患と障害される神経伝達系の組み合わせとして誤っているのはどれか。
A. Lambert-Eaton 筋無力症症候群——アセチルコリン
B. 重症筋無力症——アセチルコリン
C. 体位性頻脈症候群——セロトニン
D. Parkinson 病——ドパミン
E. 全身硬直症候群——GABA

XI-3. 患者の両腕を地面と水平になるように真っすぐ前方に挙上させ，目を閉じて 10 秒間立たせる神経学的診察は，つぎのどれを調べるものか。
A. Babinski 徴候
B. 反復拮抗運動不能
C. Lhermitte 徴候
D. 回内筋徴候
E. Romberg 徴候

XI-4. XI-3 の診察手技では，肘関節や前腕が屈曲するか，前腕が回内する場合を陽性と評価する。つぎのどれを意味するか。
A. 感覚異常
B. 初期の認知症
C. 局在性の脳幹障害
D. わずかな筋力低下
E. 根底にある小脳機能障害

XI-5. 55 歳の女性。転移性の乳癌がみられ，四肢の脱力としびれ感を自覚したため，救急を受診。24 時間以上にわたり尿失禁の状態が持続している。身体所見では筋力が両下肢で 3/5，両上肢で 4/5 と低下し，肛門括約筋の緊張が低下している。Babinski 徴候は陽性。四肢で感覚の低下がみられるが，顔面では正常である。この所見から，病巣の局在部位として最も考えられるのはどれか。
A. 脳幹
B. 大脳
C. 頸髄
D. 腰髄
E. 神経筋接合部

XI-6. 54 歳の女性。これまで経験したことがない人生最悪の激しい頭痛が突然起こり，救急を受診。くも膜下出血の可能性が高いと考えられるが，最初に行う検査として最も適切なのはどれか。
A. 脳血管撮影
B. 頭部造影 CT
C. 頭部単純 CT
D. 腰椎穿刺
E. 経頭蓋 Doppler 超音波

XI-7. 74 歳の女性。最近肺小細胞癌と診断されている。現在頭痛があり，家族も彼女が錯乱していることに気づいている。脳への転移が疑われる。MRI 上では，右頭頂葉に腫瘤病変がみられた。周囲の浮腫を確認する最もよい技法はどれか。
A. MRA
B. FLAIR 画像
C. T1 強調画像
D. T2 強調画像
E. B と D

XI-8. 慢性腎臓病患者にガドリニウムを投与した場合，最も注意すべき合併症はどれか。
A. 急性腎不全
B. 甲状腺機能亢進症
C. 低カルシウム血症
D. 乳酸アシドーシス
E. 腎性全身性線維症

XI-9. 昏睡患者で脳波所見が 3 相波を示している場合，最も考えられる病態はどれか。
A. 脳膿瘍
B. 単純ヘルペス脳炎
C. 閉じ込め症候群
D. 代謝性脳症
E. 非痙攣性てんかん

XI-10. 18 歳の男性。灯油が燃えるような匂いを突然感じるといった発作が増えていると訴え，大学の健康管理室から精査を依頼された。症状は高校生の頃から 2〜3 カ月に 1 度あったが，特に相談はしていなかった。大学生になってから頻繁になり，睡眠不足のときには特に多いという。たいていは何の前触れもなく起こり，どんな場所にいても，はっきり灯油だとわかる匂いを感じるという。匂いは 3〜5 分ほど持続して自然に消失する。意識を失うことはなく，発作のときも友人と会話を交わすことができるという。発作時の脳波は，前頭葉の一部に明確に限局した異常放電を示す。最も考えられる分類はどれか。
A. 意識障害を伴う焦点発作
B. 意識障害を伴わない焦点発作
C. 全般発作
D. ミオクロニー発作
E. 定型欠神発作

XI-11. 内側側頭葉てんかんの女性患者についてコンサルテーションを受けた。意識障害を伴わない焦点発作で，全般化することはまれである。また，行動停止，複雑な自動症，片側性の特徴的な異常姿勢といった前兆を伴うことが多いという。MRI 上では側頭葉と海馬にそれぞれ萎縮や T2 強調像で高信号となる所見が認められる。この患者と関連しやすい病歴や合併症はどれか。
A. 熱性痙攣の既往
B. 甲状腺機能低下症
C. 神経線維腫症
D. 再発性性器潰瘍
E. 2 型糖尿病

XI-12. たった今，すでに発作の既往があり，今回もまた発作が目撃された若年男性が入院。家族によると，左手から焦点発作がはじまり，上肢全体に広がったとのことである。患者は意識を失っていない。発作から 2 時間以内に搬送されてきており，現在意識は清明で，見当識も正常。それ以外に今回発作は起こしていないが，発作が原因で左手は麻痺している。電解質と全血球計算は正常範囲内で，頭部単純 CT 上でも特記すべき所見はない。身体所見では，麻痺側の上肢を含めて感覚は正常だが，左手の筋力は 0/5 である。この患者に対してまず行うべきことはどれか。
A. 脳血管撮影
B. 腰椎穿刺
C. MRA
D. 精神医学的評価
E. 数時間後の再評価

XI-13. 37 歳の男性。パーティーで全般性強直性間代性発作を生じている場面を家族が目撃。これまでにてんかん発作，頭部外傷，脳卒中，脳腫瘍の既往はない。患者は既婚だが失業中で，薬物服用歴はない。身体所見では慢性の肝および腎疾患を示唆するような皮膚所見や徴候はない。患者は発作後の状態で，頸部は硬直していて，動かすことが難しい。検査では，白血球数 19,000/μL，ヘマトクリット値 36%，血小板数 200,000/μL，血糖値 102 mg/dL，Na 136 mEq/dL，Ca 9.5 mg/dL，Mg 2.2 mg/dL，AST 18 U/L，BUN 7 mg/dL，クレアチニン 0.8 mg/dL。尿毒素スクリーニングでは，コカインの代謝産物が陽性。この患者の管理でつぎに行うべきこととして，最も適しているのはどれか。
A. 脳波
B. 静注による抗てんかん薬の急速投与
C. 腰椎穿刺
D. MRI
E. 物質乱用についてのカウンセリング

XI-14. てんかん患者についてのつぎの記載で誤っているのはどれか。
A. 一般人口に比べて自殺率が高い
B. 年齢調整死亡率に差異はない
C. 投薬で完全にコントロールされているてんかん患者の大多数は，最終的に投薬を中止し，かつ発作のない状態に至ることができる
D. 内側側頭葉てんかんに対する手術は，70% 以上の患

者で発作を減少させる

E. 三環系抗うつ薬は発作閾値を下げ，発作を誘発することがある

XI-15. 20歳の女性。全般性強直性間代性発作を目撃され，救急部へ搬送。彼女は身分を証明するものをもっておらず，過去の病歴もわからない。発作の原因としてまず疑われるのはどれか。

A. アミロイド血管症

B. 発熱

C. 遺伝性疾患

D. 違法な薬物使用

E. 尿毒症

XI-16. 36歳の男性。痙攣で救急部に搬送。家族によると，彼は痙攣の病歴はあるが，経済的な事情から1カ月前より治療を中止していた。自宅では数分以内に消失する軽い痙攣があった。15分後ふたたび痙攣しはじめ，強直性間代性の動きは30分間継続した。身体診察では発熱はなく，血圧が高く，発作は持続している。この状態において投与する可能性のない薬物はどれか。

A. carbamazepine

B. fosphenytoin

C. lorazepam

D. phenobarbital

E. valproate

XI-17. 脳塞栓症の原因として最も多いのはどれか。

A. 心房細動

B. 心臓人工弁

C. 拡張型心筋症

D. 心内膜炎

E. リウマチ性心疾患

XI-18. 54歳の男性。心房細動のためにあなたのクリニックを受診。2週間前にはじめて不整な心拍に気がつき，プライマリケア医を受診したという。胸痛，息切れ，悪心，消化器症状はないという。過去に特別目立った病歴はない。高血圧，糖尿病や喫煙歴もない。常用薬はmetoprolol。身体診察では，血圧126/74 mmHg，脈拍数64/min，頸静脈圧は上昇していない。心拍は不規則な不整で，I音(S_1)，II音(S_2)は正常。呼吸音は清明で，末梢の浮腫はない。心エコー検査では左房径が3.6 cm，左室駆出率が60％。弁や構造上の異常はみられない。彼の心房細動や脳卒中リスクに関する記述のうち正しいのはどれか。

A. 塞栓症のリスクは低いので，抗血小板薬や抗凝固薬は必要ない

B. 脳卒中のリスクを減らすため，心房細動に対しては生涯にわたるビタミンK拮抗薬の投与が必要である

C. その後の抗凝固薬治療の必要がなくなるように，heparin静注と電気的除細動を受けるために入院が必要である

D. 患者の塞栓性脳卒中のリスクは1％にも満たないため，毎日aspirinを服用すべきである

E. 低分子ヘパリンの皮下注から開始し，warfarin治療に移行すべきである

XI-19. アテローム血栓性脳梗塞の一次予防または二次予防として，リスクを軽減することが証明されていないのはどれか。

A. aspirin

B. 血圧管理

C. clopidogrel

D. statin療法

E. warfarin

XI-20. 57歳の男性。テニスをしている最中に倒れ，会話が不明瞭になったため，救急外来に運ばれて受診。高血圧と高コレステロール血症の既往があり，atorvastatinとenalaprilを内服中。身体所見では，血圧210/115 mmHg，脈拍数105/min，呼吸数28/min，体温は37℃，酸素飽和度は室内気で94％。意識は清明で，失語と左上下肢の片麻痺がみられる。右側は正常に動かすことができる。緊急画像検査の結果にもとづき，対応可能な治療法として適切でないのはどれか。

A. 抗凝固療法

B. 降圧療法

C. 低体温療法

D. 脳内ステント留置

E. 経静脈的血栓溶解療法

XI-21. Alzheimer病に関する説明のうち正しいのはどれか。

A. 妄想はまれである

B. 70歳以上の患者で重大な記憶障害を示す症例の半数以上を占める

C. 急速に進行する(6カ月以内)重大な記憶障害を示す

D. 記憶以外の症状を示す患者は5％に満たない

E. 病理学的に最も顕著な所見は小脳に現れる

XI-22. Alzheimer病に対する治療効果の可能性が示されていない薬物はどれか。

A. donepezil

B. galantamine

C. memantine

D. oxybutynin

E. rivastigmine

XI-23. 72歳の右利き男性。心房細動，アルコール依存症の既往あり。認知症の評価を受けるために来院。息子によると，ここ5年間で少しずつ神経脱落症状が積み重なり，段階的な症状悪化をきたしている。身体所見では仮性球麻痺，筋緊張の増大，右上肢の腱反射と左伸展性足底反射を認めた。病歴と身体所見に一致する疾患はどれか。

A. Alzheimer 病
B. Binswanger 病
C. Creutzfeldt-Jakob 病
D. 多発梗塞性認知症
E. ビタミン B_{12} 欠乏症

XI-24. 49歳の女性。振戦，歩行困難，周期的な顔面潮紅があり，セカンドピニオンを求めて受診。症状は約3年前からはじまった。当時，失神のために入院したことがあり，その後塩分摂取を増やすよう指示されていた。その後から運動障害が徐々に悪化し，両側の振戦がみられ，ぎこちなく遅い歩き方になった。さらに何度かの失神の既往があり，ふらふらと気絶しそうになり力が抜けるため，失神が起こりそうだとわかるという。卒倒して怪我をしたことはない。直近の症状は周期的な顔面潮紅と発汗である。以前，神経内科医に Parkinson 病と診断を受け，ropinirole を処方されている。用量が増えても症状の改善を感じられないばかりか，最近ではチックのような不随意運動を感じるようになった。他の病歴としては，最近繰り返している尿路感染症のみである。常用薬は ropinirole 24 mg/日と nitrofurantoin 100 mg/日。麻薬使用歴はない。身体所見では，座位で血圧が 130/70 mmHg，脈拍数が 78/min，立位では血圧が 90/50 mmHg まで低下し，脈拍数は 110/min になった。眼球運動は制限なく正常，右顔面に繰り返し運動筋の動きがみられた。神経学的診察では下肢の筋緊張亢進と 4 Hz の振戦を認め，腱反射の動きは速く，上下肢とも 3＋であった。両側足関節に3拍のミオクローヌスがみられ，痙性歩行が認められた。筋力は正常である。診断として最も適切なのはどれか。

A. 大脳皮質基底核変性症
B. びまん性 Lewy 小体型認知症
C. 薬物誘発性 Parkinson 病
D. 多系統萎縮症 Parkinson 型
E. 不適切な治療を受けた Parkinson 病

XI-25. 65歳の男性。振戦と進行性の歩行障害を訴えて受診。約6カ月前から歩行が遅くなったことに気づいたという。立ちあがりが困難で，歩くとすり足になる。さらに，左手よりも利き手である右手のほうに震えが強い。動いていないときのほうが震えは強いと考えているようだが，振戦のために朝食のコーヒーをこぼすこともあるという。退職しているが，運動症状のためテニスやゴルフが長時間できない。失神寸前の立ちくらみや飲み込みの悪さ，声の変化や記憶障害はないという。おもな既往歴は高血圧と高コレステロール血症。常用薬は hydrochlorothiazide 25 mg/日，ezetimibe 10 mg/日，lovastatin 40 mg/日。夕食時にグラス1杯のワインを飲んでいるが，喫煙歴はない。身体所見上は仮面様顔貌が認められ，小刻みなすり足歩行で腕の振りは低下し，身体全体でまわりこむように方向転換する。丸薬丸め様振戦が右側にみられ，両側では歯車様固縮がみられる。眼球運動は制限なく正常で，起立性低血圧はみられなかった。ガドリニウム造影による脳 MRI 検査では，占拠性病変や水頭症，脳血管病変はみられない。あなたは Parkinson 病と診断をつけたが，患者から今後の見込みや障害の可能性について質問を受けた。Parkinson 病の臨床経過と治療について正しいのはどれか。

A. levodopa による早期治療を行った場合，早い時期からジスキネジアが起こる確率が高くなる
B. 視床下核の両側深部脳刺激による早期治療により，Parkinson 病の進行を遅らせる。
C. pramipexole などのドパミン作動薬による初期治療は，levodopa や他の薬物の追加が必要になるまでの 1〜3 年間，運動症状をコントロールするのに効果的である
D. 障害をもたらす筋固縮の進展を防ぐため，levodopa 治療をすぐに開始すべきである
E. Parkinson 病の診断が確定した場合，MAO 阻害薬は禁忌である

XI-26. レストレスレッグス症候群（RLS）に関する説明のうち正しくないのはどれか。

A. ドパミン作動薬は有効な治療法である
B. 多くの患者が 30 歳よりも前に発症する
C. RLS は睡眠障害と日中の眠気を起こす
D. RLS は米国よりもアジアに多い
E. 上肢に症状がでることもある

XI-27. 63歳の男性。ここ6カ月間，左足と左下肢の進行性脱力があり，治療を望んでいる。進行は緩徐で，当初はスカッシュをするときにこむら返りを起こしたり，つまずいたりするだけであった。背部痛はない。常用薬は atorvastatin のみ。身体所見上，バイタルサインは正常で，神経学的診察でのみ異常が認められた。左下肢の筋力，すなわち股関節屈曲筋群・内転筋群，大腿四頭筋，下腿三頭筋の筋力が著しく低下している。大腿四頭筋と下腿三頭筋の筋萎縮があり，アキレス腱反射および膝蓋腱反射は左側で亢進していた。右大腿四頭筋にも若干の脱力が認められた。感覚障害はみられず，触覚・痛覚・温度覚・固有覚も正常。ときどき腹筋に線維束性収縮がみられる。筋萎縮性側索硬化症と診断する前に除外すべき鑑別診断として，正しくないのはどれか。

A. 頸椎症
B. 大孔の腫瘍
C. 鉛中毒
D. 伝導ブロックを伴った多巣性運動性ニューロパチー
E. ビタミンC欠乏症

XI-28. 42歳の女性。5～6週間前からの顕著な疲労を自覚し，仕事にも支障をきたしたため来院。全身倦怠感を自覚しているが，昼間動き回りはじめると一番ひどく感じるという。自分で脈をとるといつもより早く感じる。意識消失は訴えないものの，起床後に頭部ふらふら感や霧視を感じている。座ったり，横になったりすると症状は改善する。特記すべき既往歴はなく，カルシウムやビタミンのサプリメント以外に内服薬はない。身体所見では，仰臥位での脈拍数は90/min，血圧は110/70 mmHg。立位での脈拍数は130/minまで上昇するが不整はなく，血圧は115/75 mmHgであった。このとき立ちくらみを自覚したということである。症状出現中の心電図は洞頻脈であり，伝導異常を認めなかった。最も可能性の高い診断はどれか。

A. Addison病
B. 自己免疫性自律神経ニューロパチー
C. 糖尿病性ニューロパチー
D. 多系統萎縮症
E. 体位性頻脈症候群

XI-29. 45歳の男性。主訴は右腕のひどい痛みである。6カ月ほど前に氷のうえで滑って右肩を強くぶつけた。その後，すぐに右腕に鋭い，ナイフのような痛みが出現し，それが数カ月続いた。腕の腫脹や温感がいくらかあった。救急外来へかかったが，X線画像では異常は認められず，特別な治療は受けていない。外傷後，疼痛と腫脹が続いている。身体所見では右腕が左腕よりも湿潤で，毛深いことが判明。特別な脱力や感覚障害はなかったが，右腕は明らかに左腕よりもむくんでおり，皮膚は光沢があり冷たかった。患者の疼痛の原因としてあてはまるのはどれか。

A. 肩鎖関節離開
B. 腕神経叢損傷
C. 頸部神経根症
D. 複合性局所疼痛症候群
E. 鎖骨下静脈血栓症

XI-30. 三叉神経痛の診断と一致するのはどれか。

A. 頑固で持続性の顔面痛
B. 赤血球沈降速度（ESR）の亢進
C. 身体診察時の感覚脱失所見
D. gabapentin治療に対する反応
E. 上記のいずれでもない

XI-31. 72歳の女性。数秒から数分続く，耐えられないほどの顔面の痛みを繰り返し訴えて来院。これは1日に2回程度起こり，通常は何の前触れもなく，歯磨きの際にも起こることがあるという。身体所見では，バイタルサインも含めて正常。詳細な脳神経診察を行ったが，感覚障害，運動障害ともに明らかにならず，他の神経学的所見も正常であった。つぎに実施すべきことはどれか。

A. 脳MRI
B. 脳MRIとcarbamazepine治療
C. carbamazepine治療
D. グルココルチコイド治療
E. 手術を行うために耳鼻咽喉科へ紹介

XI-32. 72歳の女性。口唇，歯茎，頰部に短時間に間欠的な，耐えがたく，刺すような痛みを訴えて来院。口唇に触れたり，舌を動かしたりすると同様の激しい痛みが走ることがある。身体所見は正常，頭部MRIも正常であった。この患者の痛みの原因として，最もあてはまるのはどれか。

A. 聴神経鞘腫
B. 筋萎縮性側索硬化症
C. 髄膜腫
D. 三叉神経痛
E. 顔面神経麻痺

XI-33. 33歳の女性。この3日間で急激に上背部痛が悪化したために来院。横になっても，ソフトカラーを巻いても改善されない。疼痛は運動時に悪く，痛みのために目覚めるという。痛みは激しく，日常生活を妨げとなるほどである。上肢の痛みや筋力低下はないという。背部痛や頸部痛，外傷や関節炎の既往はない。郵便配達業務についており，散歩程度しか運動をしていない。夫と2人暮らしでつつましく暮らしている。家族歴として，おばと母親に乳癌の既往がある。MRI画像を図XI-33に示す。診

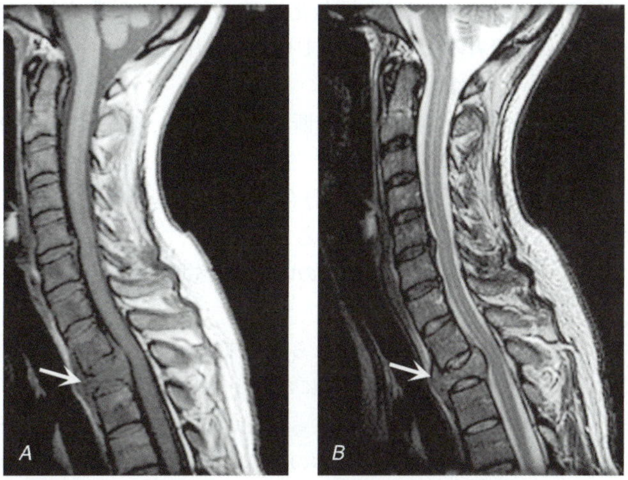

図XI-33

断として最もあてはまるのはどれか。

A. 頸椎症
B. 脊髄出血
C. 転移性乳癌
D. 脊髄硬膜外膿瘍
E. 脊髄硬膜外血腫

XI-34. 34歳の女性。3日間続く下肢の筋力低下を訴える。下肢の進行性の筋力低下と「へそより下の」感覚低下，失禁がある。この1週間微熱が続いていたという。最近旅行しておらず，既往歴も特にない。身体所見では臍レベルでの感覚レベルを認めた。下肢は両側の近位，遠位ともに＋3/5の筋力であった。反射，小脳診察，認知機能は正常。この患者の評価方法として適さないのはどれか。

A. 抗核抗体
B. 筋電図
C. 腰椎穿刺
D. 脊椎 MRI
E. ウイルスの血清学的検査

XI-35. 脊髄空洞症に関する説明で正しいのはどれか。

A. 半分以上の症例で Chiari 奇形を伴う
B. 中年以降で発症する
C. 振動覚や位置覚が通常減弱する
D. 空洞は必ず先天性である
E. 通常，脳神経外科的除圧は症状改善に効果がある

XI-36. 17歳の青年。高校でフットボールの試合中に脳震盪を起こし，数週間経過後に来院。当時，意識消失はなかったが，10分ほど混乱状態にあったと救急隊員は報告している。頭部画像検査は正常。現在，外傷後持続している頭部全体の痛みを訴えており，ときどきめまいもある。母親の話では，授業を集中して受けることが困難になっており，最近は落ちこんでいるようにみえるという。頭を打つまではとても快活であったそうである。身体所見は，感情がいささか平板化しているほかは正常であった。この患者の状態として正しいのはどれか。

A. 予後はきわめてよい
B. 脳震盪後症候群の診断基準を満たし，回復には1〜2カ月かかる
C. 2週間は身体をぶつけ合うスポーツを避ける
D. 詐病が最も考えられる
E. 頭痛に対し，低用量の麻薬治療を開始する

XI-37. 68歳の男性。妻につれられて来院。妻によると，ここ2〜3カ月で思考が緩慢になり，性格が変わり，内にこもったようになってしまったという。患者の訴えは，軽いが持続する，頭部全体の痛みのみである。頭部外傷の既往はなく，神経疾患や精神疾患の既往もなく，また認知症の家族歴もない。身体所見では，MMSE で 19/30 点と中等度の認知機能低下のみがみられた。図 XI-37 に頭部 CT を示す。最もあてはまる診断名はどれか。

A. 急性硬膜外血腫
B. 急性くも膜下出血
C. Alzheimer 病
D. 慢性硬膜下血腫
E. 正常圧水頭症

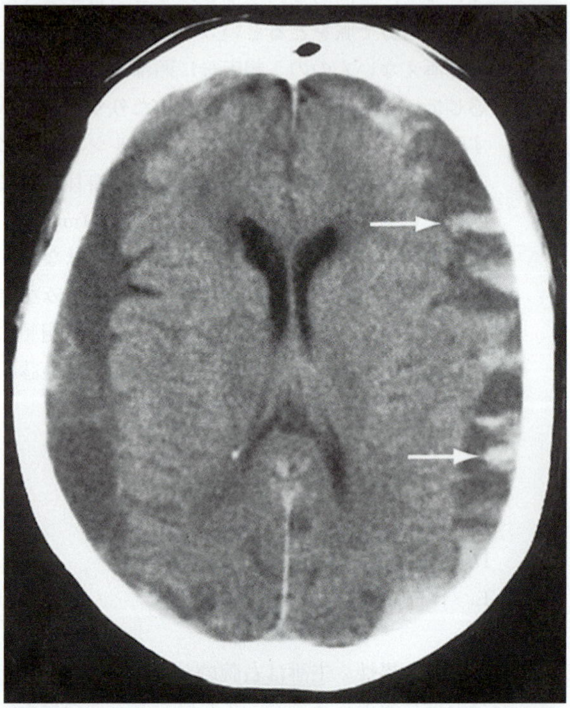

図 XI-37

XI-38. 76歳のナーシングホームに入所中の患者。ベッドから転落して救急外来を受診。転落の場面は目撃されていないが，頭を打ったようである。声かけや軽く触れただけでは反応がない。もともと場所や時間の失見当識はあったが，会話は可能であった。安定性の冠動脈疾患，軽度の肺気腫と多発梗塞性認知症がみられる。トリアージの後すぐに頭部 CT を撮影するため移動する。頭部外傷や血腫について，正しい説明はどれか。

A. 硬膜下出血患者の80％以上は意識消失前に意識清明期がある
B. 硬膜外血腫は一般的に静脈性出血源から生じる
C. 硬膜外血腫は通常，軽度頭部外傷歴のある高齢者でよくみられる
D. 硬膜外血腫をきたしたほとんどの患者は意識不明となる
E. 硬膜下血腫は頭蓋内圧を急激に亢進させるため，動脈結紮が必要となる

XI-39. 49歳の男性。痙攣発作のため入院。これまでに発作の病歴はなく，現在内服もしていない。AIDSを発症しているが，現在のところ治療は行われていない。診察上，小さな集簇性のリンパ節腫脹を頸部に触知した。造影CTでは右側頭葉にリング状の造影病変を認め，浮腫がみられたが，圧排効果はみられなかった。腰椎穿刺では細胞増多を認めず，Gram染色も陰性であった。*Toxoplasma*症の血清学的検査(IgG抗体)の結果は陽性。pyrimethamine，sulfadiazine，levetiracetamでの治療が開始された。2週間の治療後，中枢神経病変の大きさは変わらず，発作は再発していない。細菌培養やウイルス検索，脳脊髄液のEpstein-Barrウイルス(EBV) DNAも陰性であった。現時点での患者への対応として最も正しいのはどれか。

A. 中枢神経*Toxoplasma*症の治療継続
B. dexamethasone投与
C. acyclovir静注
D. 定位脳生検
E. 全脳照射

XI-40. 悪性度の低い星状細胞腫の既往歴のある若い男性。体重増加と無気力を訴えて受診。星状細胞腫は切除され，全脳照射を1年前に経験。血液検査では朝のコルチゾール値が1.9 μg/dLと低下していた。副腎皮質刺激ホルモン(ACTH)の機能低下の他に，全脳照射による傷害に感受性が高いホルモンはどれか。

A. 成長ホルモン
B. 卵胞刺激ホルモン
C. プロラクチン
D. 甲状腺刺激ホルモン

XI-41. 6カ月間頭痛が増悪している37歳の女性。仕事中に強直性間代性発作を起こして入院。発作は短時間で，自然におさまった。診察ではバイタルサインは正常で，傾眠ではあったが覚醒しており，局所症状は認められなかった。最初のCT画像では急性出血はみられなかったが，異常所見であった。MRI画像を図XI-41に示す。この患者の診断として最もあてはまるのはどれか。

A. 脳膿瘍
B. 膠芽腫
C. 低異型度星状細胞腫
D. 髄膜腫
E. 乏突起膠腫

XI-42. 多発性硬化症の初期症状でよくみられるものとして，あてはまらないのはどれか。

A. 視神経炎
B. 異常感覚
C. 感覚脱失

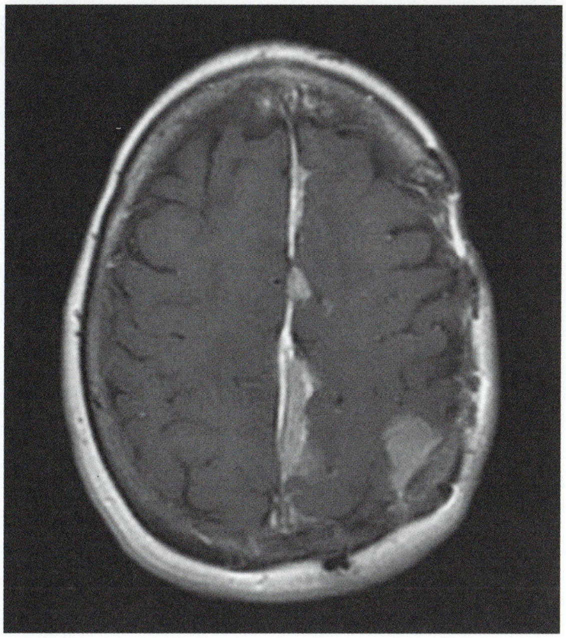

図XI-41

D. 視覚障害
E. 脱力

XI-43. 多発性硬化症の最も頻度の高い臨床分類はどれか。

A. 自己免疫性自律神経ニューロパチー
B. 一次性進行型
C. 進行再発型
D. 再発寛解型
E. 二次性進行型

XI-44. つぎの状況にある髄膜炎患者ではCTやMRIの後に腰椎穿刺をしなければならない。不適切なのはどれか。

A. 意識障害
B. 局所神経症状
C. 中枢神経腫瘤性病変
D. Kernig徴候陽性
E. 最近の頭部外傷の既往

XI-45. 78歳の男性。糖尿病の持病あり。発熱，頭痛，知覚異常がみられる。身体所見では体温40.2℃，心拍数103/min，血圧84/52 mmHg。項部硬直と羞明がある。脳脊髄液検査では細胞数が2,100/μL(好中球100%)，グルコース濃度は10 mg/dL，蛋白は78 mg/dL。髄液のGram染色は陰性。経験的な抗菌薬治療に加えて，初期治療として投与するのはどれか。

A. acyclovir
B. 抗菌薬投与後dexamethasone
C. 抗菌薬投与前dexamethasone
D. 免疫グロブリン静注療法
E. valacyclovir

XI-46. 髄膜炎が疑われた場合に，*Listeria monocytogenes* 感染を考慮した経験的な抗菌薬治療を受ける必要のある患者はどれか。

A. 免疫不全患者
B. 高齢の患者
C. 乳幼児
D. 上記のすべて

XI-47. 非感染性の慢性髄膜炎の発症に関与する最も一般的な内服薬はどれか。

A. acetaminophen
B. acyclovir
C. βラクタム系抗菌薬
D. ibuprofen
E. phenobarbital

XI-48. 変異型 Creutzfeldt-Jakob 病（vCJD）の診断がつけられるのはどれか。

A. 常染色体優性遺伝の重症神経変性疾患の遺伝子変異をもつ家系の者
B. 食人（共食）習慣のあるニューギニアの原住民
C. 外科手術の際に誤って感染物質を接種された患者
D. 一般に 50〜60 歳代で発症する孤発例
E. 汚染された牛肉製品に曝露したと考えられる欧州の若年成人

XI-49. 急速に進行する大脳機能不全のある 60 歳の男性。この患者で認められた驚愕ミオクローヌスについて当てはまるのはどれか。

A. Creutzfeldt-Jakob 病では感度，特異度ともに高くはないが，この状態をさらに検査するには脳波がある
B. Creutzfeldt-Jakob 病では感度，特異度ともに高くはないが，この状態をさらに検査するには脳波と脳 MRI がある
C. Creutzfeldt-Jakob 病では感度は高いが，特異度は高くない。他の臨床診断基準が合わないとしたら，この症状に対してさらに精査をすることはない
D. Creutzfeldt-Jakob 病では特異的であるが，感度は高くはなく，そのうえで診断を確定するための脳生検が急ぎすすめられる
E. Creutzfeldt-Jakob 病の事実上の診断には，脳波，脳 MRI を含むさらなる精査とおそらく脳生検が唯一の診断となる

XI-50. 下垂足がみられる 24 歳の男性。最近数カ月間で，階段や敷居をまたぐときに足をあげることが困難となってきたという。右足が左足よりも障害されている。感覚障害の訴えはない。家族に同様の症状をもつ者が数人いる。身体所見では両下肢の触覚の障害を伴った遠位側の筋力低下がある。膝と踵の腱反射は消失し，ふくらはぎは両側ともに萎縮している。上肢は正常である。つぎのうちで最もあてはまる診断はどれか。

A. Charcot-Marie-Tooth 病
B. Fabry 病
C. Guillain-Barré 症候群
D. 遺伝性神経痛性筋萎縮症
E. 遺伝性感覚性自律神経性ニューロパチー

XI-51. ベトナムからの移民である 57 歳の男性。介護者によると，彼は数週間前から手と足にしびれ（dysesthesia）がある。歩行困難もいくらかある。既往歴に高トリグリセリド血症と重喫煙があり，最近ツベルクリン反応陽性が判明したが，結核菌（*Mycobacterium tuberculosis*）の喀痰塗抹は陰性である。治療薬は niacin，aspirin，isoniazid。患者の症状を回復させる可能性のあるのはどれか。

A. コバラミン
B. levothyroxine
C. gabapentin
D. pregabalin
E. pyridoxine

XI-52. 長時間立つことが多く，コントロール不良の 2 型糖尿病がある 52 歳の女性。手指と足先にしびれ感がある。いつもまるで手袋や靴下を履いているように感じ，同部位がひりひりと焼けるようであると訴えているが，筋力低下はみられない。症状は最近数カ月間断続的に続いている。綿密な評価の後，神経生検が施行され，軸索変性と内皮の過形成，血管周囲の炎症所見が認められた。この状態に関する説明のうち正しいのはどれか。

A. 自律神経ニューロパチーが感覚性ニューロパチーに合併することはまれである
B. 網膜症や腎症は糖尿病性ニューロパチーのリスク悪化因子ではない
C. これは先進国での末梢性ニューロパチーの最も一般的な原因である
D. 今後の厳格な血糖コントロールによって，彼女のニューロパチーは回復する
E. 上記に正解はない

XI-53. 感覚障害主体のニューロパチーの原因とはならないのはどれか。

A. 先端巨大症
B. 重症疾患
C. HIV 感染
D. 甲状腺機能低下症
E. ビタミン B_{12} 欠乏症

XI-54. 50 歳の男性。1 カ月前から両手の筋力低下としびれを

訴えている。第1〜3指のしびれ感(paresthesia)があるという。症状は夜に増悪し，両側の握力の低下もみられる。彼は機械のエンジニアとして働いている。発熱や悪寒，体重減少はないという。身体診察では，両側の母指球の萎縮がみられ，正中神経領域に感覚障害がみられる。手根管症候群の診断が考えられるが，手根管症候群を起こさないのはどれか。

A. アミロイドーシス
B. 慢性リンパ性白血病
C. 糖尿病
D. 甲状腺機能低下症
E. 関節リウマチ

XI-55. 27歳の女性。下痢発症の数週間後に弛緩性麻痺と感覚障害を生じ，後にGuillain-Barré症候群と診断された。Guillain-Barré症候群の症例に関係のある細菌はどれか。

A. *Bartonella henselae*
B. *Campylobacter jejuni*
C. 大腸菌(*Escherichia coli*)
D. *Proteus mirabilis*
E. *Tropheryma whipplei*

XI-56. 3週間前から筋力低下と複視のある34歳の女性。構音障害もあり，友人によると鼻声になっているという。筋力が低下して，ものを持ち上げたり椅子から立ちあがったりすることも困難となっている。痛みの訴えはない。1日の終わりや繰り返し筋肉を使った場合に症状が悪化する。重症筋無力症が疑われるが，重症筋無力症の診断に役立たないのはどれか。

A. アセチルコリン受容体(AChR)抗体
B. 塩化エドロホニウム
C. 電気診断法
D. 筋特異的チロシンキナーゼ(MuSK)抗体
E. 電位依存性カルシウムチャネル(VGCC)抗体

XI-57. 38歳の女性。重症筋無力症の診断を受け，顔面と眼輪筋に筋力低下がみられる。抗コリンエステラーゼ薬とグルココルチコイドで初期治療をする場合に，治療前検査として必要でないのはどれか。

A. 縦隔のMRI検査
B. 精製ツベルクリン蛋白体(PPD)皮膚試験
C. 腰椎穿刺による髄液検査
D. 肺機能検査
E. 甲状腺刺激ホルモン

XI-58. つぎの脂質低下薬のうち，ミオパチーと関連のないのはどれか。

A. atorvastatin
B. ezetimibe
C. gemfibrozil(フィブラート系薬)
D. niacin
E. 上記のものすべてに筋肉を障害する可能性がある

XI-59. つぎの内分泌障害に伴う状態でミオパチーと関連のないのはどれか。

A. 甲状腺機能低下症
B. 副甲状腺機能亢進症
C. 甲状腺機能亢進症
D. 先端巨大症
E. 上記はすべてミオパチーと関連がある

XI-60. 筋力低下を訴える34歳の女性。彼女は2年前から，歩行時，特に左足がつまずくことに気づいた。最近ではものを落とすようにもなっている。足の上にコップいっぱいのコーヒーをこぼしてしまったことがある。長い経過で顔つきが変わってきたとも感じているし，最近体重が減少したわけではないが，顔が凹み，細長くなってきた感じがするという。長年医師にかかったことがなく，既往歴もない。服用しているのは，マルチビタミン剤とビタミンDを含んだカルシウム剤だけである。家族歴として，2歳年上の兄に似たような筋力低下がある。58歳の母親は，彼女の兄が精査された後に軽度の筋力低下を指摘されているが，無症状である。身体所見では，患者の顔は側頭筋と咬筋がやせて細長くみえる。発語では軽度の構音障害があり，口蓋は高く，アーチ状である。筋力は手の内在筋，手首の背屈，足首の背屈，底屈で4/5である。握力検査の後，手の筋肉で弛緩の遅れがみられた。最も可能性の高い診断はどれか。

A. 酸性マルターゼ欠損症(Pompe病)
B. Becker型筋ジストロフィ
C. Duchenne型筋ジストロフィ
D. 筋緊張性ジストロフィ
E. ネマリンミオパチー

XI-61. 筋炎でみられる最も感度の高い指標はどの血清酵素の上昇か。

A. アルドラーゼ
B. クレアチンキナーゼ
C. AST
D. ALT
E. LDH

XI-62. 筋力低下のある64歳の女性。数週間前から，歯を磨いたり，髪の毛をとかしたりすることが難しくなった。顔に発疹もみられたという。身体診察ではヘリオトロープ疹と近位筋の筋力低下が認められた。血清クレアチンキナーゼの上昇があり，皮膚筋炎と診断されている。リウマチ専門医による評価では，抗Jo-1抗体も陽性であった。

つぎのうち，本症例で認められやすい所見はどれか。

A. 強直性脊椎炎
B. 炎症性の消化器疾患
C. 間質性肺炎
D. 原発性胆汁性肝硬変
E. 乾癬

XI-63. 1カ月前から目の上に皮疹と疲労感を訴える63歳の女性。上肢や下肢の筋力低下と持続する疲労感がみられる。発熱や発汗はない。目の周囲が赤く変色している。彼女は甲状腺機能低下症であるが，その他は問題ない。身体診察ではヘリオトロープ疹と近位筋の筋力低下がある。血清クレアチンキナーゼの上昇と確認のための筋電図検査を行い，皮膚筋炎と診断した。つぎに実施すべき検査はどれか。

A. マンモグラフィ
B. 血清抗核抗体測定
C. 便検査
D. 甲状腺刺激性免疫グロブリン
E. 水痘帯状疱疹ウイルス（VZV）抗体価

XI-64. 多発性筋炎の患者を外来でフォローアップ中。彼は2カ月間高用量のprednisoneを服用中で，ステロイド減量効果のため，前回受診時にmycophenolate mofetilの投与を開始。2週間前からステロイドの漸減を開始。症状はおもに下肢と顔面にあり，かなり改善してきている。すでに杖を必要とせず，声は正常に戻っていた。検査所見は2カ月前と変わらず，クレアチンキナーゼ（CK）は1,300 U/Lを示していた。この患者の管理において，つぎの段階として最も適切だと考えられるのはどれか。

A. 現在の管理を続ける
B. 漸減せず，高用量のステロイド治療を続ける
C. mycophenolate mofetilをmethotrexateへ変更する
D. 再度筋生検を行う

XI-65. 肝移植後6カ月経過した45歳の女性。45分間で2回の大発作を起こして入院。前日に頭痛を訴え，意識不鮮明であった。治療薬はdiltiazem，cyclosporine，prednisoneとmycophenolate mofetil。現在覚醒しているが，眠気がある。バイタルサインは血圧が150/90 mmHgという以外は正常。両側の瞳孔の間接反射が欠如していて，どちらの眼もみえないという。聴覚は問題ない。項部硬直もない。cyclosporine濃度は治療域である。MRIのFLAIR画像を図XI-65に示す。最も可能性の高い診断はどれか。

A. 聴神経腫
B. カルシニューリン阻害薬の毒性
C. 汎下垂体機能低下症
D. レンサ球菌性髄膜炎
E. 結核性髄膜炎

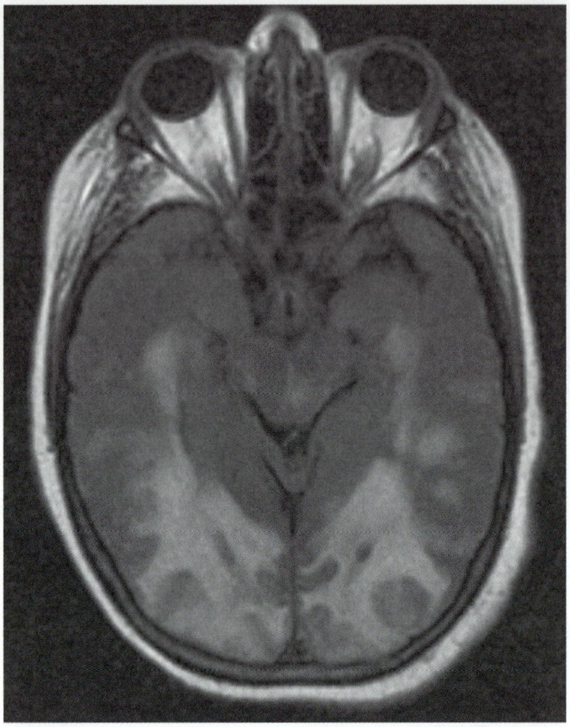

図 XI-65

XI-66. 77歳の男性。難治性の狭心症と3枝病変のため，冠動脈バイパス術を経験。手術後，彼は大学で古典文学の教授として，ダンテの『地獄篇』についての有名な講座を教えていた。手術1カ月後，心臓の状態は正常となり，運動耐容能は術前よりもよくなった。しかし，妻の話では，彼は抑うつ状態で意識がよく混乱しているという。短期記憶が悪化し，教えることにまったく熱意を示さなくなっている。発熱はなく，寝汗もかいていない。現在の治療薬はlovastatinとlisinopril。診察では，連続7減算での能力低下と15分で1個または3個の想起しかできないこと以外は正常である。最も可能性の高い診断はどれか。

A. 多発性硬化症
B. 冠動脈バイパス術後脳障害
C. レンサ球菌性髄膜炎
D. 変異型Creutzfeldt-Jakob病
E. ウェストナイルウイルス脳炎

XI-67. 重篤なA型インフルエンザ感染により急性呼吸促迫症候群にかかった24歳の男性が回復過程にある。呼吸不全が3週間続き，四肢抑制と強い鎮静の必要があったため，高頻度換気が施され，うつ伏せ状態にあった。上下肢には副木がおかれていた。現在，経鼻酸素のみ必要であるが，抜管され覚醒している。理学療法を開始したところ，右下垂足と下肢外側部のしびれに気づいた。追加検査で，右足の外反は正常で，背屈障害があった。膝下から足背まで，下肢の外側部に感覚脱失がある。右下肢について，

他の神経学的検査は正常である。この症状の原因として最もあてはまるのはどれか。

A. 馬尾症候群
B. 大腿神経障害
C. L4 神経根症
D. L5 神経根症
E. 腓骨神経障害

XI-68. 慢性疲労症候群の CDC 診断基準では，明らかな疲労を描出した所見に加えて，以下の症状および所見は少なくとも 6 カ月間継続していなければならない。あてはまらないのはどれか。

A. 妄想障害
B. 記憶または集中力の低下
C. 筋肉痛
D. 咽頭痛
E. 頸部または腋窩リンパ節の痛み

XI-69. 慢性疲労症候群の有効な治療はどれか。

A. bupropion
B. 認知行動療法
C. doxycycline
D. fluoxetine
E. olanzapine

XI-70. 26 歳の女性。息切れと胸痛を訴えて救急部を受診。これらの症状は急にはじまって，10 分間増悪し，911 コールとなった。このとき動悸があり，死んでしまいそうだったという。現在，頭がふらふらし，めまいがしている。発症から 20 分経って，元通りには戻っていないが苦痛は和らいだ。母親が進行期乳癌で最近入院し，ストレスが増えていたが，増悪誘因ではないと本人は考えている。喫煙，アルコール，薬物の使用については否定している。最初の検査ではいくらか心配そうで，汗ばんでいるようにみえる。最初のバイタルサインは，脈拍数が 108/min，血圧が 122/68 mmHg，呼吸数は 20/min。発熱はない。検査は正常。動脈血液ガス検査では pH 7.52，動脈血二酸化炭素分圧 (Pa_{CO_2}) は 28 mmHg，動脈血酸素分圧 (Pa_{O_2}) は 116 mmHg。胸部 X 線および心電図は正常。この患者において，つぎの段階で最も適切な管理方法はどれか。

A. alprazolam 0.5 mg 1 日 4 回を開始する
B. fluoxetine 20 mg/日を開始する
C. CT による肺動脈血管造影を行う
D. 患者を安心させ，症状が頻繁に繰り返すようなら，薬物治療や精神療法の可能性を言及する
E. 認知行動療法の照会を行う

XI-71. 抗うつ薬と作用機序の組み合わせが誤っているのはどれか。

A. duloxetine――選択的セロトニン再取り込み阻害
B. fluoxetine――選択的セロトニン再取り込み阻害
C. nortriptyline――三環系抗うつ薬
D. phenelzine――モノアミンオキシダーゼ阻害
E. venlafaxine――ノルアドレナリン / セロトニン再取り込み阻害と受容体遮断

XI-72. 42 歳の女性。心的外傷後ストレス障害に関する症状についてアドバイスを求めてきた。6 カ月前に銃をもった男性に自宅に侵入されて暴行を受けている。そのとき，自分は死ぬのだなと感じたという。結果的に鼻や頬骨弓など複数の骨折によって入院。現在，1 人で家にいることができず，そのときの夢をみてよく目を覚ますという。夫や子どもに対してイライラし，よく泣いてしまう。不眠症が悪化し，不審者が戻ってくるのではないかという恐れから，窓の外をみて夜を過ごすことが多い。早朝にみる悪夢がひどくなっていることに気づいていたものの，眠れるように毎晩ワインを 1 本飲むようになった。心的外傷後ストレス障害の可能性が考えられる。この患者に対してどのような治療をすすめたらよいか。

A. 禁酒
B. 認知行動療法
C. paroxetine 20 mg/日
D. trazodone 50 mg を毎晩
E. 上記のすべて

XI-73. 36 歳の男性。大うつ病のために venlafaxine 150 mg を 1 日 2 回服用中。ここ 4 カ月間服用している。2 カ月後，症状のコントロールが不十分で，venlafaxine 75 mg を 1 日 2 回から増量する必要が生じた。25 歳のときに大うつ病の発症歴がある。その当時，fluoxetine 80 mg/日で 12 カ月間治療を受けていたが，性機能障害があり，忍容性が低かった。彼はいつ安全に薬物を中止できるようになるのかたずねている。アドバイスするとしたら，つぎのどれか。

A. 抑うつ状態を繰り返しそうなので，無期限に薬物治療を続ける
B. 現在の薬物を症状が安定した後も 6～9 カ月続ける
C. 進行具合や症状をみている精神療法医との関係が確立されれば，薬物は安全に中止できる
D. 症状はよくコントロールされているので，いま安全に薬物を中止できる
E. 以前に効果があったので，12 カ月間の治療を完了させるため fluoxetine に切り替える

XI-74. アルコールの腸からの吸収がより早いのはどれか。

A. 炭酸飲料と一緒の摂取
B. アルコール濃度 20％以上

C. 高糖質食と一緒の摂取
D. 高脂肪食と一緒の摂取
E. 高蛋白食と一緒の摂取

XI-75. アルコールの影響を最も受ける脳内神経伝達物質はどれか。
A. ドパミン活性減少
B. セロトニン活性減少
C. GABA 活性増加
D. ムスカリン性アセチルコリン受容体刺激
E. NMDA 興奮性グルタミン酸受容体刺激

XI-76. 飲酒歴のない人において，致死的な血中エタノール濃度(g/dL)はどれか。
A. 0.02
B. 0.08
C. 0.28
D. 0.40
E. 0.60

XI-77. アルコール依存症の疫学および遺伝学に関する説明で正しくないのはどれか。
A. アルコール乱用者の約 10％はアルコール依存症になってしまう
B. アルコール乱用のリスクの約 60％は遺伝要因である
C. 酒害者(alcoholics)の子どもは，アルコール乱用や依存症になる危険が 10 倍高い
D. アルデヒドデヒドロゲナーゼの遺伝子変異は飲酒によって急に顔が赤くなる変化をもたらすが，アルコール依存症になるリスクは軽減させる
E. 大部分の西欧諸国で，アルコール依存症になる生涯リスクは男性で 10～15％，女性で 5～8％である

XI-78. アルコール依存症の 42 歳の男性。急性膵炎のために入院。入院時，腹部 CT では膵臓に壊死や出血はなく，浮腫がみられている。グルコース，総合ビタミン剤，チアミン 50 mg/日を点滴し，疼痛管理と腸管を休ませている。毎日 12 オンスのビールを 24 杯飲んでいる。入院 48 時間後，発熱し，看護スタッフに対して暴力的になったため，あなたは呼びだされた。バイタルサインは心拍数が 132/min，血圧が 184/96 mmHg，呼吸数は 32/min，体温 38.7℃で，酸素飽和度は室内気で 94％。彼は興奮し，汗をかき，部屋のなかを行ったり来たりしている。人にのみ注意が向く。非協力的な態度だが，神経学的に局所症状はない。振戦がある。この患者に対する管理において，つぎの段階はどれか。
A. 生理食塩液 1 L とチアミン 100 mg を急速投与する
B. diazepam 10～20 mg を静注し，続いて患者が興奮せず穏やかになるまで，必要に応じて 5～10 mg を急速投与する
C. 緊急頭部 CT をとる
D. 血液培養を 2 セットとり，imipenem 1 g を 8 時間ごとに静注する
E. 患者を 4 点で抑制し，haloperidol 5 mg を静注する

XI-79. 48 歳の女性。アルコール依存症から回復し，再発予防を希望して来院。高血圧クリーゼに伴う脳卒中の既往がある。つぎのうち考慮されるべき治療はどれか。
A. acamprosate
B. disulfiram
C. naltrexone
D. 上記 A と C
E. 上記のすべて

XI-80. 米国の青少年の間で，初期に乱用される違法薬物として最も多いのはどれか。
A. ベンゾジアゼピン系薬
B. ヘロイン
C. マリファナ
D. メタンフェタミン
E. 処方麻薬

XI-81. 32 歳の女性。左前腕の軟部組織膿瘍の治療とドレナージのため，入院中。1 日につき 100 ドル以上を薬物に費やすことも多く，静注ヘロインを常用していた。入院時，左前腕に 4×2 cm 大の波動性腫瘤を認め，頻拍と 39.3℃の発熱を伴っている。膿瘍は排出し，創部は閉鎖され，clindamycin 静注治療が開始された。入院して 10 時間後，患者の状態変化のため，ベッドサイドに呼び出された。麻薬離脱症状が疑われる。つぎの症状のうち，診断と一致しないのはどれか。
A. 高体温
B. 低血圧
C. 立毛
D. 発汗
E. 嘔吐

XI-82. 24 歳の男性。アルコールと一緒に oxycodone 徐放性製剤を意図的に過剰摂取したため，2 時間後に救急医療サービス(EMS)によって救急外来へ搬送。現場到着時，救急救命士は空になった徐放性 oxycodone 20 mg 錠剤の容器を発見した。錠剤を何個服用したかは不明であったが，処方箋には 60 錠との記載があった。患者は刺激に対し反応がなく，呼吸数は 4/min，血圧は 80/56 mmHg，脈拍数は 65/min，酸素飽和度は室内気で 86％であった。その場で気管挿管され，naloxone 2 mg を筋注。現在のところ，気管挿管されてはいるが無反応で，呼吸器設定を上回る自発呼吸はみられない。血圧は 82/50 mmHg，脈拍数

は 70/min。この患者の現在の評価や治療として最も適切なのはどれか。

A. 活性炭を投与する
B. 生理食塩液 1 L の急速静注を行い，適切な血圧を維持するために繰り返し 500〜1,000 mL の急速静注投与を行う
C. 0.4 mg/h の速度で naloxone を連続注入する
D. 尿薬物スクリーニング，acetaminophen 濃度，血中アルコール濃度測定を行う
E. 上記のすべて

XI-83. マリファナ使用の慢性的な影響に関して正しいのはどれか。

A. マリファナの慢性使用は，テストステロン濃度の低値と関連づけられる
B. マリファナの慢性使用は，無気力症候群のおもな原因である
C. マリファナの使用は統合失調症の既往歴のある患者における精神病症状のリスク増加と関連する
D. マリファナの慢性的使用者において，身体的あるいは精神的耐性は生じない
E. マリファナ使用の中止に関連した離脱症候群はない

XI-84. つぎの悪性腫瘍で喫煙と関係しないのはどれか。

A. 急性骨髄性白血病
B. 膀胱癌
C. 頸部癌
D. 膵臓癌
E. 閉経後乳癌

XI-85. 42 歳の女性。禁煙に関してアドバイスを求めている。15 歳で喫煙を開始。平均して 1 日 1.5 箱のタバコを吸っており，現在は 1 箱である。28 歳で妊娠したときに，8 カ月間禁煙に成功したことがある。しかし，出産後すぐに喫煙を再開。既往歴にうつ病があるが，現在内服薬はない。現在喫煙の理由となっているうつ病の症状で入院。この患者に対して，どの治療をすすめるか。

A. bupropion 150 mg 1 日 2 回投与
B. bupropion 150 mg 1 日 2 回とニコチン補充療法の組み合わせ
C. 禁煙を約束した日にだけのカウンセリング
D. varenicline 1 mg 1 日 2 回投与
E. varenicline 1 mg 1 日 2 回とニコチン補充療法の組み合わせ

XI-86. 喫煙者が禁煙できなかった場合の死亡率はいくつか。

A. 2％
B. 10％
C. 25％
D. 40％
E. 70％

XI-87. 禁煙について患者に助言中。彼女は 20 年以上タバコを吸っており，身体に悪いため，禁煙したいと思っている。小さな一歩を踏みだそうと，低タール・低ニコチンタバコに変更。軽いタバコに変える利点について，TRUE の声明はつぎのうちどれか。

A. 軽いタバコを吸っていると，喫煙と薬物の相互作用がほとんどみられない
B. 軽いタバコに変えたとしても，ニコチンとタールの吸入量は変わらない人が多い
C. 軽いタバコの喫煙者は，深く吸い込まず，1 日の喫煙量も少ない傾向にある
D. 軽いタバコは心血管への悪影響を減少させる
E. 常習的な喫煙者にとって，軽いタバコは禁煙に変わる代替手段として合理的である

ANSWERS

XI-1. **正解は D** 第 366 章(vol.2 p.*2794*〜)

イオンチャネルの機能異常によって疾患が生じるものを，チャネル病といい，この概念を用いることによってさまざまな神経疾患の発症機序が明らかにされてきた。多くの場合，イオンチャネルに関連した遺伝子変異や，自己免疫学的機序によるイオンチャネル蛋白の変化が原因となる。良性家族性新生児痙攣や，熱性痙攣を伴う全般てんかんを含む一部のてんかんはナトリウムあるいはカリウムチャネルの遺伝子異常で，家族性片麻痺性片頭痛はナトリウムあるいはカルシウムチャネルの遺伝子異常で生じる。脊髄小脳失調症をはじめとする運動失調症はカリウムまたはカルシウムチャネルの，Lambert-Eaton 筋無力症症候群はカルシウムチャネル機能の自己免疫学的機序により障害される例である。なお，Parkinson 病は神経伝達系が介在する疾患の古典的な例である。

XI-2. **正解は C** 第 366 章(vol.2 p.*2794*〜)

シナプスにおける神経伝達は，神経系が機能する際に中心となる作用である。したがって，シナプス前合成，シナプス小胞の形成，シナプスからの放出，後シナプス細胞における受容体との結合というどの段階が障害されても，疾患の発症につながる。神経伝達物質はそれぞれ特定の受容体に電気的または化学的に結合する。その作用時間は前者では 1 ミリ秒未満と短く，後者ではそれよりもやや長い。アセチルコリン受容体に対する抗体は重症筋無力症の，運動ニューロンカルシウムチャネルに対する抗体は Lambert-Eaton 筋無力症症候群の原因となる。Parkinson 病の原因は，ドパミン伝達経路である黒質-線条体で選択的に生じる細胞死である。全身硬直症候群は，グルタミン酸デカルボキシラーゼに対する抗体に関連する GABA の生合成に関する経路，体位性頻脈症候群(POTS)はノルアドレナリン輸送体に生じる変異が原因である。セロトニンの神経伝達機能障害では気分障害をきたしたり，片頭痛や体性痛の疼痛伝達経路に影響を与えたりする。

XI-3，XI-4. **正解はそれぞれ D，D** 第 367 章(vol.2 p.*2802*〜)

神経学的診察を完全に修得することは，すべての内科医に求められる技能である。神経学的所見を注意深く収集することは，病変部位を明らかにするとともに，今後の検査方針などを確立するためにも非常に重要である。神経学的診察の構成要素には，精神状態，脳神経，運動系，感覚系，歩行，協調運動などがある。運動系の所見はさらに，外観，筋緊張，筋力，反射などに細分化される。回内筋徴候は上肢の筋力低下の存在を検出するために非常に有用な所見である。患者に両腕を水平とし，完全に伸展した状態で閉眼して立位を保つように指示する。肘関節や手指が屈曲したり前腕が回内した場合，陽性とみなされる。その他，個々の筋あるいは筋群に最大の力を入れてもらうものも含まれる。抵抗にどれだけ打ち勝てるかによって，0(筋収縮なし)〜5(正常)のグレードで評価するのが一般的である。より実際的には，完全麻痺(paralysis)，強い脱力(severe weakness)，中等度の脱力(moderate weakness)，弱い脱力(mild weakness)，正常筋力(full strength)のように表記されることがある。

Babinski 徴候は上位運動ニューロン障害を示唆するもので，足底をこする刺激によって第 1 足趾が正常とは逆に反り返り，他趾の伸展や開扇徴候を伴う。反復拮抗運動不能とは素早い反復動作が困難になる状態をいい，小脳疾患などで生じる。Lhermitte 徴候は頸部屈曲を伴った四肢に生じる電撃様の疼痛で，頸椎症や多発性硬化症など，脊髄のさまざまな病態で認められる。Romberg 徴候は両足をそろえて立ち，上肢を両脇に下ろした状態で検査される。閉眼したとき，動揺したり立位姿勢の保持が困難となる場合が陽性で，固有感覚の障害が示唆される所見である。

XI-5. **正解は C** 第 367 章(vol.2 p.*2802*〜)

この患者は，頸髄に転移性病変が存在すると考えられる。症状は両側性だが脳神経は損なわれていないため，病巣は脳幹や大脳よりも下にあることがわかる。また，括約筋の緊張低下，Babinski 徴候陽性であることから，上位および下位運動ニューロン徴候をともに生じており，病巣は脊髄レベルにあるといえる。さらに筋力低下が上肢にも下肢にもみられることから，下部頸髄または上部胸髄に絞られる。神経筋接合部疾患の場合も脱力は両側にみられ，顔面も含まれることがあるが，感覚は正常である。

XI-6. **正解は C** 第 368 章（vol.2 p.*2808*〜）
くも膜下出血は，見過ごされると短時間のうちに致命的な転帰をたどることのある疾患であるため，機を逸しない適切な検査が求められる。初期診断で最も有効なのは頭部単純 CT である。コンピュータ断層撮影（CT）では，くも膜下腔の血液は周囲脳組織に比べて白色に描出される。頭部 CT はくも膜下出血の発症直後に実施した場合，診断に対して最も感度が高い検査であるが，数時間経過すると感度が落ちる。その他，脳組織の圧排効果，中心線の偏位，根底にある出血の重症度の推移について評価する際などに有用である。臨床徴候からはくも膜下出血が強く疑われながらも CT では明らかな異常がみつからない場合は，腰椎穿刺の実施を検討する。くも膜下出血の場合の脳脊髄液は，著しく増加した赤血球のために混濁する。小規模なくも膜下出血の場合，発症から 12 時間を超えて腰椎穿刺を行うと，髄液中の赤血球は分解されて，キサントクロミーと呼ばれる黄色調またはピンク色が分光高度計でみられるようになる。頭部造影 CT は，造影剤の効果によって脳組織とくも膜下腔の血液との対比が不鮮明となるため，通常はまれである。ただし，造影剤を用いた CT 血管撮影は出血源となった動脈瘤を同定するために有効な場合がある。古典的な血管撮影は，頭蓋内血管構造の解剖学的な描出を最も直接的に行うことができる方法であり，現在では出血源へのコイル挿入などの侵襲的治療を併せて行うことも多くなっている。経頭蓋 Doppler 超音波は脳血管内における血流速度を測定する方法である。くも膜下出血後に血管攣縮を生じると，虚血のため脳組織の損傷を増大させるが，この血管攣縮の状態を評価する目的などで行われる。

XI-7. **正解は E** 第 368 章（vol.2 p.*2808*〜）
MRI は生体組織内の水素原子核（プロトン），静磁場，身体の検査部位の近傍に設置したコイルから発生する高周波（Rf）という 3 つの相互作用から作り出される。ラジオ波パルスは一過性に身体の水素原子を励起し，続いて平衡エネルギー状態を回復するが，このプロセスは緩和として知られている。緩和の間，プロトンはエコーを作り出すラジオ波エネルギーを放出し，Fourier 変換によって MRI を作成するための情報に変換される。T1 と T2 という 2 つの緩和速度は画像の信号強度に影響を与える。T1 緩和時間は，63％のプロトンが定常状態に戻るまでの時間をミリ秒単位で表したものである。T2 緩和時間は，隣接する 63％のプロトン間の相互作用により位相がずれるまでの時間である。信号強度は，ラジオ波を照射する間隔（TR）とラジオ波パルスを照射してから信号を受け取るまでの時間（TE）にも影響される。T1 強調（T1W）画像は TR と TE の両方を比較的短くすることで作成され，T2 強調（T2W）画像は TR と TE を長くする必要がある。脂肪と亜急性出血がみられる場合，TR と TE は比較的短くなるため，T1 強調画像では明るくなる。髄液や浮腫のような水分を多く含む組織は，逆に T1 と T2 緩和時間は長いため，その結果，T2 強調画像では高信号となる。T2 強調画像では脱髄，梗塞，慢性期出血も鋭敏に検出する。

液体抑制反転回復法（FLAIR）は，髄液の信号を抑制した MRI T2 強調画像の一型である。このため，FLAIR 画像は標準的なスピンエコー画像より，水分を含む病巣や浮腫をより鋭敏に検出する。

MR 血管撮影（MRA）はさまざまな血管構造を評価するのに有用であるが，脳実質の情報の細部までは得られない。

XI-8. **正解は E** 第 369 章（vol.2 p.*2817*〜）
MRI は急性腎不全を引き起こさないため，腎機能障害を有する患者にとっても長年適した検査法であったが，ガドリニウム投与については最近，まれな疾患であるが腎性全身性線維症(NSF)との関連が指摘されている。この疾患は皮膚，骨格筋，骨，肺，胸膜，心膜，心筋など，全身の広範な組織に及ぶ線維症という新たな概念として理解されている。組織学的には，肥厚したコラーゲン線維の束が，線維細胞や弾性線維の増殖とともに真皮の深部に認められる。腎性全身性線維症については，腎移植時には改善がみられることもあるが，治療法がみつかっていない。最近，ガドリニウムを含む造影剤投与との関連が指摘されており，発症は造影剤投与後5～75日とされている。ガドリニウム投与によって，糸球体濾過率30 mL/min未満の患者のうち約4％で腎性全身性線維症が起こるため，重篤な腎障害患者では絶対的な禁忌である。

偽性低カルシウム血症は腎障害患者へのガドリニウム投与で生じることがあるが，これは血清カルシウム値の測定時に通常用いられる色度計に造影剤が与える影響によるもので，実際に患者に低カルシウム血症が生じるのではない。したがって，血清カルシウム値が著しく低下することがあっても，カルシウムイオンを測定すれば正常値を示すはずである。

他にあげられる合併症は，CTで用いられるヨード系造影剤投与の場合と同様である。アレルギー反応以外で最も多いのは，腎機能の悪化または急性腎不全である。このリスクは適正かつ十分な補液で最小限に抑えることができる。乳酸アシドーシスは，まれではあるが，metformin内服中の糖尿病患者にヨード系造影剤を投与した場合の重篤な副作用としてみられることがある。通常は造影CT実施前後の各48時間，metformin服用を中断して予防をはかる。乳酸アシドーシスは，腎機能不全と，それに伴って乳酸が上昇することにより生じる。また，非常にまれであるが，ヨード系造影剤の投与が原因でそれまでマスクされていた甲状腺機能亢進症が顕在化することが知られている。

XI-9. **正解は D** e45章

診断がほとんどつかないとき，昏睡状態の患者に脳波を施行すると，臨床的に有用な情報が得られることが多い。精神状態の変容や感情鈍麻がみられる患者では，根底にある原因がどのようなものであれ，意識が低下するにつれて脳波は緩徐となる。さまざまな代謝性脳症では徐波化がみられることが多く，3相波が認められることもある。この脳波所見から原因となった代謝障害を特定することはできないが，大脳全般にわたる機能障害を意味することから，脳症を起こす他の原因を除外するのに役立つ。昏睡の程度が深くなるほど脳波の反応性も乏しくなり，相対的に活動が少ない期間と複数の周波数が混在した活動が混在した活動が群発する期間とが交互に出現するパターン，バーストサプレッションがみられることがある。閉じ込め症候群は昏睡と混同される場合があるが，通常は脳波が正常であることから臨床上区別することができる。てんかん様活動は，棘波，鋭波を含む異常放電が特徴的で，非痙攣性の発作で意識レベルが低下している患者の診断や治療に役立つ。単純ヘルペス(HSV)脳炎の脳波所見は，焦点性(側頭葉病変であることが多い)あるいは一側性の周期的な徐波複合が特徴的である。周期性一側性てんかん性放電(PLED)は，血腫や急速に増大する腫瘍など急性の大脳半球の病変で共通して認められる。

XI-10. **正解は B** 第369章(vol.2 p.*2817*～)

International League against Epilepsy (ILAE)の分類・用語委員会(2005～09)は，てんかん発作の分類を改訂した。新たな分類は発作の臨床像と脳波所見にもとづいている。発作はまず，焦点発作と全般発作に分類される。焦点発作は神経回路の限局した領域，あるいはより広範な領域が障害されることによって生じるが，いずれも一側の大脳半球を超えることはなく，多くは占拠性病変が原因となる。全般発作は脳のある部位で生じた後，急速に両側大脳半球のニューロンのネットワーク内に伝播して生じるものである。焦点発作は，発作中に周囲との意思疎通が保たれるか否かによって，意識障害を伴うもの，意識障害を伴わないものにさらに細かく分類される。「単純部分発作」，「複雑部分発作」という用語は使用しないこととなった。定型欠神発作は，身体姿勢を保持したまま，突然に短時間生じる意識喪失が特徴的である。通常は数秒の発作であり，回復も意識消失時と同様に速やかで，発作後の混乱もない。ミオクローヌスは突然生じる瞬間的な筋の収縮であり，身体の一部のみに起こる場合もあれば，全身に及ぶ場合もある。代謝性疾患，中枢神経系の変性疾患，無酸素脳症などで生じる。ミオクロニー発作は，これらのさまざまな原因で生じるミオクローヌスとの区別が難しいが，大脳皮質の機能的変化による真にてんかん性のものであるとみなされている。

XI-11. **正解は A** 第 369 章(vol.2 p.*2817*〜)
内側側頭葉てんかんは，意識障害を伴わない焦点発作の中で最も多いものである。発作時には言語や視覚による指示に反応できなくなり，複雑な自動症や姿勢異常を伴うことが珍しくない。前兆を通常は伴い，発作後には記憶障害や見当識障害が認められる。患者にはしばしば，熱性痙攣の既往や，てんかんの家族歴がある。MRI 上では海馬硬化症，側頭葉の萎縮，側頭角の拡大が認められる。内側側頭葉てんかんは，抗てんかん薬による治療には抵抗性を示すが，手術による治療効果が大きく期待できるため，見逃してはいけない疾患である。甲状腺機能低下症，単純ヘルペス感染症，糖尿病，結節性硬化症は，内側側頭葉てんかんとの関連はない。

XI-12. **正解は E** 第 369 章(vol.2 p.*2817*〜)
意識障害を伴わない焦点発作では，明確な意識障害なしに運動，感覚，自律神経または精神症状がみられることがある。異常運動が限局された部位にはじまり，徐々に広範囲に進行していく状態を，Jackson 発作という。この患者の状態は Todd 麻痺と呼ばれるもので，回復には数分から何時間も要することがある。髄膜炎はときとして若年患者の痙攣発作の原因となるが，てんかんの既往が知られている患者に生じた発作の原因として第 1 に考えられるものではない。この患者の症状が何時間以上も持続する場合には，手の脱力を生じる他の疾患について精査するため，画像診断を実施するべきである。筋力の明らかな障害は本来，精神疾患とは一致しない。MRA や脳血管撮影は，脳血管障害の評価には有用だが，この患者にはくも膜下出血や血管炎を起こしていると示唆される状態は認められない。

XI-13. **正解は C** 第 369 章(vol.2 p.*2817*〜)
項部硬直と白血球数の増加から，この患者の病態は髄膜炎である可能性が高いので，除外診断のため腰椎穿刺を行うべきである。つぎに発作の原因として，急性コカイン中毒が考えられる。図 XI-13 に，成人の発作の診断・治療についての手順を示す。MRI は，代謝や毒物についてのスクリーニングが陰性であった場合に考慮すべきである。物質乱用についてのカウンセリングは，発作後混乱の状態では現実的でない。また，静注による抗てんかん薬の急速投与は，現時点では発作を起こしておらず，過去にも既往がなく，基礎にある代謝異常について治療が行われていない時点では時期尚早である。

XI-14. **正解は B** 第 369 章(vol.2 p.*2817*〜)
てんかんに対する最適な投薬治療は，てんかんの原因，発作のタイプ，患者の特質によって異なる。めざすべきは痙攣発作の抑制であり，治療による副作用を最小限にとどめることである。抗てんかん薬の有効最少投与量のみきわめは，現実的には試行錯誤によるところが大きい。薬物の選択では，相互作用に注意する。三環系抗うつ薬など，発作の閾値を下げ，誘発因子となる薬物も存在する。投薬治療に良好な反応を示し発作が完全に抑制された患者では，最終的に投薬を中止できる可能性が高く，小児では約 70％，成人では約 60％でみられる。1〜5 年間痙攣発作がコントロールされ，神経学的所見も脳波も正常で，てんかんの発作型が単一であることが必要である。一方で約 20％の患者は投薬治療に抵抗性を示し，外科的手術が考慮される。内側側頭葉てんかんがその代表的な例で，側頭葉切除によって約 70％の患者で発作が消失し，15〜25％で発作頻度の明らかな減少が認められる。てんかん患者には深刻な一面もある。うつ病や不安，行動上の問題など，心理・社会的後遺症が残る場合もある。てんかん患者の約 20％はうつ病を有しており，年齢調整自殺率が高い。てんかん患者はまた，運転，特定の職業への就労，社会的境遇について影響を受ける。さらにてんかん患者の年齢調整死亡率は通常の 2〜3 倍にのぼる。死亡率増加のほとんどが背景となる

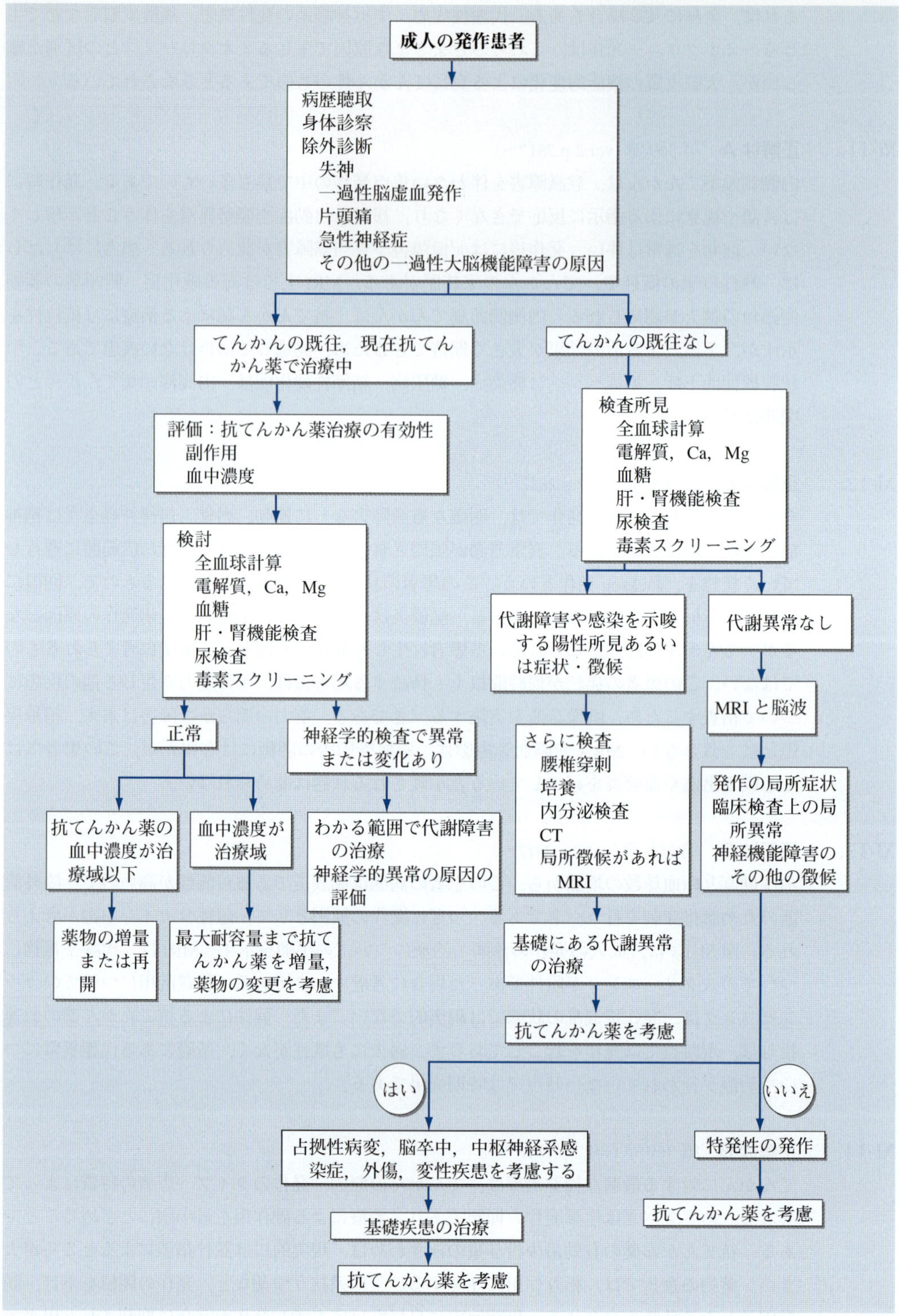

図 XI-13　発作を起こした成人患者の評価

てんかんの病因によって説明がつくが，てんかん関連死には事故死，てんかん重積状態，てんかんによる突然死(SUDEP)など相当数あり，最近のメタ分析では，難治性てんかん患者への適切な投薬治療がてんかんによる突然死の頻度を減少させることが示唆されている(*Lancet Neurol* 2011; 10:961)。

XI-15.　**正解は D**　第 369 章(vol.2 p.*2817*〜)

青年期や早期成人期では特発性や遺伝性のてんかんは一般的にはみられず，後天的に生じた中枢神経系（CNS）病変が原因で起こる痙攣が一般的である。若年成人で最も一般的な原因は頭部外傷，中枢神経系の感染症や，脳腫瘍，先天性の中枢神経系病変，違法な薬物使用，またはアルコール離脱である。発熱は 12 歳以上の患者では原因となることはまれである。アミロイド血管症と尿毒症は，高齢者でより一般的にみられる。

XI-16. **正解は A** 第 369 章（vol.2 p.*2817*～）

てんかん重積状態とは，持続する痙攣または痙攣が繰り返し起こり，発作間欠期に意識障害のみられる状態である。本症例の痙攣発作の持続時間は，古くから 15～30 分間と定義されているてんかん重積状態に十分に合致する。全般性痙攣性てんかん重積状態発作は，典型的には 5 分以上持続する。全般性痙攣性てんかん重積状態では，痙攣が持続した結果，循環・呼吸器系の機能障害や高体温，代謝異常が起こり，不可逆性の神経細胞の損傷をきたす可能性があるため，緊急性があり，すぐに治療する必要がある。さらに，神経筋接合部遮断薬によって患者が麻痺し，みかけ上の発作が止まったとしても，脳波上の発作状態は続いているので，中枢神経系の障害が起こりうる。全般性痙攣性てんかん重積状態が起こる最も一般的な原因は，抗痙攣薬の離脱，服薬遵守が低いこと，代謝障害，薬物中毒，中枢神経系の感染症や腫瘍，難治性てんかん，頭部外傷である。全般性痙攣性てんかん重積状態は患者が明らかに痙攣しているときには容易にみつけられるが，30～45 分間の連続性痙攣後は，その徴候はごくわずかとなり，わかりにくくなる。指だけに軽度の間代性の動きをみせることもあるし，眼にわずかな急速性の動きをみせることもある。頻拍，高血圧，瞳孔散大が突発性に起こることもある。このような症例では，脳波検査が診断を確定するうえで唯一の方法となる。したがって，患者の発作が明らかに止まっていても，まだ昏睡状態であるなら，てんかん重積状態が継続していることを除外するために脳波検査を行うべきである。全般性痙攣性てんかん重積状態患者への対応としての最初の一歩は，急性の循環呼吸器障害や高温の有無の確認，最低限の神経学的診察，静脈ラインの確保，代謝異常判定のための採血検査を行うことである。その後，抗痙攣薬治療を遅滞なく開始する。治療のアプローチを図 XI-16 に示す。carbamazepine は部分発作の第 1 選択薬である。

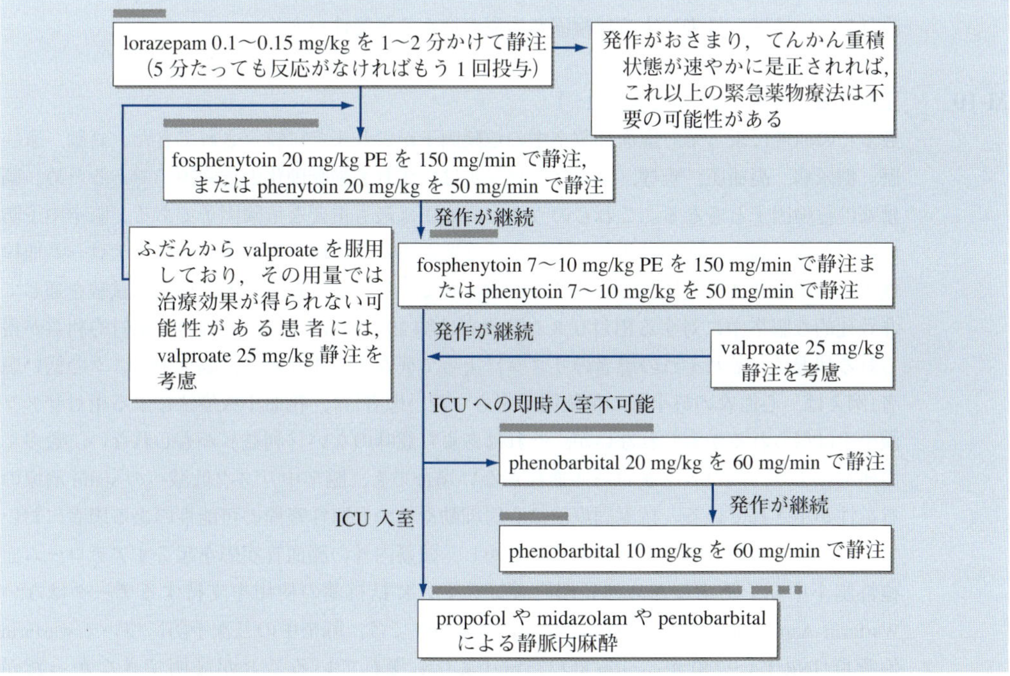

図 XI-16 成人での全般性強直性間代性てんかん重積状態の薬物治療。太線の長さは薬物注入の適切な持続時間を示す。PE：phenytoin 当量

XI-17. **正解は A** 第 370 章(vol.2 p.2832〜)

心原性塞栓は虚血性脳卒中全体のうち 20%以上を占める。心疾患による脳卒中は心房や心室壁，左心弁上に血栓が形成されることによって起こる。血栓がすぐに溶解すれば，一過性脳虚血発作が生じるのみである。一方，動脈閉塞の状態が長く続くと，脳組織は死滅して脳卒中が起こる。心臓からの塞栓物は中大脳動脈(MCA)，後大脳動脈(PCA)またはそれらの枝の 1 つに詰まることが多い。心房細動は脳塞栓症全体のうち，最もよくみられる原因である。心原性塞栓性の重要な原因としては他に，心筋梗塞，人工弁，リウマチ性心疾患や拡張型心筋症がある。さらに，心房中隔欠損や卵円孔開存がある場合には奇異性塞栓が起こる。これはバブルコントラスト心エコー検査によって検出される。疣贅が左心系にみられたり，奇異性塞栓の供給源がある場合，細菌性心内膜炎が敗血症性塞栓症の原因となる。

XI-18. **正解は D** 第 370 章(vol.2 p.2832〜)

非リウマチ性の心房細動は，脳塞栓症全体のうち最もよくみられる原因である。推定される脳卒中のメカニズムは心房内や左心耳での血栓形成である。脳卒中のリスクは毎年平均 5%程度である。ただし，そのリスクは年齢，高血圧，左室機能，塞栓症の既往，糖尿病，甲状腺機能などの要因によって異なる。脳卒中のリスクは $CHADS_2$ スコア(表 XI-18 参照)を計算することで評価できる。構造的心疾患のない 60 歳未満の患者や危険因子が 1 つもない 60 歳未満の患者では，心原性塞栓のリスクは毎年 0.5%以下と非常に低い。したがって，これらの患者では脳卒中予防のために毎日 aspirin を服用することが推奨されている。多数の危険因子をもつ高齢患者では脳卒中リスクは毎年 10〜15%であるため，ビタミン K 拮抗薬を無期限に内服しなければならない。電気的除細動(カルディオバージョン)は，洞調律への回復をはじめて希望する有症状の患者に適応がある。ただし，電気的除細動成功後も数週間から数カ月間は脳卒中のリスクが高まるため，これらの患者では長期間にわたって抗凝固療法を続けなければならないことがいくつかの研究で示されている。電気的除細動に反応しなかったり，カテーテルアブレーションを希望しない患者では脈拍コントロールや抗凝固薬治療を行うことで，電気的除細動を選択した患者と同等の死亡率や罹病率となる。低分子ヘパリン(LMWH)はビタミン K 拮抗薬治療への橋渡しとして使用され，ある特定の患者に限定して投与していけば，外来による抗凝固薬治療が増える可能性がある。

XI-19. **正解は E** 第 370 章(vol.2 p.2832〜)

数多くの研究によって，虚血性脳卒中の危険因子がこれまでに特定されてきた。高齢，家族歴，糖尿病，高血圧，喫煙，コレステロールはいずれも動脈硬化の危険因子であるため，脳梗塞の危険因子ともなる。これらのうち，高血圧は最も重要な危険因子である。脳卒中予防の観点から，高血圧症例はすべて管理する必要がある。抗血小板療法は血管アテローム血栓性イベントのリスクを低減できることが示されている。ほとんどの大規模臨床試験を通じて，非致死的な脳卒中に対する相対リスク減少率は約 25〜30%である。「真の」絶対的利益が得られる状況は，それぞれの患者のリスクによって異なる。すなわち，脳卒中リスクの低い患者(例えば，心血管の最小限の危険因子をもつ若い患者)は，抗血小板療法による相対リスク減少率は得られるかもしれないが，それはあまり意味のない「利益」かもしれない。数多くの研究により，高コレステロール血症がない場合でも，脳卒中リスク低減への statin 治療の有益性が示されている。抗凝固療法は心房細動や他の心原性塞栓の可能性のある患者において，脳卒中予防の治療選択肢である。しかし，頭蓋内外の脳血管疾患を起こすアテローム血栓性脳卒中を予防するための長期的なビタミン K 拮抗薬の使用を支持するデータはない。Warfarin-Aspirin Reinfarction Stroke Study (WARSS)では，脳卒中の二次予防について warfarin 治療群(INR 1.4〜2.8)が aspirin 群(325 mg)よりも優れていることが証明できなかったが，warfarin 群のほうが若干出血率が高いという結果がでている。最近の欧州での研究でも，この結果を裏づけるものとなっている。症候性頭蓋内動脈硬化患者に対する warfarin と aspirin (INR 2〜3)とを比較した Warfarin-Aspirin Symptomatic Intracranial Disease (WASID)研究では，aspirin を上回る warfarin の有効性は示されなかったばかりか，出血合併症の発生率が高まる

表 XI-18 さまざまな循環器系の病態に対して推奨されている抗凝固薬

病態	推奨
非弁膜性心房細動	CHADS$_2$[a] スコアを計算
CHADS$_2$ スコア 0	aspirin[b] または抗血栓薬なし
CHADS$_2$ スコア 1	aspirin またはビタミン K 拮抗薬
CHADS$_2$ スコア＞1	ビタミン K 拮抗薬
リウマチ性僧帽弁疾患	
心房細動を伴う過去の塞栓症既往または左心耳血栓あり，左房径＞55 mm	ビタミン K 拮抗薬
INR 2〜3 にもかかわらず塞栓症または左心耳血栓あり	ビタミン K 拮抗薬と aspirin の併用
僧帽弁逸脱症	
無症候性	無治療
他の特発性脳梗塞や一過性脳虚血発作	aspirin
心房細動	ビタミン K 拮抗薬
僧帽弁輪石灰化	
心房細動のない全身塞栓症，他の特発性脳梗塞，一過性脳虚血発作	aspirin
aspirin 投与での再発性塞栓症	ビタミン K 拮抗薬
心房細動合併	ビタミン K 拮抗薬
大動脈弁石灰化	
無症候性	治療なし
他の特発性脳梗塞や一過性脳虚血発作	aspirin
大動脈弓の可動性アテローム病変	
他の特発性脳梗塞や一過性脳虚血発作	aspirin またはビタミン K 拮抗薬
卵円孔開存	
他の特発性脳梗塞や一過性脳虚血発作	aspirin
ビタミン K 拮抗薬の適応のある病態（深部静脈血栓症または過粘稠度症候群）	ビタミン K 拮抗薬
人工置換弁	
大動脈弁，二尖弁，Medtronic-Hall 傾斜ディスク弁（左房径は正常かつ正常洞調律）	ビタミン K 拮抗薬 INR 2.5（2〜3）
僧帽弁（傾斜ディスク弁），二葉弁	ビタミン K 拮抗薬 INR 3.0（2.5〜3.5）
僧帽弁，大動脈弁，前壁-心尖部の心筋梗塞，または左房拡大	ビタミン K 拮抗薬 INR 3.0（2.5〜3.5）
僧帽弁，大動脈弁（心房細動，凝固亢進状態，心拍出量低下，またはアテローム血栓性病変の存在）	aspirin とビタミン K 拮抗薬 INR 3.0（2.5〜3.5）
INR が至適範囲にもかかわらず生じた全身性塞栓症	aspirin を加えるか，INR を延長させる INR 2.5 なら 3.0 へ（2.5〜3.5），3.0 なら 3.5 へ（3〜4）
生体弁	
ビタミン K 拮抗薬治療の適応なし	aspirin
感染性心内膜炎	抗血栓薬は避ける
非細菌性血栓性心内膜炎	
全身性塞栓症	未分画ヘパリンの最大量投与，または低容量ヘパリンの皮下投与

[a] CHADS$_2$ スコアは以下のように計算する：75 歳以上（1 点），高血圧（1 点），うっ血性心不全（1 点），糖尿病（1 点），脳梗塞または一過性脳虚血発作の既往（2 点）の合計点を算出。
[b] aspirin 投与は 50〜325 mg/日，ビタミン K 拮抗薬投与時の至適 INR は特に他の要因がなければ 2.5。
INR：国際標準化比
出典：DE Singer et al: Chest 133:546S, 2008, DN Salem et al: Chest 133:593S, 2008 より改変

ことが示された。

XI-20. **正解は C** 第 370 章（vol.2 p.*2832*〜）

脳卒中の診断がついたら，その原因が虚血によるものか出血によるものかを決定する必要がある（図 XI-20）。出血と虚血とを区別する明確な臨床徴候は存在しない。脳卒中が虚血性であれば，組換え型組織プラスミノーゲン活性化因子（r-tPA）投与や血管内機械的血栓切除術

が，脳循環再開に有効な可能性がある。つぎに合併症のリスクを減らす内科的管理が大切であり，さらに二次予防の計画が重要になってくる。虚血性脳卒中(脳梗塞)に対しては，すべての患者で続発する脳卒中のリスクを減少させる方法もいくつかあるが，心原性脳塞栓や頸動脈動脈硬化など特殊な脳卒中の原因をもつ患者では別の治療法が効果的である。出血性脳卒中についていえば，動脈瘤性くも膜下出血と高血圧性頭蓋内出血は2つの重要な原因である。National Institute of Neurological Disorders and Stroke (NINDS) r-tPA Stroke Studyは，急性脳卒中患者のうち限られた症例で明らかな有効性があることを示した。NINDS研究では，発症から3時間以内の虚血性脳卒中患者に対して，プラセボ投与群と経静脈的r-tPA投与群(0.9 mg/kg，最大90 mg，全量の10%をまず急速静注し，残りを60分かけて投与)とを比較している。用量や投与開始時間を変更したその後の研究では，有効性を裏づける結果は得られなかった［訳注：本邦ではJapan Alteplase Clinical Trial (J-ACT)にて，r-tPAの用量を0.6 mg/kg，最大60 mgに設定して，有意な予後改善が示されている］。欧州ではr-tPAの治療開始時間が見直され，発症後3〜4.5時間以内での承認を得ているが，米国およびカナダでは0〜3時間以内しか認められていない。経静脈的r-tPAの使用は，虚血性脳卒中の臨床転機を改善させ，費用効果がよいため，一次脳卒中センターでは初期治療薬として考えられている。虚血に陥った脳の側副血行路を介した血流は血圧により変動するため，血圧をすぐに降下させるか否かについては議論がある。悪性高血圧がある場合や心筋虚血を併発している場合，血圧が185/110 mmHgを超えており血栓溶解療法が予想される場合などは，血圧を下げるべきである。心筋と脳の働きに拮抗する状況に遭遇したら，β_1遮断薬(esmololなど)を用いて心拍を下げることが心仕事量を下げ，血圧を維持するための第1段階の治療になる。近年，血管内機械的血栓切除術は，血栓溶解療法の適応とならない患者または禁忌となる患者，また経静脈的血栓溶解薬を使用しても血管の再開通がみられなかった患者の代替治療や併用治療として期待されている。急性期または慢性期に高い再開通率を示した研究もあり，脳血管内での使用についてFDAの認可がおりた器材もいくつかある。低体温療法は心停止患者に対する強力な神経保護療法であり，脳卒中動物モデルの神経保護作用は確認されているが，虚血性脳卒中患者における有効性は十分に研究されていない。

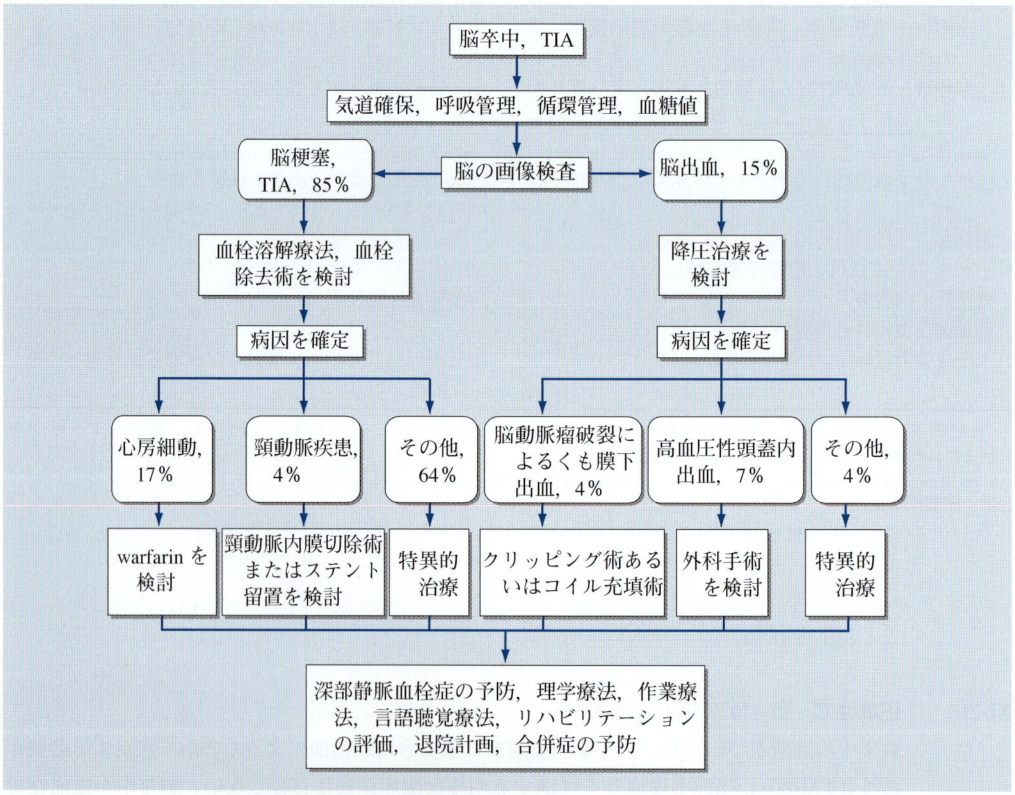

図 XI-20　脳卒中と一過性脳虚血発作(TIA)の治療アルゴリズム

XI-21. **正解は B** 第 371 章(vol.2 p.*2857*〜)

70 歳以上の人口のおよそ 10%が重大な記憶障害を発症し，その原因の半数以上が Alzheimer 病である。Alzheimer 病は成人後のあらゆる年代で発症しうるが，高齢者の認知症の原因として，最も多い。Alzheimer 病は多くは潜行性の記憶障害を発症し，その後数年かけて認知症が緩やかに進行する。病理学的には脳萎縮が側頭葉内側全体に分布し，また外側と内側頭頂葉，外側前頭皮質も侵される。顕微鏡的には過リン酸化 τ フィラメントからなる神経原線維変化，大脳皮質や軟髄膜の血管壁へのアミロイド集積が存在する。Alzheimer 病の認知機能の変化は特徴的なパターンをとる傾向がある。まず記憶障害からはじまり，言語や視空間の認知機能障害へと広がる。しかし，約 20%の患者では失名辞，構成能力の障害，道順を説明できないなどの記憶障害以外の症状が現れる。早期には記憶障害は気づかれにくく，良性健忘とみなされることもある。認知機能障害が徐々に日常生活に支障をきたすまでになり，金銭の管理，仕事の指示に従うこと，運転，買い物，家の掃除などが難しくなる。これらの困難をまったく認識しない患者もいるが(病態失認)，すぐに順応する患者もいる。社会性や日々の決まった行動，表面的な会話は驚くほどよく保たれている。言語も障害を受け，最初は呼称，つぎに理解，最後には流暢性が障害される。なかには失語症が早期の突出した症状として現れる患者もいる。通常の検査では呼称や流暢性に異常がみられなくても，喚語や婉曲表現が困難となることがある。視空間認知機能障害は着替えや食事，歩行さえ侵されるようになり，患者は簡単なパズルをといたり幾何図形を描き写したりすることができなくなる。簡単な計算や時計を読むことも困難になる。判断力や論理思考の喪失は避けられない。妄想はよくみられ，物を盗られる，不貞，あるいは誤認によるものなど，単純なものが一般的である。末期には，患者は硬直し，言葉を発することができず，失禁し，寝たきり生活となる。腱反射亢進やミオクローヌス反射が，体性刺激や聴覚刺激に反応して自発的に起こることもある。全身痙攣が起こる場合もある。低栄養，二次的感染症，肺塞栓，心疾患などが原因で死に至ることが多く，最も多い死因は誤嚥である。罹病期間は通常 8〜10 年であるが，経過は 1〜25 年と幅がある。理由はわかっていないが，機能低下をきたし続ける患者もいれば，比較的長い期間大きな悪化がみられず安定している患者もいる。

XI-22. **正解は D** 第 370 章(vol.2 p.*2832*〜)

現在のところ，Alzheimer 病の確固とした根治的治療は存在しない。コリンエステラーゼ阻害薬の donepezil，rivastigmine，galantamine や NMDA 受容体拮抗薬の memantine は Alzheimer 病の治療に対して FDA から認可されている。二重盲検プラセボ対照交差試験では，3 年経過時点までの認知機能検査におけるスコア減少率を減らし，患者の生活機能について介護者の評価得点を改善することが示されている。抗コリンエステラーゼ薬を服用した平均的な患者では Mini-Mental State Examination(MMSE)スコアが 1 年近く維持されたが，プラセボ群では同期間で 2〜3 点減少した。memantine はコリンエステラーゼ阻害薬と併用あるいは単独で使用され，中等度から重度の Alzheimer 病患者でみられる認知機能障害の悪化を遅らせて介護者負担を軽減する一方，軽症例での使用は認可されていない。これらの治療薬はいずれも Alzheimer 病に対してわずかな有効性しかない。女性のエストロゲン補充療法が神経保護的効果を示した研究もいくつかある。しかし，エストロゲン-プロゲステロン併用治療の前向き研究では，無症候であった女性の Alzheimer 病発症率が増加した。イチョウ葉エキス *Ginkgo biloba* のランダム化二重盲検プラセボ対照試験では，Alzheimer 病や血管性認知症患者における認知機能のわずかな改善が得られた。残念ながら，イチョウ葉エキスを用いた 6 年間の多施設予防総合試験では，治療群で認知症の進行抑制効果は認められなかった。実験段階では，アミロイド蛋白沈着を遅らせたり予防するため，化学的または免疫的戦略で研究が進んでいる。いくつかの後ろ向き研究では，認知症の進行に対する statin の有効性が示唆されている。軽度から中等度のうつは Alzheimer 病早期によくみられ，抗うつ薬やコリンエステラーゼ阻害薬に反応する場合もある。また新しい世代の抗精神病薬(risperidone, quetiapine，olanzapine)を低用量用いることで，神経精神症状に有効な場合もある。強力な抗コリン作用をもつ内服薬の使用は慎重に避けるべきで，処方薬または市販の睡眠薬(diphenhydramine など），尿失禁治療薬（oxybutynin など）が含まれる。

XI-23. **正解は D** 第 371 章（vol.2 p.2857〜）

選択肢はいずれも認知症の原因になったり，認知症と関連する疾患である。Binswanger 病は，経過の長い高血圧や動脈硬化症の患者によく起こる原因不明の疾患であり，皮質下白質の広範な障害と関連し，亜急性・潜行性の経過をとる。認知症の原因として最も頻度の高い Alzheimer 病もまた緩徐進行性であり，病理解剖でアミロイド斑や神経原線維変化が存在することによって確定される。Creutzfeldt-Jakob 病はプリオン病の 1 つであり，急速に進行する認知症とミオクローヌス，筋緊張亢進，特徴的な脳波（EEG）パターン，発症から 1〜2 年の経過で死に至るなどの特徴を有する。ビタミン B_{12} 欠乏症はアルコール依存症の場合にみられることが多いが，ミエロパチー（脊髄症）を起こして振動覚消失，関節位置覚の消失，腱反射亢進（後索および側索皮質脊髄路の障害）をきたす。ビタミン B_{12} 欠乏症にみられるこれらの病的異常の組み合わせは，亜急性連合変性症と呼ばれる。ビタミン B_{12} 欠乏症はまた，皮質下性認知症を起こす可能性もある。最近の研究では，より感度の高いビタミン B_{12} 欠乏症の検査としてメチルマロン酸の濃度上昇がみられた場合，高齢者の認知機能低下のリスクが増加する可能性があることが報告されている。この治療的意義は明らかではないが，ビタミン B_{12} の適切な摂取が重要であることが強調されている。本症例のように，多発梗塞性認知症では両側の局所神経脱落症状の集積を伴う，段階的な機能低下がみられる点に特徴がある。脳画像では血管障害の多発病巣がみられる。

XI-24. **正解は D** 第 372 章（vol.2 p.2872〜）

Parkinson 病の鑑別診断は多岐にわたり，正確な診断が困難な場合もあり，経験豊かな内科医でも 10〜25％は正確に診断できないとされている。患者は非典型的な特徴をいくつか示すため，Parkinson 病以外の疾患の可能性に注意すべきである。若年に発症し，著明な起立性低血圧がみられ，顔面潮紅や発汗過多などの自律神経症状もみられ，ドパミン作動薬に反応していない。さらに繰り返す尿路感染症の既往から，この患者については自律神経障害による膀胱機能の評価も考慮される。これらの症状は多系統萎縮症 Parkinson 型（MSA-P）に合致する。初発年齢は平均 50 歳であり，Parkinson 病よりも両側対称性の振戦を伴うことが多く，痙性が著しい。起立性低血圧と自律神経症状は通常，顕著にみられる。MRI 上では被殻や淡蒼球，白質領域の容量減少や T2 高信号がみられる。病理検査では α シヌクレイン陽性の封入体がそれらの障害領域にみられることになる。診断後の生存期間中央値は 6〜9 年である。ドパミン作動薬は本疾患の治療に有効ではなく，多くの場合，四肢や体幹ではなく顔面や頸部に薬物誘発性ジスキネジアを引き起こす。大脳皮質基底核変性症は，50〜60 歳代でみられる孤発性のタウオパチーである。Parkinson 病に比べて，この疾患ではミオクローヌスや，目的のあるようにみえる不随意運動を伴うことが多い。進行すると痙性対麻痺になる。びまん性 Lewy 小体病では Parkinson 症候を伴う著しい認知症がみられる。神経精神症状にはパラノイアや幻覚，そして人格変化が Parkinson 病の場合よりも多くみられる。nitrofurantoin は薬物誘発性 Parkinson 病を引き起こさないし，今回の患者では Parkinson 病を起こすことのある MTPT のような非合法薬物の摂取歴もない。また，ドパミン作動薬で治療を行った場合，少なくとも初期には改善が期待されるため，本症例は不適切な治療を受けた Parkinson 病であるとも考えにくい。

XI-25. **正解は C** 第 372 章（vol.2 p.2872〜）

Parkinson 病の治療は，その症状によって患者の QOL が障害されはじめたら開始するべきである。初期治療の選択肢にはドパミン作動薬，levodopa，モノアミンオキシダーゼ（MAO）阻害薬がある。多くの症例でドパミン作動薬（pramipexole，ropinirole，rotigotine）が選択され，ドパミン作動薬単剤治療によって，levodopa 治療が必要になるまでの数年間，運動症状をコントロールすることができる。この間，用量の増量が必要になることが多いが，副作用の出現は限られている。ドパミン作動薬はジスキネジアや，すくみなどのオン・オフ現象の出現を遅らせると考えられている。治療開始から5年以内に，半数以上の患者が運動症状をコントロールするためにlevodopaを必要とするようになる。levodopaは依然としてParkinson病の運動症状に対する最も有効な治療であるが，levodopa治療が開始されるとジスキネジアやオン・オフ現象がみられるようになる。MAO阻害薬(selegiline, rasagiline)はシナプス後膜のドパミンの分解を減少させることで効果を発揮する。単剤ではこれらの薬物は効果がほんのわずかしかなく，多くの場合levodopaと併用して用いられる。淡蒼球破壊術や深部脳刺激術などの外科的治療は，難治性振戦や薬物誘発性の運動症状の変動またはジスキネジアが認められる進行期まで行われない。脳深部刺激術は進行期Parkinson病の症状を軽減する。

XI-26. **正解は D** 第372章(vol.2 p.*2872*〜)

レストレスレッグス症候群(RLS)，すなわち下肢静止不能症候群は成人の約10%が罹患する神経疾患であり，重症例もみられる。アジア人にはまれである。診断には以下の4つの主要症候が必須である。すなわち，下肢の不快感の結果または不快感に付随して下肢を動かしたいという強い欲求が起こること，安静時に症状がはじまるか増悪すること，運動によって部分的あるいは完全に改善すること，夕方や夜間に増悪すること，の4つである。症状は下肢からはじまることが多いが，上肢へ広がる場合や上肢からはじまる場合もある。80%の患者で睡眠中の周期性の下肢運動(PLM)を伴い，覚醒時にもみられることもある。これらの不随意運動は通常は軽く，数秒以上は続かず，5〜90秒ごとに繰り返される。落ち着かなさや周期性の下肢運動が患者の睡眠障害のおもな要因であり，睡眠の質の低下と日中の眠気につながる。一次性レストレスレッグス症候群は遺伝的な要因によるもので，浸透率はさまざまであるが，常染色体優性遺伝形式のいくつかの遺伝子座が発見されている。遺伝性の場合の発症年齢は平均27歳であるが，小児期発症例も知られている。重症度はさまざまである。二次性レストレスレッグス症候群は妊娠や種々の基礎疾患，すなわち貧血，フェリチン濃度の低下，腎不全，末梢性ニューロパチーなどが関連していることもある。発症機序にはおそらく鉄代謝の異常に伴って起こる，末梢性または中枢性ドパミン機能の障害が関与している。診断は臨床症状を根拠につけられるが，ポリソムノグラフィ(睡眠ポリグラフィ)や周期性の下肢運動の存在によって裏づけられる。神経所見は正常である。二次性レストレスレッグス症候群を除外し，フェリチン濃度や血糖値，腎機能を検査すべきである。レストレスレッグス症候群の患者は多くの場合，特別な治療を必要としない軽症者である。症状がめだつ場合は，低用量のドパミン作動薬(pramipexole, ropinirole)を眠前に服用する。levodopaはおそらく有効なはずであるが，強化現象(落ち着きのなさが拡大したり，悪化したり，症状の出現時刻が早まる)，反跳現象(薬物の短い半減期に一致するときに症状の悪化が時々再出現する)の問題がある。他の有効な薬物としては抗てんかん薬，鎮痛薬，さらにはオピオイドもある。二次性レストレスレッグス症候群は基礎疾患の治療を行うべきである。

XI-27. **正解は E** 第374章(vol.2 p.*2896*〜)

上位ニューロンと下位ニューロン所見がそろった場合，筋萎縮性側索硬化症(ALS)が強く疑われる。緩徐進行性の発症が典型的であり，筋萎縮性側索硬化症と確定するまでに別の診断を受ける患者が多い。筋萎縮性側索硬化症に対する根治的治療は現在のところ存在しない。そのため，運動神経障害の原因として治療可能なものは除外する必要がある。頸部領域の腫瘍による頸部脊髄や大孔付近の腫瘍による延髄・頸髄移行部の圧迫，脊柱管内へ突出する骨棘を伴う頸椎症による頸髄圧迫は上肢の脱力，筋萎縮，線維束性収縮と下肢の痙性をきたしうるため，筋萎縮性側索硬化症とよく似ている。痛みや感覚障害がないこと，膀胱直腸機能が正常であること，脊椎放射線学的検査に異常がないこと，髄液検査が正常であることはすべて，筋萎縮性側索硬化症の存在を支持する。筋萎縮性側索硬化症の鑑別診断の中で重要なものは伝導ブロックを伴った多巣性運動性ニューロパチーである。この疾患ではきわめて局所的な伝導ブロックによって，区域的かつ慢性的に下肢運動ニューロン機能が障害される。多くの症例でG_{M1}ガングリオシドに対する血清中のモノクローナルあるいはポリクローナル抗体価が上昇している。これらの抗体が運動ニューロンの絞輪近傍の選択的，局所的な脱髄を引き起こすと考えられている。伝導ブロックを伴った多巣性運動性ニューロパチーは典型的には皮質脊髄路徴候を伴わない。筋萎縮性側索硬化症と対照的に，伝導ブロックを伴った多巣性運動性ニューロパチーは免疫グロブリン静注や化学療法などの治療に劇的に反応する場合もある。そのため，筋萎縮性側索硬化症の診断を考える場合，伝導ブロックを伴った多巣性運動性ニューロパチーを必ず除外しなければならない。筋萎縮性側索硬化症の経過とよく似た広範性の軸索性下位運動ニューロパチーは，リンパ腫や多発性骨髄腫のような造血系疾患を伴って進行する。ライム病も軸索性の下位運動ニューロパチーを起こすが，典型的には四肢近位筋の激しい疼痛や髄液細胞増加がみられる。

その他，筋萎縮性側索硬化症に似た経過をたどることのある治療可能な疾患としては，慢性鉛中毒，甲状腺中毒症がある。ビタミンC欠乏症は倦怠感，傾眠，皮膚症状に加えて筋痛をきたすことがあるが，運動ニューロン徴候は典型的ではない。

XI-28. **正解は E** 第 375 章(vol.2 p.**2902**〜)

体位性頻脈症候群は症候性の起立不耐状態が特徴で，120/min を超える頻拍か 30/min 以上の脈拍増加が立位でみられ，座位や臥位でおさまる。起立性低血圧はみられない。女性の罹患率は男性の 5 倍で，ほとんどの場合 15〜50 歳の間に発症する。患者の約半数がウイルスの先行感染を訴える。自律神経の過活動(動悸，震え，悪心)の症状に伴う頭部ふらふら感や脱力，霧視を訴えることがよくある。再発性で原因不明の自律神経不全や疲労も起こる。ほとんどの症例で発症機序は明らかになっていないが，循環血液量減少，体調不良，静脈内血液貯留，脳幹調節の障害，あるいはアドレナリン受容体過敏が関与している可能性がある。患者の 80％程度は回復するが，最終的に運動やスポーツを含めた元通りの生活を再開できるのは 25％程度の患者のみである。体液量の増加や姿勢のトレーニングが治療の初期アプローチになる。これらを試みても改善しない場合は midodrine，fludrocortisone，phenobarbital，β遮断薬や clonidine が有効な場合がある。体力回復運動プログラムや維持運動プログラムは非常に重要である。その他の選択肢はすべて起立性低血圧と関連がある。

XI-29. **正解は D** 第 375 章(vol.2 p.**2902**〜)

複合性局所疼痛症候群(CRPS) I 型，II 型は，自律神経の原因的役割が確認できなかったために反射性交感神経性ジストロフィ(RSD)やカウザルギーにとって代わった用語である。CRPS I 型は通常，組織損傷後に生じる局所の疼痛症候群である。関連する損傷例としては，心筋梗塞，肩や上下肢の軽い負傷，脳卒中が含まれる。アロディニア，痛覚過敏(ヒペルパチー)，自発痛が生じる。症状は初回外傷の重症度とは関係がなく，末梢神経の単一の支配領域に限局しない。CRPS II 型は特定の末梢神経の損傷後に生じる局所の疼痛症候群である。通常は主要神経幹の損傷により生じる。自発痛は，初期は障害された神経の領域内に生じるが，最終的には神経支配外へと広がりをみせる。疼痛が複合性局所疼痛症候群の主要な臨床的特徴である。診断をつけるには，血管運動神経機能障害，発汗運動の異常，あるいは局所性浮腫がそれぞれ単独で起こる，または組み合わさって起こることが必須となる。局所での発汗や血流変化によって，罹患肢と非罹患肢の体温差が生じるかもしれない。CRPS I 型は旧来 3 つの臨床病期に分類されてきたが，現在ではさらに多様であると考えられている。第 I 相は，なにかきっかけがあってから数週から 3 カ月で起こる四肢遠位の疼痛と腫脹からなる。疼痛は広範囲かつ自発的であり，その性質は焼けるようであったり，拍動性であったり，うずくような痛みである。罹患肢は暖かく浮腫状であり，関節には圧痛がある。発汗は亢進し，体毛が増生する。第 II 相(発症から 3〜6 カ月後)では薄く，光沢のある，冷たい皮膚になる。その後 3〜6 カ月経過すると(第 III 相)，皮膚と皮下組織の萎縮に屈曲拘縮を伴い，臨床像が完成する。複合性局所疼痛症候群に対する内科的かつ外科的治療が試みられているが，その効果は報告によってさまざまで，一致しない。臨床試験からは，理学療法による早期の運動やグルココルチコイドの短期投与が CRPS I 型に有効である可能性が示唆されている。その他の治療法にはアドレナリン遮断薬，非ステロイド性抗炎症薬やカルシウム拮抗薬，

phenytoin，オピオイド，calcitonin などがある。星状神経節ブロックは侵襲的方法ではあるもののよく用いられる。一時的な疼痛の軽減には役立つが，繰り返し行った場合の効果は不明である。

XI-30. **正解は E** 第 376 章（vol.2 p.*2909*～）

三叉神経痛は臨床上，完全に患者の病歴にもとづいて診断される。これは口唇や歯肉，頬部，下顎の苦痛を伴う間欠的な疼痛で，数秒から数分後に和らぐ。この疼痛は第 V 脳神経の求心性痛覚線維の異所性活動電位によるもので，神経圧迫や他の脱髄が原因で生じる。症状は常にではないが多くの場合，顔や舌，口唇の触覚刺激により誘発される。赤血球沈降速度（ESR）の亢進はこの疾患の所見ではない。赤血球沈降速度亢進は側頭動脈炎，咀嚼時の咬筋痛を伴う血管炎，片側の失明，そしてリウマチ性多発筋痛症の症状と関連する。中脳の腫瘤性病変や動脈瘤のような他の疾患が合併しない限り，三叉神経痛では身体診察上明らかな感覚脱失はみられない。顔面や頭部の頑固な痛みは片頭痛，歯科病変，副鼻腔炎の特徴として多くみられる。治療の第 1 選択は gabapentin ではなく carbamazepine である。痛みの症状が和らぐまで徐々に増量していく。この治療は 50～75％の患者に有効である。治療が効果的であれば，1 カ月継続した後，漸減する。

XI-31. **正解は C** 第 376 章（vol.2 p.*2909*～）

三叉神経痛は臨床上，完全に患者の病歴にもとづいて診断される。数秒から数分でおさまる口唇や歯肉，頬部，下顎の耐えがたい間欠的な痛みといった，実際に疾患特有の症状を訴える患者については三叉神経痛として治療すべきである。carbamazepine は治療の第 1 選択である。oxcarbazepine は carbamazepine と同等の効果があり，毒性は少ない。lamotrigine，phenytoin，baclofen も他の治療選択肢になりうる。高周波熱神経根切断術，ガンマナイフ放射線手術，細小血管減圧術などの手術療法は，内科的治療に反応しない場合にのみ考慮するべきである。三叉神経痛は炎症によるものではないため，ステロイドを用いても効果はない。神経画像検査は，他の臨床的特徴や局所の神経学的症状が病歴や身体所見から明らかだったり，頭蓋内腫瘤や多発性硬化症など他の疾患が疑われない限り，適応されない。

XI-32. **正解は D** 第 376 章（vol.2 p.*2909*～）

強くて鋭い短時間の顔面の痛み発作で，下顎，歯や副鼻腔の病変を伴わないものは疼痛性チック，あるいは三叉神経痛と呼ばれる。顔面，口唇，舌などへの刺激，あるいはこれらを動かすことで痛みが誘発される。動脈瘤や神経線維種，髄膜腫が第 V 脳神経内のどこかを圧迫する場合は三叉神経ニューロパチーを発症する。これは顔面の感覚脱失，および咀嚼筋群の筋力低下のいずれかをきたすが，どれも本症例ではみられていない。筋萎縮性側索硬化症（ALS）は運動ニューロン疾患であり，球麻痺をきたすことはあるが，（筋攣縮がないときには）感覚障害は通常みられない。

XI-33. **正解は C** 第 377 章（vol.2 p.*2914*～）

MRI では転移性乳癌による第 2 胸椎への浸潤と圧迫所見がみられ，後方へ偏位し，上位胸髄の圧排がみられる。図 XI-33A でみられる骨髄の低信号は腫瘍に置き換わっていることを示している。脊髄障害の可能性のある患者を診察する場合，最も重要なのは圧迫性かそれ以外の機序か区別することである。圧迫性ミエロパチーの原因としてよくみられるのは腫瘍，硬膜外膿瘍や血腫，椎間板ヘルニア，あるいは脊椎病変によるものである。悪性腫瘍や膿瘍による硬膜外からの圧迫では，しばしば頸部痛や背部痛，膀胱障害，麻痺に先行する感覚障害といった警告徴候がみられる。MRI は脊髄を画像化できるため，最適な診断方法である。成人の場合，悪性新生物は硬膜外由来で，隣接する脊椎に転移する。固形癌が脊柱の椎体に転移する傾向があるのは，おそらく軸骨格に含まれる骨髄成分の割合が多いことに由来している。ほとんどの悪性腫瘍は脊柱へ転移しうるが，乳癌，肺癌，前立腺癌，腎癌，リンパ腫や形質細胞疾患が特に多い。胸部脊柱への転移が最も多い。前立腺や卵巣癌からの転移は例外で，これらは仙椎や腰椎を侵しやすい。おそらく前方硬膜外腔に沿った静脈ネットワークである Batson 静脈叢を介して広がるためであろう。後腹膜の新生物（特にリンパ腫や肉腫）は，椎間孔から脊柱管へ入り込み，脊髄圧迫に先行して神経根痛と神経根性筋力低下をきたす。通常は疼痛が脊椎転移の初発症状であり，患者が夜に目覚めてしまうのが特徴的である。最近始まった持続性の背部痛で，特に胸椎である場合（胸椎の脊椎症はまれである），すぐに脊椎転移を考えなければならない。脊椎の感染症（脊椎炎と関連疾患）は腫瘍とは異なり，椎間スペースをまたいで近傍の椎体を侵すため，鑑別可能である。脊髄圧迫の治療にはグルココルチコイドを用いた脊髄の浮腫の除去，症状のある場所への局所放射線療法（できるだけ早く開始する），背景にある腫瘍のタイプに応じた特殊療法などがある。脊髄硬膜外膿瘍には三徴があり，正中線上の背部痛，発熱，進行性の四肢脱力である。危険因子には免疫状態の障害（糖尿病，腎不全，アルコール依存症，悪性腫瘍），静注薬物の乱用，皮膚や他の組織の感染症がある。硬膜外腔感染の 3 分の 2 は皮膚由来の細菌の血行性感染によるもの（癤腫症），軟部組織由来（咽頭部・歯周膿瘍）や深部臓器由来（細菌性心内膜炎）である。硬膜外（硬膜下）腔への出血は急性の局在痛や神経根痛を起こした後，さまざまな脊髄障害や脊髄円錐障害を生じさせる。抗凝固療法や外傷，腫瘍，血液増殖性疾患などで起こりやすい。脊髄内への出血は，外傷や髄内血管異常，結節性多発動脈炎や全身性エリテマトーデス（SLE）による血管炎，出血性疾患，脊髄新生物でまれに起こる。脊髄出血では急性の疼痛性かつ横断性の脊髄症の病態像がみられる。

XI-34. **正解は B** 第 377 章（vol.2 p.*2914*〜）

本患者はミエロパチー（脊髄症）の病歴と診察所見を示している。急性発症で他の先行症状（疼痛など）がないことから，非圧迫性の機序が最も疑われる。MRI が最初に選択され，簡単に新生物や亜脱臼などの構造的異常を発見できる。非圧迫性脊髄症はおもに 5 つの要因から生じる。すなわち脊髄梗塞，血管炎や全身性エリテマトーデス（SLE）やサルコイドーシスのような全身疾患，感染症（特にウイルス性），多発性硬化症のような脱髄疾患，そして特発性の 5 つである。そのため，抗核抗体の血清学検査，HIV やヒト T リンパ球向性ウイルス 1 型（HTLV-1）などのウイルスの血清学的検査，腰椎穿刺は適応がある。臨床経過が脊髄症の症状に合致している以上，筋電図検査の適応はない。

XI-35. **正解は A** 第 377 章（vol.2 p.*2914*〜）

脊髄空洞症は増大性で，頸髄内の空洞が緩徐に拡大して進行性のミエロパチー（脊髄症）をきたす。典型的には青年期あるいは成人初期に発症する。症状は数年後に自然に停止することもある。半数以上の症例で Chiari 奇形を合併する。脊髄の後天性空洞化は空洞症と呼ばれる。空洞形成は外傷や脊髄炎，感染症や腫瘍によって生じると考えられている。古典的症状は温痛覚脱失と両上肢の筋力低下を伴う中心性脊髄症候群である。振動覚と位置覚は通常は保たれる。下頸部や肩，腕，手の筋肉疲労は空胞化が前角に及んだことを反映する。病状の進展とともに下肢の痙性と脱力，膀胱直腸機能障害も生じうる。MRI 検査が診断のために選択される。手術による治療は一般的には効果が乏しい。Chiari 奇形に伴う脊髄空洞症では後頭蓋窩の広範囲な減圧が必要とされる。空洞内の減圧の効果については議論がある。外傷や感染症に続発する脊髄空洞症は減圧術とドレナージ法によって治療され，シャントはくも膜下腔へ排液されるように挿入されることが多い。一時的に回復するが，再発もよくみられる。

XI-36. **正解は A** 第 378 章（vol.2 p.*2923*〜）

脳震盪は，頭蓋内で脳が前後方向へ動くような鈍的な頭部外傷により生じる。一過性の意識消失が通常みられ，混乱や健忘も同様によくみられる。意識消失は伴わないものの，ボーッとしたり昏眠・混乱状態に陥ったりする者も多い。短期間の逆行性健忘と前向性健忘が脳震盪の特徴で，覚醒とともに速やかに改善する。頭部画像所見は正常である。脳振盪後症候群は，脳震盪後に生じた疲労感，頭痛，めまい感，集中力低下からなる症候群である。典型例では回復には 6〜12 カ月かかる。もともと快活で，機能的に高い状態であった患者の予後はきわめてよい。治療は顕著にあらわれている症状を緩和し，安心づけることを目的に行われる。めまいは前庭機能抑制薬の Phenergan (promethazine) で治療される。身体をぶつけ合うスポーツは症状が改善するまでは避けるべきである。

XI-37. **正解は D** 第 378 章 (vol.2 p.2923～)

頭部 CT (図 XI-37) は新旧入り混じった，両側性の慢性硬膜下血腫を示している。急性の出血として貯留しはじめ，徐々に周辺の脳組織に比べて低吸収になってきている。左側の吸収された領域の中には，最近形成された出血がみられる。急性血腫 (矢印で示す消退前の血液と同様に白く描出される) は，約 2 カ月かけて周辺脳組織よりも低吸収になる。等吸収の時期 (受傷後 2～6 週間) には区別が困難である。慢性硬膜下血腫の場合，20～30 % の患者ははっきりとした外傷・受傷の病歴がなく受診する。頭痛はよくみられる。他の症状は，本症例でみられるようにはっきりしないか，脳卒中のような片麻痺に似た局所症状がみられる場合もある。潜在的な皮質損傷は，てんかんの焦点にもなりうる。少量の血腫にとどまり比較的無症状の患者の場合，経過観察と画像検査のフォローが適切であるが，大きい血腫や症候性の慢性血腫については手術による血腫除去が必要になる場合が多い。

XI-38. **正解は D** 第 378 章 (vol.2 p.2923～)

硬膜よりも下層 (硬膜下) に生じる出血や，頭蓋骨と硬膜の間 (硬膜外) の出血が，頭部外傷後の後遺症としてよくみられる。生命にかかわる場合もあり，迅速な評価と管理が必要である。いくつかの臨床的特徴から，それぞれの疾患を区別できる。急性硬膜下血腫は，典型的には硬膜直下の架橋静脈などの静脈性出血源から生じる。年齢とともに脳の体積が減少するため，これら静脈構造が牽引されることが多くなり，高齢者ではちょっとした頭部外傷でも硬膜下血腫へつながる。昏睡に至る前の数分間から数時間の「意識清明期」は硬膜外血腫に非常に特徴的であるが，あまりみられることはなく，硬膜外出血だけがこうした時間経過の原因になるわけではない。出血源がそれぞれ異なるため，典型的には硬膜下出血は硬膜外出血よりも緩徐である。小さな硬膜下出血は無症候で，血腫除去は必要でない場合が多い。その一方，硬膜下血腫は急激に生じ，典型的には動脈性出血を示す。動脈を覆う頭蓋骨の骨折により中硬膜動脈が傷つき，硬膜外出血が生じる。出血によって急激に頭蓋内圧が上昇するため，動脈結紮や緊急開頭術が必要になる場合もある。硬膜外出血の患者はほとんどが初診時から意識不明であるが，「意識清明期」もときにみられる。

XI-39. **正解は D** 第 379 章 (vol.2 p.2928～)

HIV 感染者において，中枢神経 *Toxoplasma* 症を原発性中枢神経系リンパ腫と区別することはしばしば困難である。神経所見が安定している患者の標準的アプローチは 2～3 週間 *Toxoplasma* 症の治療を行い，その後神経画像をもう 1 度撮影することである。画像上，明らかに改善している場合は抗菌薬を継続する。2 週間治療を行っても反応がみられない場合は治療継続の必要はなく，定位脳生検の適応がある。中枢神経 *Toxoplasma* 症の治療に反応しない免疫不全状態の患者では，中枢性 EBV-DNA が陽性であれば，中枢神経リンパ腫の診断が考えられる。全脳照射 (WBRT) は中枢神経リンパ腫の治療の一翼をなすが，本症例ではまだ診断が確定していないため，実験的に開始すべきではない。診断が確定しないため，中枢神経ウイルス感染症や中枢神経リンパ腫に対する治療はこの時点では適応されない。神経所見に変化がなく，CT 上で圧排効果もみられなければ dexamethasone の適応もない。原因は不明であるが，原発性中枢神経系リンパ腫が免疫不全患者において増加していることは注目すべきである。

XI-40. **正解は A** 第 379 章 (vol.2 p.2928～)

下垂体機能低下による内分泌異常は，視床下部や下垂体の放射線治療後，高頻度に起こる。成長ホルモン (GH) は全脳照射による傷害に最も感度が高く，甲状腺刺激ホルモン (TSH) は最も感受性が低い。副腎皮質刺激ホルモン (ACTH)，プロラクチン，性腺刺激ホルモンは中等度の感受性である。脳への放射線治療の合併症は，頭痛で発症する急性放射線障害，眠気，照射前の神経脱落症状の悪化などがある。早期遅発性放射線障害は治療から4カ月以内に起こる。これはMRI画像上では白質の高信号化を伴い，ステロイドに反応する。晩期遅発性放射線障害は治療から4カ月後を過ぎて起こり，典型的には8～24カ月で起こる。認知障害や歩行失行，局所の壊死(局所照射後)や二次性悪性腫瘍が出現することもある。

XI-41. **正解は D** 第379章(vol.2 p.*2928*～)

ガドリニウム造影MRIでは多発性髄膜腫が大脳鎌や左頭頂皮質に沿ってみられる。髄膜腫はくも膜顆粒起原の細胞から発生する。最も頻度の高い原発性脳腫瘍であり，脳腫瘍全体の約32%を占め，男性より女性に多い。通常良性(WHO分類グレードI)であり，硬膜へ付着する。脳への浸潤はまれである。さまざまな適応で神経画像検査を受ける人が増えるに従い，髄膜腫は診断される頻度が増えてきている。発症率は年齢とともに増加し，また頭蓋照射の既往がある患者に多い。大脳円蓋部が好発部位で，特に矢状洞近傍に多いが，脳底部や脊髄後方にも発生しうる。脳腫瘍と関係のない理由で行った神経画像検査で偶然見つかるものが多い。頭痛や痙攣発作，局所神経脱落症状で発症することもありうる。画像検査では所見上の特徴があり，たいてい一部が石灰化しており，造影効果が高く，硬膜から発生する脳実質外腫瘍として描出される。鑑別すべき主要な疾患は硬膜への転移である。外科的全摘出が根治療法である。悪性度の低い星状細胞腫と悪性度の高い星状細胞腫(膠芽腫)はしばしば近傍の脳組織へ浸潤し，図XI-41でみられるような明確な境界をもつことはまれである。乏突起膠腫(オリゴデンドログリオーマ)は神経膠腫全体の約15%を占め，約30%の症例で石灰化を伴う。経過は比較的良好で，他の神経膠腫よりも抗癌薬療法への反応がよい。悪性度の低い乏突起膠腫については，生存期間の中央値は7～8年である。脳膿瘍は独特のリング状の増強効果と被膜をもち，圧排効果を示し，MRI画像では炎症所見を示す。

XI-42. **正解は D** 第380章(vol.2 p.*2939*～)

多発性硬化症(MS)の発症は突然あるいは潜行性である。症状は重篤なこともあれば，あまりにも軽すぎて患者が数カ月から数年も医療機関を受診しないケースもある。実際，剖検例では，生涯にわたってまったく無症状であった人の約0.1%で，偶然に多発性硬化症の病理学的所見が得られる。同様に，近年ではMRI検査で無症候性の多発性硬化症がみつかることもある。多発性硬化症の症状は非常に多彩で，中枢神経内での病巣の部位と病変の重症度によって異なる(表XI-42参照)。自覚症状がなくても，診察上神経学的異常のみられることがよくある。例えば，片側の下肢症状で来院した患者が，両下肢の神経学的異常所見を示す場合などである。

表XI-42　MSの初期症状

症状	患者の割合(%)	症状	患者の割合(%)
感覚脱失	37	Lhermitte徴候	3
視神経炎	36	疼痛	3
脱力	35	認知障害	2
異常感覚	24	視覚障害	2
複視	15	顔面神経麻痺	1
失調	11	インポテンス	1
回転性めまい	6	ミオキミア	1
発作	4	てんかん	1
排尿障害	4	転倒	1

出典：WB Matthews et al: McAlpine's Multiple Sclerosis, New York, Churchill Livingstone, 1991

XI-43. **正解は D** 第380章(vol.2 p.*2939*～)

多発性硬化症(MS)の4つの臨床型には再発寛解型，二次性進行型，一次性進行型，進行再発型がある。再発寛解型多発性硬化症(RRMS)は多発性硬化症患者の85%を占め，数日から数週間で（まれに数時間のうちに）進行する不連続の発作が特徴である。数週から数カ月のうちに完全回復するが，歩行が極度に障害された場合，約半数は改善しない。発作間欠期には患者は神経学的に安定している。二次性進行型多発性硬化症（SPMS）は通常，RRMS として発症する。しかし，ある時点で臨床経過が変化し，急性発作とは異なる機能低下が徐々に進行する（急性発作は，この間も持続していることも停止していることもある）。SPMS は RRMS よりも固定した神経学的後遺症を多く残す。RRMS の患者が SPMS へ移行するリスクは毎年 2％であり，大多数の RRMS 患者は最終的に SPMS へ進行する。SPMS は同じ疾患背景をもつ RRMS の末期状態である。多発性硬化症の約 15％は一次性進行型多発性硬化症（PPMS）である。これらの患者は発作を経験しないが，発症から一貫して機能障害は悪化する。RRMS と比較して性差はみられず，発症年齢は高く（平均年齢は約 40 歳），少なくとも最初の臨床症状の発症については障害の進行は速い。これらの違いがあるにしても，PPMS は RRMS と同様の疾患背景を示すと考えられている。進行再発型多発性硬化症（PRMS）は PPMS と SPMS が重なったものであり，多発性硬化症患者の 5％を占める。PPMS 患者と同様に，発症時から一貫して状態は悪化する。しかし，SPMS 患者のように進行性の経過中に，ときおり発作も重複する。自己免疫性自律神経ニューロパチーは，多発性硬化症とは別の臨床症候群である。起立性低血圧，腸神経障害（胃不全麻痺，イレウス，便秘・下痢），さらに発汗消失，乾燥症候群，強直性瞳孔などのコリン作動系の破たんを伴う亜急性の自律神経障害が進行する。神経節のアセチルコリン受容体（A_3 AChR）に対する自己抗体が多くの患者の血清でみられ，この症候群の診断の決め手になると現在では考えられている。

XI-44. **正解は D** 第 381 章（vol.2 p.2952〜）

細菌性髄膜炎が疑われる患者は，死亡率や罹患率を減らすために即座に経験的治療を開始しなければならない。腰椎穿刺より先に画像検査を行うかどうかの決定は，頭蓋内圧亢進や中枢神経系の局所病変のある患者が脳ヘルニアを起こす懸念があるかどうかによる。したがって，診察上乳頭浮腫を認めたり，最近の頭部外傷の既往があったり，頭蓋内病変がすでに判明しているか疑われた場合（免疫抑制状態，判明している悪性疾患），局所神経症状や意識水準の低下があれば，腰椎穿刺よりも頭部 CT や MRI を優先する。免疫が保たれ，最近の頭部外傷の既往がなく，意識水準が正常であり，乳頭浮腫や局所神経症状の所見がない患者では，先行して神経画像検査を行わなくとも腰椎穿刺を安全に施行できると考えられる。Kernig 徴候は，仰臥位の患者で大腿と膝を屈曲させて観察する。受動的に膝を伸展したときに，患者が頭痛や頸部痛を訴えれば陽性である。この徴候（Brudzinski 徴候も同様）の細菌性髄膜炎に対する感度と特異度は不明であるが，これらの徴候は頭蓋内病変や頭蓋内圧亢進ではなく，髄膜刺激症状を意味している。脳脊髄液の培養結果は腰椎穿刺前の抗菌薬投与により左右されるが，染色，抗原検査，ポリメラーゼ連鎖反応（PCR）検査は影響を受けない。

XI-45. **正解は C** 第 381 章（vol.2 p.2952〜）

抗菌薬により壊された細菌の細胞壁成分が放出され，くも膜下腔で著しい炎症性サイトカインによる反応を引き起こすことがある。この炎症反応は，血液脳関門や中枢神経系の障害を増強させる可能性がある。グルココルチコイドは腫瘍壊死因子（TNF）やインターロイキン（IL）-1 を抑制することによって，この反応を弱めることができる。抗菌薬の前に投与すると最も効果的である。臨床試験では抗菌薬の 20 分前に dexamethasone を 10 mg 静注し，死亡を含む不幸な転帰を減らすことが証明されている。dexamethasone は 4 日間続けて投与され，その効果は肺炎球菌（*Streptococcus pneumoniae*）による髄膜炎で最も顕著であった。高齢者における髄膜炎の最も多い原因菌であるため，経験的治療と同様，dexamethasone 投与を行うべきである。dexamethasone による神経学的後遺症の予防効果は高所得国か低所得国かで異なっている。低所得国（サハラ以南のアフリカ，東南アジア）でのランダム化試験では有効性を示すことができなかった。これらの試験で dexamethasone の有効性が得られなかったのは，より進行した病期での治療であったり，抗菌薬が前もって投与されていたり，栄養失調や HIV 感染を伴っていたり，微生物学的に細菌性髄膜炎が証明されない患者に見込み治療を行っていたためである。これらの臨床試験の結果は，サハラ以南のアフリカや低所得国ではGram染色や培養が陰性の場合，dexamethasoneを投与すべきではないことを示している。このような症例での経験的な抗菌薬治療には第3世代のセファロスポリン系薬やvancomycin，ampicillinが使用されるべきである。ただし，dexamethasoneはvancomycinの髄液への移行を抑制する可能性があるため，その使用はvancomycinの適応があると思われる症例に対してはより注意深く検討されるべきである。acyclovirやvalacyclovirはヘルペスの中枢神経系への感染が疑われる場合，初期経験的治療として使用される。しかし，本症例では髄液検査によって急性細菌性髄膜炎の可能性が強く疑われる。免疫グロブリン静注療法は，免疫グロブリン欠損症の小児でウイルス性髄膜炎/脳炎のリスクがある場合の補助療法として使用される。

XI-46. **正解はD** 第381章(vol.2 p.2952〜)

*Listeria monocytogenes*は新生児(1歳未満)や妊婦，60歳を超える高齢者，免疫不全患者においてますます重要な原因菌となっている。非殺菌性の乳製品，コールスロー，牛乳，ソフトチーズ，惣菜の肉，調理前の生のホットドッグなど，汚染された食品を食べることによって感染が起こる。ampicillinは*L. monocytogenes*をカバーするために初期の経験的な治療計画に加えられる抗菌薬である。

XI-47. **正解はD** 第382章(vol.2 p.2973〜)

ibuprofen，isoniazid，ciprofloxacin，tolmetin，サルファ薬とphenazopyridineは薬物過敏性関連髄膜炎を引き起こす。典型的には髄液中には好中球が認められるが，単核球や好酸球が認められることもある。非再発性の慢性髄膜炎の場合，原因の多くは単核球優位である。慢性髄膜炎の鑑別は幅広く，その診断はしばしば困難である。治療を担当する医師は，多種多様なウイルス，真菌，細菌，抗酸菌，蠕虫や原虫などを考慮し，一般的な病因と珍しい病因の両方を検討する必要がある。したがって，詳しい社会歴を聴取し，その分野の専門家にコンサルトすべきである。再発性の髄膜炎はしばしば単純ヘルペスウイルス2型(HSV-2)によって起こり，特に活動性の陰部潰瘍が同時にみられるようであれば，鑑別診断を行う必要がある。悪性疾患，サルコイドーシス，血管炎はすべて原因となる可能性があるため，病歴，身体所見，適切な追加検査によって，これらの可能性をどの程度検討するかを決めるべきである。薬物はしばしば見落とされがちな慢性髄膜炎の原因であるため，常に注意を払っておく必要がある。髄液中の好中球が3週間後でも認められるときには，*Nocardia*属菌，放線菌(*Actinomyces*)，*Brucella*，結核菌(*Mycobacterium tuberculosis*，10%未満ではある)，真菌，非感染性の慢性髄膜炎を原因として考慮すべきである。

XI-48. **正解はE** 第383章(vol.2 p.2978〜)

プリオンは中枢神経系の変性を引き起こす感染性の物質である。これまでに明らかになっているヒトプリオン病にはCreutzfeldt-Jakob病(CJD)，クールー，Gerstmann-Sträussler-Scheinker(GSS)病，致死性家族性不眠症(FFI)が含まれる。最も一般的なプリオン病は孤発性Creutzfeldt-Jakob病(sCJD)であり，50〜60歳代の成人において偶発的に起こる。孤発性Creutzfeldt-Jakob病はCreutzfeldt-Jakob病のうちの約85%とされ，100万人に約1人に起こる。変異型Creutzfeldt-Jakob病(vCJD)は，ウシ海綿状脳症(BSE)に罹患したウシの汚染された牛肉製品を摂取することで起こる。過去10年間で，欧州では変異型Creutzfeldt-Jakob病は着実に減少している。医原性Creutzfeldt-Jakob病(iCJD)は感染したヒト硬膜片の移植と同様に，汚染されたヒト成長ホルモンの注射によっても起こる。家族性Creutzfeldt-Jakob病(fCJD)は常染色体優性遺伝となる遺伝子変異によって起こる。クールーは儀式的な食人(共食)を通じた感染によって起こる。Gerstmann-Sträussler-Scheinker病と致死性家族性不眠症は，遺伝性のプリオン病として優性遺伝で起こる。散発性致死性不眠症(sFI)も知られている。

XI-49. **正解は B** 第 383 章(vol.2 p.*2978*〜)

驚愕ミオクローヌスは厄介な徴候ではあるが，感度，特異度ともに Creutzfeldt-Jakob 病では高くはない。ただし，それが寝ている間に起こるのであれば，より問題となる徴候である。発熱のない 60 歳の患者の認知症，ミオクローヌス，周期性バーストの所見は，一般的には Creutzfeldt-Jakob 病を示している。Creutzfeldt-Jakob 病にみられる臨床的異常は中枢神経系に限られている。Lewy 小体病，Alzheimer 病，中枢神経感染症やミオクロニーてんかんは，すべてミオクローヌスの原因となりうる。脳波と MRI はともにこれらの疾患と Creutzfeldt-Jakob 病とを鑑別する際に役立つ。MRI でみられる FLAIR 画像でのリボン状の皮質所見や大脳基底核の高信号は，Creutzfeldt-Jakob 病の特徴である。脳波は，典型的な 1〜2 秒ごとの周期性バーストが認められるようであれば有用であるが，実際には症例の 60％にしか認められず，その他の所見は特異的ではない。症例によっては，脳生検で原因となるプリオン蛋白の分解産物(PrP^{Sc})について特異的免疫測定を行うことが，診断の確定に必要となることもある。ただし，これらの蛋白は脳に一様に分布しておらず，偽陰性となることがある。外科医と病理医はこのような状況であることを常に注意していなければならない。この蛋白は髄液では測定できない。Creutzfeldt-Jakob 病症例の髄液はわずかに蛋白が上昇していることを除いて，たいてい正常である。Creutzfeldt-Jakob 病患者の多くは，髄液中でストレス蛋白である 14-3-3 が上昇している。単純ヘルペス脳炎，多発梗塞性認知症，脳血管障害の患者でも同様の上昇がみられる可能性もあり，この検査だけでは感度も高くはなく，特異度も高くない。

XI-50. **正解は A** 第 384 章(vol.2 p.*2986*〜)

Charcot-Marie-Tooth 病(CMT)は遺伝性ニューロパチーの中では最も一般的である。Charcot-Marie-Tooth 病では，類似しているが遺伝的には異なった複数の変異がある。Charcot-Marie-Tooth 病 1 型(CMT1)は最も一般的であり，遺伝性脱髄性感覚運動性ニューロパチーである。CMT1 の患者は 20 歳代までに，下肢遠位の筋力低下(下垂足など)を呈する。患者は徐々に感覚障害を訴えなくなるが，これは身体診察でよく認められる。全体的に筋伸張腱反射は消失または減弱し，ふくらはぎはいわゆる逆シャンペンボトル様といわれる形になっており，萎縮していることが多い。遺伝性神経痛性筋萎縮症(HNA)は小児期にはじまり，腕神経叢部に分布する再発性の疼痛発作や筋力低下，感覚消失を特徴とする常染色体優性遺伝の疾患である。遺伝性感覚性自律神経性ニューロパチー(HSAN)は筋力低下よりも感覚症状や自律神経の機能障害がおもな症状であり，遺伝性ニューロパチーの中では非常にまれである。これは本症例でみられるような臨床パターンには合致しない。Guillain-Barré 症候群は近位および遠位の筋力低下と感覚低下が急性に起こる。本症例の進行期間や分布は Guillain-Barré 症候群の症状としては典型的ではない。Fabry 病は一般に女性よりも男性にみられる X 染色体連鎖性の疾患である。被角血管腫ではたいてい赤紫色の病変が臍部や陰嚢，鼠径部に認められる。手と足の灼熱痛は幼児期後半や成人早期にはじまることが多い。α-ガラクトシダーゼ遺伝子の変異によって，神経や血管へのセラミド蓄積を伴った早発性のアテローム性動脈硬化も認められる。

XI-51. **正解は E** 第 384 章(vol.2 p.*2986*〜)

isoniazid 治療で最も一般的な副作用は末梢性ニューロパチーである。高齢者，栄養失調，遅延アセチル化群はニューロパチー悪化の増幅因子である。isoniazid はピリドキサールリン酸キナーゼを阻害し，結果として pyridoxine (ビタミン B_6) 欠乏やニューロパチーを起こす。pyridoxine の予防投与により，ニューロパチーの進展を予防することができる。症状は一般的にはしびれ感(dysethesia)と感覚性失調である。障害された感覚神経大径線維の障害は検査で知ることができる。コバラミン(ビタミン B_{12})はこの場合減少せず，isoniazid による影響は受けない。gabapentin と pregabalin は症状を緩和するかもしれないが，ニューロパチーを回復させる効果はない。甲状腺機能低下症があるという徴候はない。

XI-52. **正解は C** 第 384 章（vol.2 p.*2986*～）

糖尿病（DM）は先進国で最も一般的な末梢性ニューロパチーの原因であり，いくつかの異なったタイプの多発ニューロパチーと関係している。例えば，diabetic distal symmetric sensory and sensorimotor polyneuropathy（DSPN），自律神経ニューロパチー，糖尿病性ニューロパチーカヘキシア，多発神経根ニューロパチー，脳神経ニューロパチー，他の多発性単ニューロパチーなどである。長期間の罹病や糖尿病のコントロール不良，そして網膜症や腎症がみられることはニューロパチー悪化の危険因子である。本症例では，糖尿病性ニューロパチーで最も一般的なつま先の感覚消失からはじまり，徐々に足や指先や腕に進展する diabetic distal symmetric sensory and sensorimotor polyneuropathy（DSPN）の症状がみられる。症状はひりひりと，焼けるように，疼く痛みである。生検を行うことはまれであるが，神経生検ではしばしば軸索変性と内皮の過形成，ときに血管周囲炎が認められる。厳格な血糖コントロールは病気の進行を防ぐが，現在の病状を回復させることはない。糖尿病性自律神経ニューロパチーはしばしば DSPN との合併がみられ，異常発汗や体温調節機能不全やドライアイや口渇，起立性低血圧，胃不全麻痺を含む消化管の異常や尿生殖器の機能不全がみられる。

XI-53. **正解は B** 第 384 章（vol.2 p.*2986*～）

末梢性ニューロパチーとは一般的な用語で，原因を問わず末梢神経疾患であることを意味している。原因は多数あるが，末梢性ニューロパチーはいくつかの方法で分類できる。軸索性と脱髄性，多発性単ニューロパチーと多発ニューロパチーと単ニューロパチー，感覚神経と運動神経，症状の発症時の速さによってなどである。単ニューロパチーは典型的には局所の圧迫や外傷または神経の絞扼により起こる。多発ニューロパチーはしばしば全身性の疾患で起こる。軸索性と脱髄性の違いは神経伝導検査でしかわからないことが多い。HIV 感染では一般に遠位側の対称性の感覚障害が主体の多発ニューロパチーが認められる。ビタミン B_{12} 欠乏症では脊髄後索の障害による感覚性ニューロパチーがみられる。甲状腺機能低下症と先端巨大症は神経線維の圧迫と腫脹の両方を起こし，結果として初期には感覚障害，後に運動障害が起こる。重篤疾患多発ニューロパチーのおもな表現型は運動神経の症状で，典型例では患者は重篤な筋力低下を示す。これらの患者は数週間から数カ月の経過で回復することがある。その病因はわかっていないが，長期臥床や疾患の重症度，神経筋接合部のブロックや副腎皮質ステロイドと関係している。

XI-54. **正解は B** 第 384 章（vol.2 p.*2986*～）

手根管症候群は手首での正中神経の絞扼により起こる。症状は正中神経領域のしびれ感ではじまる。悪化すると筋萎縮や筋力低下がみられる。これは手首の過度の使用や反復動作によって起こることが多い。原因は職業や環境に関連のあるもの以外，ほとんどの場合は特発性である。一般的ではないが，全身性の疾患によっても，神経圧迫や浸潤によって手根管症候群となる可能性がある。これは両側性にこの疾患が生じた場合に疑われる。関節リウマチでみられるような関節炎を伴った腱鞘炎，アミロイドーシスや先端巨大症でみられるような結合組織の肥厚でも手根管症候群となる可能性がある。甲状腺機能低下症や糖尿病のような，ほかの全身性疾患も病因となる可能性がある。急性や慢性リンパ性白血病では一般に手根管症候群とは関連がない。

XI-55. **正解は B** 第 385 章（vol.2 p.*3005*～）

Guillain-Barré 症候群（GBS）は免疫応答による急性の重篤な多発神経根ニューロパチーである。Guillain-Barré 症候群は急速に進行し，感覚障害を伴っているか，もしくは伴っていない反射消失を示す運動麻痺で，通常は数日かけて麻痺症状の進行がみられる。Guillain-Barré 症候群症例の約 70％が，通常は呼吸器や消化器の急性感染後 1～3 週間で発症する。北米，欧州，オーストラリアの症例の 20～30％は *Campylobacter jejuni* に関連した先行感染や再感染がみられる。その他に Epstein-Barr ウイルス（EBV）やサイトメガロウイルス（CMV），*My-*

coplasma pneumoniae を含む感染症もある。*Tropheryma whipplei* は Whipple 病の原因菌であり，*Bartonella henselae* はネコひっかき病の原因菌である。

XI-56. **正解は E** 第 386 章（vol.2 p.*3012*〜）

重症筋無力症は筋力低下と骨格筋の易疲労性を特徴とする神経筋障害である。おもな原因は自己免疫反応による神経筋接合部でのアセチルコリン受容体（AChR）数の減少である。重症筋無力症はまれではなく，7,500 人に少なくとも 1 人発症する。男性よりも女性で発症しやすい。女性は典型的には 20〜30 歳代で発症し，男性は 50〜60 歳代で発症する。重症筋無力症のおもな症状は筋力低下と易疲労感である。臨床的な特徴は頭部の筋力低下，特に眼瞼と外眼筋にみられる。複視と眼瞼下垂は一般的にみられる初期症状である。長く噛むことで噛む力も弱くなる。発語も口蓋や舌の筋力低下により障害される。嚥下も口蓋や舌，咽頭の筋力低下により困難となる。患者の大多数は筋力低下が全身に及ぶ。特徴的な症状や徴候から，この疾患が疑われる。塩化エドロホニウムはアセチルコリンエステラーゼの阻害薬で，限られた数のアセチルコリン受容体にアセチルコリンが繰り返し作用するようにして，筋無力症の筋力を改善する。他の神経疾患で，検査の偽陽性がみられる可能性がある。電気診断法は反復刺激により導出筋の筋活動電位の振幅低下の所見を示す。アセチルコリン受容体抗体検査は特異性が高い。抗アセチルコリン受容体抗体に加えて，臨床的に重症筋無力症と診断される患者の中に筋特異的チロシンキナーゼ（MuSK）への抗体がみつかっている。電位依存性カルシウムチャネル（VGCC）抗体は Lambert-Eaton 症候群の患者でみられる。

XI-57. **正解は C** 第 386 章（vol.2 p.*3012*〜）

腰椎穿刺による髄液検査を除いては，選択肢にある項目のすべてがこの段階で行われる。甲状腺の異常は重症筋無力症の 75％で認められる。縦隔の CT や MRI は胸線の拡大や腫瘍性の変化を示す可能性があり，診断上推奨される。甲状腺機能亢進症は重症筋無力症の 3〜8％に認められ，筋力低下をさらに悪化させることがある。リウマトイド因子や抗核抗体も重症筋無力症と関連する他の自己免疫疾患を調べるために検査する。免疫抑制治療の副作用のため，徹底した評価を行い，結核のような遅発性で慢性の感染症を除外するべきである。筋無力症の患者では呼吸障害はよくみられ，重症にもなる。治療前の基準となる呼吸機能を測定しておくことで，治療反応性を客観的に評価できる。

XI-58. **正解は E** 第 387 章（vol.2 p.*3017*〜）

すべての脂質低下薬には，フィブラート系薬，HMG-CoA 阻害薬，niacin や ezetimibe を含めて，筋肉を障害する可能性がある。筋肉痛，倦怠感や筋把握痛は最も一般的な症状である。筋肉痛は運動によって悪化する。身体診察では近位部の筋力低下が認められる。ほとんどの症例では軽症であるが，重症例では横紋筋融解症やミオグロビン尿がみられる。フィブラート系薬や cyclosporine とスタチン系薬との併用で，より有害な筋肉の反応が起こる。血清クレアチンキナーゼ（CK）濃度の上昇がしばしばみられ，筋力低下は筋電図検査で筋原性変化として，筋生検で筋壊死所見として認められる。重症の筋肉痛，筋力低下，CK の特異的な上昇（正常上限の 3 倍超）やミオグロビン尿がみられる場合には薬物の中止を指示すべきである。中止後，通常は数週間後に改善がみられる。

XI-59. **正解は E** 第 387 章（vol.2 p.*3017*〜）

多くの内分泌障害でミオパチーとの関連がみられる。甲状腺機能亢進症と低下症では，ともに近位筋の筋力低下がみられる。甲状腺機能低下症では筋肉の障害がたとえわずかであっても，クレアチンキナーゼ（CK）値の上昇がみられることが多い。甲状腺中毒症の患者では近位筋のミオパチーに加えて線維束性攣縮を認めることもあるが，甲状腺機能低下症の患者とは対照的に，CK 値は通常は上昇しない。副甲状腺機能亢進症では通常，近位筋の筋力低下を認める。筋肉のやせや腱反射亢進も一般に認められる。血清 CK 値は正常か，わずかに上昇している。血清カルシウム値とリン酸値は，筋力低下との臨床的な関連性はない。副甲状腺機能低下症の患者は低カルシウム血症によるミオパチーも起こすことが多い。先端巨大症の患者はたいてい筋萎縮のない軽度の近位筋の筋力低下を示す。先端巨大症の罹病期間は血清成長ホルモン値ではなく，ミオパチーの程度と相関する。糖尿病でミオパチーをきたすことは非常にまれではあるが，原発性ミオパチーではなく，一般に筋肉の虚血性梗塞が原因で起こる。また，例えばCushing病のようなグルココルチコイドの過剰状態では，ビタミンD欠乏が筋力低下と関連している。

XI-60. **正解はD** 第387章（vol.2 p.*3017*〜）

筋強直性ジストロフィ（筋緊張性ジストロフィ）には2つの臨床病型があり，ともに常染色体優性遺伝である。1型筋強直性ジストロフィ（DM1）は最も一般的で，この患者においても最も可能性が高い疾患である。特徴的な臨床徴候は，顔面筋のやせと頸部筋筋力低下のための「斧様顔貌」である。筋ジストロフィ（Becker型やDuchenne型）とは対照的に，四肢の遠位筋の筋力低下は一般的にDM1で多い。口蓋，咽頭と舌の障害もよくみられ，構音障害をきたす。両手を握った後の弛緩障害は筋強直の特徴である。母指球の隆起部をたたくことでも筋強直を誘発できる。ほとんどの症例では，5歳までに筋強直が認められるようになるが，診断につながるような筋力低下の臨床症状は成人まで現れない。心臓の伝導異常や心不全も筋強直性ジストロフィでは一般的である。典型的な症状を示し，家族歴のある症例では臨床症状のみで診断できることが多い。筋電図では筋強直が確認できる。DM1遺伝子検査は特徴的な第19染色体の三塩基反復配列を示す。表現促進現象はリピート数の増加で起こり，世代を経るにつれて臨床症状は増悪する。2型筋強直性ジストロフィ（DM2）ではおもに近位筋の筋力低下がみられ，近位型筋強直性ミオパチー（PROMM）という名前でも知られている。他の症状は1型筋強直性ジストロフィと似ている。酸性マルターゼ（酸性 α-グルコシダーゼ）欠損症（またはPompe病）には3つの臨床病型があり，1つだけ成人期に発症する。成人発症病型では呼吸筋の筋力低下が有名で，しばしば主症状となる。前述したように，Becker型やDuchenne型筋ジストロフィはおもに近位筋の筋力低下を示し，X連鎖性劣性遺伝性疾患である。Becker型筋ジストロフィはDuchenne型筋ジストロフィよりも高年齢で発症し，より長い経過をたどる。それ以外では両者の症状は類似している。ネマリンミオパチーは筋生検で糸のような筋線維の所見によって診断される不均一な疾患群である。ネマリンミオパチーはたいてい幼少期に発症し，細長い顔をもつ筋強直性ジストロフィでみられるような印象的な顔貌を示す。この疾患は常染色体優性遺伝である。

XI-61. **正解はB** 第388章（vol.2 p.*3037*〜）

近位筋の筋力低下がみられる筋炎の患者の場合には，多発性筋炎，皮膚筋炎または封入体筋炎が疑われ，診断は血清筋原性酵素の分析，筋電図所見や筋生検によってつけられる。最も感度の高い筋原性酵素はクレアチンキナーゼ（CK）で，活動期には50倍ほどに上昇する可能性がある。CKレベルはたいてい病気の活動性と並行しているが，封入体筋炎や皮膚筋炎では正常であることもある。CKは活動性の多発性筋炎では常に上昇しており，このような場合には最も感度が高いと考えられている。ほかの酵素としてはAST，ALT，LDHやアルドラーゼも上昇する可能性がある。

XI-62. **正解はC** 第388章（vol.2 p.*3037*〜）

核抗原に対するさまざまな自己抗体，例えば抗核抗体や細胞質抗原が炎症性ミオパチーの患者の最大20%で認められる。細胞質抗原に対する抗体は，蛋白合成（抗合成酵素）または翻訳運搬（抗シグナル認識粒子）を含むリボ核蛋白に対するものである。ヒスチジルtRNAシンテターゼに対する抗体は抗Jo-1抗体と呼ばれ，すべての合成酵素に対する抗体の75%を占め，この抗体をもつ患者の80%以上が間質性肺炎をもっているため，臨床的に役立つ。Jo-1抗体陽性の患者はRaynaud現象，非糜爛性関節炎，HLA分子のDR3やDRw52も認められる可能性がある。抗Jo-1と関連する間質性肺炎は，たとえcyclophosphamideやほかの免疫抑制薬によって積極的に治療を行ったとしても，しばしば急速進行性で，致死的である。

XI-63. **正解は A** 第 388 章(vol.2 p.*3037*〜)

皮膚筋炎は症例の最大 15%で癌を伴っており，この診断がついたときには，年齢に応じた癌のスクリーニングが計画される。徹底的な癌検査はすすめられないが，皮膚筋炎は強皮症や混合結合組織病をときに合併することがあり，多くはないが(多発性筋炎や封入体筋炎とより関連がある)全身性エリテマトーデス(SLE)，関節リウマチ，Sjögren 症候群を合併することもある。ウイルスについては封入体筋炎や多発性筋炎には関係するが，皮膚筋炎との関連は証明されていない。条虫や線虫のような寄生虫や細菌は多発性筋炎との関連があるが，ほかの炎症性ミオパチーとの関連はない。また，甲状腺刺激性免疫グロブリンについては，皮膚筋炎との関連は知られていない。

XI-64. **正解は A** 第 388 章(vol.2 p.*3037*〜)

炎症性ミオパチーの管理でよくみられる間違いは，臨床的な反応にもとづいた治療ではなく，「クレアチンキナーゼ(CK)値を追いかける」ことである。治療のゴールは筋力を改善させることにある。そのゴールに到達していれば，治療を強化する必要はまったくない。この症例では，ステロイドを減量した免疫抑制療法を長期的に行うという計画を続けるべきである。多発性筋炎では，長期使用において mycophenolate mofetil と methotrexate を比較したコントロールスタディはなく，mycophenolate mofetil に対する有害な反応がない段階で，治療は変更されるべきではない。CK 値が上昇しているにもかかわらず治療に反応している多発性筋炎の患者では，再度筋生検をする必要はない。

XI-65. **正解は B** e47 章

MRI の FLAIR 画像では両側後頭葉の，おもに白質に高信号域が認められる。このパターンは過灌流状態の典型的な所見で，本症例ではカリューシニリン阻害薬の毒性による二次的なものである。このような臨床放射線学的異常は以前には可逆性後部白質脳症と呼ばれていた。しかし，この描写はもはや使われない。この症候群は必ずしも可逆的ではなく，後頭葉にも限局されず，灰白質も障害されるからである。過灌流症候群は脳毛細血管圧の静水圧上昇，血管内皮の機能不全や毛細血管漏出を伴う病態で起こる可能性がある。静水圧上昇の原因には高血圧性脳症，頸動脈内膜切除術後症候群，子癇前症や高地脳浮腫がある。血管内皮の機能不全の原因にはカルシニューリン阻害薬の毒性，他の化学療法薬の毒性，HELLP 症候群，血栓性血小板減少性紫斑病(TTP)，全身性エリテマトーデス(SLE)や多発血管炎性肉芽腫症(Wegener)がある。その診断は臨床的および放射線学的につけられる。髄液検査は非特異的である。cyclosporine を投与された症例では，この病態は治療域濃度でも発症し，治療後何年か経過した後にも起こる。聴神経腫は MRI で境界明瞭な腫瘤として認められる。下垂体卒中とは，放射線学的所見や臨床的症状が合わない。肝移植後の患者では急性(レンサ球菌)や慢性(結核性)の髄膜炎のリスクはあるが，本症例では臨床的および放射線学的所見が典型的ではない。

XI-66. **正解は B** e47 章

周術期の低血圧や塞栓症と関連のある脳症や脳卒中のような急性期の神経学的問題は，開胸心臓手術や冠動脈バイパス術(CABG)の後によくみられる。加えて，慢性の認知機能障害は術後に悪化することが知られている。術中の微小な血栓が，術後の過活動性または低活動性の錯乱状態の原因であると考えられている。ごく微小な塞栓負荷が，この症例で記述されているような過活動または低活動性混乱として特徴づけられる心臓外科後症候群の原因となっている可能性がある。心臓手術により多発梗塞性認知症や Alzheimer 病が早期に明らかになることもある。オフポンプでの CABG 患者は入院期間がより短く，手術関連の合併症もより少ない。オフポンプ手術のほうがオンポンプ手術よりも認知機能障害が少ないという仮説については，最近の研究では確認されていない。現在進行中の研究として，塞栓物を捕獲し中枢神経系合併症を減らすためのマイクロフィルターの効果が検討されている。CABG 手術と関連していることや，時間的多様性のないことから，多発性硬化症の可能性は低い。同様に，髄膜炎や脳炎の徴候や症状のない点で，レンサ球菌やウェストナイルウイルスによる疾患である可能性は低い。変異型Creutzfeldt-Jakob病はプリオン蛋白を含んだ物質の混入と関係している。急速に進行する譫妄や認知症が特徴的であり，ミオクロニー反射とも関連がある。

XI-67. **正解はE** e47章

腓骨神経は膝の外側面下で腓骨上部に巻きついている。表面に近いところにあるため，外傷を受けやすい。正しく取り付けられていない足の固定具，腓骨骨折，きついストッキングやギプスは腓骨神経障害(ニューロパチー)の原因となる。患者は足の外反が弱く，下垂足(背屈障害)を呈する。足関節の外反が正常であるかどうかで，脛骨神経によって刺激される筋を含んだL5根神経症と腓骨神経障害を鑑別できる。腓骨神経障害では膝下外側面と足背に感覚脱失を生じる。馬尾症候群は通常，腫瘍，外傷，脊柱管狭窄のために腰神経叢の神経根を圧迫することによって起こる。典型的には障害を受けた神経によって支配されていた筋の筋力低下，失禁，肛門括約筋の筋力低下が存在する。永久的な機能障害を避けるため，馬尾症候群は通常，内科的救急疾患である。大腿神経は下肢の前後に分岐する。前肢の障害は大腿の感覚と縫工筋および四頭筋の筋所見につながる。L4神経根症は大腿前面と(膝外腱反射を含む)膝の伸展の症状を引き起こす。

XI-68. **正解はA** 第389章(vol.2 p.*3045*〜)

慢性疲労症候群(CFS)は，持続的で説明しがたい疲労のために日常生活が高度に障害されることによって特徴づけられる疾患である。強い疲労のほかに，たいていの患者は痛みや認知機能障害，熟眠感のなさなどの付随徴候がある。さらに，頭痛，咽頭痛，リンパ節の圧痛，筋肉痛，関節痛，発熱，睡眠障害，精神医学的問題，アレルギー，腹部痙攣を訴える。慢性疲労症候群の診断基準は米国CDCで作成された(表XI-68参照)。慢性疲労症候群は世界中でみられ，成人の有病率は0.2〜0.4%である。米国では女性，少数民族(アフリカ系およびアメリカ先住民)，教育や職業的地位の低い層でよくみられる。慢性疲労症候群の約75%は女性である。発症年齢の平均は29〜35歳である。未診断であったり，援助を求めない人が多いことが予想される。

表XI-68　慢性疲労症候群の診断基準

持続的または再発する説明しがたい慢性疲労によって特徴づけられる
少なくとも6カ月続く疲労
疲労は新規または明確な発症である
疲労は器質的疾患や現在続いている労作の結果ではない
休養によって軽減されない
職業，教育，社会，個人における活動力の相当の低下
以下の徴候の4つ以上が6カ月以上付随する
記憶または集中力の低下，咽頭痛，頸部または腋窩リンパ節の圧痛，筋肉痛，多関節痛，新規の頭痛，睡眠をとっても疲れがとれない，労作後の蔓延する疲労
除外基準
疲労を説明できる疾患
大うつ病性障害(精神病的特徴)，双極性障害
統合失調症，認知症，妄想性障害
神経性食欲不振症，神経性過食症
アルコール依存症，薬物乱用
高度な肥満(BMI＞40)

XI-69. **正解はB** 第389章(vol.2 p.*3045*〜)

認知行動療法(CBT)と段階化運動療法(GET)のみが，慢性疲労症候群に対する効果のある介入であることがわかっている。認知行動療法は不適応状態に関連する認知や行動を変化させる精神療法のアプローチである。慢性疲労症候群に対するCBTは，さまざまな技術や構成要因を利用して，患者に継続している要因を変化させることをめざす。介入は典型的には

12〜14 のセッションで構成され，6 カ月間にわたって続く。それにより，慢性疲労症候群患者の症状をコントロールするのに役立つ。段階化運動療法は不適応状態（運動しにくい感覚）と運動不耐性モデルにもとづいたプログラムで，通常 3〜5 カ月間の自宅運動プログラムを含んでいる。目標とする心拍基準を設けて，ウォーキングやサイクリングが徐々に増加される。しかし，運動しにくい感覚が慢性疲労症候群の症状の基礎にあるというエビデンスは不足している。認知行動療法と段階化運動療法が疲労を軽減する原理として，患者の疲労認識を変化させたり，疲労の症状に集中してしまう状態を変化させることがあげられる。認知行動療法は段階化運動療法に比べ，一般的に複合的な治療であり，その点が認知行動療法がより改善率の高いことの説明となるかもしれない。すべての患者に認知行動療法や段階化運動療法が効果的であるわけではない。身体症状を合併している場合，身体傷害保険を最近請求している場合，激痛を伴っている場合は効果に乏しい。

XI-70. **正解は D** 第 391 章（vol.2 p.*3054*〜）

この患者はパニック症候群の最初の発作を経験しているが，パニック障害の基準は満たさない。この状況では特異的治療は必要ない。この患者に対しては，医学的に深刻な病気は見あたらないという，共感と支持の態度で安心させるべきである。パニック発作はありふれていて，少なくとも 1 回のパニック発作を経験している人は人口の約 1〜3％に存在している。パニック発作は急にはじまり，ほとんどは増悪誘因がなく，10 分間でピークに達する。症状は通常，1 時間のうちに自然におさまる。パニック障害の診断基準は以下のうち最低 4 症状を含んでいる。動悸または心悸亢進，発汗，身震い，息切れ，窒息感，胸痛，悪心または腹部不快感，めまい，現実感消失（現実でない感じ），制御不能に対する恐怖，死への恐怖，異常感覚，寒気やほてりの各症状である。その後パニック障害となれば，さまざまな治療が遂行される。パニック障害は少なくとも 1 カ月間繰り返すパニック発作があり，発作を過度に心配し，結果として行動が変化する。パニック発作の治療目標は発作頻度を減少させることと，発作中の症状の重症度を軽減させることである。抗うつ薬は治療の基本で，選択的セロトニン再取り込み阻害薬（SSRI）は最も使用頻度が高い。パニック障害での治療量は，典型的にはうつ病の治療量より低用量である。fluoxetine では 5〜10 mg/日である。これらは内服して効果が出現するまで 2〜6 週間かかるので，発作をすぐに緩和するためにベンゾジアゼピン系薬の頓服と併用されることが多い。alprazolam は依存症をきたして必要量が多くなってしまうこともあるが，alprazolam と clonazepam はパニック障害によく使われる薬物である。薬物療法と併用して，精神療法や患者教育もパニック障害の治療には有効である。治療は，呼吸法，認知行動療法，家での課題もしばしば含まれる。

XI-71. **正解は A** 第 391 章（vol.2 p.*3054*〜）

さまざまな作用をもつ利用可能な抗うつ薬が増加している。選択的セロトニン再取り込み阻害薬（SSRI）は最も一般的に使われている抗うつ薬である。この種類の薬物には，fluoxetine，sertraline，paroxetine，fluvoxamine，citalopram，escitalopram がある。これらは 1 日 1 回内服され，性的機能不全や頭痛，不眠症の副作用がある。三環系抗うつ薬はうつ病の治療として，過去数十年にわたり一般的に使われてきた。しかし，過量摂取は致死的で，かつ口喝，便秘，尿閉といった抗コリン作用性の副作用があるため，治療量が制限される。三環系抗うつ薬には，amitriptyline，nortriptyline，imipramine，desipramine，doxepin，clomipramine がある。ノルアドレナリン / セロトニン再取り込み阻害薬と受容体遮断薬の混合は新しい作用機序を有する薬物である。これには venlafaxine，desvenlafaxine，duloxetine，mirtazapine がある。モノアミンオキシダーゼ（MAO）阻害薬はかつて抗うつ薬として使われていたが，現在ではめったに使用されない。高血圧クリーゼをもたらす薬物や食品と広範囲に相互作用する。これには phenelzine，tranylcypromine，isocarboxazid がある。作用機序が複雑である薬物として，trazodone，bupropion，nefazodone がある。

XI-72. **正解は E** 第 391 章(vol.2 p.*3054*〜)

心的外傷後ストレス障害(PTSD)は，1980 年に独立した疾患として追加された。心的外傷後ストレス障害の診断基準は長い。個人が，実際または感覚として死の恐怖をおぼえた出来事，または重傷を負った出来事を経験していることが必要であり，激しい恐怖または無力感といった反応を示すことが診断には必要とされる。出来事に引き続いて，その再体験が継続し，心的外傷を想起させるような刺激を避ける。これに関連して，全般的な引き込もりや反応の減退もしばしば起こる。同時に，興奮性が増し，しばしば不眠，過敏性，過度の警戒心，集中困難を示す。心的外傷後ストレス障害の治療は通常，いつも薬物療法と精神療法を含み，多因子的である。PTSD をもつ人が症状をコントロールしようとして，薬物やアルコールに依存することはまれではない。いかなる薬物乱用問題でも同時に治療を受ける必要がある。患者の治療は，必要に応じてアルコールの中止と薬物乱用の集中的な治療を含む。抗うつ薬治療は不安や回避行動を減少させる。trazodone により夜間の持続的鎮静が得られることが多い。同様に，精神療法には回避行動を克服するために認知行動療法も含まれる。

XI-73. **正解は B** 第 391 章(vol.2 p.*3054*〜)

人口の 15％は，生涯で少なくとも 1 回大うつ病を経験する。ほとんどの場合，プライマリケア医によって治療される。治療にはさまざまな作用機序の薬がある。より新しい抗うつ薬はよく使われているにもかかわらず，三環系抗うつ薬のような古い薬物に比べて効果的だという証拠はない。事実，6〜8 週間十分量が与えられれば，60〜70％の患者ではどの薬物が選ばれても反応する。約 2 カ月間治療を続けたら，反応を評価し，反応が不十分であれば増量を考慮すべきである。この患者では，増量したことで 4 カ月間症状が安定した。いったん症状の安定が得られれば，再発予防のために 6〜9 カ月間，服薬を継続すべきである。大うつ病のエピソードが追加されれば，維持治療期間はさらに必要である。

XI-74. **正解は A** 第 392 章(vol.2 p.*3069*〜)

アルコールはおもに小腸の近位部で吸収されるが，口腔，食道，胃，大腸でも少量から中等量吸収される。吸収率を上昇させるためには，いくつかの要因がある。1 つの要因は迅速に胃排出することで，これは炭酸飲料と一緒に摂取することによって可能となる。腸からの吸収を速めるもう 1 つの要因は，例えば蛋白質，脂質，糖質のような他のカロリー源がないときである。吸収を増加する最終要因は，適度な濃度に薄めて(20％程度かそれ以下)，アルコールを摂取することである。高濃度のアルコールでは，血中濃度は高くなるものの，吸収は減少する。

XI-75. **正解は C** 第 392 章(vol.2 p.*3069*〜)

アルコールは脳内の多くの神経伝達物質に影響を及ぼす。アルコールは優位にγ-アミノ酪酸(GABA)を放出し，おもに $GABA_A$ 受容体に作用する。GABA は脳内神経伝達物質を抑制し，アルコールの鎮静効果と関係している。ベンゾジアゼピン系薬や zolpidem のような非ベンゾジアゼピン系の鎮静睡眠薬，抗痙攣薬，筋弛緩薬を含む多くの他の薬物は GABA 系に作用する。アルコールによる高揚効果は，すべての楽しくて愉快な行動に共通しているのだが，ドパミンの増加と関連がある。このドパミンの効果はアルコールの渇望や依存症再発を扱ううえで重要と考えられている。加えて，アルコールはオピオイド受容体を変化させ，急性摂取によってβエンドルフィンの放出を促すことができる。さらに，シナプス後の *N*-メチル-D-アスパラギン酸(NMDA)分泌グルタミン酸受容体も阻害する。グルタミン酸は脳の主要な興奮性神経伝達物質であり，それが抑制されると，さらにアルコールの鎮静作用の原因となる。セロトニン増加とニコチン性アセチルコリン受容体の減少を含む神経伝達物質の効果も重要である。

XI-76. **正解は D** 第 392 章(vol.2 p.*3069*〜)

どんな薬物でも，その急性効果には摂取量や吸収量，他の薬物の存在，その薬物の使用歴など，多くの因子が関係してくる。飲酒歴のない人では，0.02 g/dL ほどの低い濃度でも抑制は低下し，ほろ酔い気分になる。米国では，大部分の州で「法的に」酩酊しているとされるのは 0.08 g/dL の血中濃度である。この濃度では，認知と運動能力の低下がみられる。アルコール濃度が 0.20 g/dL に達すれば，明らかにろれつは回らず，判断は鈍り，協調運動は障害される。軽度昏睡と呼吸数の減少，血圧低下，脈拍の減少が 0.30 g/dL あたりから起こる。死に至るのは 0.40 g/dL の血中濃度である。しかし，大量飲酒者ではアルコールに耐性がある。毎日飲酒して 1〜2 週間たつと，アルコールの肝代謝は 30％ほど増加する。しかし，禁酒するとすぐにその機能は消えてしまう。細胞耐性あるいは薬力学的耐性も起こり，飲酒にもかかわらず正常な生理的機能のままでいられるような神経化学的変化がもたらされる。

XI-77. **正解は C** 第 392 章（vol.2 p.*3069*〜）

アルコール乱用とは，アルコールに関係した 4 つの生活領域のいずれか 1 つで繰り返される問題と定義される。アルコールの影響を受ける 4 つの生活領域とは，社会生活，人間関係，法律，仕事である。加えて，酔っている間危険な行動にかかわる人ではアルコール乱用に苦しむことになる。しかし，アルコール乱用とアルコール依存は区別されることになっている。アルコール依存症（alcoholism）は 7 つの生活領域のうち 3 つでアルコール関連障害を繰り返すものと DSM-Ⅳ に定義されており，耐性と依存の進行も含まれている。耐性や依存が存在すれば，より重症な臨床経過をとることが予想される。アルコール依存の存在は寿命を約 10 年短縮させる。アルコール乱用者の半数のみが，3〜5 年後に似たようなアルコール関連問題を経験しない。アルコール依存症になるのは 10％だけである。大部分の西欧諸国ではアルコール依存症の生涯リスクは男性で約 10〜15％，女性で 5〜8％である。しかし，アイルランド，フランス，スカンジナビア諸国でリスクが高い。加えて，その国独自の文化（先住民族文化圏）はアルコール依存症の諸問題に特に影響を与えているようにみえる。この現象はアメリカ先住民，マオリ族，オーストラリアのアボリジニ族にみられている。

アルコール使用障害の約 60％は遺伝子に起因している。アルコール依存症者の子どもは高率にアルコール乱用や依存症になる。しかし，その危険は約 4 倍で，10 倍ではない。二卵性双生児と比較すると，一卵性双生児もアルコール乱用や依存症のリスクは高い。アルコール使用障害と強く連鎖する遺伝要因は，衝動性や統合失調症，双極性障害に連鎖している遺伝子を含んでいる。加えて，アルコール代謝や感度に影響する遺伝子もアルコール依存症の遺伝学に関与している。アジアの血統で最もよく知られているアルデヒドデヒドロゲナーゼの変異は，飲酒時に急に顔が赤くなることにより，アルコール依存症のリスクを軽減させる。反対に，アルコールに感受性の低くなる遺伝的多型は，同じ効果を得るのにより大量のアルコールが必要であるために，将来アルコール乱用や依存症のリスクを増加させる。

XI-78. **正解は B** 第 392 章（vol.2 p.*3069*〜）

アルコール依存症者はアルコール摂取を急に止めると，アルコール離脱症状になりやすい。本症例でも，毎日大量のアルコールを飲んでいて依存症になりやすい。アルコールの離脱症状は軽度の振戦から幻覚，痙攣，振戦譫妄まで幅がある。他には，不安や不眠，そして頻拍，頻呼吸，血圧上昇，発熱などの自律神経活動亢進を呈する。この患者には重症な振戦譫妄があり，精神的錯乱，興奮，意識レベルの変容がある。アルコール離脱の軽度な症状は，禁酒後 5〜10 時間で出現し，48〜72 時間経過するまではピークに達しない。その間，患者を管理する必要がある。

アルコール摂取を急に中止した依存症患者に対する最もよい方法は，予防と離脱症状を早期にみつけることである。早期の徴候をみつけ，増悪する前に介入するために，Rivised Clinical Institute for Withdrawal Assessment for Alcohol（CIWA-Ar）のようなツールが臨床医や看護師にとって役立つ。この方法では，多くの専門家が初日から chlordiazepoxide や diazepam のような長時間作用型の経口ベンゾジアゼピン系薬を推奨している。しかし，本症例ではそのような治療は受けておらず，重症のアルコール離脱と振戦譫妄の状態にある。薬物の静脈内投与は効果が早く，攻撃的な症状を管理することができるためにしばしば使用される。この患者では lorazepam や diazepam の静注が選択される。最初の投与に続き，患者が覚醒していて穏やかになるまで，短い間隔で繰り返し投与される。静注をしているにもかかわらず，持続点滴が必要な症例もある。最も重症な例では，propofol やバルビツレートが必要であるが，気道確保のため挿管が必要となる。

この患者の管理では，ほかの選択肢は適切ではない。補液とチアミンについては入院以来点滴が行われている。アルコール依存症者においてチアミン抜きのグルコース補液は，眼球運動麻痺と失調と脳症を呈する Wernicke 脳症を引き起こしてしまう。発熱があれば感染症を考慮すべきで，血液培養を行うのが望ましい。しかし，アルコール離脱の症状が明らかで，腹部 CT で壊死性膵炎はみられなければ，抗菌薬の経験的治療は必要ない。同様に，神経学的局所症状がなければ，頭部 CT の診断的価値は低い。しかも，現在の混乱した患者の状態では CT 施行は困難で，適切な治療を遅らせるだけである。また，適切なベンゾジアゼピン系薬の使用で患者の安全が確保されるなら，抑制は避けるべきである。抑制は患者の混乱を増悪させ，医原性の有害事象を引き起こすだけである。haloperidol は鎮静効果は多少あるが，この患者にはアルコール依存症と膵炎による電解質異常のリスクがあり，torsade de pointes（多形性心室頻拍）を引き起こす。

XI-79. **正解は D** 第 392 章（vol.2 p.*3069*〜）

アルコール依存症からの回復者にとって，禁酒率をわずかに高める治療薬がいくつかある。効果-リスク比の最もよい 2 種類の治療薬は acamprosate と naltrexone である。acamprosate は NMDA 受容体を遮断し，アルコール離脱症の遷延症状を減少させる。naltrexone は経口または月 1 回の注射として投与できるオピオイド拮抗薬である。これはドパミン含有の多い脳幹腹側被蓋部の活動を抑制し，アルコール摂取時の多幸感を減少させるように作用すると考えられている。これらを組み合わせて用いることで，それぞれ単独で用いるよりもより高い効果が得られると示唆する研究もある。disulfiram はアルコール依存症の治療において長年使用されているアルデヒドデヒドロゲナーゼ（ALDH）阻害薬である。しかし，治療に伴う多くの副作用やリスクのために，もはや一般的に使用される薬物ではなくなった。主要なメカニズムは，薬物服用と並行してアルコールを摂取すると自律神経の過活動と嘔吐による悪影響をもたらすことである。正常なアルコール代謝の一部を担う酵素を阻害することにより，アセトアルデヒドの濃度が上昇し，これらの症状を引き起こす。この自律神経系への副作用により，高血圧，脳卒中の既往，心疾患，糖尿病の患者には禁忌である。

XI-80. **正解は E** 第 393 章（vol.2 p.*3075*〜）

処方薬の乱用はすべての年齢層で劇的に増加し，10 歳代のあいだで著しく増加している。2007 年以降，処方麻薬は青少年が最初に乱用する最も一般的な違法薬物としてマリファナを抜いた。これは全年齢層で処方麻薬乱用の割合が増えるのと同時に起きている。ヘロイン乱用の年間発生率は人口の約 0.14％とされる。対照的に，この発生率は処方麻薬乱用の割合の 3 分の 1 しかない。処方麻薬の中で，oxycodone は単独で最もよく乱用される薬物である。他には morphine と hydrocodone がある。医療従事者の中では pethidine と fentanyl がよく乱用される。

XI-81. **正解は B** 第 393 章（vol.2 p.*3075*〜）

毎日常習的にオピオイドを使用すると，6〜8 週間以内に耐性と離脱症状がはじまる。耐性は代謝の亢進によるだけでなく，薬物の薬力学における変化によっても起こり，多幸感を得たり離脱症状を防いだりするのに多くの量を必要とするようになる。突然麻薬を中断した場合，最後の使用から 8〜10 時間内に急性離脱症状がはじまる。麻薬離脱症状は有害ではあるが，ベンゾジアゼピン系薬やバルビツレートと同様に生命を脅かすことはない。麻薬離脱の初期症状は自律神経系の過活動と関連したものである。これは流涙増加，鼻漏，発汗増加として現れる。さらに広範な立毛（鳥肌）もよくみられ，「冷たい七面鳥（cold turkey）」という用語が生まれた。離脱症状が進行すると筋痛や悪心・嘔吐や下痢を伴い，いてもたってもいられなくなる。血圧上昇，高体温，過呼吸も起こりうる。血圧低下はオピオイド離脱の症状ではない。感染症が判明している患者で突然血圧低下がみられた場合，離脱症状ではなく全身感染症として評価すべきである。

XI-82. **正解は E** 第 393 章(vol.2 p.*3075*〜)

本患者は，アルコール摂取とともに，服薬量不明の徐放性オピオイドの急性過剰服用にて来院した。意図的な薬物過剰服用の患者の評価と治療を行う場合，最も重要なことは患者の全身状態を安定化させることである。患者はほぼ無呼吸であったため，救急対応者により適切にオピオイド拮抗薬である naloxone を投与された。さらに，適切に気管挿管され，病院への搬送のために安定化された。しかし救急外来では患者の血圧は低く，反応性がみられないままであった。この時点で患者を安定化させるつぎのステップは，急速補液による血圧の保持であり，反応がみられなければ昇圧薬の静注が必要になる。引き続き患者の反応がない状態が続き，徐放性製剤による効果が長期間続くと予測される場合は naloxone の持続静注を開始することが適切である。急速投与後の効果発現までに 1〜2 分かかると予測されるが，効果持続時間は数時間しかない。過剰服用による呼吸抑制や循環抑制を回復させるためだけに naloxone を投与する場合，いくつか注意すべきことがある。特に慢性的な薬物乱用者では高用量の naloxone は麻薬禁断症状の苦痛症状を引き起こす可能性がある。長時間作用型オピオイド製剤を服用した場合，活性炭投与や胃洗浄が消化されていない錠剤の吸収を減らすために適切な判断となる。循環状態や呼吸状態が安定したら，患者の転帰に影響を与えるような他の同時摂取がないか考えることが重要である。患者自身が病歴を話せず，過剰服用が目撃されていないため，オピオイドだけに限定するべきではない。適切なアプローチは，少なくとも尿中薬物スクリーニング，血中アルコール濃度，および acetaminophen 濃度を含む包括的毒物評価を行うことである。また，aspirin 濃度や三環系抗うつ薬の濃度評価を依頼する場合もある。

XI-83. **正解は C** 第 394 章(vol.2 p.*3079*〜)

マリファナは米国において最もよく使用される違法薬物であり，2009 年には全人口の 6%以上が使用しているとされる(http://www.whitehousedrugpolicy.gov/publications/pdf/nsduh.pdf, accessed July 25, 2011)。マリファナが流行している理由の 1 つは，健康への悪影響をほとんど起こさないと広く信じられていることと関係がある。急性的な作用としては，アルコールと似たようなリラックスした感覚と軽い多幸感をもたらす。さらに判断能力，認知機能，精神運動機能の低下がみられる。ときに急性中毒は否定的な情緒反応も同様に引き起こしうる。マリファナを慢性的に使うことの効果については明確なコンセンサスが存在しない。従来，マリファナの使用は無気力症候群と関連づけられてきた。マリファナの慢性的使用者が，日々の活動への興味を失い，薬物使用により時間を費やすことは事実だが，それはマリファナ使用に限ったことでなく，慢性的なマリファナ使用に特異的な無気力症候群は存在しない。慢性的なマリファナの使用によるとされてきたものの，因果関係の証拠がない症状には，ほかにも抑うつ，成熟機能不全がある。ただし，統合失調症の病歴のある患者では，慢性的なマリファナ使用は精神症状のリスク増加と関連する。

慢性的なマリファナ使用の身体的影響は，はっきりとはわかっていない。急性的にはマリファナは心拍数を増大させるが，この効果への耐性が速やかに生じる。また，急性摂取は狭心症を起こしうる。肺機能への慢性的影響は，タバコ製品がしばしば交絡因子であるためによくわかっていない。肺活量や拡散能の急激な低下がみられるが，これが肺気腫のリスクの増大と解釈できるかどうかは確定していない。他にもいろいろと身体への副次的影響が記載されてきたが体系的に定まってはいない。それらの中には，テストステロン低値，精子数の減少，胎児発育不全と染色体異常がある。

一般に信じられていることとは逆に，マリファナの慢性使用は，離脱症候群と同様，耐性も獲得する。身体的には，頻拍出現と結膜充血に対する耐性がある。精神的耐性の出現はさらにはっきりしていて，予測可能である。これは速やかに出現し，しばしばより強力な化合物を求めるようになるか，より頻繁に薬物を吸入するようになる。マリファナ使用を中止すると離脱症状が出現し，興奮性，食欲不振，睡眠障害として現れる。

XI-84. **正解は E** 第 395 章(vol.2 p.*3082*〜)

毎年全米で約 40 万人が喫煙の結果死亡し，全死亡のうち 20％を占める。心臓病，肺癌，慢性閉塞性肺疾患が喫煙関連死として一般的であるが，多発癌も喫煙と関連している。癌の中で，肺癌，咽頭癌，喉頭癌は喫煙と強い関連がある。男性喫煙者では肺癌の相対リスクは 23.3 である。一方，女性喫煙者では相対リスクは 12.7 でしかない。喫煙に関連した他の癌には，食道癌，膀胱癌，腎癌，膵臓癌，胃癌，頸部癌，急性骨髄性白血病がある。閉経前の乳癌は，現在決定的ではないものの，喫煙と関連している可能性が示唆されているが，閉経後の乳癌と喫煙は関連がない。

XI-85. **正解は B** 第 395 章(vol.2 p.*3082*〜)

禁煙は健康増進と喫煙による悪影響を予防する点で，きわめて重要である。しかし，明らかにニコチンは中毒性物質で，禁煙を成功させる前に何度か試みてきた喫煙者が多い。喫煙者の 33％が毎年禁煙を試しており，自力では 90％が失敗に終わっている。適切な援助や最善の内科的治療を行っても，継続的に禁煙できるのは一般的には 20〜30％である。医者による短いカウンセリングだけでも禁煙率を増加させる。したがって，現在の喫煙についての質問，以前に試みた禁煙に関する質問は，外来診療の一部と考えるべきである。禁煙に関心がない患者に対しても，禁煙によるメリットを考えるよう促さないといけない。通常，医師は外来後の 2〜3 週間を禁煙日として患者と設定し，カウンセリングの一環としてフォローアップの電話で支援する。禁煙率を高めるために薬物介入と組み合わせて実施されることが多い。さまざまなオプションがあり，最も一般的に利用されるのはニコチン補充療法(NRT)，bupropion，varenicline である。治療が十分でないうつ病患者では，bupropion とニコチン補充療法の組み合わせが最も成功しやすい。bupropion は無作為化臨床試験で禁煙研究が実施された抗うつ薬である。禁煙日の 1〜2 週間前から bupropion で治療すると成功率があがる。併用のニコチン補充療法には貼付剤，ガム，トローチ，点鼻薬または吸入薬など，さまざまな投与方法がある。ニコチンの渇望を抑えるような速効性のニコチン製剤との併用を推奨するプログラムもある。varenicline はニコチン・アセチルコリン受容体の部分作動薬として作用する薬物として，最近発売された。ニコチン投与を併用することは有益であるとは考えにくい。この患者にはうつ病の既往があるため，varenicline を使用することは禁忌である。varenicline は重度の精神症状と関連があり，服用と関連した自殺の報告がある。

XI-86. **正解は D** 第 395 章(vol.2 p.*3082*〜)

喫煙は心血管，呼吸，脳血管，癌などさまざまな原因による早死と関係がある。女性では妊娠合併症(早期破水，前置胎盤，胎盤剥離)，消化性潰瘍の治癒遅延，骨粗鬆症，白内障，黄斑変性，胆嚢炎，男性では勃起障害の増加も関係している。喫煙母体から生まれる子どもは早産になりやすく，周産期死亡率が高く，乳児突然死の割合が高い。さらに，米国では毎年 40 万人が早死しており，これは若年死亡の 5 人に 1 人に相当する。

XI-87. **正解は B** 第 395 章(vol.2 p.*3082*〜)

喫煙者はタバコの強さと喫煙頻度を調節することでニコチンの血中濃度を管理している。軽いタバコを吸っている喫煙者はたくさんタバコを吸ったり，深く吸い込んで息を止めたりして，ニコチンレベルを保つことができる。したがって，軽いタバコは禁煙の合理的な代替手段にはならない。さらに，喫煙の身体への悪影響や薬物相互作用に違いはない。また，はっきりと証明されたわけではないが，過去 50 年間肺腺癌が増加していることは低タールタバコの導入と関連があり，その結果喫煙行動が変化したという考えもある。

SECTION XII
皮膚科学

QUESTIONS

各設問に対する，最もふさわしい解答を選べ。

XII-1. 34 歳の女性。皮膚病変を訴えて受診。診察上，右肘の伸側に皮疹を認める。直径 2.4 cm かつ隆起しており，表面は平坦で境界は明瞭である。表面には角質層が過剰に蓄積している。さらに詳しく診察したところ，小型の同様の皮疹が伸側に数個みられた。この患者の皮膚疾患を最もよく表している記述はどれか。

A. 苔癬化を伴う小斑
B. 鱗屑を伴う斑
C. 痂皮を伴う局面
D. 鱗屑を伴う局面
E. 腫瘤

XII-2. 硬貨（コイン）の形状をした病変を表す皮膚科用語はどれか。

A. 疱疹状
B. 苔癬化
C. 麻疹状
D. 貨幣状
E. 多環状

XII-3. 5 歳の男児。6 カ月持続する肘窩の落屑と痒みのため，母親につれられて受診した（図 XII-3 参照）。同部はときどき赤くなるが，市販のステロイドクリームを塗ると軽快する。発熱，悪寒，寝汗，上腕の上行性の赤い線条はみられない。男児の家族は清潔なアパートに住み，猫を飼っている。この男児にあてはまらないのはどれか。

A. 両親ともにアトピー性皮膚炎の既往がある可能性が高い
B. 患児は喘息とアレルギー性鼻炎の既往がある可能性が高い
C. 患児の血清 IgE 値は上昇している
D. 患児が自然寛解する確率は 70％以上である
E. 患児の病変は tacrolimus 軟膏に反応して軽快する可能性が高い

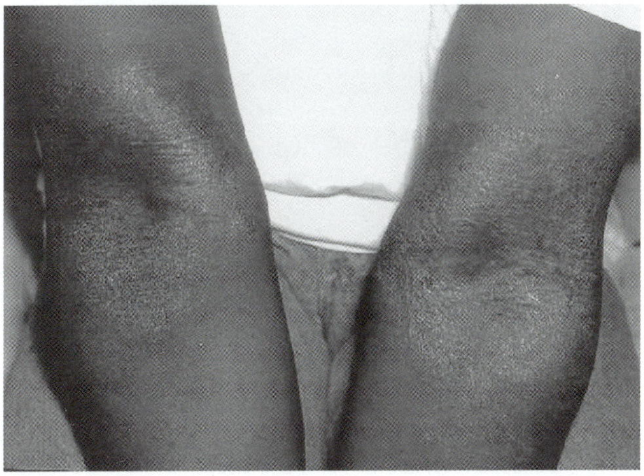

図 XII-3 （巻末のカラー写真参照。Robert Swerlick 博士の厚意により許可を得て掲載）

XII-4. 63 歳の女性。5 年前から肘に乾癬があり，ステロイド外用薬とビタミン D アナログで治療を続けていた。しかし，ここ 9〜12 カ月間のうちに皮疹は悪化し，膝，殿部，頭皮へと拡大した。体調は不良で，指の腫脹に伴い，痛みと硬直も出現してきた。最近の癌健診では異常はなく，全身的感染症を示唆する症状もみられない。身体診察では，鱗屑を伴う紅斑からなる乾癬の皮疹と，両指の遠位指節間関節（DIP 関節）の圧痛を伴う腫脹を認めるのみである。下記の治療薬のうち，広範囲の乾癬に適応がないのはどれか。

A. alefacept
B. cyclosporine
C. infliximab
D. methotrexate
E. prednisone

XII-5. 67 歳の男性。全身の水疱性皮疹で受診した。初発症状は痒みの強い紅斑で，腹部を中心に体幹に生じた。その後，皮疹は前腕屈側に拡大してきた。一部の紅斑上には緊満性水疱が出現し，自然に破れて瘢痕を残さずに治癒する。この患者の皮疹を図 XII-5 に示す。皮膚生検ではどのような所見が予想されるか。
A. 表皮細胞表面に IgG の沈着を認める
B. 表皮細胞表面に IgG と C3 の沈着を認める
C. 真皮乳頭に IgA の顆粒状沈着を認める
D. 表皮基底膜部に IgA の線状沈着を認める
E. 表皮基底膜部に IgA と C3 の両方またはいずれか一方の線状沈着を認める

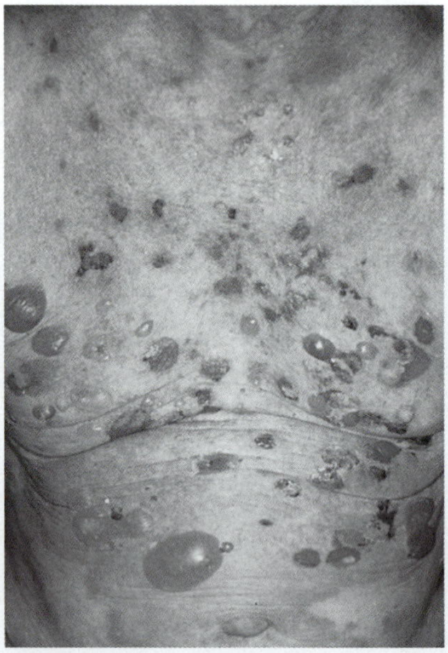

図 XII-5 （巻末のカラー写真参照。Yale Resident's Slide Collection の厚意により許可を得て掲載）

XII-6. 24 歳の女性。背部，殿部，両肘，両膝のびまん性の皮疹につき受診した。患者によると，皮疹は突然現われ，激しい瘙痒と灼熱感を伴うという。皮膚生検では真皮乳頭層の好中球浸潤があり，直接免疫蛍光法では真皮乳頭内と表皮基底膜部に沿った IgA の顆粒状の沈着が認められた。この患者に推奨される治療法はどれか。
A. diaphenylsulfone 100 mg/日
B. グルテン除去食
C. prednisone 40 mg/日
D. A と B 両方
E. 上記すべて

XII-7. 患者は，6～9 カ月前から出現した増悪する耳介の皮疹を主訴に受診した。発疹はそれぞれ厚い固着性の鱗屑を伴う紅色丘疹として現れ（図 XII-7 参照），その後，写真のように色素沈着と色素脱失の混在，辺縁隆起性で瘢痕を伴う発疹を形成している。友人から借りたグルココルチコイドの外用では皮疹は改善しなかったとのことだった。この患者における現時点での治療について，最も正しいのはどれか。
A. 抗マラリア薬 aminoquinoline
B. azathioprine
C. グルココルチコイドの全身投与
D. ビタミン E 軟膏
E. 広範囲の外科的切除と所属リンパ節廓清

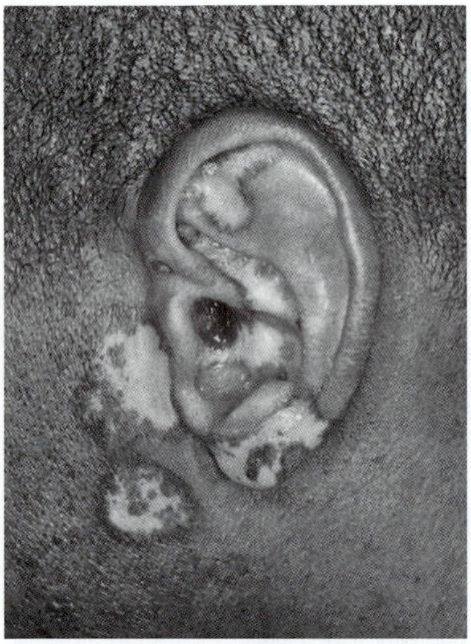

図 XII-7 （巻末のカラー写真参照）

XII-8. 55 歳の男性。痛風に対して allopurinol を服用後，発熱と水疱が出現し，広がった。患者は咽頭痛，および疼痛を伴う流涙も訴えている。身体所見上，標的状皮疹の上に水疱が拡大しており，口腔内粘膜病変を伴っていた。病変の推定体表面積は現在 33％である。つぎの記述のうち，この患者の診断と治療について正しいものはどれか。
A. 免疫グロブリン静注療法を迅速に行うことにより，病気の範囲を縮小させ，死亡率を改善させる
B. グルココルチコイドの長期的な全身投与により，この病気の再発を抑制する
C. この症候群による推定死亡率はおよそ 30％である
D. この症候群の原因として最も一般的な薬物は penicillin である
E. この症候群では若年者の死亡率が高齢者よりも高い

XII-9. 32 歳の男性。細菌性副鼻腔炎が疑われて amoxicillin/clavulanic acid を内服中である。1 週間後，びまん性の痒みを伴う皮疹が出現した（図 XII-9 参照）。粘膜症状はない。

診断として最も考えられるものはどれか。

A.　麻疹様薬疹

B.　尋常性天疱瘡

C.　Stevens-Johnson 症候群

D.　毒素性ショック症候群

E.　蕁麻疹

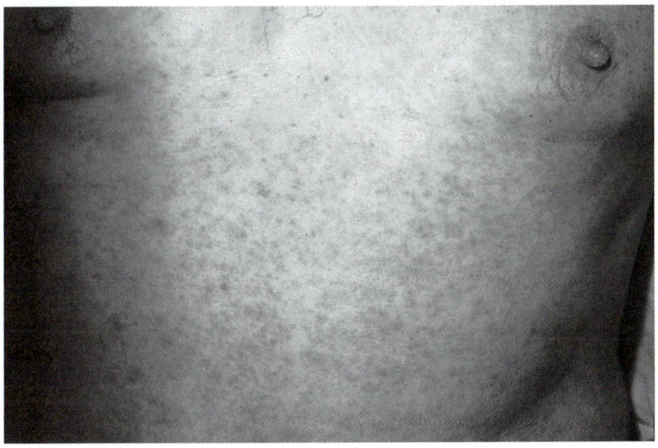

図 XII-9　（巻末のカラー写真参照）

XII-10. 22 歳の女性。日光曝露を心配して，診療所を訪れた。彼女はサンスクリーン剤を数種類持参し，皺やしみを防ぐにはどれが最適かを知りたがっている。よりきれいに日焼けしたいため，日光皮膚炎に関する心配はあまりしていない。彼女の希望を叶えるためには，どの紫外線を防御することが最も適切か。

A.　UV-A

B.　UV-B

C.　UV-A と UV-B 両方

D.　UV-A でも UV-B でもない

XII-11. 45 歳の HIV/AIDS 男性が救急外来を受診した。患者は右上肢に緩徐に拡大する発疹があり，現在は胸部と背部に顕著であると訴えた。発疹は赤みがかった青色の小結節を形成している。発疹のうちいくつかは潰瘍化していたが，波動はごくわずかで，排膿していた。いつから発疹が出現したか覚えておらず，海外渡航歴や異常な曝露歴もない。患者は路上生活者で無職であるが，ときに日雇い労働者として仕事を得て造園や採掘を行っている。皮膚からの培養結果では 5 日目に非結核性抗酸菌が分離された。原因菌として正しいものはどれか。

A.　*Mycobacterium abscessus*

B.　*M. avium*

C.　*M. kansasii*

D.　*M. marinum*

E.　*M. ulcerans*

XII-12. 22 歳の男性。全身倦怠感と発疹を主訴に救急外来を受診した。患者は違法薬物であるヘロインとコカインの吸入歴があった。彼は薬物との交換を目的に，不特定多数の男性との無防備な性交を行った。8 週間前に施行した HIV 検査では陰性であった。既往歴として，2 年前に梅毒と淋病の治療歴があった。治療開始から 12 カ月後，迅速血漿レアギン（RPR）試験の抗体価は 1：128 から 1：8 に低下していた。身体所見では，発熱はなくバイタルサインに異常はなかった。体調も良好で消耗もみられなかった。頸部，腋窩，鼠径部に直径 2.5 cm 大までのびまん性リンパ節腫脹がみられた。陰部には潰瘍や病変はみられなかった。皮疹の写真を図 XII-12 に示す。以下のうち，いずれの検査法がこの患者を適切に診断できるか。

A.　FTA-ABS 試験

B.　HIV 抗体

C.　HIV RNA 定量

D.　RPR 試験

E.　VDRL 試験

XII-13. コートジボワールへの医療派遣の最中に，あなたは 17 歳の少年の前腕に生じた大きな皮膚病変の診察を頼まれた（図 XII-13 参照）。病変は 3 週間前から小さなできものとして発症し，その後ラズベリーの大きさまで増大した。圧痛を伴う同側の腋窩リンパ節の腫脹以外には臨床所見はない。彼の兄弟も同様の皮膚病変を有し，6 カ月後に自然消退したとのことであった。つぎのうち，最も適切

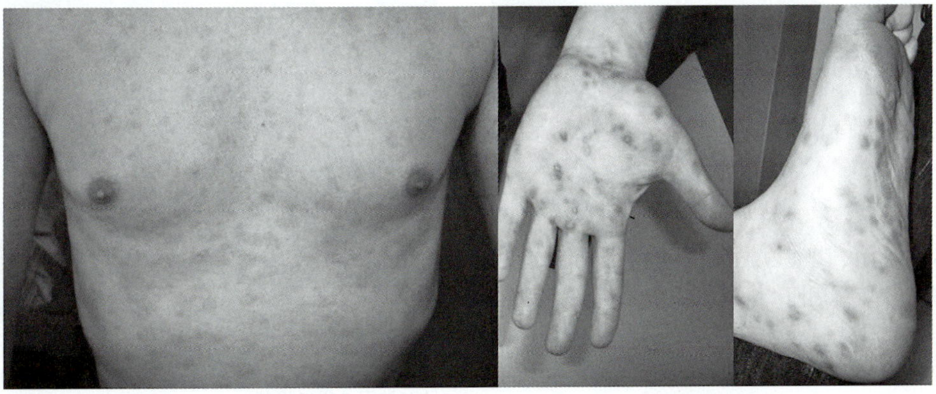

図 XII-12　（巻末のカラー写真参照。Jill McKenzie と Christina Marra の厚意による）

な治療はどれか。

A. albendazole

B. ivermectin

C. penicillin

D. praziquantel

E. vancomycin

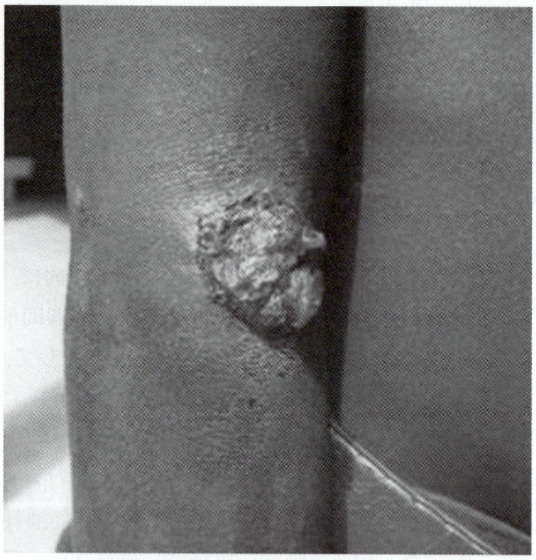

図 XII-13 （巻末のカラー写真参照）

XII-14. 図 XII-14 に示す皮疹はつぎのどの病原体による感染症か。

A. *Anaplasma phagocytophilum*

B. *Bartonella henselae*

C. *Borrelia burgdorferi*

D. *Ehrlichia chaffeensis*

E. *Rickettsia rickettsii*

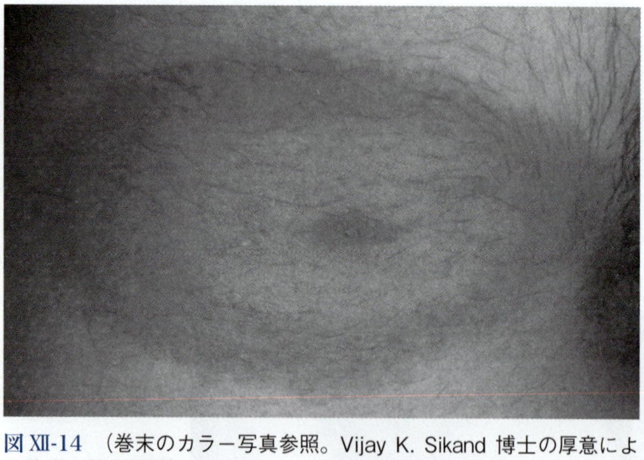

図 XII-14 （巻末のカラー写真参照。Vijay K. Sikand 博士の厚意により許可を得て掲載）

XII-15. 36 歳の男性で HIV 陽性の AIDS 患者（CD4^{+} T 細胞数 112/μL）。鼻および鼻周囲に，鱗屑で蝋様かつ黄色調で斑状の痂皮および瘙痒を呈する紅斑が出現した。その他の皮膚は正常である。最も考えられる診断名を選べ。

A. 伝染性軟属腫

B. Kaposi 肉腫

C. 乾癬

D. 帯状疱疹の再活性化

E. 脂漏性皮膚炎

XII-16. 34 歳の男性。胸部に生じた無症候性の皮疹についてかかりつけ医に相談をした。明るい褐色からサーモン色の紅斑が胸部に癒合している。病変部の削った鱗屑を 10％水酸化カリウムで鏡検したところ，菌糸と胞子形成を認め，「スパゲッティとミートボール」像の所見を呈した。さらに，Wood 灯検査で病変部は黄緑色の蛍光所見を認めた。以上から癜風と診断した。この皮膚感染症の起因菌はどれか。

A. *Fusarium solani*

B. *Malassezia furfur*

C. *Penicillium marneffei*

D. *Sporothrix schenckii*

E. *Trichophyton rubrum*

XII-17. 大学 1 年生の 19 歳の男性。手背と前腕に痛みを伴う水疱皮膚病変を主訴にクリニックを受診した。小児期にもときどき同様の症状が出現することに気づいていた。また，これらは日光への曝露でしばしば惹起され，瘢痕を残して治癒していた。最近では，大学がはじまってからより頻度が増し，飲酒後に発症することが多いことに気づいた。彼の手と前腕には脱色素性の瘢痕病変を多数認め，これらは以前から存在するという。手背の皮膚の肥厚化，粗造化を認める。それ以外については，全身の臨床所見は正常である。手背の病変を図 XII-17 に示す。最も正確な診断を引き出せる検査はどれか。

A. 抗核抗体

B. 抗 Scl-70

C. 血漿コルチゾール

D. 血漿ポルフィリン

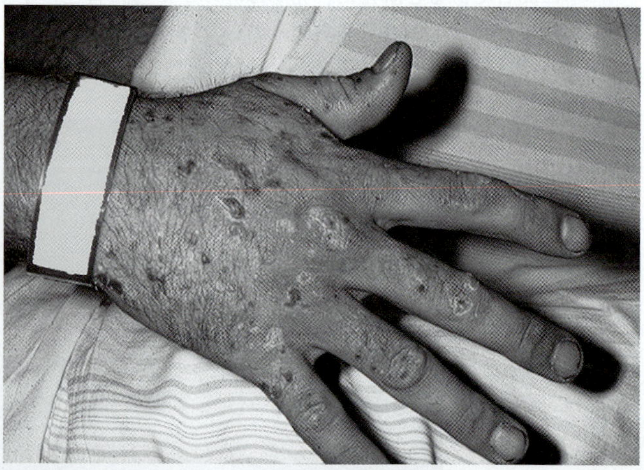

図 XII-17 （巻末のカラー写真参照。Karl E. Anderson 博士の厚意により許可を得て掲載）

E. 尿中ポルフィリノーゲン

XII-18. 22歳の男性。陰茎の瘙痒と皮疹の出現を主訴にクリニックを受診した。3週間前に新しい女性のパートナーと彼女の寝室でコンドームを使用せず最後に性交渉した。それ以来彼女に会ってない。この3日間で陰茎と陰囊に皮疹が出現した。病変は強い瘙痒を呈し，特に夜間とシャワー後に増悪する。身体所見を図XII-18に示す。最良の治療法はどれか。

A. ceftriaxone と azithromycin
B. metronidazole
C. penicillin G
D. permethrin
E. vancomycin

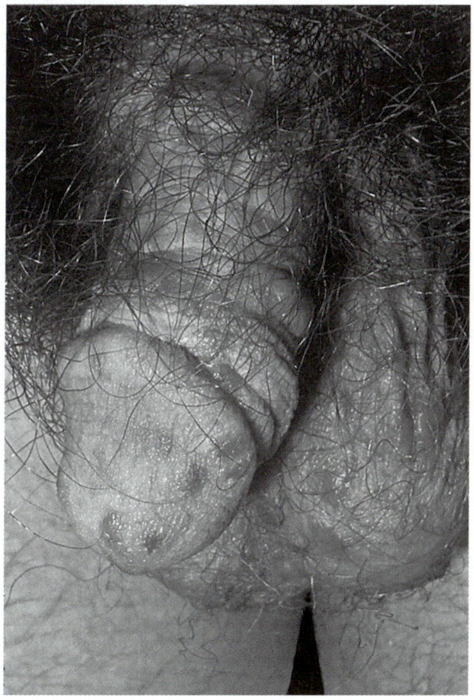

図XII-18 （巻末のカラー写真参照）

ANSWERS

XII-1. **正解は D** 第 51 章(vol.1 p.*331*〜)

発疹と皮膚病変が原因でかかりつけ医を受診することは非常に多い。皮膚症状を正しく評価することは，その背景にある疾患の原因を同定するために重要である。皮疹を説明するには，病変の分布，原発疹と続発疹の性状，形状，配列という 4 つの要素が重要である。皮疹の記述では，皮疹が隆起性か平坦か，あるいは液体の貯留の有無にかかわらず，まず大きさを考慮する。隆起性病変には丘疹，結節，腫瘤，局面がある。局面は直径 1 cm 以上の大きさで，扁平に隆起するものをいう。皮疹の辺縁は明瞭である場合もあれば，不明瞭で周囲の皮膚と徐々に融合する場合もある。丘疹，結節，腫瘤はいずれも充実性病変である。この 3 つの皮疹は大きさで分類され，丘疹は直径 0.5 cm 未満，結節は直径 0.5〜5.0 cm，腫瘤は直径 5 cm 以上である。小斑と斑はいずれも隆起しない皮疹で，直径 2 cm 未満を小斑，2 cm 以上を斑と呼ぶ。小水疱は小さく(直径 0.5 cm 未満)液体を貯留する病変で，膿疱は白血球を内包する。液体を内包し，直径 0.5 cm 以上のものを水疱と呼ぶ。つぎに考慮することは，その皮疹の性状である。角質層の過剰な蓄積は鱗屑と呼ばれる。したがって，この患者の皮疹は鱗屑を伴う大きな局面と記述できる。続発疹を記述する他の用語としては，限局性に皮膚が厚くなる状態で皮溝がはっきりしている苔癬化，体液の滲出液が乾燥した状態の痂皮がある。さらに，続発疹の記述用語としては糜爛，潰瘍，表皮剥離，萎縮，瘢痕などがある。

XII-2. **正解は D** 第 51 章(vol.1 p.*331*〜)

皮膚科では，皮疹を表現するのに専門的な用語が用いられる。貨幣状の皮疹とは硬貨の形状をした病変をいい，リング状になる環状の紅斑とは近い関係にある。多環状の皮疹は融合した，または不完全な環で構成される皮膚病変をいう。疱疹状の皮疹は単純ヘルペスウイルス感染症時にみられるような集簇するものをいい，麻疹の際にみられるような小斑や丘疹が全身に分布する場合は，麻疹状と表現する。苔癬状の皮疹とは，扁平苔癬に類似する青紫色から紫色の病変をいう。

XII-3. **正解は D** 第 52 章(vol.1 p.*335*〜)

この皮膚症状はアトピー素因をもつ小児に生じるアトピー性皮膚炎の典型例である。アトピー素因のある子どものうち 75％以上で，喘息やアレルギー性鼻炎が 5 歳までにみられる。遺伝的素因が大きく，両親ともにアトピー性皮膚炎である場合，子どもの 80％以上にアトピー性皮膚炎が発症する。片親がアトピー性皮膚炎の場合，子どもが発症する確率は 50％程度となる。皮疹は肘窩に加え，顔面，頸部，四肢伸側に好発する。典型例では，これらの症状が増悪・緩解を繰り返す。成人型では病変は限局することが多く，慢性単純性苔癬や手湿疹の形態をとる。アトピー性皮膚炎の治療では，適切な保湿，局所的な抗炎症薬の使用，そして細菌性二次感染の予防が必要となる。tacrolimus 軟膏と pimecrolimus 軟膏が治療薬として認可されている［訳注：日本では pimecrolimus 軟膏は未承認］。これらの外用薬では，副腎皮質ステロイドの外用薬にみられるような副作用は起こらないが，リンパ腫の罹患率を上昇させるリスクがあることが最近報告されている。アトピー性皮膚炎の小児は自然緩解することがあるが，約 40％の症例では成人後も皮膚炎が持続する。興味深いことに，世界中でアトピー性皮膚炎は増加傾向にあるが，その理由は不明である。

XII-4. **正解は E** 第 52 章(vol.1 p.*335*〜)

すべての乾癬患者において皮膚の過度の乾燥を防ぎ，保湿を保つスキンケアが望まれる。細菌性の二次感染は皮疹の増悪因子となるため，適切な治療が必要である。ステロイド外用薬による治療はしばしば皮膚の萎縮をきたし，徐々に効果が減弱する傾向がある。ビタミン D アナログおよびレチノイドの外用薬［訳注：日本では未承認］は有効で，かつてのコールタール，サリチル酸，anthralin などの外用薬による補助療法に代わって使用されている。長波長紫外線(UV-A)と psoralen を組み合わせる治療法(PUVA 療法)，および中波長紫外線(UV-B)照射療法は広範囲の乾癬病変を有する多くの患者にとって有用である。これらの紫外線療法は皮膚癌の発癌リスク上昇と関連している可能性があり，特に免疫低下状態にある患者ではそのリスクが高い。methotrexate は，乾癬性関節炎を有する患者(乾癬の約 30%)に有効である。cyclosporine やその他の T 細胞調整因子製剤も乾癬に有効である。alefacept［訳注：日本未承認の生物学的製剤］は抗 CD2 作用を有し，筋注で投与する生物学的製剤で乾癬に適応がある。しかしながら，リンパ球減少，易感染性，発癌リスクの上昇をきたす可能性がある。infliximab，etanercept，adalimumab は抗 TNF 作用を有する生物学的製剤であり乾癬性関節炎に適応がある。(etanercept は尋常性乾癬にも適応がある)。これらの薬物では重篤な全身感染症，神経症状(進行性多巣性白質脳症)，および薬物過敏反応をきたすリスクが上昇する。ステロイド内服は，治療を中止することが，致死的な膿疱性乾癬を誘発する可能性があるため，行うべきではない。

XII-5. **正解は E** 第 54 章(vol.1 p.*360*〜)

水疱性類天疱瘡は，紅斑上に緊満性の小水疱や水疱を呈する自己免疫性皮膚疾患である。この疾患は高齢者に多く，初期には蕁麻疹様局面が下腹部，鼠径部，四肢屈側部に出現する。その後，緊満性水疱が紅斑上や正常にみえる皮膚の上に生じてくる。病変は口腔粘膜にも生じることがあり，瘙痒はまったくない症例から激痒のある症例まで，幅がある。水疱はしばしば破れて糜爛となり，痂皮化するが，二次的外傷が加わらなければ瘢痕を残さずに治癒する。初期病変を生検すると，表皮下水疱とさまざまな程度の細胞浸潤がみられる。紅斑の病変部位では好酸球が浸潤しており，正常な皮膚上ではごく軽度の血管周囲性の細胞浸潤がみられる。直接免疫蛍光法では IgG と C3 の線条沈着が表皮基底膜に沿ってみられる。約 70% の患者は表皮基底膜部と結合する血中抗基底膜 IgG 抗体が陽性である。この疾患は数カ月から数年にわたって増悪と緩解を繰り返し，慢性化する傾向がある。治療はグルココルチコイドの全身投与を prednisone 換算で 0.75〜1 mg/kg/日で開始する。

XII-6. **正解は D** 第 54 章(vol.1 p.*360*〜)

疱疹状皮膚炎は激しい瘙痒を伴い，対称性に四肢伸側，殿部，背部，頭皮，後頸部に皮疹が出現する自己免疫皮膚疾患である。この疾患の皮疹は，丘疹，丘疹性小水疱，蕁麻疹様局面を呈する。瘙痒が非常に強いため，患者には掻破痕と痂皮を伴う丘疹がみられ，はっきりした原発疹は認めないことが多い。皮疹に先立ち，灼熱感やチクチク感が瘙痒とともに高頻度で出現する。ほとんどすべての患者がグルテン過敏性腸症を合併しているが，初診時には臨床症状が明らかでないことが多い。病理学的には，病変部位では真皮乳頭層に好中球主体の炎症所見を認める。直接免疫蛍光法では，真皮乳頭層内と表皮基底膜部に沿った IgA の顆粒状沈着が認められる。疱疹状皮膚炎の治療の第 1 選択薬は diaphenylsulfone 50〜200 mg/日で，報告によるとほとんどの患者が 24〜48 時間で著明に軽快するという。用量が 100 mg/日を超える患者の場合は，メトヘモグロビン血症と溶血が高率に起こるため，副作用に注意が必要である。diaphenylsulfone による治療に加えて，グルテン除去食による食事療法が推奨される。しかし，臨床的に有用な効果が得られるまで何カ月もかかるため，食事療法を治療の中心とすることは推奨されていない。疱疹状皮膚炎の治療に副腎皮質ステロイドは使用されない。

XII-7. **正解は A** 第 54 章(vol.1 p.*360*〜)

患者の皮膚病変は円板状エリテマトーデス(慢性皮膚エリテマトーデスとも呼ばれる)である。顔面，頭皮，外耳(耳介)にみられる孤立性病変を特徴とする。病変は通常，毛孔を塞ぐように厚く固着する鱗屑を伴った紅斑性丘疹あるいは局面である。病変は長年持続し，ゆっくりと増大する。全身性エリテマトーデス(SLE)患者において皮膚症状は一般的によくみられる症状であるが，円板状エリテマトーデスのうち，全身性エリテマトーデスの診断基準を満たす症例は 10% に満たない。慢性期になると発疹は写真のようになる。治療はグルココルチコイドの外用あるいは局所投与を行う。これらの治療が無効であれば，抗マラリア薬 aminoquinoline の全身投与を考慮する。局所病変にはグルココルチコイドや免疫抑制薬の全身投与は推奨されない。悪性黒色腫の場合はさまざまな臨床像を呈するが，発疹の部位，進行度，性状から円板状エリテマトーデスが考えやすい。それゆえ，外科的切除やリンパ節廓清はこの時点では必要ではない。また，円板状エリテマトーデスの治療としての，ビタミンE軟膏の効果は明らかではない。

XII-8. **正解は C** 第 55 章（vol.1 p.*367*〜）

Stevens-Johnson 症候群（SJS）と中毒性表皮壊死剥離症（TEN）は最も恐ろしい薬疹であり，皮膚の剥離を伴うびまん性の水疱と表皮壊死が特徴である。両症候群ともに粘膜病変を伴い、標的状皮疹の上に小水疱を形成するのが典型的である。皮膚の剥離面積は Stevens-Johnson 症候群では 10〜30％，より重篤な中毒性表皮壊死剥離症では 30％以上である。死亡率は皮膚の剥離面積と直接関連していて，Stevens-Johnson 症候群では約 10％，中毒性表皮壊死剥離症では 30％である。Stevens-Johnson 症候群 / 中毒性表皮壊死剥離症における，その他の予後危険因子としては高齢，腸管もしくは肺合併症である。Stevens-Johnson 症候群 / 中毒性表皮壊死剥離症の原因薬物として多いのはサルファ薬，allopurinol，nevirapine，lamotrigine，芳香族抗痙攣薬，オキシカム系非ステロイド性抗炎症薬である。いずれの治療法も Stevens-Johnson 症候群 / 中毒性表皮壊死剥離症の予後を改善する根拠はない。明白なことは，原因薬物の早急な中止が必要不可欠だということである。二次感染を予防する支持療法は重要である。たいていの場合，これらの患者は熱傷病棟で治療される。Stevens-Johnson 症候群 / 中毒性表皮壊死剥離症の治療において，短期間のグルココルチコイドの全身投与は有用である。しかし，これらの薬物は長期的合併症を増加させ，死亡率と強い関連がある。初期のデータでは，静注用免疫グロブリン（IVIg）の有用性が示唆されたが，最近の研究では有用性が示されていない。Stevens-Johnson 症候群 / 中毒性表皮壊死剥離症の治療における静注用免疫グロブリンの役割を決定するには，さらなる研究が必要である。

XII-9. **正解は A** 第 55 章（vol.1 p.*367*〜）

麻疹様薬疹は最も多い薬疹である。皮疹は体幹部に初発することが多く，対称性の小斑と丘疹からなり，後に融合することもある。中等度から高度の痒みを伴うことが一般的である。Stevens-Johnson 症候群や毒素性ショック症候群とは対照的に，粘膜病変を伴うことはまれである。とりわけ小児における代表的な鑑別疾患はウイルス性発疹症である。治療開始後，最初の 1 週間以内に発疹が拡大することが多く，2 週間以内に皮疹は改善し，投与を中止する。麻疹様薬疹の一般的な原因薬物は，ペニシリン系薬，allopurinol，サルファ薬，非ステロイド性抗炎症薬（NSAID）である。蕁麻疹は表在性の境界明瞭な膨疹であり，痒みを伴う。penicillin は IgE を介した蕁麻疹の原因となることがある。天疱瘡は皮膚と粘膜の自己免疫性水疱症であり，まれに penicillin などの薬物により引き起こされることがある。

XII-10. **正解は A** 第 56 章（vol.1 p.*375*〜）

地表に到達する紫外線領域は，長波長紫外線（UV-A）と中波長紫外線（UV-B）の 2 領域に大別される。表皮の最外層である角質層が UV-B のおもな吸収層であり，表皮を透過して真皮に至るのは，入射した UV-B 波長のうち 10％未満にすぎない。それに対し，UV-A は容易に真皮まで透過する。UV-B の光子は UV-A の光子と比べ，1,000 倍は日焼け紅斑を引き起こす作用が高い。UV-B は，日焼けとビタミン D 生成の光化学のおもな原因となる。UV-A はヒトの皮膚の皺やしみなどの光老化の重要な原因である。

XII-11. **正解は A** 第 167 章（vol.1 p.*1190*〜）

非結核性抗酸菌症（NTM）は，培養における発育速度にもとづいて，「迅速発育菌」と「遅発育菌」に分類される。より洗練された検査法が現在では確立されているが，この分類は臨床家にとって有益なので，現在も使用されている。迅速発育菌には *Mycobacterium abscessus*,

M. fortuitum, *M. chelonae* が含まれる。通常の培養液中において，迅速発育菌は一般的に 7 日以内に発育するので，比較的早期に菌種を同定し，薬物耐性の有無を検査することが可能である。遅発育菌には *M. avium*, *M. marinum*, *M. ulcerans*, *M. kansasii* が含まれる。遅発育菌の同定には特別な培地が必要であるため，検査前に強く疑うことが重要である。患者の皮膚症状の中で，最も速く拡大している部位を生検し，Gram 染色と培養を行うことにより，迅速発育菌の非結核性抗酸菌症と診断することが可能である。

XII-12. **正解は D** 第 169 章(vol.1 p.*1201*〜)，第 170 章(vol.1 p.*1208*〜)

この患者の写真の皮膚症状は第 2 期梅毒に一致する。梅毒は *Treponema pallidum* による感染症である。*T. pallidum* は正常な皮膚から侵入し，第 1 期梅毒による典型的な皮膚病変を形成するかなり前から血流を介して全身に播種する。この病変は原発疹形成後 4〜6 週で出現する。発疹は自然に消退し，第 2 期梅毒としての症状は発疹軽快後の約 6〜8 週間持続する。しかし，約 15％の患者では第 2 期梅毒の治療時には下疳は治癒している。第 2 期梅毒のおもな症状は全身の発疹とリンパ節腫脹である。第 2 期梅毒の皮疹は通常，斑状もしくは斑状丘疹状であり，痒みを伴わず，ピンク色である。皮疹は体幹もしくは上肢からはじまり，手掌や足底にも拡大する。第 2 期梅毒の 10％は，間擦部に多発する丘疹を呈する扁平コンジローマにも罹患している。特筆すべきは，第 2 期梅毒の皮疹部は病原体である *T. pallidum* が存在するため，感染性である点である。倦怠感，発熱，体重減少，咽頭痛，頭痛など，さまざまな全身症状が第 2 期梅毒ではみられる。

過去に梅毒の既往があるこの患者について，第 2 期梅毒疹の診断をくだすためには，非 *Treponema* 抗体試験を行うことが最適である。非 *Treponema* 試験には迅速血漿レアギン(RPR)試験と Venereal Disease Research Laboratory (VDRL)試験の 2 つの方法が一般的である。この患者は RPR が陽性であることから，以前に梅毒と診断され，治療を受けている。RPR 検査は適切な治療後には抗体価が 4 分の 1 に低下することが明らかにされている。VDRL 抗体価は RPR 抗体価と直接対応しないことから，連続して検査を行う場合は同じ非 *Treponema* 試験を行うことが推奨される。この症例では RPR を以前に施行しており，VDRL では過去のデータがないことからデータの解釈が困難である。*T. pallidum* 蛍光抗体吸収試験(FTA-ABS)は特異的な *Treponema* 抗体試験である。この検査は，他の *Treponema* 感染症であるイチゴ腫(フランベジア)やピンタ(熱帯白斑性皮膚病)との交差反応がある。この症例でさらに重要なのは，以前の感染により FTA-ABS 試験では抗体が陽性となるため，新たな感染か，過去の感染か鑑別することが不可能なことである。

この患者は危険因子があるため，急性 HIV 感染症は確かに注意が必要である。急性 HIV 感染症でも発熱，発疹，倦怠感，全身性リンパ節腫脹がみられる。急性 HIV 感染症においても播種状斑状丘疹はみられるが，手掌と足底に皮疹がみられることはほとんどない。急性 HIV 感染症は HIV の RNA 量を測定することが最良の診断法である。この症例では追加検査を考慮することは検討に値するが，適切な診断が得られることはないと考えられる。最近の HIV 抗体価が陰性であること，そして HIV 抗体検査は最近の感染症では陽性を呈さないことから，今回検査を施行しても陽性にはならないと考えられる。

XII-13. **正解は C** 第 170 章(vol.1 p.*1208*〜)

これは地方病性トレポネーマ症で，*Treponema pallidum* subsp. *pertenue* による典型的な第 1 期のイチゴ腫である。イチゴ腫は，コートジボワールやガーナを含む西アフリカの一部や中央アフリカ共和国，コンゴ民主共和国(旧ザイール)の農村部，インドネシア，パプアニューギニア，ハイチ，そして南アフリカの一部で依然として健康問題となっている。インドでは 2003 年以降，新規の患者は報告されていない。梅毒と同様に，地方病性トレポネーマ症は，典型的には第 1 期，第 2 期，そして晩期に分けられる。イチゴ腫(pian，フランベジアあるいはブバとしても知られている)は，初期には接種部位にラズベリー状の病変として出現することを特徴とする。早期の皮膚病変では接触感染をきたし，何カ月もの間持続する。皮膚病変は通常再発し，晩期には約 10％の患者で破壊性の皮膚，骨および関節病変を合併する。

初感染では局所のリンパ節腫脹を好発する。晩期では骨と皮膚のゴム腫を特徴とする。その後，Hansen 病や *Leishmania* 症と同様に鼻，顎，口蓋，咽頭を破壊することがある。暗視野検査は診断的に用いられ，梅毒血清反応も交差反応するため陽性となる。イチゴ腫に関する対照治療試験はないが，penicillin や doxycycline や tetracyclin が有効な治療法として考えられている。一方，albendazole，ivermectin，praziquantel は抗寄生虫薬の 1 つとして用いられる。

XII-14. **正解は C** 第 173 章（vol.1 p.*1219*〜），第 174 章（vol.1 p.*1225*〜）

写真は典型的な遊走性紅斑の皮膚病変で，*Borrelia burgdorferi* によって引き起こされるライム病の特徴的な病変である。遊走性紅斑はマダニに刺されてから 3〜32 日以内に刺症部位に発症する。典型的には紅い小斑または丘疹としてはじまり，ゆっくりと輪状病変を形成する。病変が拡大すると，外輪部は中心部の紅斑と同様に鮮紅色となり中間部分の色が抜ける，古典的な標的状外観を呈する。遊走性紅斑が最も好発する部位は，鼠径部，腋窩，大腿を含む一般的なマダニ刺咬部である。ライム病が流行する地域では，この皮膚病変の存在が治療の適応となるため，血清学的診断は必要ではない。

Anaplasma phagocytophilum はヒト顆粒球性 *Anaplasma* 症（以前のヒト顆粒球性 *Ehrlichia* 症）の病原体である。このリケッチア症もマダニ咬傷を介して感染し，米国中西部の北部やニューイングランド，中部大西洋地域の一部および北カリフォルニアで流行している。皮疹が約 6%に認められるが，特異的な発疹は特定されていない。最も一般的な症状は，発熱と倦怠感そして筋痛である。*Bartonella henselae*（選択肢 B）はネコひっかき病の主要な病原体であり，受傷部位の近傍に軽度の紅斑が出現し，著明なリンパ節腫脹を認める。*Ehrlichia chaffeensis* はマダニ咬傷によって媒介される病原体の異なるリケッチアの 1 つで，米国南東部や北東部，テキサスやカリフォルニアで好発する。ヒト単球性 *Ehrlichia* 症は *Ehrlichia* 属の病原体によって発症し，発熱や倦怠感，筋痛などの非特異的症状を呈する。皮疹も *Ehrlichia* 症ではまれである。*Rickettsia rickettsii* はロッキー山紅斑熱の原因となるリケッチア症である。ロッキー山紅斑熱患者の約 90%に，罹患期間中の皮疹を認める。発疹は一般的に手首や足首にびまん性紅斑が出現し，体幹に広がる。

XII-15. **正解は E** 第 189 章（vol.1 p.*1313*〜）

HIV 感染患者の 90%以上が何らかの皮膚病変を生じる。脂漏性皮膚炎は HIV 感染患者に最も好発する皮膚症状であると考えられ，最大 50%が罹患する。罹患率は $CD4^+$ T 細胞数の低下に伴い増加する。皮疹は頭部や，設問に記載されているような顔面に生じる。治療は標準的な外用療法となるが，*Pityrosporum* の同時感染を伴うため，しばしば抗真菌薬の外用薬が追加される。帯状疱疹の再活性化では，疼痛を伴い皮節に沿って分布し，丘疹から小水疱そして小膿疱，痂皮へと皮膚症状が進行する。伝染性軟属腫の典型例では，無症候性の単発または複数個の中心臍窩を伴う小型の真珠様丘疹が全身どこにでも出現する。また，AIDS 患者では治癒後の瘢痕などが整容的な問題になることがある。乾癬は HIV 感染患者ではそれほど好発しないが，重症化して全身に拡大することがある。乾癬が顔面だけに限局することはまれである。Kaposi 肉腫は HIV/AIDS 患者が HHV-8 を重感染することにより生じる。Kaposi 肉腫の典型例では，赤紫色で無痛性の結節性病変が全身のあらゆる部位に複数出現する。

XII-16. **正解は B** 第 206 章（vol.1 p.*1457*〜）

癜風は最も一般的な表在性の皮膚感染症である。*Malassezia* 属の特に *M. furfur* によるものが多く，脂質要求性酵母によって生じる。癜風の罹患率は熱帯地域で 40〜60%であるのに対し，温帯地域では約 1%である。一般的に癜風の患者は，無症候性または軽度の瘙痒のみで，病変部の美容的な観点から評価を求めてくる。典型的な病変部の臨床像はピンク色から銅褐色調の斑状病変を呈するが，有色人種の患者では病変部は脱色素斑となることもある。診断は水酸化カリウム検査（KOH 検査）で行われ，典型例では「スパゲッティとミートボール」

像を認める。皮膚内に菌糸と胞子両者が存在するため，このようにみえる。長波長紫外線ライト（Wood 灯）下では，罹患病変部で黄緑色の蛍光反応を示す。病原菌はさまざまな抗真菌薬に感受性があり，硫化セレンシャンプーやアゾール系薬，terbinafine クリーム，ciclopirox クリームなど外用薬の使用が有効である。通常は 2 週間の治療で良好な結果が得られるが，初期治療から 2 年以内に再発するのが一般的である。*Fusarium solani* は環境由来真菌の 1 つで，通常は免疫不全患者において感染を引き起こし，角膜炎や爪真菌症，肺炎，血行性播種の原因となる。*Sporothrix schenckii* は *Sporothrix* 症のおもな原因菌である。*Penicillium marneffei* はベトナムやタイおよびその他の東南アジア諸国で流行し，臨床的に播種性 *Histoplasma* 症と類似した症状を引き起こす。*Trichophyton rubrum* は白癬の原因となる皮膚糸状菌である。

XII-17.　正解は D　第 358 章（vol.2 p.*2746*〜）

本患者は晩発性皮膚ポルフィリン症（PCT）である。晩発性皮膚ポルフィリン症は，手背に好発する瘢痕性皮膚病変がおもな臨床所見で，前腕や顔面，下腿，足にも生じることがある。水疱からはじまった皮膚病変が破れて痂皮が生じ瘢痕化する。慢性化すると，罹患部位の皮膚が肥厚し全身性強皮症に類似する。晩発性皮膚ポルフィリン症は最も一般的なポルフィリン症であり，通常は孤発性として認めるが，家族性のこともある。肝性 URO デカルボキシラーゼ活性の欠乏が原因であり，活性が 20％以下になると症状が発現する。肝臓での鉄過剰が原因であるため，治療の 1 つとして，フェリチンを正常下限値まで低下させるための瀉血がある。増悪因子は取り除くべきである。今回のようなエピソードはアルコール摂取と日光への曝露によって通常引き起こされる。晩発性皮膚ポルフィリン症が疑われる患者では，血漿ポルフィリンを測定すべきである。尿中 5-アミノレブリン酸濃度は軽度上昇することもあるが，尿中ポルホビリノーゲン濃度は正常である。尿中ポルホビリノーゲン濃度は急性間欠性ポルフィリン症の発作で上昇する。抗核抗体は全身性エリテマトーデスの診断に用いられ，光線過敏症の患者で陽性となることがある。抗 Scl-70 抗体は全身性強皮症の診断に用いられ，皮膚の肥厚した患者で陽性となることがある。

XII-18.　正解は D　第 397 章（vol.2 p.*3097*〜）

ヒトの疥癬虫であるヒゼンダニ *Sarcoptes scabiei* による疥癬は，感染頻度の高さと瘙痒，皮疹などの症状が問題となる。これらの症状が皮膚科を受診する一般的な理由であり，世界中で約 3 億人が罹患していると考えられている。感染は親密な接触で促進され，介護施設や精神科施設，病院で集団発生することがある。疥癬による瘙痒や皮疹は，疥癬トンネル内のダニの排泄物に対する感作反応によって引き起こされる。ダニの最初の侵入から 6 週間程度は無症状のままであるが，再侵入時には直ちに過敏性反応が起こる。強い瘙痒が夜間と熱いシャワー後に増悪する。疥癬トンネルは数が少なく，また掻き傷によって鮮明にみえなくなるため，典型的なものをみつけることは難しい。疥癬トンネルは表皮内の黒ずんだ波線のようにみえ，長さは最大 15 mm ほどになる。好発部位は手関節掌側，指間，肘，陰茎である。それらの部位や，乳房の下あるいは臍周囲の襞，腋窩，ベルトをしめる位置，殿部，大腿上部，陰嚢などに，小さな丘疹や小水疱疹が，しばしば湿疹斑，膿疱，小結節を伴って，左右対称に現れる。幼児以外では，顔，頭皮，頸部，手掌，足裏には現れない。無菌の針やメス刃を使用して疥癬トンネルの天蓋を削りとってヒゼンダニを探し，顕微鏡でダニや虫卵，排泄物を確認すべきである。permethrin クリームは有効な治療法である。FDA は，どの型の疥癬に対しても ivermectin の使用を承認していないが，疥癬以外には健康な患者の場合は，単回経口投与が効果的である。ceftriaxone と azithromycin の併用は淋菌とクラミジア感染症に，metronidazole は女性の腟 Trichomonas 症に有効である。図 XII-18 に示した病変は，penicillin G で治療される梅毒の単発する無痛性の下疳とは臨床像が異なる。

ハリソン内科学問題集
日本語版第4版完全準拠　　定価：本体5,555円＋税

2014年 4月11日発行　第1版第1刷©

編　者　チャールズ M. ウィーナー
シンシア D. ブラウン
アナ R. ヘムネス

日本語版監修者　福井次矢（ふくい つぐや）
黒川　清（くろかわ きよし）

発行者　株式会社 メディカル・サイエンス・インターナショナル
代表取締役　若松　博
東京都文京区本郷1-28-36
郵便番号113-0033　電話(03)5804-6050

印刷：横山印刷／表紙・装丁・本文レイアウト：トライアンス

ISBN 978-4-89592-767-3　C 3047

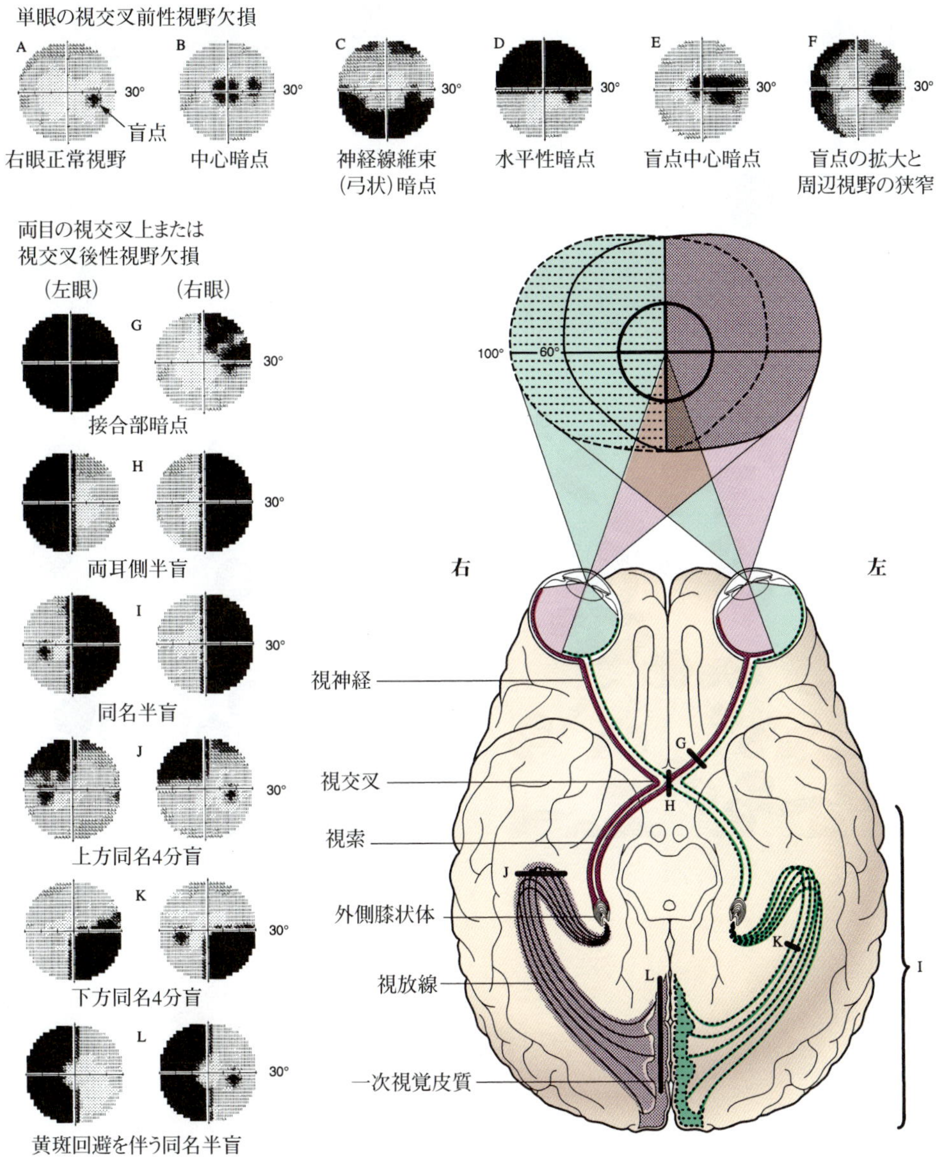
単眼の視交叉前性視野欠損
A
B
C
D
E
F
30°
盲点
右眼正常視野
中心暗点
神経線維束（弓状）暗点
水平性暗点
盲点中心暗点
盲点の拡大と周辺視野の狭窄
両目の視交叉上または視交叉後性視野欠損
（左眼）
（右眼）
G
接合部暗点
H
両耳側半盲
I
同名半盲
J
上方同名4分盲
K
下方同名4分盲
L
黄斑回避を伴う同名半盲
100°
60°
右
左
視神経
視交叉
視索
外側膝状体
視放線
一次視覚皮質

図 I-94

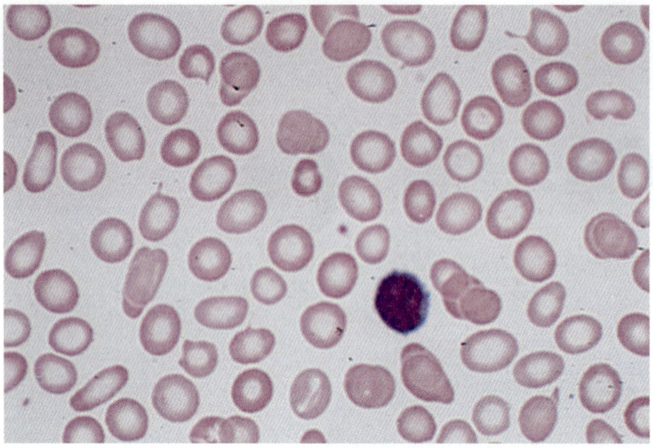

A

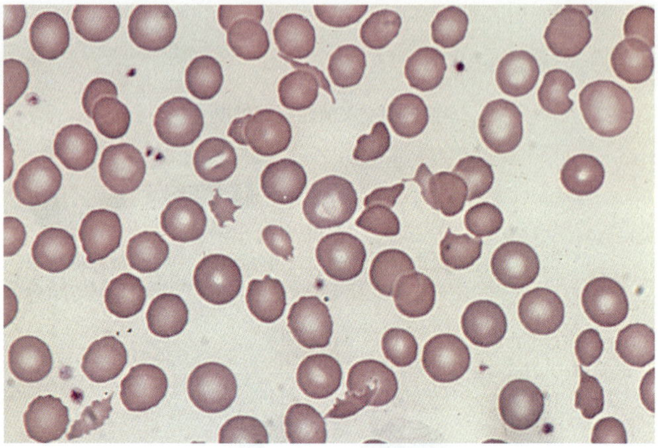

B

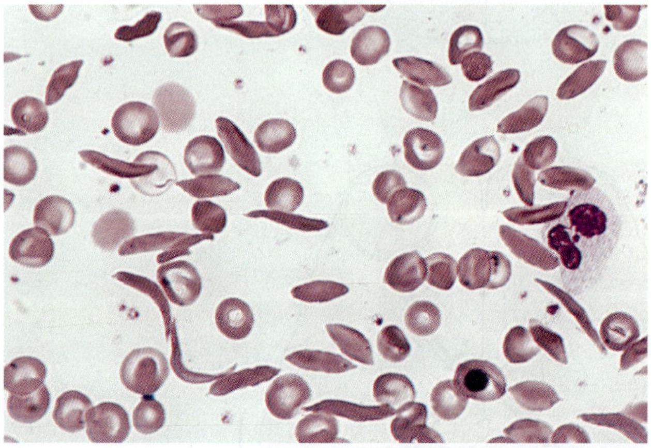

C

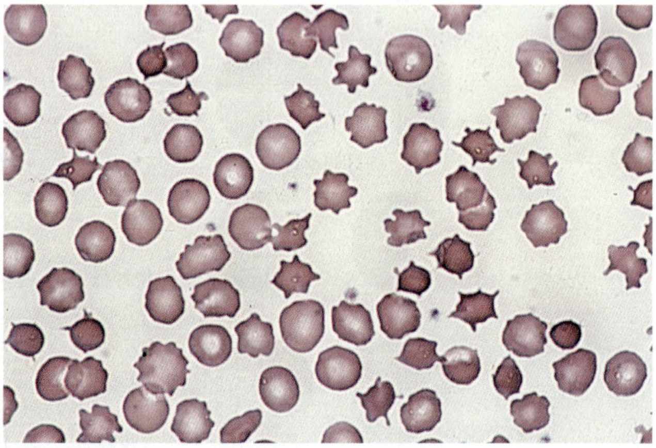

D

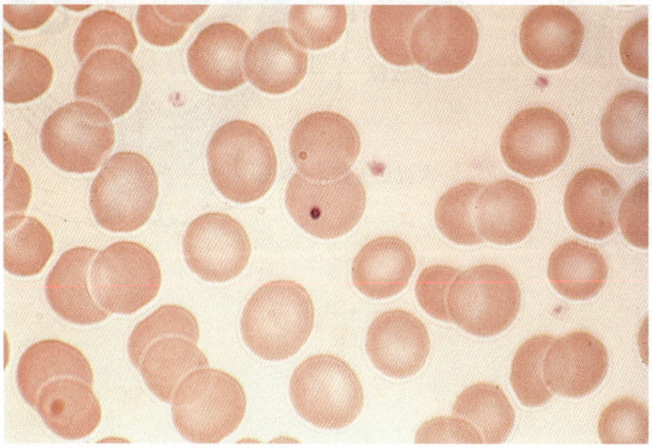

E

図 III-1　A〜E。

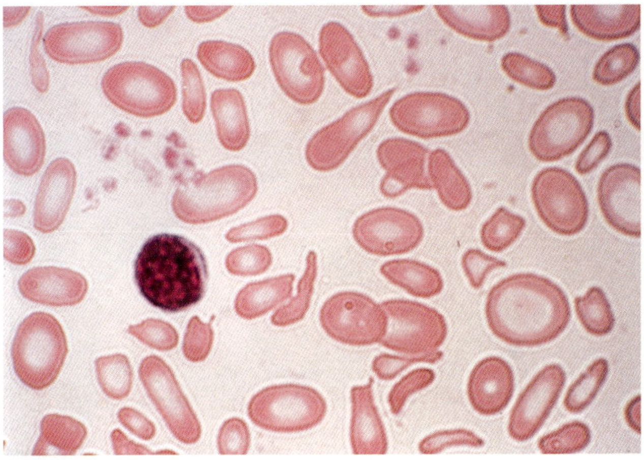
図 III-2

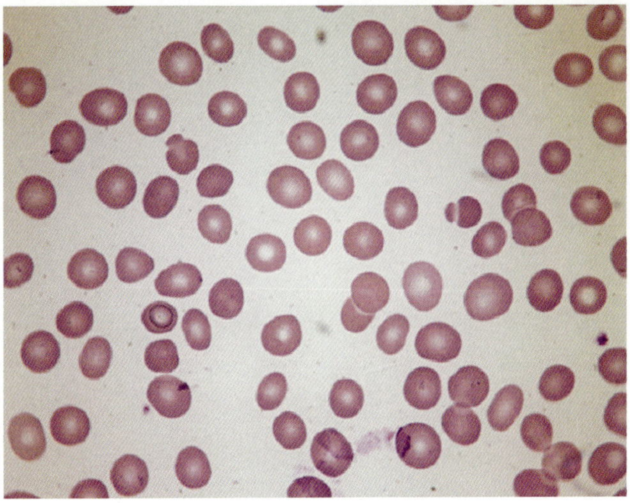
図 III-67

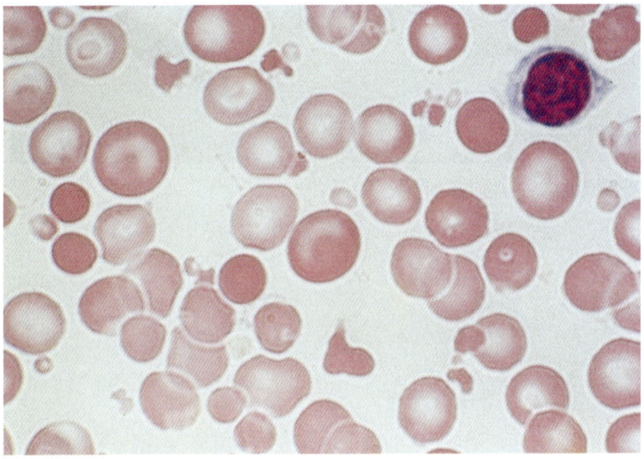
図 III-4

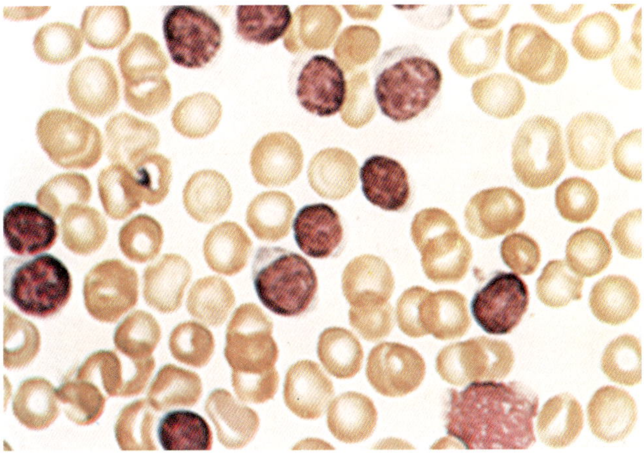
図 III-89

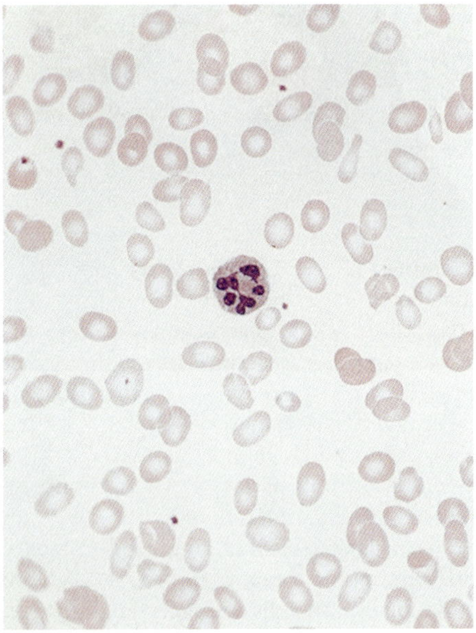
図 III-64

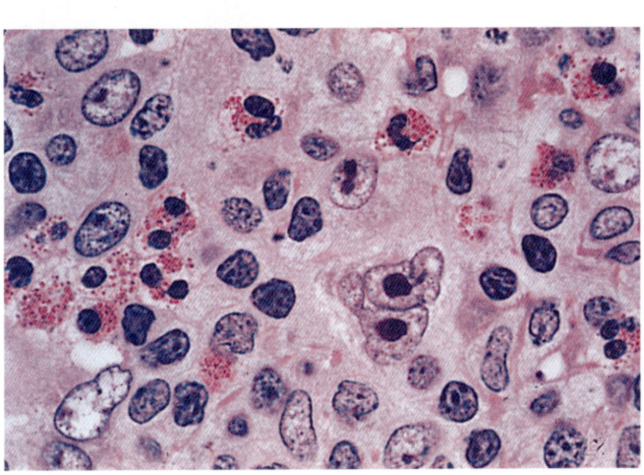
図 III-91

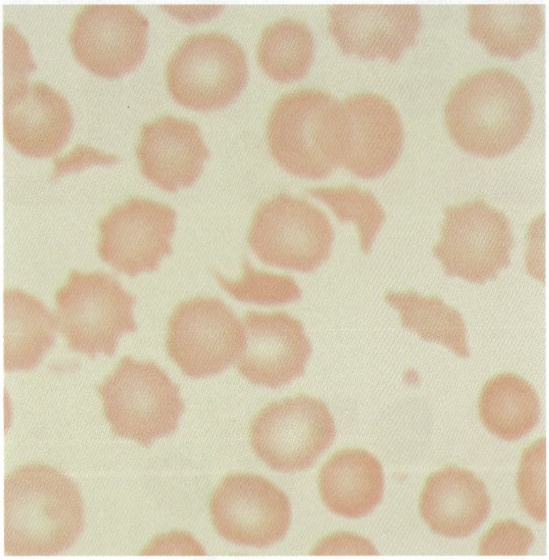

図 Ⅲ-99

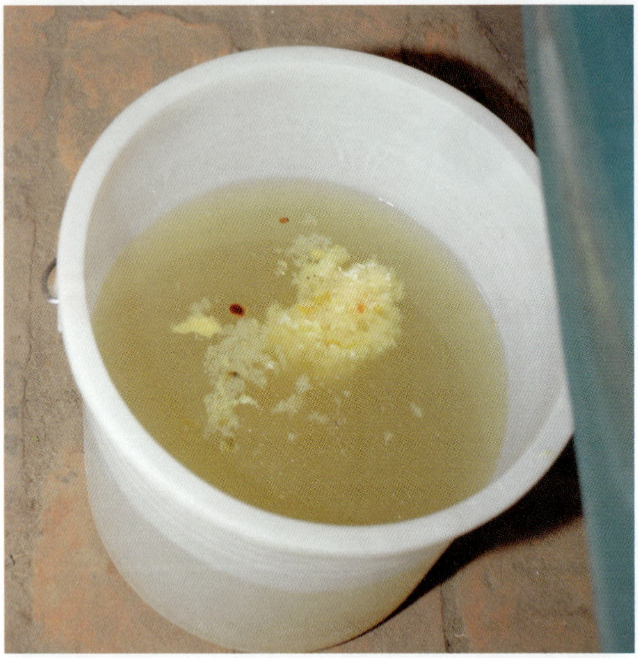

図 Ⅳ-100

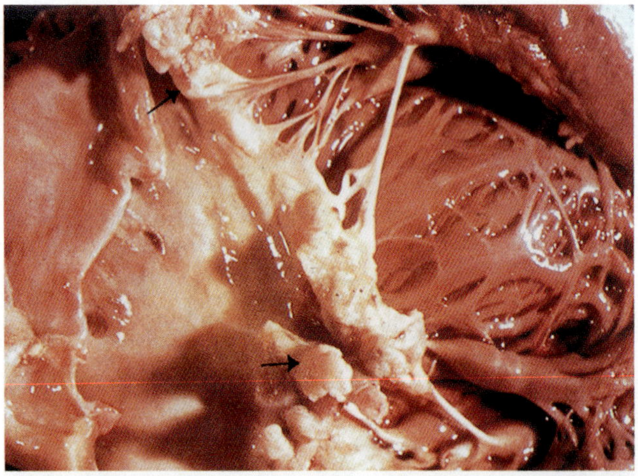

図 Ⅳ-13

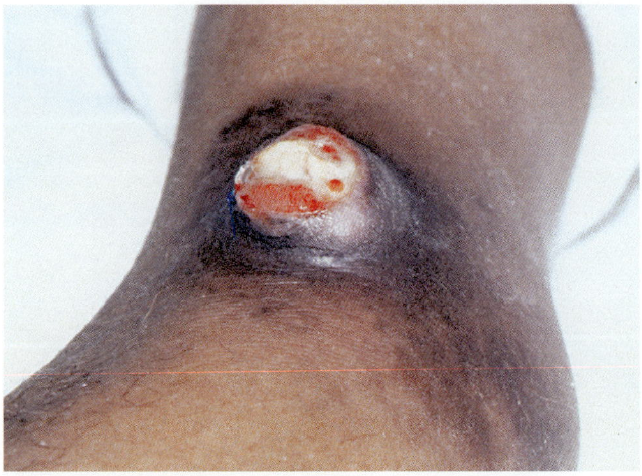

図 Ⅳ-104

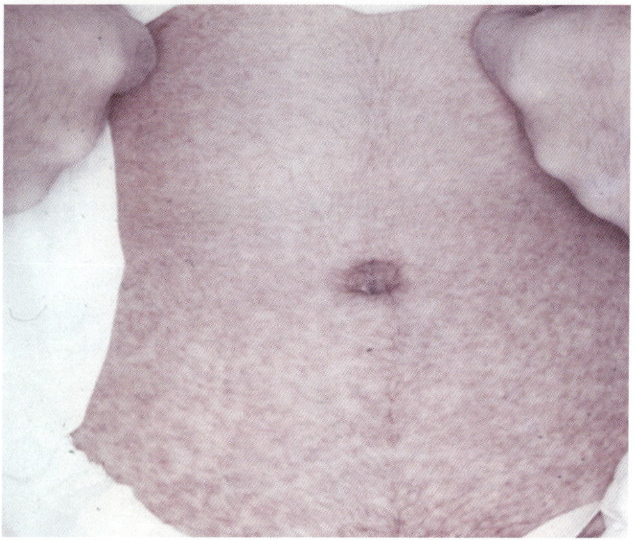

図 Ⅳ-143

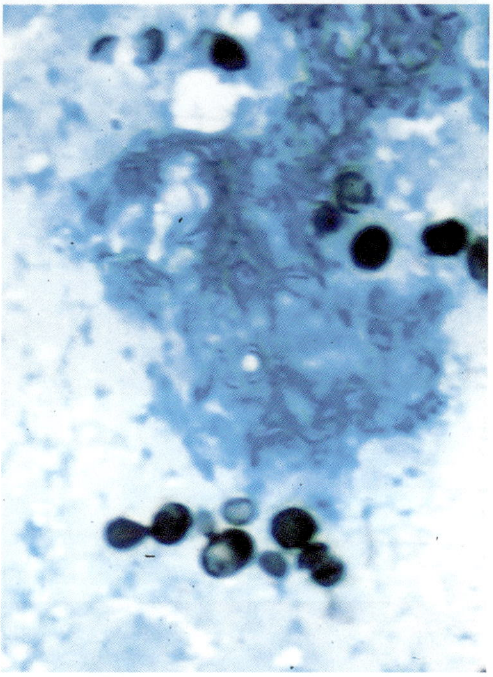

図 Ⅳ-188

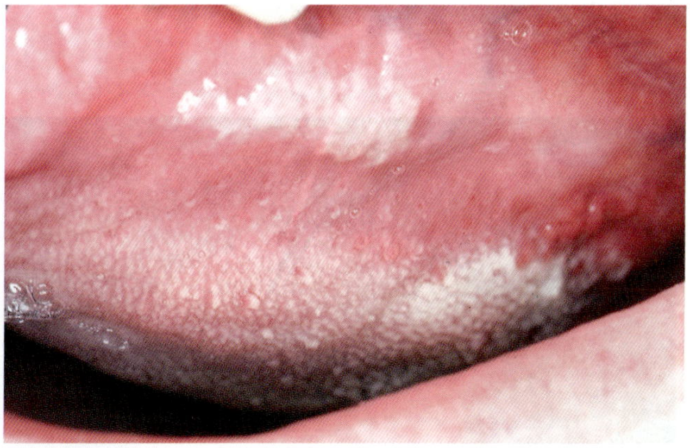

図 Ⅳ-173

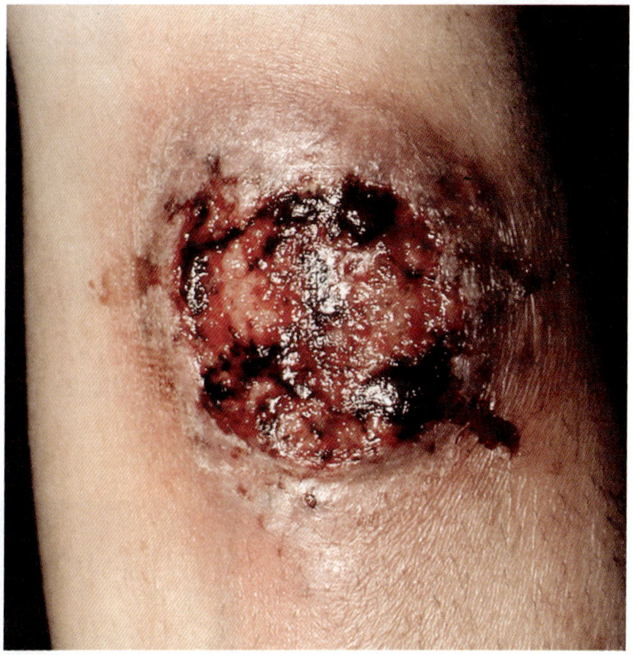

図 Ⅳ-194 （Elizabeth M. Spiers 博士より許可を得て掲載）

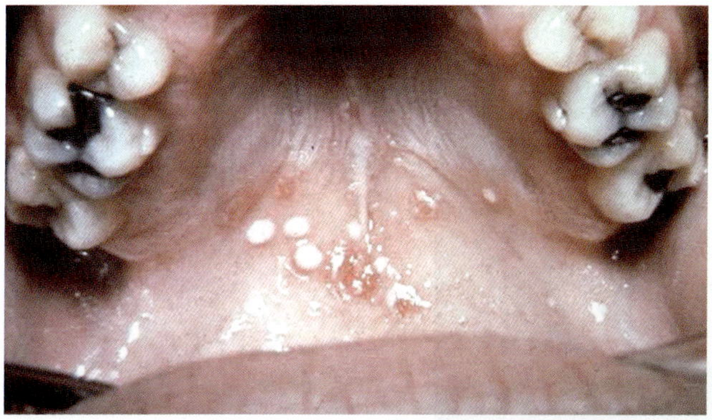

図 Ⅳ-179

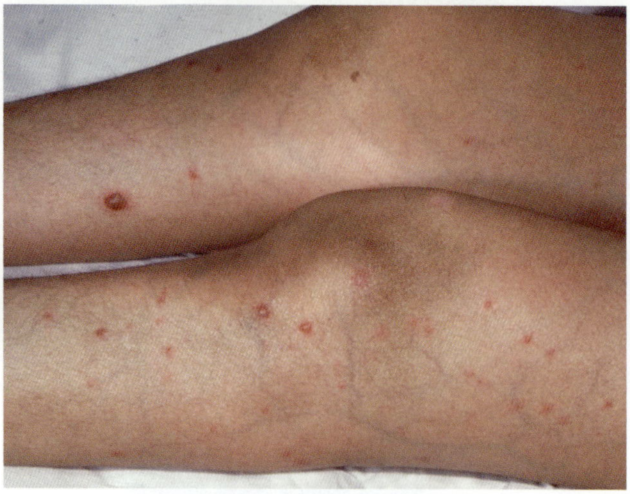
図 IV-198

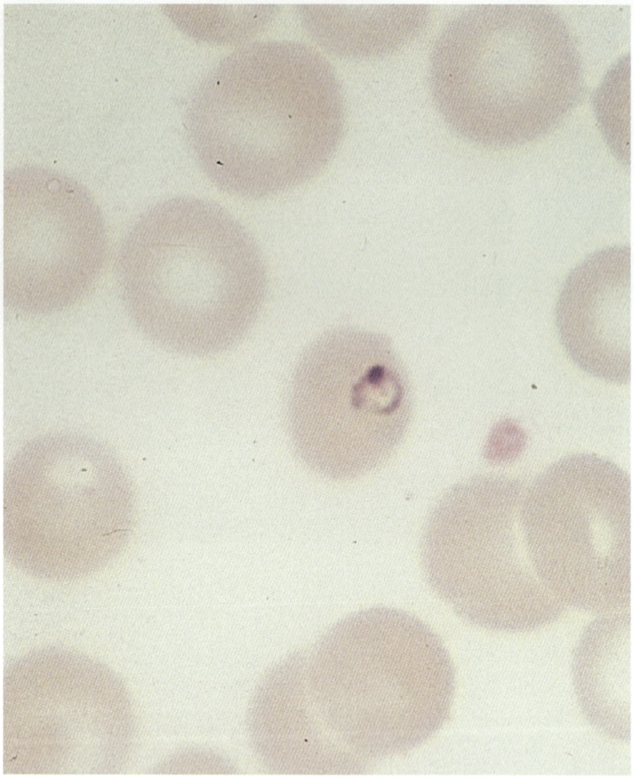
図 IV-219

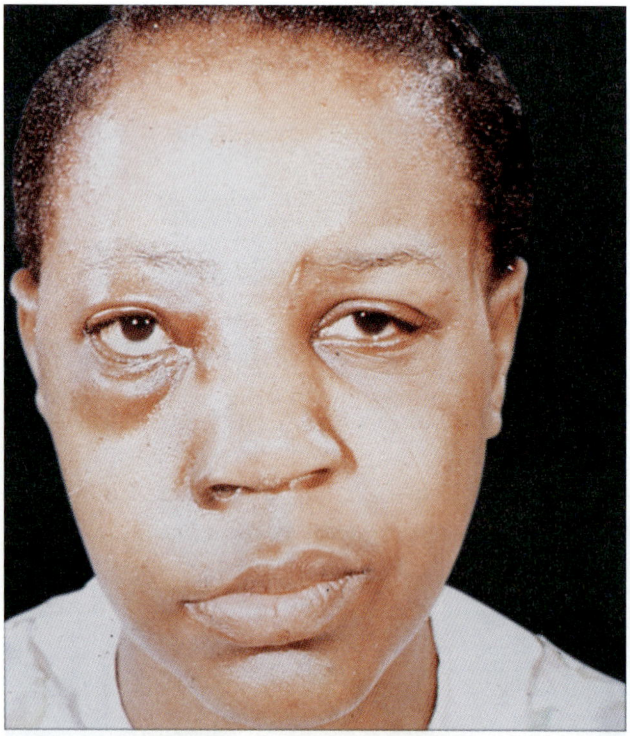
図 IV-210

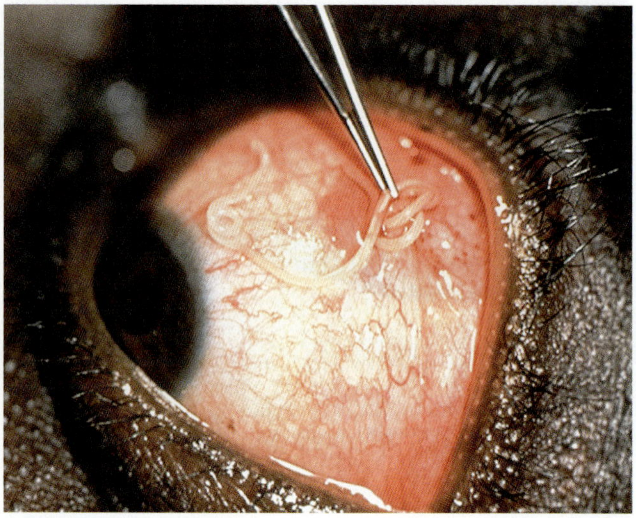
図 IV-245

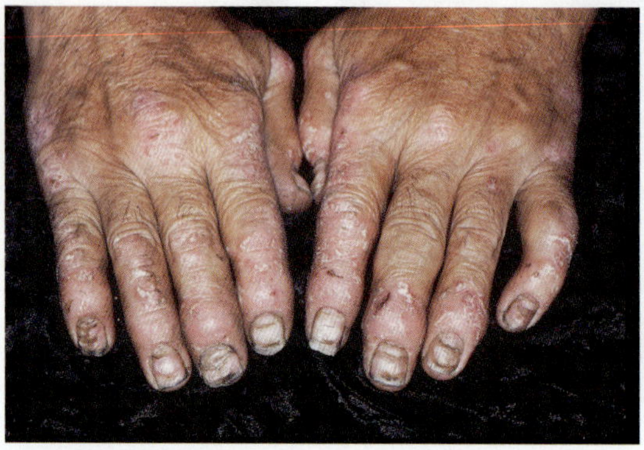
図 IX-40

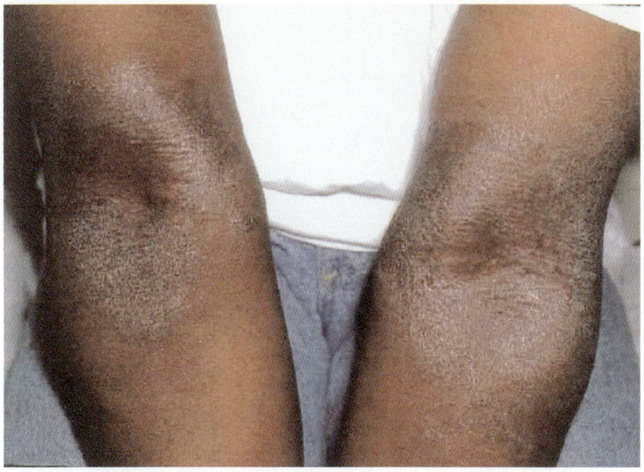

図 XII-3 （Robert Swerlick 博士の厚意により許可を得て掲載）

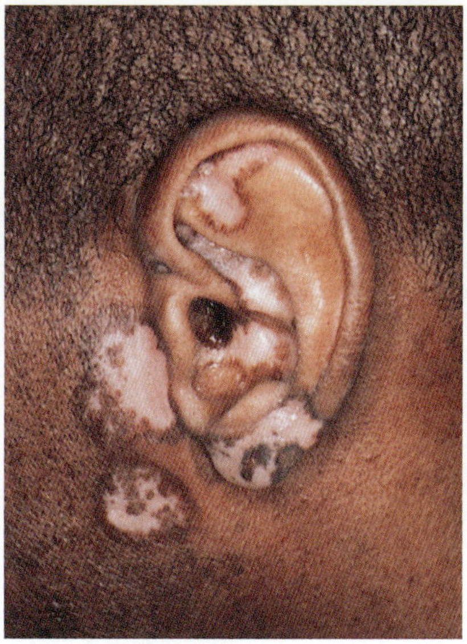

図 XII-7

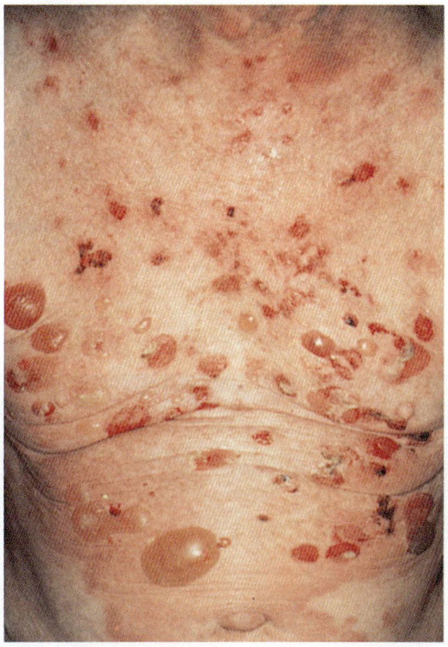

図 XII-5 （Yale Resident's Slide Collection の厚意により許可を得て掲載）

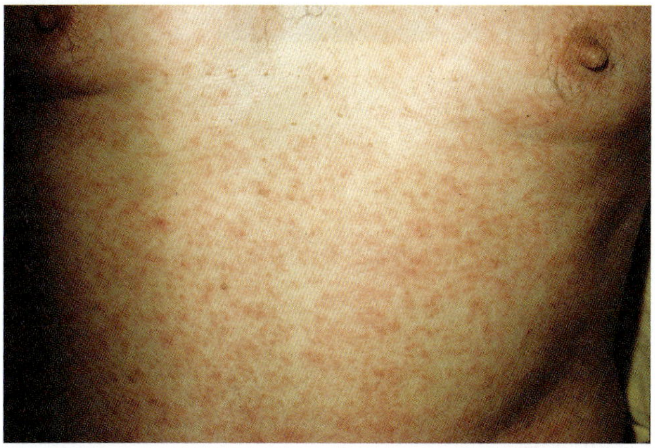

図 XII-9

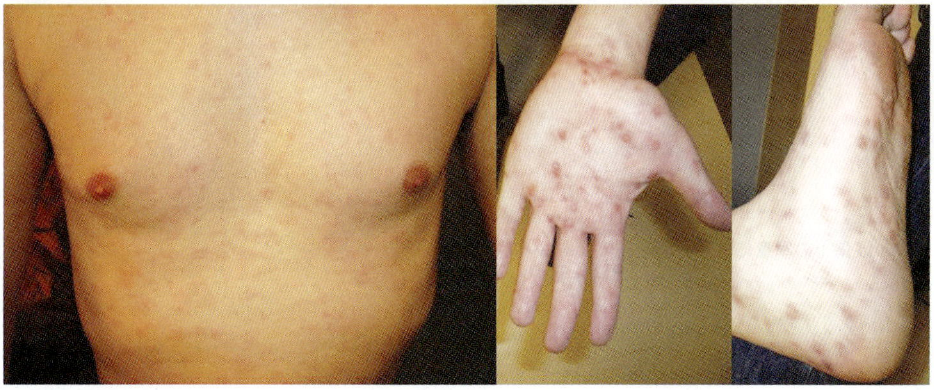

図 XII-12 （Jill McKenzie と Christina Marra の厚意による）

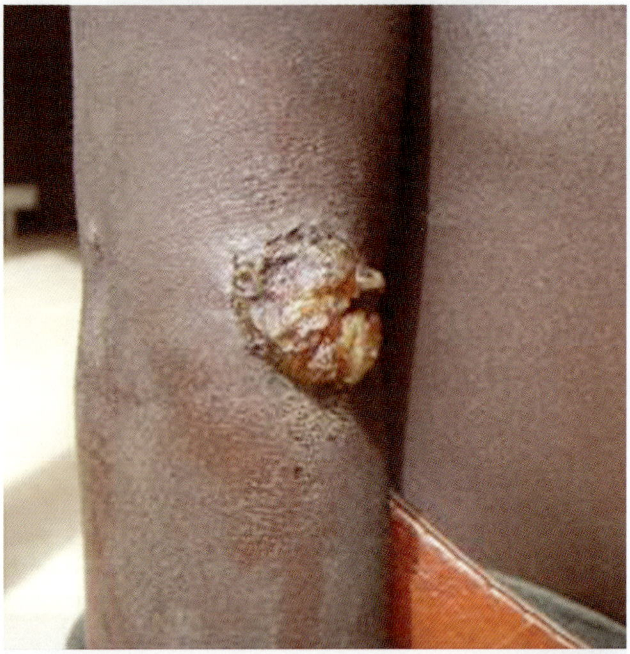

図 XII-13

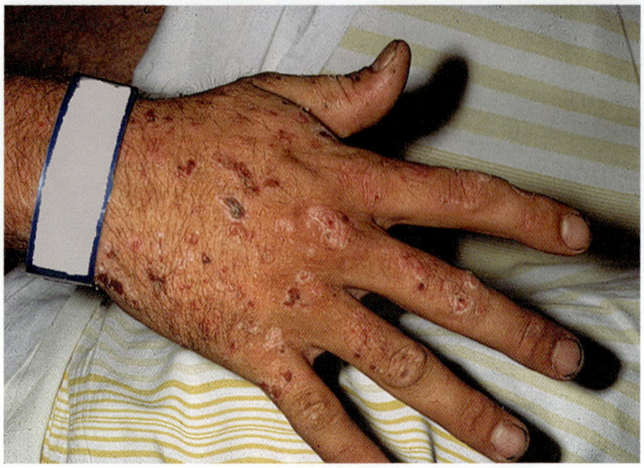

図 XII-17 （Karl E. Anderson 博士の厚意により許可を得て掲載）

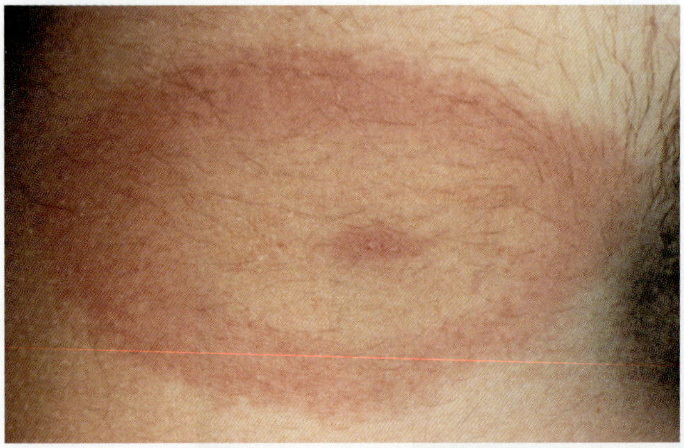

図 XII-14 （Vijay K. Sikand 博士の厚意により許可を得て掲載）

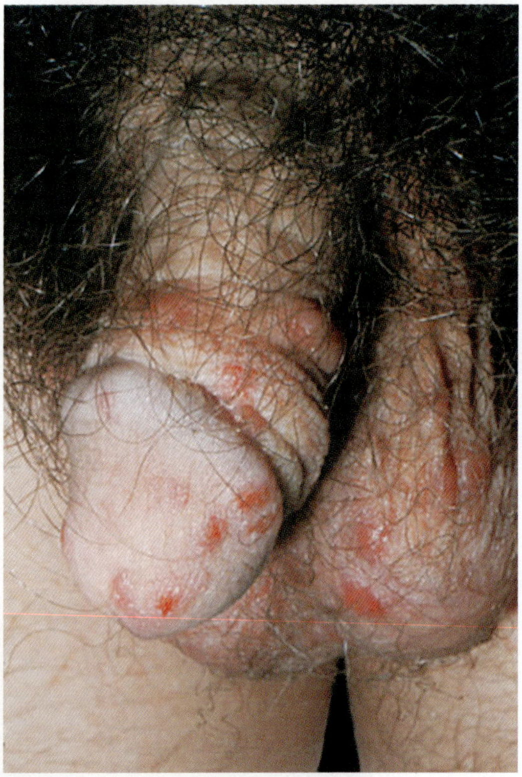

図 XII-18